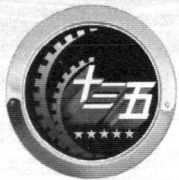

全国医药类高职高专"十三五"规划教材·临床医学类专业

医学影像学

（第2版）

主　　编　陈忠科　韩晓磊

副 主 编　宋　泽　郑久荣

编　　委　（按姓氏笔画排序）

刘媛媛　咸阳职业技术学院

许明军　华亭市第一人民医院

杨丽华　咸阳职业技术学院

宋　泽　河西学院

张　多　陕西能源职业技术学院

陈忠科　甘肃医学院附属医院（平凉市人民医院）

郑久荣　甘肃医学院附属医院（平凉市人民医院）

韩晓磊　陕西能源职业技术学院

编写秘书　樊　荆　甘肃医学院附属医院（平凉市人民医院）

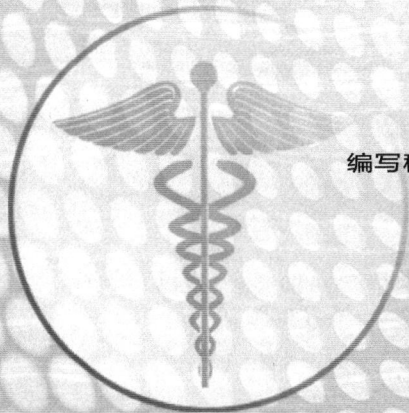

西安交通大学出版社
XI'AN JIAOTONG UNIVERSITY PRESS

图书在版编目(CIP)数据

医学影像学/陈忠科,韩晓磊主编. —2版. —西安:西安
交通大学出版社,2019.8(2024.12重印)

全国医药类高职高专"十三五"规划教材·临床医学类专业

ISBN 978-7-5693-1178-5

Ⅰ.①医… Ⅱ.①陈…②韩… Ⅲ.①医学摄影—高
等职业教育—教材 Ⅳ.①R445

中国版本图书馆 CIP 数据核字(2019)第 099566 号

书 名	医学影像学(第2版)	
主 编	陈忠科 韩晓磊	
责任编辑	宋伟丽 王银存	

出版发行	西安交通大学出版社
	(西安市兴庆南路 1 号 邮政编码 710048)
网 址	http://www.xjtupress.com
电 话	(029)82668357 82667874(市场营销中心)
	(029)82668315(总编办)
传 真	(029)82668280
印 刷	西安日报社印务中心

开 本	787mm×1092mm 1/16 印张 32.375 字数 764 千字
版次印次	2019 年 8 月第 2 版 2024 年 12 月第 7 次印刷
书 号	ISBN 978-7-5693-1178-5
定 价	79.00 元

如发现印装质量问题,请与本社市场营销中心联系。

订购热线:(029)82665248 (029)82667874

投稿热线:(029)82668803

读者信箱:med_xjup@163.com

再版说明

全国医药类高职高专规划教材于 2012 年出版,现已使用 5 年,为我国医学职业教育培养大批临床医学专业技能型人才发挥了积极的作用。本套教材着力构建具有临床医学专业特色和专科层次特点的课程体系,以职业技能的培养为根本,力求满足学科、教学和社会三方面的需求。

为了适应我国高职高专临床医学专业教学模式与理念的改革和发展需要,全面贯彻《国家中长期教育改革和发展规划纲要(2010—2020 年)》《医药卫生中长期人才发展规划(2010—2020 年)》和《高等职业教育创新发展行动计划(2015—2018 年)》等文件精神,更好地体现"职业教育要以就业为导向,增强学生的职业能力,为现代化建设培养高素质技能型专门人才"的要求,顺应医学职业教育改革发展的趋势,在总结汲取第一版教材成功经验的基础上,西安交通大学出版社医学分社于 2017 年启动了"全国医药类高职高专临床医学类专业'十三五'规划教材"的再版工作。本次再版教材共 12 种,主要供临床医学类专业学生使用,亦可作为农村医学专业中高职衔接的参考教材。

本轮教材改版,以《高等职业学校专业教学标准(试行)》和国家执业助理医师资格考试大纲为依据,进一步提高教材质量,邀请行业专家和临床一线人员共同参与,以对接高职高专临床医学类专业教学标准和职业标准。以就业为导向,以能力为本位,以学生为主体,突出临床医学专业特色,以培养技能型、应用型专业技术人才为目标,坚持"理论够用,突出技能,理实一体"的编写原则,根据岗位需要设计教材内容,力求与临床实际工作有效对接,做到精简实用,从而更有效地施惠学生、服务教学。

为了便于学生学习、教师授课,再版时在教材内容、体例设置上进行了优化和完善。教材各章开篇以高职高专教学要求为标准,编写"学习目标";正文中根据课程、教材特点有选择性地增加"案例导入""知识链接""小结"等模块,此外,为了紧扣执业助理医师资格考试大纲,增设了"考点直通车"模块;在每章内容后附有"综合测试",供教师和学生检验教学效果、巩固学习使用。

由于众多临床及教学经验丰富的专家、学科带头人和教学骨干教师积极踊跃并严谨认真地参与本轮教材的编写,使教材的质量得到了不断完善和提高,并被广大师生所认同。在此,西安交通大学出版社医学分社对长期支持本套教材编写和使用的院校、专家、老师及同学们表示诚挚的感谢!我们将继续坚持"用最优质的教材服务教学"的理念,为我国医学职业教育做出应有的贡献。

本轮教材出版后,各位教师、学生在使用过程中如发现问题,请及时反馈给我们,以便及时更正和完善。

前　言

医学影像学是临床医学的一个重要分科，是基础、临床、预防及口腔专业的必修课。现代影像学的研究范畴包括许多疾病，它涉及疾病的病因、病理、发生、发展、诊断、预防和治疗等知识，在治疗上主要应用介入放射学的方法进行。本书内容分为两篇。第一篇为医学影像诊断学，内容涵盖医学影像诊断学总论、中枢神经系统、头颈部、呼吸系统、循环系统、乳腺、消化系统、泌尿系统与肾上腺、骨与关节系统及儿科医学影像诊断学；第二篇为介入放射学。全书插图三百余幅。新增的儿科医学影像诊断学对儿科疾病的诊断和治疗有很好的参考价值，超声成像及介入放射学的引入使学生能进一步地了解医学影像学对临床疾病的诊断和治疗的重要性。本教材的编写以高职高专院校医学类专业课程及其他相关课程的需要为依据，主要供高职高专院校医药类专业使用。

本教材的特色如下：第一，体现高职高专的教学特色，遵循"三基"的原则，为培养应用型人才服务；第二，梳理了现代医学影像诊断学的知识，把各种检查方法与相应的临床知识有机地结合起来，给学生树立完整的影像诊断体系，突出实用性，与助理执业医师考试及学生毕业后的实际工作相联系；第三，"影、文并重，以影为据，图文并茂"，特别是增加了大量的线条图、示意图，着重增强对图像表现的直观、感性认识；第四，突出新技术、新方法的临床应用，重点展现各种成像技术（如扩散加权成像、CT心血管成像）在临床实践中的优势。

由于编写时间和编者水平有限，书中难免有疏漏之处，希望广大师生和读者不吝赐教，以利于今后进一步完善。

编者

2018 年 11 月

目　　录

第一篇　医学影像诊断学

第二篇　介入放射学

第一篇
医学影像诊断学

第一章 总 论

学习目标

1. 掌握:X线成像的基本原理;X线检查方法的合理选择和临床应用;X线分析与诊断;CT、MRI、DSA基本概念;MRI图像特点。

2. 熟悉:X线的产生;CT、MRI、DSA的成像原理;CT、MRI、DSA的基本装置;CT、MRI、DSA的临床应用;CT、MRI、DSA的综合分析与诊断。

3. 了解:信息放射学,如数字X线成像(DR)和图像存档与传输系统(PACS)的一般概念,电子束CT。

第一节 概 述

X线是德国物理学家伦琴(W. C. Roentgen)在1895年发现的,1896年被应用于临床诊断疾病(图1-1-1),形成了放射诊断学(diagnostic radiology)这一新学科,并奠定了医学影像学(medical imaging)的基础。至今放射诊断学仍是医学影像学中的重要组成部分,放射诊断学的临床应用已经很普遍。20世纪50年代至60年代开始应用超声与核素显像进行人体检查,出现了超声成像(ultrasonography,USG)和 γ 闪烁成像(γ - scintigraphy)。1971年,计算机体层成像(X - ray computed tomography,CT)用于第一例患者,目前已发展至超高速CT及多排螺旋CT。20世纪70年代至80年代又相继出现了磁共振成像(magnetic resonance imaging,MRI)和发射体层显像[包括单光子发射计算机体层显像(SPECT)和正电子发射体层显像(positron emission tomography,PET)]。虽然各种成像技术的成像原理与方法不同,临床诊断价值与限度各有差别,但都能使人体内部结构和器官成像,借以了解人体解剖、生理功能状况及病理变化,以达到诊断的目的,都属于活体器官的特殊视诊范畴。

近30年来,随着微电子学与电子计算机的发展以及分子医学的发展,影像诊断设备不断改进,检查技术也不断创新。影像诊断已从单一的形态

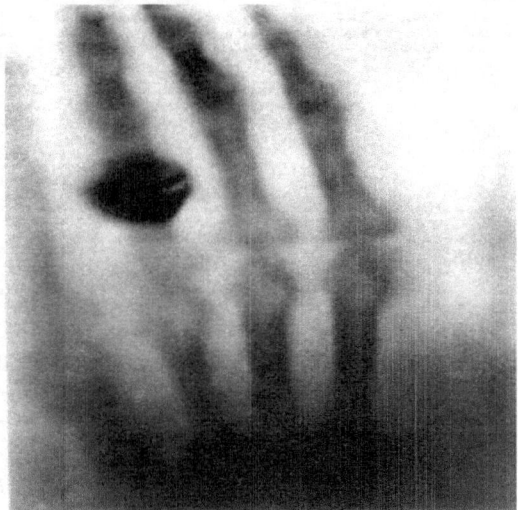

图1-1-1 世界上第一张X线照片(伦琴夫人的手)

成像诊断发展为形态成像、功能成像和代谢成像并用的综合诊断。继CT与MRI之后，又有磁源性影像（MSI）应用于临床。分子影像学也在研究中，成为新兴的医学影像学分支，可在细胞和分子水平对生物活动的发生、发展过程进行实时成像，其研究和开发将使医学影像诊断扩展到微观领域。影像诊断学的发展还具有很大潜力。现在，数字成像已由CT与MRI等扩展到X线成像，使传统的模拟X线成像也发展成为数字成像。数字成像改变了图像的显示和存储方式，图像解读也由只用照片观察过渡到兼用屏幕观察，再到计算机辅助检测（CAD）。影像诊断也使用计算机辅助诊断（CAD），以减轻图像过多、解读费时的压力。由于有了图像存档与传输系统（picture archiving and communication system，PACS），图像的保存、传输与利用发生了巨大变化，使远程放射学得以发展，实现了快速远程会诊。由于图像数字化、网络和PACS的应用，影像学科将逐步成为数字化学科。

21世纪70年代兴起的介入放射学（interventional radiology）是在影像设备监视下对某些疾病进行诊断或治疗的新技术，使一些用内科药物治疗或外科手术治疗难以进行或难以奏效的疾病得到有效的医治。介入放射学已成为同内科和外科并列的三大治疗体系之一。介入放射学在迅猛发展。影像监视系统除用X线成像外，数字减影血管造影（digital subtraction angiography，DSA）、CT、超声与MRI也应用于临床。介入治疗的应用范围已扩大到人体各个器官、结构的多种疾病，疗效也在不断提高，在临床应用与理论研究上也都有很大进步。

随着影像诊断学与介入放射学的应用与发展，医学影像学的范畴不断扩大，诊治水平也明显提高，已成为运用高科技手段最多、在临床医学中发展最快、作用重大的学科之一。影像学科在临床医疗工作中的地位日益提高，已成为医院中作用特殊、任务重大、不可或缺的重要临床科室。影像学的发展有力地促进了其他临床各学科的发展。目前，我国医学影像学诊断水平已与国际水平同步。

学习医学影像诊断学时应当注意以下几个方面。

（1）影像诊断的主要依据或信息来源是影像图像。各种成像技术所获取的图像信息，不论是X线、CT或MRI都是以从黑到白不同灰阶来显示的，但不同的成像方法其成像原理不同，如X线与CT的成像基础是依据相邻组织间的密度差别，而MRI是依据MR信号的差别。因此，正常器官与结构及其病变在不同成像技术的图像上影像表现不同。如骨皮质在X线与CT上呈白影，而在MRI上呈黑影。因此，需要了解不同成像技术的基本成像原理及其图像特点，并由影像表现推测其病变性质。

（2）影像诊断主要是通过对影像的观察、分析、归纳与综合而做出的。因此，需要掌握图像的观察与分析方法，并能辨别正常表现与异常表现，以及了解异常表现的病理基础及其在诊断中的意义。

（3）不同成像技术在诊断中都有各自的优势与不足。对某一疾病的诊断，可能用一种检查方法就可明确诊断，如四肢骨折，X线摄影就能做出诊断；也可能用一种检查方法不能发现病变，而另一种检查方法则可做出诊断，如肺的小结节性病变，胸部X线片未能发现，而CT检查则能检出并诊断为肺癌；也可能是综合几种检查方法才能明确诊断。因此，需要了解不同的成像手段在不同疾病诊断中的作用与限度，以便能恰当地选择一种或综合应用几种成像手段和检查方法进行疾病的诊断。

（4）影像学检查在临床医学诊断中的价值是肯定的，但应指出其诊断的依据是根据影像表现而推断出来的,并未直接看到病变。因此,影像诊断有时可能与病理诊断不一致,这是影像诊断的限度。在进行诊断时,还必须紧密结合临床资料,包括病史、体征和实验室检查结果等,互相印证,才能做出正确的诊断。

(5)介入放射学与影像诊断学不同,有其自身的特点,诸如治疗机制、技术操作与临床应用原则等。因此,需要了解其基本技术与理论依据、价值与限度,以及不同治疗技术的适应证、禁忌证与疗效,以便能针对不同疾病合理选用相应的介入治疗技术。

第二节 X 线成像

一、普通 X 线成像

(一)X 线成像基本原理与设备

1. X 线的产生和特性

1)X 线的产生

X 线是由高速行进的电子群撞击物质突然受阻时产生的。它的产生必须具备 3 个条件:①自由运动的电子群;②电子群的高速运行;③电子群在高速运行时突然受阻。X 线的发生过程是向 X 线管灯丝供电、加热,在阴极附近产生自由电子,在 X 线管两极加以高压电(40 ~ 150 kV),则电子群以高速由阴极向阳极行进,轰击阳极靶面而发生能量转换,其中 1% 以下的能量转换为 X 线,99% 以上的能量转换为热能。X 线主要由 X 线管窗口发射,热能由散热设施散发。

2)X 线的特性

X 线属于电磁波,波长范围为 0.0006 ~ 50 nm。目前医学上用于 X 线成像的波长为 0.008 ~ 0.031 nm(相当于 40 ~ 150 kV)。在电磁辐射谱中,它居 γ 射线与紫外线之间,比可见光的波长短,肉眼看不见。

除以上一般物理特性外,X 线还具有以下与 X 线成像和 X 线检查相关的特性。

(1)穿透性(penetrability) X 线波长极短,具有很强穿透力,能穿透一般可见光不能穿透的各种不同密度的物体,在穿透过程中有一定程度的吸收,即衰减。X 线的穿透力与 X 线管电压密切相关,电压愈高,所产生的 X 线波长愈短,穿透力也愈强;反之,其穿透力愈弱。同时,X 线穿透力还与被照物体的密度和厚度相关。X 线穿透性是 X 线成像的基础。

(2)荧光效应(fluorescence effect) X 线能激发荧光物质(如硫化锌镉及钨酸钙等),使波长极短的 X 线转换成波长较长的可见荧光,这种转换称为荧光效应。荧光效应是进行透视检查的基础。

(3)感光效应(photosensitivity) 亦称摄影效应,指涂有溴化银的胶片经 X 线照射后感光而产生潜影,经显影、定影处理,感光的溴化银中的银离子(Ag^+)被还原成金属银(Ag),并沉积于胶片的胶膜内。金属银微粒在胶片上呈黑色。而未感光的溴化银在定影及冲洗过程中,从 X 线胶片上被洗掉,因而显示出胶片片基的透明本色。根据金属银沉积的多少,便产生了从黑到白不同灰度的影像。所以,感光效应是 X 线摄影的基础。

(4)电离效应(ionizing effect) X 线通过任何物质而被吸收时都将产生电离效应,使组成物质的分子分解成正负离子。空气的电离程度与空气所吸收 X 线的量成正比,因而通过测量空气电离的程度可测 X 线的量。X 线射入人体也产生电离效应,可引起生物学方面的改变,即生物效应,是放射治疗的基础,也是进行 X 线检查时需要注意防护的原因。

2. X 线成像基本原理

X 线之所以能使人体组织结构在荧光屏上或胶片上形成影像,一方面是基于 X 线的穿透性、荧光效应或感光效应;另一方面是基于人体组织结构之间有密度和厚度的差别。由于存在这种差别,当 X 线透过人体不同组织结构时,被吸收的程度不同,因此到达荧光屏或胶片上的 X 线量就有差异。这样,在荧光屏或 X 线片上就形成黑白对比不同的影像。

X 线图像的形成是基于以下三个基本条件:第一,X 线具有一定的穿透力,能穿透人体的组织结构;第二,被穿透的组织结构必须存在着密度和厚度的差异,X 线在穿透过程中被吸收的量不同,以致剩余的 X 线量有差别;第三,这个有差别的剩余 X 线仍是不可见的,还必须经过显像这一过程。

人体组织结构根据密度不同可归纳为三类。①高密度:如骨组织和钙化灶等;②中等密度:如软骨、肌肉、神经、实质器官、结缔组织及体液等;③低密度:脂肪组织及有气体存在的呼吸道、胃肠道、鼻窦和乳突气房等。

当强度均匀的 X 线穿透厚度相等、密度不同的组织结构时,由于吸收程度不同,而出现图 1-2-1 所示的情况。在 X 线片上(或荧光屏上)显出具有黑白(或明暗)对比、层次差异的 X 线图像。病变可使人体组织密度发生改变。例如,肺结核可在低密度的肺组织内产生中等密度的纤维化改变和高密度的钙化影,在胸部 X 线片上,于肺的黑影的背景上出现代表病变的灰影和白影。因此,组织密度不同的病变可产生相应的病理 X 线影像。

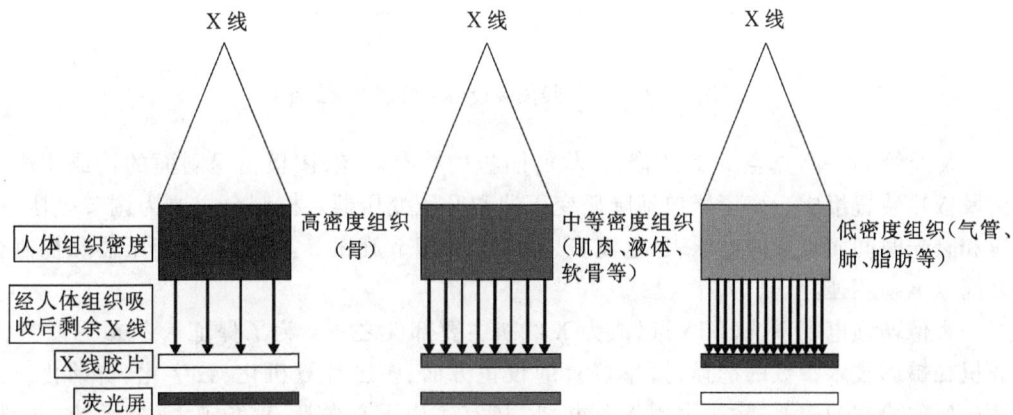

X 线穿透低密度组织时,吸收少,剩余 X 线多,使 X 线胶片感光多,显影、定影后还原的金属银也多,在 X 线片上呈黑影,使荧光屏所生荧光多,故荧光屏上明亮,高密度组织恰恰相反。

图 1-2-1 不同密度组织(厚度相同)与 X 线成像的关系

人体器官和组织结构不同,厚度也不同。厚的部分,吸收 X 线多,透过的 X 线少,薄的部分则相反,于是在 X 线片和荧光屏上显示出黑白对比和明暗差别的影像。所以,X

线成像与组织结构和器官厚度也有关。

由此可见,器官和组织的密度和厚度的差别,是产生影像对比的基础,是 X 线成像的基本条件。

3. X 线设备

X 线机类型多种多样,但基本结构包括 X 线管、变压器及控制台三部分(图 1-2-2)。

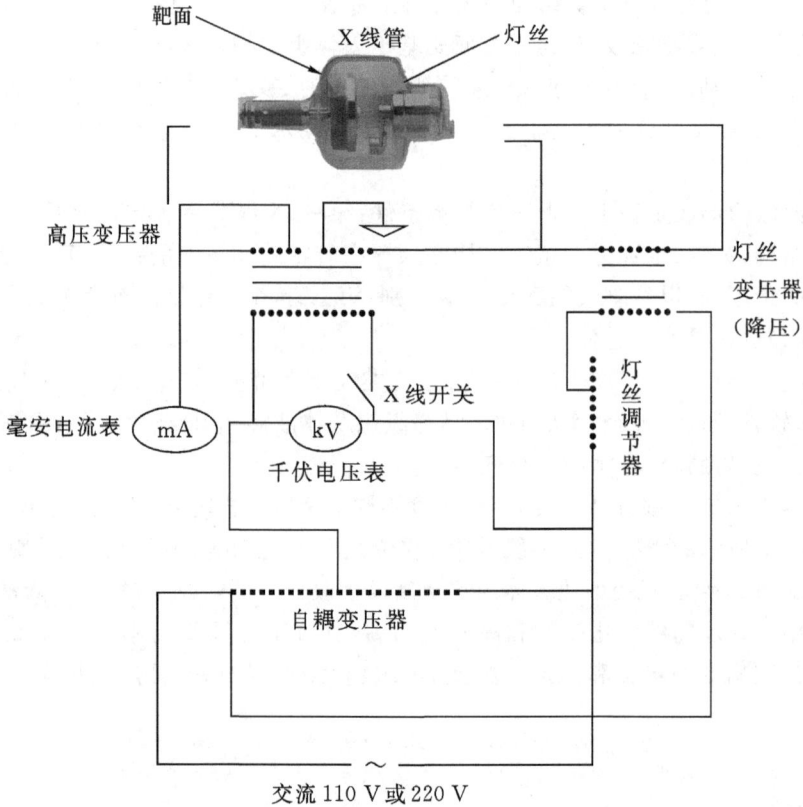

图 1-2-2 X 线成像设备主要部件示意图

X 线管为一高真空的二极管,杯状的阴极内装有灯丝,阳极由呈斜面的钨或钼靶和附属散热装置组成。变压器包括降压变压器和升压变压器。控制台主要为调节电压、电流和曝光时间而设置的电压表、电流表、计时器和调节旋钮等。X 线管、变压器和控制台之间以电缆相连。

影像增强电视系统(IITV)已成为 X 线机主要部件之一。为了保证 X 线摄影质量,X 线机在摄影技术参数的选择、摄影位置的校正方面,多已计算机化、数字化、自动化。为适应影像检查的需要,除通用型 X 线机外,还有适用于心血管、胃肠道、泌尿系统、儿科、手术室及乳腺等专用的 X 线机。

(二)X 线图像特点

传统 X 线检查的图像具有如下特点。

1. **X 线图像为直接模拟灰度图像**

X 线图像是由从黑到白不同灰度的影像所组成的。这些不同灰度的影像以光学密度反映人体组织结构的解剖及病理状态。人体组织结构的密度与 X 线图像上影像的密度是两个不同的概念。前者指人体组织中单位体积内物质的质量,而后者则指 X 线图像上所显示影像的黑白。物质的密度与其本身的比重成正比,物质的密度高,比重大,吸收的 X 线量多,影像在图像上呈白影。反之,物质的密度低,比重小,吸收的 X 线量少,影像在图像上呈黑影。因此,图像上的白影与黑影,虽然与物体的厚度有关,但主要是反映物质密度的高低。在临床上,通常用密度的高与低表述影像的白与黑。例如,用高密度、中等密度和低密度分别表述白影、灰影和黑影,并表示物质密度的高低。人体组织密度发生改变时,则用密度增高或密度减低来表述影像的白影与黑影。

2. X 线图像是影像重叠图像

X 线图像是 X 线束穿透某一部位内不同密度和厚度的结构后的投影总和,是该穿透路径上各个结构影像的相互叠加。这种叠加的结果,可使一些组织结构或病灶的投影因累积增益而得到很好的显示,然而也可使一些组织结构或病灶的投影被覆盖而较难或不能显示。尽管 X 线检查所获得的是影像重叠图像,但可覆盖较大的范围,便于对某一解剖部位的组织结构进行整体观察,如胸部或脊柱的 X 线片。

3. X 线图像具有放大和失真

X 线束是从 X 线管向人体做锥形投射的,因此,X 线影像有一定程度的放大,使被照体原来的形状失真,并产生伴影,伴影使 X 线影像的清晰度减低。

(三)X 线检查技术

人体组织结构的密度不同。这种组织结构密度上的差别,是产生 X 线影像对比的基础,称为自然对比。对于缺乏自然对比的组织或器官,可人为引入一定量的在密度上高于或低于它的物质,使之产生对比,称为人工对比。自然对比和人工对比是 X 线检查的基础。X 线检查方法分为普通检查、特殊检查和造影检查三类。

1. 普通检查

普通检查包括荧光透视(简称透视)和 X 线摄影。透视现已少用,主要应用于胃肠道造影检查。

(1)荧光透视(fluoroscopy) 采用影像增强电视系统,影像亮度强,效果好。透视可转动患者体位,改变方向进行多轴位观察;可了解器官的动态功能,如心、大血管搏动,膈肌运动及胃肠蠕动等;操作方便;费用低;可立即得出诊断结论。现多用于胃肠道钡剂检查,但透视的影像对比度及清晰度较差,难以观察密度差别小的病变及密度与厚度较大的部位,如头颅、脊柱、骨盆等。缺乏客观记录也是透视的一个缺点。

(2)X 线摄影(radiography) 对比度及清晰度均较好;能使密度高、厚度较大的部位或密度差别较小的病变显影。常需做两个方位的摄影(如正位及侧位)(图 1 - 2 - 3),这样才能确定病变的部位。

2. 特殊检查

特殊检查包括软射线摄影、体层摄影、放大摄影和荧光摄影等。自 CT 等现代成像技术应用以来,只有软射线摄影还在应用。

软射线摄影采用能发射软 X 线,即波长较长(平均波长为 0.07 nm)的钼靶 X 线球管(常用电压为 22~35 kV),用于检查软组织,主要是女性乳腺。为了提高图像分辨力,以便查出微小癌,软射线摄影装备及技术有了很大改进,包括乳腺钼靶体层摄影、数字乳腺摄影、乳腺数字减影血管造影,并开展立体定位和立体定位针刺活检等(图1-2-4)。

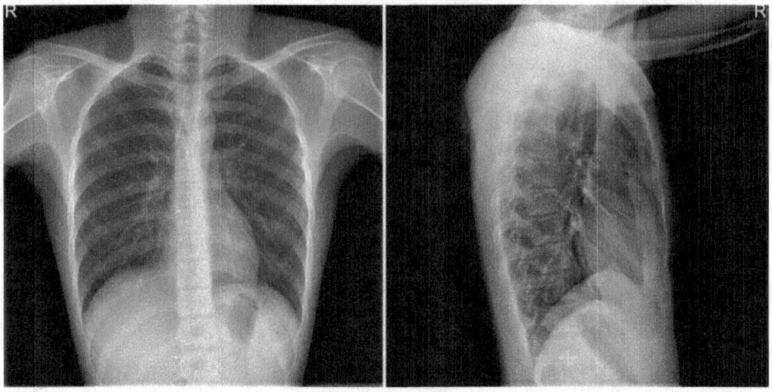

A   B

图1-2-3 正常胸部正位X线片及侧位X线片

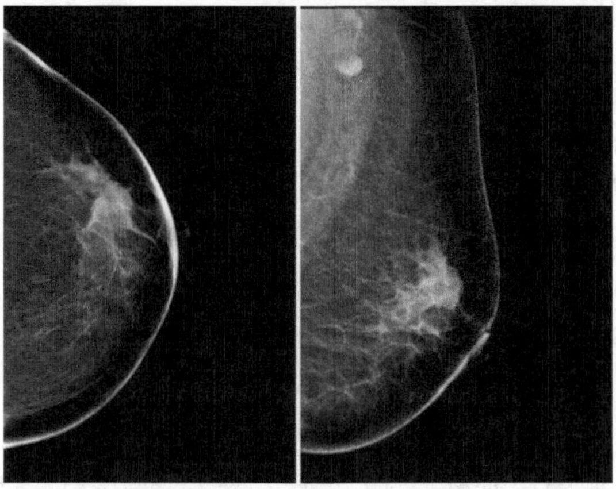

A   B

图1-2-4 乳腺X线摄影显示左乳导管内浸润癌

3. 造影检查

对缺乏自然对比的组织结构或器官,可将密度高于或低于该结构或器官的物质引入器官内或其周围间隙,使之产生对比以显影,此即造影检查(contrast examination)。引入的物质称为对比剂,也称造影剂。造影检查的应用扩大了X线检查的范围。

(1)对比剂 将对比剂分为高密度对比剂和低密度对比剂两类。高密度对比剂有钡剂和碘剂。低密度对比剂为气体,已少用。

钡剂为医用硫酸钡粉末,加水和胶配成不同浓度的钡水混悬液。主要用于食管及胃肠道造影。

碘剂分有机碘和无机碘两类,后者基本不用。将有机水溶性碘剂直接注入动脉或静脉可显示血管,用于血管造影和血管内介入技术。碘剂经肾排出,可显示肾盂及尿路,还可做CT增强检查等。水溶性碘剂分两型:①离子型,如泛影葡胺;②非离子型,如碘海醇、碘普罗胺和碘帕醇等。离子型对比剂具有高渗性,可引起毒副反应。非离子型对比剂具有相对低渗性、低黏度、低毒性等优点,适用于血管造影及 CT 增强扫描等。

(2)造影方法 有两种。①直接引入法:口服法,如食管及胃肠道钡餐造影;灌注法,如钡剂灌肠造影、逆行尿路造影及子宫输卵管造影等;穿刺注入或经导管直接注入器官或组织内,如心血管造影和脊髓造影等。②间接引入法:如经静脉注入后,对比剂经肾排入泌尿道内,而行静脉肾盂造影。

(3)检查前准备及造影反应的处理 各种造影检查都有相应的准备工作和注意事项,必须认真准备,以保证检查满意和患者的安全。应备好抢救药品和器械,以备急用。

在对比剂中,钡剂较安全。造影反应中,以碘剂过敏较为常见,偶尔较严重。使用碘对比剂时,要注意:①了解患者有无用碘剂禁忌证,如严重心、肾疾病,甲状腺功能亢进和过敏体质等。②做好解释工作,争取患者合作。③碘剂过敏试验如阳性,不宜进行造影检查。但应指出,过敏试验阴性者也可发生反应。因此,应有抢救过敏反应的准备与能力。④严重反应包括周围循环衰竭、心脏停搏、惊厥、喉水肿和哮喘发作等,应立即终止造影并进行抗休克、抗过敏和对症治疗。呼吸困难者应给氧,周围循环衰竭者应注射去甲肾上腺素,心脏停搏者则需立即进行体外心脏按压。

4. **X 线检查方法的选用原则**

X 线检查方法的选用,应在了解各种 X 线检查方法的适应证、禁忌证和优缺点的基础上根据临床初步诊断和诊断需要来决定。应当选择安全、简便而又经济的方法。因此,应首先用普通检查,再考虑造影检查。但也并非绝对,如胃肠道检查首先就要选用钡剂造影,有时应用两三种检查方法都是必需的。对于可能发生反应和有一定危险的检查方法,选择时更应严格掌握适应证,不可滥用,以免给患者带来损失。

(四)X 线诊断的临床应用

X 线诊断用于临床已超过百年。尽管现代影像技术,如 CT 和 MRI 等对疾病诊断显示出很大的优越性,但并不能取代 X 线检查。一些部位,如胃肠道,仍主要使用 X 线检查。骨骼肌肉系统和胸部也多是首选 X 线检查。脑、脊髓、肝、胆、胰等的检查则主要靠现代影像学,X 线检查作用小。由于 X 线具有成像清晰、经济、简便等优点,因此,X 线诊断仍是影像诊断中使用最多和最基本的方法。

(五)X 线检查中的防护

X 线检查应用很广,因此,应该重视 X 线检查中患者和工作人员的防护问题。X 线照射人体将产生一定的生物效应。若接触的 X 线量超过允许辐射量,就可能产生放射反应,甚至放射损害。但是,若 X 线量在允许范围内,则少有影响。因此,不应对 X 线检查产生疑虑或恐惧,而应重视防护,如控制 X 线检查中的辐射量并采取有效的防护措施。合理使用 X 线检查,避免不必要的 X 线辐射,以保护患者和工作人员的健康。

由于 X 线设备的改进,高千伏技术、影像增强技术、高速增感屏和快速 X 线感光胶片的使用,X 线辐射量已显著减少,放射损害的可能性也越来越小。但是仍应注意,尤其应重视对孕妇、小儿和长期接触射线的工作人员,特别是介入放射学工作者的防护。

放射防护的方法和措施有以下几个方面。

(1)技术方面 可以采取屏蔽防护和距离防护原则。前者使用铅或含铅的物质作为屏障以吸收掉不必要的 X 线,如通常采用的 X 线管壳、遮光筒和光圈、滤过板、荧屏后的铅玻璃、铅屏、铅橡皮围裙、铅橡皮手套以及墙壁等。后者利用 X 线量与距离平方成反比这一原理,通过增加 X 线源与人体间距离以减少辐射量,这是最简易有效的防护措施。

(2)患者方面　应选择恰当的 X 线检查方法,每次检查的照射次数不宜过多,除诊治需要外不宜在短期内做多次重复检查。在投照时,应当注意照射范围及照射条件。对照射野相邻的性腺,应用铅橡皮加以遮盖。

(3)放射工作者　应遵照国家有关放射防护卫生标准的规定制订必要的防护措施,正确进行 X 线检查的操作,认真执行保健条例,定期监测放射线工作者所接受的剂量。在行介入放射技术操作中,应避免不必要的 X 线透视与摄影,应采用数字减影血管造影设备、超声和 CT 等进行监视。

二、数字 X 线成像

普通 X 线成像,其摄影是模拟成像,是以胶片为介质对图像信息进行采集、显示、存储和传送。普通 X 线摄影的缺点是摄影技术条件要求严格,曝光宽容度小;照片上影像的灰度固定不可调节;图像不可能十分清晰地显示各种密度不同的组织与结构,密度分辨力低;在照片的利用与管理上也有诸多不便。为此,将普通 X 线成像改变为数字 X 线成像(digital radiography,DR)非常必要。

(一)数字 X 线成像基本原理与设备

数字 X 线成像是将普通 X 线摄影装置或透视装置与计算机相结合,使 X 线信息由模拟信息转换为数字信息,得到数字图像的成像技术。数字 X 线成像依其结构上的差别可分为计算机 X 线成像(CR)、数字 X 线荧光成像(DF)和平板探测器数字 X 线成像。

1. CR

CR 是以影像板(IP)代替 X 线胶片作为介质。IP 板上的影像信息要经过读取、图像处理和显示等步骤,才能显示出数字图像。透过人体的 X 线使 IP 感光,在 IP 上形成潜影。用激光扫描系统读取,经光电倍增管转换成电信号,再由模拟/数字转换器转换成数字影像信息。数字影像信息经图像处理系统处理,可在一定范围内调节图像灰度或清晰度。数字信息经数字/模拟转换器转换,于荧屏上显示出人眼可见的灰阶图像,还可打印在胶片上或用磁带、磁盘和光盘等保存。

CR 设备,除 X 线机外,主要由 IP 板,图像读取、图像处理、图像记录、存储和显示装置,以及控制和登记用的计算机等组成。

CR 与普通 X 线成像比较,重要的改进是实现了数字 X 线成像。优点是提高了图像密度分辨力与显示能力;提高了图像后处理功能,增加了信息的显示功能;降低了 X 线曝光量;曝光宽容度加大;既可摄成照片,还可用磁盘或光盘存储;可将数字信息转入 PACS 中。缺点是 CR 成像速度慢,整个过程所需时间以分计;无透视功能;图像质量仍不够满意。CR 发展前景差,将由平板探测器数字 X 线成像所代替。

2. DF

DF 是用 IITV 代替 X 线胶片或 CR 的 IP 板作为介质。影像增强电视系统荧屏上的图像用高分辨力摄像管进行序列扫描,把所得连续视频信号转为间断的各自独立的信息,形成像素,再经模拟/数字转换器将每个像素转成数字,并按序列排成数字矩阵,这样

IITV 上的图像就被像素化和数字化了。DF 具有透视功能,最早应用于 DSA 和 DR 胃肠机。

DF 与 CR 都是将模拟的 X 线信息转换成数字信息,但采集方式不同,CR 用 IP 板,DF 用 IITV。在图像显示、存储及后处理方面基本相同。DF 与 CR 都是先将 X 线转换成可见光,再转成电信号。因为要经过摄像管或激光扫描转换成可见光再行光电转换的过程,信号损失较多,所以,图像不如平板探测器数字 X 线成像那样清晰。为了区别,将 CR 及 DF 称为间接数字 X 线成像,而将平板探测器数字 X 线成像称为直接数字 X 线成像。

3. 平板探测器数字 X 线成像

用平板探测器将 X 线信息转换成电信号,再行数字化,整个转换过程都在平板探测器内完成。不像 DF 或 CR,无须经过摄像管或激光扫描的过程,所以 X 线信息损失少,噪声小,图像质量好。因其成像时间短,可用于透视和施行时间减影的 DSA,扩大了 X 线检查的范围。

可用于实际的平板探测器为无定型硅碘化铯平板探测器。它是在玻璃基底上固定有低噪声的半导体材料制成的无定型硅阵列部件,其表面覆有针状碘化铯闪烁晶体。在平板探测器内,X 线信号转换成的光信号经硅阵列及光电电路转换成电信号,再转换成数字信号。

另一种平板探测器是在无定型硅表面覆以光电导体的硒层,使 X 线信号直接转换为电信号。但其转换率不高,硅材料不够稳定,不能进行快速采集。此外,还有直线阵列氙微电离室组成探测器作为介质的。平板探测器数字 X 线成像图像质量好、成像快,是今后发展的方向。

(二)DR 的临床应用

CR、DF 与 DR 都是数字 X 线成像,有着数字成像的共同优点,同普通 X 线成像比较,有明显的优势。

数字图像与普通 X 线图像都是所摄部位总体的叠加影像,普通 X 线能摄照的部位也都可行数字成像,对图像的解读与诊断也与传统的 X 线图像相同。但是,数字图像是由一定数目(比如 1024×1024)的像素所组成,而普通 X 线图像是由银颗粒所组成。数字成像对骨结构及软组织的显示优于普通 X 线成像,还可行矿物盐含量的定量分析,对肺结节性病变的检出率也高于普通 X 线成像。数字胃肠双对比造影在显示胃小区、微小病变及肠黏膜皱襞方面也优于普通 X 线造影。

从图像质量、成像速度、摄照条件的宽容度和照射剂量等方面对 CR、DF 及 DR 进行比较,可以发现:CR 图像质量差,成像时间长,工作效率低,不能做透视;DF 成像时间短,可行透视,多用于血管造影、DSA 和胃肠造影,其缺点是 DF 设备不能与普通的 X 线装置兼容;DR 则有明显的优势,只是目前其价格较为昂贵。

三、数字减影血管造影

血管造影是将水溶性碘对比剂注入血管内,使血管显影的 X 线检查方法。由于血管与骨骼、软组织重叠而影响血管的显示。数字减影血管造影(digital subtraction angiography,DSA)是利用计算机处理数字影像信息,消除骨骼和软组织影像,使血管显影清晰的成像技术,在血管造影中应用已很普遍。

(一)DSA 成像基本原理与设备

数字成像是 DSA 的基础。数字减影的方法有几种,常用的是时间减影法,现介绍如下。

经导管向血管内团注水溶性碘对比剂,在对比剂到达感兴趣血管之前和血管内出现对比剂、对比剂浓度处于高峰和对比剂被廓清这段时间内,使检查部位连续成像。在这系列图像中,取一帧血管内不含对比剂的图像(作为蒙片)和一帧含有对比剂的图像(这两帧图像称为减影对),用这两帧图像的数字矩阵,经计算机行数字减影处理,使骨骼及软组织的数字相互抵消。这样,经计算机行减影处理的数字矩阵再经数字模拟转换器转换为图像,则骨骼及软组织影像被消除掉,只留有清晰的血管影像,达到减影目的。此种减影图像因系在不同时间所得,故称时间减影法。血管内不含对比剂的图像作为蒙片,可同任一帧含对比剂的图像作为减影片,进行减影处理,于是可得到不同期相的 DSA 图像。时间减影法所用的各帧图像是在造影过程中所得,任何运动均可使图像不尽一致,造成减影对的图像不能精确重合,即配准不良,致使血管影像不够清晰。

DSA 设备主要是数字成像系统,一般采用 DF,先进设备则用平板探测器代替 IITV。其显示矩阵为 1024×1024。DSA 行三维信息采集以实现三维图像重建,明显提高了显示功能。

(二)DSA 检查技术

根据将对比剂注入动脉或静脉而分为动脉 DSA(IADSA)和静脉 DSA(IVDSA)。由于 IADSA 血管成像清楚,对比剂用量少,所以现在都用 IADSA。

动脉 DSA 的操作是将导管插入动脉后,向导管内注入肝素以防止导管凝血;将导管尖插入感兴趣动脉开口;导管尾端接压力注射器,团注对比剂;注入对比剂前将影屏对准检查部位;于造影前及整个造影过程中,根据需要以每秒1帧或更多的帧频,摄照 7~10秒;经操作台处理即可得 IADSA 图像。

(三)DSA 的临床应用

DSA 由于没有骨骼与软组织影的重叠,使血管及其病变显示更为清楚,已代替了一般的血管造影。用选择性或超选择性插管,可很好地显示小血管及小病变,可观察血流的动态图像,成为功能检查手段(图 1-2-5)。DSA 可用较低浓度的对比剂,用量也可减少。

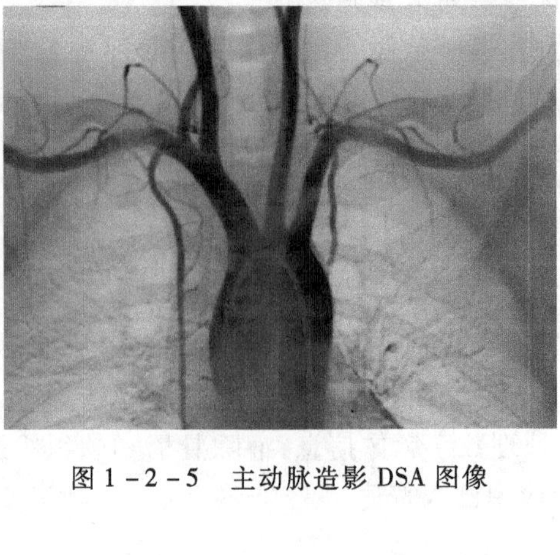

图 1-2-5 主动脉造影 DSA 图像

DSA 适用于心脏、大血管的检查。对心内解剖结构异常、主动脉夹层、主动脉瘤、主动脉狭窄和分支狭窄,以及主动脉发育异常等显示清楚,对冠状动脉也是最好的显示方法。DSA 显示颈段和颅内动脉清楚,可用于诊断颈段动脉狭窄或闭塞、颅内动脉瘤、动脉闭塞和血管发育异常,以及颅内肿瘤供血动脉的观察等。对腹主动脉及其分支、肢体大血管的检查,DSA 也同样有效。

DSA 设备与技术已相当成熟。快速三维旋转实时成像,实时的减影功能,可动态地从不同方位对血管及其病变进行形态和血流动力学的观察。对介入技术,特别是血管内介入技术,DSA 更是不可缺少的。

第三节 超声成像

超声(ultrasound)指物体(声源)振动频率在 20 000 赫兹(Hz)以上所产生的超过人耳听觉范围的声波。超声成像是利用超声波的物理特性和人体组织声学参数进行的成像技术,并以此进行疾病诊断。当前,超声成像技术发展迅速,应用普及。超声诊断是医学影像诊断的重要组成部分。

一、超声成像的基本原理

(一)超声成像的物理现象

在医学上,超声所用声源振动频率为 1~10 MHz,常用者为 2.5~5.5 MHz。超声成像的基本原理与超声的物理特性及人体组织对入射超声波所产生的多种物理现象有关,主要有以下几方面。

1. 指向性

超声波与一般声波不同,其频率高,波长短,在介质内呈直线传播,故有良好的指向性。这是超声检查对人体器官结构进行探测的基础。

2. 反射、折射与散射

超声在介质中传播,当遇到两种声阻抗不同介质的界面时,可发生反射、折射和散射:①大界面对入射超声产生反射和折射,其中反射所形成的回声可显示不同组织的界面轮廓,而折射可造成图形一定的变形和扭曲;②小界面对入射超声产生散射现象,无方向性,但散射所形成的回声来自脏器的细小结构,意义重大。

3. 衰减与吸收

超声波在介质中传播时,其声能逐渐减少,称为衰减(attenuation)。除声束由于界面反射、散射与远场扩散造成衰减外,介质的吸收也导致衰减。不同组织对超声能量吸收的程度不同,主要与蛋白质和水含量有关。在人体组织中,声能衰减程度依递减顺序为骨质、钙质、肝脏等实质组织,脂肪组织,液体。超声通过液体时几乎无衰减,而通过骨质或钙质时,则明显衰减致其后方回声减弱,乃至消失而形成声影(acoustic shadow)。

4. 多普勒效应

多普勒效应(Doppler effect)指超声遇到运动的介质界面时,反射波的频率发生改变,即产生频移现象。当界面朝向探头运动时,频率增高;背离探头运动时,则频率减低;界面运动速度愈快,频移的数值就愈大,反之亦然。利用多普勒效应,可以检测组织或血液运动,包括方向和速度,并可判断血流是层流还是湍流。

当入射超声波在人体组织中传播经过不同器官、不同组织的多层界面时,每一界面由于两侧介质的声阻抗不同而发生不同程度的反射和/或散射。这些反射或散射形成的回声,以及超声在传播途中所经过不同组织的衰减信息,经接受、放大和信息处理而在荧屏上以图像或波形显示,形成声图像(ultrasonogram or echogram),此即超声成像的基本原理。

(二)超声成像的类型

超声成像的类型主要包括二维超声、M 型超声和 D 型超声。其成像技术和显示方式有所不同,分述如下。

1. 二维超声

二维超声常简称为 B 型超声。其采用多声束对选定切面进行检查,并以每条声束的所有回声依各自的回声时间和强弱,重新组成检查切面的二维图像。图像上的纵坐标代表回声时间(即回声深度),而回声的强弱则用不同辉度的光点来表示,故属于辉度调制型显示。在二维声像图上,根据组织内部声阻抗及声阻抗差的大小,将人体组织器官分为四种类型(表 1 – 3 – 1)。

表 1 – 3 – 1 人体组织器官声像图

反射类型	二维超声	图像表现	组织器官
无反射型	液性暗区	无回声	尿、胆汁、囊肿液、血液等液体物质
少反射型	低亮度	低回声	心、肝、胰、脾等实质器官
多反射型	高亮度	高回声	血管壁、心瓣膜、脏器包膜、组织纤维化
全反射型	极高亮度	强回声,后方有声影	骨骼、钙斑、结石、含气肺、含气肠管

2. M 型超声

M 型超声类似二维超声成像方式,亦属于辉度调制型显示。所不同的是,M 型超声采用单声束检查,获取活动器官某一部位回声,并在横坐标方向加入一对慢扫描波,使回声光点沿水平方向移动,这样可在某一时间内获得采样部位不同深度组织回声随时间的变化曲线,即距离–时间曲线。在 M 型声像图上,纵坐标代表回声深度(距离),横坐标代表时间。

3. D 型超声

D 型超声亦称多普勒超声,包括频谱多普勒超声和彩色多普勒血流成像。

(1)频谱多普勒超声 是根据多普勒效应,提取超声声束在传播途径中的各个活动界面所产生的频移,即差频回声。图像是以频谱方式显示,其中纵坐标代表差频的数值(以速度表示),横坐标代表时间。朝向探头侧的差频信号位于基础线上方,而背向探头侧的差频信号则在基础线下方。

(2)彩色多普勒血流成像(CDFI) 是利用多普勒效应,提取二维切面内所有差频回声,以彩色方式显示,并叠加在相匹配的二维声像图上。在 CDFI 图像上,以红、蓝、绿三色表示血流多普勒差频回声,其中朝向探头的血流以红色表示,背向探头的血流以蓝色表示,湍流方向复杂、多变,呈五彩镶嵌或绿色。血流速度快者,色彩鲜亮,慢者则暗淡。

二、超声设备与超声成像性能

(一)超声设备

超声设备主要由换能器(常称为探头)、主机和信息处理系统、显示和记录系统组成。

换能器兼有超声波发生和回声接收功能。换能器种类较多,主要为电子扫描探头,分为线阵型、凸阵型和相控阵型;依频率,可分为单频型、变频型、宽频型和高频型。这些探头使用范围不同。

主机和信息处理系统负责设备运转,包括超声波的发射、接收,信息采集和处理。

显示和记录系统用于实时显示图像和资料保存,由显示屏(荧屏)、打印机、照相机及录像装置组成。

目前,临床上应用的超声诊断仪主要有两种类型。①常规 B 型超声诊断仪:主要用于二维灰阶超声检查,兼有 M 型超声和频谱多普勒超声功能;②彩色多普勒超声诊断仪:除可进行 CDFI 检查外,尚具备二维灰阶超声、M 型超声和频谱多普勒超声检查功能。先进的超声诊断仪还配有多种新技术软件,可进行静态和动态三维成像、声学定量及超声弹性成像等多种检查。

(二)超声成像性能

1. 超声成像的主要优势

(1)超声波属于机械波,无放射性损伤,检查的安全性高。

(2)超声检查能够动态显示器官运动功能和血流动力学状况及其异常改变,且可实时进行身体各部位任意方向的断面成像,因而超声检查能够同时获取功能和形态学方面的信息,有利于病变的检出和诊断。

(3)超声检查便捷,易于操作,且可及时获取检查结果;检查费用相对低廉,可在短期内对病变进行反复多次检查。

(4)超声设备较为轻便,不但能对危急症患者进行床边检查,而且可用于术中检查。

2. 超声检查的局限性

(1)超声检查时,由于骨骼和肺、胃肠道内气体对入射超声波的全反射,而影响了检查效果,限制了超声检查在这些部位的应用。此外,肥胖患者也难以获得良好的声像图。

(2)超声检查显示的解剖范围有限,一幅声像图上难以整体显示较大的脏器和病变;声像图所显示的关节结构和病变也不及 CT 和 MRI 成像清晰。

(3)超声检查结果的准确性除了与设备性能有关外,在很大程度上依赖于操作医师的技术水平和经验。

三、超声检查方法

(一)二维超声检查

二维超声检查即 B 型超声检查,能够实时动态清晰显示脏器形态、解剖层次及毗邻关系,以及血管和其他管状结构的分布,是目前应用最为广泛的超声检查方法。主要用于检查腹、盆部脏器,眼、甲状腺、乳腺和涎腺等器官,以及心脏、大血管和四肢血管。

（二）M 型超声检查

M 型超声主要用于检查心脏和大血管。通过评估距离 - 时间曲线,可以检测房室和主动脉径线,左心室、右心室壁厚度和室间隔厚度,瓣膜运动幅度及左心室、右心室收缩功能等。

（三）D 型超声检查

1. 频谱型多普勒超声检查

频谱型多普勒超声检查能够获取器官和组织结构及病变的血流信息,包括血流方向、速度、性质、压力阶差等,可对心脏、血管和脏器病变的血流进行定性和定量分析。

2. 彩色多普勒血流成像检查

彩色多普勒血流成像检查能够直观显示心脏、血管和脏器的血流状况,通过色彩改变可敏感地发现异常血流,但不能进行精确的定量分析。

（四）超声成像的新技术

超声成像的新技术包括以下几种。

（1）组织多普勒成像（tissue Doppler imaging） 是应用多普勒效应,以频谱方式定量分析心肌局部运动的检查技术。

（2）彩色多普勒能量图 成像参数为血流中与散射相对应的能量信号,主要与红细胞相对数量有关,从而为评估病变内血管和血流灌注提供重要信息。

（3）声学造影（contrast enhanced ultrasound imaging） 原理是人为地向血流内注入与血液声阻抗不同的微气泡,致血液的散射增强,呈云雾状回声,从而为疾病的超声诊断提供新的信息。

（4）声学定量（acoustic quantification, AQ） 可实时自动检测血液与组织界面,主要用于心功能评估,应用 AQ 原理还可获得不同时相心内膜运动的不同色彩的编码图,即彩色室壁动态分析图,用于检测室壁运动异常。

（5）斑点追踪超声心动图 是利用分析软件,自动追踪感兴趣区内斑点在整个心动周期的位置,用于定量评估心肌各节段的收缩与舒张功能。

（6）三维超声 分为静态和动态三维超声,均为利用二维码图像数据经软件处理重建的三维图像,能够立体显示脏器空间位置、心内缺损大小等。

（7）超声弹性成像 是利用弹性力学、生物力学原理,结合超声成像技术,通过数据处理以反映体内组织的弹性模量,目前已应用于乳腺疾病的诊断和鉴别诊断。

四、超声检查的安全性

超声检查与其他成像技术相比较,具有很高的安全性。然而,超声波属于机械波,可产生机械效应和热效应,尤其对胎儿和眼球等敏感组织使用不当时,可造成损伤。

机械指数（mechanical index, MI）是超声在弛张期负压峰值与换能器中心频率的平方根的比值。热指数（thermal index, TI）是实际照射到某声学界面所产生的温升与使其升高 1 ℃的超声能量的比值。胎儿超声检查时,MI 和 TI 值应分别控制在 0.3 和 0.4 以下;眼球检查时,则 MI 和 TI 值需分别控制在 0.1 和 0.2 以下。

五、超声图像特点

1. 二维声像图的主要特点

二维声像图的主要特点包括:①超声实时成像可记录身体各部位任意方位的二维切

面图;②图像由不同辉度的光点组成,代表组织结构回声的弱与强;③图像的显示范围受限,一幅图像不能整体显示较大的脏器和病变;④声学造影检查改变了图像上的组织结构回声。

2. M 型声像图的主要特点

M 型声像图的主要特点包括:①图像以多条距离 – 时间曲线表示运动器官(心脏、大血管)的多层界面回声;②图像记录了运动器官(心脏、大血管)在某一段时间内的运动幅度和速度。

3. D 型声像图的主要特点

(1)频谱多普勒声像图的主要特点 ①图像以频谱方式显示,差频数值和差频信号反映的是血流速度和方向;②图像实时记录了某一段时间内的血流信息。

(2)CDFI 声像图的主要特点 ①图像上的不同颜色的信号代表血流方向,色彩的亮度反映血流速度;②图像实时记录了某一时相的血流动力学信息。

第四节 计算机体层成像

计算机体层成像(computed tomography,CT)是 G. N. Hounsfield 于 1969 年设计成功的,1971 年英国 EMI 公司与 G. N. Hounsfield 工程师成功研究第一台头部 CT 扫描机。G. N. Hounsfield 因此而获得了 1979 的诺贝尔生理学或医学奖。CT 不同于普通 X 线成像,它是利用 X 线束对人体选定层面进行扫描,取得信息,经计算机处理而获得的重建图像,是数字成像而不是模拟成像。CT 开创了数字成像的先河。CT 所显示的断层解剖图像,其密度分辨力明显优于 X 线图像,特别是螺旋 CT 和超高速 CT 的临床应用,诊断效果越来越好。CT 作为首先开发的数字成像大大促进了医学影像学的发展,继 CT 之后又开发出 MRI 与 ECT 等新的数字成像,改变了影像的成像技术。

一、CT 成像基本原理与设备

(一)CT 成像基本原理

CT 是利用 X 线束环绕被检人体组织器官某一选定体层层面进行扫描,由探测器接收透过该层面的剩余 X 线量,转变为可见光,由光电转换器转变为电信号,再经模拟/数字转换器转为数字,输入计算机进行数字化处理。图像处理时,将选定层面分成若干个体积相同的小立方体,称为体素。扫描所得数据经计算而获得每个体素的 X 线衰减系数(或称吸收系数),再排列成矩阵,即数字矩阵。数字矩阵中的每个数字经数字/模拟转换器转为由黑到白不等灰度的小方块,称为像素,并按原有矩阵顺序排列,即构成 CT 图像。

(二)CT 设备

CT 装置发展迅速,性能不断提高。初始设计成功的 CT 装置,要一个层面一个层面地扫描,扫描时间长,像素大,空间分辨力低,图像质量差,而且只能行头部扫描。虽经不断改进,扫描时间缩短,图像质量改善,并可行全身扫描,但扫描方式仍是层面扫描。1989 年成功设计螺旋 CT,继而又发展为多层螺旋 CT(MSCT),才由层面扫描改为连续扫描,使 CT 的性能有了明显的提高。此前,在 20 世纪 80 年代还设计出电子束 CT(EBCT)。

1. 普通 CT

普通 CT 主要包括以下三部分:①扫描装置,由 X 线球管、探测器和扫描机架组成,用于对检查部位进行扫描;②计算机系统,将扫描收集到的信息数据进行存储和运算;③图像显示和存储系统,将计算机处理、重建的图像显示在显示器上,并用照相机将图像摄于照片上,数据也可存储于磁盘或光盘中。

CT扫描方式不同,有旋转式和固定式。X线球管采用CT专用X线球管,热容量较大。探测器用高转换率的探测器,其数目少则几百个,多则上千个,目的是获得更多的信息量。计算机是CT的"心脏",左右着CT的性能。计算机有多台微处理机,使CT可同时行多种功能运转,如同时行图像后处理、存储与照相等。

2. 螺旋CT

20世纪80年代末90年代初,对CT装置又做了改进,出现了螺旋CT(SCT),它是在旋转式扫描基础上,依赖滑环技术与扫描床平行直线匀速移动而实现的。滑环技术使得X线球管的供电系统只需电刷和短的电缆而不再用普通CT装置的长电缆。这样就可使X线管单向连续旋转并进行连续扫描。在扫描期间,床沿纵轴连续平移。球管旋转和连续动床同时进行,使X线扫描的轨迹呈螺旋状,故得名螺旋扫描(图1-4-1)。扫描是连续的,没有扫描间隔时间,结果是SCT使整个扫描时间大大缩短。螺旋CT的突出优点是快速容积扫描,在短时间内,对身体的较长范围进行不间断的数据采集,提高CT的成像功能(图1-4-2)。

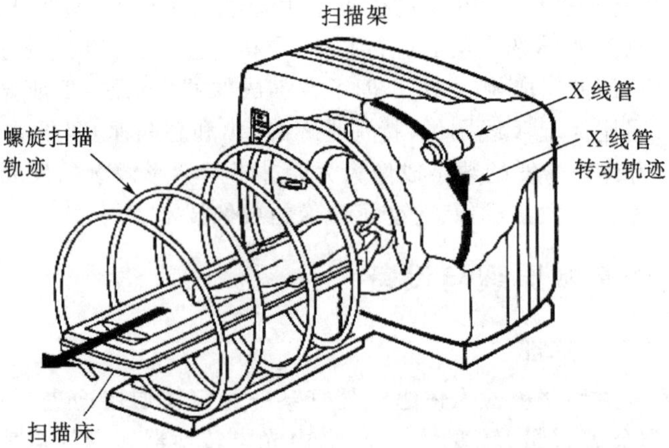

图1-4-1 螺旋CT示意图

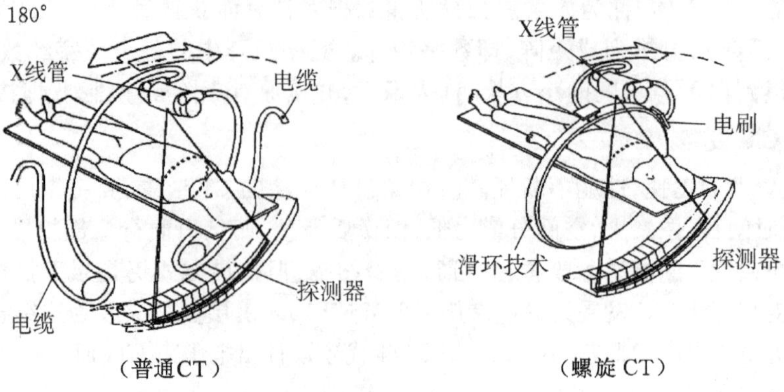

图1-4-2 普通CT与螺旋CT

螺旋 CT 在 CT 发展史中是一个重要的里程碑,也是今后 CT 发展的方向。近年开发的多层螺旋 CT,进一步提高了螺旋 CT 的性能。多层螺旋 CT 可以是 2 排、4 排、8 排、16 排乃至 32 排,目前已发展到 320 排。设计上是使用锥形 X 线束和采用多排宽探测器。多层螺旋 CT 装置(如 16 排)与一般螺旋 CT 相比,扫描时间更短,球管旋转 360°一般只用 0.5 秒;扫描层厚可更薄,一般可达 0.5 mm,连续扫描的范围更长,可达 1.5 m;连续扫描时间更长,已超过 100 秒。

SCT 给操作带来很多方便:检查时间缩短,增加了患者的流通量;容易完成难于合作,或难于制动患者,或运动器官的扫描;一次快速完成胸部、腹部和盆部的检查;有利于运动器官的成像和动态观察;对比增强检查时,易于获得感兴趣器官或结构的期相表现特征;获得连续层面图像,可避免层面扫描中所致小病灶的漏查。在图像显示方式上也有改变,连续层面数据经计算机后处理可获得高分辨力的三维立体图像,行组织容积和切割显示技术、仿真内镜技术和 CT 血管造影等,还可行 CT 灌注成像。

临床应用上,多层螺旋 CT 可行低辐射剂量扫描,给肺癌与结肠癌的普查创造了有利条件。扫描时间的缩短,使之可用于心脏检查,包括冠状动脉、心室壁及瓣膜的显示,而且通过图像重组处理可以显示冠状动脉的软斑块。MSCT 所得的 CT 血管造影使肢体末梢的细小血管显示更加清楚。CT 灌注成像已用于脑、心脏等器官病变毛细血管血流动力学的观察,通过对血容量、血流量与平均通过时间等参数的测定,可评价急性脑缺血和急性心肌缺血,以及判断肿瘤的良性与恶性等。

综上所述,SCT 特别是 MSCT,拓宽了检查与应用范围,改变了图像显示的方式,提高了工作效率,也提高了诊断水平。MSCT 的应用也带来一些诸如患者扫描区辐射量增加、图像数量过多、解读困难等问题,对此已引起关注,并正在努力加以解决。MSCT 每次检查将提供数百帧甚至更多的横断层图像,按常规办法进行解读和诊断是极为费时和困难的。如果观察由计算机重组的图像,如二维或三维的 CT 血管造影,则较为省时和容易。当前重组图像已可做到自动与实时。利用计算机辅助检测(CAD),对具体病例的大量图像先由计算机进行浏览,用 CAD 行诊断导向,则可简化解读与诊断的程序,省时、可靠。当前 CAD 在乳腺疾病及肺部疾病的应用上已取得较为成熟的经验。

3. 宝石能谱 CT 和双源 CT 的双能量成像技术

宝石能谱 CT(gemstone spectral CT, GSCT)在球管和探测器等方面进行了革新,采用高纯度、高通透度、性能稳定的宝石作为探测器材料,使得宝石能谱 CT 能够在更低的剂量下获得更为清晰的图像,获得更好的空间分辨率和密度分辨率;同时,其独有的能谱栅成像技术,将 CT 诊断从形态学带入了功能学领域,大大提高了诊断的准确性。

双源 CT 的双能量成像技术(dual source CT, DSCT)是利用两个 X 线球管之间的 X 线能量的不同来获得一组能量不同、解剖相同的图像,这种配对的双能量图像可以用于能量分析及能量减影。

4. 电子束 CT

电子束 CT(EBCT)又称超速 CT,其结构同普通 CT 或螺旋 CT 不同,不用 X 线球管。EBCT 是用由电子枪发射电子束轰击四个环靶所产生的 X 线进行扫描。轰击一个环靶可得一帧图像,即单层扫描,依次轰击 4 个环靶,并由两个探测器环接收信号,可得 8 帧图像,即多层扫描。EBCT 一个层面的扫描时间可短到 50 毫秒,可行 CT 电影观察。与 SCT

一样可行容积扫描,不间断地采集扫描范围内的数据。EBCT 可行平扫或造影扫描。单层扫描或多层扫描均可行容积扫描、血流检查和电影检查。多层扫描有其特殊的优越性。但 EBCT 昂贵,检查费用较高,有 X 线辐射,心脏造影需注射对比剂,又有 MSCT 及 MRI 的挑战,因而限制了它的广泛应用。

二、CT 图像特点

CT 图像是由一定数目从黑到白不同灰度的像素按矩阵排列所构成的灰阶图像。这些像素反映的是相应体素的 X 线吸收系数。不同 CT 装置所得图像的像素大小及数目不同。大小可以是 1.0 mm × 1.0 mm,0.5 mm × 0.5 mm 不等;数目可以是 512 × 512 或 1024 × 1024 不等。像素越小,数目越多,构成的图像越细致,即空间分辨力越高。普通 CT 图像的空间分辨力不如 X 线图像高。

CT 图像以不同的灰度来表示,反映器官和组织对 X 线的吸收系数。因此,与 X 线图像所示的黑白影像一样,黑影表示低密度区,如肺部;白影表示高密度区,如骨骼。但是 CT 与 X 线图像相比,具有很高的密度分辨力。因此,人体软组织的密度差别虽小,吸收系数多接近于水,但也能形成对比而成像,这是 CT 的突出优点。因此,CT 能够更好地显示由软组织构成的器官,如脑、脊髓、纵隔、肺、肝、胆、胰及盆部器官等,并在良好的解剖图像背景上显示出病变的影像。X 线图像可反映正常与病变组织的密度,如高密度和低密度,但没有量的概念。CT 图像不仅以不同灰度显示其密度的高低,还可用组织对 X 线的吸收系数说明其密度高低的程度,具有一个量的概念。实际工作中,不用吸收系数,而换算成 CT 值,用 CT 值说明密度,同一计量单位称为亨氏单位(Hounsfiled unit,HU)。规定水的 CT 值为 0 HU,人体中密度最高的骨皮质吸收系数最高,CT 值为 +1000 HU,而空气密度最低,为 -1000 HU。人体中密度不同的各种组织的 CT 值则居于 -1000 ~ +1000 HU 之间。

CT 图像是断层图像,常用的是横断面(或称轴面)。为了显示整个器官,需要多帧连续的断层图像。通过 CT 设备上图像重组程序的使用,可重组冠状面和矢状面的断层图像。

三、CT 检查技术

(一)普通 CT 扫描

患者卧于检查床上,摆好位置,选好层面厚度与扫描范围,并使扫描部位伸入扫描架的孔内,即可进行扫描。大多用横断面扫描,层厚用 5 mm 或 10 mm,如需要可选用薄层,如 1 mm 或 2 mm。扫描时患者要制动,胸、腹部扫描要屏气。因为轻微的移动或活动可造成伪影,影响图像质量。

CT 扫描分平扫、对比增强扫描和造影扫描。

(1)平扫 CT 平扫是不用对比剂增强或造影的普通扫描。一般都是先行平扫。

(2)对比增强扫描 对比增强扫描是经静脉注入水溶性有机碘对比剂后再行扫描的方法,较常应用。血管内注入碘对比剂后,器官与病变内碘的浓度可产生差别,形成密度差,使病变显影更为清楚。常用方法为团注法,即在二十几秒内将全部对比剂迅速注入。

(3)造影扫描 造影扫描是先行器官或结构的造影,然后再行扫描的方法。临床应用不多。例如向脑池内注入碘海醇或注入空气,行脑池造影再行扫描,称为脑池造影 CT 扫描,可清楚显示脑池及其中的小肿瘤。

上述三种扫描在普通 CT、螺旋 CT 和电子束 CT 上均可进行,也是 CT 检查的基本扫描方法,特别是前两种。在工作中常提及的高分辨力 CT,指在较短时间获得良好空间分辨力 CT 图像的扫描技术,在 SCT 装置上不难完成。如用普通 CT 装置,则要求短的扫描时间,薄的扫描层厚,图像重建用高分辨力算法,矩阵不低于 512×512。高分辨力 CT,可清楚显示微小的组织结构,如肺间质的次级肺小叶间隔、小的器官(如内耳与听骨)等;对显示小病灶及病变的轻微变化优于普通 CT 扫描。

(二)图像后处理技术

螺旋 CT 扫描时间与成像时间短,扫描范围长,层厚较薄并获得连续横断层面数据,经过计算机后处理,可重组冠状面、矢状面乃至任意方位的断层图像,并可得到其他显示方式的图像。图像后处理技术包括表面遮盖重建、最大(最小)密度投影重建和容积再现技术。重建技术可获得 CT 的三维立体图像,使被检查器官的影像有立体感,通过旋转,可在不同方位上观察,多用于骨骼的显示和 CT 血管造影(CTA)(图 1-4-3)。仿真内镜显示技术与 CT 或 MRI 结合而开发出仿真内镜功能。容积数据同计算机领域的虚拟现实结合,开发出仿真血管镜、仿真支气管镜、仿真喉镜、仿真鼻窦镜、仿真胆管镜和仿真结肠镜等,效果较好(图 1-4-4)。目前几乎所有管腔器官都可行仿真内镜显示,无痛苦,易被患者所接受。仿真结肠镜可发现直径仅为 5 mm 的息肉,尤其是带蒂息肉。其不足是受伪影的影响和不能进行活检。

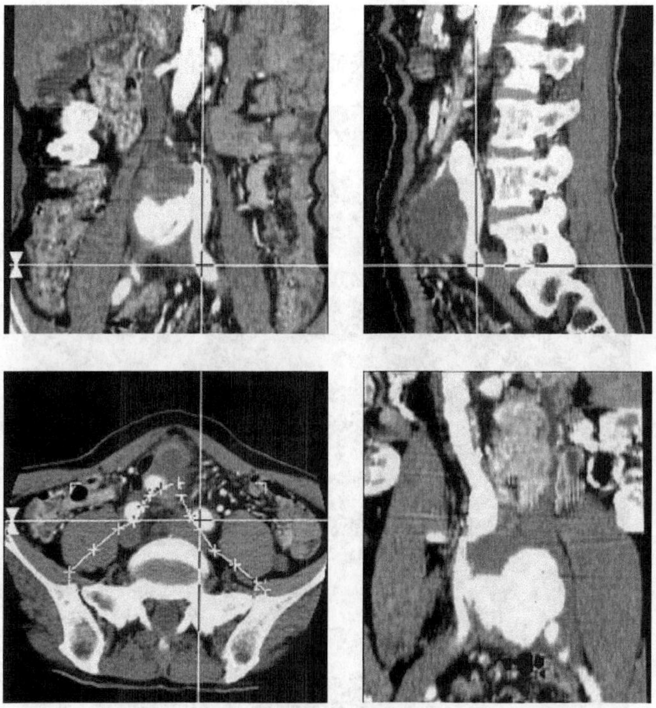

腹主动脉假性动脉瘤。

图 1-4-3 多方位成像

（CT仿真内窥镜）　　　　　　（电子内窥镜）

图 1 - 4 - 4　螺旋 CT 仿真内窥镜发现结肠息肉

（三）CT 灌注成像

CT 灌注成像是经静脉团注有机水溶性碘对比剂后，对感兴趣器官（如脑或心脏），在固定的层面行连续扫描，得到多帧图像，通过不同时间影像密度的变化，绘制出每个像素的时间－密度曲线，进而计算出对比剂到达病变的峰值时间、平均通过时间、局部脑血容量和局部脑血流量等参数，再经假彩色编码处理可得四个参数图。分析这些参数与参数图可了解感兴趣区毛细血管血流动力学，即血流灌注状态，所以说 CT 灌注成像是一种功能成像。当前主要用于急性或超急性脑局部缺血的诊断、脑梗死及缺血半暗带的判断，以及脑瘤新生血管的观察，以便区别脑胶质细胞瘤的恶性程度；也可应用于急性心肌缺血的研究，其结果已接近 MRI 灌注成像。近年来也有用于肺、肝、胰和肾的研究报告。CT 灌注成像比 MRI 灌注成像操作简单、快捷，是有发展前途的成像技术（图 1 - 4 - 5）。

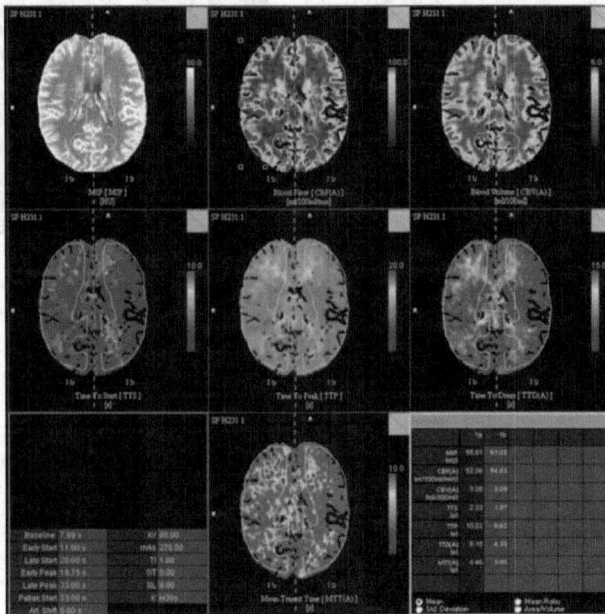

图 1 - 4 - 5　头部 CT 灌注成像，右侧颞叶灌注较左侧低

四、CT 诊断的临床应用

CT 检查的突出优点是具有很高的密度分辨率,易于检出病变,已广泛应用于临床。但应在了解其优势的基础上,合理利用 CT 检查。

对颅脑疾病的检查是 CT 最早应用的领域,中枢神经系统疾病的 CT 诊断价值较高,应用普遍。CT 对颅内肿瘤、脓肿与肉芽肿、寄生虫病、外伤性血肿与脑损伤、缺血性脑梗死与脑出血,以及椎管内肿瘤与椎间盘突出等疾病诊断效果好,并且诊断较为可靠。因此,除 DSA 仍用于诊断颅内动脉瘤、脑血管发育异常和脑血管闭塞,以及了解脑瘤的供血动脉以外,其他如气脑、脑室造影等均已不用。螺旋 CT 可获得比较精细和清晰的血管重组图像,即 CTA,而且能做到三维实时显示,所以临床应用日趋广泛。

对头颈部疾病的诊断,CT 也很有价值,如对眶内占位性病变、早期鼻窦癌、中耳小胆脂瘤、听骨破坏与脱位、内耳骨迷路的轻微破坏、耳先天发育异常及鼻咽癌的早期发现等。当病变明显时,X 线片虽可诊断,但 CT 检查可观察病变的内部细节。听骨与内耳骨迷路的病变则更需要用 CT 观察。

对胸部疾病的诊断,CT 已日益显示出它的优越性。CT 对肺癌和纵隔肿瘤等的诊断很有帮助。低剂量扫描可用于肺癌的普查。肺间质和实质性病变也可以得到较好的显示。CT 对 X 线片较难显示的部位,如心脏、大血管重叠部位病变的显示,更具有优越性。CT 对胸膜、膈、胸壁病变,也可清楚显示。

心及大血管 CT 诊断需要使用多层螺旋 CT 或 EBCT,普通 CT 诊断价值不大。冠状动脉和心瓣膜的钙化及大血管壁的钙化,螺旋 CT 和 EBCT 可以很好显示,可用于冠心病的筛查。心腔及大血管的显示,需要经血管注入对比剂,行心血管造影 CT,并且要用螺旋 CT 或 EBCT 进行扫描。心血管造影 CT 对先天性心脏病的诊断有价值。多层螺旋 CT,通过图像重组可显示冠状动脉的软斑块。CT 灌注成像还可对急性心肌缺血进行观察。

腹部及盆部疾病的 CT 检查,主要用于肝、胆、胰、脾、腹膜腔、腹膜后间隙、肾上腺及泌尿生殖系统疾病的诊断,尤其是肿瘤、炎症和外伤性病变等。对胃肠病变向腔外侵犯及向邻近和远处转移等,CT 检查也有价值。当然,胃肠管腔内病变情况主要依赖于钡剂造影、内镜检查及病理活检。

骨骼肌肉系统疾病多可通过简便、经济的 X 线检查确诊,使用 CT 检查较少。但 CT 对显示骨变化(如骨破坏与增生)的细节较 X 线成像为优。

第五节 磁共振成像

磁共振成像(magnetic resonance image,MRI)是利用原子核在高强度磁场内发生共振所产生的信号经图像重建的一种成像技术。早在 1946 年,F. Block 和 E. Purcell 就发现了物质的核磁共振现象并应用于化学分析上,而形成了核磁共振波谱学。1973 年,P. C. Lauterbur 发表了 MRI 成像技术,使核磁共振应用于临床医学领域。为了准确反映其成像基础,避免与核素成像混淆,现已将核磁共振成像改称为磁共振成像。参与 MRI 的成像因素较多,决定 MRI 信号强度的参数至少有 10 个以上,只要有 1 个参数发生变化,就可在 MRI 信号上得到反映。因此,MRI 具有极大的临床应用潜力。

一、MRI 成像基本原理与设备

(一)MRI 成像基本原理

所有含奇数质子的原子核均在其自旋过程中产生自旋磁动量,也称核磁矩,它具有方向性和力的效应,故以矢量来描述。核磁矩的大小是原子核的固有特性,它决定 MRI 信号的敏感性。氢的原子核最简单,只有单一的质子,故具有最强的磁矩,最易受外来磁场的影响,并且氢质子在人体内分布最广,含量最高,因此医用 MRI 均选用氢的原子核为靶原子核。人体内的每一个氢质子都可被视作为一个小磁体,正常情况下,这些小磁体自旋轴的分布和排列是杂乱无章的,若此时将人体置入在一个强大磁场中,这些小磁体的自旋轴必须按磁场磁力线的方向重新排列(图 1 - 5 - 1)。此时的磁矩有两种去向:大部分顺磁力线排列,其位能低,状态稳;小部分逆磁力线排列,其位能高。两者的差称为剩余自旋,由剩余自旋产生的磁化矢量称为净磁化矢量,亦称为平衡态宏观磁场化矢量 *MO*。

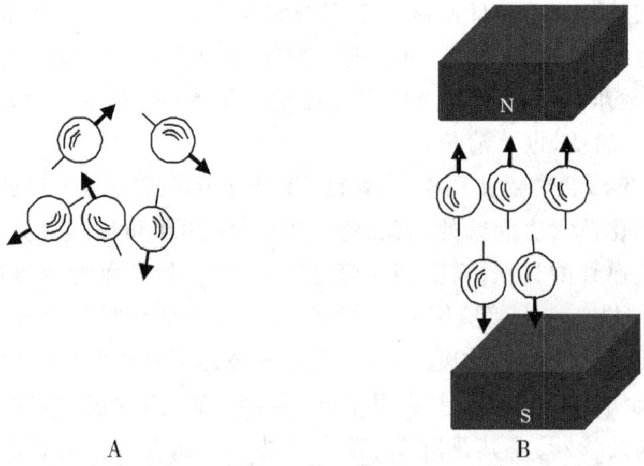

进入外磁场前(A)质子排列杂乱无章,外加外磁场后质子呈有序排列(B),低能态的质子比高能态的略多。

图 1 - 5 - 1 质子进入外磁场前后的排列

在 MRI 的坐标系中,顺主磁场方向为 Z 轴或称纵轴,垂直于主磁场方向的平面为 XY 平面或称水平面,平衡态宏观磁化矢量 *MO* 此时绕 Z 轴以 Larmor 频率自旋,如果额外再对 *MO* 施加一个 Larmor 频率的射频脉冲,使之产生共振,此时 *MO* 就会偏离 Z 轴向 XY 平面进动,从而形成横向磁化矢量(图 1 - 5 - 2)。

当外来射频脉冲停止后,由 *MO* 产生的横向磁化矢量在晶格磁场(环境磁场)作用下,将由 XY 平面逐渐回复到 Z 轴,同时释放能量,其质子自旋的相位逐渐消失,并恢复到原来的状态。这些被释放出的能量与进行了三维空间编码的射频信号被体外线圈接收,经计算机处理后重建成图像。

在 MRI 的日常应用中常涉及如下几个基本概念。

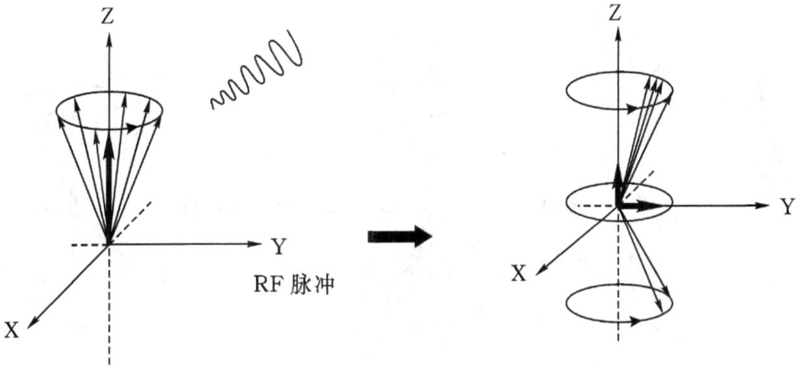

发射与质子进动频率相同的 RF 脉冲,产生两种效应:一些指向上的质子吸收能量跃迁至高能级而指向下。向上与向下的质子磁力相互抵消,使纵向磁化减小;同时导致质子同步、同速运动,即同相位,其磁力叠加起来而出现横向的磁矢量,即横向磁化。

图 1 - 5 - 2 纵向磁化减少及横向磁化

(1)弛豫过程 指磁化矢量恢复到其平衡态的过程,包括同步发生的两个过程,即纵向磁化 M_z 逐渐恢复至平衡态的过程及横向磁化 M_{xy} 逐渐消失的过程。

(2)纵向弛豫 又称自旋 - 晶格弛豫或 T_1 弛豫,是指射频脉冲停止后纵向磁化逐渐恢复至平衡的时间,亦是 *MO* 由 XY 平面回复到 Z 轴的时间,定义为纵向磁化矢量从最小值恢复至平衡态的 63% 所经历的弛豫时间。不同的组织 T_1 时间不同,其纵向弛豫率的快慢亦不同,故产生了 MR 信号强度上的差别,它们在图像上则表现为灰阶的差别。通过采集部分饱和的纵向磁化产生的 MR 信号具有 T_1 依赖性,其重建的图像即为 T_1 加权图像。

(3)横向弛豫 又称为自旋 - 自旋弛豫或 T_2 弛豫。横向弛豫的实质是在射频脉冲停止后,质子又恢复到原来各自相位上的时间,这种横向磁化逐渐衰减的时间称为 T_2 弛豫。T_2 为横向弛豫时间常数,等于横向磁化由最大值衰减至 37% 时所经历的时间,它是衡量组织横向磁化衰减快慢的一个尺度。T_2 值也是一个具有组织特异性的时间常数,正常组织和病理组织之间有不同的 T_2 值。MR 信号主要依赖 T_2 而重建的图像称为 T_2 加权图像(图 1 - 5 -3)。

(二)MRI 设备

磁共振成像设备包括主磁体、梯度系统、射频系统、计算机及数据处理系统,以及辅助设备部分(图 1 - 5 - 4)。

磁体分常导型、永磁型和超导型三种,目前常用的有超导型和永磁型。磁体性能的主要参数有磁场强度、磁场均匀性、磁场稳定性等。永磁型的磁体由磁性物质制成的磁砖所组成,较重,磁场强度偏低,最高可达 0.3 T;超导型的线圈用银 - 钛合金线绕成,医用 MRI 设备所用的磁场强度一般为 0.35 ~ 3.0 T。

梯度系统由梯度放大器及 X、Y、Z 三组梯度线圈组成,它的作用是修改主磁场,产生梯度磁场。其磁场强度虽只有主磁场的几百分之一,但梯度磁场为人体 MR 信号提供了空间定位的三维编码的可能。

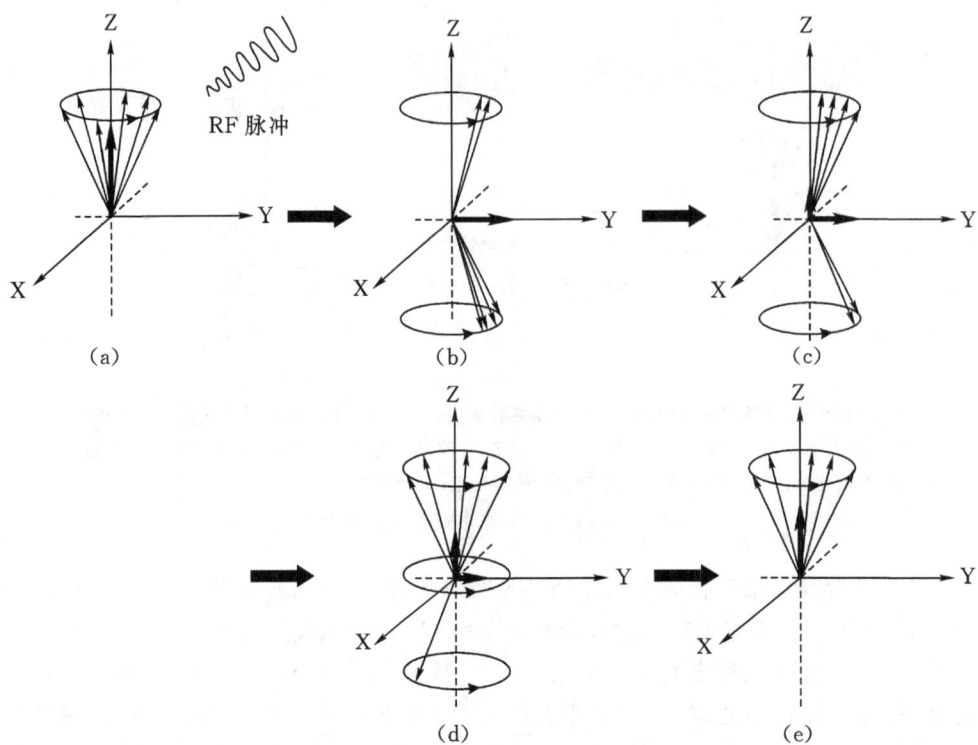

图 1 - 5 - 3 纵向弛豫与横向弛豫

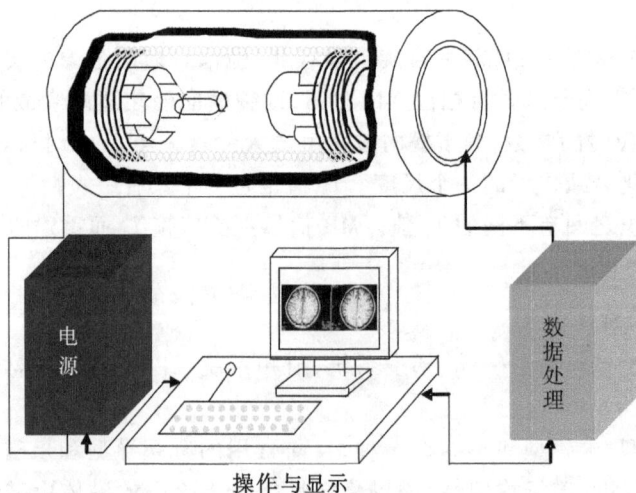

图 1 - 5 - 4 MRI 设备示意图

　　射频系统用来发射射频脉冲,使磁化的氢质子吸收能量而产生共振。在弛豫过程中氢质子释放能量并发出 MR 信号,后者被检测系统接收。射频系统主要由发射与接收两部分组成,其部件包括射频发射器、功率放大器、发射线圈、接收线圈及噪声信号放大器等。

MRI 设备中的计算机系统主要包括模/数转换器、阵列处理机及用户计算机等。其数据采集、处理和图像显示,除图像重建由傅里叶变换代替了反投影外,其他与 CT 设备非常相似。

二、MRI 图像特点

1. MRI 图像是灰阶图像

人体不同器官的正常组织与病理组织的 T_1 值是相对固定的,而且它们之间有一定的差别,T_2 值也是如此。这种组织间弛豫时间上的差别,是磁共振成像诊断的基础。值得注意的是,MRI 的影像虽然也以不同的灰度显示,但其反映的是 MR 信号强度的不同或弛豫时间 T_1 与 T_2 的长短,而不像 CT 图像,灰度反映的是组织密度。一般而言,组织信号强,图像所相应的部分就亮,组织信号弱,图像所相应的部分就暗。由组织反映出的不同的信号强度变化,构成组织器官之间、正常组织和病理组织之间图像明暗的对比。

2. MRI 是多参数成像及多种成像序列

在 MRI 成像技术中,采用不同的扫描序列和成像参数,可获得 T_1 加权像、T_2 加权像和质子加权像。在经典的自旋回波(SE)序列中,通过调整重复时间(TR)和回波时间(TE),就可得到上述三种图像。一般短 TR、短 TE 可获得 T_1 加权像;长 TR、长 TE 可获得 T_2 加权像,长 TR、短 TE 可获得质子加权像。表 1-5-1 是几种正常组织在 T_1WI、T_2WI 上的信号强度与影像灰度。

表 1-5-1 几种正常组织在 T_1WI、T_2WI 上的信号强度与影像灰度

	脑白质	脑灰质	脑脊液	脂肪	骨皮质	骨髓	脑膜
T_1WI	白灰	灰	黑	白	黑	白	黑
T_2WI	灰	白灰	白	白灰	黑	灰	黑

3. MRI 是多方位断面图像

MRI 检查可直接进行冠状面、矢状面及任何方位的断面图像,图像分辨率高,有利于显示解剖结构和病变。

4. 流空效应

流动的液体,如血管内快速流动的血液,在成像过程中流出采集平面而无法采集到其信息,使其无信号而成黑影,即流空效应。血液流空效应能使血管腔不注入对比剂就可显影。

三、MRI 检查技术

MRI 成像技术有别于 CT 扫描,它不仅可行横断面成像,还可行冠状面、矢状面以及任意斜面的直接成像,同时还可获得多种类型的图像,如 T_1WI、T_2WI 等。若要获取这些图像,必须选择适当的脉冲序列和成像参数。

(一)序列技术

MRI 成像的高敏感性基于正常组织与病理组织弛豫时间 T_1 及 T_2 的不同,并受质子密度、脉冲序列的影响,常用的脉冲序列有以下几种。

1. 自旋回波(SE)序列

该序列采用90°－180°脉冲组合,其特点为可消除由于磁场不均匀性所致的去相位效应,磁敏感伪影小。但其不足主要是采集时间较长,尤其是 T_2 加权成像,重 T_2 加权时信噪比较低。该序列为 MRI 的基础序列(图 1－5－5)。

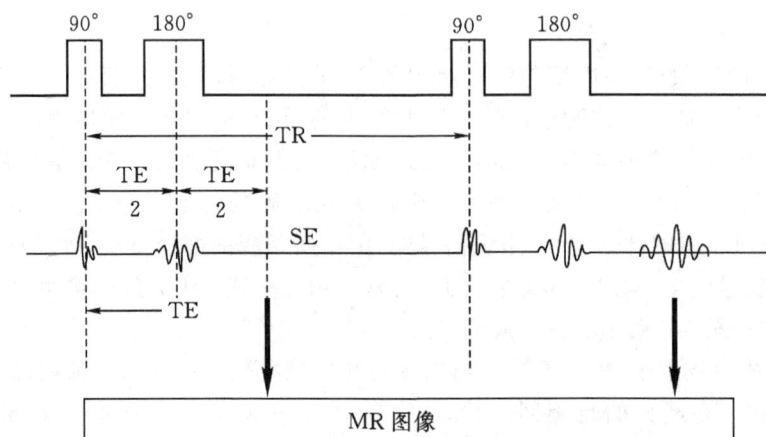

90°脉冲－等待 TE/2－180°脉冲－等待 TE/2－记录信号,称为自旋回波序列。

图 1－5－5　自旋回波脉冲序列 MRI 图像

2. 反转恢复(IR)序列

该序列采用180°－90°－180°脉冲组合,其特点为具有较强的 T_1 对比,短反转时间(TI)的反转恢复序列,同时具有强的 T_2 对比,还可根据需要设定 T_1,饱和特定组织产生具有特征性对比的图像,如短 T_1 反转恢复(STIR)、液体衰减反转恢复(FLAIR)等序列。

3. 快速自旋回波(FSE)序列

该序列采用"90°－180°－180°"脉冲组合,其图像对比性特征与 SE 相似,磁敏感性更低,成像速度加快,使用大量180°射频脉冲,射频吸收量增大,其中 T_2 加权像中脂肪高信号现象是 FSE 与 SE 序列的最大区别。

4. 梯度回波(GRE)序列

梯度回波技术中,激励脉冲小于90°,翻转脉冲不使用180°,取而代之的是一对极性相反的去相位梯度磁场及相位重聚梯度磁场,其方法与 SE 中频率编码方向的去相位梯度及读出梯度的相位重聚方法相同。由于小翻转角使纵向磁化快速恢复,缩短了重复时间 TR,也不会产生饱和效应,故使数据采集周期变短,提高了成像速度。该序列常用,成像快,图像质量好。

5. 平面回波成像(EPI)

EPI 技术是迄今最快的 MRI 成像技术,它是在一次射频脉冲激励后在极短的时间内(30～100 ms)连续采集一系列梯度回波,用于重建一个平面的 MRI 图像。EPI 技术已在临床广泛应用,单次激发 EPI 主要应用于扩散成像、灌注成像、脑运动皮质功能成像等领域,多次激发 EPI 则在心脏快速成像、心脏电影、血管造影、腹部快速成像等领域取得进展。

（二）MRI 对比增强检查

MRI 影像具有良好的组织对比，但正常与异常组织的弛豫时间有较大的重叠，其特异性仍较差。为提高 MRI 影像对比度，一方面着眼于选择适当的脉冲序列和成像参数，以更好地反映病变组织的实际大小、程度及病变特征；另一方面则致力于人为地改变组织的 MRI 特征性参数，即改变弛豫时间。MRI 对比剂可克服普通成像序列的限制，它能改变组织和病变的弛豫时间，从而提高组织结构与病变间的对比。

MRI 对比剂按增强类型可分为阳性对比剂（如钆-二乙三胺五乙酸，Gd-DTPA）和阴性对比剂（如超顺磁氧化铁，SPIO）。

目前临床上最常用的 MRI 对比剂为 Gd-DTPA。其用药剂量为 0.1 mmol/kg，采用静脉内快速团注，约在 60 秒内注射完毕。对于垂体、肝脏、心脏、大血管等检查还可采用压力注射器行双期或动态扫描。常规选用 T_1WI 序列，结合脂肪抑制或磁化传递等技术可增加对比效果。

（三）MRI 血管造影

磁共振血管造影（MRA）是对血管和血流信号特征显示的一种技术（图 1-5-6）。MRA 作为一种无创伤性的检查，与 CT 及常规放射学相比具有特殊的优势，它不需要使用对比剂，流体的流动即是 MRI 成像固有的生理对比剂。流体在 MRI 影像上的表现取决于其组织特征，如流动速度、流动方向、流动方式及所使用的序列参数。

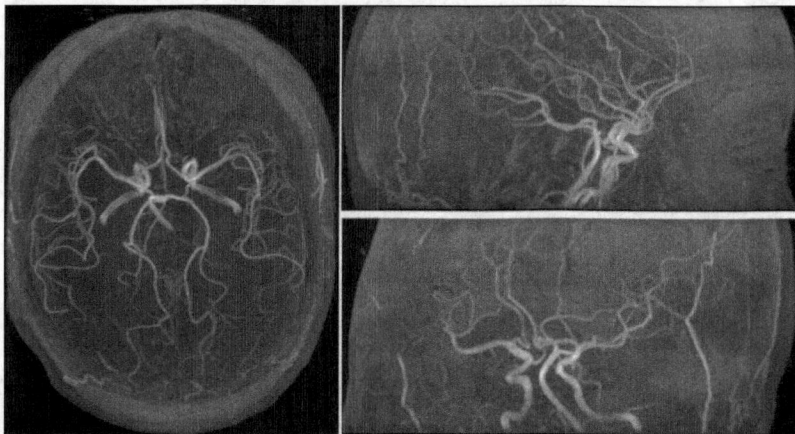

图 1-5-6　MRA 清晰显示颅内血管

常用的 MRA 方法有时间飞越（TOF）法和相位对比（PC）法。三维 TOF 法的主要优点是信号丢失少，空间分辨力高，采集时间短，它善于查出有信号丢失的病变，如动脉瘤、血管狭窄等；二维 TOF 法可用于大容积筛选成像，检查非复杂性慢流血管；三维 PC 法可用于分析可疑病变区的细节，检查流量与方向；二维 PC 法可用于显示需极短时间成像的病变，如单视角观察心动周期。

近年来发展起来的一种新的 MRA 方法，称对比增强 MRA（CE-MRA），其适用范围广，实用性强，方法是静脉内团注 2~3 倍于常规剂量的 Gd-DTPA 对比剂，采用超短 TR、TE 快速梯度回波技术，三维采集。该方法对胸腹部及四肢血管的显示极其优越。

（四）MR 电影成像技术

磁共振电影（MRC）成像技术是利用 MRI 快速成像序列对运动脏器实施快速成像，产生一系列运动过程的不同时段（时相）的"静态"图像。将这些"静态"图像对应于脏器的运动过程依次连续显示，即产生了运动脏器的电影图像。MRC 成像不仅具有很好的空间分辨力，更重要的是它具有优良的时间分辨力，对运动脏器的运动功能评价有重要价值，因此对心脏、大血管的检查非常有用。

（五）MRI 水成像技术

磁共振水成像（MR hydrography）技术主要是利用静态液体具有长 T_2 弛豫时间的特点。作为一种安全、无须对比剂、无创伤性的影像学检查手段，MR 水成像技术可提供有价值的诊断信息，在某种程度上可代替诊断性 ERCP、PTC、IVP、X 线椎管造影及泪道造影等传统检查。MR 水成像技术包括 MR 胰胆管成像（MRCP）（图 1-5-7）、MR 泌尿系成像（MRU）、MR 椎管成像（MRM）、MR 内耳成像、MR 涎腺管成像、MR 泪道成像及 MR 脑室系统成像（图 1-5-8）等。

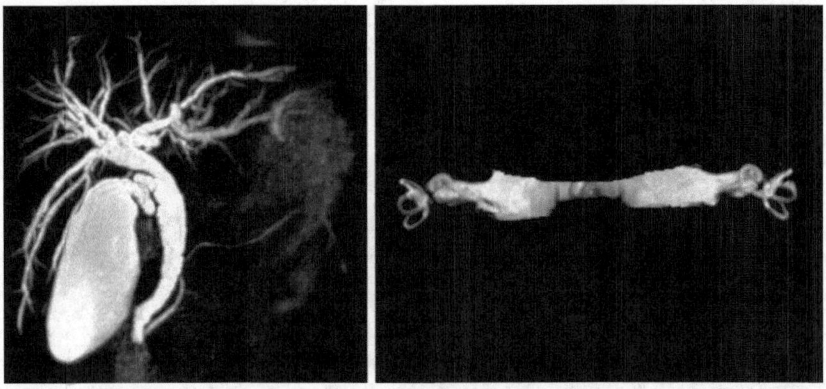

A. MRCP 显示扩张的肝内外胆管；B. 磁共振内耳成像显示正常内耳结构。

图 1-5-7 磁共振水成像

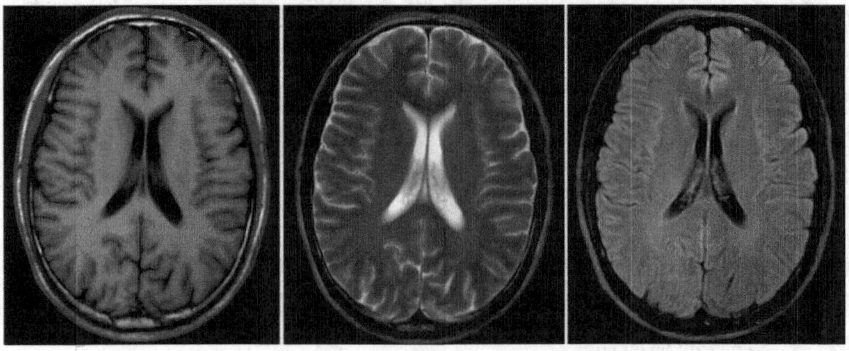

图 1-5-8 正常脑组织 $T_1WI(A)$、$T_2WI(B)$ 及 FLAIR 图像（C）

（六）MRI 功能成像

MRI 功能性磁共振成像（fMRI）可提供人脑部的功能信息，为 MRI 技术又开启了一个全新的研究领域，它包括扩散成像（DI）、灌注成像（PI）和脑活动功能成像，这三种功能成像的生理基础不同。

1. 扩散成像

目前 DI 主要用于脑缺血的检查，由于脑细胞及不同神经束的缺血改变，导致水分子的扩散运动受限，这种扩散受限可以通过弥散加权成像（DWI）显示出来。DWI 在对早期脑梗死的检查中有重要临床价值。脑组织在急性或超急性梗死期，首先出现细胞毒性水肿，使局部梗死区组织的自由水减少，表现扩散系数（ADC 值）显著下降，因而在 DWI 上表现为高信号区，但这在常规 T_1、T_2 加权成像上的变化不明显。DWI 技术可由快速梯度回波序列完成，但在 EPI 技术中表现得更为完善（图 1 - 5 - 9）。

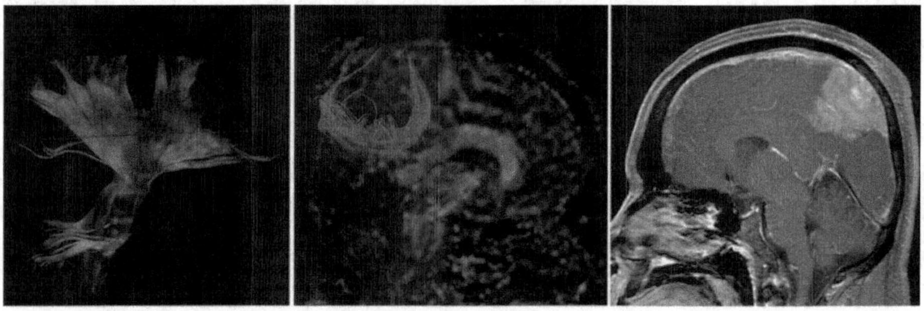

A. DT 显示正常的皮质脊髓束；B. 受肿瘤推压移位的皮质脊髓束；C. B 对应的肿瘤。

图 1 - 5 - 9　扩散成像

2. 灌注成像

PI 通过引入顺磁性对比剂，使成像组织的 T_1、T_2 值缩短，同时利用超快速成像方法获得成像的时间分辨力。通过静脉团注顺磁性对比剂后周围组织微循环的 T_1、T_2 值的变化率，评估组织血流灌注功能；或者以血液为内源性示踪剂（通过利用动脉血液的自旋反转或饱和方法）显示脑组织局部信号的微小变化，而评估局部组织的血流灌注功能。PI 还可用于肝脏病变的早期诊断、肾功能灌注及心脏的灌注分析等。

3. 脑活动功能成像

脑活动功能成像是利用脑活动区域局部血液中氧合血红蛋白与去氧血红蛋白比例的变化，引起局部组织 T_2 的改变，从而在 T_2 加权像上可以反映出脑组织局部活动功能的成像技术。这一技术又称为血氧水平依赖性 MRI 成像。它是通过刺激周围神经激活相应皮质中枢，使中枢区域的血流量增加，进而引起血氧浓度及磁化率的改变而获得的。

（七）MRI 波谱技术

磁共振波谱（MRS）技术是利用 MR 中的化学位移现象来测定分子组成及空间分布的一种检测方法。随着临床 MRI 成像技术的发展，MRS 与 MRI 相互渗透，产生了活体磁共振波谱分析技术及波谱成像技术，其对一些由于体内代谢物含量改变所致的疾病有一定的诊断价值。

四、MRI 诊断的临床应用

由于 MRI 磁场对电子器件及铁磁性物质的作用,有些患者不宜行此项检查,如置有心脏起搏器的患者,颅脑手术后动脉夹层存留的患者,铁磁性植入物者(如枪炮伤后弹片存留及眼内金属异物等),心脏手术后换有人工金属瓣膜患者,金属假肢、人工关节患者,体内有胰岛素泵、神经刺激器患者,以及妊娠三个月以内的早孕患者等,均应视为 MRI 检查的禁忌证。

MRI 图像是多方位、多参数、多轴切层的,对中枢神经系统病变的定位、定性诊断极具优越性。在对中枢神经系统疾病的诊断中,除对颅骨骨折及颅内急性出血不敏感外,对脑部肿瘤、颅内感染、脑血管病变、脑白质病变、脑发育畸形、脑室及蛛网膜下腔病变、脑挫伤、颅内亚急性血肿,以及脊髓的肿瘤、感染、血管性病变及外伤的诊断中,均具有较大的优势。MRI 可诊断超急性期脑梗死。

MRI 不产生骨伪影,对后颅凹及颅颈交界区病变的诊断优于 CT。MRI 具有软组织高分辨特点及血管流空效应,可清晰显示咽、喉、甲状腺、颈部淋巴结、血管及颈部肌肉。

由于纵隔内血管的流空效应及纵隔内脂肪的高信号特点,形成了纵隔 MRI 图像的良好对比。MRI 对纵隔及肺门淋巴结肿大和占位性病变的诊断具有较高的价值,但对肺内钙化及小病灶的检出不敏感。运用心电门控触发技术,可对心肌病变、心包病变、先天性心脏病做出准确诊断。MRI 可显示心脏大血管内腔,故对心脏大血管的形态学与动力学的研究可在无创的检查中完成。特别是 MR 电影、MRA 的应用,使得 MRI 检查在对心血管疾病的诊断方面具有良好的应用前景。

多参数技术在肝脏病变的鉴别诊断中具有重要价值。有时不需对比剂即可通过 T_1 加权像和 T_2 加权像直接鉴别肝脏囊肿、海绵状血管瘤、肝癌及转移癌。MRCP 对胰胆管病变的显示具有独特的优势。胰腺周围有脂肪衬托,采用脂肪抑制技术可使胰腺得以充分显示。肾与其周围脂肪囊在 MRI 图像上形成鲜明的对比,肾实质与肾盂内尿液也可形成良好对比。MRI 对肾脏疾病的诊断具有重要价值。MRI 泌尿系成像(MRU)可直接显示尿路,对输尿管狭窄、梗阻具有重要诊断价值。

MRI 多方位、大视野成像可清晰显示盆腔的解剖结构,尤其对女性盆腔疾病诊断有价值,对盆腔内血管及淋巴结的鉴别较容易,是盆腔肿瘤、炎症、子宫内膜异位症、转移癌等病变的最佳影像学检查手段。MRI 也是诊断前列腺癌,尤其是早期病变的有效诊断方法。

MRI 对四肢骨骨髓炎、四肢软组织内肿瘤及血管畸形有较好的显示效果,可清晰显示软骨、关节囊、关节液及关节韧带,对关节软骨损伤、韧带损伤、关节积液等病变的诊断具有其他影像学检查所无法比拟的价值,在关节软骨的变性与坏死诊断中,早于其他影像学方法。

第六节　不同成像技术图像的观察、分析及综合应用

一、不同成像技术图像的观察与分析

各种影像学检查方法的成像原理不同,其组织学特点在图像上的表现亦不同。X 线

成像和 CT 显示出的是组织器官间、正常组织与病理组织间的密度差异;MRI 则体现的是它们之间信号强度的不同;超声则是以它们之间因不同的声阻抗和衰减差别产生的不同回波构成图像。它们的共同点都是以不同的灰度构成解剖或病理图像。但对于不同的成像技术而言,相同的组织或病变则表现为不同的灰度,如骨骼组织在 X 线片和 CT 上呈白影,而在 MRI 上则呈黑影,这是因为骨骼组织含钙多,而含氢质子少。由此可见,只有在了解了各种影像学检查方法的成像原理后,才能正确解读各种图像。

(一)X 线图像的观察与分析

在观察分析 X 线图像时,应首先注意摄影技术(摄影条件和体位)是否满足临床诊断需要。其次要按一定的顺序,全面系统地观察 X 线片,并结合临床表现,着重观察分析病变区。例如,在分析胸部 X 线片时,应注意按顺序观察胸廓、肺、纵隔、心脏及大血管、膈肌,其中肺要观察整个肺野和肺门。

观察和分析异常 X 线表现的基础是熟悉正常和变异的 X 线表现。异常的 X 线表现主要是被检查组织器官形态和密度的改变。例如,肺纤维化既可使胸廓和肺的形态发生改变,又因肺内病变处含气量减少,纤维结缔组织增加而使肺野的密度增加。

病变以局灶性改变最为常见。观察时要注意如下要点:①位置和分布。肺上叶尖后段的渗出性病变多为结核,而在肺下叶则多为肺炎。骨肉瘤好发于干骺端,骨巨细胞瘤常位于骨端。②数目和形状。肺内多发球形病灶多为转移瘤,而单发病灶则应考虑为肺癌、错构瘤或炎性假瘤等;肺内炎症多为片状或斑片状高密度影。③边缘。一般良性肿瘤、慢性炎症和病变愈合期,边缘光滑;恶性肿瘤、急性炎症和病变进展阶段,边缘多模糊。④密度。病变组织的密度可高于或低于正常组织,肺内密度降低可为肺气肿或肺大泡所致,密度增高为肺实变或占位病变引起。⑤邻近器官组织的改变。肺内大面积密度增高时,可根据胸廓扩大或是下陷,肋间隙增宽还是变窄,膈的下降或是上升,纵隔是推移或牵拉等改变来判断病变性质。前者为胸腔积液所造成的改变,而后者则多为肺不张、胸膜肥厚粘连所致。⑥器官功能的改变。主要是观察心脏大血管的搏动、胃肠道的蠕动、膈的呼吸运动等,这有时是发现疾病早期的依据之一。

(二)CT 图像的观察与分析

在观察分析 CT 图像时,应先了解扫描的技术与方法,是平扫还是对比增强扫描。应指出,在观察电视荧屏上的 CT 图像时,需应用一种技术,即窗技术,包括窗位(L)和窗宽(W)。分别调节窗位和窗宽,可使某一欲观察组织(如骨骼或软组织)显示更为清楚。窗位和窗宽在 CT 照片上是固定的,并均有显示。对每帧 CT 图像要进行细致观察,结合一系列多帧图像的观察,可立体地了解器官的大小、形状和器官间的解剖关系。根据病变密度高于、低于或等于所在器官的密度而分为高密度、低密度或等密度病变。如果密度不均,有高有低,则为混杂密度病变。发现病变要分析病变的部位、大小、形状、数目和边缘,还可测定 CT 值以了解其密度的高低。如行对比增强扫描,则应首先明确检查技术,是单期或多期增强扫描,还是动态增强扫描,并分析病变有无密度上的变化,即有无强化。如病变密度不增高,即为不强化;密度增高,则为强化。强化程度不同,形式各异,可以是均匀强化或不均匀强化,或只是病变周边强化,即环状强化。对强化区行 CT 值测量,并与平扫的 CT 值比较或行各期 CT 值比较,可了解强化的程度及随时间所发生的变化。此外,还要观察邻近器官和组织的受压、移位和浸润、破坏等。

综合分析器官大小、形状的变化,病变的基本影像表现以及邻近器官受累情况,观察病变的位置、大小、数目、范围,就有可能对病变病理性质做出判断。和其他成像技术一样,还需要与临床资料结合,并同其他影像诊断综合分析,才可做出诊断。

(三)MRI 图像的观察与分析

病变在 MRI 上通常有四种信号强度的改变。①高信号强度:MRI 图像中病变组织的信号强度高于周围组织;②等信号强度:指病变与周围组织呈相同灰度,平扫无法识别病灶,有时需借助 MRI 对比剂的顺磁性效应以增加病变信号强度,使之与周围组织产生对比差别;③低信号强度:MRI 图像中病灶信号强度低于周围组织;④混杂信号强度:病变区包括以上两种或三种信号强度改变,如肝癌伴出血坏死时在 T_2WI 片上可呈现混杂信号强度改变。

MRI 诊断时,首先必须明确病变的部位、形态、数目、大小,分析病变在各个序列中的信号强度、强化特征、周围水肿以及相邻结构的改变,再结合临床病史及必要的实验室检查,一般均能做出较为准确的定位和定性诊断。

下面简述 MRI 诊断时应遵循的一般规律。

(1)仔细观察各扫描方位,每个序列的每帧图像,如矢状位、冠状位、轴位等,以便获得病变的立体感,这是判断病变的起源及定位诊断的主要依据。

(2)病变在每个序列中的信号强度和强化方式是定性诊断的关键,如肝癌表现为稍长 T_1 和稍长 T_2 信号;肝血管瘤表现为稍长 T_1 和极长 T_2 信号;肝囊肿表现为极长 T_1 和极长 T_2 信号;某些病变如脂肪瘤的信号强度更具特征性,呈短 T_1 高信号,在脂肪抑制序列上其与脂肪信号同步降低。病变是否强化以及强化方式有重要诊断价值。一般认为,肿瘤性病变绝大多数有明显强化,而非肿瘤性病变一般不出现强化。又如,肝血管瘤增强后自周边呈向心性强化,直至充填整个病灶,这种强化方式是肝血管瘤的特征。

(3)病变的大小、形态、数目、部位及其毗邻关系,有助于病变的定性诊断。一般来讲,恶性肿瘤易多发,形态不规则;良性肿瘤多单发,呈类圆形。某些病变有特定的发病部位,对定性诊断有帮助,如室管膜瘤易发生在脑室内,生殖细胞瘤多位于松果体区,颅咽管瘤多发生在鞍区。

(4)一些特殊的 MRI 检查如 MRI 水成像、MRA、MRS 等是定性诊断的重要补充,但往往需要结合常规 MRI 检查才能确诊,如胰头癌在 MRCP 上只能显示胆总管及主胰管梗阻的部位和程度,对癌瘤本身则无法显示;大面积脑梗死 MRA 只能观察到某支血管的闭塞,而无法显示梗死的部位和范围。因此,MRI 特殊检查必须与常规 MRI 相结合,缺一不可。

对部分病变而言,MRI 表现缺乏特异性,定性诊断仍有困难,必须紧密结合临床病史及相关实验室检查,如在 MRI 上发现两侧基底节区尤其是豆状核对称性信号异常,临床见到眼 K-F 环及血清铜蓝蛋白降低,则可确诊为肝豆状核变性。

(四)超声图像观察与分析

观察分析超声图像时,首先应了解切面方位,以便于认清所包括的解剖结构,并注意分析以下内容。

（1）外形 脏器的形态轮廓是否正常，有无肿大或缩小。

（2）边界和边缘回声 肿块有边界回声且显示光滑完整者为具有包膜的证据，无边界回声和模糊粗糙、形态不规则者多为无包膜的浸润性病变。除观察边缘回声光滑或粗糙、完整或有中断等征象外，边缘回声强度也有重要区别。某些结节状或团块状肿块周边环绕一圈低回声暗圈，即"暗环"征，或周边为高回声的边缘，即"光轮"征等。

（3）内部结构特征 可分为结构正常、正常结构消失、界面增多或减少、界面散射点的大小与均匀度，以及其他各种不同类型的异常回声等。

（4）后壁及后方回声 由于人体各种正常组织和病变组织对声能吸收衰减不同，表现为后壁与后方回声的增强效应或减弱乃至形成后方"声影"。如衰减系数低的含液性的囊肿或脓肿，则出现后方回声增强，而衰减系数高的纤维组织、钙化、结石、气体等，则其后方形成"声影"。另外，某些质地均匀、衰减较大的实质性病灶，内部可完全表现为低回声，在声像图上酷似液性病灶，但无后壁及后方回声增强效应可资区别。

（5）周围回声强度 当实质性脏器内有占位性病变时，可致病灶周围回声的改变，如系膨胀性生长的病变，则其周围回声呈现较均匀性增强或有血管挤压移位；如浸润性生长病变，则其周围回声强弱不均或血管走行中断。肝脓肿则在其边缘与正常组织之间出现从高回声向正常回声过渡的"灰阶梯度递减区"。

（6）毗邻关系 根据局部解剖关系判断病变与周围脏器的连续性，有无压迫、粘连或浸润。如胰头癌时可压迫胆总管致肝内外胆管扩张、胆囊肿大以及周围血管的挤压移位，淋巴结或远处脏器转移灶等。

（7）脏器活动情况 脏器的活动可反映脏器组织的功能状况，如心肌出现缺血和梗死时，其相应部位的心肌将出现室壁运动异常。通过观察心脏瓣膜的活动可判断有无瓣膜狭窄和关闭不全。

（8）脏器结构的连续性 分析脏器的连续性可为疾病诊断提供重要依据。如先天性室间隔缺损表现为室间隔的连续性中断。

（9）血流的定性分析 通过频谱型多普勒和彩色多普勒技术，主要分析血流速度、血流时相、血流性质和血流途径。

（10）血流的定量分析 多普勒超声心动图的定量分析包括血流量、压力阶差和瓣口面积的测量。

影像学检查费用的多少取决于影像设备的价格和运行成本，与疾病诊断的准确度、敏感度和特异度无正比关系。不同的检查技术在诊断中均有各自的优缺点和适应范围，有时需多种检查技术联合使用，互为补充，这多用于对疾病的鉴别诊断方面。对于某些疾病的动态观察或人群的筛选，多选用单一的和效价比高的检查方法，常规选用 X 线和超声。例如，胸部疾病可选用胸部 X 线片，腹部疾病可选用超声。由此可见，只有掌握不同影像技术的成像原理和作用限度，才能正确合理地选择检查方法。这不仅可节约医疗费用，而且有利于提高疾病诊断准确率。

综上所述，这四种成像方法的优选和应用主要是遵循效果、价格比的原则进行。必须强调的是，做出一个正确的影像学诊断还必须结合患者的其他临床资料，这对影像学的诊断和鉴别诊断有着非常重要的参考意义。

二、影像诊断思维

1. 结合临床资料进行诊断

临床上疾病存在着"同征异病"和"异征同病",在日常影像学诊断中亦存在着"同征异病"和"异征同病"的现象,这涉及鉴别诊断的问题。例如,肝海绵状血管瘤伴机化,超声、CT 和 MRI 均可不出现海绵状血管瘤的典型征象,且难以与肝癌相鉴别,此时应用 DSA 检查则可见到散在"爆玉米花样"染色点,此为该病的 DSA 特异征象,再结合患者其他实验室检查即可对本病确诊。因此,在诊断和鉴别诊断过程中要注意各种影像诊断技术的优势和互补作用,并密切结合患者相关的临床资料。

2. 影像诊断结果及评价

医学影像学结果有三种情况:①肯定性诊断,即通过检查可以确诊;②否定性诊断,即通过影像学诊断排除了某些疾病,此时要充分注意到检查方法的局限性和某些疾病的特殊性,以及它们的动态变化过程;③可能性诊断,即经过检查发现了某些征象,但并不能根据这些征象确定病变性质,而列出几个可能性,遇到这种情况,除综合应用其他影像学方法外,同时可结合其他临床检查资料,如内镜、活检等,或者可通过随访、试验性治疗后复查等措施来得出最终诊断结果。

第七节 图像存档和传输系统与信息放射学

一、图像存档和传输系统

图像存档和传输系统(picture archiving and communication system,PACS)是保存和传输图像的设备与软件系统。当前,X 线图像、CT 与 MRI 大多仍是以照片形式于放射科档案室存档,容易变色、发霉而造成图像质量下降;需要时,要从档案室借阅,占用很多人力;借阅中,照片丢失或错拿时有发生,而且效率低。由于影像诊断应用越来越普及,图像数量大增,照片存档与借调工作量大且不便。因此,人们提出了用另一种方式存放与传输图像,以提高图像使用效率并能安全保存。由于计算机、存储装置和通信技术的发展,使这一设想成为可能。

(一)PACS 的基本原理与结构

PACS 是以计算机为中心,由图像信息的获取、传输、存档和处理等部分组成。

1. 图像信息的获取

DR、CT、MRI、DSA 及 ECT 等数字化图像信息可直接输入 PACS,而大量传统的 X 线图像需经信号转换器转换成数字化图像信息才能输入,可由摄像管读取系统、电耦合器读取系统或激光读取系统完成信号转换。后者速度快,精度高,但价格贵。

2. 图像信息的传输

在 PACS 中,传输系统对数字化图像信息的输入、检索和处理起着桥梁作用。方法有:①网线,将影像以电信号形式通过网线联网完成信息传输,价格低廉,目前是连接桌面的主要手段。②光导通信,将影像信息以光信号形式通过光导纤维完成信息传输。由于信息量大,将成为 PACS 传输的主流。③微波通信,将影像信息以微波形式进行传输,如电视台发射电波,由电视机接收再现图像,速度快,成本高。

3. 图像信息压缩与存储

影像信息压缩 $1/10 \sim 1/5$,仍可保持原有图像质量。DICOM3.0 格式无损压缩目前仅能达到 $1/4 \sim 1/2$。图像信息的压缩存储非常必要。图像信息的存储可用磁带、磁盘(硬盘)、磁盘阵列、光盘和各种记忆卡片等。

4. 图像信息的处理

图像信息的处理由计算机中心完成。计算机的容量、处理速度和可接终端的数目决定着 PACS 的大小和整体功能。软件则关系到检索能力、编辑和图像后处理的功能。

(二)PACS 的临床应用

PACS 已经在国内一些医院应用。根据联网范围分为微型、小型、中型和大型 PACS。微型 PACS 仅为放射科内几种设备的连接,小型 PACS 则为放射科内部或影像学科内部设备的连接,大型 PACS 则与全医院信息系统相连接,供各临床科室使用(图 1-6-1)。

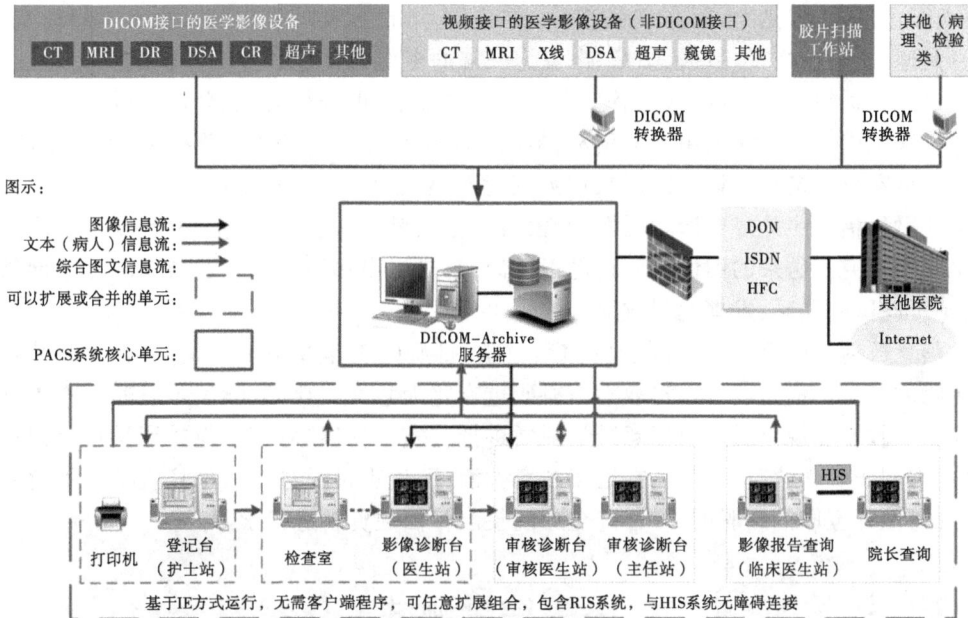

图 1-6-1 PACS 的结构与流程

PACS 使医生在远离放射科的地方能够及时看到图像,可提高工作效率与诊断水平;避免照片的借调手续和照片的丢失与错放;减少照片的管理与存放空间;减少胶片的使用量;可在不同地方同时看到不同时期和不同成像手段的多帧图像,便于对照、比较;在终端进行图像后处理,使图像更便于观察。

未来 PACS 将实现患者只要有一张磁卡,就可在市内,乃至国内已参加 PACS 的医院看到以前不同医院的各种图像,避免重复检查,有利于诊断和会诊。但是,PACS 由于荧屏数目的限制,也难以满足同时观察十几帧乃至几十帧的图像,而且在荧屏上观察图像还需一个适应过程。PACS 投资高,推广应用受到一定限制。

尽管 PACS 目前仍存在一定的问题与困难,但从长远的观点看,它是发展远程放射学、远程医学,乃至信息放射学所必需的。

二、信息放射学

信息放射学是继 DR、CT、DSA、MRI、ECT 等数字化图像之后,医学影像学同计算机科学技术结合而派生出来的新领域。它包括了放射科工作的管理、质量控制(QC)与质量保证(QA)、影像信息的存档与传输、远程放射学等。

信息放射学是以放射学信息系统(RIS)、PACS 和互联网络为基础的。就图像而言,则是以图像数字化为前提的。RIS 是通过计算机网络进行放射科工作的管理,如影像检查的预约、登记、书写报告、质量控制与质量保证及统计等。PACS 使 RIS 的功能趋于完善。实现 PACS 的基础是图像数字化。医学影像学图像大都可作为数字化图像进入PACS 进行存档与传输。但应注意,并非影像设备的数字化图像都可直接进入 PACS。数字化成像设备,如 CT 机须按统一格式及交换标准,当前用的医学数字成像和传输标准为DICOM3.0。互联网络用于通讯联络,初期只传输文字,使用多媒体以后,还可传输图像和声音。传输图像是 PACS 的关键部分,通过 PACS 使远程放射学与远程医学得以实现。信息高速公路,使文字、数据、图像、声音为一体的多媒体信息的存档与传输更为迅速、准确。通过电话线、计算机网络、光缆,乃至卫星的传输,可进行通讯、会诊、会议、教学与科研等。医院内大型 PACS,由于放射科同临床各科室,包括急诊室、监护室、手术室联网,使这些科室可直接在本科室提取在放射科存档的图像,有利于及时制订治疗方案,而无须去放射科借阅照片或会诊。同样,专家可在办公室或家里使用同 PACS 联网的个人计算机观察研究传送来的图像及资料进行会诊,及时提出诊治意见。若与国际互联网络联网,则可同国外联系,发挥远程放射学的作用。

信息放射学(RIS)可明显提高医疗、教学、科研的工作效率与质量,对教学改革也提供了物质基础。信息放射学对教学与科研也有重大意义。比如,学生可以通过个人计算机而不在教室和规定时间内任意选学课堂讲授与实习内容,对有兴趣的课程还可以反复接收,有利于教学改革。同样,在继续教育方面,医生也可通过个人计算机学习本院的教材,如与国际互联网络联网,可任选全球院校已存档的资料进行学习。

综合测试

一、简答题

1. X 线的特性包括哪些?
2. X 线成像的基本原理是什么?
3. 简述 X 线的检查方法及各种方法的临床应用范围。
4. X 线诊断原则是什么?
5. 超声成像的基本原理是什么?
6. CT 与 X 线的临床应用有哪些不同?
7. MRI 是利用什么原理成像的?
8. DSA 是利用什么原理成像的?

9. CT 及 MRI 图像各有哪些特点？

二、名词解释

1. 自然对比
2. 人工对比
3. 造影检查
4. 体层摄影
5. CT 平扫
6. 增强扫描
7. 造影增强
8. MRI
9. MRA
10. MRCP
11. 流空效应
12. DR
13. PACS

第二章　中枢神经系统

📖 学习目标

1. 掌握:中枢神经系统及脊髓的正常影像学(CT、MRI)表现。

2. 熟悉:中枢神经系统和脊髓基本病变及常见病的影像学表现。

(1)肿瘤性病变:星形细胞瘤、脑膜瘤、听神经瘤、垂体瘤、颅咽管瘤、转移瘤及椎管内肿瘤等。

(2)感染性病变:脑脓肿、结核性脑膜炎及脑囊虫病等。

(3)血管性病变:脑出血、脑梗死、脑动脉瘤及脑血管畸形等。

(4)外伤性改变:硬膜下血肿、硬膜外血肿、脑内血肿及脊髓损伤等。

3. 了解:CT、MRI、DSA、X线片在中枢神经系统的适应证。

中枢神经系统包括脑和脊髓,位于骨组织包绕的颅腔和椎管内,一般物理检查价值有限,影像学检查具有重要意义。脑和脊髓病变复杂、病症繁多,包括肿瘤性、外伤性、血管性、感染性、先天性发育异常等疾病。影像学检查不仅能确切检出这些疾病,而且多可做出诊断和鉴别诊断,从而有利于临床治疗和预后评估。各种影像学检查技术均可用于中枢神经系统疾病检查,但它们的优势、不足和应用范围有所不同。

(1)X线检查　X线片很少用于中枢神经系统疾病检查,通常只是用来评估颅骨和脊椎的骨质改变;DSA检查应用较多,主要用于评估脑血管和脊髓血管病变。

(2)超声检查　在中枢神经系统的应用有限,经颅多普勒检查可获取脑动脉的血流动力学信息。

(3)CT检查　是颅内各种疾病检查的首选和主要影像检查技术,能够发现大多数疾病,包括先天性脑发育异常、脑肿瘤、脑血管疾病、颅脑外伤、颅内感染及脱髓鞘疾病,通常能明确诊断。然而对于某些脑变性疾病及较小病变,如垂体微腺瘤、小的转移瘤等,CT检查的价值有限,不能发现病变或虽发现病变但难以明确诊断。此外,CT检查对椎管内疾病的检出和诊断也多无价值。

(4)MRI检查　也是颅内各种疾病的主要影像检查技术,并可作为一些疾病如超急性脑梗死、脑转移瘤等的首选检查方法,是CT检查的重要补充。MRI检查具有组织分辨力高、多序列、多参数、多方位和多种fMRI检查等优势,能够更敏感地发现病变并显示病变特征,从而有利于疾病的早期检出和准确诊断。然而,MRI检查颅内疾病也有一定限度,如对病变内钙化的确定较为困难,也不适用于急性脑出血、急性蛛网膜下腔出血和一般急性颅脑外伤等急症检查。MRI是椎管内疾病检查的首选和主要影像检查技术,具有独特的诊断价值,是其他检查技术难以比拟的。

综上所述,对于中枢神经系统疾病,CT和MRI是主要的影像检查技术。在实际应用中,要根据临床拟诊的疾病,选择 CT 或 MRI 检查并确定具体方法;此外,在应用中还常联合使用同一种成像技术的不同检查方法,甚至联合 CT 与 MRI 的多种检查方法,以达到能够最佳检出和正确诊断疾病的目的。

第一节　脑

一、检查技术

(一)X 线检查

1. 头颅 X 线片

常规摄取后前位和侧位,有时根据病变部位和病变性质加摄切线位、额顶位及透视下点片等。对于头颅外伤、先天性头颅畸形和某些颅骨疾病的诊断有一定的价值,但随着 CT、MRI 的发展,头颅 X 线片使用已越来越少。

2. 脑血管造影

脑血管造影(cerebral angiography)是将有机碘对比剂通过椎动脉或颈内动脉注入以显示脑血管的方法,根据血管的分布、位置及形态来判断颅内疾病。通常用 DSA 技术,包括颈动脉造影和椎动脉造影,主要用于评估脑血管疾病,如颅内动脉瘤、动静脉畸形等,也常作为 CTA 检查的补充方法,是脑血管疾病诊断的金标准。此外,脑血管造影也是脑血管疾病介入治疗的组成部分。

(二)CT 检查

1. 平扫

平扫为颅脑疾病的常规检查方法,部分疾病如急性颅脑外伤、急性脑出血和先天性脑发育畸形等,平扫可明确诊断。常规以横断面扫描为主,头部仰卧位,以听眦线(外耳孔与同侧眼外眦之间的连线)为基线,选择层厚 10 mm,一般扫描可得到 8～10 层图像,根据需要可用 2～5 mm 层厚扫描。欲了解鞍区或颅底病变时需加扫冠状面。

2. 增强

平扫 CT 发现颅内病变时,多需进行增强 CT 检查。增强 CT 是大多数颅脑疾病,如肿瘤性、血管性、感染性疾病等,常用的增强检查方法,依据病变的强化程度和方式,多可明确诊断。

3. CT 血管造影

CT 血管造影(CTA)主要用于脑血管疾病检查,可发现和诊断脑动脉主干及主要分支狭窄和闭塞、颅内动脉瘤和动静脉畸形等。CTA 检查安全性高、成像质量佳,已部分取代了有创性 DSA 检查。

4. CT 灌注成像

CT 灌注成像(CTP)可以反映脑实质微循环和血流灌注情况,主要用于检查急性脑缺血。此外,对于脑肿瘤病理级别的评估、肿瘤治疗后改变与复发的鉴别等也有一定价值。

(三)MRI 检查

1. 平扫

常规采用横断面扫描,根据诊断需要再做冠状面和矢状面扫描,一般层厚 5～10 mm,对于垂体及听神经的观察则用薄层 2 ~ 5 mm。常用 SE 或 FSE 序列 T_1WI 和 T_2WI，T_1WI 显示解剖结构较清晰，而 T_2WI 显示病变较敏感。

2. 增强

增强扫描是对比剂注入后进行的扫描方法。常用的对比剂为 Gd – DTPA，用量按患者每千克体重 0.1 ~ 0.2 mmol。增强扫描病灶显示更清楚，并可显示平扫未能显示的细小和多发病灶，明确病变的部位和范围，鉴别病变与水肿、肿瘤术后复发与术后变化等。

3. MRA

MRA 属无创性脑血管成像技术，一般无须使用对比剂，利用流空效应可直接显示血管的影像。形成的图像可以从不同角度和方位观察脑血管的形态，主要用于血管性疾病的诊断及显示肿瘤病灶与血管的关系，其显示效果不及 CTA。

4. 功能性 MRI

功能性 MRI 属于磁共振特殊成像，是利用 MR 成像技术反映脑的生理过程和物质代谢等功能变化。主要包括：①MR 灌注成像（PWI），反映脑组织微循环的分布和血流灌注，主要用于脑血管疾病及肿瘤良恶性鉴别；②MR 弥散加权成像（DWI），反映水分子的扩散状况，主要用于急性脑缺血性疾病的早期诊断；③脑功能成像，用于研究脑皮质活动的功能定位，也可以用来显示肿瘤、脑外伤、癫痫等脑组织的代谢情况；④MR 波谱分析（MRS），主要有 ^1H、^{31}P 等的波谱分析，用于脑组织代谢产物的定量分析。

二、影像观察与分析

（一）正常影像学表现

1. X 线表现

（1）颅骨 X 线片（图 2 – 1 – 1）   正常头颅 X 线片表现因性别和年龄有明显差异。儿童 6 岁以前，在 X 线片上常不能分辨内、外板结构。成人颅骨板分内板、外板和板障 3 层。内、外板由密质骨构成，呈高密度线形影。板障居中，由松质骨构成，密度较低。颅板厚度因年龄和部位而不同，枕骨粗隆最厚，颞鳞部最薄。

颅缝包括冠状缝、矢状缝和人字缝，呈锯齿形透亮影。小儿颅缝清晰，可见不规则多角形透明区即囟门，随着年龄的增长，囟门逐渐变小，成为颅缝。成人后颅缝内可有缝间骨，不要误认为骨折。侧位上可显示蝶鞍的形态、大小及结构，其正常前后径平均 11.5 mm，深径平均 9.5 mm，形状分为椭圆形、扁平形和圆形。后前位上，内耳道显示在眼眶内，两侧对称，宽径不超

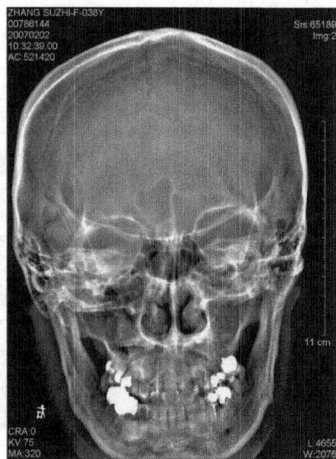

图 2 – 1 – 1   颅骨的 X 线片

过 10 mm，两侧相差不超过 0.5 mm。此外，还可以见到颅壁上有压迹，常见的有脑回压迹、脑膜中动脉压迹、板障静脉压迹和蛛网膜颗粒压迹。

生理性钙化主要有松果体、大脑镰、床突间韧带和脉络膜丛等部位钙化。生理性钙化的移位仅对颅内占位病变的定位诊断有一定的提示作用。

（2）脑血管造影   脑血管造影分为颈动脉造影和椎动脉造影，可以显示脑血管的形

态及病变的血供情况。颈内动脉造影显示颈内动脉经颅底入颅后,先后发出眼动脉、脉络膜前动脉和后交通动脉,终支为大脑前、中动脉。大脑前动脉主要分支依次是额极动脉、胼缘动脉、胼周动脉等;大脑中动脉主要分支依次是额顶升动脉、顶后动脉、角回动脉和颞后动脉等。这些分支血管多相互重叠,需结合正侧位造影片进行辨认。正常脑动脉走行纡曲、自然,由近及远逐渐分支、变细,管壁光滑,分布均匀自然,各分支走行较为恒定,与脑组织有一定的对应关系(图2-1-2)。

1.颈内动脉;2.大脑前动脉;3.豆纹动脉;4.大脑中动脉;5.额极动脉;6.胼缘动脉;7.胼周动脉;8.额顶升动脉;9.顶后动脉;10.角回动脉;11.颞后动脉;12.前脉络膜动脉。

图2-1-2 正常的颈内动脉造影示意图

2. CT表现

1)CT平扫

(1)颅骨及气腔 用骨窗观察可清晰显示颅骨的内板、外板、板障三层结构,颅底层面可见低密度的颈静脉孔、卵圆孔、破裂孔等。鼻窦及乳突气房等含气空腔为低密度结构(图2-1-3)。

(2)脑实质 脑实质分皮质和髓质,皮质CT值(32~40 HU)略高于髓质(28~32 HU),分界清楚。大脑深部的灰质核团密度与皮质相近,在髓质的对比下显示清楚:①尾状核头部位于侧脑室前角外侧,体部沿丘脑和侧脑室体部之间向后下走行。②丘脑位于第三脑室的两侧。③豆状核位于尾状核与丘脑的外侧,呈楔形,自内而外分为苍白球和壳核;苍白球可发生钙化,呈高密

图2-1-3 正常头颅CT(骨窗)

度。④豆状核外侧近岛叶皮质下的带状灰质为屏状核。尾状核、丘脑与豆状核之间的带状髓质结构为内囊,自前向后分为前肢、膝部和后肢;豆状核与屏状核之间的带状髓质结构为外囊。内、外囊均呈略低密度(图2-1-4)。

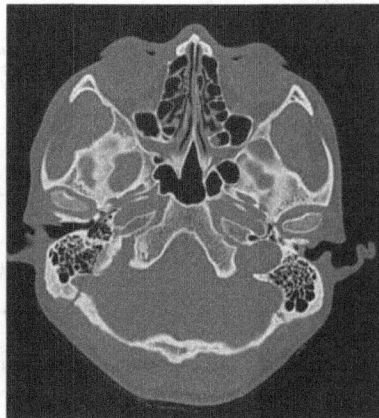

(3)脑室系统 脑室系统包括双侧侧脑室、第三脑室和第四脑室,内含脑脊液,为均匀水样低密度。双侧侧脑室对称分为前角、体部、后角、三角部和下角。双侧侧脑室通过

室间孔分别与第三脑室相通,第三脑室通过中脑导水管与第四脑室相通。

(4)蛛网膜下腔　蛛网膜下腔包括脑沟、脑裂和脑池,其内充满脑脊液,呈均匀水样低密度。脑池主要有枕大池、脑前池、桥小脑角池、鞍上池、环池、四叠体池、外侧裂池和大脑纵裂池等。其中鞍上池位于蝶鞍上方,形态与扫描基线有关,呈五角形或六角形低密度区。

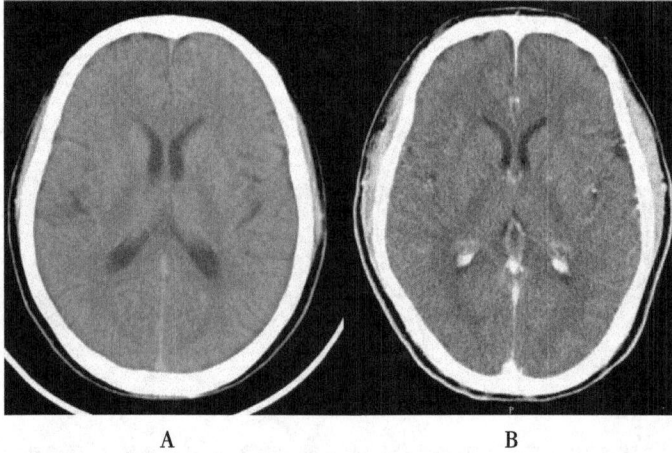

A. 平扫;B. 增强。

图 2 - 1 - 4　正常颅脑 CT 横断面

2)增强扫描

增强扫描指注入对比剂后扫描。由于血脑屏障的存在,正常脑实质轻度强化。脑内血管结构强化明显,尤其是基底动脉环,其他结构如硬脑膜、垂体和松果体属于脑外结构,不受血脑屏障的影响,故强化明显。硬脑膜具有丰富的血供,故强化明显(图 2 - 1 - 4)。

3. MRI 表现

1)MRI 平扫(图 2 - 1 - 5)

(1)脑实质　脑髓质与皮质相比,含水量少而含脂量多,故在 T_1WI 上脑髓质的信号高于脑皮质,在 T_2WI 则稍低于皮质,在髓质深部的苍白球、红核、黑质及齿状核等灰质核团铁质沉积较多,在 T_2WI 上呈低信号。基底节是大脑半球中最重要的灰质核团,其内为侧脑室,外侧为内囊,在豆状核和尾状核、丘脑之间有内囊结构。MRI 图像无颅骨伪影干扰,是小脑、脑干病变的最佳检查方法。

(2)含脑脊液结构　脑室系统和蛛网膜下腔含有大量的脑脊液,其信号均匀,主要成分是水,T_1WI 为低信号,T_2WI 为高低号,水抑制 T_2WI 呈低信号。正是由于这一特点,MRI 可清楚地显示各脑室、脑池、脑沟、脑裂的位置、形态、大小、内部结构,以及与周围组织结构的毗邻关系。

(3)颅骨　骨密质、钙化和脑膜组织的含水量和氢质子很少,T_1WI 和 T_2WI 均呈低信号。颅骨板障和脂肪组织,T_1WI 和 T_2WI 均为高信号。

(4)血管　动脉因其血流速度快造成血管内流空效应,常显示为无信号,静脉内血流速度慢而呈高信号。利用流空效应,MRI 可以直接显示脑血管的位置、形态和分布。

2）增强扫描

脑组织的强化表现与普通增强 CT 图像表现相似。

3）MRA

MRA 表现与正常脑血管造影图像表现相似。

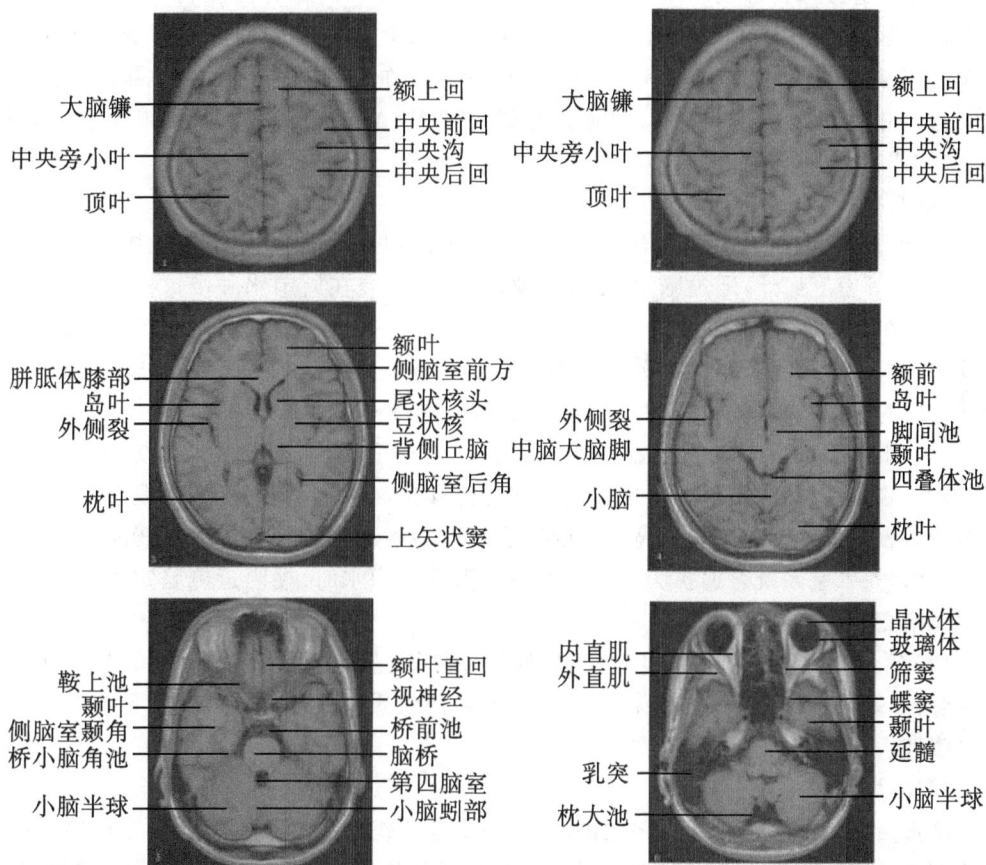

图 2-1-5　正常颅脑 MRI 横断面

（二）基本病变表现

1．X 线表现

1）头颅 X 线片

（1）颅内压增高　引起颅内压增高的原因很多，如脑肿瘤、脑血肿、脑脓肿及脑水肿等。这些因素使颅内容积增大或脑脊液循环路径受阻，引起阻塞性脑积水，使颅内压增高。在儿童表现为头颅增大，囟门增宽，颅板变薄，颅缝分离，脑回压迹增多；在成人主要是蝶鞍改变，表现为蝶鞍增大呈气球状，鞍底和鞍背骨质模糊或消失。

（2）颅内肿瘤定位征　①局限性颅骨变化。表现为颅骨的局限性增生、破坏或结构改变，见于脑表面或靠近颅骨的肿瘤。增生多见于脑膜瘤，岩骨尖破坏、缺损多见于三叉神经瘤，内耳道扩大多见于听神经瘤。②蝶鞍改变。鞍内型，蝶鞍呈气球样膨大，见于垂体瘤；鞍上型，蝶鞍扁平，鞍背缩短，见于脑膜瘤等脑表面或靠近颅骨的肿瘤；鞍旁型，鞍底受压下陷,形成双鞍底,前床突上翘或破坏,见于鞍旁肿瘤。③钙化。肿瘤钙化率为 3%～15%,根据钙化的位置和形态可初步判断肿瘤的部位和性质;根据松果体钙化斑的移位情况可判断肿瘤的大致部位。

2)脑血管造影

脑血管造影(DSA)是诊断脑血管疾病的金标准,对颅内血管性疾病(如颅内动脉瘤、动静脉畸形、血管狭窄)和闭塞性疾病的诊断有重要意义。颅内占位性病变使脑血管受压移位、聚集或者分离,牵直或者扭曲。一些肿瘤及血管性疾病可显示动脉期不同程度的染色。由于 DSA 是有创检查,同时受到 CTA 和 MRA 技术的挑战,现已很少单独应用。

2. CT 表现

1)CT 平扫

(1)密度变化　①高密度病灶:常见于急性期的出血、钙化和富血管性肿瘤及一些转移瘤等;②等密度病灶:通过脑室、脑池的移位和变形,或在周围水肿带衬托下,可判断出病变的存在,常见于亚急性出血、脑肿瘤、脑梗死的某一阶段;③低密度病灶:常见于脑水肿、脑囊肿、脑梗死、脑脓肿、部分脑肿瘤和脂肪瘤等;④混合密度病灶:同时存在两种或两种以上的密度结构的病灶,如颅咽管瘤、恶性胶质瘤和畸胎瘤等。

(2)脑结构改变　①占位效应:为颅内占位性病变及周围水肿所致,表现为局部脑沟、脑池、脑室受压变窄或闭塞,中线结构向对侧移位。②脑萎缩:可为局限性或弥漫性,皮质萎缩表现为脑沟和脑裂增宽,脑池扩大,髓质萎缩表现为脑室扩大。③脑积水:交通性脑积水时,脑室系统普遍扩大,脑池增宽;梗阻性脑积水时,梗阻近侧脑室扩大,脑沟和脑池无增宽。

(3)颅骨改变　①颅骨本身病变,如外伤性骨折、颅骨炎症和肿瘤等;②颅内病变累及颅骨,如蝶鞍、内耳道和颈静脉孔扩大,以及局部骨质增生和/或破坏,常见于相应部位的肿瘤性病变。

2)CT 增强扫描

增强后病灶是否强化以及强化的程度,与病变组织血供是否丰富及血脑屏障被破坏程度有关。①均匀性强化:密度均匀增高,常见于动脉瘤、脑膜瘤、转移瘤、神经鞘瘤和肉芽肿等;②非均匀性强化:密度增高不均匀,常见于恶性胶质瘤、血管畸形等;③环形强化:密度增高呈环形,中间无强化,常见于成熟脑脓肿、结核瘤、胶质瘤、转移瘤等;④无强化:密度轻微增加或是无变化,常见于囊肿、脑炎、水肿等。

3. MRI 表现

1)MRI 平扫

(1)信号改变　病变的信号变化与其性质和组织成分相关。

肿块:不同肿块内所含成分有一定差别,故信号变化不同。一般肿块含水量高,T_1WI 呈低信号,T_2WI 呈高信号改变;脂肪类肿块,T_1WI 呈高信号,T_2WI 呈偏高信号改变;含顺磁性物质肿块如黑色素瘤,短 T_1WI 呈高信号,T_2WI 呈低信号改变;钙化和骨化性肿块,T_1WI 呈低信号,T_2WI 呈低信号改变。

囊肿:囊内的囊液呈 T_1WI 低信号,T_2WI 高信号;如囊液内含黏液蛋白和类脂性囊肿则 T_1WI 和 T_2WI 均呈高信号,囊肿的包膜为低信号。

水肿:脑组织水肿的病理基础为脑组织含水量增加,故 T_1 和 T_2 值延长,T_1WI 呈低信号,T_2WI 呈高信号。

出血:因血肿时期不同信号表现不同。①急性血肿,T_1WI 和 T_2WI 呈等或稍低信号,不易发现;②亚急性血肿,T_1WI 和 T_2WI 血肿周围信号增高并向中心部位推进;③慢性血肿,T_1WI 和 T_2WI 均呈高信号,周围可出现含铁血黄素沉积形成的低信号环;④囊变期,T_1WI 呈低信号,T_2WI 呈高信号,周围的信号环更加明显。

梗死:急性期脑组织缺血缺氧,继发脑水肿、坏死和囊变,呈长 T_1 和长 T_2 异常信号;纤维修复期呈长 T_1、短 T_2 或长 T_2 信号。

（2）脑结构改变　脑结构变化的表现和分析与 CT 的相同。

2）增强扫描

脑病变的增强 MRI 表现与 CT 表现相似。

（三）比较影像学

各种影像学检查技术有其各自的优点和不足,对中枢神经系统不同疾病的诊断价值各不相同,在熟练掌握各检查技术特点的基础上,针对不同的疾病制订科学合理的影像检查方案,以获得最佳的效价比。

颅骨本身的病变或颅内病变对颅骨的侵犯,颅骨 X 线片仅能大致反映骨质改变,而 CT 和 MRI 不但能更敏感、更详细地显示骨质改变,而且还能显示与骨质相关的颅内病变。颅内占位性病变,颅骨 X 线片阳性率很低,已极少应用;脑血管造影的定位、定性诊断作用小,已很少单独应用;脑 CT 已成为脑部检查的主要技术,结合增强扫描可对大部分病变做出定位及定性诊断;脑 MRI 对中线结构、后颅窝和近颅底病变的显示较 CT 优越,功能性 MRI 更有利于对占位性病变的鉴别诊断和治疗,对肿物钙化的显示则不如 CT。颅内炎症和脱髓鞘性病变,只能行 CT 和 MRI 检查,且 MRI 较 CT 更敏感。颅内出血,大多行 CT 检查,尤其是急性期出血 CT 优于 MRI,但超急性期出血 MRI 优于 CT,少量蛛网膜下腔出血 MRI 比 CT 敏感,慢性期出血呈等密度时 CT 不如 MRI。脑血管性病变,DSA 虽然作为诊断的金标准,但为有创性检查,应用大为减少;无创性 MRA 和微创性 CTA 的诊断作用逐步得到肯定,应用范围不断扩大,对 DSA 提出了挑战,但是 DSA 可以在显示脑血管的同时进行介入治疗的引导。

三、疾病诊断

（一）脑肿瘤

颅内肿瘤是中枢神经系统常见的疾病,包括所有来源于颅骨、脑膜、血管、垂体、脑神经、脑实质和残留胚胎组织的肿瘤,还包括转移性肿瘤和淋巴瘤。以星形细胞瘤、脑膜瘤、垂体瘤、颅咽管瘤、听神经瘤和转移瘤等较常见。影像学检查目的在于确定肿瘤有无,并对其做出定位、定量乃至定性诊断。在各项影像学检查中,颅骨 X 线片和脑 DSA 主要观察颅内压增高和间接的肿瘤定位征,其诊断价值有限,CT 和 MRI 为主要检查手段。

星形细胞瘤

【临床与病理】

星形细胞瘤（astrocytic tumors）属于神经上皮组织起源的肿瘤,可发生于中枢神经系统的任何部位,主要位于白质内,可侵犯皮质及脑内深部结构,并可沿胼胝体侵及对侧。成人多发生于大脑半球,儿童多见于小脑半球。

依其细胞分化程度不同分为Ⅰ～Ⅳ级:Ⅰ级为分化良好的良性星形细胞瘤;Ⅱ级为间变性星形细胞瘤,介于良、恶性之间;Ⅲ、Ⅳ级分化不良,为恶性星形细胞瘤。Ⅰ、Ⅱ级肿瘤的边缘较清楚,多表现为瘤内囊腔或囊腔内瘤结节,肿瘤血管较成熟;Ⅲ、Ⅳ级肿瘤呈弥漫性浸润生长,肿瘤轮廓不规则,分界不清,易发生坏死、出血和囊变,肿瘤血管丰富且分化不良。临床上早期有癫痫发作,后期有颅内压增高和神经功能障碍等表现。

【影像学表现】

1. CT 表现

CT 表现可见:①Ⅰ级星形细胞瘤平扫多呈低密度灶,密度较均匀,边界清楚,水肿不明显,占位效应轻;增强检查,无或轻度强化(毛细胞型和室管膜下巨细胞瘤除外)。②Ⅱ级星形细胞瘤是一种良、恶性交界性肿瘤,因此既可以表现为Ⅰ级星形细胞瘤的特征,也可以表现为Ⅲ、Ⅳ级星形细胞瘤的特征(图2-1-6)。③Ⅲ、Ⅳ级星形细胞瘤平扫多呈高、低或混杂密度的肿块,可有斑点状钙化和瘤内出血,肿块形态不规则,边界不清,占位效应和瘤周水肿明显;增强检查多呈不规则环形强化或附壁结节强化,有的呈不均匀性强化。

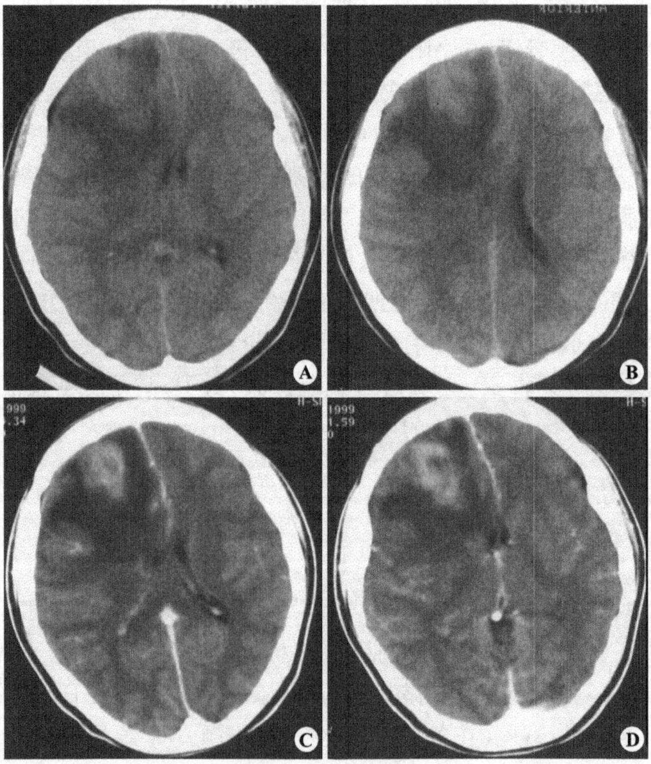

图 2 - 1 - 6 右额叶星形细胞瘤(Ⅰ～Ⅱ级)

2. MRI 表现

病变 T_1WI 呈稍低或混杂信号,T_2WI 呈均匀或不均匀性高信号。恶性度越高,囊壁和壁结节强化越明显。肿瘤信号的不均匀与其坏死、出血、囊变、钙化和肿瘤血管有关,也与囊内的组织类型和成分有关(图 2 - 1 - 7)。

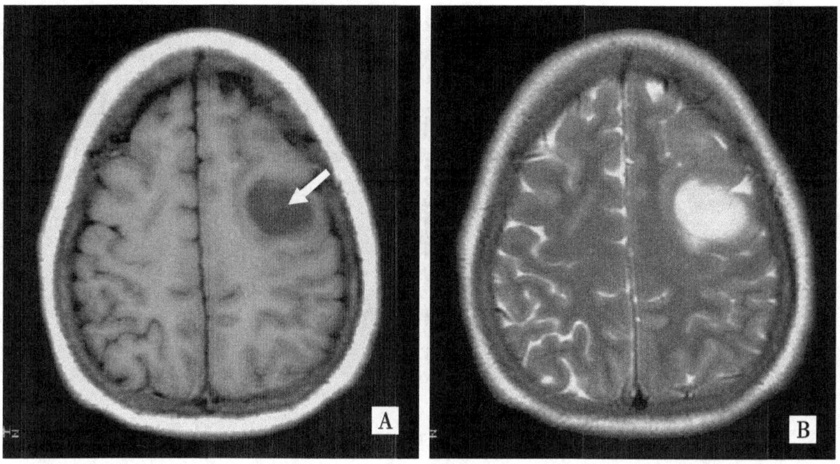

A. MRI 平扫 T_1WI 左额叶占位性病变,边界清,主要为低信号,信号均匀;B. MRI T_2WI 呈高信号,周围脑实质轻度水肿。

图 2 - 1 - 7 星形细胞瘤(Ⅰ级)

【诊断与鉴别诊断】

根据患者临床表现,再加上 CT 和 MRI 表现可诊断为星形细胞瘤。

鉴别诊断:①脑梗死。Ⅰ级星形细胞瘤应与脑梗死鉴别,脑梗死特点是临床上有突发偏瘫病史,病灶多呈楔形,同时累及皮质、髓质;增强扫描病灶呈脑回状强化。②脑脓肿。临床有高热病史,环形强化的壁薄厚一致,无壁结节。③单发脑肿瘤。临床上有原发肿瘤病史,壁结节多不明显,而瘤周水肿明显,老年人多见。

脑膜瘤

【临床与病理】

脑膜瘤(meningioma)起源于脑膜,发病率居颅内肿瘤第二位,多见于 40 ~ 60 岁的中年人,女性多见,大多数为良性,极少数为恶性。

发病部位与蛛网膜分布有关,好发部位为矢状窦旁、大脑镰、脑凸面、嗅沟、蝶骨嵴、三叉神经半月节、小脑幕、桥小脑角区等。多为单发,偶为多发,可与听神经瘤或神经纤维瘤并发。肿瘤包膜完整,多由脑膜动脉供血,血运丰富,常有钙化,少数有出血、坏死和囊变。

临床上因肿瘤生长缓慢、病程长,可有头痛、头晕,位于大脑凸面者常有皮质缺血或癫痫发作,位于功能区的脑膜瘤患者可有局限性体征及神经功能障碍。

【影像学表现】

1. CT 表现

CT 表现可见:①平扫肿块呈类圆形,等或略高密度,边界清楚,其内常见斑点状钙化;多以广基底与硬脑膜相连,瘤周无或轻微水肿,当静脉或静脉窦受压时可出现中或重度水肿;靠近颅板的肿瘤可使颅骨受累,引起局部骨质增生或破坏。②增强时肿瘤大多呈均匀显著强化,这与肿瘤血供丰富有关(图2－1－8)。

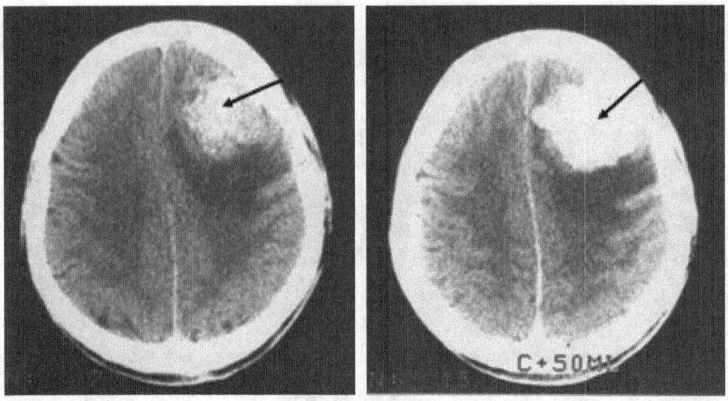

A. CT平扫肿瘤密度略高,边界清,周围水肿明显;B. CT增强扫描肿瘤明显均匀强化。

图2－1－8　脑膜瘤的CT表现

2. MRI表现

MRI表现可见:①平扫肿块在T_1WI多为等信号,T_2WI多为等或稍高信号。肿瘤与水肿之间可见低信号环,T_1WI明显。②增强扫描肿瘤呈均一性显著强化,邻近脑膜增厚并强化,称为"脑膜尾征",具有一定的特征。③MRA能明确肿瘤对静脉(窦)的压迫程度及静脉(窦)内有无血栓(图2－1－9)。

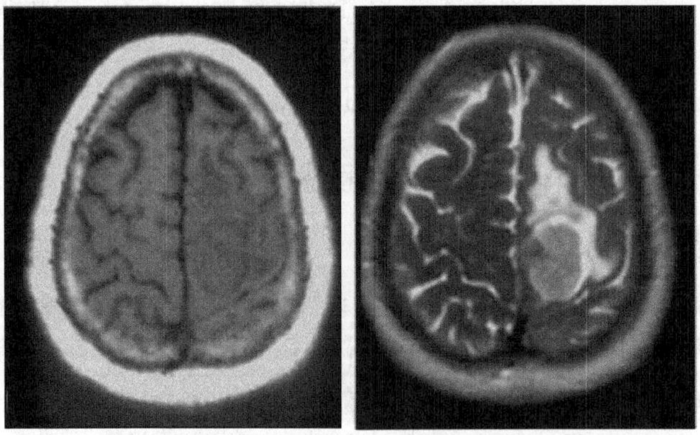

A. 左侧额顶部类椭圆形占位性病变T_1WI为等信号;B.T_2WI为稍高信号,信号欠均匀,周围脑质水肿明显。

图2－1－9　脑膜瘤的MRI表现

【诊断与鉴别诊断】

矢状窦旁、大脑镰、脑凸面等蛛网膜分布区域见等密度、等信号的肿块,增强扫描明显强化,且见脑膜尾征,可诊断为脑膜瘤。脑膜瘤需与星形细胞瘤鉴别,桥小脑角区脑膜瘤要与听神经瘤鉴别,鞍区脑膜瘤要与颅咽管瘤鉴别,脑室内脑膜瘤要与室管膜瘤鉴别。

垂体腺瘤

【临床与病理】

垂体腺瘤(pituitary adenoma)是鞍区常见的肿瘤,多见于成年人,男女发病率相等。根据有无激素分泌可分为功能性腺瘤和无功能性腺瘤。前者包括分泌催乳素、生长激素的嗜酸细胞腺瘤及分泌促肾上腺皮质激素、促甲状腺激素、促性腺激素等的嗜碱细胞腺瘤,后者为嫌色细胞瘤。根据大小可分为微腺瘤(小于 10 mm)和大腺瘤(大于 10 mm)。

垂体腺瘤属于脑外肿瘤,包膜完整,与周围组织界限清楚。较大肿瘤常因缺血或出血而发生坏死、囊变,偶可钙化。肿瘤向上生长可穿破鞍膈突入鞍上池,向下可侵入蝶窦,向两侧可侵入海绵窦。

垂体腺瘤临床表现多样,为一系列的内分泌紊乱所致的特征表现,如闭经、泌乳、巨人症、肢端肥大症、库欣综合征等。巨大垂体腺瘤可出现压迫症状,如垂体功能低下、头痛及视力障碍等。

【影像学表现】

1. X 线表现

显示蝶鞍扩大,前、后床突骨质吸收、破坏,鞍底下陷,部分病例可见颅内压增高征象及颅骨增厚等。

2. CT 表现

CT 表现可见:①垂体大腺瘤表现为平扫时鞍区等密度或稍高密度肿块,呈圆形或椭圆形,边缘光滑,密度均匀或不均匀,蝶鞍扩大,鞍背变薄后移。肿瘤可侵犯周围结构,向上突入鞍上池或压迫室间孔,向旁侧可侵犯海绵窦。增强多为均匀强化,少部分为不均匀或环形强化。②垂体微腺瘤宜采取冠状面观察,平扫不易显示,增强呈等低或稍高密度结节。间接征象有垂体高度异常、垂体上缘膨隆、垂体柄偏移、鞍底骨质改变和血管丛征(动态增强 CT 扫描,垂体腺瘤使垂体内毛细血管床受压、移位)。

3. MRI 表现

①垂体大腺瘤:T_1WI 呈较低或等信号,T_2WI 及 FLAIR 呈等或较高信号,信号均匀或不均匀。DWI 上肿瘤可表现为弥散运动受限或不受限。肿瘤可侵犯四周,向上生长,由于受鞍膈束缚,可见"束腰征"。增强扫描呈均一强化,坏死、囊变、出血和钙化部分不强化。MRA 可显示肿瘤对基底动脉环形态和血流的影响。②垂体微腺瘤:T_1WI 呈低信号,伴出血为高信号;T_2WI 及 FLAIR 呈等或高信号。肿瘤通常位于垂体一侧,可见垂体高度增加,上缘局部膨隆,垂体柄偏移,鞍底下陷或局部骨质吸收破坏。增强早期信号低于正常垂体,1 小时后高于正常垂体(图 2 - 1 - 10)。

【诊断与鉴别诊断】

鞍内或鞍上类圆形稍高或等密度肿块,MRI 上 T_1WI 呈等信号,T_2WI 为高信号,均一或周边强化,伴蝶鞍扩大、破坏等影像学表现,结合内分泌紊乱可诊断垂体大腺瘤。垂体内低密度或 T_1WI 低信号小病灶,伴垂体柄偏移,增强后强度低于正常垂体,结合内分泌紊乱可诊断垂体微腺瘤。

大腺瘤需与发生于鞍区的其他肿瘤鉴别,如脑膜瘤、颅咽管瘤、动脉瘤等,能够见到正常垂体为主要鉴别点。微腺瘤要与青春期或哺乳期妇女正常垂体鉴别,后者也可表现为垂体高度增加,垂体饱满,但垂体柄居中,垂体左右对称,鞍底无下陷。

A. T_1WI垂体左侧部可见稍低信号区；B. T_2WI呈等信号，其内信号略显不均。

图 2 - 1 - 10　垂体微腺瘤

听神经瘤

【临床与病理】

听神经瘤（acoustic neurinoma）是颅神经肿瘤中最常见的肿瘤，也是成人常见的后颅窝肿瘤，好发于中年人。起源于听神经前庭支内耳道段，属神经鞘瘤，为缓慢生长的良性肿瘤。多为单侧，也可两侧同时发生，甚至与其他肿瘤如脑膜瘤并发。肿瘤质地坚硬，有包膜，边界清楚，易发生囊变。常伴有内耳道扩大。临床上早期表现为单侧听力障碍、头晕，随后出现三叉神经、面神经受累及小脑脑干受损表现，有时可有颅内压增高的症状。

【影像学表现】

1. X 线表现

X 线片可见内耳道扩大和邻近骨质破坏。严重破坏时见不到内耳道，形成骨缺损。

2. CT 表现

CT 表现可见：①平扫时肿瘤居岩骨后缘或桥小脑角池内，呈等、低或混杂密度肿块，瘤周轻至中度水肿，偶见钙化或出血，对侧桥小脑角池闭塞，邻近桥小脑角池则扩大，第四脑室受压移位，伴幕上脑积水。骨窗观察内耳道不对称呈锥形扩大。②增强扫描肿瘤呈明显均匀或不均匀强化，病变边界清楚（图 2 - 1 - 11）。

3. MRI 表现

MRI 表现可见：①桥小脑区肿块，T_1WI 呈等、低信号，T_2WI 呈高信号，FLAIR 呈高信号。肿瘤若为实性，则信号均匀；若合并出血，T_1WI、T_2WI、FLAIR 均为高信号；若发生囊变，囊变区 T_1WI 呈低信号，T_2WI 呈高信号，FLAIR 呈低信号。②增强扫描，瘤体实质部分明显强化，囊变区无强化，紧贴内耳道口处肿块呈漏斗状指向内听道口。微小听神经瘤（小于 10 mm）表现为听神

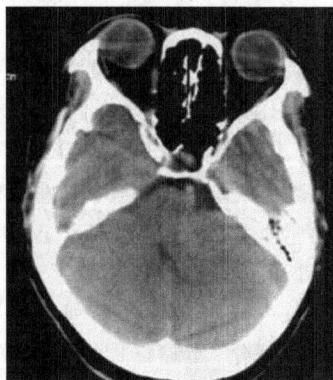

左桥小脑角区占位性病变，CT 平扫肿瘤呈混杂稍高密度，第四脑室受压变窄。

图 2 - 1 - 11　听神经瘤

经增粗且明显强化。

【诊断与鉴别诊断】

根据听力障碍,桥小脑区实性或囊性肿块伴有听神经增粗、内耳道扩大,可确诊听神经瘤。要注意与发生在桥小脑区的脑膜瘤、表皮样囊肿等鉴别。

颅咽管瘤

【临床与病理】

颅咽管瘤(craniopharyngioma)是起源于胚胎颅咽管残留细胞的良性肿瘤,儿童多见,男性多于女性。肿瘤多位于鞍上,可分为囊性、实性和囊实性三种,囊性多见,囊壁和实性部分多有钙化。临床表现主要包括生长发育障碍、视力改变和垂体功能低下等,多是由于肿瘤压迫垂体、下视丘所致。

【影像学表现】

1. X 线表现

X 线片常显示鞍区钙化、蝶鞍异常(蝶鞍扩大或床突骨质破坏)和颅内压增高的征象。

2. CT 表现

CT 表现可见:①平扫显示鞍上池内圆形或类圆形肿物,少数为分叶状。肿物呈不均匀低密度为主的囊实性病灶,囊壁的壳形钙化和实性部分的不规则钙化呈高密度。压迫视交叉和第三脑室前部,可出现脑积水。②增强扫描囊壁和实性部分呈环形均匀或不均匀强化(图 2 - 1 - 12)。

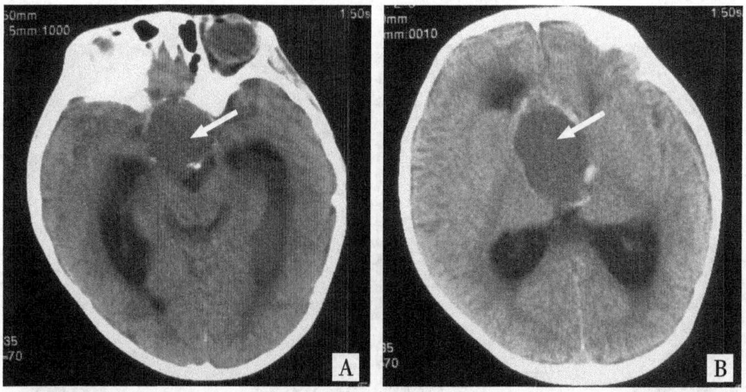

CT 平扫鞍上池巨大囊性占位,呈分叶状,边界清,囊壁可见钙化,周围脑实质无水肿,部分肿块插入第三脑室前部。

图 2 - 1 - 12 颅咽管瘤

3. MRI 表现

MRI 表现可见:①平扫肿瘤信号依肿瘤内成分而不同,T_1WI 可为高、等、低或混杂信号,T_2WI 多为高信号。主要与其内的蛋白、胆固醇、正铁血红蛋白、钙质及散在的骨小梁的含量有关。②增强 T_1WI 肿瘤囊壁呈环形强化,实性部分呈均匀或不均匀强化。MRA可显示肿瘤对基底动脉环形态和血流的影响。

【诊断与鉴别诊断】

儿童鞍上肿块,有钙化和囊变,增强扫描可见实体部分均匀或不均匀强化,囊壁可出现环状强化,结合临床表现可诊断。

鉴别诊断:①鞍区脑膜瘤显示为鞍旁骨质增生硬化,MRI 上 T_1WI 和 T_2WI 肿瘤均呈等信号,增强扫描肿瘤均一强化。②胶质瘤与实性颅咽管瘤较难鉴别,但胶质瘤好发于青壮年,肿块多无钙化。

脑转移瘤

【临床与病理】

脑转移瘤(metastatic tumors)较常见,为继发性脑肿瘤,多发生于中老年人,男性稍多于女性。顶枕区常见,也可见于小脑和脑干。多自肺癌、乳腺癌、前列腺癌、肾癌和绒癌等原发灶经血行转移而来。常为多发,易出血、坏死、囊变,瘤周水肿与原发肿瘤的类型有关。临床表现主要有头痛、恶心、呕吐、共济失调、视神经乳头水肿等,进一步加重可出现意识障碍及脑疝等。

【影像学表现】

1. X 线表现

当转移瘤侵及颅骨时,颅骨 X 线片可见骨质破坏,脑 DSA 可见颅内密度均匀的小染色区,局部有血管移位。

2. CT 表现

CT 表现可见:①平扫显示脑内单发或多发结节,单发结节较大者可发生液化、坏死、囊性变;常位于皮质、髓质交界区,呈等、低密度灶,出血时密度增高,瘤周水肿明显。②增强扫描呈结节状或环形强化,多发结节者可呈不同形式强化(图 2-1-13)。

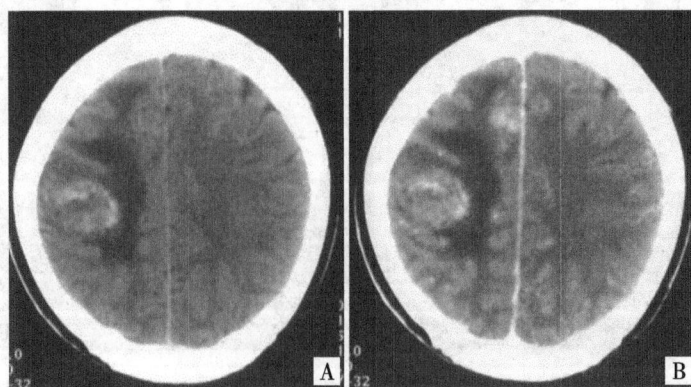

图 2-1-13　肺癌脑转移瘤

3. MRI 表现

MRI 表现可见:①平扫一般呈长 T_1 和长 T_2 信号,瘤内出血则呈短 T_1 和长 T_2 信号。有时因病理情况复杂,肿瘤信号变化较多,肿瘤周围水肿广泛,占位效应明显。MRI 较 CT 更易发现脑干和小脑的转移瘤。②增强 T_1WI,表现同增强 CT;双倍剂量 Gd-DTPA 的增强扫描可更敏感地发现普通增强检查未能检出的小转移瘤。

【诊断与鉴别诊断】

有原发恶性肿瘤病史,脑内多发皮质、髓质交界区病灶,病灶周围水肿明显,有均匀或环状强化,可确诊。环状强化的脑转移瘤要与星形细胞瘤、脑脓肿鉴别。

（二）脑外伤

脑外伤（brain trauma）是一种严重的脑损害，急性脑外伤死亡率高。CT 和 MRI 的应用使脑外伤诊断率不断提高，显著降低了死亡率和致残率。由于受力部位不同，外力类型、大小、方向不同，可造成不同程度的颅内损伤，如脑挫裂伤、脑内出血、脑外出血等，其中脑外出血又包括硬膜外出血、硬膜下出血和蛛网膜下腔出血。

脑挫裂伤

【临床与病理】

脑挫裂伤为外伤所致的脑组织器质性损伤，包括脑挫伤（cerebral contusion）和脑裂伤（cerebral laceration）。脑挫伤为外伤引起的皮质和深层的脑组织散发的小出血、脑水肿和脑肿胀；脑裂伤为软脑膜、脑或血管撕裂。两者常合并存在，故统称为脑挫裂伤。脑挫裂伤常由于旋转力的作用所致，多发生于受力点及其附近，也可发生在对冲部位。

【影像学表现】

1. CT 表现

平扫显示低密度脑水肿区内散布斑点状高密度出血灶，伴有占位效应，也可表现为广泛性脑水肿或脑内血肿（图 2 - 1 - 14）。

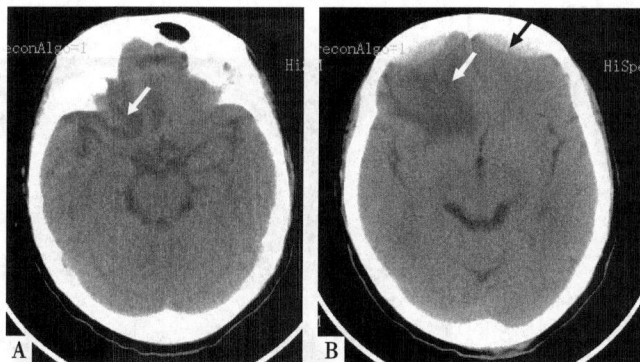

脑挫伤，伴两侧硬膜外血肿。

图 2 - 1 - 14 脑挫裂伤

2. MRI 表现

平扫脑水肿在 T_1WI 上呈等或稍低信号，在 T_2WI 上呈高信号；出血灶的信号强度与出血发生的部位、范围和程度有关。

【诊断与鉴别诊断】

根据外伤史，有颅内压增高和局灶性脑损伤症状，脑内出现片状低密度或 T_1WI 低信号，T_2WI 高信号，伴点状出血及占位效应，可诊断脑挫裂伤。需要与脑震荡和颅内血肿鉴别。

脑内血肿

【临床与病理】

脑内血肿（intracerebral hematoma）是颅脑损伤后引起的脑组织内继发性出血，常位于受力点或对冲部位脑组织内，多发生于额、颞叶，与高血压性脑出血好发于基底节和丘脑区不同。

【影像学表现】

1. CT 表现

平扫呈边界清楚的类圆形高密度灶。

2. MRI 表现

平扫血肿信号变化与血肿期龄有关。

硬膜外血肿

【临床与病理】

硬膜外血肿(epidural hematoma)多由脑膜血管损伤所致,脑膜中动脉及其分支破裂常见,血液聚集于硬脑膜外间隙。因硬膜与颅骨内板粘连紧密,故血肿较局限,呈梭形。

【影像学表现】

1. X 线表现

X 线片可见颅骨骨折。脑血管造影表现为脑凸面血管与颅骨内板之间梭形或双凸透镜形无血管区。

2. CT 表现

平扫可见颅板下梭形或双凸透镜形高密度灶,内缘清晰锐利,多位于骨折附近,不跨越颅缝,但可过中线(图 2 - 1 - 15)。

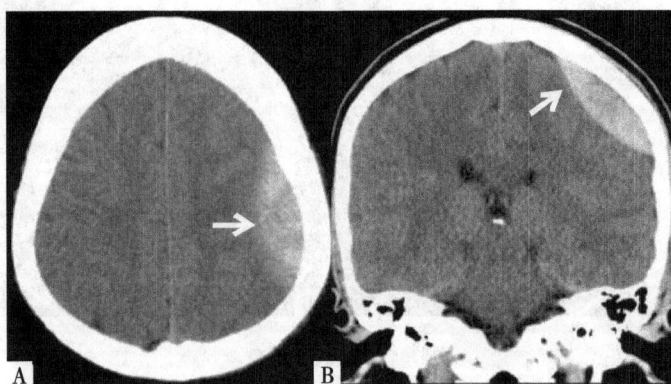

A. CT 横断面示左侧额顶叶颅板下见梭形高密度影,邻近脑组织轻度受压;
B. CT 冠状位重组显示血肿范围及邻近脑实质。

图 2 - 1 - 15　硬膜外血肿

3. MRI 表现

MRI 表现与 CT 表现相似,为边缘锐利的梭形异常信号。

硬膜下血肿

【临床与病理】

硬膜下血肿(subdural hematoma)多由桥静脉或静脉窦损伤出血所致,血液聚集于硬膜下腔(硬脑膜和蛛网膜之间的腔隙)。硬膜下血肿分为急性、亚急性和慢性硬膜下血肿三型。急性者病情严重,且迅速恶化,多为持续昏迷;亚急性或慢性者症状出现较晚,主要为颅内压增高。

【影像学表现】

1. CT 表现

CT 表现可见：①急性期见颅板下新月形或半月形高密度影,分布较广,不受颅缝的限制,常伴有脑挫裂伤或脑内血肿,脑水肿和占位效应明显。②亚急性或慢性血肿,呈稍高、等、低或混杂密度灶(图 2 – 1 – 16)。

A. CT 横断面示左侧额顶颞部内板下新月形等密度影,边界模糊,左侧脑回受压内移,左侧侧脑室明显受压变窄,中线移位;B. CT 冠状位重组图像,显示左侧额颞部硬膜下血肿、右侧额部硬膜下积液及中线结构右移。

图 2 – 1 – 16　硬膜下血肿的 CT 表现

2. MRI 表现

硬膜下血肿的信号强度与出血期龄有关;但 CT 平扫上的等密度血肿,在 MRI 图像上常呈高信号,显示清楚(图 2 – 1 –17)。

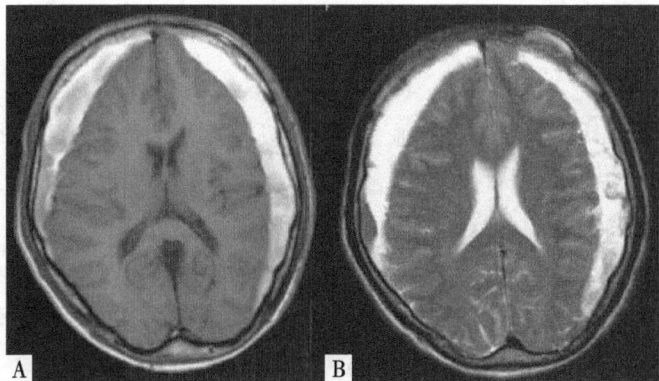

A. T_1WI 横断面示双侧额顶部颅骨内板下可见新月形高信号影,脑回受压内移,中线结构尚居中;B. T_2WI 横断位示双侧颅骨内板下亦呈高信号。

图 2 – 1 – 17　硬膜下血肿的 MRI 表现

【诊断与鉴别诊断】

根据外伤史、临床表现及影像学表现可诊断本病。本病主要与硬膜外血肿鉴别。

蛛网膜下腔出血

【临床与病理】

蛛网膜下腔出血(subarachnoid hemorrhage)以儿童脑外伤常见,出血多位于大脑纵裂和脑底池。蛛网膜下腔出血多由于外伤所致颅内血管破裂,出血进入蛛网膜下腔脑脊液中所致。

【影像学表现】

1. CT 表现

CT 表现可见:①脑沟、脑池内密度增高,出血量大时可呈铸形。大脑纵裂出血多见,形态为中线区纵行窄带形高密度影,大脑镰边界不清。出血亦可见于外侧裂池、鞍上池、环池、小脑上池或脑室内。②蛛网膜下腔出血一般7天左右吸收,此时CT检查阴性(图2-1-18)。

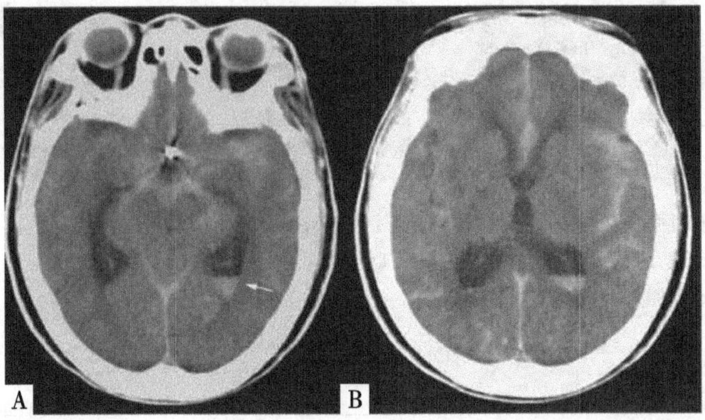

A. CT 平扫示左侧大脑前动脉动脉瘤破裂行栓塞术后,鞍上区见结节状填塞物影;B. CT 平扫示各脑沟、脑裂、脑池变窄并由高密度血液所填充,左侧侧脑室后角内见积血。

图 2-1-18 蛛网膜下腔出血

2. MRI 表现

平扫难以显示急性蛛网膜下腔出血,但出血吸收后CT检查为阴性时仍可发现高信号出血灶的痕迹。

(三)脑血管疾病

脑血管疾病是常见病和多发病,影像检查可以显示的脑血管疾病以脑出血、脑梗死、血管畸形和动脉瘤多见,脑出血、脑梗死 CT 和 MRI 诊断价值大,动脉瘤和血管畸形则需配合 DSA、CTA 或 MRA 诊断。

脑出血

【临床与病理】

脑出血(intracerebral hemorrhage)属于出血性脑血管疾病,多发于中老年高血压患者和动脉硬化患者。自发性脑出血多继发于高血压、动脉瘤、血管畸形、血液病和脑肿瘤等,以高血压性脑出血常见。较大年龄的儿童和青壮年以血管畸形出血多见,中年人以动脉瘤破裂出血多见。

出血好发于基底节、丘脑、脑桥和小脑,出血量大时易破入脑室。血肿及伴发的脑水肿引起脑组织受压、软化和坏死。血肿演变分为急性期、吸收期和囊变期,各期时间长短与血肿大小、患者年龄及治疗的效果有关。临床表现为剧烈头痛、频繁呕吐,病情迅速恶化可出现不同程度意识障碍、肢体偏瘫、失语或呈昏迷状态。

【影像学表现】

1. CT 表现

CT 表现可见:①急性期。血肿呈边界清楚的肾形、类圆形或不规则形均匀高密度影;周围水肿带宽窄不一,局部脑室受压移位;破入脑室可见脑室内积血。②吸收期。始于出血后 3 ~ 7 天,可见血肿缩小并密度减低,血肿周围变模糊,水肿带增宽;小血肿可完全吸收。③囊变期。为出血 2 个月以后,较大血肿吸收后常遗留大小不等的裂隙状囊腔,伴有不同程度的脑萎缩(图 2 - 1 - 19)。

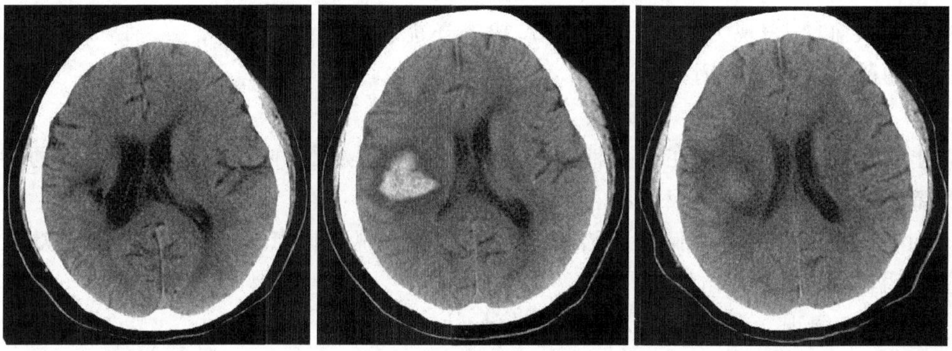

| 急性期 | 亚急性期 | 慢性期 |

图 2 - 1 - 19 脑出血

2. MRI 表现

脑内血肿的信号随血肿期龄而变化。①急性期:血肿 T_1WI 呈等信号,T_2WI 呈稍低信号。②吸收期:血肿 T_1WI 和 T_2WI 均表现为高信号。③囊变期:囊肿完全形成时 T_1WI 呈低信号,T_2WI 呈高信号,周边可见含铁血黄素沉积所致低信号环,此期 MRI 显示较 CT 敏感。

【诊断与鉴别诊断】

急性起病,出现意识障碍、肢体偏瘫等症状,CT 表现为脑内肾形高密度影伴周围水肿,可明确诊断。对于临床症状不明显的出血吸收期病灶需与脑肿瘤鉴别。

脑梗死

【临床与病理】

脑梗死(cerebral infarction)是一种缺血性脑血管疾病,为脑血管闭塞所致脑组织缺血性坏死,发病率在脑血管疾病中居首位。发病原因有:①脑栓塞,如血栓、空气、脂肪栓塞;②脑血栓形成,继发于脑动脉硬化、动脉瘤、血管畸形、炎性或非炎性脉管炎等。其中以脑血栓常见,多见于老年人,一般发病缓慢,数小时至数天达高峰,常于休息或睡眠时起病。脑梗死在病理上可分为缺血性、出血性和腔隙性脑梗死。

【影像学表现】

1. 缺血性脑梗死

(1)CT 表现 ①平扫,在发病24小时内常难以显示病灶;24小时后表现为低密度灶,部位和范围与闭塞血管供血区一致,皮质、髓质同时受累,多呈扇形;可有占位效应,但相对较轻。②增强扫描,发病当天,灌注成像即能发现异常,表现为病变区脑血流量明显减低;其后普通增强可见脑回状强化。1~2个月后形成边界清楚的低密度囊腔或局部脑组织萎缩,且不再发生强化(图 2-1-20)。

(2)MRI 表现 对脑梗死灶发现早、敏感性高。①发病后1小时,局部脑回肿胀,脑沟变窄,随之出现长 T_1 和长 T_2 信号异常;②DWI 检查可更早地检出脑缺血灶,表现为高信号;③MRA 检查还能显示脑动脉较大分支的闭塞。

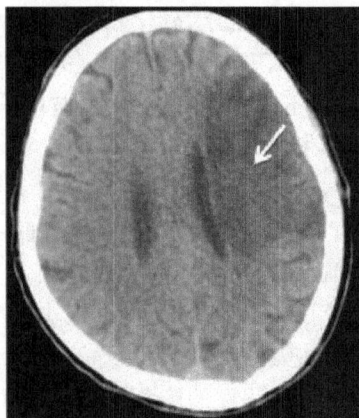

CT平扫显示左侧额顶叶大片低密度影,边界较清,无明显占位表现。

图 2-1-20 脑梗死

2. 出血性脑梗死

出血性脑梗死常发生在缺血性梗死后一周,是指梗死后缺血区域内血管再通,由于血管壁通透性增加而使血液溢出。

(1)CT 表现 表现为低密度脑梗死灶内出现不规则斑点、片状高密度出血灶,占位效应较明显,病变区域增大。

(2)MRI 表现 梗死区出现短 T_1 高信号灶。

3. 腔隙性脑梗死

腔隙性脑梗死系脑穿支小动脉闭塞引起的深部脑组织较小面积的缺血性坏死。主要原因为高血压和脑动脉硬化,中老年人常见,好发于基底节区和丘脑区,也可发生在脑干和小脑等区域,坏死区 10~15 mm 大小。临床上可有轻偏瘫、偏身感觉异常或障碍等局限性症状。

(1)CT 表现 表现为脑深部的片状低密度区,边界清楚,无占位效应,可多发,发病后 2~3 周显示最明显。

(2)MRI 表现 发病后1小时即可显示局部脑回肿胀,脑沟变窄,随后出现长 T_1 和长 T_2 信号异常。MR 水抑制成像、扩散和灌注成像可更早检出脑梗死。MRI 对基底节、丘脑、小脑和脑干的腔隙性梗死灶十分敏感。MRI 对脑梗死灶发现早、敏感性高。

【诊断与鉴别诊断】

根据临床表现及其特征性影像学表现即可诊断。不典型脑梗死需与脑胶质瘤、转移瘤、脑炎、脱髓鞘病等鉴别。

颅内动脉瘤

【临床与病理】

颅内动脉瘤(aneurysm)常见于中老年,女性稍多于男性。主要原因为血管壁的先天性缺陷、血管内压力增高及动脉硬化。好发于脑底动脉环及附近分支,是蛛网膜下腔出血的常见原因。多呈囊状或梭形,大小不一,其内可有血栓形成,部分血栓可形成钙化。未破裂时无症状,部分病例可有癫痫、头痛、神经压迫症状。

【影像学表现】

1. X线表现

DSA可直观显示颅内动脉瘤及其载瘤动脉(图2-1-21)。

2. CT表现

CT表现可见:①直接征象。分为三型,Ⅰ型无血栓动脉瘤,平扫呈圆形高密度区,边缘清楚。增强扫描均匀性强化。Ⅱ型部分血栓动脉瘤,平扫有血流部分为稍高密度,而血栓部分为等密度。增强扫描有血流部分强化明显,血栓部分无强化,如果血栓位于血管腔内的周边,增强后呈"靶形征"。Ⅲ型完全血栓动脉瘤,平扫呈等密度,其内可见弧形或斑点状钙化,增强扫描只有瘤壁环形

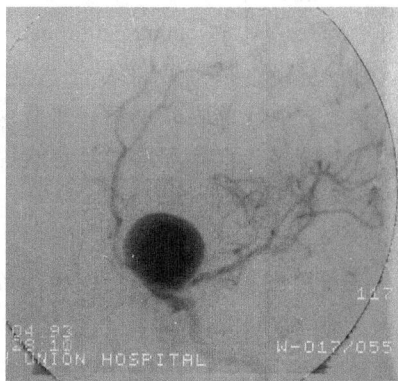

图2-1-21 颅内动脉瘤的CT表现

强化,其内血栓不强化。②间接征象。动脉瘤破裂时CT图像上多数不能显示瘤体,但可见并发的蛛网膜下腔出血、脑内血肿、脑积水、脑水肿和脑梗死等改变。

3. MRI表现

动脉瘤瘤腔内血流部分在T_1WI和T_2WI上呈圆形低信号灶,血流较快时出现流空效应。动脉瘤内血栓则呈高低相间的混杂信号。动脉瘤MRI表现与其血流、血栓、钙化和含铁血黄素沉积有关(图2-1-22)。

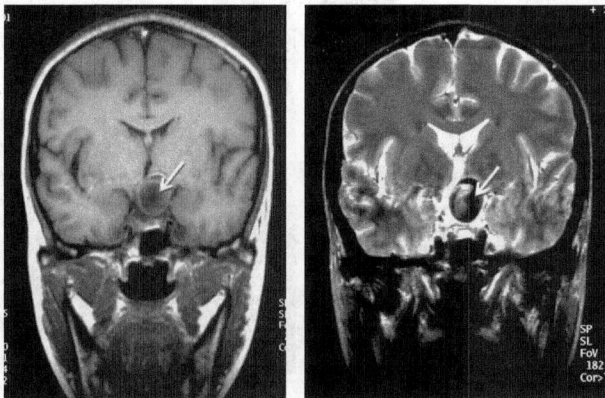

动脉瘤瘤腔内血流部分在T_1WI和T_2WI上呈圆形低信号灶。

图2-1-22 颅内动脉瘤的MRI表现

DSA、CTA和MRA可直观地显示动脉瘤、瘤内血栓及载瘤动脉。小于5 mm的动脉瘤容易漏诊。增强MRA及三维观察可提高小动脉瘤的显示率。

【诊断与鉴别诊断】

CT见等或高密度影,MRI见流空效应,增强扫描见血管样强化,与邻近血管相连,可明确诊断。鞍区附近动脉瘤要与鞍区肿瘤(如颅咽管瘤、垂体瘤等)鉴别。

颅内血管畸形

【临床与病理】

颅内血管畸形（vascular malformation）为先天性脑血管发育异常，分为四种基本类型：动静脉畸形（arteriovenous malformation，AVM）、静脉畸形、毛细血管扩张症和海绵状血管瘤。动静脉畸形最常见，好发于大脑前、中动脉供血区，由供血动脉、畸形血管团和引流静脉构成。主要的临床表现有出血、头痛和癫痫，此外尚可见颅内压增高征象、颅内血管杂音、突眼、精神症状和脑神经症状等。

【影像学表现】

1. X 线表现

DSA 检查能够清楚显示颅内动静脉畸形的全貌，包括供养动脉、畸形血管团和引流静脉。动脉期可见粗细不等、纡曲的血管团，有时表现为网状或血窦状，供血动脉增粗，引流静脉早期显影。DSA 是诊断脑血管畸形的最准确、最可靠的方法。

2. CT 表现

CT 表现可见：①直接征象。平扫显示为边界不清、形态不规则的混杂密度灶，可有等或高密度点状、线状血管影，以及高密度的钙化和低密度的软化灶；增强检查，呈斑点或弧线形强化。②间接征象。可合并脑血肿、蛛网膜下腔出血及脑萎缩等改变。

3. MRI 表现

MRI 表现可见扩张流空的蜂窝状或蚯蚓状畸形血管团，邻近脑实质内的混杂、低信号，为反复出血后改变（图 2-1-23）。

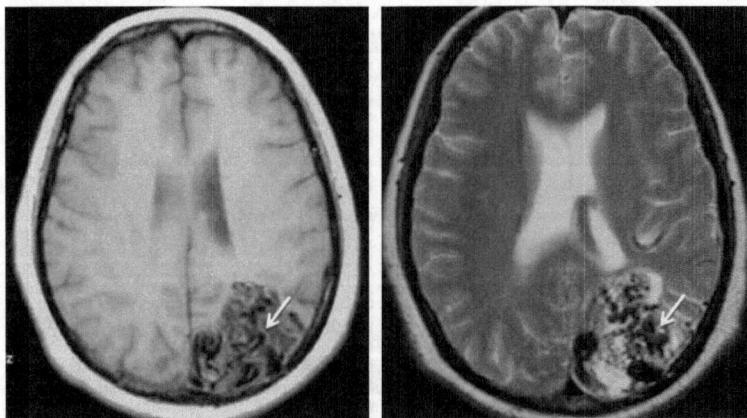

图 2-1-23 脑动静脉畸形

DSA、CTA 和 MRA 均可直观地显示畸形血管团、供血动脉和引流静脉，各有优势，有时需相互补充。

【诊断与鉴别诊断】

根据临床表现和影像学表现，即可诊断。

（四）颅内感染

引起颅内感染的病原体很多，几乎包括所有细菌、病毒、真菌和寄生虫。感染可累及脑实质,引起脑炎和脑脓肿,累及脑膜引起脑膜炎,累及室管膜引起室管膜炎。病理改变包括脑膜炎、脑炎和动静脉炎。感染的发病率和死亡率较高,需要及时诊断治疗。

脑脓肿

【临床与病理】

脑脓肿(brain abscess)指由化脓性细菌所致的脑组织感染,感染途径以耳源性常见,多发于颞叶和小脑;其次为血源性、鼻源性、外伤性和隐源性等。病理上分为急性脑炎期、化脓期和包膜形成期。

脑脓肿初期,一般都有急性全身感染症状。当包膜形成以后,上述症状好转或消失,并逐渐出现颅内压增高和脑脓肿的局灶体征和症状。

【影像学表现】

1. CT 表现

(1)急性脑炎期 平扫,呈大片低密度灶,边缘模糊;伴占位效应;增强检查,无强化。

(2)化脓期 平扫,低密度区内出现更低密度坏死灶;增强检查,呈轻度不均匀强化;灰质血供丰富,抵抗力强,故病变在白质内发展,白质内出现大片低密度灶,边缘模糊,伴占位效应,其内可见点状出血,增强无强化。化脓期,随着坏死液化区不断扩大成为脓腔,多中心融合的脓腔可见分隔,在低密度区内出现更低密度坏死灶,轻度不均匀性强化。

(3)包膜形成期 平扫见等密度环,内为低密度脓液并可有气泡影,增强呈环形强化,其壁完整、光滑、均匀,或呈分房状(图 2 - 1 - 24)。

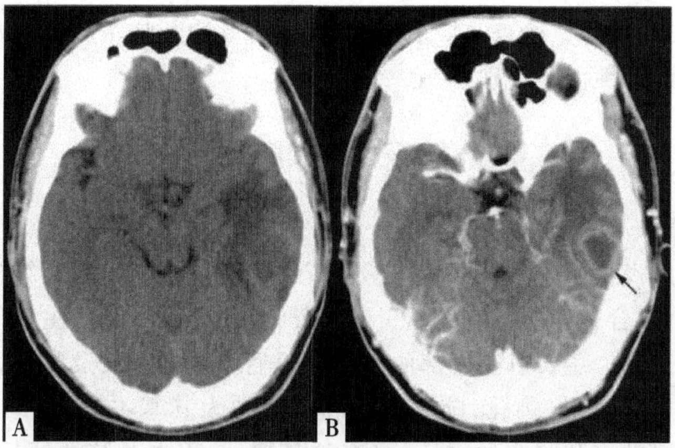

A. CT 平扫示左颞叶混杂密度肿块,中央密度低,周围有大片低密度水肿区;B. 增强扫描肿块呈环状强化,内壁光滑。

图 2 - 1 - 24 脑脓肿

2. MRI 表现

在急性脑炎期,T_1WI 为低信号,T_2WI 为高信号,占位效应明显。在化脓期和包膜形成期,中间的脓液及周围水肿 T_1WI 为低信号,T_2WI 为高信号,脓肿壁呈等信号。增强扫描脓肿壁呈环形显著强化(图 2 - 1 - 25)。

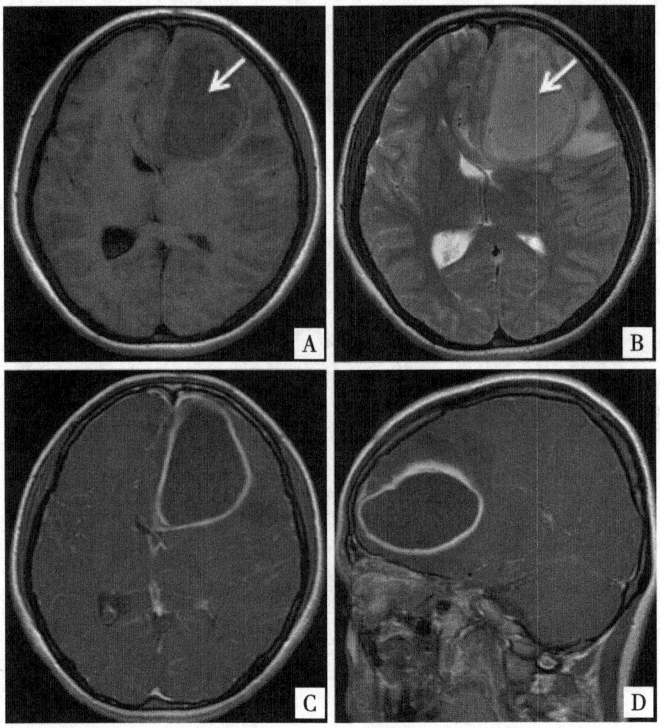

图 2 - 1 - 25 左额叶脑脓肿

【诊断与鉴别诊断】

根据临床表现、实验室检查结果及影像学表现,可诊断脑脓肿。需要与星形细胞瘤、脑转移瘤及脑内陈旧性血肿鉴别。

结核性脑膜脑炎

【临床与病理】

结核性脑膜脑炎是颅内结核经血行感染所致,病理上分为三型:结核性脑膜炎、结核瘤和结核性脓肿,常合并存在。结核菌引起脑膜弥漫性炎性反应,主要侵及软脑膜,形成大量渗出物黏附表面。主要以基底部的鞍上池明显。结核菌波及脑实质,在脑内形成局限性慢性肉芽肿,部分可以钙化,脑膜渗出和肉芽肿为其基本病变,结核性脑脓肿较少见。常出现蛛网膜粘连和脑实质损害,多有脑萎缩、脑积水及脑梗死后遗症。临床多表现为全身中毒症状、脑膜刺激征、颅内压增高、癫痫等。

【影像学表现】

1. CT 表现

(1)结核性脑膜炎:平扫,早期可无异常发现;脑底池大量炎性渗出时,其密度增高,失去正常低密度;肉芽肿形成则见局部脑池闭塞;增强扫描,脑膜广泛强化和/或结节灶强化,形态不规则。

(2)脑结核球和结核性脑脓肿:平扫为等或低密度灶;增强检查呈结节状或环形强

化。早期可无阳性表现。随着病变的进展脑底池大量炎性渗出时，其密度增高，失去正常透明度，以外侧裂池、鞍上池尤为明显，后期还可有点状或线状钙化；增强扫描脑膜广泛强化，形态不规则。肉芽肿增生则见局部脑池闭塞并呈结节状强化。脑结核瘤平扫呈等或低密度灶，结节状或环形强化。

2. MRI 表现

脑膜炎以脑底部为重，视交叉池和桥前池结构分辨不清，T_1WI 信号增高，T_2WI 信号更高，水抑制像病变形态、范围显示更清楚，呈高信号。结核瘤 T_1WI 呈略低信号，包膜为等信号，T_2WI 呈低、等或略高混杂信号，周围水肿轻，钙化显示为低信号（图 2 - 1 - 26）。

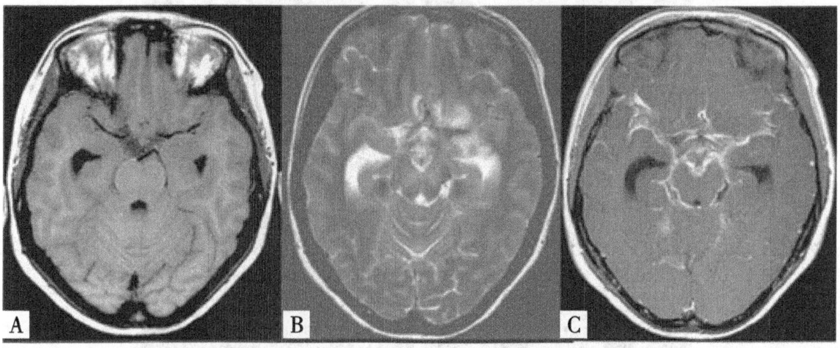

A. T_1WI 平扫横断面示鞍上池结构不清，可见呈等信号软组织影；B. T_2WI 横断面示鞍上池有等信号的软组织影，向两侧侧裂池蔓延，周围脑实质呈高信号的脑水肿，双侧侧脑室额角扩大；C. T_1WI 增强横断面示鞍上池、环池及双侧侧裂池脑膜增厚，明显强化，左侧丘脑亦见片条状强化。

图 2 - 1 - 26 结核性脑膜炎

【诊断与鉴别诊断】

临床上如有结核病史，缓慢发病，全身中毒症状，脑膜刺激征，脑脊液蛋白升高，结合 CT 和 MRI 表现，不难做出诊断。脑底池钙化斑的出现，有助于鉴别诊断。

脑囊虫病

【临床与病理】

脑囊虫病（cerebral cysticercosis）又称囊尾蚴病，是最常见的脑寄生虫病，是猪绦虫囊尾蚴的脑内异位寄生。人误食绦虫卵或节片后，被胃液消化并孵化出蚴虫，钻入肠壁，经肠道血流而散布于全身寄生。脑囊虫病为其全身表现之一，分为脑实质型、脑室型、脑膜型和混合型。脑内囊虫的数目不一，呈圆形，直径 4 ~ 5 mm。囊虫死亡后退变为小圆形钙化点。

【影像学表现】

1. 脑实质型

平扫 CT 表现为脑内散布多发性低密度小囊，多位于皮质、髓质交界区；囊腔内可见致密小点（代表囊虫头节），多位于皮质和基底节区，表浅者可突出于脑的表面，可有数个到数百个不等，甚至更多。囊虫死亡后呈钙化小点。增强扫描囊壁和头节有轻度强化。MRI 较有特征，小囊主体呈均匀长 T_1 和长 T_2 信号，其内偏心头节呈短 T_1 和长 T_2 信号。不典型者可表现为单个大囊、肉芽肿、脑炎或脑梗死(图 2 - 1 - 27)。

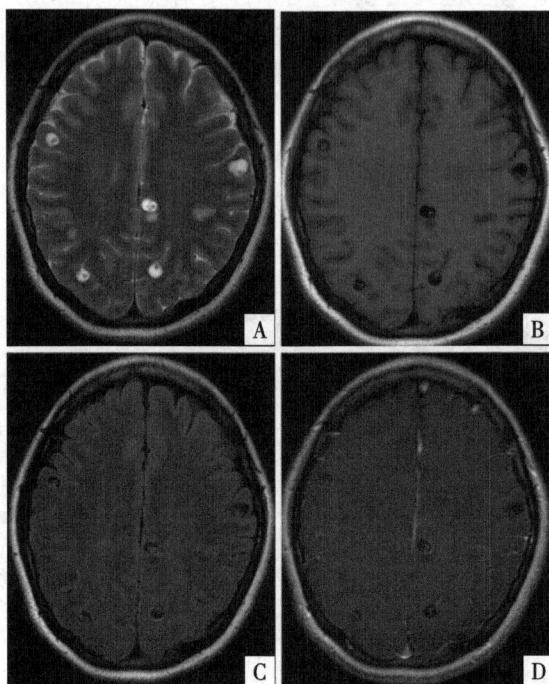

A. T_2WI 见双幕上大脑半球皮层下多发圆形明亮高信号;B. T_1WI 为低信号,内可见等信号头节;C. FLAIR 为低信号,内可见点状高信号;D. 增强扫描病变呈环形强化,周围无明显水肿。

图 2 - 1 - 27 脑囊虫病

2. 脑室型

以第四脑室多见,游离或附着在室管膜上;脑膜型多位于蛛网膜下腔,尤其是脑底,有时相连呈葡萄状,可形成脑膜粘连或阻碍脑脊液的循环通路。CT 和 MRI 直接征象有限,多间接显示局部脑室或脑池扩大,相邻脑实质光滑受压。常合并脑积水。囊壁、头节和脑膜有时可强化。

3. 脑膜型

病变多位于蛛网膜下腔,可见脑膜粘连;CT 和 MRI 表现与脑室型类似,并可显示局部脑池扩大,邻近脑实质光滑受压及脑膜强化等。

【诊断与鉴别诊断】

影像学发现脑内多发囊肿病灶,囊内有头节存在,结合疫区或有绦虫感染史及囊虫补体试验阳性,可做出诊断。脑囊虫病非钙化期主要与脑转移瘤、脑结核瘤、细菌性脑脓肿鉴别。脑囊虫病钙化期与生理性钙化、结节性硬化及甲状旁腺功能减退鉴别。

(五)脱髓鞘疾病

【临床与病理】

脱髓鞘疾病(demyelinating disease)指一组原因不明,病理表现为神经髓鞘脱失的神经系统疾病,可分为原发性和继发性两类。多发性硬化(multiple sclerosis,MS)又称播散性硬化、岛性硬化,是继发性脱髓鞘疾病中最常见的一种,病灶多发,病程以缓解与复发为特征。病因不明,好发于中青年,女性稍多。

病理上以脑室周围髓质和半卵圆中心多发性硬化斑为主,也见于脑干、脊髓和视神经。临床上表现为多灶性脑损害,或伴有视神经和脊髓症状。激素治疗有一定的疗效。

【影像学表现】

1. CT 表现

CT 表现可见:①平扫显示脑白质区域内低密度病灶,多位于侧脑室周围和半卵圆中心,也见于脑皮质、小脑、脑干和脊髓。大小不等,边缘清楚或不清楚,多无占位效应。②增强扫描可呈斑点状、片状或环状强化,且平扫等密度的病灶亦可强化。激素治疗后或慢性期则无强化。

2. MRI 表现

病变多位于侧脑室周围、深部的脑白质、脑干及大脑脚,故侧脑室周围可见圆形、类圆形或融合性斑块。矢状面上较有特征——病灶呈条状垂直于侧脑室。硬化斑 T_1WI 呈稍低或等信号,T_2WI 和水抑制像均呈高信号。MRI 对硬化斑的显示远较 CT 敏感,尤其是在小脑和脑干(图 2-1-28)。

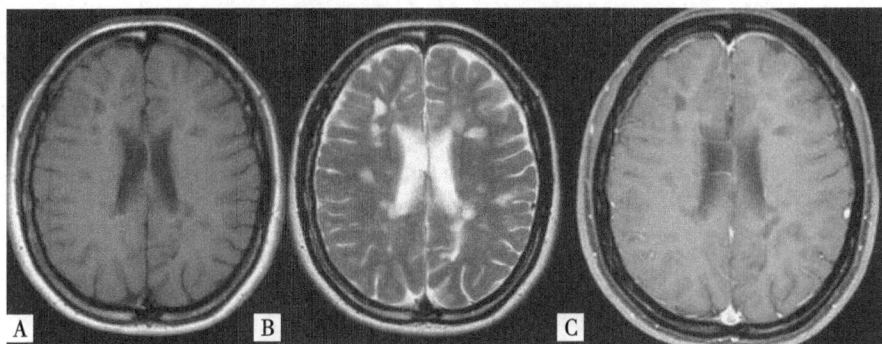

A. 平扫 T_1WI 见双侧侧脑室旁多发椭圆形病灶,部分病灶长轴与侧脑室垂直,病灶呈稍低信号;

B. T_2WI 呈高信号;C. 增强扫描稳定期病灶多无强化。

图 2-1-28 多发性硬化

【诊断与鉴别诊断】

中青年患者,临床症状反复发作,CT 示白质内多发低密度病灶,MRI 示白质内多发不对称性 T_2WI 高信号,可见直角脱髓鞘征,增强扫描部分强化,首先考虑多发性硬化。有时需要与皮质下动脉硬化性脑病和多发性脑梗死等鉴别。

(六)先天性畸形

胼胝体发育不全

【临床与病理】

胼胝体发育不全(dysplasia of corpus callosum)是一种较常见的颅脑发育畸形,包括胼胝体完全缺如和部分缺如,常伴有第三脑室上移、两侧侧脑室分离,也可伴有颅脑其他发育畸形,如胼胝体脂肪瘤、脑膜脑膨出、前脑无裂畸形。许多患者无症状,有些有轻度视觉障碍、交叉触觉定位障碍而智力正常。严重者出现精神发育迟缓和癫痫。

【影像学表现】

1. CT 表现

平扫即可明确诊断,表现为:①双侧侧脑室间距加宽、分离,体部距离增宽,并向外突出,三角部和后角扩大,呈"蝙蝠翼"状。②第三脑室扩大并向前上移位,居于分离的侧脑室之间。③大脑纵裂向下延伸至第三脑室顶部。合并脂肪瘤时可见纵裂脂肪肿块伴边缘钙化。

2. MRI 表现

矢状面和冠状面上,T_1WI 可直观地显示胼胝体缺如的部位和程度,其中压部缺如最常见。大脑半球侧面的脑沟随上移的第三脑室顶部呈放射状排列,顶叶、枕叶和距叶裂的汇聚点消失。合并的脂肪瘤呈短 T_1、长 T_2 异常信号(图 2-1-29)。

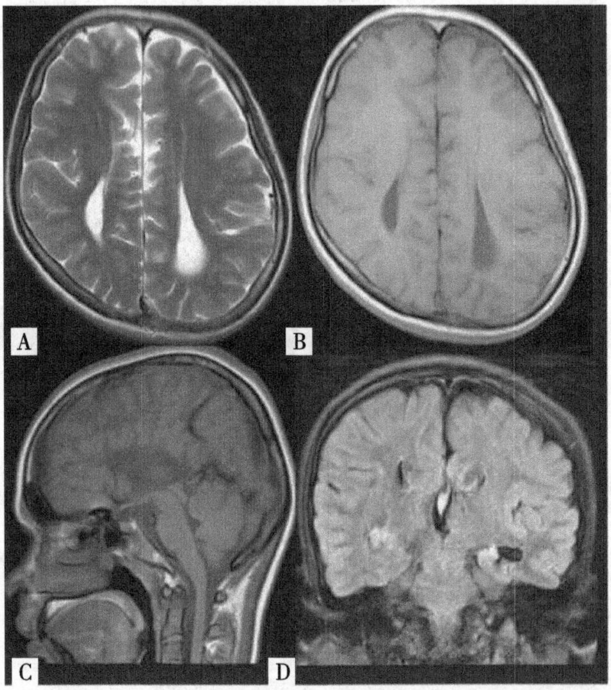

图 A、B 分别是横断面 T_1WI、T_2WI 示双侧侧脑室平行分离,前角及体部缩小,后角增大;图 C、D 为矢状面 T_1WI 及冠状面 FLAIR 示胼胝体缺如。

图 2-1-29 胼胝体发育不全

【诊断与鉴别诊断】

根据 MRI 正中矢状面显示胼胝体形态异常,CT 及 MRI 横断面、冠状面显示两侧侧脑室体部明显分离等征象,可确诊。胼胝体发育不全伴纵裂囊肿时,需要与前脑无裂畸形鉴别。

Chiari 畸形

【临床与病理】

Chiari 畸形又称小脑扁桃体下疝畸形,属先天性后脑的发育异常。小脑扁桃体变尖延长,经枕大孔下疝入颈椎椎管内,可合并延髓和第四脑室下移、脊髓空洞和幕上脑积水等。小脑扁桃体低于枕骨大孔 5 mm 者可确诊。

【影像学表现】

1. X 线表现

颅骨 X 线片可见颅颈部畸形,如颅底凹陷、寰枢关节脱位、颈椎融合等。

2. CT 表现

表现为幕上脑积水,颈椎椎管上端后部类圆形软组织,为下疝的小脑扁桃体。伴有颈髓增粗,为颈髓空洞所致。

3. MRI 表现

矢状面上,小脑扁桃体变尖,下极位于枕大孔平面以下 3 mm 为可疑,5 mm 或以上可确诊;第四脑室和延髓也常变形并向下移位;可见脊髓空洞和幕上脑积水。MRI 为首选检查方法(图 2 - 1 - 30)。

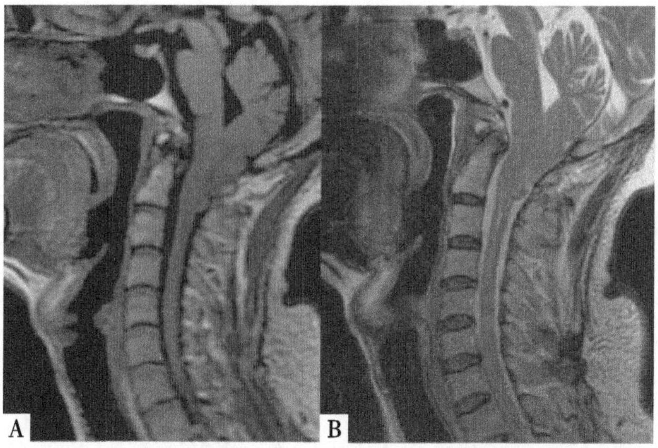

图 A、B 分别是 MR 矢状面 T_1WI、T_2WI,显示小脑扁桃体及延髓下移
达 C_2 椎体下缘,第四脑室变形,C_3、C_4 水平可见节段性脊髓空洞。

图 2 - 1 - 30　Chiari 畸形

第二节　脊　髓

一、检查技术

(一)X 线检查

1. 脊椎 X 线片

脊椎 X 线片主要用于观察脊椎本身病变和椎管内病变所引起的一些改变,其中包括骨质改变及椎间隙、骨性椎管径线和椎间孔大小的改变。常规摄取脊椎正、侧位片,观察椎间孔时需摄取斜位片。

2. 脊髓造影

脊髓造影是通过腰椎或枕大池穿刺将对比剂注入椎管内,透视下观察对比剂在椎管内的充盈和流动情况,以判断椎管内有无梗阻及梗阻的部位,以诊断占位性病变和蛛网膜粘连。

(二)CT 检查

1. 平扫 CT

平扫 CT 常作为椎管病变的初查方法。常规取仰卧位,扫描平面垂直于脊柱或平行于椎间盘,先行定位扫描,设定扫描位置、范围及层厚。观察椎骨和椎管病变,以层厚 5～10 mm 连续扫描病变区;观察椎间盘病变,对病变椎间盘及其上、下椎体缘扫描,层厚 2～5 mm。通过骨窗和软组织窗观察,必要时行矢状面、冠状面或三维重建。

2. 增强扫描

增强扫描用于椎管内肿瘤和血管性疾病的定性。脊髓造影 CT(CTM)多与脊髓造影配合使用,一般在脊髓造影后 1～2 小时内进行 CT 扫描。

(三)MRI 检查

MRI 是椎管内疾病的首选和主要影像检查技术。必要时用 Gd－DTPA 增强扫描以提高病变的检出率和诊断的准确性。

1. 平扫检查

普通平扫为椎管内病变的常规检查方法,能够敏感地检出病变;检查以矢状面 T_1WI 和 T_2WI 为主,层厚 3～5 mm,可全面地观察脊髓和邻近结构的解剖和病变,以确定病变与周围组织的关系,必要时辅以横断面、冠状面检查。脂肪抑制 T_1WI 和 T_2WI 检查偶尔用,可检查和诊断椎管内含有脂肪组织的病变。

2. 增强检查

增强检查常用,有助于脊柱和其他椎管内病变的诊断与鉴别诊断。

3. MRA 检查

MRA 检查可用于发现和诊断椎管内血管畸形。

4. MR 脊髓成像(MRM)

MRM 较少应用,对椎管内病变的定位有一定帮助。

二、影像观察与分析

(一)正常影像学表现

1. X 线表现

(1)脊椎 X 线片(图 2－2－1)　脊椎 X 线片可显示椎体及骨性椎管,对脊髓的诊断有一定限度,常无异常发现。正位片上,两侧椎弓根对称,上下椎弓根内缘构成平滑自然相续的椎管两侧壁。侧位片上,上下椎体后缘构成椎管前壁,曲度平滑自然,与脊柱曲度自然。

(2)脊髓造影　脊髓造影可显示蛛网膜下腔、神经根、马尾及脊髓。脊髓位于对比剂柱的中间,呈柱状充盈缺损,形态与脊髓一致。蛛网膜下腔呈高密度,两侧对称,外壁光滑清楚。神经根周围充以对比剂,远端逐渐变细。马尾位于脊髓圆锥以下的蛛网膜下腔内,呈条束状低密度。

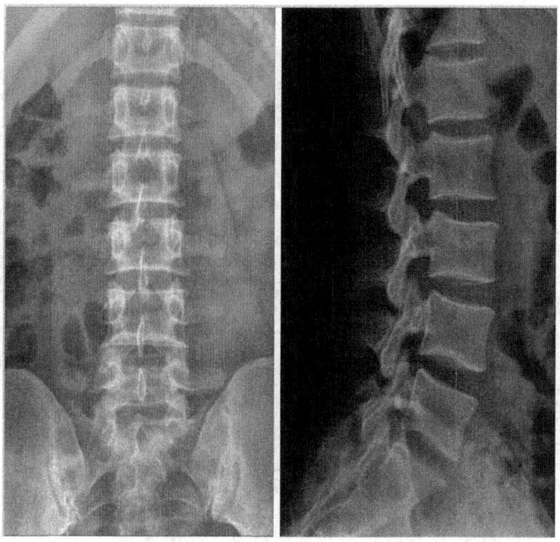

图 2 - 2 - 1 腰椎的 X 线片

2. CT 表现

（1）骨性椎管（图 2 - 2 - 2） 所有椎体骨环连接形成的管状结构称为椎管,椎体骨环是由椎体后缘、椎弓根、椎板和棘突围成的一个完整环状结构,在椎弓根层面显示完整。横断面适于观察椎管的大小和形状。正常椎管前后径下限为 11.5 mm,横径下限为 16 mm,侧隐窝宽度下限为 3 mm。小于下限值即提示椎管狭窄。椎间孔位于椎管的前外侧,呈不规则孔状,有脊神经和血管通过。

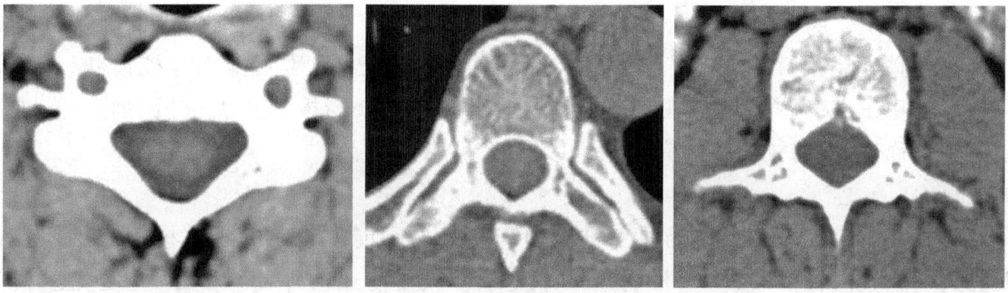

| 颈椎 | 胸椎 | 腰椎 |

图 2 - 2 - 2 脊椎的 CT 表现

（2）椎管内软组织 硬膜囊位于椎管内,呈圆形或卵圆形,周围有脂肪性低密度间隙。黄韧带附于椎板内侧面,正常厚度为 2 ~ 4 mm。CTM 在高密度脑脊液衬托下可清晰显示脊髓、马尾和神经根。

3. MRI 表现

脊髓位于蛛网膜下腔的中央,在 T_1WI 和 T_2WI 上,脊髓和周围的脑脊液呈现不同的信号,形成明显的对比。在正中矢状面 T_1WI 上,脊髓呈带状中等信号,边缘光整、信号均匀,位于椎管中间,前后有低信号的脑脊液衬托;旁矢状面上,椎间孔内脂肪呈高信号,其间圆形或卵圆形低信号为神经根。在 T_2WI 上,蛛网膜下腔脑脊液呈高信号,脊髓呈中等信号。横断面上,脊髓、脊神经与周围椎管骨质和韧带的关系显示清楚(图2-2-3)。

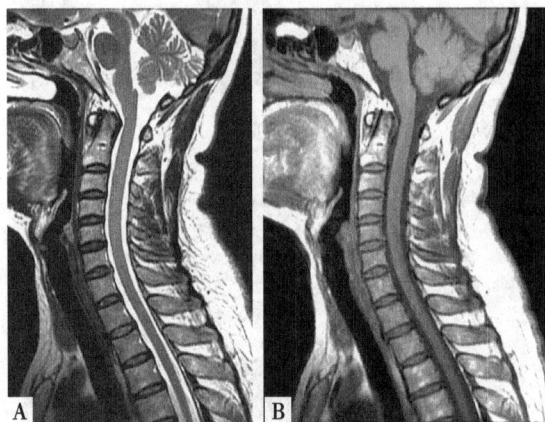

图A、B分别为矢状位颈髓的 T_1WI、T_2WI 图像。

图2-2-3 正常颈髓

(二)基本病变表现

1. X线表现

(1)脊椎 X 线片 椎管内占位性病变可致骨性椎管扩大,表现为椎弓根内缘变平或凹陷、椎弓根间距增宽和椎体后缘凹陷。椎间孔扩大伴边缘骨质硬化,常见于神经源性肿瘤。椎骨破坏及椎旁软组织肿块可见于脊椎结核或恶性肿瘤。

(2)脊髓造影 脊髓造影可明确椎管内占位性病变部位,以及病变与脊膜和脊髓的关系。通过观察病变处造影剂的形态判断病变的起源。髓外硬膜内肿瘤的阻塞面呈杯口状,患侧蛛网膜下腔增宽,脊髓受压向对侧移位;硬膜外肿瘤阻塞面呈梳齿状,患侧蛛网膜下腔受压变窄,脊髓向对侧移位较轻;脊髓内肿瘤脊髓梭形膨大,对比剂分流,蛛网膜下腔对称性变窄,较大肿瘤完全性阻塞时,呈大杯口征。

2. CT表现

(1)平扫 CT 总体上对局限于椎管内病变的显示能力较差。骨性椎管和椎间孔扩大的病理意义同脊椎 X 线片;椎间盘水平显示硬膜囊前或前外侧缘受压,主要见于椎间盘突出;椎管中央显示局限性脂肪性低密度灶,见于脊髓脂肪瘤。

(2)增强 CT 普通增强 CT 较少应用,异常强化主要见于某些肿瘤和血管性疾病;CTA 检查,异常表现及意义同脊髓造影。

3. MRI表现

平扫和增强 MRI 检查时,椎管及脊髓的基本病变表现包括出血、肿块、变性、坏死等,其所见和意义与脑部相似。MRM 检查,依据病变与脊髓和硬膜囊的关系,可判断椎管内病变的部位。

(三)比较影像学

脊髓的影像学检查中,脊椎 X 线片对脊髓的诊断作用有限,常用于明确椎管骨质的情况。脊髓造影及 CTM 属创伤性检查,逐渐被 MRM 取代。MRI 在脑脊液的信号对比下可以对脊髓病变准确定位、定量及大部分定性,是诊断脊髓疾病的最可靠的方法。

三、疾病诊断

(一)椎管内肿瘤

【临床与病理】

椎管内肿瘤(intraspinal tumors)约占中枢神经系统肿瘤的15%,可发生在椎管内的各个部位。以20~40岁成人多见。椎管内肿瘤包括发生于椎管内各种组织的原发性和继发性肿瘤。临床上根据肿瘤发生的部位分为脊髓内肿瘤、脊髓外硬膜内肿瘤和硬膜外肿瘤三种。脊髓内肿瘤以室管膜瘤和星形细胞瘤常见;脊髓外硬膜内肿瘤以神经源纤维瘤、神经鞘瘤和脊膜瘤多见;硬膜外肿瘤多为转移瘤。临床上,主要表现为肿瘤平面以下肢体运动、感觉以及括约肌功能障碍。

【影像学表现】

1. X线表现和CT表现

脊椎X线片可显示椎管局限性扩大、椎间孔扩大、椎管内钙化及椎旁软组织肿块等,从而提示椎管内占位性病变,但阳性率不高,价值有限。CT对局限于椎管内肿瘤的检出和诊断,通常价值也不高。

2. MRI表现

MRI能直观地显示肿瘤及其与周围组织的关系,做出肿瘤的定位、定量乃至定性诊断,是目前诊断脊髓肿瘤的可靠方法。平扫检查即可确定肿瘤的位置:①脊髓内肿瘤,常表现为脊髓增粗,周围蛛网膜下腔对称性变窄、闭塞。②脊髓外硬膜内肿瘤,表现为患侧蛛网膜下腔增宽,而对侧变窄,脊髓受压向对侧移位。③硬膜外肿瘤,常表现为蛛网膜下腔变窄和脊髓受压移位。椎管内肿瘤在 T_1WI 上呈等或稍低信号,T_2WI 上呈等或高信号;Gd - DTPA 增强检查,不同类型肿瘤常有不同形式和程度的强化,且显示更加清楚(图2-2-4)。

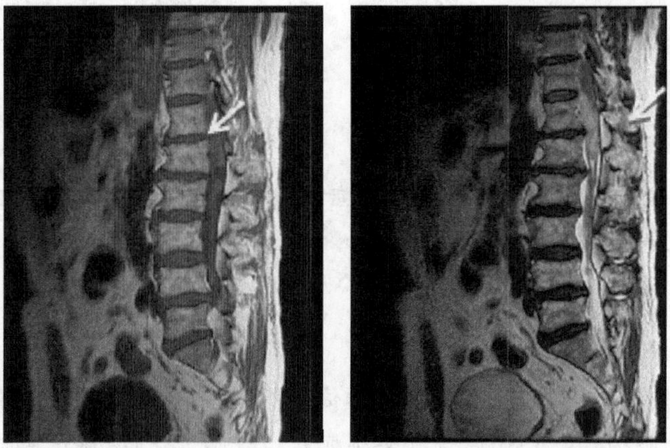

第12胸椎至第1腰椎水平椎管内占位,脊髓增粗。T_1WI 呈等信号,T_2WI 呈高信号。

图2-2-4 第12胸椎至第1腰椎水平的MRI表现

(二)脊髓损伤

【临床与病理】

脊髓损伤(spinal cord injury)是一种非常严重的损伤,占全身损伤的 0.2% ~ 0.5%。按损伤的轻重程度分为:脊髓震荡、脊髓挫裂伤、脊髓压迫或截断和椎管内血肿。脊髓震荡属最轻类型,为短暂功能丧失,但脊髓形态正常。脊髓挫裂伤分为出血性和非出血性损伤,后者仅表现为脊髓水肿和肿胀,预后较好。脊髓横断损伤可为部分性或完全性,伴有出血。损伤后期并发症包括脊髓软化、囊性变、蛛网膜粘连和脊髓萎缩等。

【影像学表现】

1. X 线表现

脊椎 X 线片可发现椎骨骨折、椎体滑脱和椎管连续性中断。

2. CT 表现

平扫显示脊髓内出血或硬膜外血肿,还显示骨折块的移位、椎管的变形狭窄和脊髓的受压情况。CTM 可显示脊髓肿胀、受压移位、横断损伤,硬膜囊和神经鞘囊撕裂等。

3. MRI 表现

MRI 可直观显示外伤性椎管狭窄,脊髓的损伤类型、部位、范围和程度。①脊髓损伤出血,在 T_1WI 和 T_2WI 上多呈高信号;②脊髓水肿,T_1WI 上呈低或等信号,T_2WI 上呈高信号;③脊髓软化、囊性变、空洞形成和粘连性囊肿,均呈长 T_1 和长 T_2 异常信号;④脊髓萎缩,表现为脊髓局限性或弥漫性缩小,伴或不伴信号异常(图 2 - 2 - 5)。

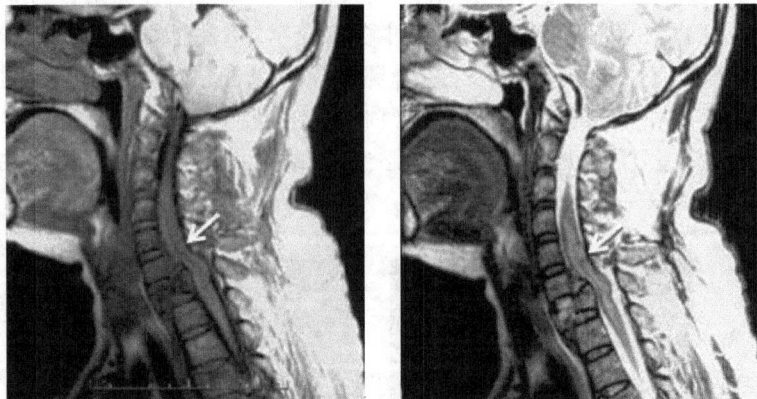

T_1WI、T_2WI 显示第 7 颈椎椎体变形,向后突入椎管内,使脊髓受压并移位,髓内可见长 T_1、T_2 信号。

图 2 - 2 - 5　脊髓损伤

【诊断与鉴别诊断】

根据明显的外伤史,典型的 X 线、CT 椎体骨折表现及 MRI 脊髓受损水肿、出血、断裂等,可明确诊断脊髓损伤。外伤后脊髓空洞症需与脊髓软化灶、髓内肿瘤囊性变鉴别。

(三)椎管内血管畸形

【临床与病理】

椎管内血管畸形(intraspinal arteriovenous malformation)是胚胎期脊髓血管的发育异

常,包括动脉畸形、静脉畸形、动静脉畸形和毛细血管扩张症四型,其中以动静脉畸形（AVM）最多见。AVM 依部位可分为硬膜外和硬膜内两类,硬膜内 AVM 更重要,临床上有节段分布的疼痛和运动障碍。好发于儿童及青少年,颈胸段最常见。

【影像学表现】

1. X 线表现

DSA 检查能够清楚显示脊髓 AVM 供血动脉的起源、畸形血管团及引流静脉走向,从而为介入治疗提供了明确的"路径图"。

2. CT 表现

CT 表现可见:①平扫显示脊髓局限性增粗,密度不均,可有斑片状及点状钙化。②增强检查病变血管呈纡曲条状、团块状强化,有时可见增粗的供血动脉和引流静脉。③CTA 检查能够较为清楚地显示 AVM 全貌。

3. MRI 表现

MRI 表现可见:①平扫可显示脊髓内外的病灶、脊髓外动静脉畸形,在均匀高信号的脑脊液中可见粗大弯曲的无信号团状影,动静脉显示清晰。②增强扫描,可检出小的 AVM。③MRA 检查显示效果类似 CTA 检查。

【诊断与鉴别诊断】

典型的椎管内动静脉畸形不难诊断。椎管内动静脉畸形比较小或不出现血液流空现象时应与以下疾病鉴别:①髓内肿瘤。脊髓增粗更加明显,边缘不规则,信号强度不均匀,由于肿瘤周围脊髓水肿,因此在 T_2WI 上肿瘤轮廓之外可见高信号影,囊变部分信号虽然可减低,但肿瘤内看不到流空现象。②海绵状血管瘤。常为多发,不出现流空现象,注射 Gd – DTPA 后不出现强化,易并发髓内血肿。

综合测试

一、简答题

1. 脑动静脉畸形的血管造影表现包括哪些？

2. 试述脑膜瘤的 CT 表现。

3. 试述脑转移瘤的 CT、MRI 表现。

4. 简述急性硬膜外出血的病理特点及 CT 表现。

5. 试述脑出血分期及各期 CT 表现。

6. 简述脊髓外伤的影像学表现。

二、名词解释

1. 脑血管造影

2. 模糊效应

3. 多发性硬化

4. 脑动静脉畸形

5. 脊髓空洞

第三章 头颈部

🔶 学习目标

1. 掌握:眼部、耳部、鼻和鼻窦、咽部、喉部、口腔颌面部和颈部的正常影像学表现、基本病变影像学表现及常见疾病影像学表现。

2. 了解:眼部、耳部、鼻和鼻窦、咽部、喉部、口腔颌面部和颈部检查方法的选择、各种检查方法的优缺点和适用范围。

第一节 眼 部

一、检查技术

(一)X线检查

既往X线检查是最基本的影像检查方法,可用于眼眶骨质改变、眼眶自然通道的扩大及眼距异物的检查。常见的眼眶改变包括眶腔扩大或变形、眶内密度增高、眶壁骨折、眼眶骨质增生、眼眶溶骨性骨质破坏、视神经孔或眶上裂扩大等。由于CT、MRI密度分辨力高,眼眶X线检查已逐渐淘汰。

1. 眼眶X线检查

眼眶X线片包括眼眶正位(即柯氏位,又称为Caldwell位、鼻颌位或后前23°位)、侧位、斜位(即视神经孔片,又称为Rhese位),可用于显示眼眶及视神经孔的外形、大小、骨质密度、眼眶骨折、高密度的眼球或眶内异物等。摄影前的眼球部位的标记对异物定位具有一定临床价值。

2. 造影检查

眼部造影检查包括以下几点。①眼动脉造影:经颈动脉穿刺或插管,用于确诊眶内动脉瘤和动静脉畸形等。②眼眶静脉造影:采用穿刺插管内眦静脉、额静脉或面静脉进行造影,观察眶内静脉曲张等。③泪囊泪道造影:观察泪囊泪道排空功能和形态。

(二)超声检查

超声对眼球内病变、眼球生物测定、眼动脉血流动力学分析、眼眶病变,以及不透X线和透X线异物的定位均有帮助;超声引导下可进行眼眶肿瘤的穿刺活检、穿刺抽吸治疗、眼球内及眼球壁异物的取出等;超声对骨质改变显示差,需结合其他影像学检查。由于眼组织比较敏感,检查时应调低仪器的输出功率,可选用眼科专用诊断仪等多种检查仪器,对眼球进行直接或间接检查;还可使用其他特殊检查方法和多普勒血流显像等来显示眼球,视路,附属器的结构、形态、大小,血管情况等;可用后运动检查了解病变与眼球壁的关系;用压迫实验来观察眼眶内病变硬度等。

(三)CT检查

常规需同时采用横断面及冠状面扫描或重建,患者仰卧,横断面以听眶下线为扫描基线,与视神经走行方向一致,范围包括眼眶上、下壁,冠状面的扫描基线垂直于听眶下线,范围由鼻根至后床突,层厚为2~3 mm,无间距逐层连续扫描或螺旋薄层扫描,摄软组织窗。外伤时采用高分辨力CT扫描技术,层厚2 mm,骨算法重建成像,摄骨窗。如CT平扫发现眶内有占位性、感染性或血管性病变时使用非离子型碘对比剂行增强扫描。

(四)MRI检查

通常选择颅脑线圈或眼表面线圈,采用横断面、冠状面、斜矢状面,层厚3~5 mm,层间距3~5 mm,扫描包括 SE T_1WI 及 FSE T_2WI,使用脂肪抑制技术可降低球后脂肪信号强度,有利于病灶形态的观察。增强及动态增强扫描为眼眶病变的常规检查技术。

二、影像观察与分析

(一)正常影像学表现

1. X线表现

在眼眶正位片上可见眼眶的形态、大小和密度两侧对称;侧位片上眼眶侧壁前缘重叠或平行显示。

2. 超声表现

在高分辨力的超声诊断仪上可显示眼球最前方的角膜,呈弧形高回声;前房为半球形无回声区;前房后方可见一条较为平直的弧形带状高回声,为晶状体前囊及虹膜回声;后方可见一短弧形带状强回声,为晶状体后囊;晶状体呈类椭圆形无回声区;晶状体后方大片无回声区为玻璃体腔,与眼球壁回声之间界限清晰,玻璃体周围是高回声的球壁,光滑自然。眼直肌为两侧的长条状低回声区,视神经位于脂肪垫中部,呈类倒"V"形低回声,泪腺位于眼球外上方的泪腺窝内,为均匀的中等回声。彩色多普勒血流显像显示视神经周围自后向前的眼动脉、睫状后动脉和视网膜中动脉,均为红色血流信号。

3. CT表现

横断面上,眶壁为长条状高密度影,内、下壁薄,外壁最厚,上壁厚薄不均。眶腔呈锥形。眼球壁呈等密度环状影,其内可见低密度的玻璃体及高密度的晶状体,眼球外上方等密度影为泪腺。眼球后可见低密度的脂肪间隙,周边可见条状等密度眼外肌,中间为视神经。在眶尖可见通向颅内的眶上裂及视神经管。冠状面上,在眼球层面可见眼环位于眼眶中部,环的大小随层面深度而不同,对眶骨四周的轮廓结构显示清晰,可对眶内外病变有无通过骨壁相互侵犯做出诊断;在球后层面可清晰显示视神经的位置、形态、大小和密度。

4. MRI表现

眶壁骨皮质呈无信号,骨髓腔因含脂肪呈高信号。眼环、眼外肌及视神经均呈等信号。前房及玻璃体 T_1WI 呈低信号、T_2WI 呈高信号。晶状体呈低信号。眶内脂肪 T_1WI 呈高信号、T_2WI 呈较高信号,应用脂肪抑制技术可以避免球后脂肪的高信号掩盖病变。

（二）基本病变表现

1. 形态改变

形态改变包括变形、扩大、缩小，甚至消失，可以发生在眼眶、眼球、眼肌等结构，通常提示眼部外伤、炎症、畸形、肿瘤等病变的存在。如肿瘤压迫骨质可引起眶骨变形。

2. 位置改变

位置改变指正常眶内各结构发生移位，表现为上下左右及前后位置的改变，通常提示有占位性病变。

3. 骨质改变

骨质中断为外伤骨折所致，骨质破坏提示恶性肿瘤或转移瘤，骨质增生多见于脑膜瘤或炎性病变。

4. 异常密度

低密度提示含脂肪性病变、积气或小眼球与无眼球畸形，等密度多见于炎性或肿瘤性病变，高密度见于骨瘤，钙化见于视网膜母细胞瘤、海绵状血管瘤。

（三）比较影像学

眼部影像学检查方法有 X 线检查、造影检查、CT、MRI、DSA、超声检查等多种检查技术。X 线检查目前多用于外伤后高密度异物的定位；眼球内病变、眼动脉血流动力学分析等以超声检查为首选，再辅以 CT 或 MRI 检查；眼眶外伤常规应用 HRCT 检查；眼眶病变（包括肿瘤、炎症等）则应首选 CT 或／和 MRI 检查。

三、疾病诊断

（一）炎性假瘤

【临床与病理】

眶内炎性假瘤（inflammatory pseudotumor）即特发性眼眶炎症，是一种原发于眼眶组织，病因未明的非特异性肉芽肿性炎性病变，可能与免疫功能有关。急性期主要为水肿和轻度炎性浸润，浸润细胞包括淋巴细胞、浆细胞和嗜酸性粒细胞。发病急，早期表现为眼周不适或疼痛，伴流泪、眼睑皮肤红肿、球结膜充血水肿，继而出现眼球突出、眼球转动受限、复视和视力下降等，症状的出现与炎症累及的眼眶结构有关。亚急性期和慢性期为大量纤维血管基质形成，病变逐渐纤维化，症状和体征可于数周至数月内缓慢发生，持续数月或数年。多数病例经激素和抗炎治疗症状可消退，但停药后容易复发，此为与真性肿瘤不同之处。

炎性假瘤按病变主要侵及的部位和影像学所见，可分为眶隔前炎型、肌炎型、泪腺炎型、巩膜周围炎型、神经束膜炎型及弥漫型，每型的临床表现都不尽相同。眼眶炎性假瘤的临床表现有较大的差异，但它们均具有炎症和占位效应的共同特征。

【影像学表现】

1. X 线表现

早期眼眶多无明显病理改变，约半数病例可累及眶骨，致骨质吸收或硬化增生；眼眶扩大者少见，仅显示眼眶轮廓的饱满感或轻度扩大；部分患者可有慢性鼻窦炎征象。

2. CT 表现

表现为灶状或弥漫性软组织肿块，与病理改变密切相关。眶隔前炎型，表现为隔前眼睑组织肿胀增厚;肌炎型为一条或数条眼外肌增粗,典型表现为肌腹和肌腱同时增粗,以单块上直肌、内直肌和外直肌最易受累,一般不伴眶内脂肪增多;泪腺炎型表现为泪腺增大,一般为单侧,病变局限在泪腺附近,可凸出于眶缘,常无局部骨质破坏;巩膜周围炎型表现为眼环增厚;视神经束膜炎型表现为视神经增粗,边缘模糊;弥漫型可累及眶隔前软组织、肌锥内外、眼外肌、泪腺及视神经等,典型表现为患侧眶内脂肪被软组织密度影取代,泪腺增大,眼外肌增粗,眼外肌与肌锥内软组织影无明确分界,视神经可被病变包绕(增强后病变强化呈高密度,而视神经不强化呈低密度)。骨质破坏与颅内累及罕见。

3. MRI 表现

MRI 在反映病变的形态、部位、眶内结构的改变方面类似 CT。炎性假瘤在 T_1WI 上呈中低信号,T_2WI 上呈中高信号(硬化型呈低信号),增强后中度至明显强化(图 3-1-1)。

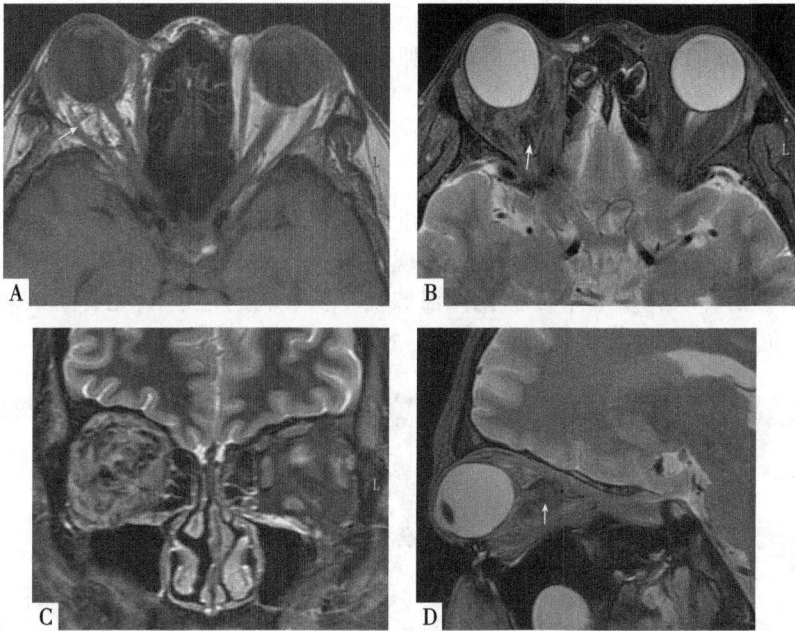

A. 横断面 MR T_1WI,示病变与脑实质呈等信号,广泛累及眼肌、视神经、眼睑部软组织;
B. 横断面 MR T_2WI,示病变与脑实质比呈明显低信号,球后组织信号杂乱;C. 冠状面
MR T_2WI,示右侧眼球后软组织广泛受累;D. 矢状面 MR T_2WI,示视神经受累。

图 3-1-1 右侧眼眶炎性假瘤

【诊断与鉴别诊断】

本病 X 线检查诊断有限,CT 与 MRI 为理想的检查方法,前者可清楚地显示眶上裂扩大等骨质改变,对鉴别诊断帮助较大,而 MRI 多平面成像可较好地显示病变在眶内结构的累及情况,增强扫描显示更佳。

鉴别诊断:①眼眶蜂窝织炎,一般临床症状重,病程短而急,且可有眶骨结构破坏。②颈动脉海绵窦瘘,常有多条眼外肌增粗,眼上静脉增粗,一般容易鉴别。③转移瘤,表现为眼外肌呈结节状增粗并可突入眶内脂肪内,如果表现不典型,鉴别困难,可行活检鉴别。④淋巴瘤,无急性发作病史,肿块包绕眼球或向球后生长,眼外肌肥大比炎性假瘤严重,激素治疗不敏感。⑤Grave 眼病(甲状腺相关性免疫眼眶病),眼外肌增厚,但外形清楚,以肌腹增厚为主,肌腱附着处正常。

(二)眼部肿瘤

眼部肿瘤可发生于眼眶内各种组织成分,也可由邻近结构直接蔓延,还可以经血液远距离转移而来。目前分类尚不统一,根据肿瘤的来源及发病部位,将眼部常见肿瘤简要归为:眼球肿瘤、泪腺肿瘤、视神经肿瘤、眶壁肿瘤、眶内肿瘤、眼眶继发性肿瘤。

泪腺良性混合瘤

【临床与病理】

泪腺良性混合瘤又称良性多形性腺瘤(benign pleomorphic adenoma),是泪腺上皮性肿瘤中最常见的一种,好发人群为 20～50 岁的青壮年。多起源于泪腺眶部,肿物呈类圆形,有包膜,生长缓慢,术后易复发,少数可恶变。典型体征为泪腺区相对固定、无痛性硬包块,可致眼球向前下方突出,上睑可轻度肿胀或下垂,肿瘤生长较大时可引起继发性视力下降。

【影像学表现】

1. CT 表现

位于眼眶外上象限泪腺窝区椭圆形或圆形肿块,边界清楚,多数密度均匀,与眼外肌等密度,较大的肿瘤内常有囊变或坏死,表现为密度不均匀,内有低密度区,少数肿瘤内有钙化。增强后肿块轻度至中度强化。泪腺窝扩大,骨皮质受压,无骨质破坏。还可有眼球、眼外肌及视神经受压移位改变(图 3-1-2)。

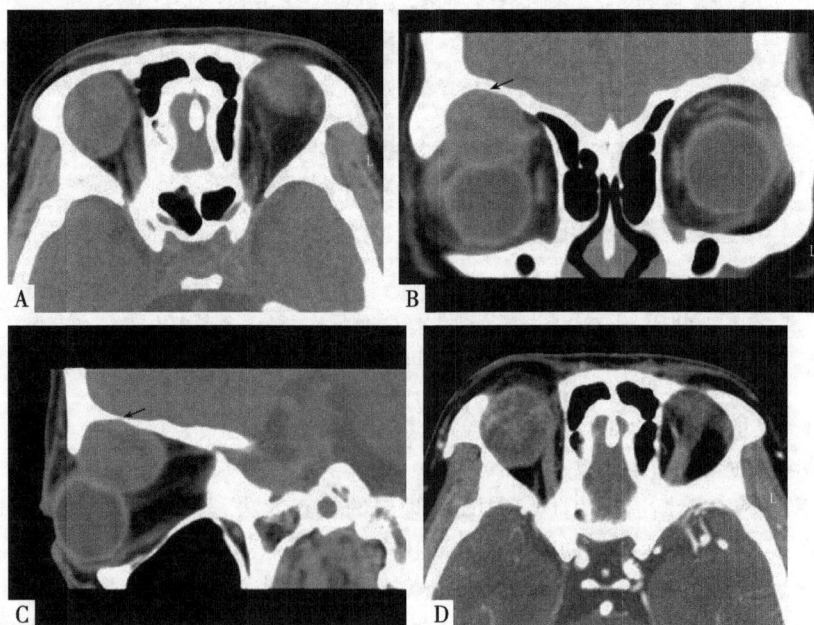

A,B,C. CT 平扫软组织窗横断面、冠状面、矢状面,示右侧泪腺窝区类圆形肿块,呈等密度,密度较均匀,边界较清楚,眶骨凹陷(箭头),无骨质破坏;D. CT 横断面增强扫描软组织窗,示肿块不均匀轻度强化。

图 3-1-2　泪腺多形性腺瘤

2. MRI 表现

平扫 T_1WI 呈等信号，T_2WI 由于组织结构复杂呈等高混杂信号，信号不均匀，可有囊变、坏死，增强后呈轻至中度均匀或不均匀强化。残存的正常泪腺组织多位于病变前下方，局部与病变分界不清。眼球受压移位，一般不变形。眼眶外上壁泪腺窝区骨质受压变形，骨皮质信号连续，骨髓腔信号正常。

3. 超声表现

形态为圆形或椭圆形，边界清楚，回声中等，分布均匀或不均匀，喉结显示清楚。

【诊断与鉴别诊断】

MRI 可明确病变发生的部位、范围及肿瘤信号特点，是本病的首选检查方法。CT 对于眶壁骨质显示清晰，可帮助进行鉴别诊断。诊断要点为：①泪腺区生长缓慢的无痛性包块；②位于眼眶前外上象限的类圆形或椭圆形肿块，边界清楚；③眶骨为压迫性改变，无骨质破坏。

需要与下列疾病鉴别：①炎性假瘤，可伴眼外肌肥大、眼环增厚、视神经增粗等，抗感染治疗效果明显；②泪腺炎，泪腺弥漫性增大，仍保持泪腺形状；③泪腺恶性上皮性肿瘤，病程短，疼痛明显，肿瘤边缘不清，形态不规则，常伴有泪腺窝区眶壁骨质破坏；④泪腺非上皮性肿瘤，形态多不规则，一般呈长扁形，肿块常包绕眼球生长，邻近骨质无破坏；⑤泪腺窝区神经源性肿瘤，正常泪腺组织呈受压表现，与病变分界清，肿瘤较大时难以鉴别。

视神经胶质瘤

【临床与病理】

视神经胶质瘤（opitc glioma）是起源于视神经胶质细胞的肿瘤，10 岁以下儿童多见，发生于成人具有恶变倾向。多见于前视路，多为单侧，发展缓慢，一般不引起血行或淋巴道转移。本病伴发神经纤维瘤者达 10% ~15%。临床最早表现为视野盲点或视力下降，但由于患者多为儿童而被忽视。95% 患者以视力减退就诊，之后表现为眼球突出、视乳头水肿或萎缩、眼眶疼痛。若累及颅内者，还可发生头痛、呕吐、眼球运动障碍及颅内压增高等症状。

【影像学表现】

1. X 线表现

视神经胶质瘤累及视神经管内段时，表现为一侧视神经孔扩大，双侧不对称，骨质边缘清楚光滑而无骨质硬化。但大多数视神经胶质瘤在视神经孔像上难以显示。

2. CT 表现

视神经呈梭形、管形或球状增粗，增粗的神经纡曲，边界清楚。肿瘤密度均匀，与脑实质比较，瘤体呈等密度或低密度，形态不规则，约 3% 的肿瘤内可见钙化。增强扫描见多数肿瘤呈轻至中度强化，少数几乎不强化。侵及视神经管内段可引起视神经管扩大，边缘光滑，无骨质破坏（图 3 - 1 - 3A）。

3. MRI 表现

病变区视神经呈管状、梭形、球状或偏心性增粗（图 3 - 1 - 3B），且纡曲延长。肿瘤在 T_1WI 与脑实质相比呈等信号或略低信号，T_2WI 与脑白质相比呈明显高信号，增强扫描肿瘤呈轻度至中度强化。部分患者蛛网膜下腔明显扩大、增宽，表现为视神经周围长

T_1、长 T_2 信号,与脑脊液信号相似,增强后无强化。如果视神经胶质瘤同时累及眶内段、管内段和视交叉时呈"哑铃"状表现,此征象在 MRI 显示的效果较 CT 好。

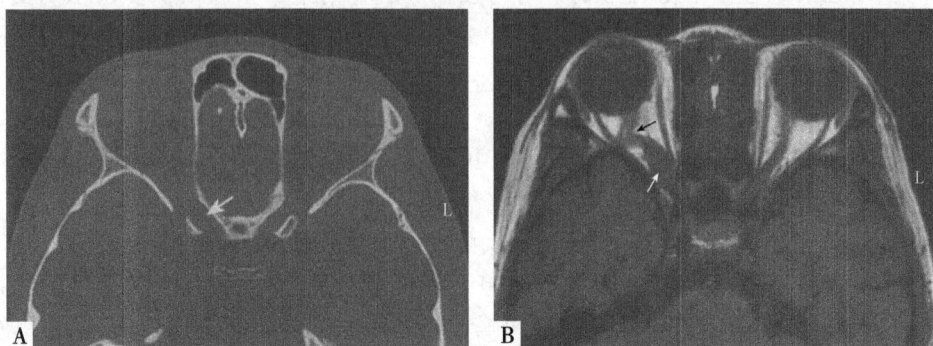

A. 视神经管 CT 横断面,示右侧视神经管增宽(白箭头),管壁光滑;B. 横断面 T_1WI,示右侧视神经眶内段偏后部梭形增粗(白箭头),呈等信号,其前方视神经走行纡曲(黑箭头)。

图 3 - 1 - 3 视神经胶质瘤

【诊断与鉴别诊断】

MRI 平扫及增强是首选的检查方法,对于显示视神经情况及判断病变的范围独具优势。需与下列疾病鉴别:①视神经鞘脑膜瘤,多见于中年女性,儿童少见,视力下降在眼球突出之后,CT 平扫肿瘤呈高密度并可见钙化,边界欠光整;MRI 显示肿瘤包绕视神经,在 T_1WI 和 T_2WI 均呈低或等信号,肿瘤强化明显,视神经无强化,呈"双轨征"。②视神经炎,主要指周围视神经鞘的炎性病变,眼痛、结膜充血等炎症表现明显,视神经周围不规则形状占位,边界不清,向前发展包绕眼球呈"铸型",激素治疗有效,疾病发生快、好转也快,依据病程一般鉴别不难,如神经炎为慢性改变,其鉴别点是视神经轻度、均匀增粗,无明显肿块征象,但有些病例很难鉴别。③视神经蛛网膜下腔增宽,见于颅内压增高,一般有颅内原发病变。

皮样囊肿和表皮样囊肿

【临床与病理】

眼眶皮样囊肿和表皮样囊肿起源于胚胎时期,在胚胎发育过程中外胚层被嵌入眶壁或眼睑,为正常结构的组织生长部位异常的一种先天性疾病,多数病变都在出生后数年被发现,可无定期地潜伏,多见于 10 岁以内。早期多无明显症状,由于生长缓慢,可较晚出现症状,临床表现为眼球突出、移位,眼球运动障碍,渐进性眼睑肿胀。触诊可在眶缘、眶周发现硬度不一、大小不等、圆形或卵圆形囊性肿块,与骨相连,与皮肤游离,略有波动感。病理可见囊壁组织类型复杂多样,囊内可含有皮脂腺、汗腺、毛囊、平滑肌等。

【影像学表现】

1. CT 表现

眼眶内、肌锥外间隙囊性病变,卵圆形或分叶状,边界清楚,囊液呈脂肪样极低密度或混杂密度,多附着于眶周骨壁。常伴邻近骨壁呈压迫性凹陷或局限性缺损,边缘光滑并轻度硬化。增强扫描囊壁可出现强化而囊内无强化。可伴有眼球突出,眼外肌、视神经受压移位(图3-1-4)。

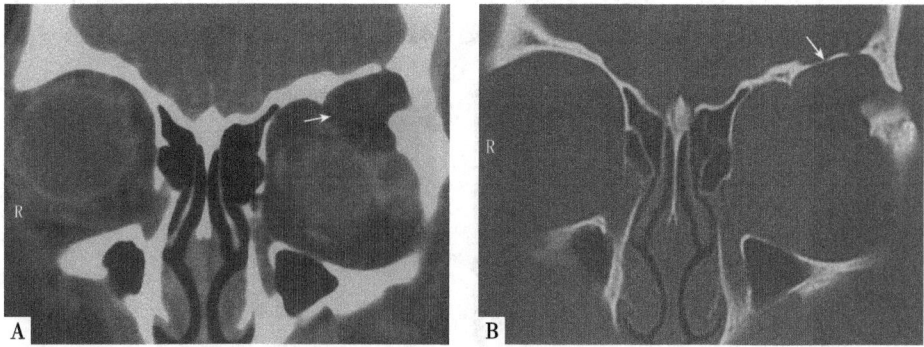

A. CT横断面软组织窗,示左侧眼眶外上象限肌锥外间隙类圆形囊性病变(箭头),其内密度低,不均匀,边界清楚,眼球及眼上肌群、外直肌、泪腺、邻近眶壁骨质等受压移位或/和变形;B. CT冠状面骨窗,示邻近眶壁骨质受压变形、变薄(箭头),边界光滑、清晰。

图3-1-4 眼眶皮样囊肿和表皮样囊肿

2. MRI表现

囊肿壁T_1WI和T_2WI均呈低信号。囊内容物由于成分不同,其信号呈多样性。

【诊断与鉴别诊断】

CT检查既可显示病变的密度特点,也可明确邻近眶壁的骨质改变,应为首选;MRI检查用于囊内容物复杂或合并感染等不典型病例的鉴别诊断。需与下列疾病鉴别:①胆脂瘤,多见于31~63岁成年人,临床表现与皮样囊肿无法鉴别,镜下可见炎性组织,囊壁无纤维性膜,无上皮组织;②畸胎瘤,罕见先天性肿瘤,出生后或婴幼儿时期即可见眼球突出,向一侧移位,肿块发展快,眶缘可触及。

海绵状血管瘤

【临床与病理】

海绵状血管瘤(cavernous hemangioma)属于一种先天性发育畸形,它由许多血窦和纤维间隔构成,有完整的纤维包膜,与体循环联系不紧密,是成人眶内最常见的良性肿瘤,好发于中年女性(60%~70%),平均年龄43~48岁。临床表现为缓慢渐进性、无痛性眼球突出,视力一般不受影响,少数肿瘤压迫视神经可有相应的视野缺损,晚期可致眼球运动障碍。大体病理为椭圆形或有分叶的实性肿瘤,呈暗紫红色,外有完整的纤维包膜,瘤内有大小不等、形状各异的血管窦,内部充满血液,间质为纤维组织,含黏液样成分。

【影像学表现】

1. CT表现

瘤体多位于肌锥内,其次位于肌锥外,少数位于眶骨内或眼外肌内。肿瘤呈圆形、椭圆形或梨形,边界清楚,密度均匀,与眼外肌密度相近(图3-1-5)。10%的病灶内可见斑点状或小圆形高密度的钙化灶,为静脉石形成,是本病的特征性表现之一。肿瘤多不侵及眶尖脂肪。常规CT增强扫描表现为不同程度的强化,强化程度主要取决于扫描的时相。CT动态增强扫描表现为"渐进性强化",即注入对比剂的早期可见肿瘤内首先出现小片状强化,随时间延长,强化范围逐渐扩大,至延迟期整个肿块形成均匀的显著强化。强化出现时间快、持续时间长也是本病的强化特点,因此,增强扫描对本病诊断有重要临床意义。还可有眼外肌、视神经、眼球受压移位,眶腔扩大等改变。

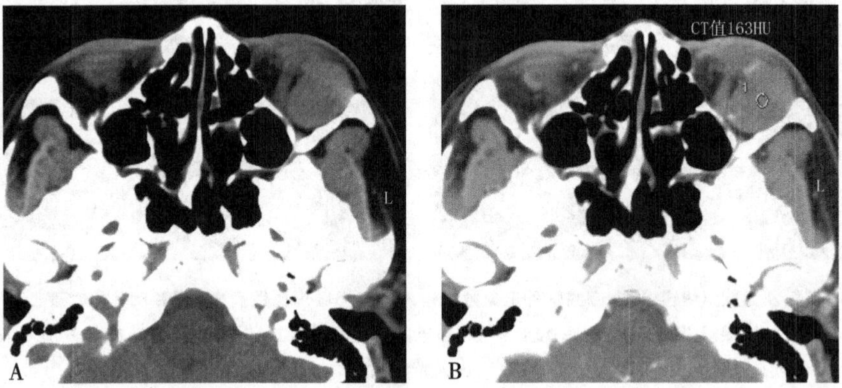

A. CT横断面平扫,示左眼眶肌锥内间隙类圆形软组织肿块影,密度均匀,边界清楚,无骨质破坏;B. CT横断面增强,示肿块明显强化。

图 3 - 1 - 5 海绵状血管瘤

2. MRI 表现

瘤体与眼外肌相比,T_1WI 上呈略低或等信号,T_2WI 上呈明显长 T_2 信号,与玻璃体信号相似,这主要是由于海绵状血管瘤内流动缓慢的血液和间质内有较多的液体。肿瘤内富含液体与眶内脂肪会形成化学位移伪影。MRI 动态增强扫描可更好地显示"渐进性强化"征象。

【诊断与鉴别诊断】

MRI 平扫及动态增强扫描是首选检查方法,动态增强扫描是关键;CT 和 B 超可作为筛查方法。需与下列疾病鉴别:①神经鞘瘤,典型的神经鞘瘤密度较低且不均匀,增强后呈轻、中度快速强化,强化不均匀。MRI 检查更有利于显示神经鞘瘤的病理特征。②局限性淋巴管瘤,肿瘤内密度不均匀,常伴有出血,增强后部分肿瘤立即强化,出血区不强化。不典型者与血管瘤很难鉴别。③血管内皮瘤或血管外皮细胞瘤,肿块密度或信号较均匀,增强后肿瘤立即强化,一般无"渐进性强化"特征。

(三)眼部外伤与异物

眼部异物

【临床与病理】

眼部异物是一种常见的眼部创伤,往往后果严重。可将异物分为金属异物和非金属异物,前者包括钢、铁、铜、铅及其合金等,后者包括玻璃、塑料、橡胶、沙石、骨片和木片等。根据异物存留部位可分为球内异物、球壁异物及眶内异物。眼部异物可产生较多并发症,如眼球破裂、晶状体脱位、眼球固缩、出血及血肿形成、视神经挫伤、眼外肌创伤、眼眶骨折、颈内动脉海绵窦瘘、眶内动静脉瘘及感染等。异物进入眼部的路径、异物存留部位及异物对眼部结构损伤的程度不同,临床表现不同。眼球内异物的主要表现有视力障碍、眼球疼痛等;眶内异物若损伤视神经则表现为视力障碍,若损伤眼外肌可出现复视、斜视和眼球运动障碍等。

【影像学表现】

1. X 线表现

仅高密度异物在 X 线片可明确显示,较小的高密度异物常需拍摄薄骨像,甚至无骨像。眼球异物测量需使用眼异物测量标尺,确定异物位于眼球内或外,如为球内异物需进一步测量异物位于球内的具体方位。由于 CT 密度分辨力较 X 线片高,大部分异物 CT 均能显示,而且定位较 X 线片更准确,目前眼眶 X 线检查临床应用日益减少。

2. CT 表现

金属异物表现为高密度影,CT 值在 2000 HU 以上,其周围可有明显的放射状金属伪影。金属伪影对异物大小的测量和准确定位有一定影响。非金属异物在 CT 上又可分为高密度和低密度非金属异物,高密度非金属异物包括沙石、玻璃和骨片等,CT 值多在 300 HU 以上,一般无明显伪影;低密度非金属异物包括植物类、塑料类等,植物类如木质异物的 CT 值在 –199 ~ –50 HU 之间,在 CT 上与气体相似,表现为明显低密度影,有时很难与眼眶气肿区分。塑料类异物的 CT 值常为 0 ~ 20 HU。CT 能准确地显示金属异物,但无法了解金属异物是否具有磁性;CT 能显示较大的低密度非金属异物如木质异物,对于较小的木质异物或其他低密度非金属异物常难显示;CT 能准确地显示异物的种类、大小、数目、位置及产生的并发症,并可对眼球内高密度异物进行准确定位。

3. MRI 表现

金属异物可产生较多伪影,而且铁磁性金属异物在强磁场中会发生移位导致眶内结构损伤,因此铁磁性金属异物属于 MRI 检查的禁忌证。非金属异物含氢质子较少,在 T_1WI、T_2WI 和质子密度像上均为低信号,眼球内异物在 T_2WI 上高信号玻璃体衬托下显示清楚,球后异物在 T_1WI 上眶内脂肪高信号衬托下显示好。MRI 还可显示异物与颅底的关系、颅内并发症(如脑挫伤)等。

【诊断与鉴别诊断】

详细询问有无外伤史,眼球或眶内异常密度/信号影是诊断与鉴别诊断的关键。可通过 X 线检查、MSCT 联合 MPR、MRI 检查等确诊。

需与以下疾病鉴别:①眼球钙斑,见于视网膜母细胞瘤、脉络膜骨瘤等,多无外伤史,CT 上视网膜母细胞瘤多表现为球内肿块伴钙化。钙斑也可见于创伤性病变的退行性改变,如晶状体脱位后钙化、眼球内出血钙化等,它们与无金属伪影的高密度异物很难鉴别,可密切结合有无外伤史进行鉴别诊断。②球后眶内钙化,常见于肿瘤(如脑膜瘤)、血管性病变(如海绵状血管瘤、静脉曲张),一般可见明确肿块影,容易鉴别。③人工晶体及义眼,询问病史有助于确诊。④眶内气肿,木质异物与眼眶创伤的眶内气肿 CT 密度相近,异物具有固定形状有助于鉴别,短期复查气肿体积减小,形态多发生变化。

眼眶骨折和视神经管骨折

【临床与病理】

眼眶骨折和视神经管骨折是眼科常见病之一,临床表现不一,严重者可致复视、眼球运动障碍、失明等,早期、全面、准确的诊断对预后及法医学鉴定有重要意义。眼眶骨折根据外力作用部位不同,可分为爆裂骨折、直接骨折和复合型骨折。眼眶爆裂骨折指外力作用于眼部使眶内压力骤然增高致眶壁薄弱部发生骨折而眶缘无骨折,即骨折不是外力直接作用于眶壁而是经过眶内容物的传导作用于眶壁所致,常发生于眶内、下壁。眼眶直接骨折指外力直接作用而发生的骨折,多见于眶缘。眼眶复合型骨折指上述两种骨折同时存在。骨折发生时常常伴有邻近眼外肌的损伤和不同程度眶内容物脱出。

【影像学表现】

1. CT 表现

CT 表现包括直接征象和间接征象,常伴有眼眶周围骨结构骨折,如鼻骨、颧弓、上颌窦骨壁骨折。直接征象为眶壁或视神经管的骨质连续性中断、粉碎及骨折片的移位等改变(图 3 - 1 - 6)。间接征象主要是骨折引起的邻近软组织改变,包括眼外肌增粗、移位、嵌顿及离断,血肿形成,或眶内容物脱出并通过骨折处疝入附近鼻窦内,眶内容物疝入上颌窦者形如泪滴,称为"泪滴征",此征象 X 线片即可显示,有助于眶壁无明显中断或移位的爆裂骨折的诊断。

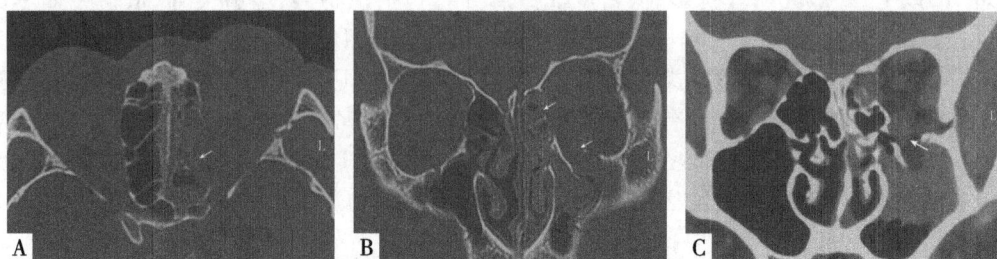

A. CT 横断面骨窗,示左侧眼眶内壁(筛骨纸板)骨折,部分眶内脂肪向筛窦内突入(白箭头);B. CT 冠状面骨窗,示左侧眼眶内壁、下壁骨折,下壁骨折累及眶下神经,眼眶内脂肪向邻近筛窦、上颌窦内疝入(白箭头);
C. CT冠状面软组织窗,示内直肌和上斜肌、下直肌嵌顿,眶内脂肪间隙模糊。

图 3 - 1 - 6　眼眶爆裂骨折

2. MRI 表现

骨皮质在 MRI 上无信号,骨折直接征象即骨质中断显示欠佳,但可显示骨折继发改变,如眶壁变形、眶内容物疝入邻近鼻窦内等。

【诊断与鉴别诊断】

有外伤史,眶壁骨质连续性中断,伴或不伴有邻近眼外肌增粗是诊断本病的要点。影像检查方法上首选 CT 检查,合并眼眶周围结构或颅脑损伤,或为进一步明确病变与周围软组织结构的关系时选用 MRI 检查。诊断眼眶骨折时要注意勿将正常眶下壁的眶下孔、眶内壁的筛前孔和筛后孔,以及眶壁其他血管沟误认为骨折,还必须注意周围结构有无骨折或其他外伤。

第二节　耳　部

一、检查技术

(一)X 线检查

耳部 X 线检查,一般以普通摄影为基础,必要时可考虑体层摄影、放大摄影和造影检查。X 线检查主要通过在一定的技术条件下,对颞骨乳突部进行 X 线摄影。颞骨解剖结构复杂,为了避免影像相互重叠,头部和 X 线球管经常需要转动一定角度,为了对比常需要两侧同时摄影,获得包括许氏位(即乳突 25°～30°侧位)、斯氏位(即颞骨岩部后前位)、梅氏位(即颞骨岩部轴位)、劳氏位(乳突双 15°侧位)、伦氏位等影像,帮助临床查明耳部有无病变,而且对病变的具体部位、涉及的范围、病变的性质及有无并发症等问题都能提供一定的诊断依据。

(二)CT 检查

颞骨主要由骨性结构及气体构成,结构细微且对比度高,仅有少量软组织,因此特别适合于高分辨力 CT(HRCT)扫描。常规行 HRCT 检查,扫描层面为横断面及冠状面,摄骨窗观察。HRCT 容积扫描,采用螺距 0.875、准直 0.5 mm、重建间隔 0.3 mm、FOV250 mm×250 mm、矩阵 512×512 及骨算法重建,通过后处理技术可获得与直接扫描图像质量相同的任意方位的图像,可取代直接冠状面扫描,同时患者辐射剂量减少。颞骨常用的后处理技术有:①表面遮盖显示(SSD),可得到颞骨解剖的整体印象,用于术前了解每位患者的颞骨解剖特点;②容积再现技术(VR),能实现听骨链、内耳膜迷路等三维立体显示;③CT 仿真内镜显示技术(CTVE),可获得中耳仿真内镜图像,可多角度观察鼓室、乳突窦、迷路内部改变;④多层面重组技术(MPR)和曲面重组技术(CPR),可获得任意层面或曲面的二维断面图像;⑤最大密度投影(MIP)。

(三)MRI 检查

MRI 检查是应用二维自旋回波序列、三维梯度回波序列及三维快速自旋回波获得的加权图像,包括 T_1WI、T_2WI、Gd – DTPA 增强 T_1WI 及重 T_2WI,可以很好地显示内耳道听神经、面神经、前庭蜗神经、膜迷路结构及软组织病变。MR 水成像可清晰地显示内耳含水的迷路腔的三维结构。

二、影像观察与分析

(一)正常影像学表现

耳分为外耳、中耳、内耳。外耳由耳郭及外耳道组成;中耳由鼓室、鼓窦(乳突窦)、咽鼓管及乳突组成,鼓室为不规则含气腔,分为上鼓室、中鼓室、下鼓室,鼓室内有听小骨,包括锤骨、砧骨、镫骨;咽鼓管为鼓室与鼻咽腔的通道;内耳又称迷路,由骨迷路和膜迷路构成,前者包括耳蜗、前庭及骨半规管,后者包括膜半规管、椭圆囊、球囊和蜗管。中耳和内耳均位于颞骨内,颞骨位于颅骨两侧,嵌于蝶骨、顶骨及枕骨之间,参与组成颅中窝和颅后窝。以外耳道为中心,可将颞骨分为鳞部、鼓部、乳突部、岩部、茎突五个部分。面神经管走行于颞骨内,分为迷路段、水平段、垂直段。

1. CT 表现

HRCT 可在横断面、冠状面、矢状面上分别清楚地显示上述诸结构。

2. MRI 表现

骨质及气体均表现为低信号或无信号,T_2WI 上内耳膜迷路淋巴液及内耳道脑脊液呈高信号,听神经、面神经呈条状中等信号;T_1WI 上内耳膜迷路淋巴液及内耳道脑脊液呈低信号,神经呈中等信号。薄层扫描或内耳水成像可显示膜性耳蜗、前庭、半规管及内耳道内的神经等结构。

（二）基本病变表现

1. 结构与形态的异常

外耳与中耳的先天发育畸形，可表现为颞骨正常结构和形态的改变，如外耳道狭窄、闭锁，鼓室狭小，耳蜗畸形，听小骨的融合等。

2. 骨质的变化

骨质的变化包括骨质结构不连续、骨质破坏、骨质增生硬化等。骨质结构不连续，见于骨折；骨质破坏，见于肿瘤及炎性病变；骨质增生硬化，见于炎性病变、骨纤维结构不良、畸形性骨炎。CT 可清晰地显示有无骨折、骨质破坏及其破坏的部位、范围、分界，以及骨质破坏区域内有无软组织密度的肿物。

3. 异常软组织密度影

异常软组织密度影见于炎症、肿瘤等。

4. 乳突窦与乳突气房的变化

乳突气房混浊、密度增高、间隔吸收、模糊不清代表小房内气体吸收、黏膜充血、水肿或小房内有渗出液，见于急性炎症或脓肿等。

（三）比较影像学

耳部影像学检查有多种检查技术。X 线检查目前已趋于淘汰，HRCT 检查为颞骨及其病变的常规检查技术，病变累及颅内或膜迷路时应行 MRI 检查，肿瘤性病变及炎性病变还需要增强检查进行诊断或鉴别诊断。

三、疾病诊断

（一）中耳乳突炎

中耳乳突炎为最常见的耳部感染性疾病，以化脓性最常见。表现为耳部疼痛、耳漏及听力下降。临床上分为急性和慢性两种。

急性化脓性中耳乳突炎

【临床与病理】

多见于儿童，尤其多见于早产儿，临床表现为耳痛、发热、耳漏、耳聋、耳鸣、眩晕等。具有侵袭性，可通过直接侵犯途径、血行途径等引起颅内外并发症，如脑膜炎、脑脓肿、乙状窦血栓、面神经炎及迷路炎等，并出现相应的临床症状和体征。

【影像学表现】

HRCT 典型表现为鼓室和/或乳突蜂房内软组织密度影，可见一个或多个气－液平面。早期无骨质破坏，晚期听小骨及乳突蜂房骨质可有不同程度的破坏，边缘模糊，严重者听小骨可以被完全破坏而消失。病变常直接破坏邻近骨质，侵犯周围结构而引起颅内外并发症。病变在 MRI T_1WI 上表现为低信号，T_2WI 表现为高信号。

【诊断与鉴别诊断】

本病首选 HRCT 检查，怀疑有颅内外并发症时需行 MRI 检查。诊断要点为：①起病急，病程短；②鼓室、乳突内软组织密度影及气－液平面；③边缘模糊的骨质破坏。需与骨疡型中耳乳突炎及颞骨外伤后鼓室、乳突积液鉴别，前者病程较长，骨质破坏明显，鼓室及乳突蜂房内无气－液平面；后者有明确的外伤病史。

慢性化脓性中耳乳突炎

【临床与病理】

多由急性化脓性中耳炎治疗不彻底,迁延所致。大多数慢性化脓性中耳乳突炎由多种化脓性细菌混合感染所致,临床表现为耳部疼痛、耳漏及听力下降,急性发作期可有面瘫。根据病理表现可将慢性化脓性中耳乳突炎分为3种类型。①单纯型:炎症主要局限于黏膜,不侵犯骨质,此型最为常见;②骨疡型:炎症呈肉芽组织或息肉状,破坏黏膜及其下方骨质,形成慢性骨疡;③胆脂瘤型:又称继发性胆脂瘤,是反复上呼吸道感染引起咽鼓管阻塞、中耳长期负压,鼓膜松弛部囊袋状凹陷,角化物积聚于囊袋内,膨胀形成胆脂瘤。

【影像学表现】

1. 单纯型

HRCT 表现为鼓室和/或乳突窦内条索状或斑片状软组织密度影,病变周围骨质及听小骨无破坏征象(图 3 - 2 - 1A)。

2. 骨疡型

HRCT 表现为鼓室和乳突内软组织密度影,呈大片状或团块状,一般局限于上鼓室、乳突窦入口和乳突窦,病变周围骨质破坏,边缘模糊,呈虫蚀样表现,有时可见游离死骨。因病变富含毛细血管,MRI T_1WI 表现为等、低信号,T_2WI 表现为高信号,增强 T_1WI 病变明显强化。

3. 胆脂瘤型

HRCT 可表现为鼓室、乳突团块状软组织密度影;Prussak 间隙增宽,乳突窦入口扩大,听小骨受压向内侧移位;病变周围骨质及听小骨破坏,边缘光整、硬化(图 3 - 2 - 1B),鼓室盾板变钝。胆脂瘤 MRI T_1WI 表现为低至中等信号,T_2WI 表现为高信号,增强 T_1WI 胆脂瘤边缘环形强化,胆脂瘤本身不强化。

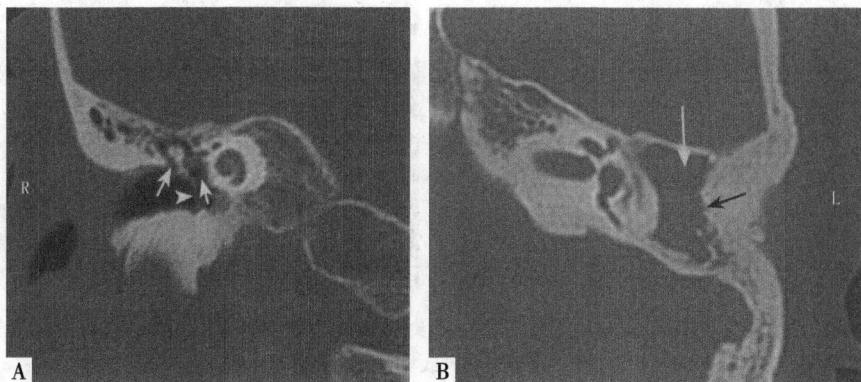

A. 单纯型,HRCT 冠状面示右侧鼓室内可见条索状及小片状软组织密度影,与听小骨粘连(白箭头),鼓膜增厚(白箭头),听小骨及鼓室周围未见骨质破坏;B. 胆脂瘤型,HRCT 横断面示左侧鼓室、乳突窦内软组织密度影,呈膨胀性生长(白箭头),病变周围骨质破坏(白箭头),破坏的骨质边缘光整、硬化(黑箭头)。

图 3 - 2 - 1 慢性化脓性中耳乳突炎

【诊断与鉴别诊断】

本病首选 HRCT 检查,MRI 可显示中耳炎引起的颅内外并发症,并在胆脂瘤的鉴别诊断中有重要意义。根据鼓室、乳突内软组织密度病变的形态、病变周围骨质破坏与否、骨质破坏的影像学特征及临床表现,可对慢性化脓性中耳乳突炎做出初步分型诊断。需与以下疾病相鉴别:①胆固醇肉芽肿,病变 MRI T_1WI 及 T_2WI 均呈高信号;②先天性胆脂瘤,无耳流脓病史,如病变位于上鼓室听小骨内侧,病变早期听小骨受压向外侧移位,晚期病变广泛破坏周围骨质及听小骨,则鉴别困难。

(二)外伤

【临床与病理】

耳部外伤常见的损伤部位是颞骨、听骨链、外耳道、鼓膜、迷路,包括骨折和听小骨脱位。颞骨骨折主要见于头部外伤,以车祸伤为主。颞骨骨折可引起耳道出血、脑脊液耳漏和脑脊液鼻漏、周围性面瘫、传导性耳聋和感音神经性聋、眩晕等。根据骨折线与岩骨长轴的关系将颞骨骨折分为纵行骨折(平行于颞骨长轴,占80%)、横行骨折(垂直于颞骨长轴,占10%~20%)及粉碎性骨折。骨折好发于上鼓室外侧,常累及上鼓室和面神经管膝部。

【影像学表现】

诊断颞骨骨折的直接征象是骨折线,有时骨折的直接征象不明显,需注意间接征象,如乳突气房积液或积血、颞下颌关节窝积气(图3-2-2)。对于严重的颞骨骨折或粉碎性骨折,SSD 和 VR 可立体显示骨折的情况,为治疗方案的制订提供可靠依据。听小骨外伤 HRCT 可显示听小骨骨折或脱位,因结构细小容易漏诊,三维螺旋 CT 扫描后应用 CT 图像重组技术对显示听小骨有独特的优越性,锤砧关节脱位常见。

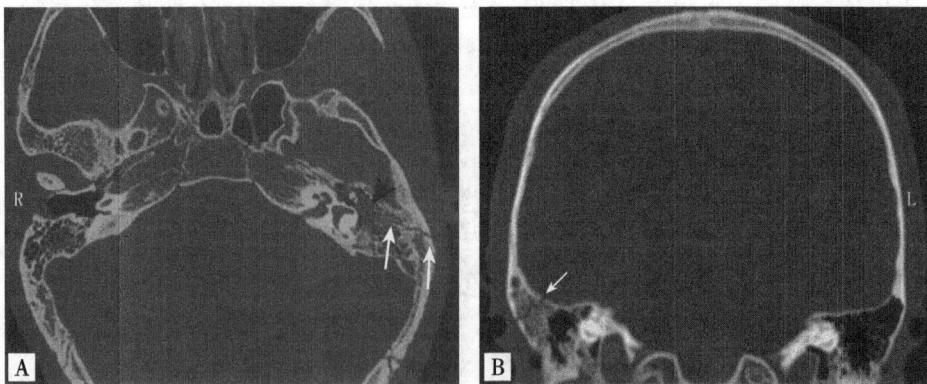

A. 纵行骨折,CT 横断面示右侧颞骨线样骨折(白箭头),与岩骨长轴平行,鼓室及乳突气房积液(黑箭头);B. 横行骨折,CT 冠状面示右侧颞骨乳突横行线样骨折(白箭头),乳突蜂房积液。

图3-2-2 颞骨骨折

【诊断与鉴别诊断】

临床怀疑颞骨骨折时首选 HRCT 检查,可了解颞骨、内耳结构及面神经管是否受累及其程度。诊断颞骨骨折时要将骨折线与一些线形的正常解剖结构鉴别,如枕乳峰、岩鼓裂等裂隙,或耳蜗水管、前庭水管等管道。

（三）乳突部肿瘤

听神经瘤

见中枢神经系统相关章节。

颈静脉球瘤

【临床与病理】

血管球瘤（glomus tumors）又称副神经节瘤或化学感受器瘤，根据发生的部位可分为颈静脉球瘤及鼓室球瘤。大多数为良性，临床上女性多见，病程较长，一般在 3~7 年，临床表现与肿瘤的发生部位有关，常有搏动性耳鸣，亦可有传导性耳聋。外耳道耳镜检查，可见半圆形蓝色或暗红色肿块，可有搏动。耳部听诊可闻及杂音，压迫患侧颈动脉时杂音消失、肿块颜色变浅。

【影像学表现】

1. CT 表现

颈静脉球瘤多表现为颈静脉孔扩大，边缘骨质不规则破坏（图 3-2-3A），伴有明显的软组织肿块，增强扫描明显强化。肿块较大时可破坏鼓室下壁，侵入下部鼓室，向下蔓延可破坏舌下神经管。

2. MRI 表现

肿瘤在 T_1WI 为等信号，T_2WI 为高信号，与病灶中纤曲条状及点状血管流空影相间，表现为特征性的"椒盐"征（图 3-2-3B），对诊断颈静脉球瘤具有重要意义。

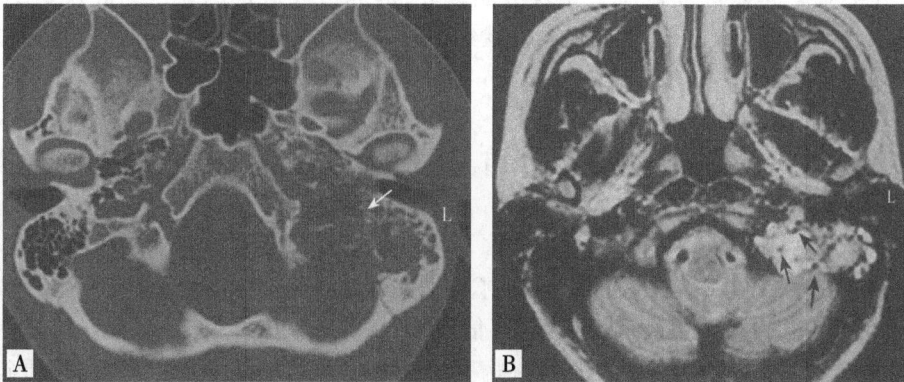

A. 颞骨 HRCT 横断面，示左侧颈静脉孔区广泛骨质破坏（箭头），边缘不规则，累及岩尖、乳突及枕骨；B. MR 横断面 T_2WI，显示肿瘤呈长 T_2 信号，其内可见多个血管流空影（黑箭头）。

图 3-2-3 颈静脉球瘤

3. DSA 表现

肿瘤为颈外动脉分支供血，颈外或颈总动脉 DSA 检查可见肿瘤区异常血管团（或称为"肿瘤染色"），特异性较强。

【诊断与鉴别诊断】

HRCT 和薄层 MRI 为主要检查方法,DSA 对此病具有重要意义,但 DSA 具有创伤性。依据以下三点可明确诊断:CT 检查时,颈静脉球窝、鼓室内软组织影及骨质破坏;MRI 上肿瘤呈典型"椒盐"征及增强扫描后的明显强化;DSA 检查颈外动脉时的肿瘤染色。

需要与以下疾病鉴别:①颈静脉孔区脑膜瘤,呈现特征性的"脑膜尾征",颈静脉孔很少出现扩大;②颈静脉孔区神经鞘瘤,肿瘤区囊变、坏死,增强扫描强化程度不及颈静脉球瘤;③颈静脉孔解剖变异,无软组织肿块及骨质破坏,增强扫描亦无异常强化;④中耳炎症、胆脂瘤,CT 上密度相近难以鉴别,MRI 增强后扫描中耳炎仅有黏膜强化,胆脂瘤不强化,颈静脉球瘤有比较明显的强化。

外耳和中耳癌

【临床与病理】

原发性外耳和中耳癌(primary carcinoma of external and middle ear)是少见的恶性肿瘤,多见于中、老年人,危险因素包括慢性化脓性中耳炎、放射线辐射及人类乳头状病毒感染等。临床表现为长期耳道流脓,伴有耳鸣、听力下降或消失,以及耳部明显疼痛,晚期常出现面部感觉障碍。耳镜检查示外耳道灰白色软组织肿物,有出血及分泌物,伴发感染时带有臭味。

【影像学表现】

1. CT 表现

骨质破坏为溶骨性,形态不规则,边缘较清楚,无硬化。晚期骨质破坏范围更广,包括鼓室、耳蜗、面神经管、颈静脉窝、岩尖等部位,以及邻近枕骨、蝶骨。肿瘤还可累及鼻咽部、咽旁间隙,甚至破坏鼓室盖累及大脑颞叶,形成边界清楚的软组织肿块。CT 软组织窗表现为外耳道及鼓室密度较均匀的软组织肿块,CT 值在 50 HU 左右,增强后扫描呈中等程度强化。

2. MRI 表现

肿瘤在 T_1WI 上呈等或较低信号,在 T_2WI 上呈较高信号,信号较均匀,增强扫描呈明显强化。

【诊断与鉴别诊断】

HRCT 和薄层 MRI 为主要检查方法,CT 主要显示肿瘤的位置及周围骨质的破坏范围,MRI 可很好地显示肿瘤的范围、形态、信号特征及强化方式,还可以更好地显示对周围结构及颅内的累及情况。需与下列疾病鉴别:①胆脂瘤,外耳道较少累及,骨质破坏边缘锐利,并可见不同程度的骨质硬化,增强扫描低密度的软组织影无强化;②胆脂瘤型中耳乳突炎,晚期两者骨质破坏范围不同,胆脂瘤型中耳乳突炎骨质破坏范围较局限;③鼻咽癌颅底侵犯,病灶主体位于鼻咽部,淋巴结转移率高。

第三节　鼻和鼻窦

鼻与鼻腔表浅,大部分结构可直接观察诊断,而鼻窦位于颌面部骨内,临床检查常不能直接观察到窦腔内病变,且鼻窦与眶、颅腔等结构毗邻,常需借助影像学检查方法对病变进行检出、定位、定性及明确病变范围等。

一、检查技术

(一)X线检查

常用鼻骨X线摄影的投照体位包括鼻骨侧位与轴位,鼻窦X线检查体位包括华氏位(Waters位或37°后前位)、柯氏位(Caldwell位或23°后前位)、侧位与颅底位等。

(二)CT检查

CT影像的空间分辨率高,结构无重叠,解剖细节显示好,已成为鼻及鼻窦重要的检查方法。CT显示鼻和鼻窦结构清楚,是鼻内镜术的"路径图";CT可显示病变及其周围结构的受累情况及骨质改变,CT增强扫描不但能显示软组织病变的血供情况,还能更清楚显示软组织病变的范围及周围结构的受累情况。一般采用HRCT平扫,以冠状面扫描为主,辅以横断面及旁矢状位,扫描范围包括额窦、筛窦、上颌窦、蝶窦等全组鼻窦。MSCT可行横断面0.5~1.25 mm薄层扫描,20%~25%重叠重建,通过多平面重组(MPR)技术获得冠状面及矢状面影像。肿瘤、脓肿等病变需行增强扫描,可增加病变与正常组织间的密度对比。脑脊液鼻漏需采用CT脑池造影确诊。CT仿真内镜可清楚显示鼻腔和鼻窦的开口,以及鼻腔的黏膜面。CT导航技术已用于各种鼻窦病变的内镜手术治疗。

(三)MRI检查

应用头线圈,扫描整个颌面部,扫描平面以冠状面和横断面为主,T_1WI显示解剖较为清楚,T_2WI结合脂肪饱和或自由水抑制序列(FLAIR)显示病变内富含脂或富含水的情况。增强扫描在鼻窦肿瘤及脓肿的诊断和鉴别诊断中具有重要价值。MR水成像技术可显示脑脊液鼻漏。

二、影像观察与分析

(一)正常影像学表现

1. X线表现

鼻骨侧位,可显示双侧鼻骨的重叠影像;轴位,鼻骨呈左右对称的长方形骨影,骨质边界整齐,均可用于诊断鼻骨骨折。鼻窦X线片可分别显示每个鼻窦窦腔积液时窦腔内的气-液平面,窦腔内的含气情况及窦壁骨结构的增厚、变形或破坏。

2. CT表现

HRCT检查(层厚2 mm扫描,骨算法重建图像)可清楚地显示正常解剖及其变异。正常鼻与鼻窦CT影像显示的主要是骨性结构。鼻窦黏膜菲薄,不易显示。鼻腔黏膜厚度不同,下鼻甲、中鼻甲黏膜最厚,表现为鼻甲骨板周围的软组织密度层,外缘光滑,其他部位黏膜菲薄不易显示。外鼻、鼻腔与鼻窦检查时,采用的扫描层面不同。外鼻CT扫描以横断面为主,可同时显示软组织与骨结构。鼻骨呈致密"八"字形骨结构,两侧为低密度线状鼻上颌缝,中间为鼻骨间缝,鼻骨上端水平可见额骨鼻棘,位于两侧鼻骨间缝内。鼻骨下方为两侧鼻翼与鼻中隔软骨,呈软组织密度。鼻腔与鼻窦CT扫描以冠状面显示解剖结构为佳。鼻中隔,冠状位与轴位上呈线状结构,前部为软组织,后部为骨密度,前上为筛骨垂直板,后下为犁状骨。鼻甲,冠状面上呈向内卷曲的骨密度薄板,表面黏膜为软组织密度,下鼻甲最厚,可不对称,外缘光整。鼻泪管,轴位呈圆形骨孔,位于上颌骨的前内缘,冠状位可显示全长,长约 10 mm,位于眶内侧,下端开口于下鼻道前上部,其内多充满泪液,影像显示腔内不含气。窦口鼻道复合体,包括钩突、筛泡、半月裂孔、筛漏斗及上颌窦副口,冠状面上清楚显示。鼻道,冠状面显示为鼻中隔两侧的含气间隙。鼻窦,显示为骨性含气腔隙,骨壁厚度均匀、完整,但筛窦外壁的纸板可有发育不全,局部呈软组织密度,鼻窦黏膜菲薄不易显示。

3. MRI 表现

MRI T_1WI 显示解剖结构较好,黏膜呈中等信号的线状影,鼻腔与鼻窦骨壁及含气腔隙均无信号。T_2WI 显示黏膜为高信号,正常厚度不大于 3 mm,但需注意双侧下鼻甲黏膜可有生理性周期性交替增厚(最大不超过 5 mm)。

(二)基本病变表现

(1)黏膜增厚　呈与窦壁平行的软组织影,见于鼻窦炎症。

(2)窦腔积液　表现为窦腔内液体密度或信号影,窦口通畅时窦内可见气 – 液平面,见于炎症、外伤等。

(3)肿块　见于良、恶性肿瘤,黏膜黏液囊肿,鼻息肉及鼻甲肥大等。

(4)骨质改变　骨质破坏,见于窦内各种恶性肿瘤;骨质疏松,见于急性化脓性炎症;骨质增生,见于长期慢性化脓性炎症;骨质中断,见于外伤骨折;窦腔扩大,如黏液潴留囊肿可使窦腔扩大,并造成窦壁骨质吸收或变薄。

(三)比较影像学

影像学检查有 X 线摄影、CT、MRI、DSA 等多种检查技术。X 线检查对鼻和鼻窦病变显示欠佳,现已被 CT 检查取代。HRCT 为鼻腔、鼻窦及其病变的常规检查技术,肿瘤性病变时需软组织重建或 MRI 检查,并需要进行增强检查。MRI 检查对鼻窦及颅底诸结构的骨性解剖显示不佳,但 MRI 对软组织的分辨力好,能直接显示黏膜、肌肉、组织间隙、血管、神经等结构,为病变的定性诊断提供更多依据;显示病变对颌面部软组织及颅内的侵犯较 CT 更为明确。MRI 检查是 CT 检查的补充手段,二者联合应用有利于提高鼻窦病变的影像诊断水平。DSA 多用于介入治疗,如为减少鼻咽血管纤维瘤病变术中出血,术前对肿瘤供血动脉进行超选择性栓塞。

三、疾病诊断

(一)鼻窦炎

【临床与病理】

鼻窦炎(sinusitis)是鼻部最常见的病变,可继发于感染、过敏、免疫状态改变或以上几种因素共同作用。临床主要表现为鼻塞、反复流涕、后吸性分泌物、头痛、面部疼痛、失嗅、鼻出血等,急性期可伴有发热。鼻窦炎按病程分为急性鼻窦炎和慢性鼻窦炎。急性鼻窦炎病程小于 4 周,有炎性反应,鼻窦黏膜肿胀,可出现气 – 液平面。慢性鼻窦炎病程大于 12 周,是由于急性鼻窦炎治疗不及时或不彻底,反复发作迁延而致。

【影像学表现】

1. X 线表现

可见鼻窦透亮度减低,黏膜增厚。急性期,部分可见气－液平面;慢性期,黏膜肥厚更加明显,窦壁骨质肥厚。

2. CT 表现

黏膜增厚,窦腔密度增高,若黏液或脓液聚集在窦腔可出现气－液平面(图 3－3－1A);长期慢性炎症可导致窦壁骨质增生硬化、肥厚和窦腔容积缩小(图 3－3－1B)。窦腔软组织影内见不规则钙化,提示并发霉菌感染(图 3－3－1C)。窦腔扩大,窦腔呈低密度影,增强扫描后周边强化,窦壁膨胀性改变,提示鼻窦黏液囊肿。CT 对鼻窦炎的分型及分期具有重要意义。

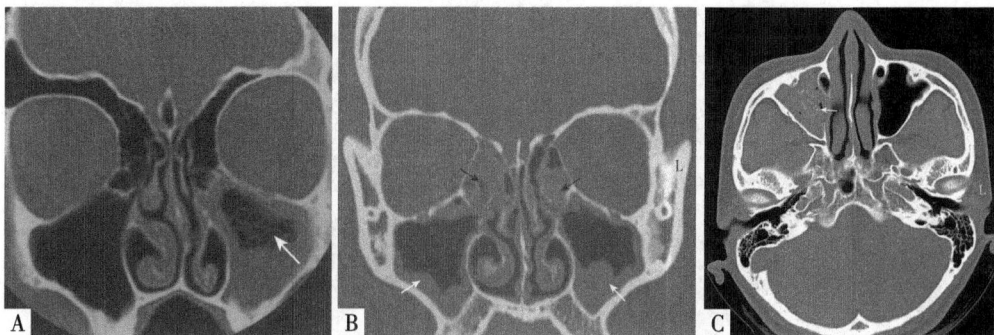

A. 急性鼻窦炎,CT 冠状面骨窗,示左侧上颌窦内软组织密度影,可见气－液平面(箭头);B. 慢性鼻窦炎,CT 冠状面骨窗,示双侧筛窦(黑箭头)及上颌窦内(白箭头)软组织影,双侧上颌窦内病变凹凸不平,窦壁骨质硬化;C. 霉菌性慢性鼻窦炎,CT 横断面骨窗,示右侧上颌窦内充满软组织影,内见多发条样钙化,周围窦壁骨质未见明显破坏。

图 3－3－1 鼻窦炎

3. MRI 表现

MRI T_2WI 窦腔常为较高信号,急性期 T_1WI 表现为低信号,慢性期随着蛋白质含量在一定范围内逐渐增加,T_1WI 逐渐呈现高信号。增强后周边黏膜呈环形强化。

【诊断与鉴别诊断】

CT 是首选检查方法,MRI 可作为补充检查。在鼻窦炎诊断中需明确急性还是慢性。急性鼻窦炎,可根据典型的临床表现及影像上的鼻黏膜增厚和气－液平面确诊。慢性鼻窦炎一般无气－液平面,黏膜增厚严重,窦壁骨质硬化、肥厚。另外,在慢性鼻窦炎时常会有一些并发症,如骨髓炎、眼眶蜂窝织炎、鼻源性视神经炎、脑膜炎、硬膜外脓肿等,需注意诊断及鉴别诊断。

(二)鼻窦良性肿瘤

【临床与病理】

内翻性乳头状瘤(inverted papilloma)是鼻腔、鼻窦最常见的软组织起源的良性肿瘤,有局部侵袭性,多数单侧发病,男性多见,多发生于 50～70 岁,临床表现有鼻塞、流涕、鼻部出血、失嗅等。术后易复发,5%～15% 可发生恶变。

【影像学表现】

1. X 线表现

鼻腔、鼻窦内可见模糊的软组织影,与鼻甲分界不清,梨状孔膨大变形,鼻中隔移位,骨质受压变薄。

2. CT 表现

鼻腔外侧壁近中鼻道区域软组织肿块影,多呈分叶状,边界清楚,密度多较均匀,少数可伴钙化,增强后肿瘤多为均匀中度强化。邻近骨质受压变薄,局部可有侵蚀、破坏。病变易阻塞窦口鼻道复合体,引起继发性阻塞性鼻窦炎,窦腔内充以软组织影(图 3 - 3 - 2),增强扫描有助于区别肿瘤与继发炎性改变,肿瘤有强化。病变可侵入眼眶或前颅窝。肿瘤迅速增大,骨质破坏明显应考虑有恶变可能。

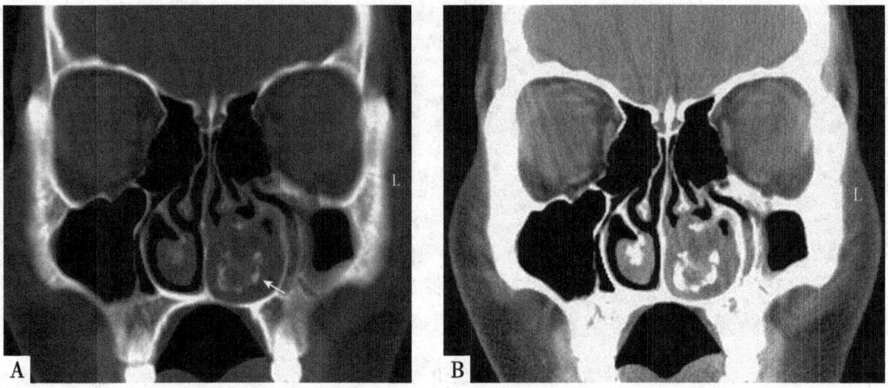

A、B. CT 冠状面骨窗及软组织窗,示左侧鼻腔呈膨胀性扩大,鼻腔内有软组织肿块影,其内可见团状高密度影(应为残存的鼻甲和/或钙化影),鼻腔壁尚光整。

图 3 - 3 - 2　内翻性乳头状瘤

3. MRI 表现

多数病变信号不均匀,T_1WI 和 T_2WI 表现为低到中等信号,中度强化,在 T_2WI 或增强的 T_1WI 上,病变内部结构呈现典型的"栅栏"状征象,是本病的特征性表现。

【诊断与鉴别诊断】

CT 是首选检查方法。MRI 检查可确诊,易区分肿瘤与伴发的阻塞性炎症,易显示肿瘤向鼻外生长的范围,尤其对伴发恶变的患者价值更大。依据肿块的位置、形状及 MRI 检查的"栅栏"状征象即可明确诊断。需要与以下疾病鉴别:①慢性鼻窦炎鼻息肉,一般无骨质破坏,T_2WI 多为明显高信号,增强后边缘强化;②真菌球,病变内多有点、条状钙化,MRI T_2WI 呈低信号,增强后内部无强化;③血管瘤,有明显强化;④黏液囊肿,窦腔膨胀性扩大;⑤恶性肿瘤,有明显骨质破坏。定性诊断需要病理学检查。

(三)鼻腔、鼻窦恶性肿瘤

【临床与病理】

鼻腔、鼻窦恶性肿瘤较少见,包括上皮性、非上皮性恶性肿瘤和转移瘤。鳞状细胞癌约占鼻腔、鼻窦恶性肿瘤的 80%,其他包括未分化癌、小涎腺肿瘤、腺癌、淋巴瘤、黑色素瘤、嗅神经母细胞瘤、横纹肌肉瘤等。鼻腔、鼻窦恶性肿瘤易阻塞鼻窦口,引起阻塞性鼻窦炎。早期症状与慢性鼻窦炎相似,典型临床表现为面部疼痛和麻木、鼻塞和持续血涕、牙齿松动、突眼、溢泪及头痛。晚期肿瘤经常侵犯眼眶、颅内等邻近结构而产生相应的症状。

【影像学表现】

1. CT 表现

鼻腔或/和鼻窦内软组织肿块,形态多不规则,边界多不清楚,一般密度较均匀,肿块较大时可有液化坏死。肿物呈侵袭性生长,恶性上皮性肿瘤随肿瘤的发展直接侵犯邻近结构,如眼眶、翼腭窝、颞下窝、面部软组织甚至颅内等。绝大多数有明显的虫蚀状或浸润性骨质破坏(图 3-3-3),绝大多数肿瘤增强扫描后呈中度强化,囊变、液化坏死区无强化。不同部位恶性肿瘤的 CT 表现及诊断各具有一定特点。

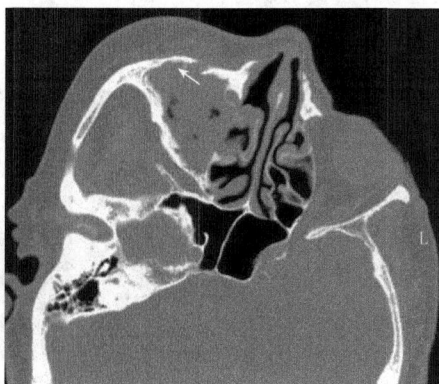

CT 横断面平扫,示右侧上颌窦内可见软组织密度影,窦壁骨质可见明显的虫蚀状破坏(箭头),颧部软组织肿胀。

图 3-3-3 上颌窦癌

2. MRI 表现

肿瘤通常在 MRI T_1WI 和 T_2WI 为中等信号,增强后多呈不均匀轻至中度强化。阻塞性炎症在 T_1WI 多为低信号,T_2WI 多为高信号,增强后炎症外周黏膜强化,中央不强化。因此,MRI 增强检查有助于鉴别肿瘤和伴发的阻塞性炎症。

【诊断与鉴别诊断】

CT 能够清晰显示骨质结构的异常,对恶性肿瘤的定性诊断有重要价值,对鼻窥镜手术有重要指导作用。MRI 易于区分肿瘤及伴发的阻塞性炎症,能够更准确清楚地显示肿瘤侵犯周围软组织的范围,对恶性肿瘤的治疗有重要价值。

(四)鼻部及鼻窦外伤

面部外伤为临床常见病,多累及鼻骨、鼻窦,导致鼻骨、鼻窦骨折。

【影像学表现】

1. 鼻部骨折

(1)X 线表现 鼻骨侧位、轴位可显示鼻骨线形透亮影,轴位可观察骨折片移位。由于影像重叠,X 线片的敏感度不高,移位较轻的骨折容易出现假阴性。

(2)CT 表现 鼻骨、上颌骨额突、泪骨骨质中断或/和骨折片移位,骨折周围软组织肿胀,以鼻骨骨折最多见,泪骨骨折常累及泪囊窝。骨缝分离表现为相关骨缝增宽,两侧同名骨缝不对称,如鼻颌缝、鼻骨与上颌骨额突缝、上颌骨额突与泪骨缝分离或/和错位。

2. 鼻窦骨折

(1)X线表现　华氏位与颅底位X线片可显示骨折的上颌窦壁透亮的骨折线及骨折片的移位,如上颌窦内积血可见窦腔内气-液平面。筛骨纸板骨折可在华氏位片上表现为骨折线,气房密度增高,若眶内积气明显时可见眶内低密度影。鼻窦侧位片可较好地显示额窦凹陷性骨折,骨皮质连续性中断、塌陷,骨折片内移,窦腔内积血致密度增高,有时可见气-液平面。

(2)CT表现　窦壁骨质中断、移位,窦腔内积血,黏膜肿胀增厚等(图3-3-4A、B)。鼻窦骨折多为复合性骨折,骨折累及颅底和硬脑膜,形成脑脊液鼻漏。蝶窦位于颅底的中央,位置深在,毗邻结构重要,因此,蝶窦骨折(图3-3-4C)后易伴有严重的临床表现,预后不良。

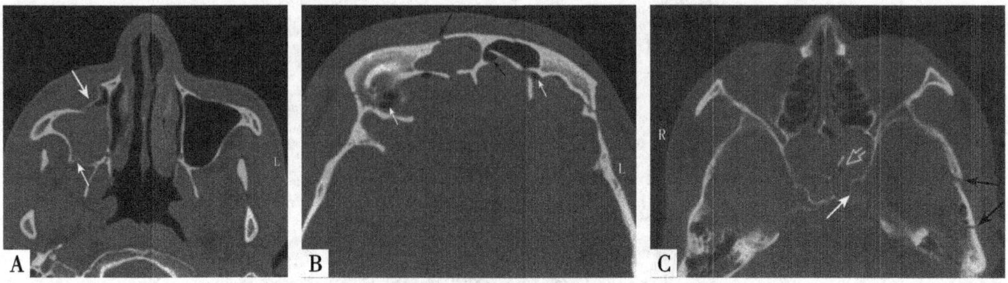

A. 上颌窦骨折,CT横断面骨窗示上颌窦前壁及后壁骨折,骨折片成角移位,窦腔内积血,周围软组织肿胀;
B. 额窦骨折,CT横断面骨窗示双侧额窦前后壁骨质不连续(黑箭头),右侧窦腔积液,颅内有积气征象(白箭头);C. 蝶窦骨折,CT横断面骨窗示蝶窦左后壁骨折(白箭头),窦腔内积血而含气消失,可见小气泡(空箭头),左侧颞骨可见两处骨折线(黑箭头)。

图3-3-4　鼻窦骨折

【诊断与鉴别诊断】

鼻部、鼻窦外伤所致骨折,X线片可进行初步检查显示骨折线、骨折片移位及气-液平面,但线性骨折X线片显示较困难。CT检查可准确显示骨折线、骨折片的移位,以及骨折所累及的范围和周围软组织的情况。CT诊断时应注意可能出现的邻骨骨折及是否有不稳定性骨折,注意骨折线与正常骨缝的鉴别。MDCT薄层扫描SSD后处理影像有助于其鉴别。

第四节　咽　部

咽起始于颅底,上以蝶骨体和斜坡为界,向下至环状软骨下缘。咽以软腭和会厌游离缘为界分为鼻咽、口咽、喉咽三部。鼻咽位于鼻腔后方,上至颅底,下至软腭。口咽上起软腭,下至会厌游离缘,是呼吸和消化的共同通道,前方以咽峡和舌根部与口腔相通。喉咽又称下咽,上起会厌游离缘,下至环状软骨下缘。吞咽时,喉口关闭,位于喉口两侧的梨状窝呈漏斗形张开,引导食物经环咽后间隙进入食管。

一、检查技术

(一) X 线检查

1. X 线检查

既往 X 线检查是基本的检查方法,最常用的位置有颈部侧位和颅底位。颈部侧位,受检者直立侧位,两肩自然下垂,下颌略上翘,受检者平静呼吸,软组织摄影可用钼靶 X 线机,可显示咽腔及咽后壁软组织结构情况。颅底位,受检者仰卧,背部和臀部垫高,头部后仰,矢状面与检查床面垂直,听眦线与检查床面趋于平行,主要观察鼻咽腔的前后壁及颅底骨质情况。

2. 造影检查

前后位摄影时,咽部软组织与颈椎重叠,引入对比剂(碘油或钡混悬剂),增强对比以显示咽腔轮廓及功能,包括单对比造影、双对比造影和动态造影。鼻咽部造影检查已被 CT、MRI 取代;喉咽部(梨状窝)造影检查是检查梨状窝疾病的方法之一,可观察梨状窝随声音、呼吸、Valsalva 动作、屏气等的扩张情况及梨状窝的前、后壁;咽部动态造影检查可记录吞咽活动情况,研究吞咽障碍的机制和原因,是诊断吞咽障碍的重要方法。

(二) CT 检查

鼻咽和口咽部 CT 采用横断面或/和冠状面 2~5 mm 连续扫描,下咽部 CT 采用横断面 2~3 mm 连续扫描,可用不同算法,选用软组织窗或骨窗进行观察。螺旋 CT 容积扫描后可以进行多平面重组,发现病变时应行增强扫描。增强扫描主要用于血管性病变(血管瘤、动静脉畸形等),还可用于急性炎症时显示脓肿壁、病变向眶外蔓延的情况,以及了解肿块的富血管程度、了解病变与周围组织的关系。

(三) MRI 检查

采用头颅正交线圈或多通道线圈,常规行横断面扫描,冠状面和矢状面作为补充,层厚 3~5 mm,间隔 1 mm,选用 SE 序列横断面 T_1WI 和 T_2WI 冠状面,在显示病变的最佳断面行 T_2WI,如 T_1WI 显示病变为高信号时,在显示病变的最佳断面行脂肪抑制 T_1WI。对可疑血管性病变、肿瘤侵入颅内,需确定肿瘤形态、大小及邻近组织的浸润范围时应行增强扫描,扫描时受检者平静呼吸并避免吞咽动作。

二、影像观察与分析

(一) 正常影像学表现

鼻咽部前壁为鼻后孔及鼻中隔后缘;顶壁由蝶骨、枕骨构成,与颅底关系密切;后壁为枕骨基底部及第一、二颈椎椎体;外壁为咽鼓管咽口、圆枕、咽隐窝。侧位 X 线片显示顶壁软组织厚度平均 4.5 mm,后壁 3.5 mm。CT 和 MRI 见两侧咽隐窝对称,鼻咽圆枕和咽鼓管咽口清楚,可区分鼻咽黏膜、黏膜下层及其外侧肌群形态、咽旁间隙组织等结构。

口咽部,侧位 X 线片显示咽后壁软组织光滑,厚度平均 3 mm,超过 5 mm 具有病理意义;前方软腭下为舌面,连续为舌根、会厌组织。CT 和 MRI 横断面扫描可显示口咽黏膜、黏膜下咽缩肌、咽旁间隙及扁桃体组织。

喉咽部由下咽侧壁、两侧梨状隐窝及环后间隙组成。侧位片显示下咽后壁厚度不超过 10 mm。两侧梨状隐窝在吞钡时显示清晰。CT 和 MRI 横断面可清楚地显示下咽后壁黏膜、黏膜下颈长肌群;两侧梨状隐窝对称,大小一致,黏膜面光滑整齐。食管上开口部呈软组织密度,位于环状软骨后区及气管后。

(二)基本病变表现

(1)咽腔狭窄或闭塞　见于炎症、肿瘤生长压迫或外伤所致,腺样体肥大、咽后壁脓肿、咽部肿瘤均可引起鼻咽腔大小与形态的改变。

(2)咽壁增厚或不对称　有弥漫性和局部肿胀,前者见于炎症,如咽后壁脓肿,可见液平;后者见于肿瘤,肿瘤表面可凹凸不平。

(3)咽腔或咽周异常密度影　见于异物、炎症、肿瘤。

(4)咽旁间隙异常　见于炎症弥漫及肿瘤的侵犯。

(三)比较影像学

咽部影像学检查方法有 X 线摄影、CT、MRI 等多种检查技术。X 线摄影检查已很少应用;CT 检查可以清晰显示咽腔、咽壁及咽周间隙改变;MRI 检查对咽部及周围组织结构的分辨优于 CT,可清晰显示病变向周围侵犯的路径、范围、病变性质等。

三、疾病诊断

(一)咽部脓肿

【临床与病理】

咽周是由疏松结缔组织、肌肉、筋膜构成的间隙,这些间隙感染或形成积脓为临床常见疾病。根据感染的部位分为扁桃体周围脓肿、咽后脓肿、咽旁间隙感染或脓肿。急性脓肿多见于儿童,常因咽壁损伤、异物刺入、耳部感染、化脓性淋巴结炎等引起。慢性脓肿多见于颈椎结核、淋巴结结核所致的脓肿。临床上急性脓肿有全身炎症症状、咽痛、吞咽困难、呼吸困难等,脓肿破坏血管可引起出血。

【影像学表现】

1. 颈部侧位 X 线表现

可见咽后壁软组织肿胀增厚,并呈弧形向前隆突,还可出现脓腔或液平,咽气道变形变窄;椎体结核脓肿尚可见椎体骨质破坏、椎间隙变窄或消失。

2. CT 表现

显示软组织肿胀,呈略低密度,结核脓肿有时见脓肿壁钙化。脓肿突向咽腔,致气道变形,脓肿与深部组织分界清或不清。增强后脓肿壁呈不规则环形强化。

3. MRI 表现

咽部软组织肿胀,脓肿在 T_1WI 上呈低信号,T_2WI 呈高信号,脓肿范围显示清楚,压迫周围组织器官移位。增强后 T_1WI 示脓腔周边环形强化。

【诊断与鉴别诊断】

根据病史、临床症状及体征,一般诊断不难,CT 和 MRI 可明确脓肿是否形成及颈部淋巴结情况,增强检查必不可少。鉴别诊断包括外伤血肿、咽部囊性淋巴管瘤、鼻咽血管纤维瘤等。血肿 CT 呈高密度,MRI T_1WI、T_2WI 呈高信号。囊性淋巴管瘤为儿童头颈部较常见疾病,范围较广,与脓肿改变不同。鼻咽血管纤维瘤见于男性青年,DSA 检查呈富血管肿瘤,CT 和 MRI 强化明显。

（二）咽部肿瘤

鼻咽血管纤维瘤

【临床与病理】

鼻咽血管纤维瘤（nasopharyngeal angiofibroma）是鼻咽部常见的良性肿瘤,多见于 15~25 岁男性青年,病程长,进展缓慢,一般在 25 岁以后可能停止生长,故又称男性青春期出血性鼻咽血管纤维瘤。临床症状以进行性鼻塞和反复顽固性鼻出血为主,肿瘤较大时可压迫邻近鼻、鼻窦、耳、眼等结构而出现相应症状。鼻咽检查可见突向鼻咽腔类圆形紫红色肿块,富含血管,触之极易出血。

【影像学表现】

1. 鼻咽侧位 X 线片

鼻咽侧位 X 线片表现可显示鼻咽腔软组织肿块,但不能显示其范围,临床价值不大。

2. CT 表现

鼻咽腔内圆形、类圆形或哑铃状肿块,边界清楚,密度均匀,与肌肉相仿,CT 值为 40~50 HU,一般无静脉石与钙化,增强后瘤体明显强化,CT 值可超过 100 HU,后者为特征性表现。肿瘤较大时,对周围组织产生挤压推移,向前可经鼻后孔长入同侧鼻腔,鼻中隔向对侧偏移（图 3-4-1）；肿瘤可使蝶腭孔扩大,并侵及翼腭窝、颞下窝,压迫上颌窦后外壁；经眶下裂累及眼眶,使眼球突出；向上可破坏颅底,累及筛窦、蝶窦。

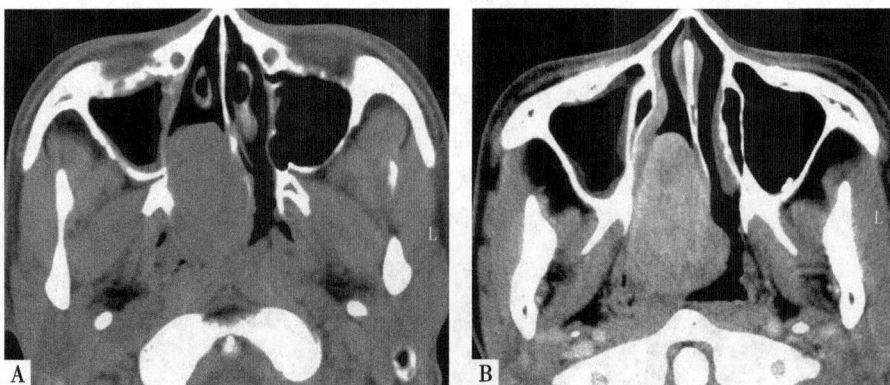

A. CT 横断面平扫,示右侧鼻咽腔中后部软组织肿块,沿中鼻甲长轴生长呈边缘规则长柱状,密度均匀,肿瘤堵塞后鼻孔向鼻咽部生长,使鼻中隔向左侧偏移,周围骨质外压变薄、弯曲变形,但未见明显骨质破坏；B. CT 横断面增强,示肿块明显强化。

图 3-4-1 鼻咽血管纤维瘤

3. MRI 表现

由于富含血管,肿瘤信号可以不均匀,在 T_1WI 上呈中等信号,T_2WI 上呈高信号,瘤内夹杂血管的条状或点状低信号影,呈"椒盐"样改变。

4. DSA 表现

肿瘤富含血管,可明确肿瘤供血动脉及引流静脉,同时可进行介入性治疗。

【诊断与鉴别诊断】

CT 为首选检查方法,可以了解肿瘤范围、周围软组织及骨骼受压移位情况,再辅以增强检查可明确诊断。应与腺样体增生、鼻咽部淋巴瘤、巨大鼻息肉、鼻咽癌等鉴别。鼻咽部淋巴瘤的肿块常位于咽淋巴环,影像学表现为软组织肿块,颈部淋巴结转移多见,CT增强后轻度强化。后鼻孔巨大鼻息肉,尤其是出血性息肉要与本病鉴别,CT 增强扫描,息肉一般无明显强化。鼻咽癌呈浸润性生长,常伴有骨质破坏及淋巴结转移。

鼻咽癌

【临床与病理】

鼻咽癌(nasopharyngeal carcinoma)为鼻咽部黏膜上皮发生的癌肿,大多数是鳞状上皮细胞癌,是我国常见恶性肿瘤之一,男性多见,发病高峰为 40 ~ 60 岁。临床症状视其原发部位、发展方向和波及范围而异,可有耳鼻、脑神经及转移三个症状群。最有代表性的症状为回吸性涕中带血、一侧耳鸣、耳堵塞感、偏头痛和颈部肿块。晚期可引起视力障碍、视野缺损、突眼、复视、眼球活动受限;侵犯颅神经,以三叉神经、外展神经、舌咽神经、舌下神经损害多见;颈淋巴结转移率高达 79.3%,远处转移率为 20.2%。

【影像学表现】

1. 鼻咽侧位 X 线片表现

鼻咽顶后壁软组织增厚(超过 15 mm),表面可以不光整。颅底破坏时,相应颅骨缺损或密度改变。鼻咽癌累及咽鼓管咽口时,导致同侧渗出性中耳乳突炎,表现为乳突气房及中耳透明度降低(密度增高)。

2. CT 表现

鼻咽癌软组织肿块在 CT 平扫时呈等密度,与周围肌肉密度相仿,一般无囊变或钙化,癌肿多呈浸润性生长,与周围组织分界不清,增强后中度较均匀强化,密度略高于肌肉组织(图 3 - 4 - 2)。鼻咽癌局限于黏膜间隙时,表现为鼻咽部黏膜增厚、咽隐窝变浅或消失、咽鼓管隆突膨隆、咽旁间隙变浅、一侧鼻咽侧壁僵直。癌肿向深部浸润发展,使鼻咽侧壁增厚,正常的肌间隙消失,咽旁间隙向外、向前受压、移位,甚至消失。病变向前突

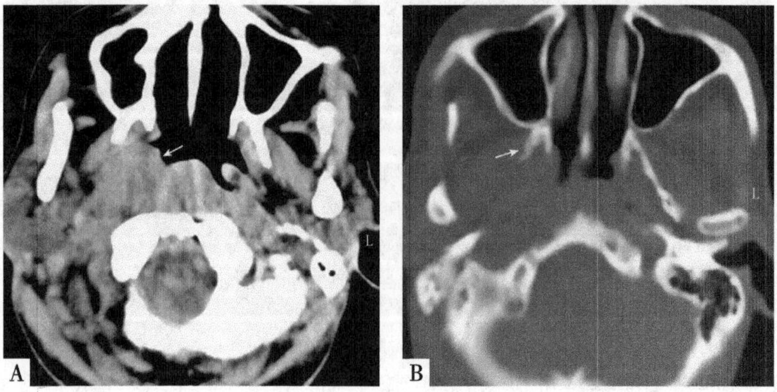

A. CT横断面软组织窗,示右侧鼻咽部软组织增厚(箭头),咽隐窝消失;B. CT横断面骨窗,示虫蚀样骨质破坏(箭头)。

图 3 - 4 - 2　右侧鼻咽癌

向后鼻孔,侵犯翼腭窝,破坏蝶骨翼板及上颌窦、筛窦后壁,经眶下裂侵及眼眶;向后可侵犯头长肌、枕骨斜坡及舌下神经管;向外侵犯咽鼓管圆枕、腭帆张肌、腭帆提肌、翼内肌、翼外肌,侵入颞下窝、颈动脉鞘、茎突;向上可破坏颅底并通过卵圆孔、破裂孔进入颅内累及海绵窦;向下可侵犯口咽、喉等。同时可见颈深部淋巴结肿大。

3. MRI 表现

肿瘤在 T_1WI 上多呈等信号,少数为略低信号;T_2WI 上信号增高,介于脂肪与肌肉之间。增强后肿瘤组织呈轻度或中度强化。MRI 检查有利于发现病变早期转移,咽旁及颈深部淋巴结肿大(直径大于 10 mm);有利于发现斜坡转移、海绵窦受侵及下颌神经受侵等。

【诊断与鉴别诊断】

根据病史、临床表现及鼻咽镜检查可以做出初步诊断。鼻咽癌较大时,CT 可作为首选检查,观察病变的骨质破坏情况,但在癌肿早期,MRI 对癌肿的显示优于 CT。CT 和 MRI 两者结合,可为较早期病变、肿瘤累及范围、临床分期、周围淋巴结转移做出准确的影像诊断,确诊需依靠病理学检查。

需与以下疾病鉴别:①鼻咽部恶性淋巴瘤,好发于青壮年,颅骨破坏少见,转移的淋巴结通常无中心坏死,活检可明确诊断;②蝶窦恶性肿瘤,肿瘤中心位于蝶窦,鼻咽侧壁黏膜破坏不明显;③脊索瘤,骨质破坏以斜坡为中心,瘤内常有钙化斑块;④鼻咽部淋巴组织增生或残留,鼻咽部两侧肌间脂肪间隙清晰,无骨质破坏。

第五节　喉　部

喉部位于舌骨下颈前部,上通咽部、下接气管,是由软骨(包括甲状软骨、环状软骨、会厌软骨和成对的杓状软骨等)、肌肉、韧带、纤维结缔组织和黏膜等构成的锥形管状器官。喉腔分为声门上区、声门区(喉室)和声门下区。

一、检查技术

(一)X 线检查

1. X 线摄影

常规以发音相颈部侧位摄影观察喉部结构,以喉结为中心,摄影时嘱受检者连续发"衣"字音,可以显示会厌、喉室及咽部正常形态与异常改变。喉部后前位摄影主要观察喉外伤和异物。

2. 体层摄影

常规做前后位摄影,选择在喉结皮下 1 cm 处以 2~3 mm 层厚连续向下取 6~8 个层面,每个正位体层分别行平静呼吸相及发"衣"相摄影,观察局部结构及声带活动情况。

3. 喉部造影检查

受检者服用碘剂或钡剂后,分别摄取充盈期、静止期正侧位片及左右斜位片,显示咽部的轮廓,间接显示喉腔形态。

由于 X 线检查密度分辨率较差,结构相互重叠,随着 CT 和 MRI 技术的发展,喉部 X 线检查已经被 CT、MRI 所取代。

(二)CT 检查

受检者仰卧,取颈部侧位为定位像,扫描基线与喉室中线平行或与舌骨平行,采用横断面 2~5 mm,自舌骨平面扫至环状软骨下 1 cm 连续扫描。观察软组织采用软组织窗,加大窗宽有利于显示声带及喉室情况,观察软骨骨质情况采用骨算法。发现病变时行增强检查。

(三)MRI 检查

一般以横断面为主,辅以冠状面或矢状面,使用颈部线圈或头颈联合线圈,检查体位、扫描范围与 CT 相同,扫描基线平行于声带。在扫描范围的上、下方可使用空间预饱和带技术,消除来自颈部搏动血管伪影的干扰。

二、影像观察与分析

(一)正常影像学表现

1. X 线表现

喉部侧位片显示声门为一横行条状低密度影,声门下区透光度增加,与气管相接。正位体层摄影可清楚显示喉前庭、室带、喉室、声带和声门下区结构,在呼气、吸气、发音时可见声带的活动度及其形态。

2. CT 表现

横断面扫描可清晰地观察会厌、喉前庭、构会厌皱襞、梨状隐窝、假声带、真声带、声门下区的形态结构。骨窗显示舌骨、甲状软骨、构状软骨、环状软骨的位置、形态及其关系,喉旁间隙的形态与密度,喉外肌肉、血管、间隙等结构。增强扫描喉黏膜明显强化。

3. MRI 表现

MRI 检查可直接显示喉部矢状面、横断面和冠状面的影像,喉软骨未钙化前在 T_1WI、T_2WI 呈中等信号,钙化后呈不均匀低信号;喉肌 T_1WI 及 T_2WI 呈偏低均匀信号;喉黏膜在 T_1WI 呈中等信号,T_2WI 呈明显高信号;喉旁间隙在 T_1WI 及 T_2WI 均呈高信号影;喉前庭、喉室和声门下区则均呈极低信号。

(二)基本病变表现

(1)喉腔狭窄或闭塞 见于肿瘤、外伤、声带麻痹等病变。喉部放疗后,软组织的坏死和纤维化可发生萎缩和气道狭窄。

(2)喉壁增厚或喉周异常密度影 见于炎症、肿瘤。炎症可见声带增厚、肿胀,肿瘤可见局部不规则软组织增厚或肿块,并可引起喉腔变形。

(3)喉周间隙的移位或消失 见于炎症、肿瘤。恶性肿瘤可侵犯喉旁间隙,表现为低密度的脂肪消失,代之以等密度或高密度的软组织影。

(4)喉软骨破坏 肿瘤可使钙化的喉软骨形态与密度发生改变,是诊断肿瘤的一个重要征象。

(三)比较影像学

喉部影像学检查方法有 X 线、CT、MRI、DSA 等多种检查技术。X 线摄影、体层摄影、DSA 较少应用于喉部。由于 CT 密度分辨率高,对喉软骨细微骨质破坏及骨质硬化显示清楚,扫描速度快,运动伪影及口腔义齿金属伪影对其影响不大,因此普通 CT 成为喉部的常规检查技术,其可以清晰显示喉腔、喉壁各层结构及喉周间隙改变。螺旋 CT 扫描后可进行 MPR、SSD、CTVE、VR 等多种后处理技术的应用,多方位、多角度观察病变与其周围结构的关系。MRI 检查可作为进一步了解软骨情况和软组织情况的手段。

三、疾病诊断

此处仅介绍喉癌。

【临床与病理】

喉癌(carcinoma of larynx)是喉部常见的恶性肿瘤,占全身恶性肿瘤的 5.7% ~ 7.6%,多见于 50 ~ 70 岁中老年人,93% ~ 99% 为鳞癌。喉癌好发于声带,声门区喉癌最为常见,其次为声门上区,声门下区最少。临床表现为喉异物感、喉痛、声音嘶哑、呼吸困难、喉部肿块、淋巴结肿大等。

【影像学表现】

1. X 线表现

喉部侧位 X 线片可见喉前庭或声门下区肿块,声门癌见喉室闭塞,局部密度增高。正位体层摄影可显示肿块向喉腔内突出,声带或室带活动度减弱固定。

2. CT 表现

病变呈软组织密度,CT 上密度不均匀,可合并坏死或溃疡。肿瘤突向喉腔内(图 3 - 5 - 1A),压迫梨状隐窝使其变小、消失。肿瘤通过前联合侵犯对侧声带或喉旁间隙,破坏甲状软骨板,侵犯喉外肌群。增强扫描,肿瘤实质部分强化明显(图 3 - 5 - 1B),同时 CT 还可显示颈部间隙内肿大的淋巴结。

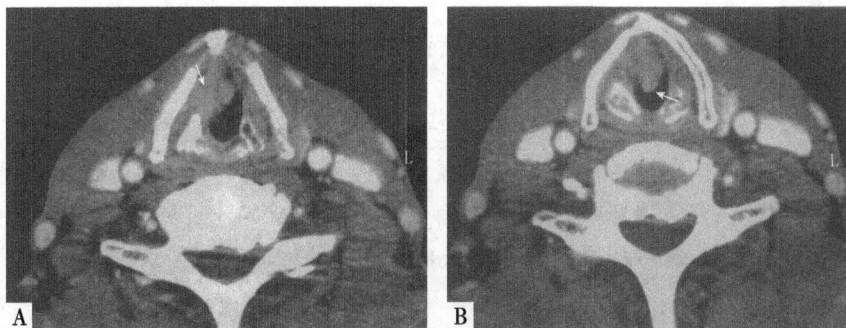

A. 增强 CT 横断面,示右侧声带全段结节样增厚(箭头);B. 肿瘤强化并向下侵入声门下腔(箭头)。
图 3 - 5 - 1 右侧声门型喉癌

3. MRI 表现

肿瘤在 T_1WI 上为低信号,在 T_2WI 上为稍高信号,如有坏死则表现为高信号。增强扫描肿瘤实质部分强化明显。MRI 检查能更加准确显示肿瘤累及的范围。

【诊断与鉴别诊断】

喉癌在喉镜下可以诊断,并可以在喉镜下直接取活检获得病理诊断。影像检查主要是为了临床分期。CT 为首选检查,MRI 可进一步检查了解病变大小、范围、周围组织浸润情况。检查时主要观察:①喉黏膜改变,如结节样增厚及黏膜下浸润;②喉旁间隙和喉周间隙是否浸润;③有无喉软骨破坏;④有无颈部淋巴结及其他远处转移。鉴别诊断包括喉水肿、声带息肉、乳头状瘤、喉结核、喉淀粉样变等。喉水肿,表现为黏膜弥漫增厚,边缘光滑,两侧较对称,喉功能活动无明显变化。声带息肉和乳头状瘤,多见于声带前端,病变限于黏膜表面,不侵犯深层组织。喉结核,病变常双侧弥漫,累及喉部多个结构,病灶易发生干酪样坏死,不破坏喉软骨,增强扫描为不均匀斑点状强化。喉淀粉样变,为淀粉样物质喉的沉淀,CT 表现为喉内软组织局限性或弥漫性增厚,黏膜相对光滑,并有不同程度的钙化和骨化。

第六节　口腔颌面部

一、检查技术

(一)X 线检查

1. 普通 X 线检查

颌面部解剖结构复杂,为了避免重叠,需采用不同投照位置来突出显示不同的解剖结构。观察上颌骨可摄影上颌骨的后前位或前后位;观察下颌骨可摄影后前位和侧位;观察颧骨可摄影轴位、侧位、斜位;观察颞下颌关节可分侧摄影张口位和闭口位显示关节的活动功能情况;观察牙齿可采用牙片成像摄影口内片、咬翼片和咬合片,用于观察牙尖、牙根、牙槽骨的病理改变,以诊断阻生齿、龋齿、牙周膜炎、根尖脓肿、根尖肉芽肿、根尖周囊肿、牙周病等。

2. 曲面体层摄影

曲面体层摄影可全面显示上颌骨、下颌骨、牙及颞下颌关节。

3. 造影检查

造影检查包括颞下颌关节造影、涎腺造影、瘘管造影和血管造影。颞下颌关节造影主要显示关节盘病变;涎腺造影适用于诊断涎腺慢性炎症、肿瘤、结石、腺瘘及对其有侵犯的邻近结构病变;瘘管造影用于诊断颌面部有瘘管形成的病变;血管造影适用于颌面部血管性病变的诊断,或肿瘤性病变了解其血供或与邻近血管的关系。

(二)CT 检查

常规 CT 扫描目前多采用容积扫描。范围:横断位从颅底至舌骨,可行横断位、冠状位和矢状位重建,也可根据需要行任意方向 MPR、SSD 及 VR 重建。高分辨 CT 扫描显示骨和关节细微结构,容积扫描后,骨算法重建图像,根据需要做横断位、冠状位或矢状位重建。增强 CT 扫描适用于诊断颌面部血管性病变、占位性病变及感染性病变。腮腺造影 CT 扫描时,先经腮腺导管注入造影剂,再行扫描;颞下颌关节 CT 扫描先行轴位容积扫描后,行冠状位和垂直于关节的矢状位重建。

(三)MRI 检查

检查方位包括横断面(常用)、冠状面或矢状面,采用头线圈或表面线圈。常规 MRI 使用 SE 和 FSE 序列,行 T_1WI、T_2WI 和压脂 T_2WI,层厚为 4~5 mm,层间隔为 1 mm,主要采用横断位和冠状位,必要时可加矢状位。还可进行特殊 MRI 检查,如动态增强 MRI、弥散加权成像、MRS、MRA 等。

二、影像观察与分析

(一)正常影像学表现

1. 牙齿

X 线片上显示牙釉质高密度,牙本质及牙骨质密度稍低,牙髓腔为低密度,牙周膜为包绕牙根的连续线状低密度影,牙槽骨牙周骨板密度高。CT 显示上述结构的横断面影像,各层结构显示更加清晰。MRI T_1WI、T_2WI 上牙髓和骨松质呈高信号,其他骨质呈低信号。

2. 上颌骨

上颌骨分体部和四个突起。体部呈锥形,内含上颌窦。四个突起为额突、颧突、腭突和牙槽突。CT 横断面可在连续层面的骨窗像上观察上颌骨各部的形态及结构。MRI T_1WI、T_2WI 显示松质骨(即骨髓)呈高信号,皮质骨呈低信号。

3. 下颌骨

下颌骨由体部和升支组成,其交界处为下颌角。下颌骨体部上缘为齿槽骨,体部有下颌管。升支包括喙突和髁状突,升支中部舌侧面有下颌孔。X 线片下颌骨皮质呈线状高密度影,其内松质骨呈网状低密度,下颌管呈线条状低密度透光影。CT 和 MRI 可清晰显示下颌骨各部分结构。

4. 舌与口底

X 线片观察舌、口底部组织较难,临床较少应用。CT 平扫舌体呈中等均匀密度,舌根部边缘圆滑整齐;口底肌群呈束状,止于下颌颏部。MRI T_1WI、T_2WI 可显示舌肌的形态,并进一步显示舌体纵肌和横肌的肌纤维走行、舌黏膜的厚度、口底肌群及间隙。黏膜在 T_2WI 呈高信号。

(二)基本病变表现

(1)形态改变　颌骨可有变形、增大、缩小,甚至消失,通常提示面部畸形、肿瘤等病变的存在。

(2)位置改变　指正常颌面部各结构发生移位,表现为上下左右及前后位置的改变,通常提示有占位性病变或畸形。

(3)骨质改变　骨质中断为骨折所致,骨质破坏提示恶性肿瘤或转移瘤等。

(4)异常密度和信号　表现为低密度提示含脂肪性病变或积气,等密度多见于炎性或肿瘤性病变,高密度见于骨瘤、钙化等。

(三)比较影像学

口腔颌面部影像学检查方法有 X 线摄影、CT、MRI 及核素检查等多种检查技术。根尖片、曲面体层摄影常用于观察牙根及颌骨情况。CT 检查具有断面成像和分辨率高的优点,对颌面部肿瘤、外伤、感染、先天性病变及颞下颌关节病变的诊断均有价值,已逐渐成为常规检查技术。MRI 检查由于优越的软组织对比及多种特殊 MRI 技术,在颌面部的临床应用价值亦逐渐增大。口腔颌面部核素检查主要用于涎腺疾病和肿瘤性病变。

三、疾病诊断

(一)造釉细胞瘤

【临床与病理】

造釉细胞瘤又称成釉细胞瘤(ameloblastoma),是发生在颌骨内最常见的牙源性肿瘤,主要来源于残余的牙板和造釉器,或有齿囊肿壁的多功能上皮细胞。多见于20~40岁青壮年,男女无明显差异,约80%发生在下颌骨。生长缓慢,呈无痛性,初期无症状,后期颌骨膨大,面部畸形,牙齿松动、移位或脱落。肿瘤较大时,可产生吞咽、咀嚼、语言、呼吸障碍。肿瘤虽为良性,但有局部侵袭性,肿瘤切除后可复发,也可恶变。病理上,造釉细胞瘤可为实质性、囊性或囊实性,具有单房型和多房型两种生长类型,多房型多见,好发于下颌支,多呈囊实性。

【影像学表现】

1. X线表现

肿瘤呈膨胀性多房型或单房型低密度病灶,边缘为线状高密度影,边界清楚,当病灶较大、颌骨极度膨胀时,病变骨壁可似纸样菲薄。多房型房腔可成群分布,大小不一,彼此重叠,形态多呈圆形或类圆形。肿瘤膨胀的方向多向唇颊侧,邻牙牙根常被浸润吸收呈锯齿状。

2. CT表现

肿瘤的囊性部分呈低密度(图3-6-1),实质成分、间隔和囊壁呈等密度,可强化。当继发病理性骨折时,CT显示的敏感性优于X线片。

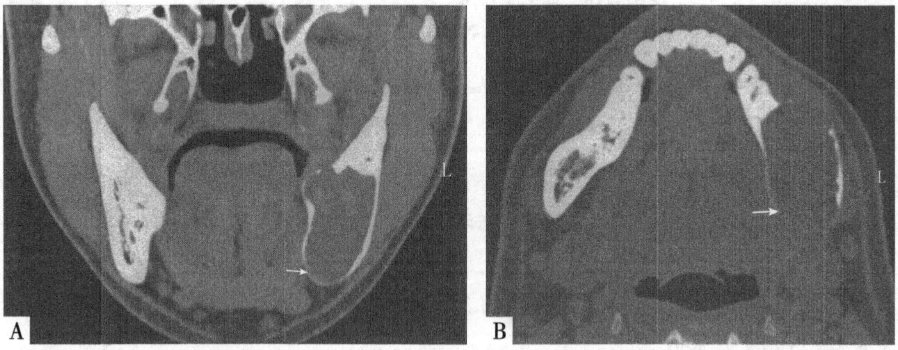

A. CT冠状面软组织窗,示左下颌骨磨牙区膨胀性骨质破坏,内呈囊性低密度;B. CT横断面骨窗,示上颌骨骨皮质变薄(箭头)。

图3-6-1 囊性造釉细胞瘤

3. MRI表现

T_1WI上,囊性成分呈低信号,实质成分呈等低信号;T_2WI上,囊性成分呈高信号,实质区和囊壁呈等信号。肿瘤内如含牙,则在T_1WI、T_2WI均为低信号。增强后,囊壁、间隔、实质部分均可强化。

肿瘤膨胀性生长可致病灶壁菲薄,但周围多无或仅有轻度骨质硬化带,如继发感染,可出现明显骨质增生硬化。若肿瘤生长速度增快,多房型者原有的骨性间隔破坏消失,骨皮质破坏,为肿瘤恶变征象。

【诊断与鉴别诊断】

诊断要点:好发于下颌磨牙和升支的囊性或囊实性病灶,呈单房或多房膨胀性生长,偏向唇颊侧,邻牙牙根常被侵蚀吸收。鉴别诊断包括牙源性囊肿和颌骨巨细胞瘤等,前者囊肿形态多规整,呈边缘光滑锐利的类圆形,无牙根受累;后者分隔较粗糙,分房不规则。

(二)腮腺肿瘤

【临床与病理】

腮腺肿瘤90%来自腺上皮,良性者以混合瘤多见,多位于腮腺浅部;恶性者以黏液表皮样癌多见。良性者病史长,可达30余年,无痛性包块,肿块质软,边界清楚。恶性者病史短,侵犯神经引起疼痛和面神经麻痹,侵犯咀嚼肌群发生开口困难。

【影像学表现】

1. 腮腺造影

良性者导管纤细、变直、撑开、聚拢、消失、移位。恶性者导管受压移位、破坏、缺损、中断及对比剂外溢。

2. CT表现

良性肿瘤呈圆形或分叶状边界清楚的等或稍高密度影,轻至中等强化。恶性肿瘤呈边界不清的稍高密度影,其内密度不均匀,呈不均匀强化,下颌骨骨质破坏,常合并颈部淋巴结肿大。

3. MRI表现

T_1WI肿瘤呈低至中等信号,T_2WI呈高信号。良性肿瘤边界清,呈圆形或分叶状,恶性肿瘤呈不规则状,伴淋巴结肿大。良性肿瘤强化较均匀者居多,恶性肿瘤强化不均匀者居多,转移淋巴结呈均匀或环状强化。

【诊断与鉴别诊断】

根据临床表现及影像学表现可诊断。鉴别诊断包括下颌骨升支肿瘤、咽旁间隙肿瘤、淋巴瘤、淋巴结核、腮腺转移瘤等。

(三)牙源性囊肿

【临床与病理】

牙源性囊肿(odontogenic cyst)发生在颌骨内,与成牙或牙组织相关,包括三种类型。①根尖周囊肿:成人多见,因根尖慢性炎症形成含有上皮组织的肉芽肿,中央坏死,周围组织液渗出,逐渐形成囊肿;②角化囊肿:来源于原始牙胚或牙板残余,又称残余囊肿;③含牙囊肿:又称滤泡囊肿,发生于牙冠或牙根形成后,在残余釉上皮与牙冠面之间出现液体渗出,形成含牙囊肿。该病常侵犯上颌窦,其中以根尖周囊肿最常见,常导致牙根周破坏或多余阻生牙。

临床早期无症状。囊肿膨胀生长至一定大小,视其程度可见局部隆起,扣诊有乒乓球样感或波动感。囊肿长大可突入鼻腔或上颌窦,邻近的牙齿可受压移位、松动。角化囊肿易继发感染。

【影像学表现】

1. X 线表现

X 线片上为圆形或卵圆形囊状透光区,轮廓清晰,边缘光滑锐利,周围绕以致密白线。含牙囊肿,囊内含有牙齿,牙冠位于囊内,牙根位于囊外;根尖周囊肿在口腔内可发现深龋齿、残根或死髓牙,牙根位于囊内。

2. CT 表现

颌骨内圆形或椭圆形低密度区,CT 值常在 20~40 HU;病灶轮廓清晰,边缘光滑整齐;周围骨质密度常增高,为骨质增生硬化所致。

3. MRI 表现

囊肿 T_1WI 为低信号,T_2WI 为高信号。

【诊断与鉴别诊断】

X 线片上发现颌骨内圆形或卵圆形囊状透光区,轮廓清晰,边缘光滑锐利,CT 或 MRI 上发现液性肿块可诊断为颌骨囊肿,根据囊肿含牙情况可区分为含牙囊肿或牙根囊肿。

第七节　颈　部

一、检查技术

颈部是连接头与躯干的枢纽,解剖结构复杂,影像学在颈部病变的定性及分期方面已成为必不可少的检查手段。影像检查方法主要包括 X 线、CT、MRI、B 超、核素、血管造影等。

(一)X 线检查

颈部正、侧位片对观察颈部软组织病变的价值不大,正位片可观察气道的形态(是否狭窄、移位)、软组织内有无钙化,但颈椎与中线部位软组织重叠太多,价值有限;侧位片可显示椎前软组织(包括气道、甲状腺、喉)的侧位表现。

(二)CT 检查

CT 是颈部各种肿瘤及肿瘤样病变的基本检查方法,能明确病变的部位、大小、范围及有无颈部肿大淋巴结,尤其对肿瘤性病变的分期及疗效评估有重要价值。颈部 CT 常规层厚(等于层距,为 2~5 mm)连续扫描,选择软组织窗观察颈部各软组织结构,必要时选择骨窗观察颈椎或颈部软骨结构。螺旋扫描可进行三维重建 MPR、MIP 等技术,显示喉咽部、甲状腺、甲状旁腺及颈部间隙的冠状面和矢状面,更直观地显示颈动脉影像。增强扫描可以观察肿瘤与动脉的关系,三维 CT 成像可立体直观地显示病变与咽、喉腔及其颈部大血管的关系,CTA 可显示头颈部血管性病变及肿瘤侵犯血管情况。

(三)超声检查

超声探查颈部以观察颈部血管为主,其次是淋巴结和软组织。在颈部血管探查时,探头置于颈部侧面或后外侧,从颈根部自下而上做纵向扫查。横断面观察血管管径变化,管壁厚度,管腔内有无斑块、狭窄和闭塞等形态异常;纵断面观察血管走行、内 - 中膜厚度、斑块长度及厚度、表面及内部回声等。彩色多普勒血流显像观察血流方向、性质

(层流、湍流及涡流),有无充盈缺损、狭窄、血流中断及反流等。

(四)MRI检查

采用颈部正交线圈、SE序列,常规选用横断面和冠状面的T$_1$WI、T$_2$WI、脂肪抑制技术,冠状面(必要时加矢状面)T$_1$WI,层厚3~5 mm。发现病变时行增强检查,如是肿瘤患者,扫描范围应包括相应的淋巴引流区。

(五)DSA检查

DSA检查是经股动脉插管做颈动脉或椎动脉血管造影,以观察病变与血管的关系,并了解病变的血供情况。

二、影像观察与分析

(一)正常影像学表现

颈部解剖复杂,除甲状腺和甲状旁腺外,还包括皮肤、皮下组织、肌肉、血管、神经、淋巴结、筋膜结缔组织等。颈部筋膜将上述结构分隔成十二个间隙,分别为舌下间隙、颌下间隙、咀嚼肌间隙、颊间隙、腮腺间隙、颈动脉间隙、颈后间隙、咽黏膜间隙、咽旁间隙、咽后间隙、脏器间隙及椎前(椎旁)间隙,相邻的间隙之间有的可以相互沟通,以致病变也可以沿间隙蔓延扩散。筋膜在正常影像上不显影,神经、血管、淋巴结位于颈部各间隙内。

1. X线表现

X线片不能分辨颈部各种软组织结构及间隙,不能显示甲状腺形态及结构。

2. DSA表现

DSA可显示颈部血管及其分支的形态、走行情况,以及有无异常血管形成或肿瘤染色。

3. CT表现

平扫可分辨颈部软组织,皮下脂肪呈较均匀低密度影,肌肉、血管、神经、淋巴结均呈中等密度,筋膜不能分辨。各组织间有结缔组织、脂肪组织充填,呈低密度。CT增强可观察血管形态和走行。CT平扫因甲状腺内碘成分蓄积致甲状腺密度明显高于肌肉组织,密度均匀,边界清楚,CT强化扫描腺体均匀明显强化。

4. 超声表现

正常颈总动脉、颈内动脉及颈外动脉的彩色多普勒血流显像,在二维图像上颈总动脉分叉处稍膨大,随后分为颈内动脉、颈外动脉。颈外动脉有血管分支,而颈内动脉颅外段则无分支。三者的内径比较:颈总动脉>颈内动脉>颈外动脉。少数人可在同一切面上同时显示这三条动脉。管壁由内向外分为三层:第一层强回声线,为动脉内膜与管腔无回声区形成的反射界面;第二层低回声线,为中膜;第三层强回声线,为外膜与周围组织形成的声学界面。彩色多普勒及频谱多普勒显示,正常颈动脉血流为层流,充盈整个管腔,流向ICA颅脑。管腔中央为色彩明亮的高速血流信号,靠近管壁为色彩暗淡的低速血流信号。

5. MRI表现

MRI T$_1$WI、T$_2$WI皮下脂肪均呈高信号强度,肌肉、神经、淋巴结呈中等信号,动脉、静脉呈流空信号,各间隙内脂肪结缔组织呈高信号。MRI T$_1$WI和T$_2$WI甲状腺均呈中等偏高信号。甲状旁腺正常时因腺体较小难以显示。

颈部淋巴结分为七区：Ⅰ区即颏下及颌下淋巴结，位于颏下及颌下三角区内；Ⅱ区即颈内静脉链上组，位于颈内静脉周围；Ⅲ区即颈内静脉链中组，位于舌骨至肩胛舌骨肌水平；Ⅳ区即颈内静脉链下组，位于肩胛舌骨肌（环状软骨下缘）至锁骨水平；Ⅴ区即颈后三角区淋巴结，即胸锁乳突肌后缘、斜方肌前缘及锁骨构成的三角区内的淋巴结；Ⅵ区即中央区淋巴结，包括喉前、气管前和气管旁淋巴结；Ⅶ区即上纵隔淋巴结。

（二）基本病变表现

（1）淋巴结肿大　一般正常淋巴结小于 5 mm，5～8 mm 提示可疑淋巴结增大，大于 8 mm 则认为是淋巴结增大，常见于炎症、结核、转移瘤、淋巴瘤等。超声表现为类圆形，中央髓质为强回声，周边皮质为低回声。CT 为等密度肿块，位于颈部各间隙内，强化后均匀、不均匀或环形强化。MRI T_1WI 呈较低信号、T_2WI 呈较高信号。颈部淋巴结全面准确的显示，对恶性肿瘤的分期具有重要价值。

（2）软组织肿块　见于各种肿瘤、炎症，如颈部原发性肿瘤与转移性淋巴结增大均可表现为颈部的软组织肿块。

（3）正常结构移位　见于各种占位性病变，可造成相邻脂肪间隙的受压和推移。

（4）气管、血管狭窄闭塞　见于外伤、肿瘤、气管软骨坏死等。

（三）比较影像学

颈部影像学检查方法有 X 线、CT、超声、MRI 及血管造影等多种检查技术。颈部的解剖结构复杂，传统 X 线检查难以提供足够的诊断信息，影像学检查主要依靠超声、CT 和 MRI 检查。超声具有快速、安全、无创、经济等特点，常用于颈部肿物、淋巴结、颈部血管及甲状腺等检查，同时也可在超声引导下穿刺活检。对颈部浅表的病变，超声检查是首选的方法；对深部病变，特别是颌面深部，由于下颌骨的阻挡和咽喉部空腔气体的影响，超声检查难以探测病变的全貌和毗邻关系，这时 CT 和 MRI 成为主要的检查方法，CT、MRI 在颈部软组织病变的定位、定性及其肿瘤分期方面发挥了重要作用。核素和血管造影常用于甲状腺、甲状旁腺和颈部副神经节瘤等富血供肿瘤的诊断和鉴别诊断，对肿瘤的定性和治疗具有一定的价值。影像学检查方法的选择，必须充分了解临床病史和体检资料，针对临床要求正确使用恰当的检查方法。各种检查方法各有优势，可以互相弥补，原则上尽量使用一种检查方法。

三、疾病诊断

（一）颈动脉体瘤

【临床与病理】

颈动脉体瘤（carotid body tumor）位于舌骨水平，颈总动脉分叉部后上方，呈椭圆形，纵径 5 mm，借 Mayer 韧带与动脉外膜相连。颈动脉体瘤为副神经节瘤，女性多见，好发于中年，临床较少见。临床表现为颈部肿块、头晕、头痛，可合并迷走神经压迫症状（如声音嘶哑、呛咳）及交感神经压迫症状（如霍纳综合征、舌下神经功能障碍）。

【影像学表现】

1. CT 表现

颈动脉分叉处圆形、边界清晰的中等密度肿块，增强后肿瘤明显强化，密度与邻近的血管相仿。颈动、静脉受压移位,颈内、外动脉分叉角度增大。瘤周可见小的供血动脉及引流静脉。颈静脉孔扩大,呈浸润性骨破坏。

2. MRI 表现

MRI T_1WI 呈与肌肉相仿的均匀中、低信号,有时可见高信号的出血灶。T_2WI 呈中、高信号,其内可见流空的肿瘤血管,形成"椒盐"征。增强扫描 T_1WI 见肿瘤明显强化。MRA 示颈外动脉与颈内动脉分离现象。

3. DSA 表现

颈动脉分叉加宽,动脉移位,分叉处见血供丰富的肿瘤。

【诊断与鉴别诊断】

颈动脉间隙软组织肿块,增强后明显强化,应首先考虑本病。选择性颈动脉造影对诊断有重要价值,但属有创性检查。CT 增强扫描、MRI、B 超对肿瘤及其血管的关系显示甚佳,是本病的主要检查方法。需鉴别的病变包括神经纤维瘤、神经鞘瘤、淋巴结肿大、血管瘤等。

(二)甲状腺肿

【临床与病理】

结节性甲状腺肿(nodular goiter)是单纯性甲状腺肿的一种常见类型,常为甲状腺激素合成不足,引起垂体促甲状腺激素增多,刺激甲状腺滤泡上皮增生,滤泡肥大所致,一般不伴有明显的功能异常,多见于缺碘地区。约有 3% 患者伴有甲状腺癌。体检偶然发现或表现为颈前无痛性肿块,较大时可有气道压迫症状。

【影像学表现】

1. B 超表现

一侧或双侧甲状腺增大,回声减低,可见单个或多个低回声结节,结节有囊性变时,表现为无回声,后方回声增强;病灶内有钙化时,可见高回声区伴后方声影。

2. CT 表现

甲状腺内多个、散在、规则的低密度结节,病变边缘大多清晰,即使肿物很大,与邻近的气管结构仍有脂肪间隙相隔,无明显侵犯或浸润征象。病变内常有钙化,少有淋巴结肿大。

3. MRI 表现

结节无包膜,边界多清楚。信号不均匀,其形态、信号取决于内部的结构。病变为长 T_2 信号,T_1 信号强度则根据胶体中蛋白质含量而定,信号由低信号到高信号不等,钙化斑为无信号区。

【诊断与鉴别诊断】

高频 B 超扫描是检查甲状腺疾病的常规检查方法。对于肿物较大需要评估病变与周围重要器官关系时,应采用 CT 扫描。MRI 主要应用于评价病变范围及其与动脉、气管、食管、周围肌肉的关系。鉴别诊断包括桥本氏甲状腺炎、甲状腺癌、淋巴瘤。

(三)甲状腺肿瘤

【临床与病理】

甲状腺肿瘤分为良性、恶性,良性主要为腺瘤,占甲状腺疾病的 60%;恶性为甲状腺癌,占头颈部肿瘤的 34.2%,以乳头状癌常见。20~40 岁女性多见。甲状腺癌主要表现为颈前无痛性肿物,当肿物较大时可引起声音嘶哑、痰血、吞咽困难、呼吸困难等症状,乳头状癌约 60% 发生颈部淋巴结转移。

【影像学表现】

1. X 线表现

可发现甲状腺区钙化、气管受压等征象。

2. B 超表现

一侧或双侧甲状腺内低、中回声结节或肿物。腺瘤多有完整包膜,结节有囊性变时,表现为无回声,后方回声增强。癌则回声不均匀,边缘不规则,部分呈浸润性生长,多无包膜。

3. CT 表现

腺瘤表现为圆形、类圆形边界清楚的低密度影(图 3 - 7 - 1);癌则呈形态不规则、边界不清的不均匀低密度影,其内可见散在钙化及更低密度坏死区,病变与周围组织分界不清,颈部淋巴结肿大。腺瘤动脉期明显强化,癌则不均匀明显强化(图 3 - 7 - 2),转移淋巴结多呈环状强化。

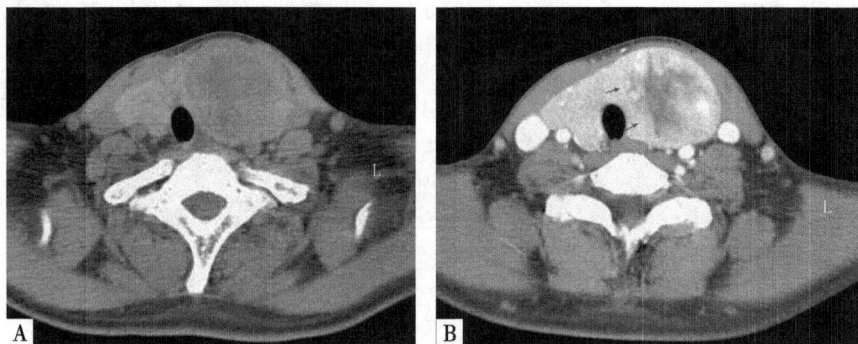

A. CT 横断面平扫,示左侧甲状腺肿块,密度较均匀,边界清楚,气管受压向右侧轻度移位;

B. CT 横断面增强,示肿块内不均匀明显强化,有包膜(箭头)。

图 3 - 7 - 1 甲状腺腺瘤

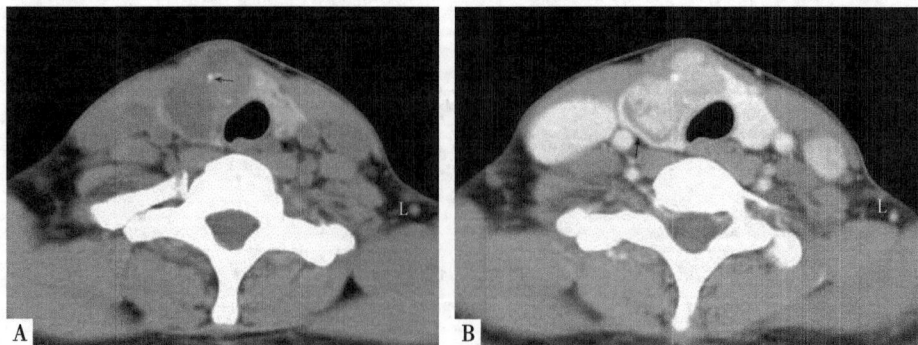

A. CT 横断面平扫,示甲状腺右叶增大,叶内见不规则形低密度肿块,内见细颗粒样钙化(箭头),密度不均匀,边界欠清晰,气管受压;B. 增强扫描,示甲状腺右侧呈不均匀强化,周围可见假包膜(箭头)及瘤周强化残圈征。

图 3 - 7 - 2 右侧甲状腺乳头状癌

4. MRI 表现

MRI T_1WI 上肿瘤呈中、低信号,如有出血可呈高信号;T_2WI 上信号明显增强,均匀或不均匀。腺瘤可见到完整的低信号晕环(包膜),其厚薄不一;癌则偶尔有不完整的包膜。

【诊断与鉴别诊断】

高频 B 超扫描是检查甲状腺肿瘤的常规检查方法。对于肿物较大需要评估病变与周围重要器官关系时,应采用 CT 扫描。MRI 主要应用于评价病变范围及其与动脉、气管、食管、周围肌肉的关系。甲状腺腺瘤常表现为:甲状腺内单发囊性或实性结节或肿物,有包膜,边缘锐利,与周围组织常有脂肪间隙相隔,颈部无明显淋巴结肿大。甲状腺癌表现为:甲状腺内不规则高密度区内混杂不规则低密度病灶,形态不规则、边缘模糊,病灶内可出现囊性变,有颗粒状钙化及颈部或纵隔肿大的淋巴结。

综合测试

一、简答题

1. 简述眶内炎性假瘤的 CT 表现。
2. 试述中耳乳突炎的 CT 表现。
3. 试述鼻咽癌的 MRI 表现。
4. 试述鼻咽血管纤维瘤的 CT 表现。
5. 试述喉癌的 CT 表现及鉴别诊断。
6. 试述造釉细胞瘤的 CT 表现。
7. 试述甲状腺肿瘤的 CT 表现。

二、名词解释

1. 轨道征
2. 窦口鼻道复合体
3. 腺样体增生
4. "椒盐"征

第四章　呼吸系统

学习目标

1. 掌握:呼吸系统基本病变的影像学表现;呼吸系统常见病的影像学特征,并能够进行诊断和鉴别诊断。

2. 熟悉:各种检查方法下支气管、肺、胸膜、纵隔等正常影像学表现。

3. 了解:呼吸系统的影像学检查方法、技术和临床应用价值。

呼吸系统主要包括气管、支气管、肺、胸膜、纵隔及膈肌。因肺内含有大量的气体与周围组织和器官形成良好的自然对比,X 线检查应用最为广泛。CT、MRI 检查有助于了解肺内小病灶或早期病变,纵隔肿瘤与心脏大血管的关系,以及纵隔肿瘤的定位和定性诊断。超声主要用于胸腔积液的诊断、引流和引导胸膜下肺内病变穿刺活检。

第一节　检查技术

一、X 线检查

(一)胸部摄影

胸部摄影是胸部疾病最常用的检查方法。常规摄影体位如下。

(1)后前位　立位,前胸壁靠近胶片,X 线自背部射入。对于不能站立的患者,采用仰卧前后位(图 4 - 1 - 1A)。

(2)侧位　患侧胸壁靠近胶片,两手抱头,X 线自健侧射入(图 4 - 1 - 1B)。

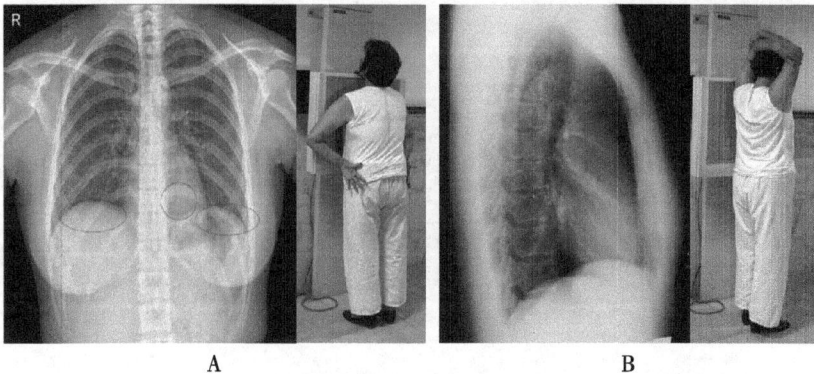

A. 胸部后前位(正位);B. 胸部侧位。

图 4 - 1 - 1　胸部摄影

(3)斜位 常用于显示肋骨骨折及心脏大血管情况。

计算机 X 线摄影(computed radiography,CR)和数字 X 线摄影(digital radiography,DR)图像清晰度和对比度均优于传统胸部 X 线片,对肺内病变特别是结节性病变的检出率高于传统胸部 X 线片,对传统胸部 X 线片不易显示部位的病变(如肋骨病变、纵隔病变和心影后的病变)能较好显示,对肺间质和肺泡病变的显示不及传统 X 线片。

(二)胸部透视

胸部透视简便易行,可多体位观察病变,并可观察呼吸时膈肌的运动幅度及心脏的搏动状态等。缺点是不易发现细微病变,且患者所接受的射线剂量大于胸部摄影,因此仅作为胸部摄影的补充检查。

二、CT 检查

(一)平扫

平扫是不使用对比剂的常规扫描,扫描范围通常从肺尖至肺底,也可根据定位片所见进行局部选层扫描。对多数胸部病变,平扫即可满足诊断要求。平扫通常使用肺窗观察肺组织,使用纵隔窗(或称软组织窗)观察纵隔及胸部软组织。

(二)增强扫描

增强扫描通常在平扫的基础上进行,为经静脉快速注射对比剂后再进行的扫描,仅使用纵隔窗观察,主要用于鉴别病变为血管性或非血管性,明确纵隔病变与心脏大血管的关系,了解病变的血供情况,帮助鉴别良、恶性病变等。

(三)高分辨力扫描

高分辨力 CT 扫描技术为通过薄层(1~2 mm)扫描及高分辨力算法重建图像的检查技术,主要用于观察病灶的细微结构,对弥漫性肺间质病变及支气管扩张的诊断具有突出效果,多用肺窗观察,是常规扫描的一种补充。

(四)特殊扫描

(1)动态扫描 注射对比剂后对某感兴趣区行多次快速扫描,以了解对比剂的浓度变化,主要用于明确血供丰富的病灶或血管性病变。

(2)CT 灌注成像 静脉快速团注对比剂,对感兴趣区层面进行动态 CT 扫描,可有效反映局部肺组织血流灌注量的改变。

(3)多层面 CT 扫描 能明显缩短扫描时间,提高空间分辨力,可对肺部病灶进行多方位观察,且具有肺结节分析功能、肺支气管成像、肺含气量测定及支气管仿真内窥镜功能等。

三、MRI 检查

MRI 检查因多方位成像及流空效应等特点,对纵隔病变、肺门部肿块、肺癌的诊断和鉴别诊断有一定价值。但由于肺为含气结构,在 MRI 上无信号,因此对肺部其他病变显示效果不佳,一般不作为肺部疾病的首选检查方法。

第二节　正常影像学表现

一、X 线表现

X 线表现是各种组织、器官(包括胸壁软组织、骨骼、心脏大血管、肺、胸膜和膈肌等)相互重叠的综合投影。某些胸壁软组织和骨结构可以投影于肺野而形成与病变混淆的阴影。

(一)胸廓

胸廓包括软组织和骨骼,正常情况下胸廓两侧对称。

1. 胸壁软组织

(1)胸锁乳突肌和锁骨上皮肤皱褶　胸锁乳突肌在两肺尖内侧形成外缘锐利、均匀致密的阴影。锁骨上皮肤皱褶为与锁骨上缘平行的 3～5 mm 宽的窄条状软组织影,系锁骨上皮肤及皮下组织的投影,与胸锁乳突肌影相连。

(2)胸大肌　肌肉发达的男性,胸大肌于两侧肺野中外带可形成扇形致密影,下缘清楚,呈一斜线与腋前皮肤皱褶续连。两侧胸大肌影可不对称。

(3)乳房及乳头　女性乳房可重叠于两肺下野形成下缘清楚、上缘不清且密度向上逐渐变淡的半圆形致密影,其下缘向外与腋部皮肤续连。乳头在两肺下野相当于第 5 前肋间处,形成小圆形致密影,多两侧对称。

2. 骨性胸廓

骨性胸廓由胸椎、肋骨、胸骨、锁骨和肩胛骨组成。

(1)胸椎　胸部 X 线片上可清晰看到第 1～4 胸椎,正位像上横突可突出于纵隔影之外,与肺门重叠时不要误认为肿大淋巴结。

(2)肋骨　肋骨起自胸椎两侧,后段呈水平向外走行,前段自外上向内下斜行。肋骨前后端不在同一水平,一般第 6 肋骨前端相当于第 10 肋骨后端的高度。前段肋骨扁薄,不如后段肋骨的影像清晰。第 1～10 肋骨前端有肋软骨与胸骨相连,肋软骨不显影,故肋骨前端呈游离状。25 岁以后第 1 肋软骨首先开始钙化,以后随着年龄的增长,其他肋软骨自下而上逐条钙化,表现为不规则的斑片状致密影,不要误认为肺内病变。肋骨及肋间隙常被用作胸部病变的定位标志。肋骨有多种先天性变异,如颈肋、叉状肋及肋骨融合。

(3)胸骨　正位胸部 X 线片上,胸骨几乎完全与纵隔影重叠,仅胸骨柄两侧外上角可突出于纵隔影。侧位及斜位 X 线片上胸骨可以全貌显示。

(4)锁骨　两侧锁骨内端与胸骨柄形成胸锁关节,两侧胸锁关节应对称,否则为投照位置不正。锁骨内端下缘有半月形凹陷,为菱形韧带附着处,边缘不规则时,不要误认为骨质破坏。

(5)肩胛骨　肩胛骨内缘可与肺野外带重叠,不要误认为胸膜肥厚。青春期肩胛骨下角可出现二次骨化中心,不要误认为骨折。

(二)肺

1. 肺野

肺野即两肺在胸部 X 线片上的影像,表现为纵隔两侧均匀一致、较为透明的区域。

肺野透明度与肺内所含气体量成正比,双侧透明度基本相同。为便于病变定位,通常人为地将两侧肺野分别划分为上、中、下三野及内、中、外三带。横向划分:分别于第2、4肋骨前端下缘引一水平线,即将肺分为上、中、下三野。纵向划分:分别将两侧肺纵行分为三等份,即将肺部分为内、中、外三带。此外第1肋骨外缘以内的部分称为肺尖区,锁骨以下至第2肋骨外缘以内的部分称为锁骨下区(图4-2-1)。

图4-2-1 肺野及带

2. 肺门

肺门影主要由肺动脉、肺叶动脉、肺段动脉、伴行支气管及肺静脉构成。正位胸部X线片上,肺门位于两肺中野内带第2~5前肋间处,左侧比右侧高1~2 cm,两侧肺门可分上、下两部。上、下部相交形成一钝的夹角,称肺门角,而相交点称肺门点,右侧显示较清楚,右下肺动脉内侧因有含气的中间支气管衬托而轮廓清晰,正常成人其直径不超过15 mm。左下肺动脉由于心影遮盖,不能见其全貌。侧位胸部X线片上,两侧肺门大部重叠,右肺门略偏前,表现似一尾巴拖长的"逗号",其前缘为上肺静脉干,后上缘为左肺动脉弓,拖长的"逗号"尾巴由两下肺动脉干构成(图4-2-2)。

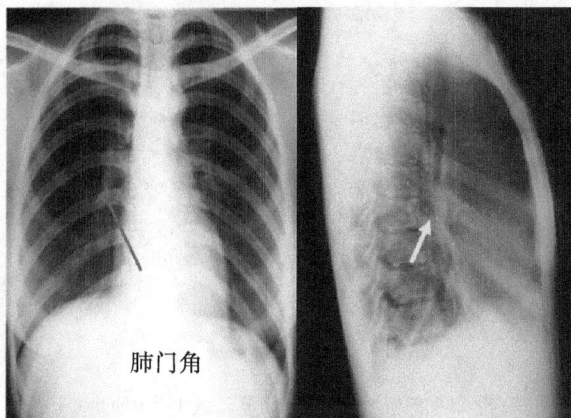

肺门角

图4-2-2 肺门

3. 肺纹理

胸部 X 线片上自肺门向肺野呈放射状分布的树枝状影,称为肺纹理。肺纹理由肺动脉、肺静脉、支气管和淋巴管组成,其中主要是肺动脉及其分支的影像。正位胸部 X 线片上,肺纹理自肺门向肺野中、外带延伸,逐渐变细,至肺野外围几乎不能辨认。下肺野肺纹理比上肺野肺纹理多而粗,右下肺野肺纹理比左下肺野肺纹理多而粗。

4. 肺叶、肺段、肺小叶

肺叶由叶间胸膜分隔而成,右肺分为上、中、下三个肺叶,左肺分为上、下两个肺叶。肺叶在正位胸部 X 线片上前后重叠。肺叶由 2~5 个肺段组成,每个肺段有单独的段支气管和血管供应。肺段常呈圆锥形,尖端指向肺门,底部朝向肺的外围,肺段间没有明确边界。各肺段的名称与其相应的支气管一致。肺段由肺小叶组成。肺小叶既是解剖单位,又是功能单位。肺小叶由小叶核心、小叶实质和小叶间隔组成。小叶核心主要是小叶肺动脉和细支气管,其管径约 1 mm。小叶实质为小叶核心的外围结构。小叶间隔由疏松结缔组织组成,内有小叶静脉及淋巴管走行。小叶的大小不完全一致,直径为 10~25 mm。每个小叶又由 3~5 个呼吸小叶(又称腺泡)构成。终末细支气管直径为 0.6~0.8 mm,在腺泡内继续分出 1、2、3 级呼吸细支气管,然后再分为肺泡管、肺泡囊,最后为肺泡。肺泡壁上有小孔,称为肺泡孔,空气可经肺泡孔相互沟通。呼吸细支气管、肺泡管、肺泡囊、肺泡为肺的气体交换部分。

(1)肺叶 胸部 X 线片上,借显影的叶间胸膜可分辨肺叶,多不能完整显示肺叶的界限,结合正侧位胸部 X 线片可推断各肺叶的大致位置。

右肺上叶位于右肺前上部,上缘达肺尖,下缘以横裂与中叶分隔,后缘以斜裂与下叶为界。右肺中叶位于右肺前下部,上缘以横裂与上叶为界,下缘以斜裂与下叶分隔,自横裂最外端向内,向下斜行至右纵隔内侧部,内界直达右心缘,呈三角形。右肺下叶位于右肺后下部,以斜裂与上叶及中叶分界。

左肺上叶相当于右肺上叶和中叶所占据的范围。左肺下叶相当于右肺下叶所占据的范围。

正位胸部 X 线片上,上叶下部与下叶上部重叠,中叶与下叶下部重叠。侧位胸部 X 线片上,上叶位于前上部,中叶位于前下部,下叶位于后下部,彼此不重叠(图 4-2-3)。

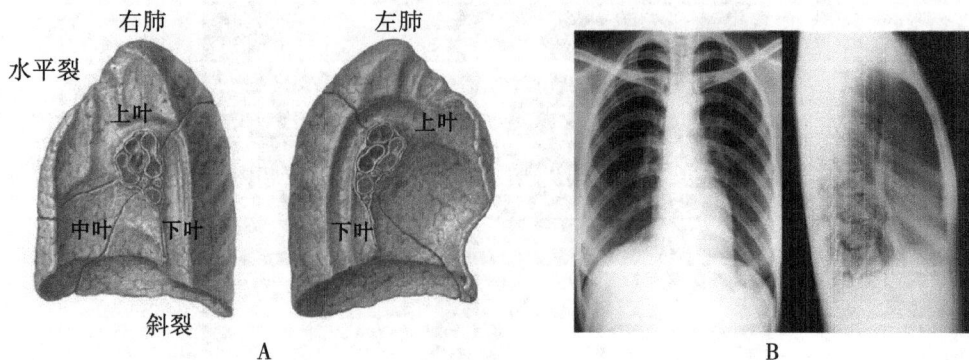

A. 肺叶解剖示意图;B. 胸部 X 线片所示肺叶。

图 4-2-3 肺叶

（2）肺段　由同名段支气管支配,胸部 X 线片上不能显示其界限。病理情况下,单独肺段受累,可见其轮廓。

（3）肺小叶　胸部 X 线片不能显示其轮廓。当腺泡范围内发生实变时,胸部 X 线片可见类圆形结节状致密影,称腺泡结节样病变。

5. 气管、支气管

气管起于环状软骨下缘,沿纵隔中部垂直下行,长 10 ~ 12 cm。气管在第 5 ~ 6 胸椎体平面分为左、右主支气管。气管分叉部下壁形成隆突,分叉角为 60° ~ 85°。两侧主支气管逐级分出叶、肺段、亚肺段、小支气管、细支气管、呼吸细支气管、肺泡管和肺泡囊。

右侧主支气管分出上叶支气管后至中叶支气管开口前的一段称为中间支气管。左侧无中间支气管。右下叶支气管共分出背、内、前、外、后 5 支肺段支气管,左下叶支气管则分为背、内前、外、后 4 支肺段支气管。

（三）胸膜

胸膜菲薄,分脏、壁两层,脏层包裹肺和叶间,壁层与胸壁、纵隔及横膈相贴,两层胸膜之间为潜在的胸膜腔。在胸膜返折处且 X 线与胸膜走行方向平行时,胸膜可显示为线状致密影,而在后前位 X 线片上常见于第 2 肋骨下缘,表现为与肋骨下缘平行的线形阴影,称肋骨伴随阴影。胸部正位 X 线片多可见水平裂胸膜,表现为从腋部第 6 肋骨水平向内止于肺门外 1 cm 处的水平线状致密影。侧位 X 线片上,斜裂胸膜表现为自后上(第 4、5 胸椎水平)斜向前下方的线状致密阴影,在前肋膈角后 2 ~ 3 cm 处与膈肌相连;水平裂起自斜裂中点,向前水平走行达前胸壁。

除斜裂、水平裂外,多余的叶间裂为副裂,为先天变异。奇副裂最常见,系肺的发育过程中奇静脉被包入发育中的右肺叶内,由奇静脉两侧的四层胸膜形成,表现为自右肺尖部向奇静脉方向走行的弧形线状致密影,以小圆点状的奇静脉为终止点,其内侧肺组织即为奇叶。

（四）纵隔

纵隔位于胸骨之后,胸椎之前,介于两肺之间,上为胸廓入口,下为横膈,两侧为纵隔胸膜和肺门。其内包含心脏、大血管、气管、主支气管、食管、淋巴组织、神经、脂肪及胸腺等。

胸部 X 线片上除气管及主支气管可分辨外,其余结构因缺乏对比只能观察其与肺部邻接的轮廓。纵隔分区在判断纵隔病变的来源和性质上有重要意义。纵隔分区方法有多种,现多采用六区分法,即在侧位胸部 X 线片上,从胸骨柄体交界处至第 4 胸椎下缘画一水平线,其上为上纵隔,下为下纵隔;以气管、升主动脉及心脏前缘的连线作为前、中纵隔的分界,再以食管前壁及心脏后缘连线作为中、后纵隔的分界,从而将上、下纵隔各分为前、中、后三区,共 6 区(图 4 - 2 - 4)。

（五）横膈

横膈由薄层肌腱组织构成,介于胸、腹腔之间,两侧均有肌束附着于肋骨、胸骨及腰椎。横膈上有多个走行胸腹腔结构的裂孔,主动脉裂孔有主动脉、奇静脉、胸导管和内脏神经通过;食管裂孔有食管及迷走神经通过;腔静脉裂孔有下腔静脉通过。此外,还有胸腹膜裂孔及胸骨旁裂孔,为横膈的薄弱区,是膈疝的好发部位。

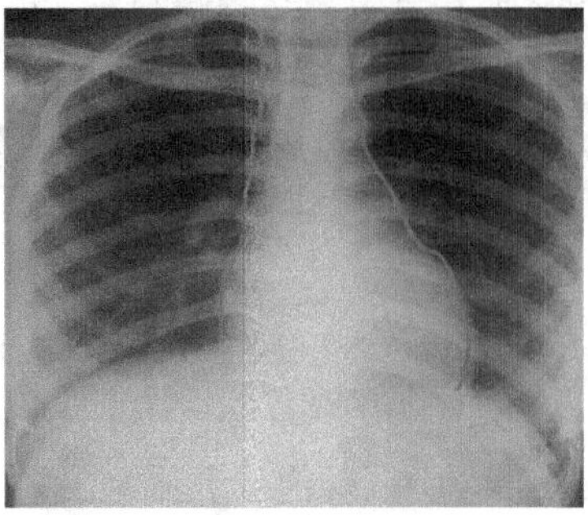

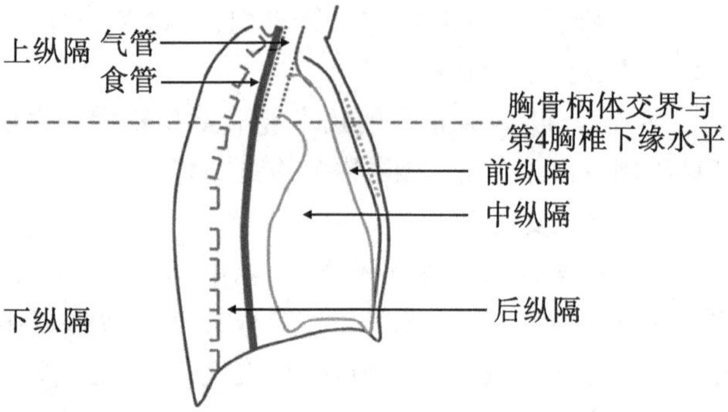

上纵隔　气管
食管
胸骨柄体交界与
第4胸椎下缘水平
前纵隔
中纵隔
下纵隔
后纵隔

A. 正位纵隔；B. 纵隔分区示意图。

图 4－2－4　纵隔

左、右横膈均呈圆顶状，通常右膈顶位于第 5 前肋端至第 6 前肋间水平，右膈比左膈高 1～2 cm。膈顶偏内前方，内高外低，前高后低。正位胸部 X 线片上，膈内侧与心脏形成心膈角，外侧逐渐向下倾斜，与胸壁形成尖锐的肋膈角。侧位 X 线片上，膈前端与前胸壁形成前肋膈角，与后胸壁形成后肋膈角，位置低而深。

平静呼吸状态下，横膈运动幅度为 1～3 cm，深呼吸时可达 3～6 cm，两侧大致对称。横膈局部发育较薄弱或张力不均时，向上呈一半圆形凸起，称为局限性膈膨出，多发生于前内侧，右侧较常见，深吸气时明显，为正常变异。有时在深吸气状态下，横膈可呈波浪状，称为"波浪膈"，系膈肌附着于不同的肋骨前端，在深吸气时受肋骨牵引所致。

二、CT 表现

胸部组织复杂，有含气的肺组织、脂肪组织、肌肉组织及骨组织。各组织间密度差异很大，CT 值范围宽广，故常采用肺窗和纵隔窗分别观察肺与纵隔，有时还需采用骨窗观察胸部骨骼的改变。胸部 CT 图像是胸部不同层面的断层图像，普通 CT 只能行横断面成像，多层螺旋 CT 除横断面成像外，还可行冠状面及矢状面成像。

（一）气管

气管长 10～12 cm，除接近隆突一小段略向右偏外，基本处于中线位置。气管壁由 20～22 个马蹄型软骨与后部的厚纤维膜围成。成人气管横径正常为 10～27 mm。

（二）胸壁

纵隔窗可分辨胸大肌、胸小肌。胸大肌前方为乳腺，胸小肌位于胸大肌上方之后。腋窝前壁为胸大肌和胸小肌，后壁是背阔肌、大圆肌及肩胛下肌。腋窝内充满大量脂肪，检查时若上肢不上举可见在腋窝内走行的血管影，不要误认为淋巴结。

胸骨柄呈前凸后凹的梯形，两侧后方的凹陷为锁骨切迹，与锁骨头形成胸锁关节。胸骨体呈长方形，成人剑突多呈小三角形高密度影。胸椎位于后胸廓中央。肋骨断面呈弧形排列，第 1 肋软骨钙化突向肺野内，不要误认为肺内病灶。肩胛骨于胸廓背侧呈长斜条状结构，前方可见喙突，后方可见肩峰及肩关节盂的一部分。螺旋 CT 三维重建可立体显示胸部骨骼。

（三）胸膜

叶间裂是肺内的重要解剖标志,在普通CT肺窗上表现为无血管带或区。当叶间裂走行与扫描平面接近垂直或略倾斜时,则可显示为细线状影。高分辨力CT图像上,叶间裂可清楚显示为线状影。横断面上斜裂可见于第4胸椎平面以下的层面,表现为从纵隔至侧胸壁的横行透明带影;水平叶间裂因其与扫描平面平行,可表现为三角形或椭圆形无血管透明区。多层螺旋CT冠状面或矢状面成像易于显示叶间胸膜。

（四）肺

横断面两肺野可见由中心向外围走行的肺血管分支,由粗渐细,上下走行或斜行的血管表现为圆形或椭圆形断面影。中老年人两肺下叶后部近胸膜下区血管纹理较粗,系仰卧位扫描时肺血容积坠积效应所致,不要误认为异常。肺叶及肺段支气管与肺动脉分支血管的相对位置、伴行关系及管径的大小较为恒定,肺动脉管径与伴行的支气管管径相近。

右肺门:右肺动脉在纵隔内分为上、下两支。上支很快分为三支,分别伴行于右上叶的尖、后、前段支气管。下支在中间段支气管前外侧下行,先分出回归动脉参与供应右上叶后段,然后分出右中叶动脉、右下叶背段动脉,最后分出2~4支基底动脉供应相应的基底段。右肺静脉为两支静脉干,即引流右上叶及右中叶的右上肺静脉干和引流右下叶的右下肺静脉干。

左肺门:左上肺动脉通常分为尖后动脉和前动脉分别供应相应的肺段。左肺动脉跨过左主支气管后即延续为左下肺动脉。左下肺动脉先分出左下叶背段动脉和舌叶动脉,然后分出多支基底动脉供应相应的基底段。左肺静脉也为两支静脉干,即引流左上叶的静脉进入纵隔后与左中肺静脉汇合形成的左上肺静脉干,以及引流左下叶的左下肺静脉干。

叶间裂:它是识别肺叶的标志,左侧以斜裂前方为上叶,后方为下叶。右侧在中间段支气管以上层面,斜裂前方为上叶,后方为下叶;在中间段支气管以下层面,斜裂前方为中叶,后方为下叶。

肺段:肺段的基本形态为尖端指向肺门的锥体状。CT图像上不能显示肺段间的界限,只能根据肺段支气管及血管的走行定位。肺段范围内发生病变时,则可显示肺段的形态。

肺小叶:常规CT难以显示肺小叶结构。高分辨力CT可显示肺小叶呈不规则的多边形或角锥状,底朝向胸膜,尖指向肺门,直径为10~25mm。构成小叶核心的小叶肺动脉和细支气管,管径约1mm。小叶实质为小叶核心的外围结构,主要为肺腺泡结构,其内可见高密度的斑点状微小血管断面影。小叶间隔构成肺小叶的边缘,主要由来自胸膜基质的结缔组织构成,为长10~25mm的均匀线状致密影,易见于胸膜下,且与胸膜垂直。小叶间隔内的小静脉多可显示,表现为点状或伸向胸膜的线状影。

（五）纵隔

前纵隔位于胸骨后方,心脏大血管之前,内有胸腺组织、淋巴组织、脂肪组织和结缔组织。胸腺位于上纵隔血管前间隙内,分左、右两叶,形似箭头,尖端指向胸骨,边缘光滑或呈波浪状。儿童胸腺外缘常隆起,成人胸腺外缘平直或凹陷。胸腺的密度取决于其内脂肪含量,老年人胸腺几乎全部为脂肪组织代替,仅见一些细纤维索条状结构。前纵隔淋巴结包括前胸壁淋巴结和血管前淋巴结,前者CT上难以显示,血管前淋巴结位于两侧大血管前方,沿上腔静脉、无名静脉及颈总动脉前方排列。

中纵隔为心脏、主动脉及气管所占据的部位,包括气管与支气管、大血管及其分支、膈神经、喉返神经、迷走神经、淋巴结、心脏等。心脏各房室之间有少量脂肪组织,CT可大致区分各房室。左、右心膈角区可见三角形脂肪密度影,常对称出现,右侧多大于左侧,为心包外脂肪垫,注意不要误认为病变。中纵隔淋巴结多数沿气管、支气管分布,主要有气管旁淋巴结、气管支气管淋巴结、奇静脉淋巴结、支气管肺淋巴结(肺门淋巴结)、隆突下淋巴结。CT不能显示走行于纵隔内的神经。

后纵隔为食管前缘之后、胸椎前及椎旁沟的范围,包含食管、降主动脉、胸导管、奇静脉、半奇静脉及淋巴结。

(六)横膈

横膈为圆顶状肌腱膜结构,把胸腔与腹腔分开,大部分紧贴于相邻脏器如心脏、肝、脾等,且密度与相邻器官相似,CT常难以显示这些部位的膈肌影。膈肌前方附着于剑突与两侧肋软骨上,多呈光滑的或轻微波浪状线形影,少数呈不规则或边缘不清的宽肌肉带影。膈肌后下部形成两侧膈肌脚,为膈肌与脊柱前纵韧带相连续而形成,简称膈脚。

三、MRI 表现

正常胸部结构 MRI 表现取决于不同组织的 MRI 信号强度特点。肺组织、脂肪组织、肌肉组织、骨组织具有不同的 MRI 信号强度,在 MRI 上表现为不同的黑、白亮度。

(一)胸壁

胸壁肌肉 T_1WI 和 T_2WI 均呈较低信号,显示为黑影或灰黑影。肌腱、韧带、筋膜氢质子含量很低,T_1WI 和 T_2WI 均呈低信号。肌肉间可见线状脂肪影及流空的血管影。脂肪组织 T_1WI 呈高信号,显示为白影,T_2WI 呈较高信号,显示为灰白影。

胸骨、胸椎、锁骨和肋骨的周边骨皮质 T_1WI 和 T_2WI 均显示为低信号,中心部的海绵状松质骨含有脂肪,显示为较高信号。肋软骨信号高于骨皮质信号,低于骨松质信号。

(二)纵隔

胸腺呈均质的信号影,T_1WI 信号强度低于脂肪,T_2WI 信号强度与脂肪相似。

气管与主支气管腔内无信号,气管和支气管壁由软骨、平滑肌纤维和结缔组织构成,且较薄,通常也不可见,管腔由于周围脂肪的高信号衬托而勾画出其大小和走行。纵隔内的血管也是由于周围脂肪的高信号衬托而勾画。胸段食管多显示较好,食管壁的信号强度与胸壁肌肉相似。

淋巴结多易于显示,T_1WI 呈均质圆形或椭圆形结构。通常前纵隔淋巴结、右侧气管旁淋巴结、右气管支气管淋巴结、左上气管旁淋巴结、主动脉淋巴结、肺动脉淋巴结及隆突下淋巴结较易显示,左下气管旁淋巴结及左主支气管周围淋巴结不易显示。

迷走神经、交感神经和左喉返神经通常不能显示。胸导管有时在横断面可显示。

(三)肺

正常肺野基本呈黑影,肺纹理显示不及 CT,不呈树枝状,而呈稍高信号的横带状影,近肺门处可见少数由较大血管壁及支气管壁形成的树枝状结构。

由于肺血管的流空效应,肺动、静脉均呈管状的无信号影,肺门部的支气管也呈无信号影,所以两者只能根据其解剖学关系进行分辨,但应用快速梯度回波序列,肺动、静脉均呈高信号,则可鉴别。在肺血管与支气管之间,由脂肪、结缔组织及淋巴组织融合而成的小结节状或条片状高信号影,其直径一般不超过 5 mm。

(四)横膈

膈脚在横断面显示清楚,呈纤细、向后凹陷的曲线状软组织信号影,前方绕过主动脉,止于第 1 腰椎体外侧缘。冠状面及矢状面能较好显示横膈的高度和形态,其信号强度低于肝、脾的信号强度,表现为弧形线状影。

第三节 基本病变影像学表现

一、肺部基本病变

(一)渗出与实变

渗出指由于毛细血管通透性增高,血管内的液体和细胞成分进入肺泡和间质的过程。肺泡内的渗出液可通过肺泡孔向邻近肺泡蔓延,故病变区与正常肺组织间无截然分界,呈逐渐移行状态。肺实变指肺泡腔内的气体被病理性液体、细胞或组织所取代,受累肺组织的体积无或仅有轻微改变。肺实变累及的范围可以是腺泡、小叶、肺段或肺叶,也可以是多个腺泡、小叶受累而间隔以正常的肺组织,累及肺叶常以叶间胸膜为界,故边界清晰锐利。肺实变常见于大叶性肺炎、肺泡性肺水肿、肺挫伤、肺出血、肺梗死、肺结核、肺泡癌及真菌病等。

1. X 线表现

胸部 X 线片上实变范围可大可小,可为小片状、大片状,可为一段、一叶甚至一侧肺,可为单发或多发,病灶可相互融合。实变中心区密度较高,边缘区较淡,但当其边缘至叶间胸膜时,则边缘锐利。当实变扩展至肺门附近,较大的含气支气管与实变的肺组织常形成对比,在实变区中可见含气的支气管分支影,称支气管气像或空气支气管征。炎性实变经治疗后,可在 1~2 周内消散,吸收过程中病变常失去均匀性。肺出血或肺泡性水肿所形成的实变,演变较炎性实变快,经适当治疗,可在数小时或 1~2 日内完全消失。

2. CT 表现

以渗出为主的急性实变肺窗表现为均匀性高密度影,大的病灶内常可见空气支气管征。病灶密度均匀,边缘不清楚,靠近叶间胸膜的边缘可清楚。渗出性病变的早期或吸收阶段,实变区可表现为较淡薄的毛玻璃样影,其内可见肺血管纹理。急性渗出性病变纵隔窗可完全不显示。慢性过程的实变密度多高于急性病变所引起的实变密度,病灶的边缘也多较清楚。

3. MRI 表现

MRI 对液体成像效果好,对显示肺泡的渗出性病变很有帮助。渗出性实变 T_1WI 显示为边缘不清的片状略高信号影,T_2WI 显示为较高信号影。有时在病变区内可见含气支气管影和流空的血管影像,类似 CT 图像上的空气支气管征。渗出物蛋白质含量不同,信号强度也不同。如,肺泡蛋白沉积症是以蛋白质和脂质沉积于肺泡为特征,MRI 显示脂肪的信号特点与其他渗出性病变的表现明显不同。

(二)增殖性病变

增殖指肺组织内形成以细胞和纤维为主的肉芽组织,常局限在腺泡范围内,与周围正常组织分界清楚。胸部 X 线片和 CT 肺窗均表现为结节状或梅花瓣状影,密度高,边界清楚,称为腺泡结节样病变。可单发或多发,病灶之间没有融合趋势,动态变化缓慢,可数月、数年没有明显变化。CT 纵隔窗病灶呈软组织密度,其内有时可见点状钙化,病变范围与肺窗所见类似。常见于肺结核和各种慢性肺炎,特别是肉芽肿性肺炎。

(三)结节与肿块

病灶以肿块为基本的病理形态,直径小于或等于 2 cm 的称为结节,大于 2 cm 的称为肿块。结节或肿块可单发,也可多发。单发者常见于肺癌、结核球、炎性假瘤等,多发者常见于肺转移瘤,亦可见于血源性金黄色葡萄球菌肺炎、坏死性肉芽肿、多发性肺囊肿及寄生虫囊肿等。结节与肿块除了大小不同外,其他表现相同,现以肿块为代表予以叙述。

1. 良性肿块

(1)X 线表现　肺良性肿瘤多有包膜,呈球形肿块,边缘光滑锐利,无毛刺,少数可有分叶,错构瘤可有"爆米花"样钙化。含液囊肿密度较淡,透视下囊肿随深呼吸而有形态的变化。结核球常为圆形,其内可有点状钙化,周围常有卫星灶。炎性假瘤多为 5 cm 以下类圆形肿块,病变近叶间胸膜或外围时可见邻近胸膜的粘连、增厚。

(2)CT 表现　除具有 X 线表现特点外,CT 检查对肺肿块的诊断更具优势。肿块内如发现脂肪密度影则有助于错构瘤的诊断。结核球周围常有多少不一、大小不等的小结节状卫星病灶及厚壁的引流支气管。增强扫描结核球仅周边环形轻度强化,肺良性肿瘤可不强化或轻度均匀性强化,肺部炎性假瘤可呈环状强化或轻度均匀性强化。结节可为腺泡状结节(直径在 1 cm 以下),边缘较清楚,呈梅花瓣状,即相当于腺泡范围的实变,也可为粟粒状结节影(4 mm 以下)。粟粒型肺结核的结节具有大小一致、分布均匀的特点。

2. 恶性肿块

(1)X 线表现　肺恶性肿瘤多呈浸润性生长,形态多不规则,边缘有分叶或切迹,常有短细毛刺向周围伸出,靠近胸膜时可有线状、幕状或星状影与胸膜相连而形成胸膜凹陷征。较大的恶性肿瘤特别是鳞癌,中心易发生坏死而形成厚壁空洞。转移瘤常多发,大小不一,以中下肺野较多,密度均匀,边缘整齐。

(2)CT 表现　肿块轮廓可呈多个弧形凸起,弧形相间则为凹入而形成分叶形肿块,称为分叶征,多见于肺癌。瘤体内有时可见直径 1~3 mm 的低密度影,称为空泡征。瘤体边缘可有不同程度的棘状或毛刺状突起,称为棘状突起或毛刺征。邻近胸膜的肿块其内成纤维反应收缩牵拉胸膜可形成胸膜凹陷征,多见于周围型肺癌。肺恶性肿瘤常为均匀强化或中心强化,且常呈一过性强化。癌性淋巴管炎所形成的粟粒结节,分布不均匀。

(3)MRI 表现　肿块内的血管组织、纤维结缔组织、肌组织及脂肪组织等成分不同,MRI 信号也不同。慢性肉芽肿、干酪样结核或错构瘤等由于其内含有较多的纤维组织与钙质,T_2WI 呈低信号。恶性病变(如肺癌或肺转移瘤)T_2WI 呈高信号。肿块内坏死 T_1WI 呈低信号,T_2WI 呈高信号。囊性病变 T_1WI 呈低信号,T_2WI 呈高信号。

(四)空洞与空腔

空洞为肺内病变组织发生坏死经引流支气管排出后而形成的。空洞壁可由坏死组织、肉芽组织、纤维组织及肿瘤组织所形成，多见于结核、肺癌。根据洞壁的厚度可分为厚壁空洞与薄壁空洞。厚壁空洞的洞壁厚度等于或超过 3 mm，薄壁空洞的洞壁厚度小于 3 mm。空腔与空洞不同，是肺内生理腔隙的病理性扩大，肺大泡、含气肺囊肿及肺气囊等属于空腔。

1. X 线表现

薄壁空洞呈圆形、椭圆形或不规则的环形，空洞壁内外光滑清楚，多无液面，其周围无大片状阴影，可有斑点状病灶。多见于肺结核，肺转移瘤也可形成薄壁空洞。

厚壁空洞的洞壁厚度多在 3 mm 以上。肺脓肿空洞内常有明显液平面，周围可见大片状阴影。结核性空洞内常无或仅有少量液体，周围有斑点状或条索状影。周围型肺癌的空洞壁外面呈肿瘤形态，洞壁内面凹凸不平，有时可见壁结节。

空腔的壁薄而均匀，周围无实变，腔内无液体。合并感染时，空腔内可见气-液平面，周围可见实变影。寄生虫囊肿（如棘球蚴囊肿）穿破后，当囊液及内囊完全咳出可形成含气囊腔，如部分囊液排出则囊腔内可形成气-液平面及内囊塌陷漂浮于液面上的水上浮莲征。

2. CT 表现

结核性空洞多见于上叶尖段、后段或下叶背段，癌性空洞多位于上叶前段及下叶基底段。空洞直径大于 3 cm 者多为肿瘤，空洞外壁不规则或呈分叶状，内壁凹凸不平或呈结节状，多为癌性空洞。洞壁壁厚小于 4 mm 者多为良性病变，大于 15 mm 者多为恶性病变。偏心性空洞与壁之间形成半月形空气影，称为空气半月征，为空洞内曲菌球的特征性表现。结核性空洞周围多可见纤维条索影、结节状或斑片状卫星灶及与肺门相连的支气管壁的增厚。癌性空洞有时可见支气管狭窄或阻塞，可见阻塞性肺炎征象。先天性肺囊肿的囊壁多较薄且较均匀，厚度在 1 mm 左右。肺大泡的壁较先天性肺囊肿的壁更薄，不到 1 mm，厚度均匀。肺大泡多发生于胸膜下区，大小差异很大，一般较小，大者可占据一个肺叶或更大。

3. MRI 表现

空洞内多有空气，T_1WI 和 T_2WI 均呈低信号影。空洞壁的信号强度依病变的性质、病程的长短及洞壁的厚薄而不同。如结核性空洞形成早期，洞壁厚而内壁不光整，洞壁 T_1WI、T_2WI 均呈中等或中等偏高信号。随病情发展，干酪样物质继续溶解排出，洞壁变薄且较光整，洞壁 T_1WI、T_2WI 均呈中等偏低信号。空腔的壁薄，内多无液体，周边多无实变，MRI 显示不佳。

(五)纤维性病变

纤维性病变为肺部慢性炎症或增殖性病变在修复愈合过程中，纤维成分逐渐代替细胞成分而形成瘢痕，又称纤维化。纤维化分为局限性和弥漫性两大类。局限性纤维化常见于慢性肺炎、肺结核，弥漫性纤维化常见于慢性支气管炎、尘肺等。

1. X 线表现

局限性纤维化多表现为结节、斑块或索条状僵直的高密度影，边缘清楚。弥漫性纤维化主要表现为弥漫分布的网状、线状及蜂窝状影,有时可见网状结节病变。严重的纤维化可致周围结构牵拉移位。

2. CT 表现

局限者表现为索条状僵直的高密度影,走行及分布均与肺纹理不同。弥漫者表现为自肺门向外伸展的线条、网状或蜂窝状影,有时在网状影背景下可见颗粒状或小结节影。

3. MRI 表现

较大的条索状纤维化 T_1WI、T_2WI 均呈中等或略低信号。

(六)钙化

钙化指受到破坏的组织局部钙离子以磷酸钙或碳酸钙的形式异常沉积,病理上属于变质性病变,一般发生在退行性变或坏死组织内。多见于肺或淋巴结干酪性结核病灶的愈合阶段。某些肺内肿瘤组织或囊肿壁也可发生钙化。两肺多发钙化除结核外还可见于矽肺、骨肉瘤肺转移、肺泡浆菌病及肺泡微石症。

1. X 线表现

表现为密度很高、边缘清楚锐利、大小形状不同的阴影,可为斑点状、块状及球形,呈局限或弥散分布。肺结核钙化呈单发或多发斑点状;矽肺钙化多表现为两肺散在多发结节状或环状;淋巴结钙化呈蛋壳样。

2. CT 表现

纵隔窗钙化密度类似于骨骼,CT 值常可达 100 HU 以上。层状钙化多为良性病灶,多见于肉芽肿性病变;错构瘤钙化呈爆米花样;周围型肺癌钙化呈单发点状或局限性多发颗粒状、斑片状;肺门淋巴结蛋壳状钙化常见于肺尘埃沉着症。通常钙化在病灶中所占比例越大,良性可能性就越大。弥漫性小结节状钙化多见于肺泡微石症、含铁血黄素沉着症和矽肺。

3. MRI 表现

钙化无信号,较大的钙化灶表现为信号缺损区。

二、气管和支气管基本病变

支气管阻塞由腔内阻塞或外在性压迫所致。腔内阻塞的病因可以是异物、肿瘤、炎性狭窄、分泌物淤积、水肿,也可以是血块等。外压性阻塞主要由邻近肿瘤或肿大淋巴结压迫所致。阻塞的病因、程度和时间不同,引起的阻塞改变也不同。支气管阻塞可引起阻塞性肺气肿、阻塞性肺炎和阻塞性肺不张。

(一)阻塞性肺气肿

肺气肿指终末细支气管以远的含气腔隙过度充气、异常扩大,可伴有不可逆性肺泡壁的破坏,分为局限性和弥漫性阻塞性肺气肿。局限性阻塞性肺气肿系支气管部分性阻塞产生活瓣作用,吸气时支气管扩张空气进入,呼气时空气不能完全呼出,致使阻塞远侧肺泡过度充气。弥漫性阻塞性肺气肿则为终末细支气管慢性炎症及狭窄,形成活瓣性呼气性阻塞,终末细支气管以远的肺泡过度充气伴有肺泡壁破坏。

(1)X 线表现 局限性阻塞性肺气肿表现为肺部局限性透明度增加,其范围取决于阻塞的部位。一侧肺或一个肺叶的肺气肿表现为一侧肺或一个肺叶的透明度增加,肺纹理稀疏,纵隔移向健侧,患侧横膈下降。支气管异物引起者透视下可有纵隔摆动,即呼气时纵隔移向健侧,吸气时恢复正常位置。弥漫性阻塞性肺气肿表现为两肺野透明度增加,常有肺大泡出现,肺纹理稀疏。肺气肿晚期,肺组织及毛细血管床破坏加重,气肿区小血管变细减少,肺野透明度明显增加;胸廓前后径及横径均增大,肋间隙增宽,横膈低平且活动减弱;心影狭长呈垂位心形,中心肺动脉可以增粗,外围肺血管纹理变细,严重者出现肺动脉高压及肺心病。

(2)CT表现 局限性阻塞性肺气肿表现为某断面上肺局限性透明度增加,肺纹理稀疏。CT对局限性肺气肿的检出比X线检查敏感,可显示阻塞的部位,甚至阻塞的原因。弥漫性阻塞性肺气肿表现为肺纹理稀疏、变细、变直。在肺的边缘部常可见大小不等的肺大泡影。HRCT可显示肺小叶的结构及异常改变,可发现早期肺气肿。

(二)阻塞性肺不张

阻塞性肺不张为支气管腔内完全阻塞、腔外压迫或肺内瘢痕组织收缩引起,以支气管阻塞最为多见。支气管突然完全阻塞后(如支气管异物或血块),肺泡内气体多在18~24小时内被吸收,相应的肺组织萎陷。阻塞性肺不张的影像学表现与阻塞的部位和时间有关,也与不张的肺内有无存在病变有关。阻塞可以发生在主支气管、叶或段支气管、细支气管,而导致一侧性、肺叶、肺段或小叶的肺不张。

(1)X线表现 ①一侧性肺不张:患侧肺野均匀致密,肋间隙变窄,纵隔向患侧移位,横膈升高。健侧有代偿性肺气肿表现。②肺叶不张:不张肺叶缩小,密度均匀增高,相邻叶间裂向患侧移位。纵隔及肺门可不同程度向患部移位。邻近肺叶出现代偿性肺气肿(图4-3-1)。③肺段不张:单纯肺段不张较少见,后前位一般呈三角形致密影,基底向外,尖端指向肺门,肺段缩小。④小叶不张:为多数终末细支气管被黏液阻塞所致,表现为多数小斑片状致密影。

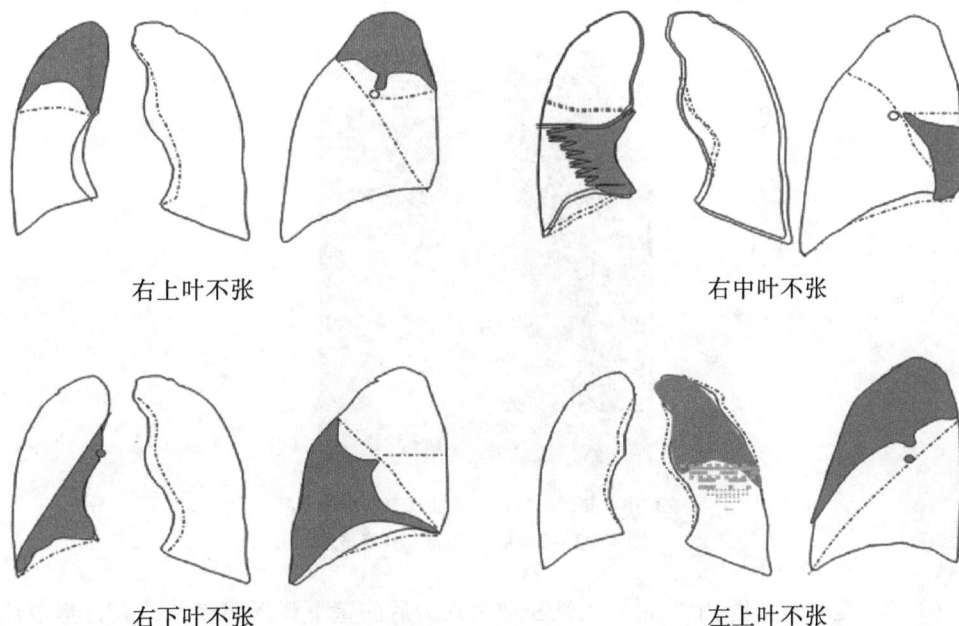

右上叶不张　　　　　　　　　　右中叶不张

右下叶不张　　　　　　　　　　左上叶不张

图4-3-1 肺叶不张

（2）CT 表现 ①一侧性肺不张：不张的肺缩小，呈边界清楚锐利的软组织密度结构，增强扫描可见明显强化，常可发现支气管阻塞的部位和原因。②肺叶不张：右肺上叶不张表现为右上纵隔旁的三角形或窄带状软组织密度影，尖端指向肺门，边缘清楚。左肺上叶不张表现为三角形软组织密度影，底部与前外胸壁相连，尖端指向肺门，其后外缘向前内方凹陷。右肺中叶不张较常见，表现为右心缘旁三角形软组织密度影，尖端指向外侧。肺下叶不张 CT 表现为脊柱旁的三角形软组织密度影，尖端指向肺门，前外缘锐利，患侧横膈升高，肺门下移。③肺段不张：常见于右肺中叶的内、外侧段，表现为右心缘旁三角形软组织密度影，边缘内凹。④小叶不张：CT 表现与 X 线表现相似。

（3）MRI 表现 不张肺的肺叶或肺段 T_1WI 呈较高信号影，T_2WI 呈略高信号影。

三、胸膜基本病变

（一）胸腔积液

多种疾病可累及胸膜产生胸腔积液。病因可以是感染性、肿瘤性、变态反应性，也可以是化学性或物理性。液体可以是血性、乳糜性、胆固醇性，也可以是脓性；可以是渗出液，也可以是漏出液。

1. 游离性胸腔积液

（1）X 线表现 少量积液最先积聚于位置最低的后肋膈角，因而站立后前位检查多难以发现。液量达 300 ml 左右时，站立后前位检查也仅见肋膈角变钝、变浅或填平。随液量增加可依次闭塞外侧肋膈角，掩盖膈顶，其上缘在第 4 前肋端以下，呈外高内低的弧形凹面。中量积液上缘在第 4 前肋端平面以上、第 2 前肋端平面以下，中下肺野呈均匀致密影。致密影上缘呈外高内低的弧形凹面，是胸腔积液的典型征象（图 4 - 3 - 2）。大量积液上缘达第 2 前肋端平面以上，患侧肺野呈均匀致密阴影，有时仅见肺尖部透明，可见肋间隙增宽，横膈下降，纵隔向健侧移位。

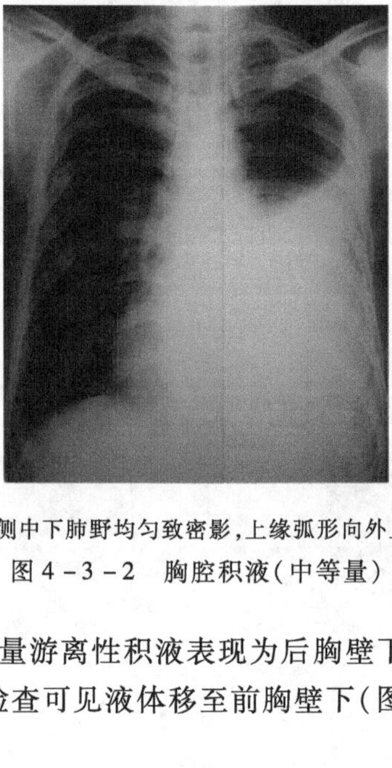

左侧中下肺野均匀致密影，上缘弧形向外上。
图 4 - 3 - 2 胸腔积液（中等量）

（2）CT 表现 少量、中等量游离性积液表现为后胸壁下弧形窄带状或新月形液体密度影，边缘光滑整齐，俯卧位检查可见液体移至前胸壁下（图 4 - 3 - 3）。大量积液时则整个胸腔为水样密度影,肺被压缩于肺门呈软组织影,纵隔向对侧移位。

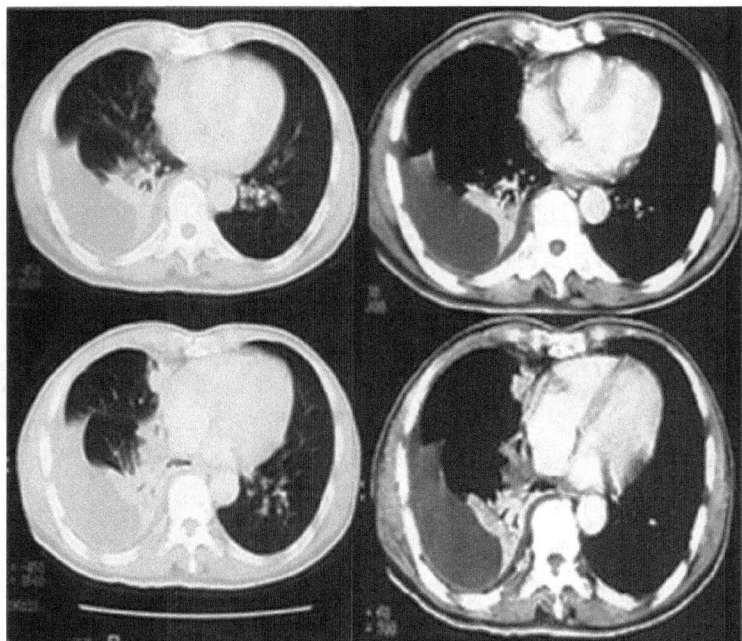

图 4 – 3 – 3　胸腔积液的 CT 表现

(3)MRI 表现　一般非出血性积液 T_1WI 多呈低信号;结核性胸膜炎及外伤等所致的积液,由于内含较高蛋白质和细胞成分,T_1WI 可呈中 – 高信号。胸腔积液不论其性质如何,T_2WI 均为很高信号,说明积液的性质主要影响 T_1WI 的信号强度。MRI 有利于胸、腹水的鉴别。

2. **局限性胸腔积液**

(1)X 线表现　包裹性积液为胸膜炎时,脏、壁层胸膜发生粘连使积液局限于胸膜腔的某一部位,多见于下侧后胸壁。切线位片上,包裹性积液表现为自胸壁向肺野突出的半圆形或扁丘状阴影,其上下缘与胸壁的夹角呈钝角,密度均匀,边缘清楚,常见于结核。叶间积液是液体局限于水平裂或斜裂内,可单独存在,也可与游离性积液并存。发生于斜裂者,正位 X 线检查多难以诊断,侧位则易于发现,典型表现是叶间裂部位的梭形影,密度均匀,边缘清楚。游离性积液进入叶间裂时多局限于斜裂下部,表现为尖端向上的三角形密度增高影。叶间积液可由心力衰竭或结核引起,少数肿瘤转移也可表现为叶间积液。

(2)CT 表现　包裹性积液表现为自胸壁向肺野突出的凸镜样液体密度影,基底宽而紧贴胸壁,与胸壁的夹角多呈钝角,边缘光滑,邻近胸膜多有增厚,形成胸膜尾征。叶间积液表现为叶间片状或带状高密度影,有时呈梭状或球状,积液量多时可形似肿瘤,易误诊为肺内实质性肿块。

3. **肺底积液**

肺底积液是液体积聚于肺底与横膈之间的胸膜腔内,右侧较多见。被肺底积液向上推挤的肺下缘呈圆顶形,易误诊为横膈升高。肺底积液所致的"横膈升高"圆顶最高点位于偏外 1/3,且肋膈角深而锐利,可资鉴别。仰卧位患侧肺野密度均匀增高,患侧膈位置正常。

(二)气胸与液气胸

因脏层或壁层胸膜破裂,空气进入胸膜腔内为气胸。前者多在胸膜下肺部病变的基础上发生,称自发性气胸,如严重肺气肿、胸膜下肺大泡、肺结核及肺脓肿等。当胸膜裂口具活瓣作用时,气体只进不出或进多出少,可形成张力性气胸。后者多为壁层胸膜直接损伤破裂,体外空气进入胸腔,如胸壁穿通伤、胸部手术及胸腔穿刺。胸膜腔内液体与气体共存时为液气胸。外伤、手术后及胸腔穿刺均可产生液气胸。

1. X 线表现

气胸区呈线状或带状,无肺纹理,为均匀一致的气体密度。少量气胸时,可见被压缩的肺边缘,呼气时显示较清楚。大量气胸时,气胸区可占据肺野的中外带,内带为被压缩的肺,呈均匀软组织密度影。同侧肋间隙增宽,横膈下降,纵隔向健侧移位,对侧可见代偿性肺气肿。如脏、壁层胸膜粘连,可形成局限性或多房局限性气胸。液气胸时立位片可见气 - 液平面,严重时气 - 液平面横贯胸腔(图 4 - 3 - 4)。如脏、壁层胸膜粘连,可形成局限性或多房性液气胸。

2. CT 表现

肺窗气胸表现为肺外侧带状无纹理的高透亮区,其内侧可见弧形的脏层胸膜呈细线状软组织密度影,与胸壁平行。肺组织不同程度受压萎陷,严重时整个肺被压缩至肺门呈球状,伴纵隔向对侧移位,横膈下降。液气胸由于重力关系,液体分布于背侧,气体分布于腹侧,可见气 - 液平面及萎陷的肺边缘。液气胸由于胸膜粘连,可局限于胸腔的一部。

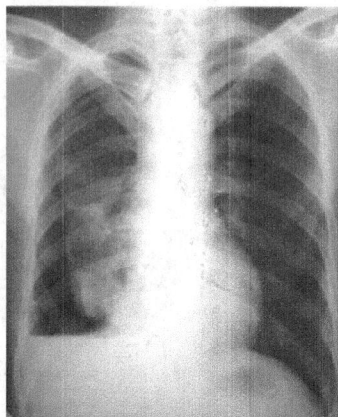

右侧肋膈角区气 - 液平面。

图 4 - 3 - 4　液气胸

3. MRI 表现

MRI 不能显示气胸,只能显示液气胸的液体信号。

(三)胸膜肥厚、粘连及钙化

胸膜肥厚、粘连及钙化为各种胸膜疾病后期,是纤维素沉着、肉芽组织增生及出血机化等因素导致的后遗改变。胸膜肥厚与粘连常同时存在。轻度局限性胸膜肥厚、粘连多发生在肋膈角区。胸膜钙化多见于结核性胸膜炎、出血机化及尘肺。

1. X 线表现

轻度胸膜肥厚、粘连表现为肋膈角变浅、变平,膈肌运动轻度受限。广泛胸膜肥厚、粘连时,可见患侧胸廓塌陷,肋间隙变窄,肺野密度增高,肋膈角近似直角或闭锁,横膈升高且膈顶变平、运动微弱或不动,纵隔可向患侧移位。胸膜钙化时在肺野边缘呈片状、不规则点状或条状高密度影(图 4 - 3 - 5)。包裹性胸膜炎时,胸膜钙化可呈弧线形或不规则环形。

2. CT 表现

正常 CT 上不能显示胸膜。胸膜肥厚表现为沿胸壁的带状软组织影,厚薄不均,表面不光滑,与肺的交界面多可见小的粘连影。胸膜肥厚可达 1 cm 以上,达 2 cm 时多为恶性。胸膜钙化多呈点状、带状或块状高密度影,CT 值接近骨骼。

3. MRI 表现

MRI 对胸膜肥厚、粘连与钙化的显示不如普通 X 线和 CT。

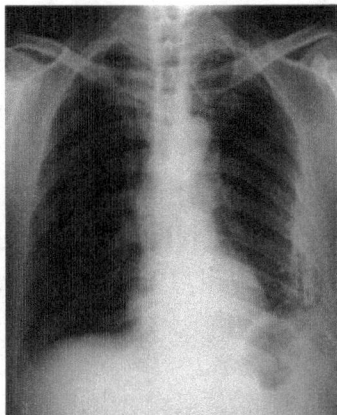

图 4 - 3 - 5　胸膜肥厚、粘连、钙化

(四)胸膜肿块

胸膜肿块常见于胸膜原发或转移性肿瘤,多为胸膜间皮瘤,少数为来自结缔组织的纤维瘤、平滑肌瘤、神经纤维瘤等,也可见于机化性脓胸及石棉肺形成的胸膜斑块等。胸膜肿瘤可为局限性或弥漫性,弥漫性多为恶性。伴或不伴胸腔积液,肿块合并胸水多为恶性。

1. X 线表现

胸膜肿块为半球形、扁丘状或不规则形肿块,密度均匀,边缘清楚,与胸壁呈钝角,胸膜外脂肪层完整。弥漫性间皮瘤可伴胸腔积液,转移瘤可伴有肋骨破坏。

2. CT 表现

除 X 线所见外,有时可见肿块周边与胸膜相延续而形成胸膜尾征。增强扫描肿块多有明显强化。弥漫性胸膜肿瘤表现为胸膜增厚,表面高低不平,呈结节状或波浪状,范围较广者可累及一侧胸膜。机化性脓胸或石棉肺斑块多伴有钙化。

3. MRI 表现

肿块 T_1WI 呈中等信号,T_2WI 信号强度增高。

四、纵隔基本病变

纵隔病变或肺内病变可引起纵隔形态、位置改变。纵隔形态改变多表现为纵隔增宽,可为肿瘤性、炎症性、出血性、淋巴性和血管性,以纵隔肿瘤最常见。胸腔、肺内及纵隔病变均可使纵隔移位,肺不张及广泛胸膜增厚可牵拉纵隔向患侧移位;胸腔积液、肺内巨大肿瘤及偏侧生长的纵隔肿瘤可推压纵隔向健侧移位。

1. X 线表现

纵隔内肿瘤、淋巴结增大、动脉瘤均可表现为纵隔肿块,纵隔相应部分变形。畸胎瘤所含牙齿、动脉瘤壁钙化、淋巴结结核钙化均表现为纵隔内更高密度影。腹腔组织或脏器疝入胸腔也可使纵隔增宽、变形,空腔脏器疝入时可见空气影。一侧肺气肿时,过度膨胀的肺连同纵隔向健侧移位。一侧主支气管内异物引起不完全阻塞时,两侧胸腔压力失去平衡,呼气时患侧胸腔内压升高,纵隔向健侧移位,吸气时纵隔恢复原位,称为纵隔摆动。

2. CT 表现

根据 CT 值可将纵隔病变分为四类:脂肪性、实性、囊性及血管性病变。脂肪瘤以右心膈角多见。实性病变可见于良性肿瘤、恶性肿瘤、淋巴结肿大等。囊性病变表现为圆形或类圆形液体密度影,心包囊肿多位于右心膈角。支气管囊肿好发于支气管周围、气管或食管旁及肺门部。主动脉瘤可见血管中的弧形钙化。CT 增强检查对鉴别血管性与非血管性、良性与恶性肿块很有价值。血管性病变增强检查可明确显示动脉瘤、动脉夹层及附壁血栓。实性病变中,良性病变多均匀轻度强化,恶性病变多不均匀明显强化。囊性病变仅见囊壁轻度强化,脂肪密度病变仅见其内的血管强化。

3. MRI 表现

实性肿瘤 T_1WI 信号强度略高于正常肌肉组织,T_2WI 信号强度多有所增高。肿瘤变性坏死时密度不均匀,坏死区 T_1WI 低信号,T_2WI 呈明显高信号。畸胎瘤可见脂肪信号。单纯浆液性囊肿 T_1WI 呈低信号,T_2WI 呈显著高信号。黏液囊肿或囊内含丰富的蛋白时,T_1WI 和 T_2WI 均呈高信号。囊内含胆固醇结晶或出血时,T_1WI 也呈高信号。脂肪性肿块 T_1WI、T_2WI 均呈高信号,应用脂肪抑制技术则呈低信号。动脉瘤的瘤壁弹性差,血流在该处流速减慢或形成涡流,涡流产生的信号多不均匀。动脉夹层依其血流速度不同,易分辨真假腔,通常假腔大于真腔,假腔的血流较缓慢,信号较高,且常有附壁血栓形成致腔壁增厚,真腔血流快,通常无信号。

五、比较影像学

(一)胸部影像检查的比较

1. X 线检查

胸部 X 线片经济简便、应用广泛,是诊断胸部疾病的基本方法。X 线检查的目的主要是明确胸部正常与否,随访复查可对肺部病变进行动态观察或疗效判断,了解术后改变或术后病变的复发情况。健康普查可早期发现症状不明显的疾病。X 线检查的不足之处是细微病灶易漏诊,对病变的定位及定性诊断较困难。

2. CT 检查

CT 检查易于发现胸部病变和显示病变特征,可用于胸部 X 线片诊断困难的所有患者。CT 检查可显示心影后及后肋膈角等处隐匿性病灶,减少漏诊,提高病变检出率。增强扫描、动态扫描可了解病变的血供情况。多层螺旋 CT 低剂量扫描可用于肺癌普查。

3. MRI 检查

MRI 检查多用于纵隔和肺门病变的诊断,了解肺部病变对纵隔的侵袭情况,纵隔病变对心脏大血管的侵袭情况,鉴别纵隔或肺门病变是血管性还是非血管性,不使用对比剂也可显示纵隔或/和肺门淋巴结肿大。根据肺泡渗出病变 T_1WI、T_2WI 信号推测渗出的成分,根据胸腔积液 T_1WI、T_2WI 表现推测胸水的成分。MRI 难以显示肺微细结构;显示病灶的钙化不敏感,也难以显示胸部骨折及气胸;心跳和呼吸运动易引起伪影,影响图像的观察与分析。

4. 超声检查

超声为无创性检查,操作简便快捷,易为患者所接受。主要适应证为胸壁良、恶性肿瘤,胸壁感染,胸膜病变及浅表的肺肿物。介入超声应用于:超声引导经皮穿刺胸壁、胸膜、肺及纵隔占位病变组织活检及细胞学检查;胸腔积液、脓胸和肺癌定位穿刺抽液、置管引流及注药治疗;肺脓肿超声引导穿刺抽吸及引流等。超声不足之处是在胸部的应用历史不长,尚缺乏经验;含气肺组织和胸部骨骼将入射超声全反射,故其应用受到较大的限制。

(二)胸部影像检查的优选

X线、CT、MRI和超声检查在胸部的应用各有优势和局限性,一般来说应先简单后复杂,先经济后昂贵,亦可据被检者的需求、经济状况等进行选择。胸部影像检查的优选原则是因时而异,因病而异。

因时而异:疾病的发生发展是有其过程和规律的。例如,大叶性肺炎充血期,X线检查多无异常,但HRCT多能发现异常;胸部严重创伤患者,应首选X线检查,CT对显示肺内小结节转移灶有优势。

因病而异:MRI不能观察慢性支气管炎、肺气肿、气胸、肺粟粒性病变等。CT观察肋骨骨折优于胸部X线片(尤其是三维重建)。怀疑肺门淋巴结肿大可直接选用MRI。胸腔穿刺引流可首选超声检查。对胸膜肥厚、粘连与钙化的显示,MRI和超声不如X线和CT。MRI显示纵隔病变与血管性病变,鉴别横膈上、下病变有明显优势。

第四节 疾病诊断

一、支气管扩张症

支气管扩张症(bronchiectasis)指支气管内径呈不同程度异常增宽。多为后天性,先天性较少,男女发病无明显差异,好发于儿童及青壮年。

【临床与病理】

后天性支气管扩张的主要发病机制为:①慢性感染引起支气管壁组织的破坏;②支气管内分泌物淤积与长期剧烈咳嗽,引起支气管内压增高;③肺不张及肺纤维化对支气管壁产生外在牵拉。这三个因素互为因果,促成并加剧支气管扩张。先天性支气管扩张病理改变为管壁平滑肌、腺体和软骨减少或缺如,同时有支气管上皮脱落,支气管壁内炎性细胞浸润,管壁肿胀和周围纤维组织增生。

支气管扩张一般发生在3~6级分支,根据形态分为:①囊状支气管扩张;②柱状支气管扩张;③静脉曲张型支气管扩张。三种类型可同时混合存在或以其中一种形态为主出现。支气管扩张可两肺同时存在,以右肺下叶、左肺下叶和左肺舌叶多见,广泛者较少见。

咳嗽、咳痰和咯血为支气管扩张的三大主要症状。合并感染时,可有发热、畏寒和白细胞增高,反复感染者可出现呼吸困难和杵状指。

【影像学表现】

1. X 线表现

常规 X 线检查仅作为初选,确定支气管扩张的存在、类型和范围主要依靠 CT,尤其是 HRCT。

2. CT 表现

(1)囊状支气管扩张,支气管远端呈囊状膨大,成簇的囊状扩张可形成葡萄串状阴影,合并感染时囊内可出现液平及囊壁增厚。

(2)柱状支气管扩张,当支气管走行与 CT 层面平行时表现为"轨道征";当支气管走行与 CT 层面垂直时表现为圆形透亮影,呈"戒指征"。

(3)静脉曲张型支气管扩张,支气管呈粗细不均的囊柱状改变,壁不规则,可呈念珠状。

(4)当扩张的支气管腔内充满黏液栓时,表现为柱状或结节状高密度阴影,类似"指状征"(图 4 - 4 - 1)。

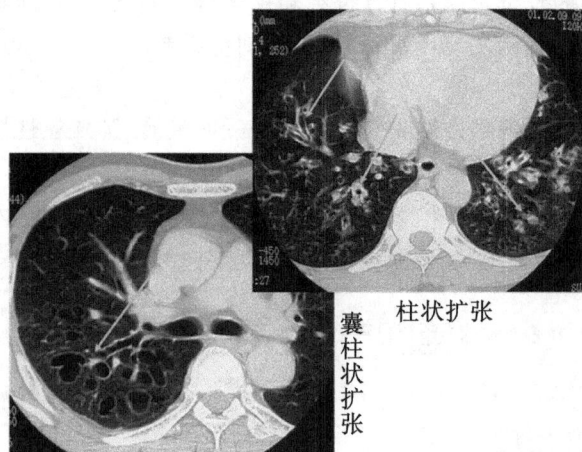

图 4 - 4 - 1 支气管扩张症(高分辨力 CT 表现)

【诊断与鉴别诊断】

依据典型临床症状和影像学表现一般不难诊断,但有时需与多发性肺囊肿和慢性支气管炎等鉴别。多发性肺囊肿相对较大,囊壁较薄,腔内一般无液面,周围肺野多无感染征象。严重慢性支气管炎也可伴有支气管扩张,但同时可见肺纹理扭曲、模糊,肺气肿,肺纤维化与肺感染等征象,临床症状有所不同。

二、气管、支气管异物

【临床与病理】

气管、支气管异物(foreign body of trachea and bronchus)指各种外来异物意外进入气管、支气管而引起的临床病症。异物主要包括三类:①植物性异物,如花生、玉米粒、瓜子等。②动物性异物,如食物中的碎骨、鱼刺。③矿物性异物,如牙托、钱币、笔帽等。异物引起的病理改变主要是机械性阻塞和异物的刺激损伤(包括机械性和化学性)与继发感染等。

临床支气管异物多见于 5 岁以下儿童。病史明确,异物吸入时患儿均有呛咳症状,异物进入支气管后可出现一段无症状期,有的可出现咳嗽、咳痰、发热等症状,易误诊为肺炎或支气管炎。

【影像学表现】

1. X 线表现

(1)不透 X 线异物可直接显示其部位、形态与大小。

(2)透 X 线异物导致支气管部分阻塞时,可出现相应肺叶的阻塞性肺气肿征象,即肺野透亮度增加,肺纹理稀少;如果异物在支气管腔内随呼吸运动而上下移动,则会出现纵隔摆动现象。

(3)异物引起支气管完全阻塞时,可出现相应肺叶或肺段不张的征象,即肺叶体积缩小,密度增高。

(4)若异物在支气管内阻塞存留时间较长,则可发生相应肺叶的炎症或脓肿。

2. CT 表现

CT 检查在发现支气管异物和观察其大小、形态及位置方面均优于 X 线片,尤其是多层螺旋 CT 重组技术可以冠状位显示异物与支气管树的关系。CT 图像对于显示异物所引起的早期轻微改变也比 X 线片敏感。目前对于可疑支气管异物的患儿,在有条件的情况下,多倾向先行 CT 检查以明确诊断和指导治疗。

【诊断与鉴别诊断】

根据异物吸入病史和临床相应症状,以及影像学检查所见,一般不难诊断。

三、肺部炎症

肺炎(pneumonia)是常见的肺部疾病。按病因可分为感染性、理化性、免疫和变态反应性,其中感染性最常见。按解剖分布可分为大叶性、小叶性及间质性肺炎。实际上单从影像学观察来判断肺炎是由何种病原体所致常有困难,但影像学检查可以发现病变,确定病变部位、分布以及动态变化,从而为临床诊断和治疗提供重要的诊断资料。

(一)大叶性肺炎

大叶性肺炎(lobar pneumonia)是细菌性肺炎中最常见的一种。多为肺炎双球菌或链球菌致病。炎症可累及整个肺叶或多个肺叶,也可以肺段分布。

【临床与病理】

典型的病理变化分为四期,即充血期、红色肝样变期、灰色肝样变期及消散期。早期为充血期,病变部位毛细血管充血扩张,肺泡内仍有空气但可有少量浆液性渗出。此后肺泡内充满黏稠的渗出液,有纤维素和大量红细胞,使肺组织切面呈红色,为红色肝样变期。随病变发展,肺泡内红细胞减少,代之以大量白细胞,肺组织切面呈灰色,为灰色肝样变期。若及时治疗,约 1 周后开始转入消散期,肺泡内纤维蛋白渗出物溶解、吸收,肺泡重新充气。

多数患者发病前有受凉、过度劳累或上呼吸道感染史。起病急,可有寒战、高热、胸痛,典型者咳黏稠铁锈色痰。下叶肺炎可刺激膈胸膜,疼痛放射至腹部。血白细胞总数及中性粒细胞明显增高。

【影像学表现】

1. X线表现

(1)充血期可无阳性发现,或仅肺纹理增多,透明度略低。

(2)实变期(包括红色肝样变期及灰色肝样变期)表现为密度均匀的致密影,炎症累及肺段表现为片状或三角形致密影;累及整个肺叶,呈以叶间裂为界的大片致密阴影,有时致密阴影内可见透亮支气管影,即支气管充气征(图4-4-2A)。

(3)消散期实变区密度逐渐降低,因消散不均而呈大小不等、分布不规则的斑片状阴影。炎症最终可完全吸收,或只留少量索条状阴影,偶可演变为机化性肺炎。

2. CT表现

由于CT密度分辨力高,在充血期即可发现病变区呈毛玻璃样阴影,边缘模糊,病变区血管隐约可见。实变期可见呈大叶或肺段分布的致密阴影,显示充气支气管征较胸部X线片更清晰。消散期随病变吸收,实变阴影密度降低,呈散在、大小不等的斑片状阴影,最终可完全吸收(图4-4-2B)。

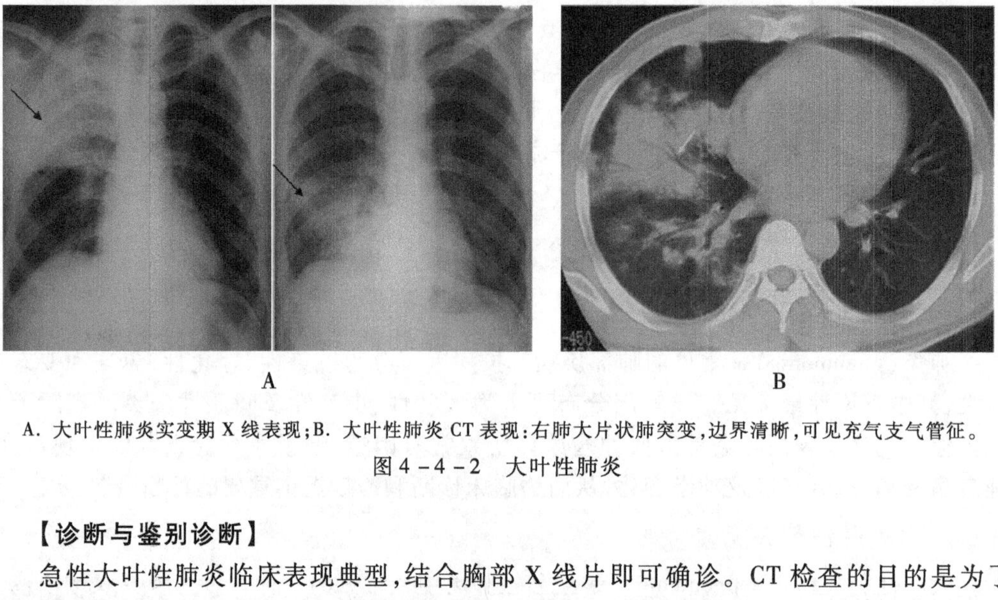

A. 大叶性肺炎实变期X线表现;B. 大叶性肺炎CT表现:右肺大片状肺突变,边界清晰,可见充气支气管征。

图4-4-2 大叶性肺炎

【诊断与鉴别诊断】

急性大叶性肺炎临床表现典型,结合胸部X线片即可确诊。CT检查的目的是为了肺炎的早期(实变前期)检出。不典型病例,如消散缓慢、反复发作、年龄较大患者,应与阻塞性肺炎鉴别。消散期的表现易与肺结核或小叶性肺炎相混淆,患者的发病经过、临床表现、体征与实验室检查有助于诊断。

(二)支气管肺炎

支气管肺炎(bronchopneumonia)亦称小叶性肺炎,由链球菌、葡萄球菌和肺炎双球菌等多种病原菌感染致病,也可由病毒及真菌引起。多见于婴幼儿、老年及极度衰弱的患者,或为手术后并发症。

【临床与病理】

病理变化为支气管周围肺实质的炎症,以小叶支气管为中心,经终末细支气管延及肺泡,在细支气管和肺泡内产生炎性渗出物。病变范围是小叶性的,呈散在分布,可融合成大片。由于细支气管炎性充血、水肿,易致细支气管不同程度的阻塞,可出现小叶性肺气肿或肺不张。

发病急骤,有高热、寒战、咳嗽、咳泡沫黏液脓性痰,常有胸痛、呼吸困难。

【影像学表现】

1. X 线表现

病变多分布于两肺中下野的内、中带,肺纹理增多、增粗、模糊,沿肺纹理分布有斑片状模糊致密影,密度不均。密集病变可融合成大片状(图 4 - 4 - 3A)。

2. CT 表现

CT 扫描见两肺中下部支气管血管束增粗,大小不同的结节状及片状阴影,边缘模糊,多个小片状阴影可融合成大片状。有时在小片状影间可见 1 ~ 2 cm 的类圆形透亮阴影,系小叶支气管部分性阻塞引起的小叶性过度充气(图 4 - 4 - 3B)。

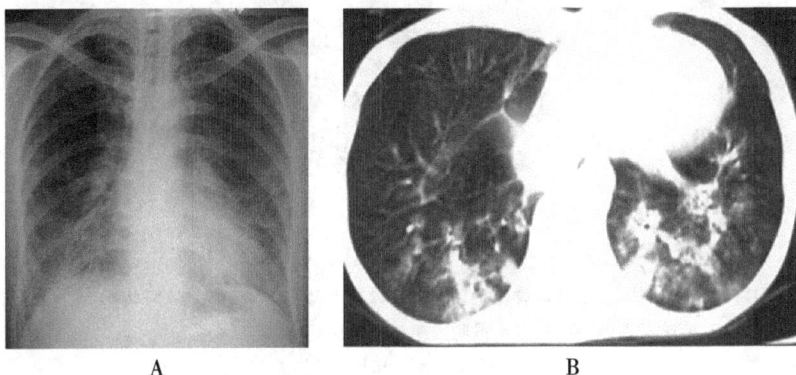

A．支气管肺炎 X 线表现:双侧中下肺野弥漫斑片状模糊阴影,部分融合成大片状;

B．支气管肺炎 CT 表现:两下肺多个小片状阴影,血管增粗。

图 4 - 4 - 3 支气管肺炎

【诊断与鉴别诊断】

支气管肺炎有明显的临床症状,典型病例通常胸部 X 线片即可确诊,一般不需 CT 检查。对迁延或反复发作者,CT 检查旨在了解有无并发支气管扩张。

(三)间质性肺炎

间质性肺炎(interstitial pneumonia)系以肺间质炎症为主的肺炎,包括支气管壁、支气管周围的间质组织和肺泡壁。主要由病毒、肺炎支原体和细菌感染致病。

多见于小儿,常继发于麻疹、百日咳或流行性感冒等急性传染病。

【临床与病理】

病理变化主要为细支气管壁及肺泡壁的浆液渗出及炎性细胞浸润,炎症可沿淋巴管扩散引起淋巴管炎及淋巴结炎。小支气管壁的炎症、充血及水肿可引起管腔部分性或完全性阻塞。

临床上除原发急性传染病症状外,常同时出现气急、发绀、咳嗽,体征较少。

【影像学表现】

1. X 线表现

两肺门及中下肺野纹理增粗、模糊,可见网状及小斑片状影。由于细支气管部分阻塞,可伴弥漫性肺气肿。肺门周围间质内炎性浸润,可使肺门密度增高、轮廓模糊、结构不清(图4-4-4A)。

2. CT表现

间质性肺炎早期或轻症病例,HRCT见两侧支气管血管束增粗,呈不规则改变,并伴有毛玻璃样阴影,表明支气管周围间质内炎性浸润并伴有肺泡内炎性浸润及少量渗出。较重者可伴有小叶性实变,表现为小斑片状阴影。肺门及纵隔淋巴结可有增大(图4-4-4B)。

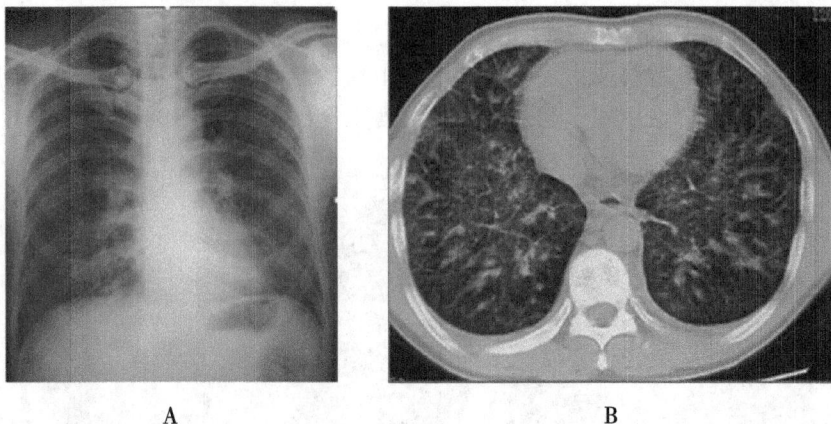

A   B

A. 间质性肺炎X线表现:双肺纹理增多、紊乱,以双下肺野为著,部分呈网状;B. 间质性肺炎CT表现:两肺纹理多、乱,间有小点状或毛玻璃状病灶。

图4-4-4 间质性肺炎

【诊断与鉴别诊断】

引起间质性肺炎的病因很多,如结缔组织疾病、结节病、细支气管炎等,影像学表现相似,需结合临床及实验室检查鉴别。

四、肺脓肿

肺脓肿(lung abscess)系由化脓性细菌引起的坏死性炎性病变,以金黄色葡萄球菌、肺炎双球菌及厌氧菌多见。早期为化脓性肺炎,继而发生坏死、液化和脓肿形成。

【临床与病理】

化脓性肺炎导致细支气管阻塞,小血管炎性栓塞,肺组织坏死继而液化,经支气管咳出后形成脓腔。有时肺脓肿发展迅速,脓液破溃到胸腔形成脓气胸和支气管胸膜瘘。急性期经体位引流和抗生素治疗,脓腔可缩小甚至消失。如治疗不彻底,脓肿周围纤维组织增生,脓肿壁变厚而转化为慢性肺脓肿。

急性肺脓肿有急性肺炎的表现,如有高热、寒战、咳嗽、咳痰、胸痛,全身中毒症状较明显,白细胞总数明显增加,咳嗽逐渐加重,并咳大量脓臭痰。慢性肺脓肿者,经常咳嗽、咳脓痰和血痰,有不规则发热伴贫血和消瘦等,并可有杵状指(趾)。

【影像学表现】

1. X线表现

病灶呈浓密的团状阴影,占据一个或多个肺段,病灶中有厚壁的透亮空洞。在急性期,由于脓肿周围炎性浸润存在,使空洞壁相当厚且外缘模糊,空洞常为中心性,亦可为偏心性,壁虽厚,但内壁常较光整,底部常见液平。在慢性期,空洞周围炎性浸润大部分吸收,纤维结缔组织增生,形成边界清楚的厚壁空洞,周围有较多紊乱的条索状纤维病灶(图 4 - 4 - 5A)。

2. CT 表现

CT 较易显示实变阴影内的早期坏死、液化,从而早期确诊。CT 对脓肿壁的显示也较胸部 X 线片清晰,易于判断脓腔周围情况,鉴别脓肿位于肺内或胸膜腔内,是否伴有少量胸腔积液,脓肿处有无局部胸膜增厚,是否破入胸腔而引起脓胸、脓气胸等(图 4 - 4 - 5B)。

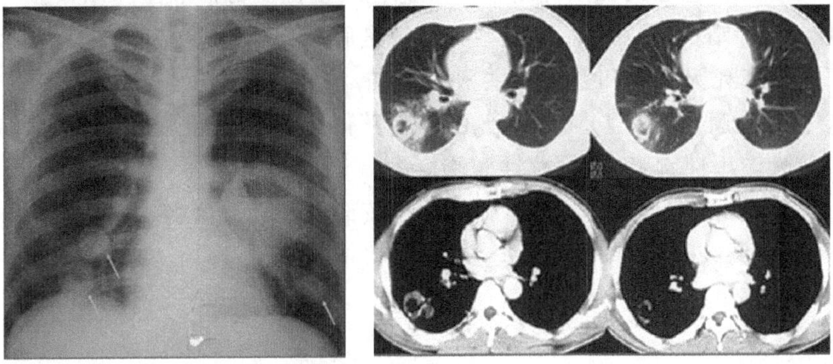

A. 急性肺脓肿 X 线表现(多发);B. 急性肺脓肿 CT 表现:右下肺致密影,边缘模糊,内见一空洞。

图 4 - 4 - 5 急性肺脓肿

【诊断与鉴别诊断】

肺脓肿空洞主要应与肺结核空洞和肺癌空洞进行鉴别。结核性空洞多发生于肺上叶尖后段和下叶背段,通常较小,壁薄,壁内缘光滑,外壁也较光整与清晰,周围常有多发小斑片状或索条状卫星病灶,或有其他肺野的播散病灶。癌性空洞多见于老年患者,为厚壁空洞,空洞常呈偏心性,空洞壁内缘高低不平,可有癌结节,空洞外壁可有分叶及毛刺征。

五、肺结核

肺结核(pulmonary tuberculosis)是人体吸入人型或牛型结核分枝杆菌在肺内引起的一种慢性传染性疾病。

【临床与病理】

基本病理变化是渗出、增殖和变质。以渗出为主的病变表现为浆液性或纤维素性肺泡炎,发生在病变早期、机体免疫力低下、菌量少却毒力强或变态反应较强的情况下。若菌量少、毒力较低或人体抵抗力较强对结核分枝杆菌有一定免疫力时,病变则以增殖为主,以结核性肉芽肿结节为特征。增殖性病变周围也可见渗出性病变,两者常混合存在。当人体抵抗力增强或经正规抗结核药物治疗后,细菌逐渐被控制、消灭,病变吸收、纤维化、纤维包裹或钙化。以变质为主的病变多由渗出性或增生性病变发展而来,常于菌量大、毒力强、机体抵抗力低、变态反应增高或未适当治疗时发生。细菌增殖后,病灶可扩大、溶解、液化和空洞形成,并可经血行发生肺内及全身性播散,也可经支气管发生肺内播散。

肺结核临床表现不一,可无明显症状,或有低热、盗汗、疲乏、消瘦、食欲不振、咳嗽、咯血、胸痛和气促等。急性血行播散者,可有高热、寒战、咳嗽、昏睡和神志不清等全身中毒的症状。肺结核以临床症状、影像学表现和痰菌为依据进行综合诊断。

目前以中华结核病学会 1998 年制定的中国结核病分类标准为依据。

(1)原发型肺结核(Ⅰ型) 原发型肺结核为初次结核感染所致的临床病症,包括原发综合征和胸内淋巴结结核。

(2)血行播散型肺结核(Ⅱ型) 为结核分枝杆菌经血行播散至肺内所致,包括急性血行播散型肺结核(急性粟粒型肺结核)、亚急性或慢性血行播散型肺结核。

(3)继发型肺结核(Ⅲ型) 继发型肺结核是肺结核中最常见的类型,包括渗出浸润为主型、干酪样坏死为主型和空洞为主型肺结核。

(4)结核性胸膜炎(Ⅳ型) 临床上已排除其他原因引起的胸膜炎,包括结核性干性胸膜炎、结核性渗出性胸膜炎、结核性脓胸。

(5)其他肺外结核(Ⅴ型) 其他肺外结核按部位及脏器命名,如骨关节结核、结核性脑膜炎、肾结核、肠结核等。

【影像学表现】

1. 原发型肺结核

原发型肺结核(primary tuberculosis)多见于儿童和青少年,少数为成人。

1)X 线表现

(1)原发综合征 ①肺内原发病灶:表现为局限性斑片状阴影,中央较浓密,周边较淡而模糊,当周边炎症吸收后则边缘略清晰,多位于中上肺野。②淋巴管炎:从原发病灶向肺门走行的条索状阴影,不规则,此阴影仅一过性出现,一般不易见到。③肺门、纵隔淋巴结肿大:结核菌沿淋巴管引流至肺门和纵隔淋巴结,引起淋巴结肿大,表现为肺门增大或纵隔边缘肿大淋巴结突向肺野。增大的淋巴结有时可压迫支气管,引起相应肺叶的不张。肺内原发病灶、淋巴管炎和肺门肿大的淋巴结连接在一起呈哑铃状,为原发综合征的典型表现(图 4 - 4 - 6)。

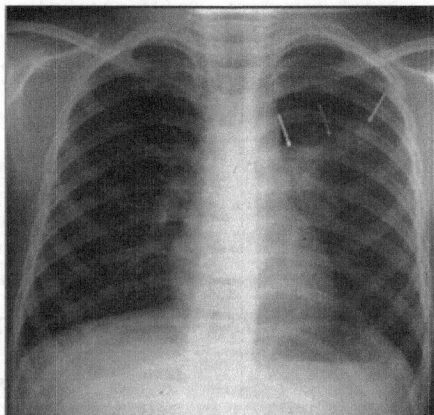

左上肺中带片状模糊阴影,肺门淋巴结肿大,
二者间数条索条状影。

图 4 - 4 - 6 原发综合征

（2）胸内淋巴结结核 炎症型表现为肺门影结节样增大、密度增高,但外缘模糊不清。结节型表现为肺门区或右上纵隔向肺野突出的类圆形或分叶状高密度阴影,外缘清晰。

2）CT 表现

CT 扫描可清晰显示肺门及纵隔淋巴结增大的形态、大小、边缘轮廓和密度等,尤其是 X 线片不易显示的隆突下淋巴结增大。CT 亦可早期发现原发灶内的干酪样坏死,表现为病灶中心相对低密度区。

2. 血行播散型肺结核

血行播散型肺结核(hematogenous disseminated pulmonary tuberculosis)因结核分枝杆菌的毒力、数量及机体免疫力等因素的不同,分为急性、亚急性或慢性血行播散型肺结核。

1）X 线表现

（1）急性血行播散型肺结核 表现为两肺弥漫分布的粟粒状阴影,粟粒大小为 1~2 mm,边缘清晰。粟粒影的特点为"三均匀",即分布均匀、大小均匀和密度均匀(图 4-4-7A)。

（2）亚急性或慢性血行播散型肺结核 病灶多见于两肺上、中肺野,粟粒状阴影大小不一、密度不均、分布不均。病灶可融合,或增殖硬结和钙化,也可纤维化呈索条状阴影。

2）CT 表现

CT 因分辨力提高,特别是 HRCT,更易清晰显示粟粒性病灶,对早期急性粟粒型肺结核的显示优于胸部 X 线片,表现为两肺广泛分布 1~2 mm 大小的点状阴影,密度均匀,边界清楚,分布均匀,与支气管走行无关,利于确诊。亚急性或慢性血行播散型肺结核 CT 与胸部 X 线片所见相似,表现为多发大小不一的结节影,上肺结节多,且大于下肺结节。对部分病灶的小空洞或钙化、胸膜增厚或钙化显示更清晰(图 4-4-7B)。

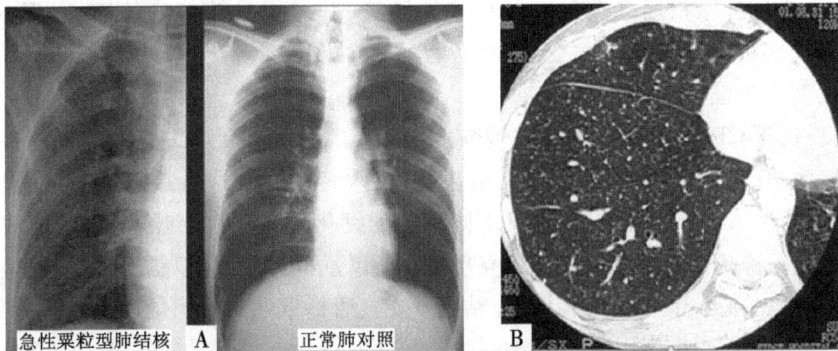

A. 急性粟粒型肺结核 X 线表现;B. 急性粟粒型肺结核 CT 表现。HRCT 示肺野弥漫均匀一致的粟粒状影,密度均匀。

图 4-4-7 急性粟粒型肺结核

3. 继发型肺结核

继发型肺结核(secondary pulmonary tuberculosis)为成年人肺结核中最常见的类型。包括浸润病变、干酪病变、增殖病变、空洞病变、结核球,以及纤维化、钙化等多种不同性质的病变。

1）渗出浸润为主型肺结核

渗出浸润为主型肺结核多为已静止的原发病灶重新活动,或外源性再感染。由于机体对结核分枝杆菌已产生特异性免疫力,病变常局限于肺的一部,多在两肺上叶尖段、后段及下叶背段。

（1）X线表现　多种多样,可以一种为主或多种征象混合并存。X线表现主要包括以下征象。①局限性斑片阴影:右侧多于左侧。②增殖性病变:呈斑点状阴影,边缘较清晰,排列成"梅花瓣"或"树芽"状,为结核病的典型表现。③结核球:圆形、椭圆形阴影,大小0.5~4cm不等,常见2~3cm,边缘清晰,轮廓光滑,偶有分叶,密度较高,内部常见斑点、层状或环状钙化。结核球周围常见散在的纤维增殖性病灶,称"卫星灶"。④结核性空洞:圆形或椭圆形病灶,内见透亮区。空洞壁薄,内壁一般较规则,有时可呈厚壁不规则空洞。常见一条或数条粗大条状阴影与空洞相连,表明引流支气管与空洞相通。⑤支气管播散病变:结核空洞干酪样物质经引流支气管排出,引起同侧或对侧的支气管播散。表现为沿支气管分布的斑片状阴影,呈腺泡排列,或相互融合成小叶阴影。⑥硬结钙化:增殖性病灶好转后可有钙盐沉着,病灶呈边缘锐利的高密度影,完全钙化者呈骨样密度斑片状或小块状阴影。致密阴影长期无变化,表明结核病痊愈。钙化也可发生在支气管壁或胸膜,以及淋巴结内。⑦小叶间隔增厚:为索条及网状阴影。

（2）CT表现　与X线表现相似,但显示病灶大小、形态、范围、轮廓、密度及与周围结构间关系更清晰准确,从而更易确诊和了解病变转归。CT表现:①发现病灶内小空洞和小钙化。②准确了解空洞壁的情况,包括厚壁或薄壁空洞,内壁是否规则等。③了解结核球形态、密度和轮廓等,从而与肺内其他肿块进行鉴别。尤其是增强扫描时,结核球常不强化或表现为边缘环状强化。④可显示由空洞或淋巴结结核破溃所致的支气管内膜结核改变,表现为支气管内壁黏膜不规则,管壁呈同心圆增厚,局部管腔狭窄或扩张。

2）空洞为主型肺结核

空洞为主型肺结核属继发型肺结核晚期类型,肺组织受结核病灶破坏,形成慢性纤维空洞,肺内多种不同性质的病变共存,病程达数年或数十年之久。因未经彻底治疗,病变恶化,反复进展演变而来。

X线表现与CT表现:①单侧或双侧肺上中部不规则透亮区。②空洞壁厚,壁周有大量纤维粘连,使洞壁固定而坚硬。③多支引流支气管与空洞相通,呈索条轨道状阴影。④空洞周围有大片渗出和干酪样病变,可见不同程度的钙化。⑤双肺上叶收缩,双肺门上抬,肺纹理紊乱,呈垂柳状。⑥双肺中下叶透亮度增加。⑦肋间隙增宽,双膈变平下降,呈桶状胸。纵隔变窄,呈滴状心。⑧常见胸膜增厚、粘连及支气管播散性结核病灶(图4-4-8)。

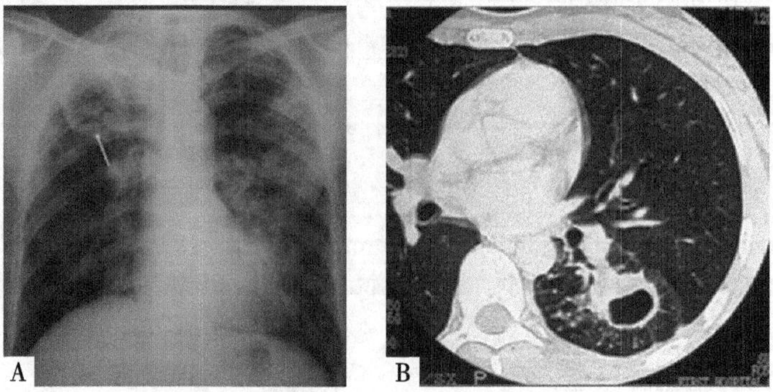

A. 继发型肺结核X线表现:右上肺继发型肺结核,厚壁空洞形成并双肺支气管播散;

B. 继发型肺结核CT表现:厚壁(大于3mm)空洞形成,周围有卫星灶。

图4-4-8　继发型肺结核

3）干酪为主型肺结核

大叶性干酪性肺炎，为一个肺段或肺叶呈大片致密性实变，密度中心较高，边缘模糊。

4. 结核性胸膜炎

结核性胸膜炎（tuberculous pleuritis）指结核分枝杆菌及其代谢产物进入高敏感状态的胸膜腔引起的胸膜炎症，分为干性和渗出性结核性胸膜炎，后者临床多见，常为单侧胸腔渗液，偶尔可见两侧胸腔渗液，一般为浆液性，偶为血性。

X线表现与CT表现：均可见不同程度的胸腔积液表现，慢性者可见胸膜广泛或局限性增厚，但有时为叶间、肺底积液或包裹性积液，CT诊断更有优势。

【诊断与鉴别诊断】

肺结核的影像学表现较复杂，结合病史、影像学特点及痰液检查结果，一般不难做出诊断。但不同性质的病变与其他非结核病变有相似之处，应注意鉴别。

（1）结核球与周围型肺癌鉴别　结核球多数为圆形，边界整齐，无毛刺，少有胸膜凹陷征，内部常有环形、弧形或斑状钙化，周围多有卫星灶。周围型肺癌多为分叶状肿块，有短细毛刺，钙化少见，多有胸膜凹陷征。

（2）结核性空洞与癌性空洞鉴别　结核性空洞通常壁薄，壁内、外缘较光滑，空洞周围常有不同性质的结核病灶。癌性空洞由肿瘤发生坏死液化后形成，多为厚壁偏心空洞，外壁呈分叶状，有毛刺，壁内缘多高低不平，有结节状突起。

常规胸部X线片可以解决大部分肺结核的诊断问题。CT扫描可发现胸部X线片难以显示的隐蔽性病灶，对于急性粟粒型肺结核可早于X线片发现。CT可提供结核病灶的细节，有助于鉴别诊断。胸部X线片是肺结核治疗后复查的主要方法。

六、肺肿瘤

肺肿瘤分原发性与继发性两类。原发性肺肿瘤又分良性与恶性，良性肿瘤少见，恶性肺肿瘤中98%为原发性支气管肺癌，少数为肺肉瘤。

（一）支气管肺癌

支气管肺癌（bronchogenic carcinoma of lung）是起源于支气管上皮、腺体或细支气管及肺泡上皮的原发性肺内恶性肿瘤，简称肺癌。近20年来，肺癌的发病率与死亡率急剧上升。吸烟、大气污染及工业致癌物质为发病率升高的最主要因素。

【临床与病理】

大体病理上，根据肺癌发生的部位分为中央型、周围型和弥漫型肺癌。组织学类型将肺癌分为小细胞肺癌及非小细胞肺癌两大类，后者主要包括鳞癌、腺癌、腺鳞癌和大细胞癌。

影像学按肺癌的发生部位将肺癌分为三型。

1. 中央型

肿瘤发生在肺段和段以上支气管，其病理类型按发生率高低依次为鳞癌、小细胞癌、腺癌和大细胞癌。中央型肺癌有三种生长方式。

（1）管内型　肿瘤组织呈结节状或息肉状向支气管腔内生长突出。

（2）管壁型　肿瘤组织沿支气管壁浸润生长，引起管壁不规则增厚，管腔狭窄。

（3）管外型　肿瘤组织穿透支气管壁向邻近肺组织内生长，形成肺门区支气管周围肿块。中央型肺癌引起支气管不同程度的狭窄，可出现病变相应支气管支配区域的阻塞性肺气肿、阻塞性肺炎和阻塞性肺不张。

2. 周围型

肿瘤发生在肺段以下支气管。

3. 弥漫型

肿瘤发生在细支气管或肺泡,弥漫分布于两肺。

肺癌的临床表现多种多样,常见有咳嗽、咳痰、咯血、胸痛及发热等。多数无临床症状,仅在查体中偶然发现。临床症状和体征取决于原发肿瘤的部位和大小、周围结构侵犯、转移灶的部位以及副肿瘤综合征等。

【影像学表现】

1. X 线表现

(1)中央型肺癌　肺门区不规则肿块影和较大支气管的狭窄或截断为其直接征象。间接征象包括局限性肺气肿、阻塞性肺炎,后者特点是病变不易吸收或吸收后在同一部位反复发生;当支气管被肿瘤组织完全阻塞时则出现阻塞性肺不张。右肺上叶的中央型肺癌有时可出现典型的横"S"征,即右肺上叶肺不张时凹面向下的下缘与肺门区肿块向下隆起的下缘相连形成横置的"S"状(图 4 - 4 - 9A)。

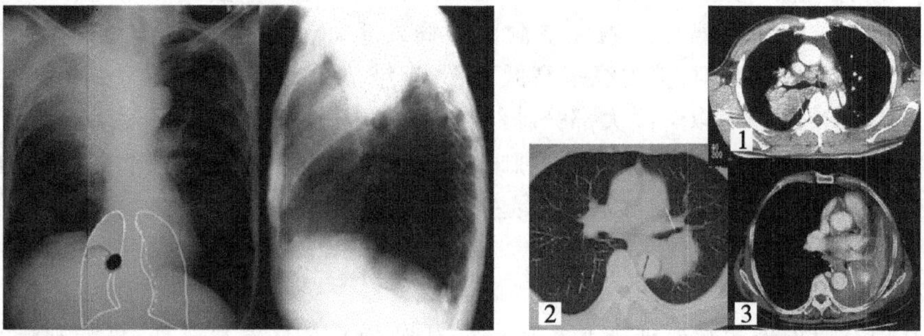

A. 中央型肺癌 X 线表现:右上肺中央型肺癌并上叶不张,下缘呈反"S"征;B. 中央型肺癌 CT 表现:1、2 见肺门肿块,管腔狭窄,管壁增厚(↑),并与主动脉相连,纵隔内淋巴结肿大(↑);3 见支气管内肿块阻塞并左下肺不张。

图 4 - 4 - 9　中央型肺癌

(2)周围型肺癌　最常见为腺癌,其次为鳞癌和腺鳞癌。发生于肺尖的癌称肺沟癌。早期为肺内直径 2 cm 以下不伴转移的结节阴影,进展期肿块较大,常见不规则分叶、细短毛刺和不规则厚壁空洞等,肿块周围可引起胸膜凹陷征(图 4 - 4 - 10A)。

(3)弥漫型肺癌　最常见为细支气管肺泡细胞癌,表现为两肺广泛分布的大小不等的细小结节,多为不对称分布。病变呈进行性发展,有融合倾向,融合病灶呈肿块状,甚至发展为整个肺叶的实变,融合病灶内可出现不规则支气管充气征(图 4 - 4 - 11A)。

2. CT 表现

(1)中央型肺癌　①支气管改变:主要为支气管壁增厚和支气管腔狭窄。正常支气管壁厚度均匀,为 1 ~ 3 mm,肿瘤浸润时,在周围充气肺组织衬托下,可清晰显示支气管壁的不规则增厚、狭窄等改变。②肺门肿块:表现为分叶状或边缘不规则的肿块,常伴有阻塞性肺炎或肺不张。阻塞性肺炎表现为受累支气管远侧肺组织实变,多为散在分布。发生肺不张时则表现为肺叶或肺段的均匀性密度增高并伴有体积缩小。③侵犯纵隔结构:中央型肺癌常直接侵犯纵隔结构,特别是血管,表现为受压移位、管腔变窄或闭塞、管壁不规则等。④纵隔/肺门淋巴结转移:增强扫描可明确显示肺门、纵隔淋巴结增大的部位、大小及数量(图4-4-9B)。

(2)周围型肺癌 CT扫描,特别是HRCT图像较胸部X线片更清晰,有利于显示结节或肿块的边缘、形态、瘤周表现、内部结构特点及密度变化等,如不规则分叶、放射状毛刺和偏心性厚壁空洞、胸膜凹陷征等,从而更易明确诊断。直径在3 cm以下的肺癌,肿块内可见小圆形及管状低密度影的空泡征或支气管充气征。增强扫描时,肿块呈密度均匀的中等或以上增强,有助于肺癌的诊断。此外,增强CT对发现肺门或纵隔淋巴结转移更敏感(图4-4-10B)。

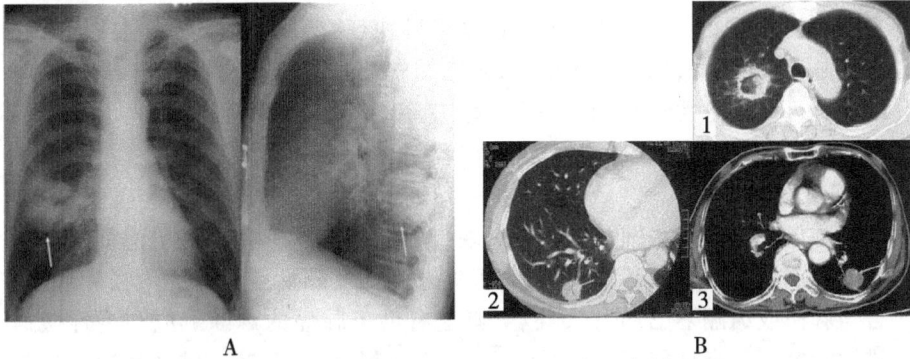

A. 周围型肺癌X线表现:右肺下野厚壁偏心性癌性空洞,外缘呈分叶状;B. 周围型肺癌CT表现:
1见不规则厚壁空洞,外壁边缘分叶毛刺;2见肿瘤内含气支气管征;3见肿块外缘分叶。

图4-4-10 周围型肺癌

(3)弥漫型肺癌 表现为两肺弥漫不规则分布的结节,多在1 cm以下,边缘模糊,常伴有肺门、纵隔淋巴结转移。病变融合后可见大片肺炎样实变影,近肺门部可见支气管充气征。细支气管肺泡细胞癌由于癌细胞分泌多量黏液,实变区密度较低呈毛玻璃样改变,并可见到其中高密度的隐约血管影,为其重要特征(图4-4-11B)。

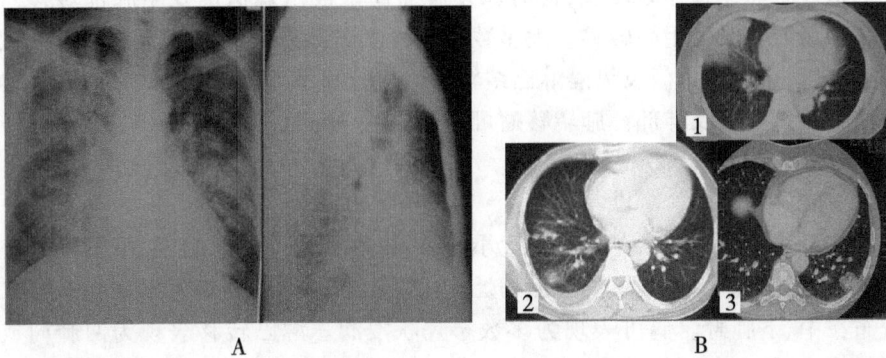

A. 细支气管肺泡癌X线表现:双肺弥漫分布点状、小片状阴影,边缘模糊,点状影小于1 cm;B. 细支气管肺泡癌CT表现:1见大片肺炎样实变,可见空气支气管征;2见两肺弥漫分布小结节;3见孤立结节状,内含空泡征。

图4-4-11 细支气管肺泡癌

3. MRI 表现

MRI 目前主要用于检查中央型肺癌,由于 MRI 可同时直接行冠状面、矢状面及横断面扫描,对确定肺门部肿块与支气管的关系及纵隔血管受累等更为直观清楚。肺癌肿块 T_1WI 呈与肌肉相似的中等均匀信号,T_2WI 多为不均匀高信号。纵隔大血管因流空效应 MRI 呈低信号影,与肿瘤容易区分。MRI 上,正常纵隔大血管、气管和支气管周围常有一层高信号脂肪带,当肿瘤侵及时,这一高信号带消失,血管、气管和支气管与肿瘤接触面内壁不光滑,管壁增厚及狭窄。MRI 易于识别肺门、纵隔淋巴结转移,T_1WI 呈中等信号,T_2WI 呈略高信号。

【诊断与鉴别诊断】

1. 中央型肺癌

中央型肺癌诊断要点为支气管腔内结节或肿块、管壁增厚、管腔狭窄或闭塞,肺门肿块及阻塞性肺炎、肺不张,纵隔结构受侵,淋巴结转移。应与支气管内膜结核鉴别。支气管内膜结核也可见阻塞性肺炎和肺不张,支气管壁内缘不规则而外缘光滑,一般不形成管壁肿块,管壁增厚较轻。确诊需经支气管镜活检。

2. 周围型肺癌

周围型肺癌诊断要点为肺内结节或肿块,直径 3 cm 以下者多有空泡征、支气管充气征、分叶征、毛刺征及胸膜凹陷征;较大者可见分叶征及癌性空洞;CT 增强肿块中等以上强化。若与肺门或纵隔淋巴结肿大共存,则更有助于肺癌的诊断。应与炎性假瘤、结核球及肺错构瘤鉴别。炎性假瘤一般边缘光滑,无毛刺,偶有分叶。结核球边缘清楚,无毛刺,偶有分叶,肿块内可有环状或斑片状钙化,周围常有"卫星灶"。肺错构瘤边缘光滑锐利,无毛刺,CT 显示骨骼或脂肪成分可明确诊断。

(二)继发性肺肿瘤

恶性肿瘤可以经血行、淋巴或直接蔓延等途径转移至肺部成为肺转移瘤(pulmonary metastasis)。

【临床与病理】

肺转移瘤临床表现不一,多数患者以原发肿瘤症状为主,常伴有恶病质。某些患者可无呼吸道症状而在查体时发现,也有原发肿瘤尚未被发现但已发生肺部转移,有时原发肿瘤切除后数年又发生肺转移。大多数恶性肿瘤细胞经静脉回流至右心,再通过肺动脉迁移至肺部,也可自肺门及纵隔淋巴结转移瘤逆行播散至肺内淋巴管,或纵隔、胸壁的恶性肿瘤直接蔓延侵及肺部。肺转移瘤可引起咳嗽、咳痰、胸痛、咯血等症状。

【影像学表现】

1. X 线表现

两肺多发棉球样结节,密度均匀,大小不一,轮廓清楚。以两肺中、下野外带较多,也可局限于一侧肺野。少数为单发球形病灶。血供丰富的原发肿瘤可以发生粟粒状转移,较多分布在中、下肺野。偶可表现为多数小片状浸润。淋巴转移表现为两肺门或/和纵隔淋巴结增大,伴有自肺门向外呈放射状分布的条索状影,沿条索状影可见串珠状小点影(图 4 - 4 - 12A)。

2. CT 表现

CT 对发现肺部转移灶较胸部 X 线片敏感,表现为两肺弥漫性结节或多发球形病灶,边缘光滑,密度均匀,以中、下肺野及胸膜下区较多。某些转移瘤可发生空洞和出现钙化或骨化。HRCT 对淋巴道转移的诊断有独特优势,除见肺门及纵隔淋巴结增大外,还可见支气管血管束增粗、小叶间隔增厚,且沿支气管血管束、小叶间隔见多数细小结节影(图 4 - 4 - 12B)。

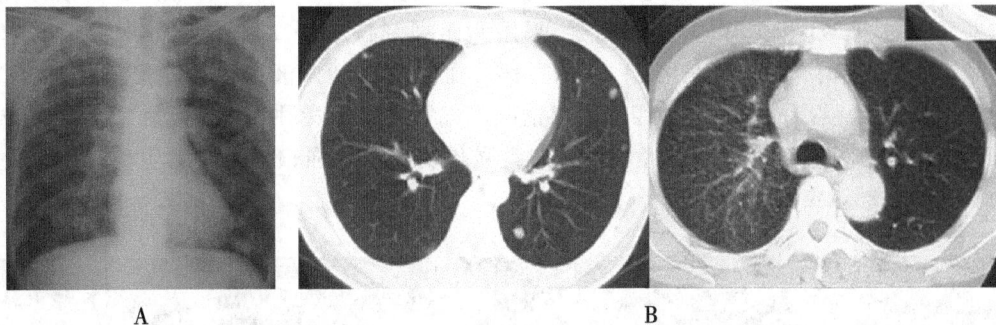

A. 肺转移瘤 X 线表现:双肺多发类圆形结节影,边缘清晰、光滑(子宫平滑肌肉瘤肺转移);B. 肺转移瘤 CT 表现:左图,血行转移,双肺多发圆形结节;右图,淋巴逆行转移,右肺纹理增粗,沿纹理分布无数小结节影。

图 4 - 4 - 12 肺转移瘤

【诊断与鉴别诊断】

根据原发肿瘤病史及影像学表现,诊断肺转移瘤并不困难。少数无原发癌病史的肺部单发转移瘤常不易确诊,应结合病史,详细检查各脏器,必要时行肺部肿块穿刺活检。

七、纵隔原发肿瘤

纵隔原发肿瘤种类繁多,但各类肿瘤在纵隔内均有好发或特定的部位,故纵隔内肿瘤的准确定位有助于明确诊断。CT 和 MRI 较胸部 X 线片具有明显的优势,在判断肿瘤与周围结构间关系及是否侵犯周围结构等方面有十分重要的价值。

【临床与病理】

纵隔肿瘤(mediastinal tumors)早期无明显症状,或仅有胸骨后不适及隐痛。肿瘤逐渐长大,压迫或侵及邻近器官,可出现相应压迫症状:上腔静脉受压可出现颈静脉增粗、头颈面部及上胸部水肿;气管受压可出现刺激性干咳、气急;喉返神经受压可出现声音嘶哑;交感神经受压可出现 Horner 综合征;迷走神经受压可出现心率慢、恶心、呕吐;膈神经受压可出现呃逆及膈麻痹;食管受压可出现吞咽困难;皮样囊肿或畸胎瘤破入支气管时可咳出毛发及皮脂样物。

【影像学表现】

1. 纵隔内肿块定性诊断原则

(1)肿块位置与定性诊断(图 4 - 4 - 13 ~ 图 4 - 4 - 15) ①胸腔入口区:伴有气管受压移位和变形,成人多为甲状腺肿瘤,儿童常为淋巴瘤。②前纵隔区:心脏大血管交界区之前常见为胸腺瘤和畸胎瘤,前心膈区肿块多为心包脂肪垫、脂肪瘤和心包囊肿。③中纵隔区:淋巴组织丰富,故淋巴瘤最常见,其次为气管支气管囊肿。④后纵隔区:神经组织丰富,故神经源性肿瘤多见,可伴有局部脊柱骨质异常。⑤其他:主动脉走行区,常为主动脉纡曲扩张、主动脉瘤和主动脉夹层;食管走行区,食管钡餐检查异常者多为食管肿瘤。

(2)纵隔肿块组织特性分析 ①CT 检查能鉴别实性、囊性和脂肪性病变。实性病变

CT 值常为 30～40 HU 或以上；囊性病变 CT 值常为 0～20 HU，但囊液内含有蛋白成分或囊内出血可提高到 30～40 HU，不易与实性成分区别；脂肪性病变 CT 值一般为负值，其范围常为 -100～-80 HU。CT 对高密度钙化或骨化的发现率高于普通 X 线检查。②MRI在鉴别组织特性方面更优。SE 序列中，实性病变 T_1WI 和 T_2WI 常为中高信号；脂肪性病变时，T_1WI 和 T_2WI 均为高信号，采用脂肪抑制技术后高信号明显被抑制而呈低信号；囊性病变时，T_1WI 低信号，T_2WI 高信号；血管内流动血液为无信号黑色区。③CT 和 MRI 动态增强扫描可了解肿瘤的血供情况。气管支气管囊肿和心包囊肿常无强化，或仅有边缘轻、中度环形强化；神经源性肿瘤常强化明显。增强扫描能够对主动脉纡曲、主动脉瘤和主动脉夹层进行鉴别。

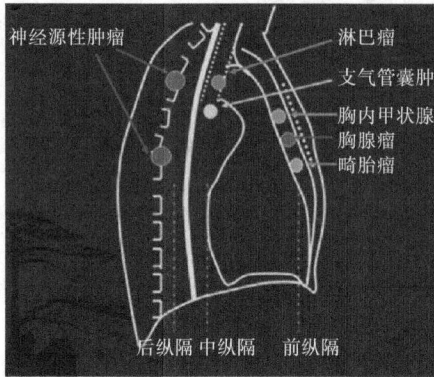

图 4-4-13　各类纵隔肿瘤的好发部位

图 4-4-14　前纵隔肿瘤好发部位

（3）纵隔肿块良、恶性鉴别　①肿块边缘：良性肿瘤边缘光滑锐利清晰，与邻近结构界限清楚，脂肪层存在，若影响骨骼则表现为骨质破坏区规则，边缘硬化。恶性肿瘤边界模糊不清，邻近结构的脂肪层消失，邻近骨骼呈侵蚀性破坏。②恶性肿瘤常并发胸腔和心包腔转移积液，并可见胸膜或心包多发转移结节，侵袭性胸腺瘤和胸腺癌常可出现此种表现。③纵隔内结构受累情况：良性肿瘤多表现为纵隔结构的压迫移

图 4-4-15　中、后纵隔肿瘤好发部位

位。恶性肿瘤可致上腔静脉受累梗阻或内有血栓、癌栓，喉返神经和膈神经受累则表现为声带麻痹与膈肌升高、矛盾运动，远处转移征象等。

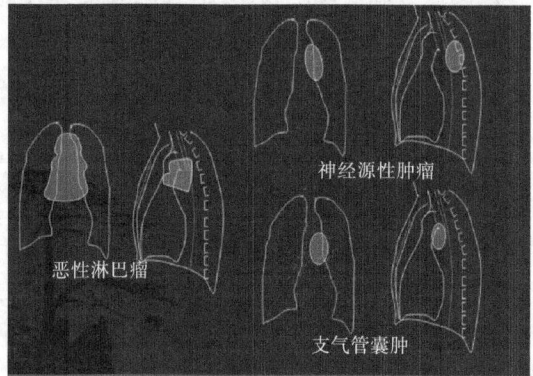

2. 纵隔内肿块的诊断要点

（1）前纵隔肿块诊断要点　①甲状腺肿瘤胸部 X 线片常发现气管向一侧移位或变形狭窄，CT 或 MRI，尤其是增强扫描可清楚显示肿块与颈部甲状腺相连。淋巴管瘤形态常不规则，但边缘轮廓清晰，CT 呈均匀水样密度，MRI T_1WI 为低信号，T_2WI 为高信号，CT 及 MRI 动态增强扫描时肿块边缘或肿块内细条状间隔呈轻、中度强化（图 4-4-16、

图4-4-17)。②胸腺瘤和畸胎瘤均发生在前纵隔中部。CT和MRI发现骨化和/或脂肪成分为诊断畸胎瘤的有力依据(图4-4-18、图4-4-19)。③心包囊肿位于前肋膈角区,胸部X线片上呈泪滴状,右侧较左侧多见。CT为水样密度,MRI T_1WI 为低信号,T_2WI 为高信号。④心包脂肪垫和脂肪瘤也常位于前肋膈角区,CT显示其密度为负值,MRI T_1WI 和 T_2WI 均为高信号。

右上纵隔肿块向肺野突出,肿块影延续至颈部,密度均匀,CT示明显强化。

图4-4-16 胸内甲状腺癌

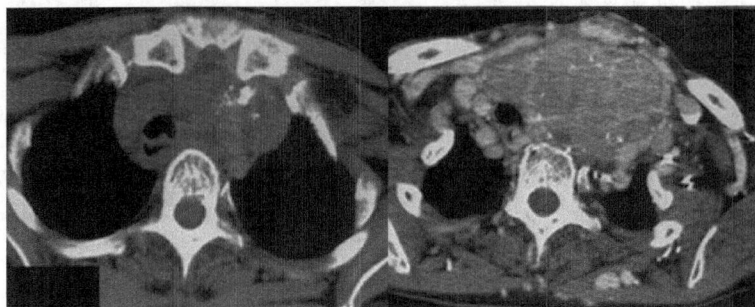

前纵隔肿块,有不规则散在钙化及小灶性不规则无强化区。

图4-4-17 胸内甲状腺癌

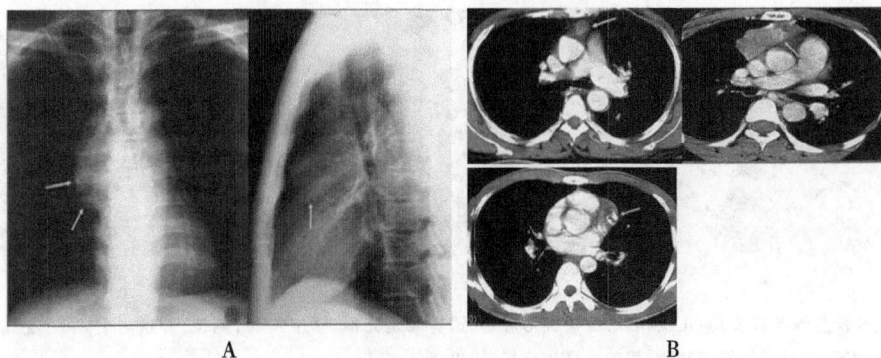

A. 胸腺瘤X线表现:前纵隔肺门水平肿块影,边缘光滑,密度均匀;B. 胸腺瘤CT表现。

图4-4-18 胸腺瘤

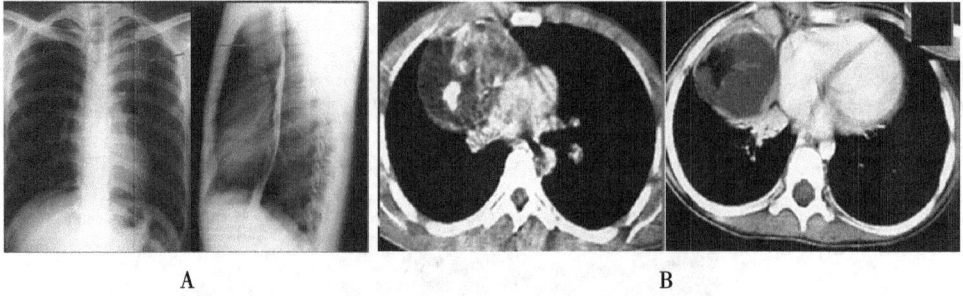

A. 畸胎瘤 X 线表现:左侧前上纵隔内椭圆形肿块影,边缘光滑清楚,密度均匀;B. 畸胎瘤 CT 表现:瘤内可见大块钙化及脂肪密度。

图 4 - 4 - 19　畸胎瘤

(2)中纵隔肿块诊断要点　①淋巴结病变是中纵隔最常见的病变,主要包括纵隔淋巴结结核、结节病、转移性淋巴结肿大和淋巴瘤等。右上纵隔气管旁淋巴结肿大合并肺内区域性结核病变,CT 显示部分淋巴结有环状或斑片状钙化,MRI T_2WI 显示肿大淋巴结信号偏低,CT 或 MRI 增强显示肿大淋巴结边缘环状轻度强化则纵隔淋巴结结核可能性大。结节病主要表现为两侧肺门对称性增大和气管支气管旁淋巴结肿大。淋巴瘤和转移性淋巴结肿大单凭影像学难以区别,需结合临床表现和实验室检查综合判断,确诊依靠病理诊断(图 4 - 4 - 20)。②气管、支气管囊肿也是中纵隔常见的肿块,其 CT 和 MRI 表现类似于心包囊肿,主要依据部位进行鉴别(图 4 - 4 - 21)。

X 线示中纵隔巨大肿块,累及双侧,密度均匀,边缘清楚;CT 示纵隔及肺门多数肿大淋巴结融合成团。

图 4 - 4 - 20　中纵隔恶性淋巴瘤

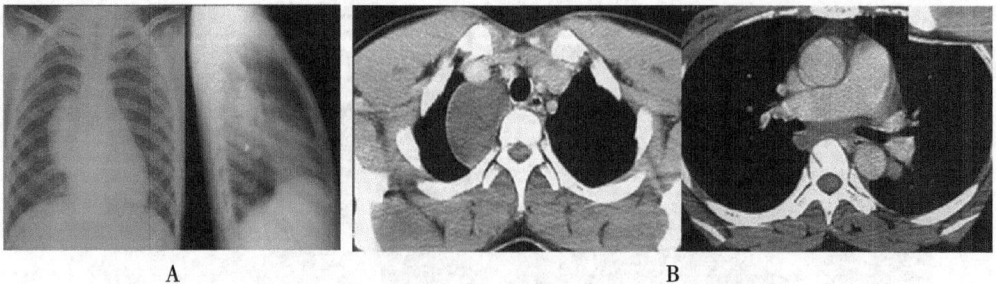

A. 支气管囊肿 X 线表现:正位,右心缘椭圆形肿物,边界清楚光滑,密度均匀;侧位,肿块居中。B. 支气管囊肿 CT 表现:中纵隔气管旁肿物,均匀水样密度影,边界清楚。

图 4 - 4 - 21　支气管囊肿

（3）后纵隔肿块诊断要点　①神经源性肿瘤是后纵隔最常见的病变,主要包括神经鞘瘤和神经纤维瘤。CT 和 MRI 增强扫描显示肿瘤大部或部分明显强化,局部脊柱或肋骨的骨质改变等,若肿瘤伸入椎管内致同侧椎间孔扩大,肿瘤形态呈"哑铃状"改变,则常为神经鞘瘤(图 4 - 4 - 22、图 4 - 4 - 23)。②食管肿瘤也可表现为后纵隔肿块。食管癌常伴有吞咽困难,食管平滑肌瘤吞咽困难不明显,食管钡餐检查一般可明确诊断。

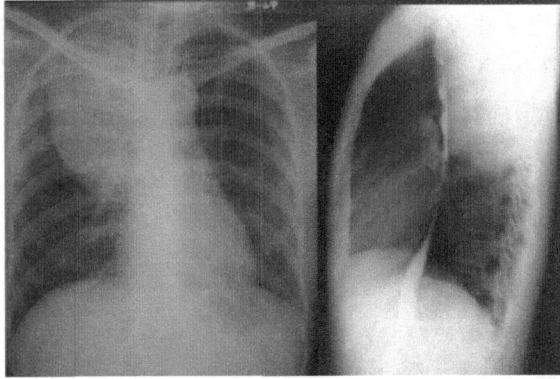

后纵隔巨大椭圆形肿物,密度均匀,边界清楚。

图 4 - 4 - 22　右上后纵隔神经纤维瘤

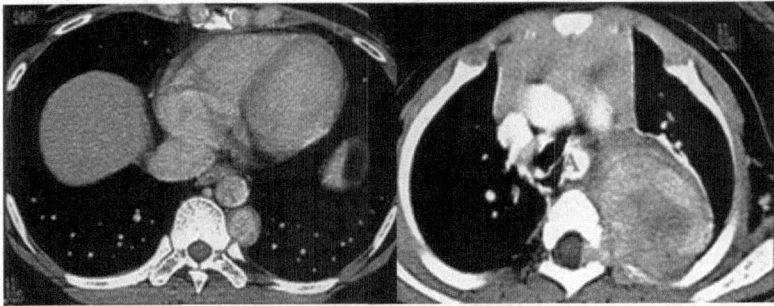

后纵隔脊柱旁肿瘤,右侧者从椎间孔向外生长。

图 4 - 4 - 23　神经源性肿瘤

八、胸部创伤

胸部创伤(thoracic trauma)较常见,外界暴力可损伤胸部各处,如肋骨骨折、肺挫伤、液气胸、纵隔及皮下气肿、外伤性膈疝等。常规 X 线检查是胸部外伤的诊断基础,必要时可以加做 CT、MRI 检查。

(一)肋骨及胸骨骨折

胸部创伤中最常见的损伤是肋骨及胸骨骨折(fracture of rib and sternum)。

【临床与病理】

单纯肋骨骨折(fracture of rib)指一根或几根肋骨骨折,不合并胸膜或肺损伤。胸骨骨折由暴力直接作用于前胸所致,常伴有多根肋骨骨折或肋软骨关节脱位,发生连枷胸,也可合并气管、主支气管及肺的损伤。肋骨骨折的主要临床表现是胸痛,局部有剧烈压痛点,沿肋骨扪诊可探知骨连续中断或骨摩擦音。

【影像学表现】

1. X线表现

肋骨及胸骨骨折经X线检查即可做出诊断。肋骨骨折表现为骨皮质断裂及断端移位,多发生在第3~10肋骨腋段及背段,常伴有胸腔内脏器损伤,如气胸、液气胸、皮下气肿及纵隔气肿等。不完全性骨折、断端无移位的骨折或与上腹部重叠部位的肋骨骨折易漏诊。胸骨骨折侧位胸部X线片易于显示,常见胸骨体横行或斜行骨折,胸骨柄、体软骨联合处分离骨折,应警惕气管及主支气管断裂。

2. CT表现

CT扫描及三维技术更易于发现肋骨及胸骨骨折、肋软骨骨折,尚可同时显示肺、胸膜腔及软组织的外伤后改变。

(二)气胸、血胸、血气胸

胸壁创伤累及胸膜,气体或/和液体(血液)可聚集在胸膜腔,称为外伤性气胸、血胸(胸腔积液)或为血(液)气胸。

【临床与病理】

胸壁穿通伤可致开放性气胸,挤压伤可引起肺泡及脏层胸膜破裂而产生气胸,若破裂处形成活瓣性阻塞可形成张力性气胸;肺撕裂或肋间血管破裂可形成血气胸;创伤性胸腔积液者常为血胸。大量气胸或/和血胸可推移纵隔向对侧移位,引起呼吸困难。

【影像学表现】

1. X线表现

单纯气胸可见气胸带及被压缩的肺边缘。少量气胸立位透视下嘱患者深呼吸可发现被压缩的肺边缘,仰卧位胸部前后位X线片常易误诊,此时采用患侧在上的侧卧位水平光线投照有利于发现少量气胸。创伤性胸腔积液常为血胸,可见典型的积液曲线,立位透视下嘱患者转动体位有利于发现胸腔内少量液体,但不能区分是否为血性。血气胸时胸腔内可见气-液平面。

2. CT表现

CT可清楚显示少量气胸及被压缩的肺边缘。胸腔内少量积液即可在CT影像上显示,根据液体的CT值可区分血性胸水与一般胸腔积液。

(三)肺挫伤

胸部撞击或爆炸气浪冲击引起的肺组织损伤称肺挫伤(pulmonary contusion)。撞击伤常伤及直接承受暴力的一侧,而爆震(冲击)伤多同时伤及两侧。

【临床与病理】

肺挫伤时肺泡或肺内血管破裂,血液和血浆渗入肺间质和肺泡腔内。临床主要症状为胸痛、咯血及呼吸困难。

【影像学表现】

1. X线表现

X线表现为范围不同的不规则斑片状或大片状影,密度中等,边缘模糊,一般不按肺叶、肺段分布,而与受伤的部位有关。肺间质内渗出可致肺纹理增粗、模糊。上述病变多在伤后 4~6 小时出现,24~48 小时开始吸收。若伤后 48 小时病变不吸收,反而发展,则提示可能继发感染。

2. CT 表现

CT 图像无重叠,密度分辨力高,可清晰显示和明确病变的部位、范围、是否合并肋骨骨折及胸壁血肿等。

综合测试

一、简答题

1. 简述呼吸系统影像检查技术及优选。
2. 简述胸部正常影像的识读。
3. 简述呼吸系统基本病变及影像学表现。
4. 简述常见支气管疾病及影像学表现。
5. 简述肺部炎症的解剖分型及影像学特点。
6. 简述肺结核的分型及影像学表现。
7. 简述肺癌的分型及影像学特征。
8. 简述肺部良恶性肿块的鉴别诊断。
9. 简述纵隔肿块的诊断原则及要点。
10. 简述胸部创伤的影像表现。

二、名词解释

1. 肺野
2. 肺纹理
3. 支气管血管束
4. 支气管充气征
5. 横 "S" 征
6. 胸膜凹陷征
7. 原发综合征
8. 胸内淋巴结结核

第五章　循环系统

医学影像学检查对心脏、大血管病变的诊治具有非常重要的价值。它不仅能显示心脏大血管的外形轮廓和腔内解剖结构,而且能观察心脏的运动和准确地评价心脏的功能,同时还能测量心脏和大血管的血流。

目前,心脏、大血管影像学检查方法除了传统的普通 X 线检查、超声、核医学、心血管造影外,多层螺旋 CT 技术和 MRI 心脏快速成像序列的开发进一步拓展了心脏、大血管检查的领域,成为心脏、大血管检查的重要手段。

第一节　心脏与心包

一、检查技术

(一)X 线检查

1. 胸部透视(简称胸透)

方法简便,可以多体位、动态观察心脏和大血管轮廓及其搏动情况,但缺点是影像清晰度差、无永久记录、接受 X 线剂量大等,可不作为常规应用,只在特殊需要时作为补充手段。

2. 常规心脏摄影

投照要求在立位下进行,必要时采取半卧位或卧位,应考虑体位对影像表现的影响。焦 – 片距离要求 2 m。常规投照体位为后前位、左前斜位、右前斜位或/和左侧位(服钡)。

3. 心血管造影

心血管造影是将对比剂经导管快速注入心脏大血管腔,观察其内部解剖结构、运动及血流状态的影像学检查方法,分为常规造影和选择性造影,前者包括心腔、主动脉和肺动脉造影,后者指冠状动脉、外周动脉造影等。当前大都应用 DSA。因其属于创伤性检查,应用较少,目前主要用于复杂先天性心脏病、冠状动脉检查及介入治疗。

(二)超声检查

用于心血管系统检查的超声仪称为超声心动图。超声心动图主要分 M 型、B 型(二维超声)及多普勒超声(包括频谱多普勒和彩色多普勒)三种,有经胸、经食管、血管和心腔内三种检查方法。超声心动图既可显示心脏大血管的解剖结构,又能评价心脏功能及血流动力学情况,且因其普及率高、价格低廉、操作简便、无辐射伤害等优势而广泛应用于临床,已经成为心脏大血管影像学检查的首选方法。

(三)CT 检查

普通 CT 因为空间分辨力和时间分辨力低,不能克服心脏大血管搏动的伪影,对心脏大血管疾病的诊断价值有限。目前多层螺旋 CT 可用于心血管疾病的诊断。16 层以上的MSCT 由于扫描速度快,成像时间短,辅助对比增强和心电门控技术可获得高质量轴位和三维重建图像,且费用较低,有很好的发展前景。CT 血管造影(CTA)的影像质量已接近心血管造影水平,故适用于心脏大血管形态、功能及血流动力学的检查。MSCT 在冠心病的预防、诊断和术后随访中起着十分重要的作用。

(四)MRI 检查

目前,心血管 MRI 扫描速度可达到 20 ms 一帧图像,可用于心脏大血管的实时动态成像,时间分辨力高,图像质量好。

(1)心电门控技术 将 MRI 扫描固定在每个心动周期的某一时相,获取心脏该时相的信息,避免心脏搏动干扰,称为心电门控。一般以心电图 R 波作为 MRI 测量的触发点。

(2)成像方位 依体轴定位,有横轴位及冠状位。依心轴定位,有短轴位、长轴位、二腔心和四腔心。

(3)脉冲序列 ①自旋回波序列(SE)是心脏 MRI 检查常规序列,采用心电门控技术和 T_1WI 或 T_2WI。常用于显示心脏解剖形态、心肌、心包病变、心脏肿瘤以及血栓等。②快速自旋回波序列(Turbo SE,TSE)成像速度加快。③梯度回波序列(FLASH,True FISP)成像速度最快,常用于心脏功能评价、对比增强 MRA、血流测量、心脏瓣膜病与心内分流疾病的电影动态观察。

(4)心肌灌注成像 经静脉注射对比剂,分析对比剂通过心肌不同时期的信号强度改变,判断心肌血流灌注及心肌活性情况。①首过法:分析对比剂首次通过心肌时的动态变化图像,判断心肌是否缺血。②延迟法:分析对比剂通过心肌后 5~30 分钟的 MRI图像,通过延迟期心肌增强,检测心肌细胞的损伤程度,识别可逆性与不可逆性心肌损伤。

二、影像观察与分析

(一)正常影像学表现

1. X 线表现

1)心脏、大血管的正常投影

心脏的四个心腔和大血管在 X 线上的投影彼此重叠,X 线片上仅能显示各房室和大血管的轮廓,不能显示心内结构和分界。心脏表面有脏层和壁层心包膜覆盖,正常情况下心包缺乏对比,不会显影。

(1)后前位(正位) 心脏、大血管有左、右两个边缘。心右缘分为两段,上段由主动脉与上腔静脉构成,下段为右心房构成,膈肌位置较低时,心右缘最下部可能由右心室构成,密度亦较高。心缘与膈顶交角称为心膈角。在右心膈角内可见一向外下方倾斜的三角影,即下腔静脉和肝静脉,深吸气时明显。心左缘分三段,自上向下依次为主动脉结、肺动脉段、左心室。左心室下部为心尖。在左心室与肺动脉之间,有长约 1.0 cm 的一小段由左心房耳部构成,正常时与左心室不能区分。肥胖者左心膈角常有心包脂肪垫充填,为密度较低的软组织影(图 5-1-1)。

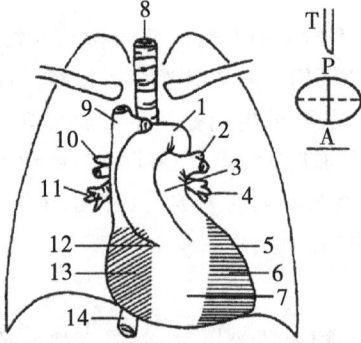

T.X线球管　P.背部　A.前胸壁
1.主动脉　2.左肺动脉　3.肺动脉　4.左主支气管　5.左心耳
6.左心室　7.右心室　8.气管　9.上腔静脉　10.右肺动脉
11.右主支气管　12.右心耳　13.右心房　14.下腔静脉

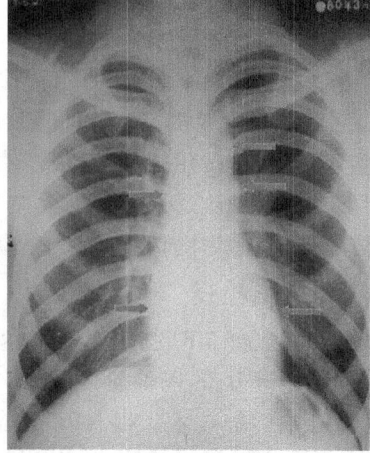

后前位胸部 X 线片:心脏大血管阴影有左、右两缘。右缘可分为上、下两段,上段由上腔静脉和升主动脉构成,下段由右心房构成。左缘自上而下可分为三段,即主动脉球、肺动脉段和左心室段。

图 5-1-1　心脏大血管后前位解剖投影示意图及 X 线片

(2)右前斜位　心前缘自上而下由主动脉弓及升主动脉、肺动脉、右心室前壁和左心室下端构成。心前缘与胸壁间有一尖端向下的三角形透明区,称为"心前间隙"或胸骨后区。心后缘上段为左心房,下段为右心房,两者间无清楚分界。心后缘与脊柱之间称为"心后间隙"或心后区。食管通过心后间隙,钡剂充盈时显影(图 5-1-2)。

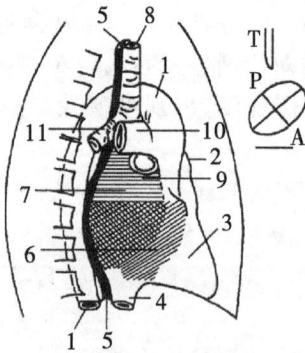

T.X线球管　P.背部　A.前胸壁
1.主动脉　2.肺动脉　3.右心室　4.下腔静脉　5.食管
6.右心房　7.左心室　8.气管　9.上腔静脉　10.右肺动脉
11.右主支气管

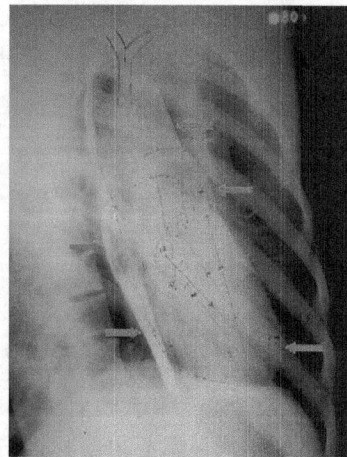

右前斜位 X 线片:心脏后缘上部为左心房,下部为右心房。前缘自下而上分别为左心室下段、右心室前壁的一部分、肺动脉主干、升主动脉及主动脉弓部。

图 5-1-2　心脏大血管右前斜位解剖投影示意图及 X 线片

（3）左前斜位 此位置投照时,房室间隔与中心 X 线接近平行,心室大致分为左、右两半,右前方一半为右心室,左后方一半为左心室。心前缘上段为右心房,下段为右心室,房室间分界不清。心后缘上段由左心房构成,下段由左心室构成。此斜位还可显示胸主动脉和主动脉窗。主动脉窗内可见气管分叉、主支气管和肺动脉。左主支气管下方为左心房影(图 5 - 1 - 3)。

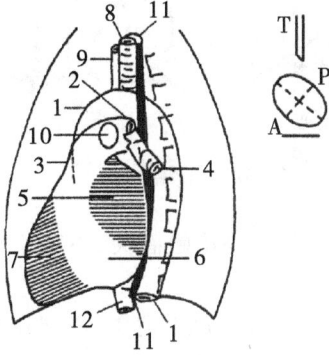

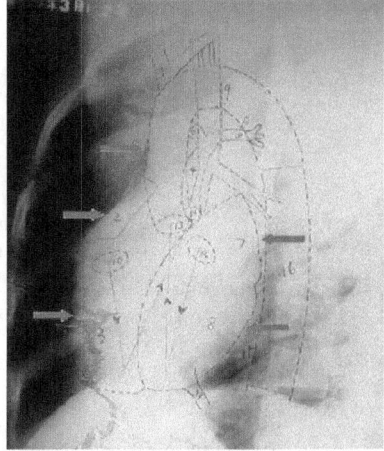

T. X线球管 P.背部 A.前胸壁
1.主动脉 2.左肺动脉 3.肺动脉 4.左主支气管 5.左心房
6.左心室 7.右心室 8.气管 9.上腔静脉 10.右肺动脉
11.食管 12.下腔静脉

左前斜位 X 线片:心前缘自下而上分别为右心室、右心房和升主动脉。心后缘自下而上为左心室和左心房。

图 5 - 1 - 3 心脏大血管左前斜位解剖投影示意图及 X 线片

（4）左侧位 心前缘下段是右心室前壁,上段由右心室漏斗部、肺动脉主干和升主动脉构成。前方与前胸壁之间形成三角形透亮区,称为胸骨后区。心后缘上中段由左心房构成,下段由左心室构成,与膈肌形成锐角,下腔静脉可在此显影。心后下缘、食管与膈肌之间的三角形间隙为"心后食管前间隙"(图 5 - 1 - 4)。

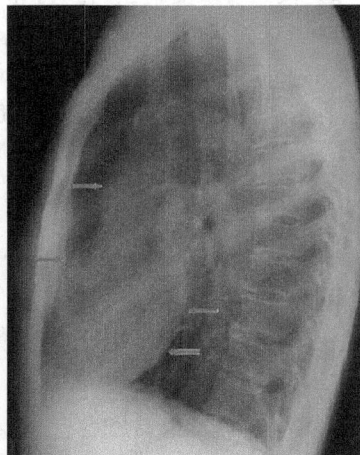

T. X线球管 P.背部 A.前胸壁
1.主动脉 2.肺动脉 3.右心室 4.左心室
5.左心房 6.右肺动脉 7.食管 8.气管

左侧位 X 线片:心前缘自下而上分别为右心室、升主动脉。心后缘自下而上为左心室和左心房。

图 5 - 1 - 4 心脏大血管左侧位解剖投影示意图及 X 线片

2）心脏大血管的形态

在后前位上，正常心脏大血管形态可分为横位心、斜位心和垂位心（图5-1-5）。

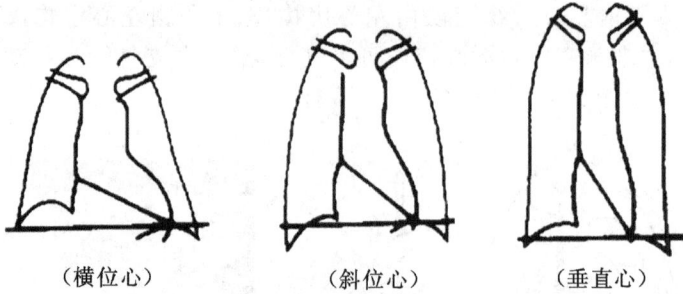

（横位心）　　　　　（斜位心）　　　　　（垂直心）

图5-1-5　三种不同体型正常心脏大血管形态

横位心见于矮胖体型，胸廓宽短，膈肌位置高，心膈接触面大，心胸比率略大于0.5，主动脉结明显，心腰部凹陷。

斜位心见于适中体型，胸廓介于另两型之间，心膈接触面适中，心胸比率接近于0.5，心腰平直。

垂位心见于瘦长体型，胸廓狭长，膈肌位置低，心膈接触面小，心胸比率小于0.5。

3）心脏大血管的大小

测量心胸比率是确定心脏有无增大最简单的方法。心胸比率是心影最大横径与胸廓最大横径之比。心影最大横径是心影左右缘最突点至胸廓中线垂直距离之和。胸廓最大横径是在右膈顶平面两侧胸廓肋骨内缘间连线的长度。正常成人心胸比率≤0.5。正常心脏大血管影像的形态和大小受年龄、呼吸、体位及体型等诸多因素的影响。婴幼儿心影接近球形，横径较大，左右半心大致对称。由于胸腺较大，心底部较宽，心胸比率可达0.55，7～12岁接近于0.5。老年人胸廓较宽，膈位置较高，心脏趋于横位。平静呼吸时，心影形状、大小无明显改变。深吸气时，膈下降，心影伸长，心脏趋于垂位。深呼气时情况相反。呼吸运动还可改变胸腔内压力和各心腔血容量，如关闭声门做强迫呼气时，心影可缩小（Valsava's试验）。平卧时，心上移，膈升高，体静脉回流增加，上腔静脉影增宽，心影增大。立位时心影伸长。右侧卧位时，心影向右偏移，右心房弧度加深；左侧卧位时，心影向左偏移，右心房弧度变浅，下腔静脉可清楚显示（图5-1-6）。

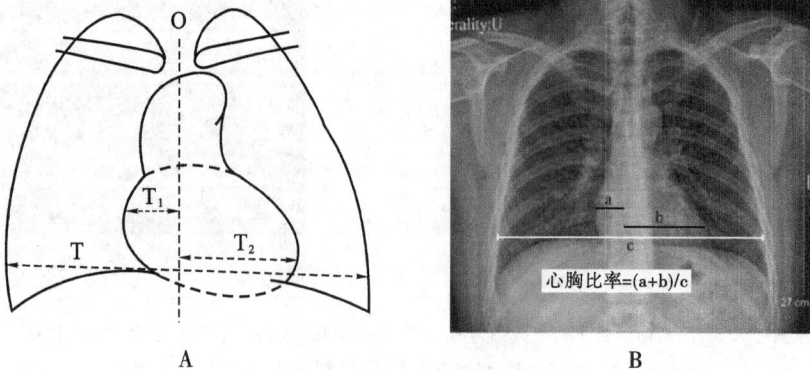

A. 示意图（$T_1 + T_2$）/T；B. 实测图。

图5-1-6　心胸比率测量方法

2. CT 表现

心脏检查的扫描体位有三种,即横轴位、短轴位和长轴位。

(1)横轴位 横轴位是常用的标准体位,可清楚显示心脏和大血管的结构、各房室间的解剖关系以及心脏房室的大小。现选择主要的四个层面结合图像加以分述(图 5-1-7)。

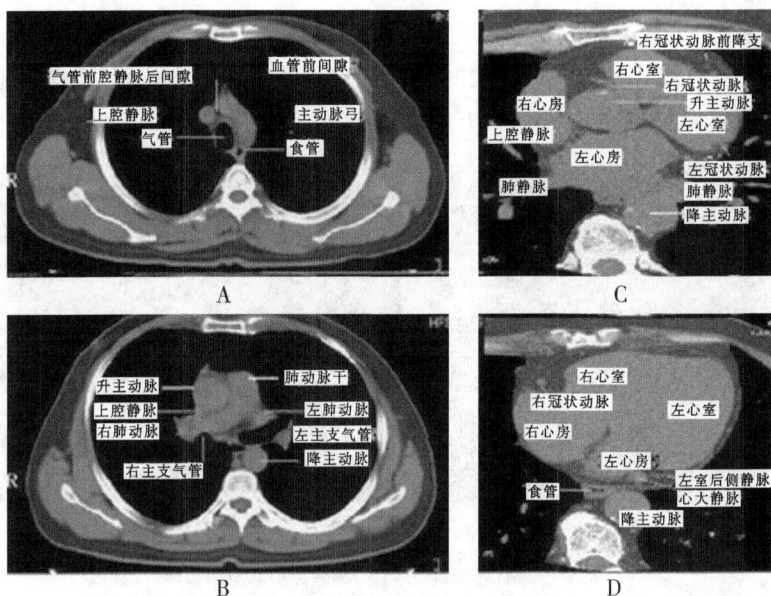

A. 主动脉弓层面;B. 主肺动脉窗层面;C. 主动脉根部层面;D. 心室层面。

图 5-1-7 心脏大血管正常 CT 表现

心包呈 1~2 mm 厚的弧线状影,其内可见低密度脂肪(图 5-1-8)。

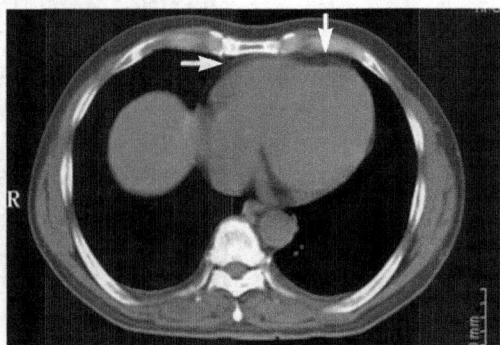

可见前壁层心包(箭头),厚 1~2 mm。脏层心包紧贴心脏表面
和心外脂肪,CT 扫描因非常薄一般看不到。

图 5-1-8 心包 CT 解剖

(2)短轴位 主要用于观察左心室壁心肌,特别是结合电影可动态了解心肌收缩运动和各心室壁增厚、变薄情况。左心室体部层面是心短轴位一个重要层面,左心室占据纵隔左缘大部,呈椭圆形,可显示左心室前壁、侧壁、侧后壁、后壁及室间隔。左心室腔内类圆形充盈缺损为前、后乳头肌影。

（3）长轴位　主要用于观察瓣膜（主动脉瓣及二尖瓣）、左心室流出道及心尖部。

左心室流出道层面可清楚显示左心室流出道、主动脉瓣及升主动脉根部。左心室腔内可见乳头肌影，并可见左心房、室间的二尖瓣。左心室前缘接近于心尖部，常借助此层面了解心尖部病变。

3. 超声表现

（1）二维超声心动图　能直观、实时显示心脏各结构的空间位置、连续关系及动态变化等，明显提高诊断的准确性（图5-1-9）。

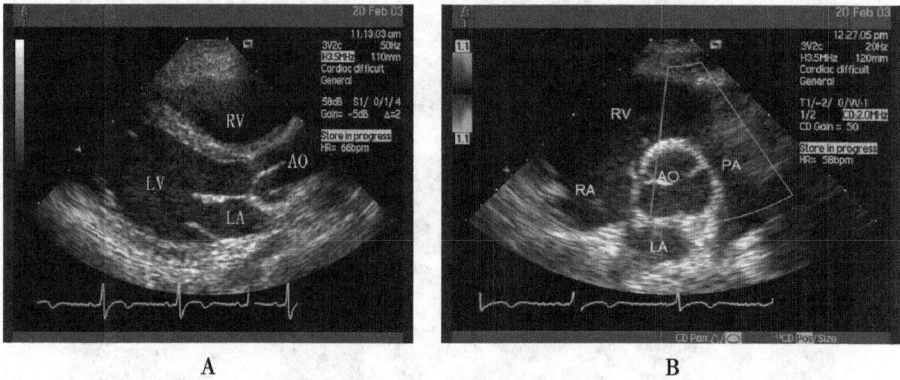

A. 胸骨旁左心室长轴切面；B. 胸骨旁心底短轴切面。

图5-1-9　二维超声心动图

（2）M型超声心动图　适用于观察声束所指一条线上的界面分布、反射强弱及活动情况，主要观察心脏瓣膜、心室壁活动等的时相，具有较好的时间分辨力（图5-1-10）。

A. 心前区心脏纵轴扫描示意图：声束由心尖向心底扫描，依次出现心尖波群（1区）、心室波群（2a区）、二尖瓣前后叶波群（2b区）、二尖瓣前叶波群（3区）和心底波群（4区）；B. 心底波群（4区）。

图5-1-10　M型超声心动图

（3）多普勒超声心动图　分为两类：第一类为彩色多普勒血流显像（color Doppler flow imaging，CDFI），用于显示二维方向上的血流信息（图5-1-11）；第二类为频谱多普勒，用于显示一维方向上的血流信息（图5-1-12）。目前，CDFI已成为定性诊断的最可靠方法,而频谱多普勒则为血流动力学定量分析的首选手段。利用多普勒技术,可以记录正常心脏中各瓣膜的血流频谱。

图 5 - 1 - 11　肺动脉瓣彩色多普勒血流图像(收缩期)

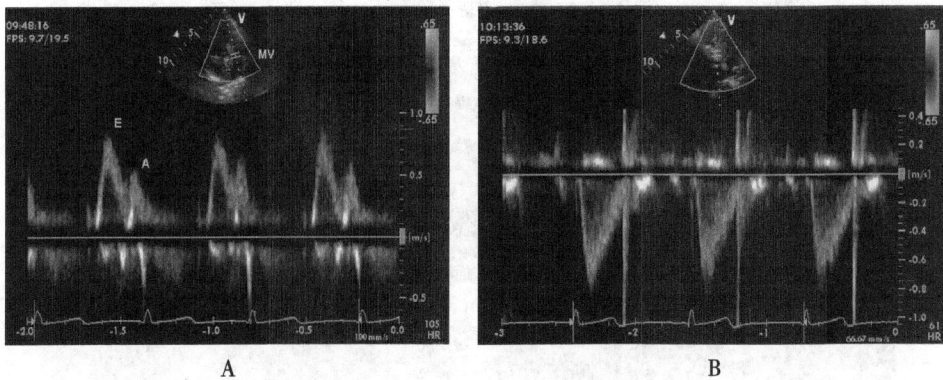

A. 二尖瓣频谱多普勒正常波形;B. 主动脉瓣频谱多普勒正常波形。

图 5 - 1 - 12　频谱多普勒

4. MRI 表现(图 5 - 1 - 13)

横轴位、长轴位、短轴位上心脏房、室和大血管解剖所见与 CT 正常所见相同。

(1)心肌　在 SE 序列中,心肌呈中等信号强度,与横纹肌相似。右心室壁较薄,仅相当于左心室壁的 1/3。心肌厚度应在舒张末期长轴位或短轴位测量。正常左心室心肌厚度在收缩期比舒张期至少增加 30%。

(2)心内膜　图像质量好的 MRI 上显示心内膜比心肌信号略高,呈细线状。

(3)瓣膜　可清晰显示二尖瓣、三尖瓣与主动脉瓣,一般呈中等信号强度,比心肌信号略高。在电影序列上可观察瓣膜形态、功能。

(4)心包　心包在 SE 序列上呈低信号,周围可见高信号,为心包外及心外膜下脂肪,在 MRI 上正常心包厚度不超过 4 mm。

(5)冠状动脉　目前已能观察冠状动脉主支,长达十几厘米。但由于冠状动脉走行纡曲,较纤细,以及心脏搏动、呼吸运动等因素干扰,所以在 MRI 上冠状动脉显示不稳定,重复性差,仍需进一步提高 MRI 空间分辨力才能用于临床。MRI 难以显示冠状动脉钙化。

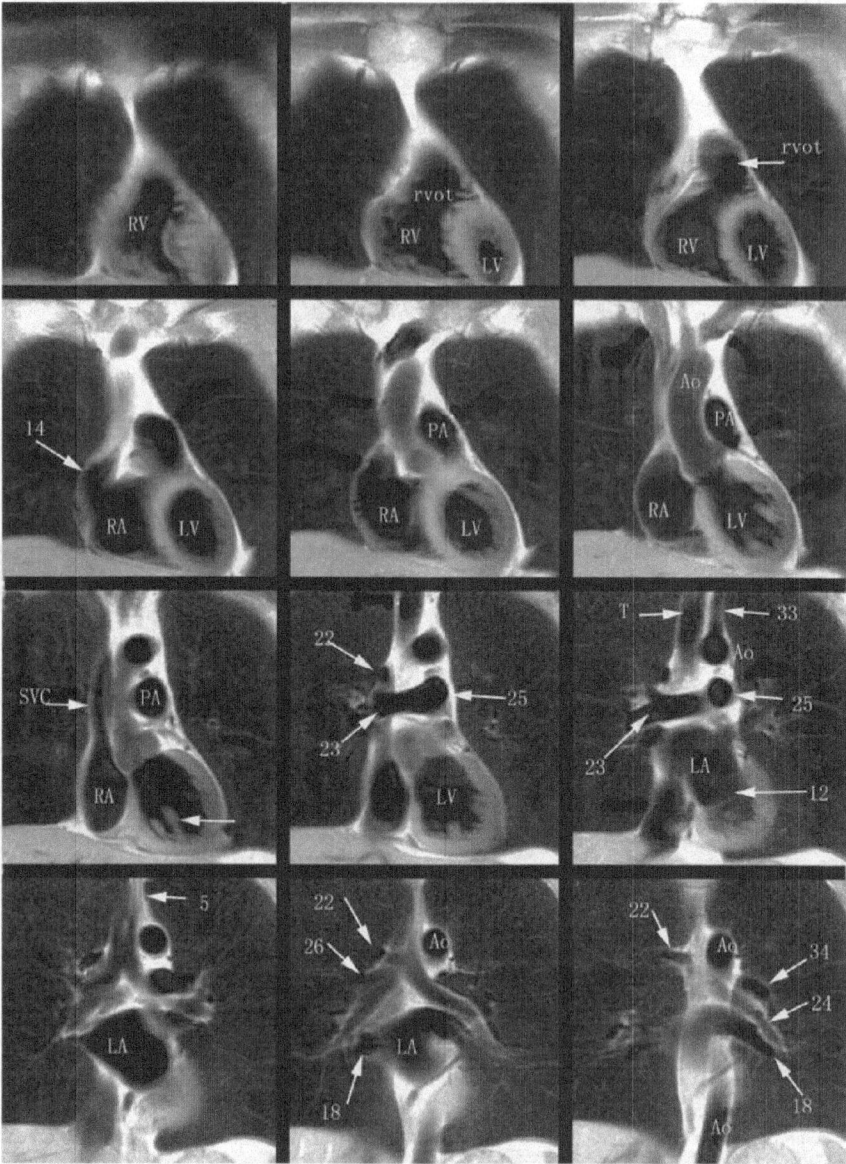

5. 食管;12. 二尖瓣;14. 右心耳;15. 主动脉窦;16. 上腔静脉;17. 左心房的心耳部;18. 肺静脉;22. 奇静脉;23. 右肺动脉;24. 左下肺支气管;25. 左肺动脉;26. 右主支气管;33. 左侧锁骨下动脉。Ao. 主动脉;rvot. 右心室流出道;lvot. 左心室流出道;RV. 右心室;RA. 右心房;LV. 左心室;LA. 左心房;PA. 肺动脉主干;SVC. 上腔静脉;IVC. 下腔静脉;T. 气管。

图 5 - 1 - 13 MRI 冠状切面心脏大血管表现

(二)基本病变表现

1. 心脏位置异常

(1)整体位置异常 包括心脏移位和异位。①心脏移位:由于胸肺疾患或畸形使心脏偏离其正常位置。例如,大面积肺不张、广泛胸膜粘连肥厚等使心脏向患侧移位;大量胸腔积液、气胸、巨大肿块等使心脏向健侧移位;胸椎侧弯、胸廓畸形可使心脏向不同方向移位。轻者无循环功能异常,重者可导致不同程度的心肺功能障碍。②心脏异位:指心脏位置先天异常。由心脏本身的祥曲在胚胎发育早期旋转异常所致,常与胸腹部脏器转位及心内畸形并存。结合心脏与内脏位置分析,可判断心脏异位类型,如内脏反位的右位心为镜面右位心。普通 X 线检查对心脏大血管的整体位置异常能提供确切的诊断(图 5 - 1 - 14)。

图 5 - 1 - 14 镜面右位心

(2)房室相对位置异常 正常情况下,解剖学右心房居右,解剖学左心房居左。如情况颠倒,为心房反位。双侧心房可同时具有右心房结构,为不定位心房中的右同分异构型;若双侧心房同时具有左心房结构,为不定位心房中的左同分异构型。正常情况下,解剖学右心室居右,解剖学左心室居左。如情况颠倒,为心室转位。普通 X 线片常不能提供确切的征象,而要靠超声、CT、MRI 或心血管造影进行诊断。

(3)房室连接关系异常 解剖学右心房与解剖学右心室相连,解剖学左心房与解剖学左心室相连,即为对应房室连接。相反时,称为不对应的房室连接。若双侧心房具有同样的解剖结构时,不论心室的相对位置关系如何,均为不定位心房 - 心室连接。普通 X 线片不能诊断,必须依靠超声、CT、MRI 或心血管造影才能确诊。

2. 心脏形态和大小异常

(1)整体形态异常 由于心脏疾病时各房室大小的改变并不一致,心脏失去正常形态,可分为下列三型:二尖瓣型、主动脉型和普大型(图 5 - 1 - 15)。

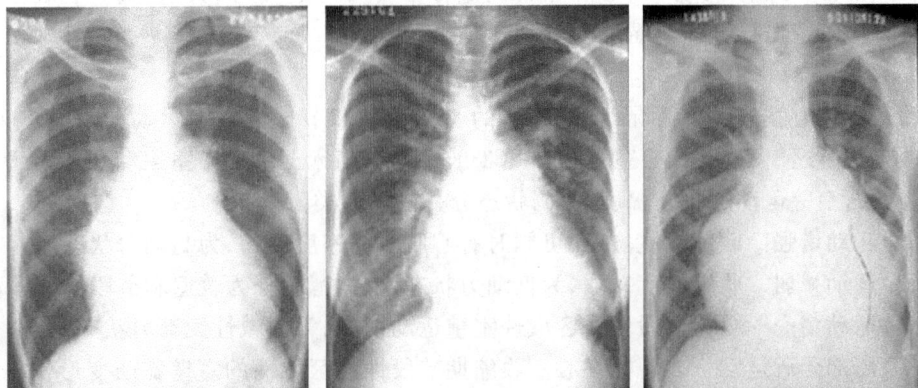

(二尖瓣型心)　　　　(主动脉型心)　　　　(普大型心)

图 5 - 1 - 15 心影增大分型

心脏增大包括心壁肥厚和心腔扩大,或两者并存。普通 X 线检查不能区分心壁肥厚和心腔扩大,故统称为增大。最简单的方法是测量心胸比率。临床上以 0.51 ~ 0.55 为轻度增大;0.56 ~ 0.60 为中度增大;0.60 以上为重度增大。

左心室增大常见的原因为高血压病、主动脉瓣关闭不全或狭窄、二尖瓣关闭不全、某些先心病(如动脉导管未闭)等。

右心室增大常见病因为二尖瓣狭窄、慢性肺源性心脏病、肺动脉高压、某些先心病(如法洛四联症)等。

左心房增大常见病因有二尖瓣病变、左心室衰竭及某些先心病(如动脉导管未闭)。

右心房增大常见病因是右心衰竭、心房黏液瘤、某些先心病(如房间隔缺损)等。

全心增大常见病因为心力衰竭、心肌病、贫血性心脏病、心包炎等。

(2)内部结构异常　普通 X 线检查不能提供心脏大血管内部结构异常的直接征象,但对由于内部结构异常而导致的形态和大小改变可提供间接征象。最常用的手段是超声检查,此外 MSCT 和 MRI 也非常适用于内部结构异常的显示。①间隔异常:主要表现为间隔位置、形态、厚度和连续性的异常。正常室间隔厚度成年人小于 12 mm。肥厚性心肌病呈非对称性增厚,左心室扩张型心肌病时,室间隔呈弧形突向右心室。右心室扩张型心肌病时,室间隔呈弧形突向左心室。房、室间隔缺损时可显示间隔连续性中断。②瓣膜异常:主要表现为位置、形态、厚度、活动等异常。风湿性心脏病二尖瓣狭窄时,可见二尖瓣瓣口狭窄,瓣叶增厚变形,主动脉瓣狭窄时亦可见类似的征象。三尖瓣下移畸形时可见三尖瓣环下移及三尖瓣前叶过长;三尖瓣闭锁时可见在三尖瓣位置有带状组织将右心房室分开。肺动脉瓣狭窄时,可见收缩期瓣膜呈圆顶样凸向肺动脉。当瓣膜关闭不全时,出现相应心腔内血液反流的征象。③心壁异常:主要表现为厚度、形态、运动、信号的异常。心壁厚度增加主要见于肥厚型心肌病和高血压性心脏病。心壁厚度减小可见于扩张型心肌病、心室容量负荷增加或心力衰竭时。心功能不全时心室壁增厚率减小,运动幅度减弱。心肌梗死合并室壁瘤时可出现节段性室壁运动减弱乃至心壁外突、变薄和矛盾运动。心肌梗死时 MRI 检查可出现室壁延迟期增强的斑点状或条带状高信号。局部心肌缺血时,MRI 心肌灌注检查可出现心内膜下缺血区,心肌灌注延迟或缺损。④心腔异常:指心腔大小异常,心腔正常测量标准可参考超声心动图检查。心脏占位改变最常见为附壁血栓和黏液瘤。

3. 心脏运动异常

动态观察心室的运动情况,可对整体的心室运动和节段性室壁运动异常做出评价。评价的方法有超声心动图、心室造影、MSCT 或 MRI。临床上以左心室运动功能评价为最常用。依据室壁运动的收缩幅度、协调状态分为以下四类。

(1)运动增强　收缩幅度增强,可同时有心肌收缩速度加快,为高动力状态。

(2)运动减弱　收缩幅度减弱,为低动力状态,依据范围分为普遍和节段性减弱。

(3)运动消失　可见节段性或区域性室壁运动消失,为区域性无动力状态。

(4)局部矛盾运动　表现为在心室收缩期节段性或区域性的室壁膨凸变形,或/和在心室舒张期节段性或区域性的室壁内凹/平直僵硬,为运动功能失调的状态。

4. 心脏血流异常

超声心动图能实时显示心内及大血管腔内的血流状况。血流异常表现如下。

(1)血流速度的异常　指所测流速高于或低于正常范围。大多数心脏疾患都会产生血流速度异常。例如,二尖瓣狭窄时舒张期瓣口的血流速度明显增高,扩张型心肌病时各瓣口的血流流速明显降低。

(2)血流时相的异常　指血流的持续时间长于或短于正常,或者出现在正常情况下不应出现的时相。例如,在正常情况下,舒张期左心室流出道内无血流信号,但主动脉瓣反流可产生左心室流出道内全舒张期异常血流。

(3)血流性质的异常 指血流失去正常的层流状态而变为湍流状态。例如,二尖瓣反流的血液在左心房内产生血流紊乱,形成湍流。

(4)血流途径的异常 指血流流经正常心脏中不存在的血流通道。例如,左心房的血流经过房间隔缺损流入右心房,左心室的血流通过室间隔缺损流入右心室。

5. 冠状动脉异常

冠状动脉异常的表现有冠状动脉开口、走行异常,以及冠状动脉管腔狭窄、闭塞或扩张。主要征象包括:①管腔不规则变细,或呈"串珠样"改变;②管腔偏心性狭窄,可见粥样硬化斑块引起的充盈缺损,若斑块出现溃疡,则充盈缺损表面不光整,可有"龛影"出现;③管腔完全闭塞,局部分支不显影,提示血栓栓塞;④管腔局限性扩张,形成动脉瘤;⑤冠状动脉钙化,管壁可见高密度影;⑥先天性的冠状动脉发育异常,如冠状动脉瘘等。

迄今为止,选择性冠状动脉造影仍是诊断冠状动脉病变最可靠的方法,可显示病变发生的部位、形态分布及程度,被称为"金标准"。其限度在于不能提供冠状动脉微血管的形态和功能状态的信息,属有创性检查。MSCT可用于检测冠状动脉管腔中度或中度以下狭窄,有助于避免冠状动脉正常或不需介入治疗的患者做导管法造影检查,可以满足冠心病介入治疗筛选的需要。此外 MSCT 对冠状动脉血运重建(包括支架和搭桥术后随访工作)亦具有重要价值。MRI 冠状动脉成像能够显示大的心外膜下冠状动脉起源和近中段,有望成为诊断冠状动脉病变的一种无创而有效的手段。MRI 冠状动脉成像特别适合于某些先天异常冠状动脉的无创检查,如较大分支的冠状动脉瘘,这一点优于 X 线冠状动脉造影。MRI 对判断冠状动脉搭桥血管是否开通亦是一种很可靠的方法。

6. 心包病变

心包病变包括心包炎和心包肿瘤两大类。心包炎是最常见的心包病变。心包炎的病理改变包括心包积液和缩窄性心包炎。

(1)心包积液 正常情况下,心包腔内有少量液体,如液体量超过 50 ml,即为心包积液。X 线检查对少量心包积液的诊断有限。当积液量增加时,可见心影向两侧增大,甚至呈球形,心缘搏动普遍减弱或消失,部分患者可伴有上腔静脉扩张(图 5 - 1 - 16A)。超声(图 5 - 1 - 16B)、CT 和 MRI 检查对于心包积液的诊断有很高的准确度。CT 表现为:心包腔增宽,心包腔内液体呈水样密度。CT 值介于 12 ~ 40 HU 之间,血液及渗出液CT 值较高,漏出液及乳糜液 CT 值较低。少量积液仰卧位时主要集中在左心室背侧,中量积液时可扩展至心脏腹侧,大量积液时可包绕整个心脏及大血管根部,心包壁层、脏层间距明显增宽(图 5 - 1 - 16C)。一般将心包积液分为三度:Ⅰ 度为少量积液,积液量小于 100 ml,舒张期心包脏、壁层间距为 10 ~ 16 mm;Ⅱ 度为中等量积液,积液量 100 ~ 500 ml,心包脏、壁层间距为 16 ~ 24 mm;Ⅲ 度为大量积液,积液量大于 500 ml,心包脏、壁层间距大于 24 mm。在 MRI 上,心包积液的信号强度依所选用脉冲序列和积液性质而不同。SE 序列 T_1WI 多呈均匀低信号,GRE 序列呈高信号,如果心包积液内蛋白含量较高,T_1WI 可呈不均匀高信号。血性积液则依血液成分的多少,呈中等或高信号。T_2WI 心包积液多为高信号。

A. 心包积液 X 线表现:心脏后前位 X 线片,心影向两侧增大呈烧瓶样,正常弧度消失,心膈角锐利,两肺血减少,肺野清晰;B. 心包积液超声表现;C. 心包积液 CT 表现。

图 5 - 1 - 16　心包积液

(2)缩窄性心包炎(图 5 - 1 - 17)　X 线检查可见心缘异常,一侧或两侧心缘变直,各弓弧度界限不清,局部异常膨突或成角,左心房增大,心脏搏动减弱或消失,上腔静脉增宽和肺淤血等征象,心包可见钙化。超声心动图、CT 和 MRI 可见心包出现粘连、钙化、增厚,表现为片状、斑点状、线条状,心脏各房室的舒张功能明显受限,心包可增厚达数毫米甚至数厘米。

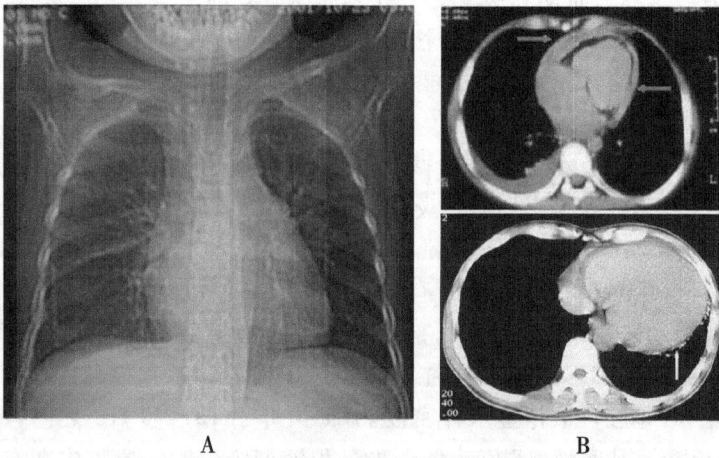

A. 缩窄性心包炎 X 线表现;B. 缩窄性心包炎 CT 表现。

图 5 - 1 - 17　缩窄性心包炎

(3)心包肿瘤　原发肿瘤较少见,主要为心包间皮瘤。原发和继发性肿瘤均可表现为心包增厚、积液、心包膜上结节或肿块等。

三、比较影像学

先天性心脏及大血管异常、获得性心脏病以 X 线片为基础,再辅以超声检查多可明确诊断,必要时再行 MSCT 或 MRI 检查。冠心病多采用 MSCT 或双源 CT 的 CTA 检查进行筛查和术后随访,MRI 可判断心肌是否存活。CT 或 MRI 增强扫描可明确诊断大血管疾病。超声、CT 和 MRI 检查可直接显示心包积液及增厚情况。

四、疾病诊断

(一)冠状动脉粥样硬化性心脏病

冠状动脉粥样硬化性心脏病指由于冠状动脉粥样硬化使管腔狭窄或阻塞,导致心肌缺血缺氧而引起的心脏病变。它和冠状动脉功能性改变(痉挛)一起,统称为冠状动脉性心脏病,简称冠心病。

冠心病是严重威胁中、老年人群健康的重要心脏病之一。流行病学调查显示冠心病的发病率有逐渐上升的趋势,且北方高于南方,脑力劳动者明显高于体力劳动者。

【临床与病理】

冠状动脉粥样硬化的重要病理改变为冠状动脉内膜下钙质沉积,继而有纤维组织增生,形成粥样硬化斑块,向管腔内突出,斑块增大融合或斑块发生破溃,继发血栓形成,使得血管腔进一步狭窄甚至阻塞。管腔狭窄在 50% 以下时,休息及运动状态冠状动脉供血充足,不引起临床症状。狭窄程度在 50% 以上轻度供血障碍时,静息状态冠状动脉血流量稳定,无心肌缺血,心脏负荷增加时(如运动),狭窄冠状动脉供血区域心肌供血不足,心肌缺氧,临床表现为心绞痛。重度冠状动脉狭窄或痉挛,斑块、出血、血栓形成等使血管腔完全梗阻,且无足够侧支循环时,可发生急性心肌梗死,梗死心内膜下心肌细胞开始逐渐向中层及外膜扩展。如梗死仅局限于内层心肌,称心内膜下心肌梗死。如梗死心肌超过心壁厚度的一半,称为透壁性心肌梗死。大面积透壁性心肌梗死伴有梗死心肌纤维化,可使局部心肌收缩功能减弱或消失,在心脏收缩期被动地向外膨突,形成室壁瘤。严重透壁性心肌梗死还可引起乳头肌断裂、心脏破裂、室间隔穿孔。严重者出现急性心力衰竭或心包填塞而死亡。

冠心病的临床表现有心绞痛、心肌梗死、梗死后并发症、心力衰竭等。

【影像学表现】

1. X 线表现

(1)X 线片 大部分冠心病患者 X 线片检查可完全正常,少数患者(主要为心肌梗死者)可有下列表现:①心影呈主动脉型或普大型。②心影不同程度增大,以左心室增大为主。左心衰竭时伴有左心房和右心室增大、肺淤血及肺水肿。透视时心脏边缘区域性搏动减弱或消失,反向搏动。③部分患者急性心肌梗死后数天至数周内,出现心肌梗死后综合征,包括心包积液、胸腔积液及肺叶广泛渗出性改变(左下肺常见)。④心肌梗死并发症。形成室壁瘤者,左心缘局限性膨突,并局部室壁搏动减弱、消失,反向搏动,同时有左心室壁钙化及纵隔 – 心包粘连。室间隔穿孔者,表现为心腔增大、肺淤血、肺水肿及肺充血并存。乳头肌断裂或功能不全者,表现为左心房、左心室增大,以及肺淤血、肺水肿。

(2)心血管造影 同时进行冠状动脉及左心室造影。前者可显示冠状动脉的分布形式,冠状动脉粥样硬化病变及其程度,如狭窄、闭塞、硬化斑块、溃疡、腔内血栓、瘤样扩张、冠状动脉夹层病变及其程度、冠状动脉痉挛及侧支循环等。后者可用于显示左心室形态、大小和左心室整体及节段性的收缩运动功能,并测量收缩及舒张末期容积,计算左心室射血分数。左心室造影可用于显示心肌梗死后并发症,室壁瘤表现为室壁局限性膨凸,伴有局部室壁运动功能消失、反向运动。室间隔穿孔时,DSA 见心室水平左向右分流,乳头肌断裂和功能不全者表现为不同程度的二尖瓣反流。

2. 超声心动图表现

冠心病患者心肌某一部位发生缺血时,超声心动图上主要表现为局限性室壁运动异常和室壁收缩期增厚率降低。多数冠心病患者在静息状态下并无心肌缺血发作,此时通过超声心动图负荷试验诱发心肌缺血,有助于冠心病的诊断。

心肌梗死时超声心动图主要表现为梗死部心肌变薄、收缩期增厚率降低和室壁运动异常,非梗死部位心肌出现代偿性活动幅度增强。此外,超声心动图检查对心肌梗死并发症(如室壁瘤、腔内附壁血栓形成、室间隔穿孔、乳头肌功能不全)的诊断具有很强的敏感性和特异性。

3. CT 表现

平扫可清晰显示冠状动脉钙化(图 5-1-18A),常表现为沿房室沟及室间沟走行的高密度斑点状、条索状影,亦可呈不规则轨道形或整条冠状动脉钙化。缺血坏死心肌 CT 值低于正常心肌,一般为 5~10 HU。增强扫描时,坏死心肌处造影剂蓄积增加,缺血但未坏死心肌无此变化。心电门控或 MSCT 扫描显示,缺血心肌收缩期增厚率降低或无增厚,正常心肌厚度代偿性增加,可实时显示心脏舒张、收缩变化,测量不同时期心腔大小,借此计算左心室的射血分数。

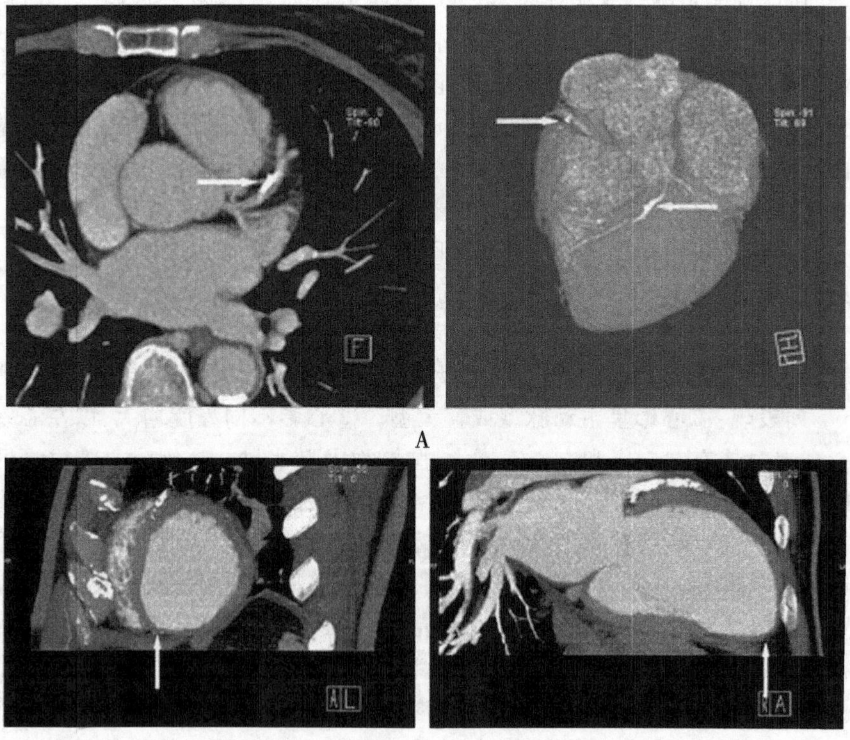

A. 冠状动脉钙化狭窄;B. 室壁瘤(箭头)。

图 5-1-18 冠状动脉病变

心肌梗死 CT 表现为:①局部心肌壁变薄;②收缩期心肌壁增厚率降低或不增厚;

③节段性室壁运动功能异常(包括运动减弱、消失,矛盾运动或不协调);④整体及节段射血分数降低(图5-1-18B)。

室壁瘤及腔内附壁血栓时,表现为局部室壁膨凸,节段性室壁变薄,同时反向运动,及心腔内附壁血栓所致充盈缺损。CTA结合三维重建技术,可观察冠状动脉主要分支有无狭窄及其部位、范围和形态(图5-1-19)。

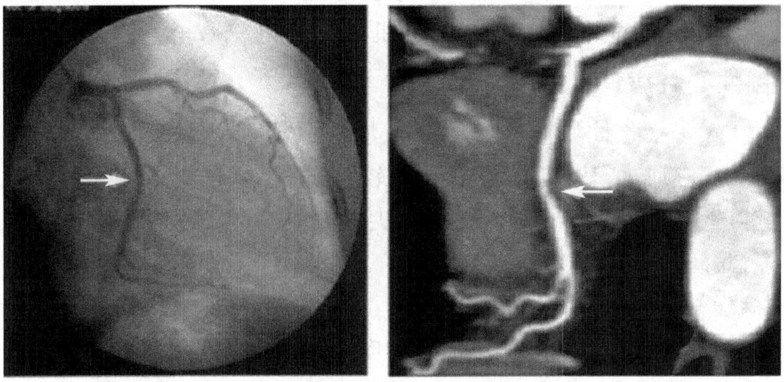

A. DSA;B. CTA。

图5-1-19 左冠状动脉回旋支狭窄

4. MRI表现

MRI可从心脏形态、功能、心肌灌注及延迟期心肌存活方面对冠心病进行综合评价。

(1)心绞痛者(心肌缺血但未发生心肌梗死者) 心脏形态、大小多属正常;电影MRI表现为节段性心肌运动减弱;心肌灌注成像动脉期,缺血区心肌信号低于正常供血区(即灌注减低),延迟期成像无异常。

(2)急性心肌梗死 ①梗死心肌信号强度增高,尤其在T_2WI更明显。原因是梗死心肌水肿,T_2时间延长。②梗死心肌壁变薄。③节段性室壁运动减弱、消失,收缩期室壁增厚率降低或消失。④心肌灌注动脉成像显示灌注减少或缺损;延迟期成像显示梗死;心肌呈明显高信号。

(3)陈旧性心肌梗死 ①梗死心肌信号强度减弱,尤其在T_2WI,其病理基础为梗死心肌纤维化。②梗死处心肌室壁变薄,室壁运动、心肌灌注动脉成像和延迟期成像异常大体同急性期。

(4)心肌梗死并发症的MRI表现 ①室壁瘤时,左心室扩大,室壁显著变薄,范围大,局部室壁向心脏轮廓外膨凸。瘤中信号异常,急性期呈高信号,陈旧期呈低信号。室壁运动消失或反向运动,收缩期室壁增厚率消失。②附壁血栓形成时,血栓T_1WI呈中等信号,与心肌相似,T_2WI信号强度较心肌高。③室间隔穿孔时,MRI示室间隔连续性中断,电影MRI显示心室水平左向右分流。④左心室乳头肌断裂和功能不全时,电影MRI显示心室收缩期左心房内有起自二尖瓣口的低信号血流束,为二尖瓣关闭不全并左心房扩大。

【诊断与鉴别诊断】

冠心病的诊断以前主要依靠患者的临床表现和心电图检查。为确定冠心病的程度、并发症或为冠心病提供个别诊断依据,选择进一步治疗手段时,往往要依赖影像学检查。

DSA冠状动脉造影是目前诊断冠心病的重要方法,特别是对于准备介入或手术治疗的患者。MSCT三维重建技术用于诊断本病有较好前景。MRI一次检查可获得多项资料,是一项综合检查,在诊断冠心病及其并发症方面具有重要价值。

冠心病的临床表现多种多样,临床上需注意与下列疾病鉴别:心绞痛型的冠心病要与急性心肌梗死、主动脉瓣病变引起的冠状动脉供血不足、气胸等鉴别;心肌梗死型的冠心病要与心绞痛、急性肺栓塞、主动脉夹层等进行鉴别;以心脏增大为主的冠心病应注意与心包炎、心肌炎、心肌病(特别是扩张型心肌病)、心力衰竭相鉴别。

(二)风湿性心脏病

风湿性心脏病包括急性风湿性心肌炎及慢性风湿性心脏瓣膜病。前者是风湿热累及心脏,包括心包、心肌、心内膜,以心肌受累较重,影像学改变无特异性。后者是风湿性瓣膜炎的后遗损害。可发生于任何瓣膜,二尖瓣损害最常见,其次为主动脉瓣。随着生活水平的改善,此病的发病率有下降趋势。

【临床与病理】

慢性风湿性心脏病的基本病理改变为瓣叶不同程度增厚、卷曲(可伴钙化),瓣叶交界粘连,开放受阻,造成瓣口狭窄、瓣叶变形,乳头肌和腱索缩短、粘连,使瓣膜关闭不全。本病所引起的血流动力学改变因受累瓣膜和严重程度不同而异。

本病多发生于20～40岁,女性略多,瓣膜损害较轻或处于心功能代偿期时,临床虽有相应的体征,可无明显症状,或仅有活动后心慌、气短。失代偿时症状加重。二尖瓣狭窄时,表现为劳力性呼吸困难、咯血等,心尖部可闻及舒张期隆隆样杂音伴震颤。二尖瓣关闭不全时,表现为心悸、气短、左心衰竭等症状,心尖部可闻及收缩期吹风样杂音,并可扪及收缩期震颤。主动脉瓣损害时,患者可有乏力、心绞痛、晕厥等。如为主动脉瓣狭窄,于胸骨右缘第2肋间可闻及粗糙的收缩期杂音,并向颈部传导。如为主动脉瓣关闭不全,胸骨左缘第3～4肋间可闻及哈气样杂音、脉压增大伴周围血管征。

【影像学表现】

1. X线表现

(1)二尖瓣狭窄 心影呈二尖瓣型,肺动脉段突出,左心房及右心室增大,伴有二尖瓣关闭不全时左心室亦有增大。肺淤血表现为间质性肺水肿,肺静脉压升高,伴肺动脉压升高表现。有时二尖瓣区及左心房入口出现钙化,肺野出现1～2 mm大小颗粒状密度增高影,为含铁血黄素沉着表现。二尖瓣关闭不全所致的反流,可见轻度左心室增大及肺静脉高压表现;中度以上的反流,左心房、左心室明显增大,出现肺淤血、肺静脉高压表现,左心房、室搏动增强(图5-1-20)。

(2)主动脉瓣狭窄 心影正常或呈主动脉型,左心室不同程度增大,左心房增大较左心室

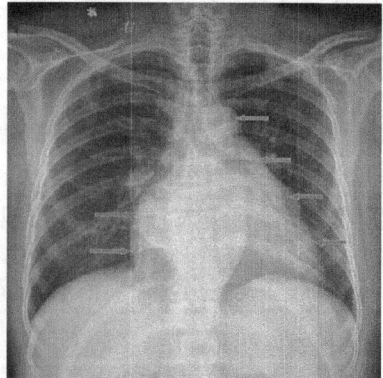

心脏后前位X线片:左心室、左心房增大,左心缘可见第4弓,右心缘可呈双房影,肺动脉段轻度突出,主动脉结正常,右侧叶间胸膜增厚。

图5-1-20 风湿性心脏病二尖瓣狭窄

轻,多数患者升主动脉中段局限性扩张,主动脉瓣区可见钙化。升主动脉及左心室搏动有不同程度增强。伴有不同程度肺静脉高压表现。

(3)主动脉瓣关闭不全 多数心影呈主动脉型,左心房为中度以上增大,左心室增大,升主动脉、主动脉弓普遍扩张。左心室、主动脉搏动增强。左心房增大及肺静脉压增高表现似主动脉瓣狭窄。

联合瓣膜损伤时,心脏常呈高度增大,当瓣膜受累程度不同时,X 线常仅显示受累较重的瓣膜病变的征象。本病一般不需造影检查。

2. 超声心动图表现

(1)二尖瓣狭窄 ①二尖瓣回声增粗,反射增强,EF 斜率随病情发展而逐渐变慢,A峰逐渐消失,使正常的双峰曲线呈平台样,瓣叶体部弹性尚可。②舒张期瓣叶体部可向左心室流出道膨出,使二尖瓣前叶呈气球样改变。若病情严重,瓣体增厚甚至钙化,腱索等瓣下结构也可增粗,二尖瓣开放明显受限,二尖瓣开放面积缩小。舒张期二尖瓣后叶与前叶呈同向运动。③左心房、右心室扩大。④多普勒超声心动图、频谱多普勒显示二尖瓣口舒张期血流速度增快,E 峰下降速率明显减慢,且与狭窄程度相关。彩色多普勒显示舒张期经二尖瓣口血流呈五彩镶嵌,似喷泉状,二尖瓣口左心房侧可见血流加速形成的半圆形血流汇聚区。左心房内血栓,尤其是左心耳部血栓常需经食管超声心动图检查(图 5 - 1 - 21)。

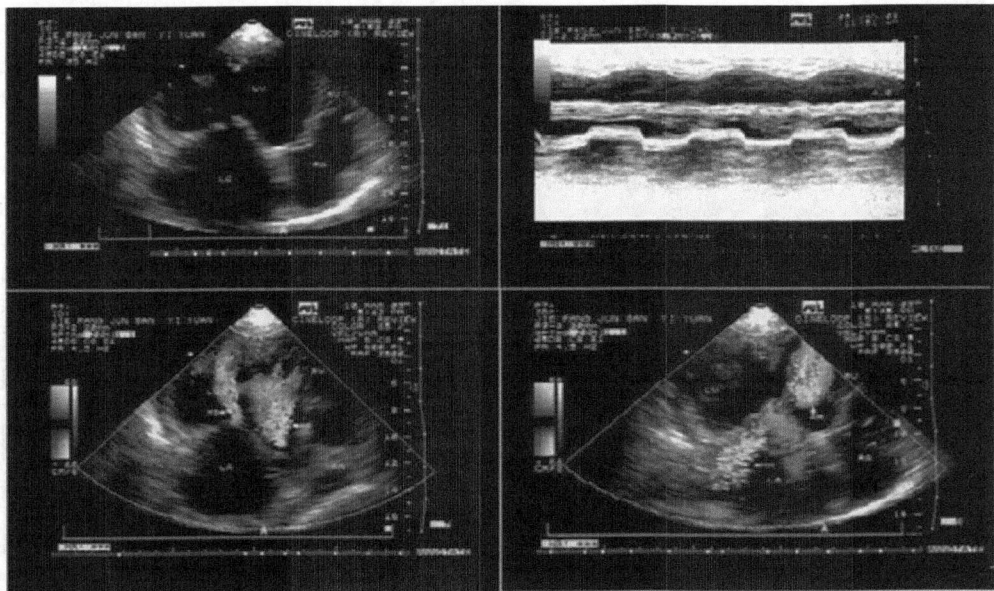

图 5 - 1 - 21 风湿性心脏病二尖瓣狭窄的超声表现

(2)二尖瓣关闭不全 切面图上可见瓣叶增厚、反射增强,收缩期瓣口对合欠佳。彩色多普勒检查时,左心房内可见收缩期血液反流引起的湍流信号。间接征象是左心房、左心室扩大(图 5 - 1 - 22)。

(3)主动脉瓣狭窄 主动脉瓣瓣叶增厚、开放幅度变小(小于 12 mm),重者瓣叶几乎没有运动。左心室壁增厚,流出道增宽。多普勒超声显示瓣口血流频谱明显高而尖,血流速度加快。

（4）主动脉瓣关闭不全　主动脉瓣关闭时呈双线,二尖瓣前叶舒张期震颤。左心室扩大,室壁运动幅度增大。多普勒超声曲线于舒张期在主动脉根部有逆流血液通过,出现频谱展宽的血液湍流图形。

联合瓣膜病具有上述征象的不同组合,但因互相之间的影响,与单一瓣膜病变的表现略有不同。

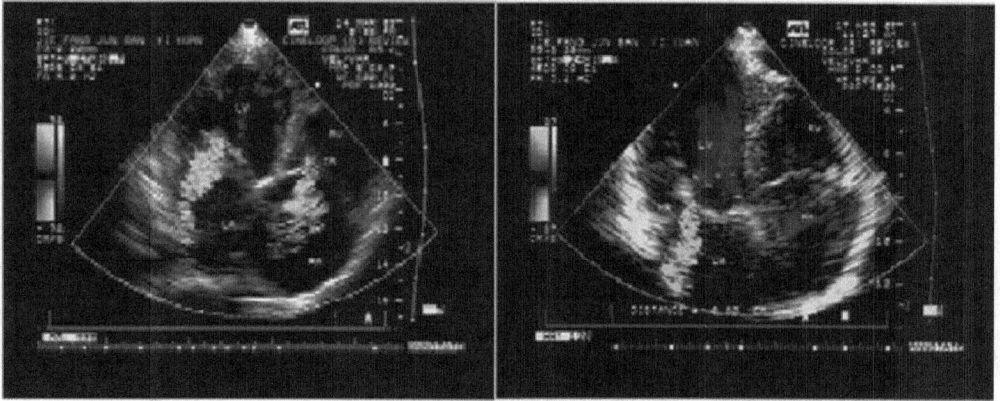

图 5 - 1 - 22　风湿性心脏病二尖瓣关闭不全

3. CT 表现

常规 CT 检查可见瓣叶钙化及房、室增大,并可显示左心房后壁及左心房附壁血栓。心电门控电影扫描可显示瓣膜的运动受限及瓣口狭窄情况,计算、评估瓣膜面积及反流量,但不能直接显示瓣膜的关闭不全(图 5 - 1 - 23)。

图 5 - 1 - 23　风湿性心脏病二尖瓣和主动脉瓣关闭不全

4. MRI 表现

SE 序列可显示房、室的大小及心腔内的血栓,梯度回波序列 MRI 电影可显示血流通过狭窄及关闭不全的瓣口后形成的低信号涡流。

【诊断与鉴别诊断】

根据典型影像学表现,一般不难做出诊断,特别是超声心动图、CT 和 MRI 的表现。

（三）原发性心肌病

原发性心肌病指原因不明的心肌疾病,包括扩张型心肌病、肥厚型心肌病、限制型心肌病,以扩张型心肌病较为常见。扩张型心肌病亦称充血型心肌病。下面简述扩张型心肌病。

【临床与病理】

心脏常呈球形扩大,四个心腔均扩大,以左心为著。心肌松弛无力,通常肌壁不厚,少数可出现心室壁增厚,但与心腔扩张不相称,附壁血栓机化可使心内膜增厚。组织学检查时,镜下可见心肌间质及血管周围不同程度的纤维化,心肌细胞排列规则,可表现为肥大、空泡变性或萎缩。心室收缩功能降低、心排血量降低、舒张期血量和压力升高是扩张型心肌病的主要病理改变。

临床表现为心悸、气短、胸痛、疲劳,常不能耐受运动。本病可发生于任何年龄,20岁以后壮年多发,男性多于女性。最突出的症状是左心衰竭及心律失常、体动脉栓塞。右心衰竭者预后差。听诊多无病理性杂音,二尖瓣关闭不全时心尖可闻及收缩期杂音。心电图显示右心室肥大、心律失常等。

【影像学表现】

1. X线表现

多数有异常表现:①心影多呈普大型或主动脉型。②各房室均有增大,以左心室增大最显著。③半数有肺淤血、间质性肺水肿,提示左心功能不全。④透视显示心脏搏动减弱,心缘左心室段搏动减弱或两心缘搏动普遍减弱(图5-1-24)。⑤心血管造影表现为左心室扩大,心脏收缩功能普遍减弱甚至消失。

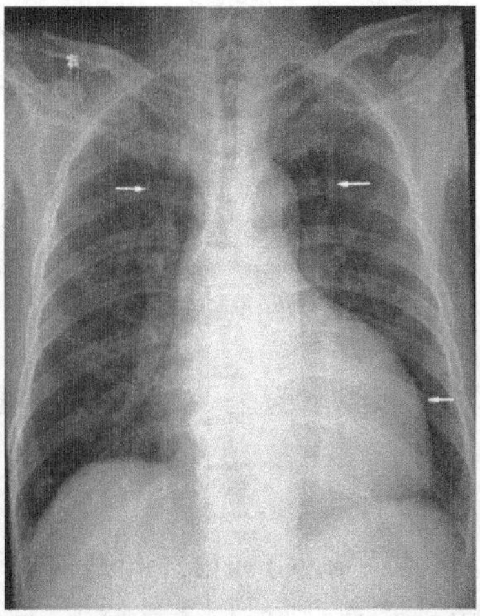

心脏后前位X线片:心脏扩大,以左心室增大为主,心腰存在,两肺轻度淤血。

图5-1-24 扩张型心肌病的X线表现

2. 超声心动图表现

主要表现为:①全心扩大,尤以左心室扩大更为明显。②左心室扩大主要为前后径与横径增加,故左心室腔由正常的椭圆形变为圆球形。③室壁运动呈弥漫性减弱。④二尖瓣活动幅度降低,心腔内出现"云雾状"回声反射或血栓形成。⑤多普勒超声可探及多瓣膜反流(图5-1-25)。

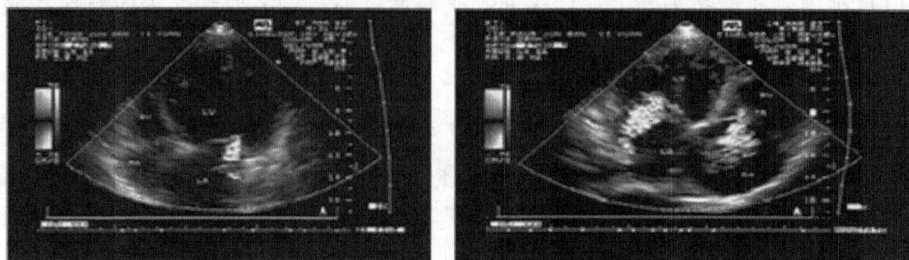

图5-1-25 扩张型心肌病的超声表现

3. CT表现

采用心电门控电影序列,表现为:①心脏舒张末期左、右心室腔扩大,以左心室增大为著,伴有左、右心房扩大。②心室壁厚度多正常或偏厚,部分可变薄。③心肌收缩功能普遍减弱,心肌增厚率降低,射血分数降低。

4. MRI表现

采用心电门控自旋回波序列及梯度回波序列,扩张型心肌病时心肌信号均匀一致,呈中等强度,无特征性改变。其形态、功能异常同CT所见。

【诊断与鉴别诊断】

本病的诊断原则是排除继发因素所致心腔扩大,可做出扩张型心肌病的诊断。需与下列疾病鉴别。

(1)冠心病,多见于中老年,有心绞痛症状,心电图检查有心肌缺血或心肌梗死改变。

(2)风湿性心脏病,尤其二尖瓣关闭不全者,表现为瓣叶增厚、粘连、钙化,开放受限,而心肌病则无上述改变。

(四)先天性心脏病

房间隔缺损

房间隔缺损是最常见的先天性心脏病之一,女性发病略多,单发或与其他心血管畸形并存。

【临床与病理】

房间隔缺损分为第一孔型(原发孔型)和第二孔型(继发孔型)缺损。由心内膜垫发育障碍所致的房间隔缺损属第一孔型,缺损位置靠前下,且常伴有二尖瓣或三尖瓣的发育异常,此型少见。若原始房间隔膜吸收过多,或继发房间隔发育不足,则导致第二孔型房间隔缺损,缺损位置居房间隔中心部位,此型约占房间隔缺损的30%。

正常情况下,左心房压力大于右心房,有房间隔缺损时左心房的血液可分流入右心房,分流血液经心室系统、肺循环、左心房,最后回流到右心房,从而加重右心系统的负荷,导致右侧心房的扩张和心室的扩张、肥厚。肺血流量长期增加使肺血管发生改变,并最终出现肺动脉高压。随着肺动脉压力逐渐升高,心房压力亦升高,分流量减少,甚至发生分流方向的逆转,呈右向左分流。

本病早期可无症状。一般在青年期后逐渐因肺动脉高压而出现劳累后心悸、气短、乏力,并可有咳嗽、咯血,易患呼吸道感染。晚期因肺动脉高压加重出现右向左分流时,可出现发绀、晕厥等症状。此类患者听诊时胸骨左缘第 2～3 肋间可闻及收缩期杂音,肺动脉第二音亢进,呈固定分裂。心电图常见不完全性右束支传导阻滞和右心室肥厚。在心导管检查时,导管可自右心房经缺损到达左心房。右心房的血氧饱和度增高,肺动脉压增高。

【影像学表现】

1. X 线表现

肺血增多,表现为肺动脉段突出,肺门动脉扩张,外围分支增多、增粗。心影增大,呈"二尖瓣"型,右心房、右心室增大为其突出表现,尤其右心房增大是房间隔缺损的重要征象。主动脉结多数偏小或正常(图 5 - 1 - 26)。

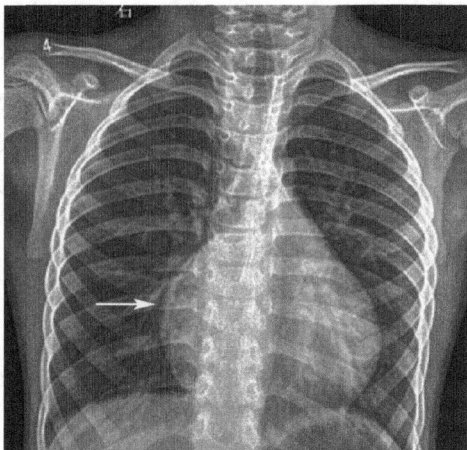

心脏后前位 X 线片:心脏中度增大,右心房段延长,最突出点位置较高,右心房心高比率大于 0.5,心尖圆钝,肺动脉段平直,两侧肺门血管扩张,肺野充血,主动脉球较小。

图 5 - 1 - 26　心房间隔缺损的 X 线表现

分流量较小时,除肺血增多、右心房略大之外,可无其他异常 X 线表现。合并重度肺动脉高压时,肺动脉段和肺门动脉扩张更趋明显,而外周肺动脉分支则变细、扭曲。心影增大以心室增大为主。

2. 超声心动图表现

M 型和二维超声心动图可见右心房、右心室扩大和右心室流出道增宽,室间隔与左心室后壁同向运动,心尖部和胸骨旁四腔图显示房间隔中部或上部连续性中断。经外周静脉注射过氧化氢溶液声学对比剂后检查,可见右心房、右心室显影,右心房内靠近房间隔缺损处由左向右分流造成的负性造影。如合并肺动脉高压,心房水平有右向左分流,则左心房内可见对比剂反射。彩色多普勒血流成像可见分流的血流束自左心房经缺损处流向右心房。脉冲频谱多普勒取样容积置于缺损处时可探及连续性湍流频谱(图 5 - 1 - 27)。

3. CT 表现

MSCT 扫描能够显示房间隔缺损的部位和大小,为诊断提供直接征象。主要征象为横轴位心房层面房间隔连续性中断,右心房、右心室增大,中心肺动脉增宽。

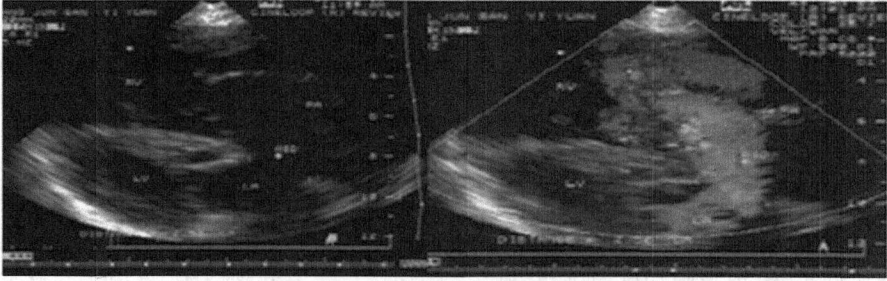

图 5 - 1 - 27　心房间隔缺损的超声表现

4. MRI 表现

MRI 可以从以下三个方面为房间隔缺损提供直接和间接的诊断依据:①在垂直于室间隔的长轴位上,用常规序列(SE 脉冲序列)成像可直接显示房间隔信号的缺失。②在上述层面用 MRI 电影序列可显示房间隔信号的缺失和房间隔的动态表现。③在增强扫描序列下,通过后处理可显示左、右心房的异常沟通。此外,MRI 对于显示肺动脉增粗、中心肺动脉扩张、右心室增大情况均很直观。临床上应注意对第一孔型房间隔缺损和室间隔缺损进行鉴别。

法洛四联症

法洛四联症是最常见的发绀型先天性心脏病,在先天性心脏病中居第 4 位。

【临床与病理】

法洛四联症的基本畸形包括:肺动脉(肺动脉瓣或/和瓣下)狭窄、主动脉骑跨、室间隔缺损、右心室肥厚。肺动脉狭窄多为中到重度,以漏斗部狭窄或合并肺动脉瓣环、瓣膜部狭窄多见。室间隔缺损主要位于膜部。主动脉根部前移,骑跨于室间隔之上,管径增粗。右心室肥厚为继发性改变,与肺动脉狭窄有关。

法洛四联症时,右向左的分流量主要取决于室间隔缺损的大小和肺动脉狭窄的程度,并决定着本病的临床表现和严重程度。肺动脉狭窄越重,右心室射血阻力越大,经室间隔缺损的右向左分流量也就越大,体动脉血氧饱和度就越低。肺动脉狭窄造成的肺血流量减少进一步加重缺氧,引起发绀、红细胞增多等一系列变化。由于漏斗部狭窄和右心室肥厚呈进行性加重,左心发育通常较差。

临床上,患者发育迟缓,活动能力下降,常有气急表现,喜蹲踞或有晕厥史。发绀多于生后 4~6 个月出现,伴有杵状指(趾)。听诊时,于胸骨左缘第 2~4 肋间可闻及较响亮的收缩期杂音,可扪及震颤;肺动脉瓣第二心音减弱或消失。心电图示不同程度的右心室肥厚。

【影像学表现】

1. X 线表现

典型的法洛四联症由于右心室肥厚扩大,心尖圆隆上翘,心腰部凹陷,致使心影近似靴形。按心表面积和心胸比例测量,多数心脏不增大或只轻度增大。肺门阴影缩小,自肺门向肺内分布的血管纹理纤细、稀疏,表现为肺血减少。主动脉升部、弓部多有不同程度的增宽、凸出,其程度与肺门阴影缩小和肺动脉狭窄的程度呈平行关系(图5-1-28)。

心血管造影表现:由于超声心动图、MRI等无创技术的广泛应用,目前心血管造影已不再是主要的确诊手段,但其在显示解剖畸形的细节和提供确切鉴别诊断依据方面,迄今仍为最可靠的诊断技术。以选择正侧位右心室造影为基本方法,可见右心室漏斗部和/或肺动脉瓣狭窄,肺动脉干和左、右肺动脉及肺内分支的发育情况,室间隔缺损的部位及大小,主动脉骑跨和升主动脉扩张的程度;还可直接观察右心室腔的形态,是否伴有三尖瓣关闭不全;并且通过肺循环后的回流观察左心房、室的发育情况。

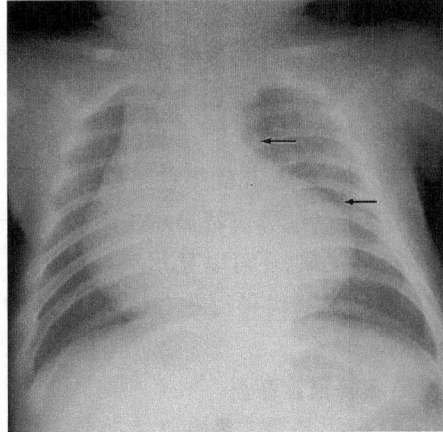

心脏后前位X线片:两肺血减少,心脏增大呈靴状,心尖圆隆上翘,心腰凹陷,升主动脉和上腔静脉右移。

图5-1-28 法洛四联症的X线表现

2. 超声心动图表现

M型及切面超声检查可见:主动脉明显增宽,骑跨于室间隔之上;主动脉前壁与室间隔连续性中断;肺动脉狭窄;右心室壁肥厚。心底短轴切面上,肺动脉显示不如正常清楚或内径明显小于主动脉。声学造影检查时,右心室流出道出现对比剂后,舒张期左心室内有对比剂分流,收缩期左、右心室内含对比剂的血液同时进入主动脉内。多普勒超声可显示狭窄肺动脉内的血流,并可估计狭窄程度(图5-1-29)。

图5-1-29 法洛四联症的超声表现

3. CT 表现

普通 CT 扫描(包括增强 CT 扫描)只能提供主动脉和肺动脉管径、位置关系、肺内血管稀疏、右侧房室大小和室壁厚度等征象。多层螺旋 CT 和电子束 CT 的增强扫描结合三维重建,可提供包括肺动脉狭窄、室间隔缺损、主动脉骑跨和右心室肥厚及并存畸形等直接征象,是一种较好的无创性检查手段。

4. MRI 表现

MRI 与 CT 比较,其优势在于能以轴状位、矢状位、冠状位和其他任意角度对心脏的形态变化进行成像,可清楚显示主动脉与肺动脉的排列关系、管径大小、各个房室的大小和肌壁厚度等征象,还可以显示室间隔缺损的位置、大小,主动脉骑跨的程度,主动脉弓的走行。增强 MRI 尚可对左右肺动脉、肺内动脉分支和体－肺动脉侧支血管进行细致的观察和显示。

【诊断与鉴别诊断】

临床有发绀,胸骨左缘有收缩期杂音伴肺动脉第二心音减弱或消失,心电图示右心室肥厚,X 线片示升主动脉及主动脉弓增宽、心腰平直或凹陷、心尖圆隆上翘、心影呈靴形、心胸比率不增大或轻度增大和肺血减少时,应首先想到法洛四联症。但需与其他一些合并肺动脉狭窄的发绀型先天性心脏病鉴别,如右心室双出口、大动脉转位、单心室、三尖瓣闭锁、肺动脉闭锁等。无发绀的轻型法洛四联症肺动脉狭窄较著者需与单纯肺动脉狭窄鉴别,室间隔缺损较著者需与单纯室间隔缺损鉴别。超声心动图、CT 与 MRI 显示畸形较清楚,不难诊断。

(五)心包疾病

心包炎是由多种因素引起的最常见的心包病变,包括心包积液、缩窄性心包炎或两者并存。

【临床与病理】

心包炎可分为急性和慢性两种,前者常伴有心包积液,后者可继发心包缩窄。急性心包炎以非特异性、结核性、化脓性和风湿性较为常见。慢性心包炎大多都是急性心包炎迁延所致。

渗液可为浆液纤维蛋白性、脓性、浆液血性、出血性和乳糜性等。结核性心包炎较常见,积液量多较大,常引起广泛粘连导致缩窄性心包炎,增厚的心包可呈盔甲样包绕心脏,此时常伴有钙化,称为"盔甲心",可限制心脏舒张、收缩功能。恶性肿瘤心包转移所致的心包积液量最多,积液内可找到癌细胞。

急性心包积液由于短时间内心包内压力急剧升高,引起心包填塞,使心室舒张受限,静脉回流受阻,体、肺静脉淤血,进而使心排血量降低,患者可出现休克甚至猝死。慢性者心包内积液缓慢增多,心包内压力可不升高或仅轻度升高,症状较轻,直至积液量达到或超过 300 ml 才出现严重心包填塞的临床表现。患者可有乏力、发热、心前区疼痛等症状,疼痛仰卧时加重,坐位或侧卧时减轻。严重者出现呼吸困难和心包填塞的其他症状,如面色苍白或发绀、腹胀、水肿或端坐呼吸。体检心界向两侧扩大,心音遥远,颈静脉怒张,静脉压升高,血压和脉压均降低。心电图显示 T 波低平、倒置或低电压。

【影像学表现】

1. X 线表现及 CT 表现

(1)心包积液 干性或积液量小的心包炎,X 线可无异常发现。中、大量心包积液的典型征象见本章基本病变表现关于心包病变的描述。

由于粘连或其他因素，心包积液可分布不均，或主要在左侧或右侧，甚至形成包裹，心影可呈非对称增大。

（2）缩窄性心包炎　①心影大小正常或轻度增大，亦可中度增大。心脏增大主要表现为单侧或双侧心房异常增大。②由于心包增厚粘连，两侧或一侧心缘僵直，典型心影外形呈三角形或近似三角形，亦可呈三尖瓣型、主动脉型、球型或心缘局限性膨凸及成角等。③心包钙化是缩窄性心包炎的特征性表现，表现为高密度影，可呈蛋壳状累及整个心缘，或包绕大部分心脏；也可累及局部，呈线状、条索状或小片状。钙化的好发部位为右心室前缘和膈面，少数主要位于房室沟区。④心脏搏动减弱，甚至消失。⑤由于静脉压升高，致使上腔静脉扩张；左心房压力增高时，出现肺淤血现象。⑥可伴有胸腔积液或胸膜增厚、粘连。

2. 超声心动图表现

于心尖区检查时，在右心室前壁及右心室流出道与胸壁间出现液性暗区，或于左心室后壁与肺之间出现液性暗区，均为心包腔积液的可靠征象。大量积液时，在巨大的心包腔内，心脏前、后壁同向运动，称为心脏摆动。心包填塞时，可见右心室前壁舒张期塌陷。缩窄性心包炎时可见双侧心房扩大，心包增厚，心室游离壁活动受限和胸腔积液等征象。

3. MRI 表现

仰卧位检查时，不同量心包积液的分布部位、形态表现与 CT 所见相同。积液的信号强度则与所用的扫描序列和积液性质有关。SE 序列 T_1WI 上浆液性积液多呈均匀低信号，渗出性积液多呈不均匀高信号，血性积液呈中或高信号。在 T_2WI 上，积液多为均匀高信号。对于缩窄性心包炎的诊断，MRI 不如 CT，MRI 检查时增厚心包呈中或低信号，如有钙化灶，则表现为线状或斑片状低至无信号。但 MRI 对心脏各房室大小、形态以及心脏收缩和舒张功能评价有较高的价值。

【诊断与鉴别诊断】

心包积液和缩窄性心包炎依据典型的临床和影像学表现，诊断并不困难。少量心包积液 X 线检查不敏感，但超声心动图、CT 和 MRI 常常可明确诊断。另外，影像学检查对心包炎和心包积液的病因和性质判断仍有局限性，需结合临床、实验室检查（包括积液的细菌学和细胞学检查等）进一步诊断。

第二节　大血管

一、检查技术

（一）X 线检查

1. 胸部 X 线检查

常规摄影取站立后前位与侧位。如为先天性大血管疾病，可选择按心脏三维成像方法投照。

2. 血管造影检查

（1）主动脉造影　可经皮穿刺股动脉或肱动脉逆行插管，亦可通过右心经室间隔或粗大未闭动脉导管插管,正、侧位或左前斜位 45°~60°投照,主要显示胸主动脉及其分支、肺动脉重度狭窄或闭锁时的侧支循环及主动脉瓣病变。

（2）肺动脉造影　　自右心插管,如肺动脉闭锁,可经未闭的动脉导管、粗大的体肺动脉交通支造影。特殊情况下,亦可按照肺静脉逆行造影。多取正位投照,主要显示肺动、静脉及分支的解剖形态和连接异常。

（二）超声检查

超声检查主要包括二维超声检查和多普勒超声检查。前者主要用于观察大血管的走向及形态结构,后者主要用于观察血管内的血流情况。检查时根据不同部位的大血管可选择不同的探头。升主动脉、主动脉弓和肺动脉干的检查与检查心脏时的探头一样,用 2.5~5 MHz 的扇形扫查探头,颈部和四肢大血管用 7~10 MHz 的高频线阵探头,腹部大血管用 3~5 MHz 的凸阵探头。

（三）CT 检查

CT 血管成像是在兴趣区血管内对比剂充盈的高峰期进行连续容积采集,而后再利用计算机后处理功能重建出血管的立体影像。CTA 技术主要包括容积数据采集、对比剂增强、计算机三维重建。多层螺旋 CT 均可实现这种无创性血管成像技术。该技术已应用于临床,实现了颈动脉、冠状动脉及搭桥血管、胸-腹主动脉、髂-股动脉、肾动脉、心腔、肺动脉和其他器官结构的立体显示。对比剂剂量为 2 ml/kg,流量为 3 ml/s。

（四）MRI 检查

常规使用的脉冲序列与心脏检查相同,亦需采用心电门控技术。为了进一步观察血管病变,应行 MRA 检查。

MRA 是利用快速 MRI 技术和特定 MRI 成像序列在连续层面上获得高强度血流信号,再重建三维可转动角度的心脏大血管图像。亦可采用对比增强 MRA,这种技术能在对比剂首次通过血管时成像,在软组织和静脉尚未增强的情况下快速扫描只获得显示动脉的图像。由于分辨力高,图像质量好,检查费用低于血管造影且无损伤,在许多部位的检查上已经替代了传统的插管血管造影。

二、影像观察与分析

（一）正常影像学表现

1. X 线检查

X 线片可观察大血管的轮廓、位置、走行、粗细等。一般情况下,心脏三位像可观察主动脉及肺动脉的表现。X 线检查观察肺门及肺血管较其他检查方法简单、清楚。

2. 超声检查

动脉的横断面呈圆形,纵行扫描时呈两条平行光带。血管壁可见三层回声反射,内膜回声较低,纤细光滑,连续性好,呈线状光带;中层为暗带;外层回声呈明亮的光带。内膜和中膜有时难以区分,故统称为内中膜复合体。颈总动脉的内中膜复合体厚度不超过 1 mm。正常动脉中的血流为层流。

3. CT 检查

采用注射对比剂后的 CTA 可清晰显示血管腔的结构和大小,在不同的层面可分别观察主动脉、肺动脉及其分支,上、下腔静脉的位置、走行及连接情况。

4. MRI 检查

MRI 在各方位上扫描,均可清楚地显示主动脉升部、弓部、降部,肺动脉及二者与心室的连接关系。在磁共振肺动脉成像上,甚至可以观察到段或亚段级分支,位于纵隔内的肺静脉和腔静脉亦显示得很清楚。

(二)基本病变表现

1. 位置异常

(1)大血管与心腔对应连接关系异常 包括主动脉连于解剖右心室、肺动脉连于解剖左心室、单一动脉起于心室、两大动脉发自同一心室和肺静脉异位连接于右心系统等先天畸形。上述大血管与心腔对应连接关系的改变在 MSCT 和 MRI 均可清晰显示。超声心动图和心血管造影亦可诊断。普通 X 线检查不能确诊。

(2)主、肺动脉相对位置关系异常 超声心动图、心血管造影、MSCT 及 MRI 均可清晰显示两大动脉的位置关系。如主动脉根部出现在肺动脉根部的左前、正前和右前方,说明主、肺动脉相对位置关系异常。

2. 形态异常

(1)主动脉异常 主动脉扩张、纡曲,表现为主动脉结上升达到或超过胸锁关节水平并向左侧肺野凸出,主动脉弓增宽,降主动脉纡曲牵引食管向背侧弯曲;升主动脉、主动脉弓、降部呈局限性梭形扩张或向一侧膨出,见于主动脉真性和假性动脉瘤;弥漫性主动脉扩张见于主动脉瓣关闭不全、高血压、动脉粥样硬化及主动脉夹层。

(2)肺动脉异常 包括一侧肺动脉缺如、肺动脉起源异常、肺动脉及分支狭窄、先天性肺动 - 静脉瘘等。肺动脉内瘤栓或血栓在 CTA 或 MRA 上表现为腔内充盈缺损。

(3)上腔静脉异常 上腔静脉周围淋巴结增大或肿块压迫表现为上腔静脉受压变形和移位。上腔静脉内瘤栓或血栓形成表现为腔内充盈缺损。

3. 管腔异常

主动脉管腔局部异常扩张,当直径超过 4 cm 或超过邻近主动脉管径 1/2 时,可诊断真性主动脉瘤,CT 可见主动脉局限性扩张及主动脉内膜上的钙化,增强扫描可显示主动脉壁下低密度的血栓,新鲜的附壁血栓在 T_1WI 上呈较高信号,陈旧的附壁血栓在 T_1WI 上呈中等强度信号。

4. 管壁异常

管壁异常可以是先天性的或获得性的,前者如主动脉缩窄,在增强 CT 和 MRI 上可发现局部管壁增厚,呈嵴状突向主动脉腔;后者如主动脉夹层,可见动脉内膜破口、内膜片移位、假腔形成、壁间血肿。动脉粥样硬化管壁可出现斑块或溃疡。

5. 肺门及肺血管异常

X 线检查显示清楚,主要 X 线表现如下。

(1)肺门异常 双侧肺门增大,见于肺充血和肺淤血。前者常见搏动增强,血管边缘清楚;后者无搏动增强,血管边缘模糊。肺动脉狭窄时双侧肺门大小及搏动不一致,表现为左肺门动脉扩张、搏动增强,右肺门动脉变细,无搏动。肺门动脉扩张的标准为右下肺动脉干直径成人超过 1.5 cm,儿童超过胸锁关节水平气管横径。

(2)肺动脉异常 ①肺充血:常见于左向右分流的先天性心脏病,如房间隔缺损、室间隔缺损、动脉导管未闭,亦可见于循环血量增加的甲状腺功能亢进和贫血。主要表现为肺动脉分支成比例地增粗且向外周伸展,边缘清晰锐利,肺野透明度正常。长期肺充血可导致肺小动脉痉挛、收缩,血管内膜增生,管腔变窄,最后引起肺动脉高压。②肺动脉高压(图 5 – 2 – 1):常见于肺心病、先天性心脏病肺血流量增多及肺动脉血栓栓塞等。主要表现为肺动脉段突出,肺门肺动脉大分支扩张而外周分支变细,与肺动脉大分支间有一突然分界,即肺门截断现象或残根样表现。只有在高流量性肺动脉高压时,肺动脉各级分支均增粗,仍保持大小比例。主肺动脉及肺门动脉搏动增强,右心室增大。③肺少血:由右心排血受阻引起,常见于三尖瓣狭窄、肺动脉狭窄等先天性心脏病。主要表现为肺野透明度增加,肺门动脉变细,肺动脉血管纹理稀疏、变细。严重者可出现粗乱的网状纹理,系来自体动脉的侧支循环。

(3)肺静脉高压 病因主要有:①左心房压力增高,如二尖瓣狭窄和左心房内肿瘤。②左心室阻力增加,如主动脉瓣狭窄、高血压或其他原因引起的左心功能不全。③肺静脉阻力增加,如肺静脉狭窄、阻塞等。

主要征象为:①肺淤血,上肺静脉扩张但肺小静脉、下肺静脉正常或缩窄;肺血管纹理普遍增多、增粗且边缘模糊;肺门增大且边缘模糊;肺野透明度降低(图 5 – 2 – 2)。②间质性肺水肿,出现各种间隔线,即 Kerley 线。B 线最常见,为肋膈角区长 2~3 cm、宽 1~3 mm 的水平线;A 线多见于上叶,为长 5~6 cm、宽 0.5~1 mm 的斜行线状影,自肺野外带引向肺门,常见于急性左心衰竭;C 线多见于下肺野,呈网格状,常见于重度肺静脉高压,另伴有胸膜下水肿和胸腔积液。③肺泡性肺水肿,亦称实质性肺水肿,表现为两肺广泛分布的边缘模糊的斑片状阴影,重者两肺大片影聚集在肺门区形成"蝶翼状"阴影。短期内变化较大是肺泡性肺水肿的重要特征。上述三种征象可同时出现,亦可相互演变。

图 5 – 2 – 1 肺动脉高压

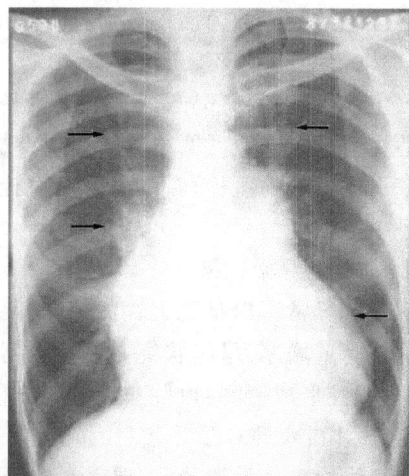

图 5 – 2 – 2 肺静脉高压、肺淤血

(4)混合型肺循环高压 兼有肺动脉和肺静脉高压两种 X 线征象。

(三)比较影像学

X 线检查对大血管病变可起到粗筛作用。超声检查对大血管病变诊断有一定价值,操作方便、费用低是其优势,而空间分辨力较低和在一定程度上受患者体型和操作者技术水平的影响是其不足。由于 CT 的空间与时间分辨力较高,对钙化的检出灵敏,且设备也较普及,故 CT 或 CTA 在大多数大血管疾病中应用有价值。MRI 或 MRA 无创检查图像清晰,无对比剂过敏问题,在大血管病变检查中有更大的优势。无创的超声、CT、MRI 等技术已经替代了传统 X 线血管造影或 DSA。

三、疾病诊断

(一)肺动脉栓塞

肺动脉栓塞又称肺栓塞,是内源性或外源性栓子栓塞肺动脉或其分支引起肺循环障碍的综合征。并发肺组织坏死者称为肺梗死。在西方国家,肺栓塞是常见的心血管疾病,发病率和死亡率均高。近年来的研究证明,肺栓塞在我国绝非少见病,应引起临床医师的高度重视。

【临床与病理】

在肺栓塞的病因和诱发因素中深静脉血栓形成是公认的首位原因。各种原因导致的卧床少动、充血性心力衰竭、肥胖、妊娠、口服避孕药、静脉曲张、慢性心肺疾病和恶性肿瘤是常见的诱因。

肺栓塞的临床表现多种多样,主要决定于阻塞的肺段数。主要症状包括呼吸困难、胸痛、咯血、惊悸、咳嗽、晕厥等。常见体征有发热、呼吸急促、心率增加、发绀等。实验室检查可发现低氧血症和低碳酸血症、交联纤维蛋白降解产物(D - 二聚体)升高等。心电图改变多为一过性,动态观察对肺栓塞的诊断有一定参考意义。

【影像学表现】

1. X 线表现

(1)X 线检查 属常用的无创性检查,两侧对比观察典型病例可见区域性肺纹理稀疏、纤细,肺透亮度增加。并发肺梗死者,肺内可见类楔形阴影。X 线检查只对典型病例有提示意义,其敏感性和特异性均较低。

(2)肺动脉造影 是肺栓塞最可靠的诊断方法,不仅能明确诊断,还可显示病变部位、范围、程度和肺循环的某些功能状态。主要征象为:①肺动脉段以上大分支腔内充盈缺损,呈半圆形或边缘不规则的圆弧形,亦可骑跨于肺动脉分支处呈钝圆形或位于肺动脉管腔的中央,造成管腔不规则狭窄。②大分支闭塞,断端呈杯口状或束袋状。③肺动脉分支缺支、粗细不均、走行不规则。④肺实质期局限性显像缺损或/和肺动脉分支充盈和排空延迟。此项检查为有创检查,存在一定危险性,必须严格掌握适应证和禁忌证。

2. 超声心动图表现

超声心动图可显示位于主肺动脉、分叉部及左右主支内的大块栓塞,表现为肺动脉管腔内强回声团。经食管超声优于通常的经胸技术。超声心动图的优势在于适用于急性大块肺栓塞的诊断,并可对心脏形态、功能进行评价。

3. CT 表现

螺旋 CT 增强肺动脉造影显示:①肺动脉腔内偏心形或类圆形充盈缺损,充盈缺损位于管腔中央即出现"轨道征"和管腔闭塞;②附壁性环形充盈缺损,致管腔不同程度狭窄;③间接征象包括主肺动脉增宽、局限性肺纹理稀疏、肺梗死和胸腔积液(图 5 - 2 - 3)。

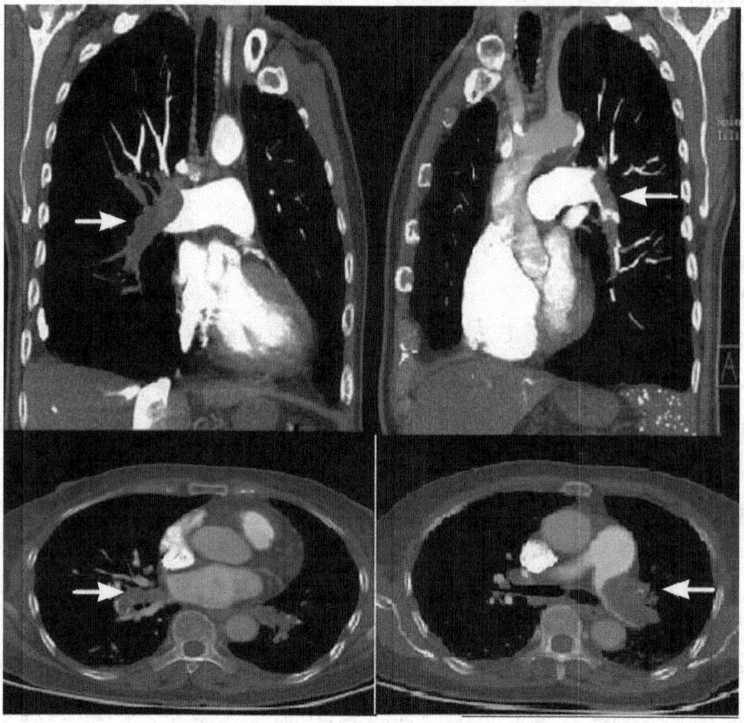

图 5 - 2 - 3　双侧肺动脉栓塞

4. MRI 表现

MRI 三维增强肺动脉造影已能显示肺段和部分亚段一级的肺动脉分支,并通过肺动脉腔内充盈缺损和分支截断等征象确定肺动脉栓塞的部位和范围,对于肺段以上的大分支还可显示狭窄的程度。主要征象特点与肺动脉造影相似。

5. 放射性核素显像表现

肺显像同样属于无创检查,是肺栓塞最重要的筛选和诊断方法之一。一般认为肺栓塞的主要问题是肺血流灌注缺损,而通气功能正常。因此两者结合可大大提高放射性核素肺显像对肺栓塞的诊断价值。

【诊断与鉴别诊断】

肺栓塞的影像学表现特征明显,一般不难诊断。但需注意:①高度的警惕性。由于肺栓塞的临床表现和常用的辅助检查均无明显的特征性,容易将其误诊为冠心病、肺心病、心力衰竭等疾病。有下肢深静脉血栓形成的患者更须高度警惕。②影像学检查的重要性。影像学检查对明确诊断和鉴别诊断非常重要。螺旋 CT 增强肺动脉扫描可以明确90% 的诊断,并提供鉴别诊断的依据。在有条件的医院,如不考虑进行介入治疗,螺旋 CT 增强肺动脉扫描和 MRI 三维增强肺动脉造影已可基本取代 X 线肺动脉造影。

(二)主动脉夹层

主动脉夹层是一种严重危害人类健康的危急病症,死亡率较高。近年来,无创性影像技术的发展提高了对主动脉夹层诊断的特异性和敏感性。

【临床与病理】

主动脉夹层是由多种病因造成的主动脉内膜撕裂,血流经内膜撕裂口灌入中膜,使主动脉壁中膜分离形成血肿或所谓"双腔"主动脉,即扩张的假腔和受压变形的真腔。内膜撕裂多起于升主动脉(在主动脉瓣上 2～3 cm 处)或主动脉弓降部,左锁骨下动脉开口以远。夹层可累及主动脉主要分支,如冠状动脉、头臂动脉、腹腔动脉和肾动脉等,引起缺血或梗死改变;可累及主动脉瓣环,引起主动脉瓣关闭不全;可破入心包、胸腔、纵隔及腹膜后等部位,引起心包填塞或胸腔、纵隔、腹膜后出血。

急性主动脉夹层最常见的症状是突发剧烈胸、背疼痛(约占 90%),犹如撕裂、刀割,可向颈及腹部放射,常伴有心率增快、呼吸困难、恶心呕吐、晕厥、肢体血压与脉搏左右不对称。心底部杂音和急性心包填塞征象为主动脉瓣关闭不全及夹层破入心包的表现。严重者可发生休克、充血性心力衰竭、猝死、脑血管意外和截瘫等。

【影像学表现】

1. X 线表现

(1)X 线片　急性主动脉夹层时,短期内可见纵隔或主动脉阴影明显增宽,搏动减弱或消失,边缘模糊,主动脉壁钙化内移。破入心包或有主动脉瓣关闭不全时,心影明显扩大。破入胸腔时,可见胸腔积液。慢性主动脉夹层时,上纵隔明显增宽,主动脉局限或广泛扩张,有时外缘呈波浪状。主动脉内膜钙化明显内移,左心室可因主动脉瓣关闭不全而增大。

(2)血管造影表现　X 线血管造影基本被无创伤性影像技术代替,通常是在主动脉夹层介入治疗同时进行 X 线血管造影检查,其主要表现为:①内膜破口。可见对比剂自真腔进入假腔,多数位于升主动脉和降主动脉弓降部。②内膜片和主动脉双腔。内膜片表现为充有对比剂的真假双腔间的线条状低密度影。X 线血管造影可动态显示真假双腔的充盈情况。一般假腔扩张、显影延迟,充盈排空缓慢;真腔因受假腔压迫而狭窄变形。③主动脉主要分支血管受累。受累血管受压变窄或开口于假腔,相应供血器官灌注减少。④其他。主动脉瓣关闭不全,对比剂反流;左心室增大和收缩功能减弱;假腔对比剂外溢为假腔破裂或并发假性动脉瘤。

2. 超声表现

(1)增宽的主动脉内可见撕裂的内膜片反射。内膜片反射纤细,将主动脉分为真假两腔。

(2)撕裂的内膜上有时可见其连续性中断,为真假腔相交通的破口,多位于夹层病变的起源处。在夹层病变的远端,有时可见再破口。

(3)假腔内有时可见血栓形成。

(4)真腔内血流速度相对较快,假腔内血流速度缓慢或血流信号延迟出现或无血流显示。在破口处可见自真腔流向假腔的血流,而于再破口还可见从假腔流向真腔的血流。

(5)夹层病变累及主动脉根部时,彩色多普勒血流显像常可探及主动脉瓣反流。

3. CT 表现

(1)平扫可显示钙化内膜内移,假腔内血栓,以及主动脉夹层血液外渗、纵隔血肿、心包和胸腔积血等。

（2）增强可见主动脉双腔和内膜片；通常真腔较窄，充盈对比剂较快，而假腔较大，充盈对比剂较慢；可显示内膜破口、再破口及主要分支血管受累情况，包括冠状动脉、头臂动脉和肾动脉开口等；MSCT 还可观察主动脉瓣和左心室功能（图 5 - 2 - 4）。

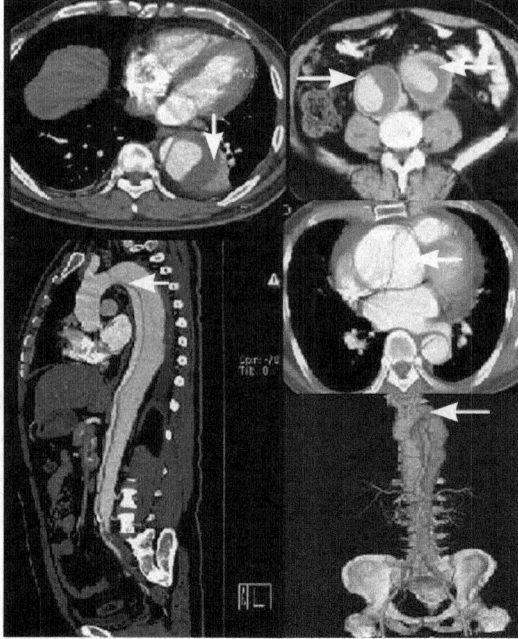

图 5 - 2 - 4　主动脉夹层

4. MRI 表现

MRI 可提供主动脉夹层的形态和功能信息。

（1）真假腔、内膜片及病变范围：真假双腔信号强度可相同，亦可不同，两者之间可见线状内膜片，通常假腔明显大于真腔。

（2）内膜破口或再破口表现为内膜片连续性中断，MRI 电影可见破口处血流往返或假腔侧的血流信号呈喷射征象。再破口位于病变远端。

（3）主要分支血管受累情况，包括血管起源于假腔、血管狭窄、内膜片累及血管、实质脏器血流灌注减少。

（4）相关并发症：包括主动脉瓣关闭不全、左心功能不全、心包积液、胸水、假性动脉瘤等。

【诊断与鉴别诊断】

主动脉夹层的影像诊断要点：①夹层内膜片、真假腔及病变范围；②升主动脉是否受累；③内膜破口及发生部位；④主要分支血管受累情况；⑤左心室和主动脉功能情况；⑥有无心包积液和胸腔积液。当 40 岁以上有高血压或高血压病史患者，突发剧烈胸背疼痛或胸部 X 线片显示上纵隔阴影增宽和主动脉增宽，应考虑主动脉夹层的可能。无创性影像技术（超声、CT 和 MRI）应作为首选检查方法，特别是 MRI。心血管造影通常不用于主动脉夹层的诊断，而主要用于介入治疗。

主动脉壁内血肿（IMH）和穿透性动脉硬化溃疡（PAU）的发病诱因和临床表现与主

动脉夹层有许多共同之处。多数学者认为,IMH 是主动脉中膜内滋养血管破裂出血形成的壁内血肿,影像学表现为环形或新月形主动脉壁增厚,没有内膜片、内膜破口和溃疡。目前仍不清楚 IMH 是独立的疾病还是经典主动脉夹层的可逆前身。PAU 是在主动脉粥样硬化基础上形成的溃疡,可伴有局限性主动脉壁内血肿。多数学者认为 PAU 是一个独立疾病。冠心病、肺栓塞和主动脉瘤等可有与本病类似的临床症状或 X 线表现。

(三)主动脉瘤

主动脉瘤(aortic aneurysm)为主动脉局部病理性扩张(扩张主动脉内径大于邻近正常管径的 1.5 倍以上)。

【临床与病理】

主动脉瘤按病理解剖与组织结构分为真性与假性两类,前者由动脉壁的三层结构组成,后者为动脉壁破裂后由血肿与周围包绕的结缔组织构成。主动脉瘤依形态可分为囊状、梭状和混合型等。粥样硬化引起的主动脉瘤常发生在降主动脉,马方综合征的主动脉瘤常发生在升主动脉窦。

常见症状与体征为胸痛,压迫呼吸道引起呼吸困难、气短、咳嗽、声音嘶哑等,体表搏动性膨凸,可有杂音与震颤,严重者可发生主动脉瘤破裂而导致失血性休克乃至死亡。

【影像学表现】

1. X 线表现

(1)X 线片　可见纵隔影增宽或与主动脉相连的局限性肿块影。透视下肿块可见扩张性搏动,瘤壁钙化,瘤体压迫或侵蚀周围器官(如气管、骨)等。

(2)血管造影　主要征象为:①病灶与主动脉同时显影,瘤腔内有对比剂充盈;②如瘤周有对比剂外渗,则为动脉瘤渗漏。

2. CT 表现

平扫可显示动脉瘤的大小、形态、部位、瘤壁钙化及与周围结构的关系;增强扫描能清楚显示附壁血栓、主动脉瘤渗漏或破入周围组织脏器等;螺旋 CT 三维重建可从不同解剖角度直观显示动脉瘤的主要征象及病变范围。

3. MRI 表现

MRI 电影无须对比增强即可显示主动脉内腔管壁与周围组织结构的关系及血流动态变化。

【诊断与鉴别诊断】

CT、MRI 和血管造影均可直接显示胸(腹)主动脉瘤,诊断不难。应注意主动脉瘤内有无血栓、瘤体大小及增长速度以了解动脉瘤破裂的危险性,还应注意主动脉重要血管分支与动脉瘤的关系及其血供情况,有无重要脏器功能受损。

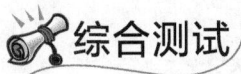

综合测试

一、简答题

1. 简述房室增大在各个投影位置的表现。

2. 左心室、右心室增大如何鉴别?

3. 简述二尖瓣狭窄的血流动力学改变及影像学表现。

4. 简述心包积液的影像学表现。

5. 简述房间隔缺损的血流动力学改变及影像学特点。

6. 简述法洛四联症的影像学表现。

二、名词解释

1. 肺充血

2. 肺淤血

3. 肺血减少

4. 间质性肺水肿

5. 肺泡性肺水肿

6. 肺动脉高压

7. 肺静脉高压

8. 肺门舞蹈

9. 肺门截断

10. 冠心病

第六章 乳 腺

学习目标

1. 掌握:乳腺基本病变影像学表现;乳腺纤维腺瘤和乳腺癌影像学表现;乳腺纤维腺瘤与乳腺癌影像学鉴别诊断。
2. 熟悉:乳腺正常影像学表现。
3. 了解:乳腺各种影像学检查技术的检查价值。

乳腺疾病是妇女常见病、多发病,其中半数以上为乳腺肿瘤。良性肿瘤中多数为纤维腺瘤,恶性肿瘤中约 98% 为乳腺癌,其他多见的良性疾病为乳腺增生症。乳腺影像学检查方法包括 X 线摄影、超声、MRI 和 CT 等。乳腺病变影像学检查的目的在于:①检出病变并进行诊断及鉴别诊断;②对检出的乳腺癌进行准确分期以指导制订正确的治疗方案;③治疗后随诊;④将影像学表现与其他临床指标对照以评估肿瘤的生物学行为。

第一节 检查技术

一、X 线检查

(一)钼靶 X 线摄影

乳腺钼靶 X 线摄影是目前乳腺检查的首选方法。乳腺钼靶 X 线检查包括钼靶 X 线片和乳腺导管造影。其原理在于以金属钼作为 X 射线管的阳极靶面,其发射的射线属软射线,具有波长较长、穿透力较弱及衰减系数较高的特点,适宜于软组织摄影。乳房组织包括腺体、导管、结缔组织、血管、脂肪组织以及皮肤,都是密度近似的软组织,故用钼靶 X 线摄影较好,其主要优点在于经济、实用,同时对乳腺恶性病变的征象有良好显示。

乳腺 X 线摄影常规投照双侧乳腺,以利于对照观察,结合多方位投照,主要目的是使乳腺的每个部位得到充分显示,避免因丰富的腺体组织重叠所造成的假病变,或使病灶的细节显示更清晰。乳腺的常规投照体位包括侧位、轴位、斜位,必要时加照腋下位。

(二)乳腺导管造影

乳腺导管造影多适用于乳头异常溢液的患者,即单侧乳头溢出浆液,如乳汁呈糊状,多见无色、绿色、棕色、淡红色或血性液体,临床需要了解有无乳管扩张及其原因,鉴别是否为乳腺癌时做此造影。

具体操作方法:首先,行乳头清洁与消毒,挤压乳头以明确溢液乳管。继之,缓慢插入合适的钝头注射针,注意避免用力过猛造成人为假道或穿破乳管,进针多不超过 1 cm。

随后,缓慢注射对比剂 0.5 ~ 1 ml。注意当患者疼痛时,应立即停止注射,因为疼痛多由对比剂进入间质产生刺激引起。最后再行相应体位摄影。

二、超声检查

超声检查是目前诊断乳腺疾病最常用的方法,检查简便、无痛苦、无放射性。对于年轻妇女,特别是妊娠、哺乳期妇女检查更为合适。超声可分辨出 2 ~ 3 mm 的囊肿、5 mm 的实性肿物,还可显示乳腺内部的细微结构及其与病变的关系。对于肥胖、乳腺触诊不清者,超声检查不受限制。与 X 线检查相比,超声检查乳腺的最大优点是能鉴别肿块是实性或囊性,其次是在超声引导下行乳腺肿块穿刺活检也较方便。超声不仅可以清晰地显示乳腺的解剖结构,而且还可以了解乳腺内有无肿块,以及肿块内部和周边的情况。彩色多普勒超声除具上述特点外,还能了解肿块的血流情况,从而为良、恶性肿块的鉴别提供更多信息。

三、MRI 检查

乳腺的 MRI 检查是目前研究的热点。MRI 的优势在于:①能良好显示病变形态及其周围结构的解剖关系、病变范围及其对深层组织的侵犯情况;②无放射性损伤,并可进行三维成像;③对于钼靶 X 线片无法显示的病变,包括乳房根部和腋部的病变,原发灶甚小,但早期就有胸壁浸润者,病灶虽小但位置深在者,MRI 均可显示。

乳腺 MRI 扫描可用体线圈,对一般乳腺病变即可做出诊断,但为了显示乳腺的微细结构,必须用乳腺专用线圈。目前,临床上最常采用的是自旋回波序列,但随着脂肪抑制技术、快速成像序列的不断更新和采用,乳腺 MRI 检查的准确性及敏感性得到了更大提高。

四、CT 检查

乳腺 CT 检查在临床上并不常用,但 CT 具有较高密度分辨率,并可进行轴位扫描,对病灶的空间定位更准确。CT 常采用增强扫描,以助发现小的病变并进行良、恶性肿瘤的鉴别。CT 动态增强扫描还可了解肿块的血供情况。与钼靶 X 线相比,CT 的优势主要表现在:①更清楚地显示肿块的内部和周围情况;②有助于了解腋窝、乳内淋巴和肺内转移情况,从而进行准确的术前分期;③对不宜行钼靶 X 线检查者(如小乳房)或病变部位特殊(如乳腺后区、腋根部)而 X 线检查难以发现者,CT 检查具有一定优势。

第二节 影像观察与分析

一、正常影像学表现

(一)X 线表现

乳腺是一个终身变化的器官,乳腺发育情况、年龄、月经周期、经产情况、妊娠、哺乳以及内分泌等多种因素均可对乳腺 X 线表现产生影响,因此,判断时除应注意运用双侧对比外(在大多数情况下,两侧乳房的影像表现应是基本对称的),尚需密切结合年龄、生育史、临床情况及体检所见。

1. 乳头

乳头阴影的密度较高,它的大小随年龄、乳房发育及经产情况而异。一般两侧大小相等。

2. 乳晕

在 X 线片上,乳晕区的皮肤厚度为 1~5 mm,比乳房其他部分的皮肤稍厚。

3. 皮肤

皮肤呈线样阴影,厚度均匀一致,但在下后方邻近胸壁反褶处的皮肤可略厚于其他部位。皮肤的厚度因人而异,在 0.5~3 mm 之间。在 X 线诊断中,确定皮肤有无病理性增厚或萎缩,最好是以同侧乳晕或乳腺下方反褶处皮肤为基准,或与对侧同部位做比较。乳晕与下方反褶处的皮肤应是最厚的。

4. 皮下脂肪层

皮下脂肪层介于皮肤与浅筋膜浅层之间,此层宽度随年龄及胖瘦而异。皮下脂肪层在 X 线片上表现为高度透亮带,透亮带内有交错的纤细而密度较淡的线样阴影,为脂肪组织间的纤维间隔、静脉及悬吊韧带。

5. 悬吊韧带

悬吊韧带的发育因人而异,发育差的在 X 线片上看不到悬吊韧带阴影,或在皮下脂肪层中见到纤细的线条状阴影,前端指向乳头方向;发育良好的悬吊韧带则表现为狭长的三角形阴影。三角形的基底坐落在浅筋膜的浅层上,前端指向乳头方向。

6. 腺体组织

X 线上的腺体影像,实质上是由许多小叶及其周围纤维组织间质融合而成的片状致密阴影,其边缘多较模糊。随着年龄的变化,腺体组织在 X 线上的表现变化也较大。年轻女性或中年未生育过的妇女,因腺体及结缔组织较丰富而脂肪组织较少,故多数表现为整个乳腺呈致密阴影,缺乏层次对比,亦称致密型乳腺,X 线对此型乳腺中的病变诊断最为困难,良性肿瘤或小的癌灶多被掩盖,误诊或漏诊率较高,此时,CT、MRI 检查有很大的优势。中年女性随着年龄增加,腺体组织逐渐萎缩,脂肪组织相对增加,X 线上表现为散在片状致密影,致密影内见散在的脂肪透亮区,亦称中间混合型乳腺。有生育史的老年女性,整个乳腺大部或几乎全部由脂肪组织、"小梁"(残留的纤维结缔组织与乳导管)及血管构成,X 线片上显示较为透亮,亦称脂肪型乳腺,此型乳腺中的病变 X 线诊断正确性最高,漏诊率最低。

7. 乳导管

正常人有 15~20 支乳导管,开口于乳头,以放射状向乳腺深部走行,最后终止于腺泡。在 X 线片上多能见到大乳导管阴影,它起自乳头下方,呈 3~5 条线样阴影,放射状向乳腺深部走行,经 2~3 cm 后,因分支及变细,不再能见到。它也可表现为均匀密度的扇形阴影而无法辨认出各支导管阴影。X 线上可见到的乳导管数目、粗细等与年龄有关,中年以后一般皆能显影,在脂肪型乳腺中显影最为清晰,数目亦最多。乳导管在 X 线片上应为纤细而密度均匀的线样阴影,若出现密度增高、增宽、粗糙等改变,应视为有病理意义,常见于导管扩张症、大导管乳头状瘤病或为乳腺癌的一个间接征象(导管征)。

8. 乳后脂肪线

乳后脂肪线位于乳腺组织和胸壁之间,与胸壁平行,宽 0.5~5 mm,向上可追溯到腋部。在铂靶 X 线片上,乳后脂肪线显示率较低。

9. 血管

X 线片上在乳腺上部的皮下脂肪层中多能见到静脉阴影,静脉的粗细因人而异,但一般两侧大致等粗。未婚妇女静脉多细小,生育及哺乳后静脉增粗。乳腺动脉在 X 线片上多不易见到,特别是在致密型乳腺中。在老年脂肪型乳腺中,血管影显示最为清晰,有时可见到纡曲走行的动脉阴影,当动脉壁发生钙化时,呈双轨样或柱状表现。阅片时应注意两侧乳腺血运的比较,若一侧有血运增加,应仔细观察是否有癌瘤存在。

10. 淋巴

乳腺淋巴引流方向不一,各象限都可引至腋窝淋巴结和胸骨旁淋巴结。乳腺内淋巴结一般不显影,偶尔在乳房内可见小结节样乳内淋巴结,直径 5～6 mm。

关于正常乳腺的 X 线分型,多年来并未取得一致意见。目前以 Gelen Ingleby 分型较为实用。Gelen Ingleby 于 1960 年总结了 3000 例乳腺 X 线摄影及 2000 例活检切片,将正常乳腺分为四型。

(1)未成熟型 见于月经初潮至 20 岁左右的女性。乳腺由未发育完全的腺泡、腺管及较致密的结缔组织构成。腺体呈均匀致密影像,皮下脂肪光整,乳腺内小梁粗糙而密集。

(2)腺体型 见于生育期至更年期的女性,乳腺内含有丰富的腺泡、腺管。X 线表现为乳腺基底部密度增高,乳腺小梁宽阔,边缘不清。乳晕下可见导管阴影。

(3)退化型 见于更年期或绝经后的女性。导管及腺小叶结构退化,代之以纤维小梁,X 线片上表现为网状影像。如果脂肪组织稀少,则显示为致密的块影。

(4)萎缩型 为退化型乳腺的继续。小梁很细,有时聚集成束,周围有透亮的脂肪组织。

此外,Wolfe 分型在临床上也常用。Wolfe 于 1976 年将正常乳腺分为五型。

(1)N_1型 以脂肪组织为主的乳腺,小梁结构显示清楚(图 6－2－1A)。

(2)P_1型 导管系统较明显,条索状影或串珠状改变主要位于乳晕下区,面积占全部乳腺的 1/4(图 6－2－1B)。

(3)P_2型 导管系统明显,条索状影或串珠状改变超过全乳面积的 1/4(图 6－2－1C)。

(4)Dy 型 以结缔组织增生为主的乳腺,乳腺的密度增高、致密(图 6－2－1D)。

(5)QDy 型 X 线表现与 Dy 型相同,但年龄小于 40 岁。青春期妇女多属此型。

(二)超声表现

正常乳腺超声图像由浅至深分为五层结构,最外层为皮肤,厚 2～3 mm,呈强回声带;第二层为皮下脂肪,呈低回声,其内可见三角形回声,为 Cooper 韧带声像;第三层为腺体层,厚 1.0 cm ± 3.0 cm,呈低回声,其中夹杂有点状及条状回声,为纤维组织、脂肪及导管结构;第四、五层为胸肌及肋间肌,一般易于分辨,呈条状回声。多普勒超声主要用于显示乳腺占位病变的血流分布、丰富程度及血流速度等(图 6－2－2)。

超声探测时应注意三点:①被检者现在的生理状态应属于哪一时期;②应行对比扫查,注意与健侧乳腺进行比较;③被检者有无进行过丰胸术或乳房再造术。

根据乳腺组织的回声特征,可将正常乳腺声像图分为三型。

(1)弥漫性均质型 乳腺组织呈均匀细密的回声点,中等强度回声,多见于中、老年妇女。

(2)微小囊泡型 在乳腺组织中广泛分布 1～2 mm 的囊泡状暗区,在年轻妇女中多见。

（3）混合型　以上两型的混合表现，各年龄组无明显差异。

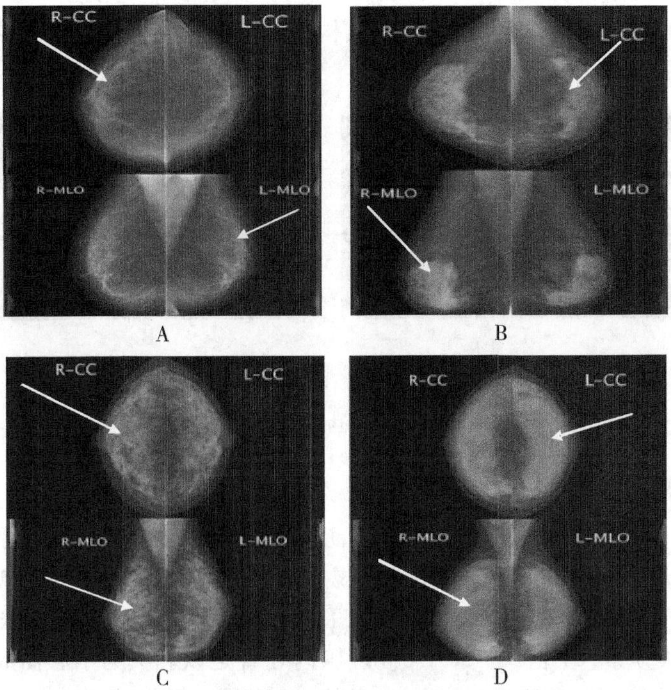

图 6 - 2 - 1　乳腺的 X 线图像分型

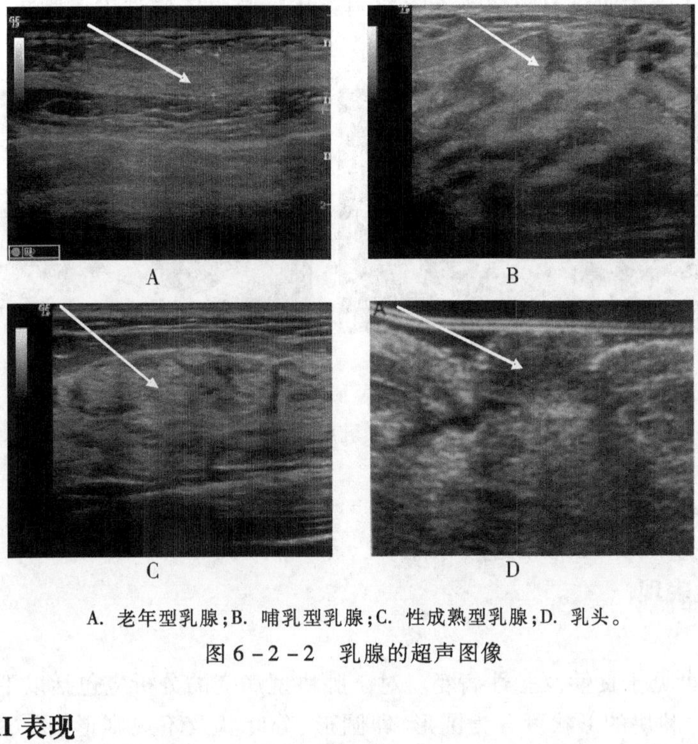

A. 老年型乳腺；B. 哺乳型乳腺；C. 性成熟型乳腺；D. 乳头。

图 6 - 2 - 2　乳腺的超声图像

（三）MRI 表现

乳腺结构复杂，不同年龄、不同类型的乳腺结构均可有明显差异，而且还受到月经周期的影响。到目前为止,对乳腺的 MRI 表现还没有相对一致的论述。

乳腺内不同的结构有不同的 MRI 表现。脂肪组织在 T_1WI 上呈明显高信号,在 T_2WI 上呈中等强度信号。由腺体、乳管和间质结构组成的复合结构在 T_1WI 和 T_2WI 上呈灰白信号,但明显低于脂肪信号(图 6 - 2 - 3)。

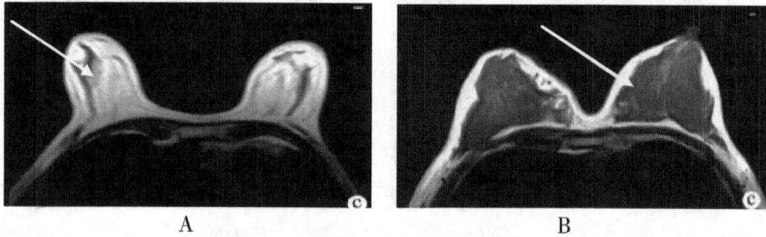

A. 脂肪型乳腺;B. 致密型乳腺。

图 6 - 2 - 3 乳腺的 MRI 图像

(四)CT 表现

CT 平扫可清晰显示乳腺的皮肤、乳头、皮下脂肪、导管、腺体组织、乳腺后间隙及乳腺悬韧带。皮肤厚 1 ~ 2 mm,为均匀一致、规则的弧线条状影,在乳晕处略有增厚。乳头大小因人而异,可向上轻度突起、平坦或内凹。皮下脂肪位于腺体和皮肤之间,而乳腺内脂肪常呈蜂窝状分布,CT 值约 - 50 HU。乳腺内导管是以乳头为中心向周围发散,呈扇形分布,位于皮下脂肪层与乳腺后间隙之间,呈软组织样密度,CT 值 10 ~ 20 HU。乳腺后间隙由脂肪和疏松的结缔组织构成,是浅筋膜的浅层纤维与乳腺腺体之间的纤维囊带,相互呈网状连接,在 CT 上为曲线形阴影或条索状阴影从乳腺腺体通过皮下脂肪层与皮肤相连。注射对比剂后,乳腺内各种正常组织可轻度增强,但增强的程度常不一致(图 6 - 2 - 4)。

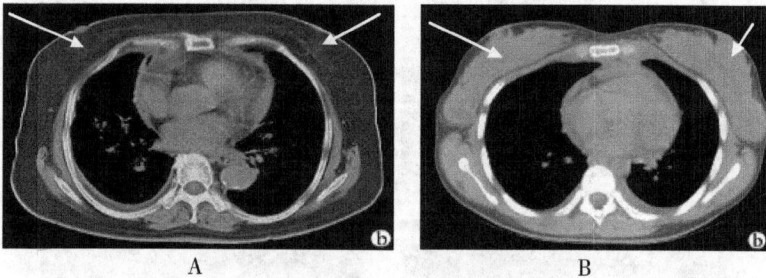

A. 脂肪型乳腺;B. 致密型乳腺。

图 6 - 2 - 4 乳腺的 CT 图像

二、基本病变表现

(一)X 线表现

1. 肿块

乳腺肿块可见于良性及恶性病变。对于肿块型病变的分析应包括以下几方面征象。

(1)形状 肿块的形状可分为圆形、卵圆形、分叶状及不规则形(图 6 - 2 - 5),按照此顺序,良性病变的可能性依次减小,而癌的可能性依次增大。

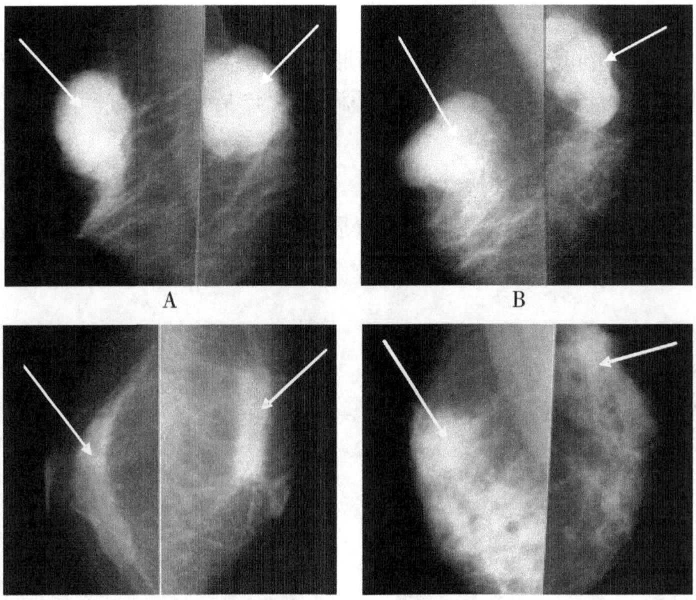

A. 球形肿块；B. 分叶形肿块；C. 条形肿块；D. 不规则形肿块。

图 6 - 2 - 5 乳腺肿块

（2）边缘　边缘特征可分为边缘清晰、边缘模糊及边缘毛刺。肿块边缘清晰、锐利、光滑多属良性病变；而边缘模糊及毛刺多为癌的征象。但表现为边缘模糊时需注意是否系正常组织重叠所致，少数腺纤维瘤及囊肿因周围感染亦可边缘模糊。

（3）密度　良性肿块的密度多与正常腺体密度近似，而恶性者多较致密。

（4）大小　肿物大小对良、恶性的鉴别并无意义，但如果临床触诊时扪及的肿块大于X 线片上显示的肿块大小，则恶性可能性大。

2. 钙化

乳腺良、恶性病变都可出现钙化。一般来说，良性病变的钙化多较粗大，可呈条状、新月形或环形，密度较高，比较分散；而恶性病变的钙化多呈细小砂粒状，常密集成簇，粗细不均，浓淡不一，钙化可位于肿块内或外。钙化的大小、形态和分布是鉴别良、恶性病变的一个重要依据。大多数临床隐性乳腺癌亦多凭钙化做出诊断（图 6 - 2 - 6）。

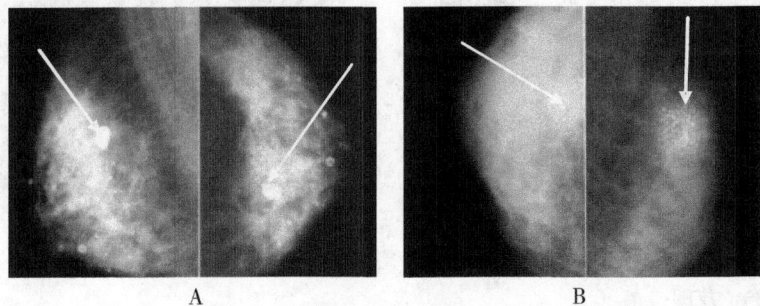

A. 良性圆形钙化；B. 恶性簇状钙化。

图 6 - 2 - 6 乳腺钙化

3. 结构扭曲

乳腺实质与脂肪之间界面发生扭曲、变形、紊乱,系浸润性癌导致反应性纤维组织增生所致,但慢性炎症、术后疤痕、近期曾行活检或放疗后疤痕等亦可呈相似表现,应注意鉴别(图 6-2-7)。

4. 局限性不对称致密

与前片比较发现新的局限致密区,或双乳对比显示有不对称局限致密区,特别是当此致密区呈进行性发展时,应考虑有浸润性癌的可能性,需进行活检(图 6-2-8)。

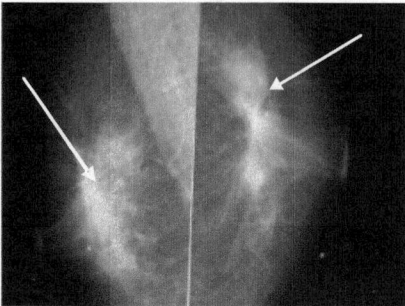

图 6-2-7 结构扭曲

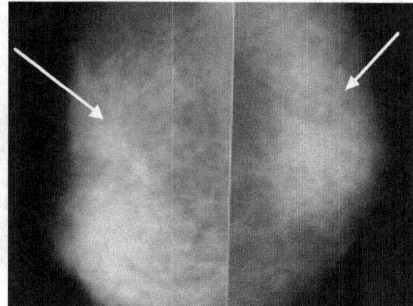

图 6-2-8 非对称性致密

5. 皮肤局限性增厚、回缩

皮肤局限性增厚、回缩多见于恶性肿瘤,由于肿瘤与表面皮肤之间的浸润,可致皮肤局限性增厚并向肿瘤方向回缩,即酒窝征;也可见于手术后瘢痕形成。

6. 乳头内陷

中央区乳头后方的癌瘤与乳头之间有浸润时,可导致乳头内陷,即漏斗征;也可见于先天性乳头发育不良者(图 6-2-9)。

7. 血管增粗、纡曲

血管增粗、纡曲多见于恶性肿瘤,由于血供增加,可在乳腺内出现增多、增粗及纡曲的异常血管(图6-2-10)。

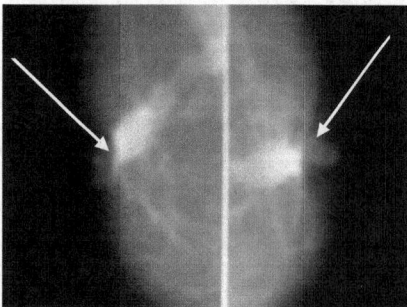

图 6-2-9 乳头内陷

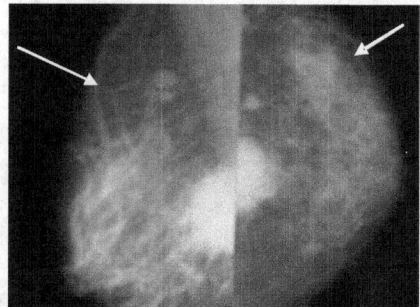

图 6-2-10 乳腺异常血管

(二)超声表现

乳腺良性肿块多表现为边缘及轮廓光滑整齐,常有侧方声影,有包膜回声,内部呈均匀低回声或无回声,后壁回声整齐、增强、清晰。肿块后方回声正常或增强,周围组织无浸润,彩色多普勒检查显示肿块内一般无彩色血流。含液体的囊性肿块表现为边缘整齐锐利的液性暗区,肿块后方回声增强。恶性肿块轮廓不整齐、粗糙,侧方声影少见,无包膜回声。内部回声不均匀,呈实性衰减,常有周围组织浸润,彩色多普勒检查显示肿块内有较丰富的高速低阻的动脉血流。

(三)MRI 表现

1. 平扫 MRI

平扫 MRI 主要依据以下几点对乳腺良、恶性病变进行鉴别诊断。

(1)病变的形态学表现 对于良、恶性病变的形态学分析,与 X 线片相似。即大多数恶性病变形态不规则,呈星芒状或蟹足样,与周围组织分界不清,边缘可见毛刺或浸润。而良性病变形态多规则,与周围组织分界清晰,甚至具有完整包膜。

(2)病变的信号强度及内部结构 T_1WI 上病变多呈低或中等信号。T_2WI 上病变信号表现则依据病变内细胞、纤维成分及水的含量不同而不同,纤维成分含量多的病变信号强度低,细胞及水分含量多的病变信号强度高。一般良性病变内部结构多较均匀、信号一致,恶性病变内部可有液化、坏死、囊变或纤维化,甚至出血,因此可表现为高、中、低的混杂信号。

由于乳腺良、恶性病变表现存在着很大的重叠,单纯乳腺 MRI 平扫除能够对囊、实性病变做出可靠诊断外,在定性诊断方面与常规钼靶 X 线检查方法相比并无显著优势,故除平扫外应常规行乳腺增强 MRI 扫描。

2. 动态增强 MRI

动态增强 MRI 对乳腺良、恶性病变鉴别诊断的评价要点应包括以下几方面。

(1)异常强化 首先观察是否存在异常强化。

(2)强化程度 如有异常强化,应进一步确定强化程度。强化程度测量包括绝对信号和相对信号强度增加两种方法,绝对信号强度增加测量方法虽然较精确且受运动伪影的影响较小,但需要测定邻近脂肪组织的信号强度且计算方法复杂。相对信号强度增加了测量方法、计算简单故应用较广,其方法是在增强前后分别对病变的平均信号强度进行测量,测量感兴趣区(ROI)选择在病变显示最佳及最大的层面且层面保持增强前后一致,感兴趣区的大小取决于病变大小且通常小于病变区。

(3)强化廓清 可通过描绘时间 - 信号强度曲线来判断。通常乳腺恶性病变增强后信号强度趋向于快速明显增高且快速减低,而良性病变则表现为延缓强化。

(4)强化后病灶的形态学 对强化后病灶的形态学分析,大致与乳腺 X 线片类似,但较之更能清楚地显示其生长类型、病变范围以及内部结构,且能显示常规方法难以检出的多灶性病变。形态学提示,恶性的表现包括边缘不清或呈毛刺样、形态不规则、内部信号不均匀或呈边缘强化;反之,边缘清晰、形态规则、均匀或弥漫性斑片样强化则多提示为良性。病理组织学证实乳腺增强 MRI 更能精确反映病变的病理状况,在确定病变的数量、大小、位置及形态学表现等方面与病理学所见更相符。因此增强 MRI 比平扫 MRI 能提供更多信息。

(四)CT 表现

1. 肿块

与 X 线摄影相同,CT 扫描可清晰显示良、恶性肿块的特征。此外,CT 的密度分辨力高于 X 线摄影,可以发现较小的病变,并可通过 CT 值的测量对囊肿或含有脂肪的肿块以及肿块内是否有出血、坏死进行准确判断。囊肿表现为水样密度,CT 值为 10～15 HU,若囊内液体蛋白含量高或有出血则密度增高。含有脂肪的肿块可表现为均匀或不均匀的低密度肿块,CT 值可为 −100～−80 HU。增强扫描时囊肿及含脂肪的肿块一般不强化。中心发生坏死液化的肿块,坏死区也不强化。良性肿块可呈中等强化,恶性肿块多有明显强化,CT 值增高在 25 HU 以上。

2. 钙化

良性病变的钙化多较粗大,可呈条状或环状。恶性病变的钙化较细微,多呈砂粒状。对于非常细小的钙化,CT 常不能完全显示。

3. 乳头内陷及局部皮肤增厚回缩

当乳腺癌与乳头或表面皮肤之间有浸润时,可导致乳头内陷或局部皮肤增厚,密度增高,并向肿瘤方向回缩。

4. 乳腺后间隙消失及淋巴结增大

当乳腺恶性肿瘤侵及胸壁肌肉时,乳腺后间隙消失。当发生淋巴结转移时,在腋窝部及胸骨后可见增大的淋巴结。

三、比较影像学

在众多乳腺影像学检查方法中,各种检查方法各有其所长和所限,必须根据病情和设备条件选择适合的方法或最佳的组合。目前乳腺影像学检查主要以 X 线摄影及超声检查为主,两者结合是目前国际上广泛采用的检查方法,并被认为是乳腺影像学检查最佳的组合。

X 线摄影操作简单,价格便宜,诊断准确,如果熟练掌握正确的投照技术和诊断技能,能够对乳腺癌做出早期诊断。X 线摄影已成为乳腺疾病首选的影像学检查方法,并成为 50 岁以上妇女乳腺疾病的普查手段。但 X 线检查目前在某些方面亦存在局限性,即使在最佳的摄影和诊断条件下,仍有 5%～15% 的乳腺癌因各种原因而呈假阴性(如致密型乳腺、乳腺成形术后或手术后瘢痕的评价及乳腺 X 线片本身的局限性等)。乳腺 X 线检查另一个较大的局限性在于良、恶性病变的鉴别诊断,在美国依据 X 线普查而建议活检的妇女中只有 25%～29% 为乳腺癌,低的阳性预期值是乳腺钼靶 X 线片公认的限度。尽管如此,乳腺钼靶 X 线摄影至今仍是诊断乳腺疾患最基本的影像学检查方法。总之,乳腺病变的检出是依靠病变与正常乳腺之间的密度差及病变的形态学表现,乳腺病变和其他系统病变一样,也存在"同病异影,异病同影"的诊断难题,必须了解乳腺各种疾病影像学表现的病理基础,并要同临床资料相结合,才能更好地做出诊断。

超声检查能清晰显示乳腺内正常结构及肿块的形态,对于乳腺疾病的诊断,特别是对于年轻妇女的致密型乳腺及乳腺成形术后的评价也是一种有价值的影像学检查方法。超声检查在分辨囊性、实性肿块方面具有优势,可显示腋窝淋巴结及乳腺内较小的肿块,有助于评估植入乳腺假体后的可疑病变,对腺纤维瘤也有比较特征性的表现。超声检查无辐射性,是青少年或妊娠、哺乳期妇女乳腺病变的首选检查方法。但其诊断准确性很大程度上取决于所使用的设备及检查医师的个人经验。另外,超声检查对钙化的检出率较低,限制了良、恶性病变的鉴别诊断。

MRI 的软组织分辨力高,能较好地鉴别良、恶性病变,无辐射,已成为 X 线检查的重要补充手段。乳腺 MRI 检查的优点为:①对发现乳腺病变具有较高的敏感性,特别是对于 X 线片评价较为困难的致密型乳腺、乳腺癌术后局部复发的观察、对乳房成形术后观察假体位置、有无遗漏或并发症以及后方乳腺组织内有无癌瘤等。②无放射线损伤。③适用于在 CT 检查中使用对比剂过敏者。④双侧乳腺同时成像。⑤断层能力及任意三维成像,可使病灶定位更准确、显示更直观。⑥对特殊部位病灶的显示,如病变位于乳腺高位、深位时优于 X 线摄影。⑦对多中心、多灶性病变的检出,对胸壁侵犯的观察以及对胸骨后、纵隔、腋窝淋巴结转移的显示优于其他方法,应用 MRI 对乳腺癌进行分期可为临床制订治疗方案提供更可靠的依据。⑧鉴别乳腺囊、实性肿物。⑨行增强动态扫描观察,可了解病变血流灌注情况,有助于对病变良、恶性的鉴别。乳腺 MRI 检查的限度在于:①对微小钙化不敏感,特别是当钙化数目较少,仅 3~5 枚时。而此种微小钙化常是诊断乳腺癌的可靠依据。因此,乳腺 MRI 仍应结合 X 线片进行诊断。②MRI 检查比较复杂,检查时间较长,费用高。有时图像受呼吸运动伪影的影响,在一定程度上限制了其推广和应用。③良、恶性病变的 MRI 表现存在一定重叠之处。因此 MRI 表现不典型的病变不能取代活检。

CT 检查乳腺的原理和 X 线摄影相仿,取决于病变对 X 线的吸收量,但 CT 的密度分辨力高,可清晰显示乳腺内的解剖结构,对观察胸壁的改变、检出乳腺尾部病变以及腋窝和内乳淋巴结等乳腺 X 线片无法显示的病变较好。CT 对鉴别囊、实性病变的准确率不如超声可靠,对良、恶性病变的鉴别诊断也无特殊价值;此外,CT 检查的射线剂量比钼靶 X 线摄影高,检查费用高,因此,CT 不宜作为乳腺疾病的主要检查手段。

第三节 疾病诊断

一、乳腺纤维腺瘤

【临床与病理】

乳腺纤维腺瘤是最常见的乳腺良性肿瘤,约占乳腺肿瘤的 10%,与女性雌激素刺激有关。乳腺纤维腺瘤多发生于 15~35 岁,可发生于一侧或两侧,也可多发,单发者多见,常见于乳腺的外上象限。患者一般无自觉症状,多为偶然发现,少数患者可有轻度疼痛,为阵发性或偶发性,或在月经时疼痛明显。触诊时表现为类圆形肿块,表面光滑、质韧、活动。与皮肤无粘连,约 3% 的乳腺纤维腺瘤钙化,触诊甚硬。

纤维腺瘤起源于小叶内纤维组织及腺上皮组织。在组织学上,此瘤是以腺上皮为主要成分还是以纤维组织为主要成分,各例不同,故有的作者称之为腺纤维瘤、有的则称之为纤维腺瘤。

【影像学表现】

1. X 线表现

纤维腺瘤通常表现为圆形或椭圆形肿物,亦可呈分叶状,多为 1~3 cm 大小,边缘锐利光滑,肿物密度近似正常腺体密度,肿块周围可有薄层晕环,为肿块推压周围脂肪组织而形成。约 16.5% 的纤维腺瘤患者在 X 线片上可发现钙化,钙化可位于肿块内的边缘部分或中心,可呈环状、块状、斑点状或珊瑚状。钙化可逐渐发展,互相融合而成为大块钙化或骨化,占据肿块的大部或全部。纤维腺瘤如发生在青春期的致密型乳腺中,由于纤维腺瘤本身的密度接近正常腺体组织密度而缺乏自然对比,故肿瘤常被致密的腺体遮盖呈假阴性(图6-3-1)。

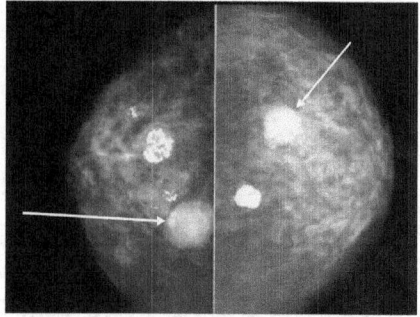

图6-3-1 乳腺纤维腺瘤的X线表现

2. 超声表现

肿块呈圆形或椭圆形。边界光滑、完整,有包膜。内部呈均匀的弱光点回声,后方回声轻度增强。如有钙化时,钙化灶后方可出现声影。有囊性变时,可出现液性暗区。彩色多普勒血流显像中,肿块内部及周边有明显彩色血流显示(图6-3-2)。

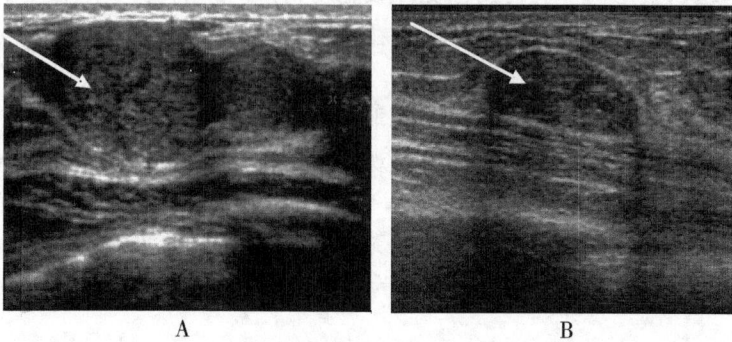

A. 瘤体分叶形;B. 瘤体椭圆形。

图6-3-2 乳腺纤维腺瘤的超声表现

3. MRI表现

纤维腺瘤的MRI表现与肿瘤的组织成分、结构有关。在平扫T_1WI上多表现为低或中等信号,轮廓边界清晰,圆形或卵圆形,大小不一。纤维腺瘤在T_2WI上的表现依据肿瘤内细胞、纤维成分及水的含量不同而表现为不同的信号强度,纤维成分含量多的纤维性纤维腺瘤信号强度低;而细胞及水分含量多的黏液性及腺性纤维腺瘤信号强度高,其内部结构多较均匀,信号一致;肿瘤退化、细胞少、胶原纤维成分多者在T_2WI呈低信号。钙化区无信号。约有64%的纤维腺瘤内有胶原纤维形成的分隔,呈中、低信号强度。发生在年轻妇女的纤维腺瘤通常细胞成分较多,而老年妇女的纤维腺瘤通常含纤维成分较多。动态增强MRI扫描,纤维腺瘤表现亦可各异,但大多数纤维腺瘤表现为缓慢渐进性强化,少数纤维腺瘤亦可呈快速显著性强化,其强化类型与乳腺癌鉴别困难,所以准确诊断除依据强化程度外,还需结合病变形态学表现综合判断,以减少假阳性诊断。

4. CT表现

CT对纤维腺瘤的检出及诊断能力要优于钼靶片。CT具有较高的密度分辨力,且系体层成像,因而能发现一些被致密腺体遮蔽的纤维腺瘤。CT平扫瘤体表现为类圆形或分叶状肿块,轮廓整齐,并可清晰显示肿块内的钙化,肿块密度一般为15~20 HU。CT增强扫描,纤维腺瘤一般仅有轻度、均匀强化,强化后 CT 值的增加不超过 25 HU。但少数血运较丰富的纤维腺瘤亦可有较明显的强化,强化后 CT 值超过 25 HU。

【诊断与鉴别诊断】

乳腺纤维腺瘤的诊断要点是:①患者多为 40 岁以下的青年女性,无明显自觉症状;②影像学表现为类圆形肿块,边缘光滑、锐利,可有分叶;③肿块一般表现为密度或信号均匀,在 X 线、CT、超声检查可见有较粗的钙化;④CT 及 MRI 增强扫描,大多数纤维腺瘤表现为缓慢渐进性强化。

纤维腺瘤本身所构成的 X 线征象与其他良性肿瘤相似,常常难以区别。纤维腺瘤与乳腺癌鉴别的要点是:①乳腺癌边缘不光滑,有毛刺;②乳腺癌的钙化多为簇状细小钙化;③CT 及 MRI 增强扫描,乳腺癌信号强度趋向于快速明显增高且快速减低;④乳腺癌患者年龄多在 35 岁以上,有一定的临床症状。

二、乳腺增生

【临床与病理】

乳腺增生性疾病为女性乳腺疾病中最多见的一种病变,发病高峰在 30～40 岁,可单侧或双侧发病。患者主诉多为乳房胀痛和乳腺内多发性肿块,症状常与月经周期有关。有关本病的病理诊断标准及分类,尚未取得一致意见,故命名较为混乱。WHO 将乳腺增生性疾病描述为一类以乳腺组织增生和退化性变化为特征的病变,伴有上皮和结缔组织的异常组合。

【影像学表现】

在增生性疾病的影像学诊断中,首先应注意下列几个问题:①增生性疾病的影像学诊断应密切结合患者年龄、临床症状及体征、生育史及月经情况等。因为同样的 X 线表现,如为年轻、临床表现阴性的女性,则很可能是一正常的致密型乳腺,但若为中、老年曾生育过的患者,则可能提示有增生。某些妇女在经前有生理性的乳腺增生改变,即所谓乳痛症,经后、闭经后、妊娠或哺乳后可自愈。②因为经前可能加重增生性改变,所以对增生性疾病患者,特别是临床考虑为乳痛症的患者,最好在经后 1～2 周摄影,或经前、经后分别拍片以作为对比。③部分增生性疾病患者可为多种成分的增生,当难以区分何种成分增生为主时,可统称为增生性疾病。

1. X 线表现

X 线表现因乳腺增生成分不同而表现各异,通常表现为乳腺内局限性或弥漫性片状、棉絮状或大小不等的结节状阴影,边界不清。需要注意的是在致密增生阴影中可合并癌瘤,此时易造成假阴性诊断(图 6-3-3)。

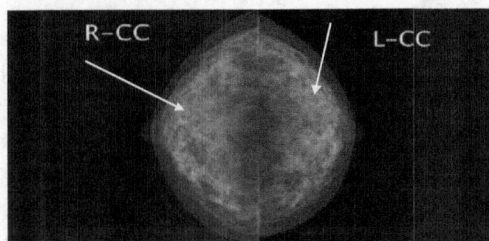

图 6-3-3 乳腺增生的 X 线表现

2. 超声表现

两侧乳腺增大,边界光滑完整,内部结构紊乱,回声分布不均、光点增粗,低回声区与带状强回声交织成网状,或类似"豹皮样"回声结构。如有囊性扩张,乳腺内可见大小不等的无回声区,边界清晰,多数有包膜,后方有增强效应,无回声区亦可呈管状分布(图6-3-4)。

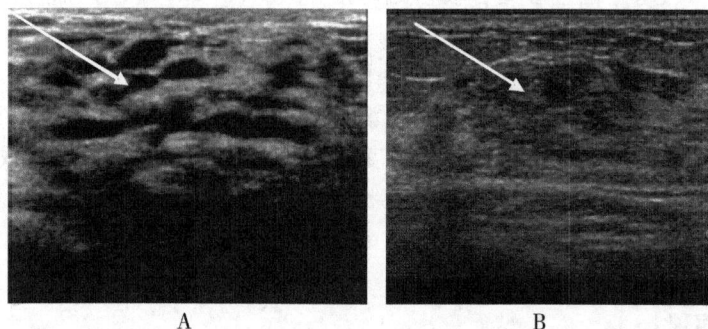

A. 叠瓦征;B. 腺体增厚,回声不一。

图6-3-4 乳腺增生的超声表现

3. MRI 表现

在 T_1WI 上增生的导管腺体组织表现为低或中等信号,与正常乳腺组织信号相似;在 T_2WI 上信号强度主要取决于组织内含水量的程度,含水量越高信号强度越高。在动态增强扫描时,增生的导管腺体组织的强化程度与增生的严重程度成正比,增生程度越严重,强化越明显,如Ⅲ度乳腺增生 MRI 表现有时可类似于乳腺恶性病变,正确诊断需结合其形态学表现。正常的乳腺实质仅表现为轻度强化。增生性疾病的 MRI 诊断应密切结合患者年龄、临床症状及体征、生育史及月经情况等,且最好在经后 1~2 周行 MRI 检查。

4. CT 表现

CT 平扫,增生组织呈片状或结节状多发致密影,密度略高于周围腺体,在增厚的组织中可见条索状低密度影,当有囊肿形成时,可显示为椭圆形水样密度区,密度均匀,无强化。

【诊断与鉴别诊断】

乳腺增生性疾病的诊断要点是:患者多为 30~40 岁,病变常为两侧多发,临床症状与月经周期有关,增生的乳腺组织多表现为弥漫的片状或结节状致密阴影,结合病史一般不难诊断。

局限性乳腺增生须与浸润型乳腺癌鉴别,局限性增生通常无血运增加、皮肤增厚及毛刺等恶性征象出现,若有钙化,亦多散在,不像癌瘤那样密集,且增生多系双侧性,必要时可摄双侧乳腺片对比。

三、乳腺癌

我国乳腺癌发病率较欧美国家为低,但近年来在大城市中的发病率呈逐渐上升趋势,已成为女性发病率排在前两位的恶性肿瘤。乳腺原位癌的五年生存率为100%,Ⅰ期为 84% ~100% ,Ⅱ期为 76% ~87% ,Ⅲ期为 38% ~77% ,表明乳腺癌早期发现、早期诊断和早期治疗是改善预后的重要因素。目前乳腺癌一级预防尚无良策的阶段,乳腺癌的早期诊断具有举足轻重的作用,而影像学检查更是早期检出、早期诊断的重要方法。

【临床与病理】

乳腺癌好发于绝经期前后的 40 ~60 岁妇女,偶有男性乳腺癌发生。临床症状常为乳房肿块,疼痛,乳头回缩,乳头血性溢液。肿瘤广泛浸润时可出现整个乳房质地坚硬、固定、腋窝及锁骨上可触及肿大的淋巴结。

WHO 将乳腺癌组织学分为三大类:①非浸润型癌;②浸润型癌;③乳头 Paget 病。

【影像学表现】

1. X 线表现

乳腺癌在 X 线片上的表现可归纳为主要征象和次要征象两大类。主要征象包括小于临床测量的肿块、局限致密浸润、毛刺和恶性钙化;次要征象包括皮肤增厚和局限凹陷(酒窝征),乳头内陷和漏斗征,血运增加,阳性导管征及彗星尾征等(图 6 -3 -5)。

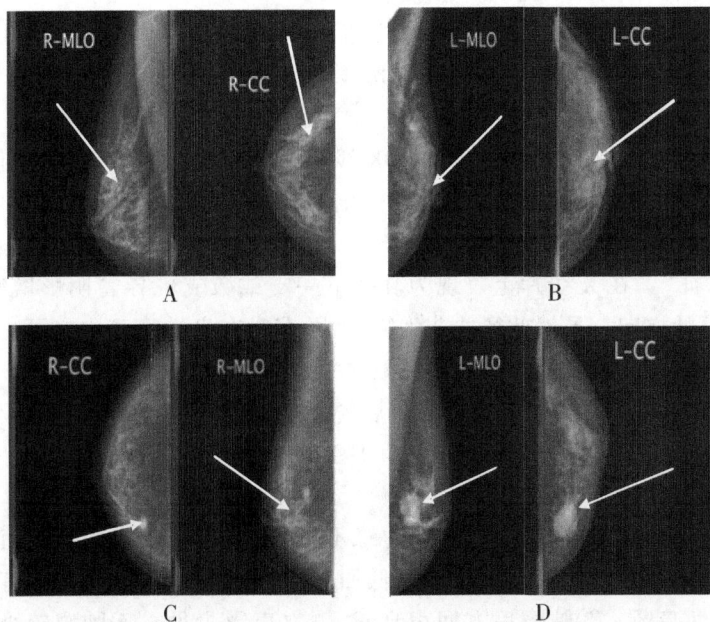

A. 簇状钙化,导管原位癌;B. 漏斗征,厚皮,乳头内陷;C. 毛刺状肿块;D. 分叶状肿块。

图 6 -3 -5 乳腺癌的 X 线表现

(1)小于临床测量的肿块 肿块是乳腺癌最常见、最基本的 X 线征象。约 70% 的乳腺癌患者在 X 线片上能清晰显示肿块影,但其显示率随乳腺本身类型及病理类型而异。脂肪型乳腺的显示率高,而在年轻致密的乳腺中,因腺体组织掩盖,显示率较低。癌瘤的密度在多数情况下比较致密,比同等大小的良性肿块密度高。肿块的形状多呈类圆形、分叶状或不规则形。肿块的边缘多数可见轻微或明显的毛刺或浸润,或两者兼有。

(2)局限致密浸润 当乳腺某一区域的密度异常增高,或两侧乳腺比较发现不对称的较致密区,即为局限致密浸润。此征象在多数情况下为良性病变,如增生、慢性炎症等,但约 1/3 系癌瘤所致,特别是小叶癌。

(3)钙化 钙化作为乳腺癌的一个主要 X 线征象,它不仅可帮助确诊乳腺癌,而且在 4% ~10% 的病例中,钙化是诊断乳腺癌的唯一阳性依据。在所谓临床"隐性"乳腺癌中,有 50% ~60% 是单独凭借钙化而做出诊断的。乳腺癌的钙化多表现为成簇细砂粒状或针尖状,钙化可在肿块内或在肿块外,也可看不到肿块,只见成簇的钙化。

(4)毛刺 毛刺征为乳腺癌的一个重要 X 线征象,通常见于肿块或浸润区的边缘。X 线上,毛刺的形态表现为多种多样,它可表现为较短小的尖角状突起,或呈粗长触须状、细长状、伪足状、火焰状、不规则形等。有的病例毛刺较细小,须用放大镜或放大摄影观察才能识别出。

(5)皮肤增厚和局限凹陷(酒窝征) 乳腺癌中的皮肤增厚可能是由于癌瘤越过浅筋膜浅层及皮下脂肪层而直接侵犯皮肤,或由于血运增加、静脉淤血及淋巴回流障碍等原因所造成。在出现皮肤增厚的同时,还可伴有邻近的皮下脂肪层致密、混浊,并出现粗糙网状交叉的索条状阴影,悬吊韧带增宽、增密,浅筋膜浅层局限增厚、致密。皮肤局限凹陷常与皮肤增厚并存,系纤维收缩牵拽皮肤所致。

(6)乳头内陷和漏斗征 乳头内陷多见于中、晚期的乳腺癌。判断乳头是否有内陷,必须是标准的正或侧位片,即乳头应处于切线投照位。此外,应观察对侧乳房及询问病史,以排除有先天性乳头内陷的可能。

(7)血运增加 乳腺癌的血运增加在 X 线片上可表现为三种形式:患侧乳腺血管直径(通常为静脉)较健侧明显增粗;病灶周围出现多数细小血管丛;病变区出现粗大的肿瘤引流静脉。

(8)"导管征" 在 X 线片上表现为乳头下一支或数支乳导管阴影增密、增粗、边缘粗糙,并指向癌灶方向。虽然此征并非为特异性,有时在良性病变中亦可见到,但若结合其他所见,亦可作为诊断乳腺癌的次要征象之一。

(9)"彗星尾征" 此征系乳腺实质被癌瘤侵犯及/或牵拽后所造成,通常位于癌灶的后或上方,形成一向外逐渐变细的狭长三角形致密阴影,此征比较少见。

2. 超声表现

超声表现包括:①肿瘤形态不规则,边缘不光滑,常呈蟹足样生长,与正常组织分界不清,无包膜回声。②内部多为不均匀的低回声,可有强回声光点,部分有声影,较大肿块内部可见液性暗区。③肿瘤后方回声衰减,侧方声影少见。④肿瘤较小者活动性好,无粘连。较大者活动性差,常与胸大肌粘连。⑤部分患者可探及患侧腋窝处淋巴结增大。⑥彩色多普勒检查,肿块内及周边见较丰富的斑片状或线状彩色血流显示,为高速低阻的动脉频谱(图 6 - 3 - 6)。

3. MRI 表现

乳腺癌在 T_1WI 上表现为低信号,当病变周围有脂肪组织围绕时,则其轮廓清楚;若病变周围为腺体组织,则病变轮廓不清楚。肿块边缘不规则,可见毛刺或呈放射状改变。在 T_2WI 上,其信号强度取决于肿瘤内部成分构成情况,且内部信号不均匀,通常成胶原纤维所占比例越大,信号强度越低,细胞和水含量高则信号强度高。MRI 对病变内的钙化显示欠佳,特别是当钙化较少时。增强 MRI 对乳腺癌的诊断及鉴别诊断是必不可少的检查步骤,增强扫描不仅可使病灶显示较平扫更清楚,而且可通过分析增强后时间 - 信号强度曲线类型鉴别病变的良、恶性。一般乳腺癌增强后信号强度趋向于快速明显增高且快速减低,而良性病变则表现为缓慢渐进性强化。实际上 MRI 对比剂 Gd - DTPA 对乳腺肿瘤本身并无生物学特异性,MRI 的强化方式不取决于病变的良、恶性,而与病变的微血管数量及分布密度有关。因此,良、恶性病变在强化表现上亦存在一定的重叠,某些良性病变可表现出类似恶性的强化类型,而一些恶性肿瘤可表现为良性的强化类型,故诊断时应结合病灶的形态学以及增强后病变信号的增加程度和消退速度等方面综合考虑。

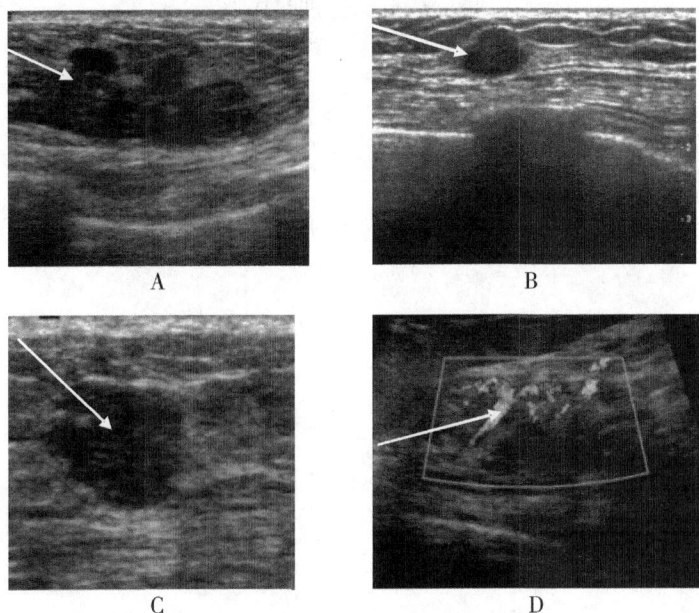

A. 肿块形态不规则;B. 小乳腺癌呈椭圆形;C. 肿块内部低回声;D. 小血流信号丰富。

图 6 - 3 - 6   乳腺癌的超声表现

4. CT 表现

乳腺癌的 CT 表现与 X 线片上的表现基本相同,但在某些征象的显示方面,各有优缺点。在脂肪型乳房中,X 线片发现小结节的能力要优于 CT;而在致密型乳房中,因 CT 系体层扫描,较少受相邻结构的重叠干扰,故发现癌灶的能力优于 X 线片。微小钙化在乳腺癌诊断中占有重要地位,CT 虽有较高的密度分辨力,但受其部分容积效应的影响,常无法显示出微小钙化,或仅表现为一局限高密度区。对于乳腺癌的其他 X 线征象,例如毛刺征、皮肤增厚、乳头内陷、血运增加、"彗星尾征"、乳后间隙及胸大肌侵犯等,CT 比 X 线片显示的更明确和可靠。CT 增强扫描,在定性诊断上与增强 MRI 作用相同。强化扫描时癌灶的 CT 值明显增高,病灶变得更为明显,若病灶的 CT 值较强化前增加 25 ~ 45 HU 或甚至更高,即可高度怀疑为恶性,但也应注意到有少数良性肿瘤也可能有较明显的强化。少数癌灶,包括一些"隐性"乳腺癌,在平扫时可能不明显,而是通过增强扫描发现局限异常强化而被查出。

【诊断与鉴别诊断】

乳腺癌的诊断要点是:①患者多为 40 ~ 60 岁的妇女;②影像学检查发现乳腺内肿块,边缘不规则并有放射状毛刺;③肿块内可有沙粒样钙化;④肿块与皮肤粘连,皮肤增厚回缩,乳头内陷;⑤CT、MRI平扫及强化时表现为形态不规则,可有星芒状或蟹足样突起,边缘不清,与周围组织分界不清,内部信号不均。增强扫描肿块呈快速明显强化,随后快速廓清。

乳腺癌需与纤维腺瘤相鉴别。纤维腺瘤发病年龄低,多为40岁以下年轻妇女,肿块为类圆形,边界整齐无毛刺,可有较为粗大的钙化,无皮肤增厚及乳头内陷。

综合测试

一、简答题

1. 乳腺恶性肿块的X线表现是什么?

2. 乳腺恶性钙化的X线表现是什么?

3. 乳腺纤维腺瘤的钼靶X线、CT和MRI表现有哪些?

二、名词解释

1. 导管征

2. 漏斗征

3. 晕圈征

第七章　消化系统

学习目标

　　1. 掌握:消化系统的正常影像学表现、基本病变及常见病的影像学表现;消化系统各种检查方法的操作技术,能够熟练操作各影像设备完成影像学检查。

　　2. 熟悉:X 线、CT、MRI 等各种检查方法在消化系统疾病诊断中的应用价值。

　　消化系统包括胃肠道和胆囊等中空器官及肝、胰腺等实质性器官。脾本身属于网状内皮系统,但与消化器官关系密切,故将脾的影像学检查纳入本章。消化系统除了食管大部分位于胸腔,其余均在腹腔内。

第一节　检查技术

一、X 线检查

(一)普通 X 线检查

　　普通 X 线检查包括腹部 X 线片和透视。消化系统各器官均为软组织密度,缺乏天然对比,普通 X 线检查的价值有限,仅用于急腹症的诊断。普通 X 线检查用于观察膈肌运动、不透 X 线异物、胃肠道穿孔和肠梗阻等;倒立正侧位腹部 X 线片常用于观察婴儿先天性直肠肛管闭锁的范围和部位。

(二)钡剂造影

1. 钡剂造影技术

　　钡剂造影技术术前准备简单,检查时患者无痛苦,可以清晰地显示消化道黏膜的改变,全面观察消化道的轮廓及病变的形态,尤其对于一些细微结构的观察比较理想,还可提供有关功能、张力等方面的信息,是消化道首选的影像学检查方法。当疑有胃肠道穿孔时,禁用硫酸钡,可改用有机碘水溶液对比剂。

　　(1)传统钡剂技术　按检查部位和要求将硫酸钡加水调制成不同浓度的混悬液口服或肠道灌注。目前已较少用。

　　(2)气钡双重造影技术　又称为双对比法造影,目前是胃肠道常用的检查技术,指用高密度的钡液和低密度的气体共同在胃肠道腔内形成影像的技术。气钡双重造影技术可显示黏膜面的细微结构和微小异常,如胃小区与胃小沟、结肠的无名区及无名沟、早期胃癌和胃炎的微小改变等。还可静脉注入盐酸山莨菪碱(654－2)或胰高血糖素,松弛平滑肌、降低肌壁张力、抑制胃肠道蠕动,使胃肠道管腔扩张,黏膜皱襞展开,更有利于钡剂涂布,从而更清晰地显示胃肠道黏膜面的细微结构及微小病变,鉴别器质性与功能性狭窄,称为低张双对比造影。

2. 钡剂检查范围

根据检查部位和检查方法,钡剂检查范围可分为以下几种。

(1)食管吞钡检查　当患者服钡时,观察食管黏膜、轮廓、蠕动和食管扩张度及通畅性。当疑有透 X 线异物(如鱼刺)时,可用钡棉检查,注意有无钡棉勾挂现象。双重对比检查有利于显示食管早期病变。

(2)上消化道钡剂检查　亦称为钡餐检查。检查范围主要包括食管、胃和十二指肠。

(3)小肠钡造影检查　可在钡餐检查后每隔 1~2 小时检查 1 次,主要了解小肠排空情况、黏膜病变和占位性病变。有时为避免重叠和更清楚地显示病变,可将导管从口插入小肠,分段注入气钡行小肠双重对比检查。

(4)结肠造影　钡剂灌肠已较少应用,目前常用气钡灌肠双重对比检查,可发现结肠黏膜溃疡、息肉和恶性占位性病变。

(三)DSA

DSA 可用于胃肠道血管性疾病,特别是内镜和钡剂造影不能检出的出血的诊断和介入治疗。对于肝、胆、胰、脾等实质性器官疾病,DSA 用于显示病变的血管结构、供血动脉、引流静脉等诊断信息,还可用于肿瘤病变的血管内灌注药物或血管栓塞等介入治疗导向。

二、CT 检查

检查前 1 周内禁服含重金属的药物,不做胃肠道钡剂检查,一般需禁食 6~8 小时。扫描前嘱患者分段口服清水或 1%~3% 含碘对比剂,如泛影葡胺等 600~800 ml,以充分充盈胃肠。必要时可肌内注射盐酸山莨菪碱(654-2),使胃腔充分扩张,易于显示病变。患者取仰卧位,扫描层厚和层间通常为 5~10 mm,对小病灶可用 2~5 mm 薄层扫描。一般先行 CT 平扫,然后根据需要,可行同层动态增强扫描、双期或多期的 CT 增强扫描。

在胃肠道疾病的影像诊断中,CT 扫描可以清晰显示消化道管壁本身的改变、管外的异常及周围器官结构的继发性改变,如腹膜结构、血管、淋巴结、实性脏器、腹水等;可结合钡剂造影等其他检查技术,发现病变,了解病变,特别是肿瘤性病变侵犯的范围,病变及周围的器官或组织间的关系、淋巴结转移及远隔器官转移等情况;有助于肿瘤的分期,为制订治疗方案和估计预后提供依据,有助于恶性肿瘤治疗后的随访观察。CT 仿真内镜检查可以清晰地显示胃肠内腔的改变,如消化道黏膜面上直径 5 mm 以上的息肉状病变。

对于腹部实质性器官,CT 扫描可清晰地显示器官断面的正常形态与结构。增强扫描能更清楚地显示平扫不能发现或可疑的病灶,以判断病灶的血供情况,为病灶定位和定性诊断提供帮助。

三、MRI 检查

常用的 MRI 成像系列包括 T_1WI 平扫、T_2WI 平扫及使用 Gd-DTPA 作为对比剂 T_1WI 增强扫描,在横断面成像的基础上加冠状面、矢状面成像。

MRI 在胃肠道病变的诊断中价值有限,主要是显示消化道的管壁结构、管腔外改变及腹部其他器官、结构异常等。对于腹部实质性器官,MRI 可更直观地显示器官和组织的信号特征,提供良好的解剖学图像,对于大多数疾病做出定位和定性诊断。MRCP 是一种利用水成像技术,在不需注射对比剂的情况下显示含有液体的胆管和胰管,具有无创伤性的优点,目前已逐渐取代 ERCP 检查。

四、USG 检查

胃肠道为中空器官,腔内常有气体,影响超声波传导,故不应用常规的 USG 做中空器官检查。使用胃肠声学对比剂并结合超声内镜和经直肠探头做腔内超声检查,可以清楚地显示胃肠道的各层次结构和周围器官的情况,用于探查胃肠道肿物的内部结构、浸润程度、与邻近脏器的关系。

超声波对于人体软组织器官有较高的分辨力,对于肝、脾和胰检查的敏感性和特异性与常规 CT 扫描类似,但不具备 CT 的高级后处理显示功能。胆囊和胆管中充盈胆汁,胆汁与胆系周围组织间有显著的声阻抗差异,也适于做超声检查。

超声的声学入路较随机,故影像代表的层面不够规范,需凭操作者的经验。此外,超声显示图像的整体性及形态学直观性比 CT、MRI 差,但比后二者价廉。

第二节 正常影像学表现

一、食管与胃肠道

(一)食管

1. 钡餐造影

吞钡正位观察,上方正中透明区为会厌,其两旁充钡的小囊状结构是会厌溪,会厌溪外下方较大的充钡空腔是梨状窝(近似菱形且两侧对称),两侧梨状窝中间的透明区是喉头(不要误认为病变)。梨状窝向中线汇合,向下引入食管,汇合处有生理狭窄区,长约 1 cm,相当于第 6 颈椎水平。侧位观察,会厌溪在上方偏前,梨状窝则在下方靠后。吞咽时梨状窝收缩,上移且变小,静止时较宽大。梨状窝内钡剂多为暂时充盈,片刻即排入食管。

食管于第 6 颈椎水平与下咽部相连,其下端相当于第 10～11 胸椎水平与贲门相连。食管分为颈、胸、腹三段。

吞钡后正位观察,食管位于中线偏左。轮廓光滑整齐,管壁伸缩自如,宽度可达 2～3 cm。右缘可见主动脉弓和左主支气管压迹。右前斜位是观察食管的常用位置,在其前缘可见三个压迹,由上到下为主动脉弓压迹、左主支气管压迹和左心房压迹。在上两个压迹之间,食管往往略显膨出,不要误诊为憩室。食管的蠕动将钡剂自上向下推进,可分三种:第一蠕动波系由下咽动作激发,使钡剂迅速下行,数秒钟内进入胃;第二蠕动波又名继发蠕动波,由食物团对食管壁的压力引起,常始于主动脉弓水平向下推进;第三蠕动波是食管环状肌的局限性不规则收缩性运动,形成波浪状或锯齿状边缘,出现突然,消失迅速,多发于食管下段,常见于老年人和食管贲门失弛缓症患者。深吸气时膈下降,食管裂孔收缩,常使钡剂于膈上方停顿,形成食管下端膈上一小段长 4～5 cm 的一过性扩张,称为膈壶腹。呼气时消失,属正常表现。贲门上方 3～4 cm 长的一段食管,是从食管过渡到胃的区域,称为胃食管前庭段。胃食管前庭段有特殊的神经支配和功能,是一高压区,有防止胃内容物反流的重要作用(图7-2-1)。

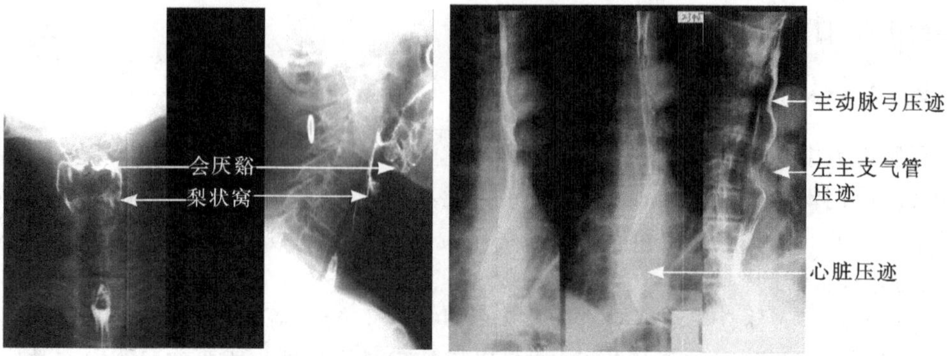

A. 食管造影正常表现;B. 食管X线解剖。

图7-2-1　食管造影正常X线表现

2. CT 表现

食管在胸部CT横断面图像上呈圆形软组织影,位于胸椎及胸主动脉前方,穿过横膈食管裂孔转向左进入胃贲门。当其内有气体或对比剂时则可显示食管壁的厚度,约为3 mm。胃食管连接部表现为管壁局限性增厚,不要误认为病变。

3. MRI 表现

食管壁的信号强度与胸壁肌肉相似。主动脉和食管间常可无脂肪间隔。食管内有气体时显示管壁,厚约3 mm,当食管处于萎陷状态时,其直径为11~28 mm。

(二)胃

胃肠道钡剂造影应注意以下三点:透视与照片结合,形态与功能并重,适当加压以了解胃肠道不同充盈状态的表现。

1. 气钡双重对比造影

胃分为胃底、胃体、胃窦三部分及胃小弯和胃大弯。贲门入口水平线以上的胃腔称胃底。胃底立位含气时又称胃泡。胃小弯弯曲处为角切迹。角切迹与胃大弯最下一点连线以远的胃腔称胃窦。此连线与胃底之间的胃腔则称胃体。幽门为长约5 mm的短管,宽度随括约肌收缩而异,将胃和十二指肠相连(图7-2-2)。

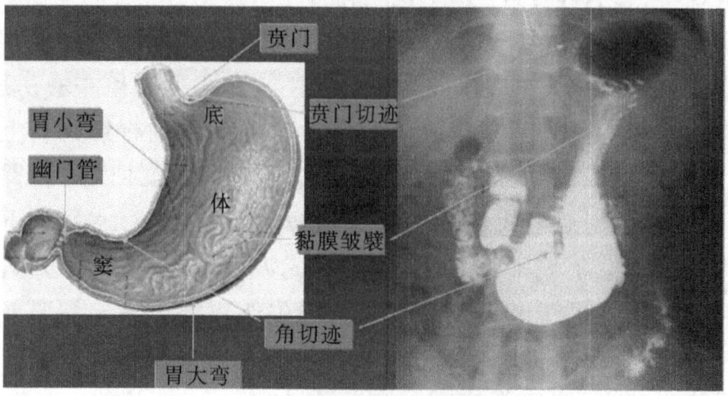

图7-2-2　胃造影正常X线表现

胃的形状与体型、张力和神经功能状态有关。一般分为四种类型(图 7 - 2 - 3)。

图 7 - 2 - 3　胃四种类型造影正常 X 线表现

牛角型胃:位置与张力高,呈横位,上宽下窄,胃角不明显,形如牛角,多见于肥胖体型人。

钩型胃:位置与张力中等,胃角明显,胃下极大致位于髂嵴水平,形如鱼钩,多见于正常体型人。

长型胃:又名无力型胃,位置与张力均较低,胃腔上窄下宽如水袋状,胃下极常在髂嵴平面以下,多见于瘦长体型人。

瀑布型胃:胃泡呈囊袋状大而后倾,胃体小,张力高,钡剂先进入后倾的胃底,充满后再溢入胃体,犹如瀑布。

胃的轮廓在胃小弯和胃大弯侧一般光滑整齐。胃底及胃体近侧大弯轮廓常呈锯齿状,系横、斜走行的黏膜皱襞所致。

胃的黏膜像因皱襞间的沟内充钡,呈条纹状致密影,皱襞则为条状透明影。胃底皱襞较粗而弯曲,略呈网状。胃体小弯侧的皱襞平行整齐,与小弯平行走行,一般 4 ~ 5 条,宽度不超过 5 mm。向大弯处逐渐变粗而成横向或斜行。胃窦黏膜皱襞主要与小弯平行,有时也可斜行。胃黏膜皱襞是可塑的,可以自行改变其形状。一般胃体部黏膜皱襞的宽度不超过 5 mm。在胃双重造影片上,黏膜皱襞可被展平,显示胃黏膜面上的微皱襞——胃小沟和胃小区。正常胃小区呈大小为 1 ~ 3 mm 的网格状结构,胃小沟呈粗细和密度均匀的细线,宽约 1 mm,多出现在胃窦区(图 7 - 2 - 4)。

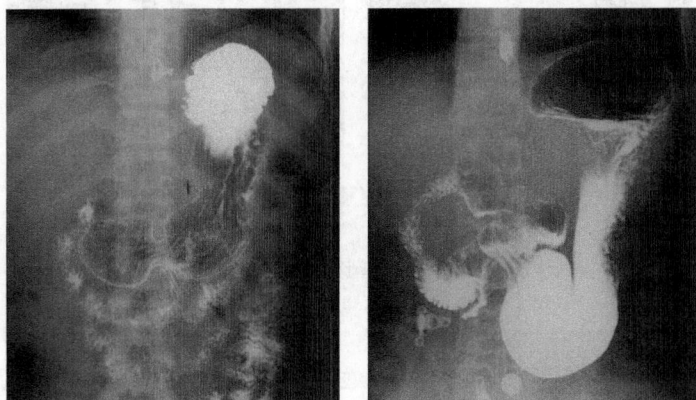

图 7 - 2 - 4　胃黏膜正常 X 线表现

胃的蠕动为肌肉收缩运动,由胃体上部开始,有节律地向幽门方向推进,同时波形逐渐加深,一般同时可见到2~3个蠕动波。胃窦区没有蠕动波,是整体向心性收缩,使胃窦呈一细管状,将钡剂排入十二指肠。片刻后胃窦又整体舒张,恢复原来状态。但不是每次胃窦收缩都有钡被排入十二指肠。胃的排空受胃张力、蠕动、幽门功能和精神状态等影响,一般为2~4小时。

2. CT 表现

CT 可以观察胃壁的厚度。胃壁的厚度因扩张程度而异。正常胃壁的厚度不超过5 mm且整个胃壁均匀一致。增强扫描常显示三层结构:内层(黏膜)呈高密度,中间层(黏膜下层)呈低密度,外层(肌层、浆膜层)呈高密度。

3. MRI 表现

胃壁的信号特点与腹壁肌肉类似,其外缘光滑,内面较粗糙,厚薄较均匀。由于 MRI 可做冠状位和矢状位扫描,因此,它对胃及邻近脏器的关系显示较好。

(三)十二指肠

1. 气钡双重对比造影

十二指肠全程呈 C 型,将胰头包绕其中。在描述时,将十二指肠全程称为十二指肠肠曲。一般分为球部、降部、水平部和升部。球部呈锥形,两缘对称,尖部指向右上后方,底部平整,球底两侧称为隐窝和穹窿,幽门开口于底部中央。约在第 1 腰椎水平肠管在球后处急转向下成为降部。降部位于第 1~3 腰椎的右缘,在第 3 腰椎平面肠管向左横行称为水平部;继而肠管转向左上行走成为升部。升部至第 1~2 腰椎左侧急转向前下续为空肠。

球部轮廓光滑整齐,黏膜皱襞为纵行彼此平行的条纹。降部以下则与空肠相似,多呈羽毛状。球部的运动为整体性收缩,可一次将钡排入降部。降部、升部的蠕动多呈波浪状向前推进。十二指肠正常时可有逆蠕动(图7-2-5)。

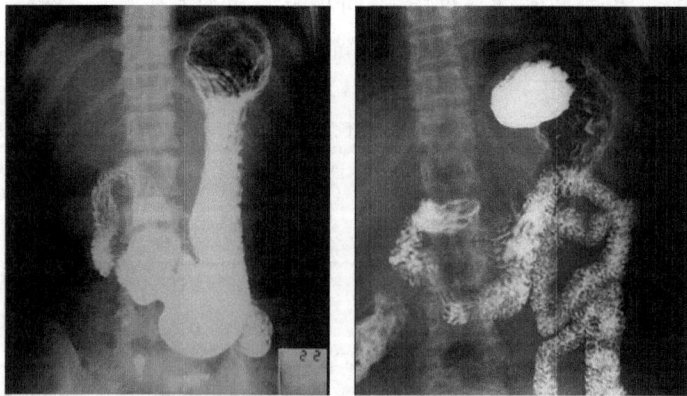

图 7-2-5　十二指肠造影正常 X 线表现

2. CT 表现

在 CT 图像上,肠壁厚度与小肠相似,十二指肠全段与周围结构的解剖关系能得到充分的显示。十二指肠的各分部也较清楚。

3. MRI 表现

十二指肠壁的信号特点与腹壁肌肉相似,T_1WI 呈等信号,T_2WI 呈低信号,肠腔内液体 T_2WI 上呈高信号。增强扫描十二指肠黏膜可明显强化,并能较好地显示肠腔外的结构,如血管、系膜等。MRI 斜冠状位可全程显示十二指肠各分部,能清楚显示十二指肠与胰腺的关系。

(四)空肠、回肠

1. 钡餐造影

空肠位于左上中腹,富于环状皱襞且蠕动活跃,常显示为羽毛状影像。空肠与回肠之间没有明确的分界线。回肠肠腔较小,皱襞少而浅,蠕动不活跃,轮廓光滑。末段回肠自盆腔向右上行与盲肠相接。回盲瓣的上下瓣呈唇状突起,可在充钡的盲肠中形成透明影。蜿蜒盘曲的肠管称为肠曲或肠袢。空肠蠕动迅速有力,回肠蠕动慢而弱。服钡后 2～6 小时钡剂前端可达盲肠,7～9 小时小肠排空(图 7-2-6)。

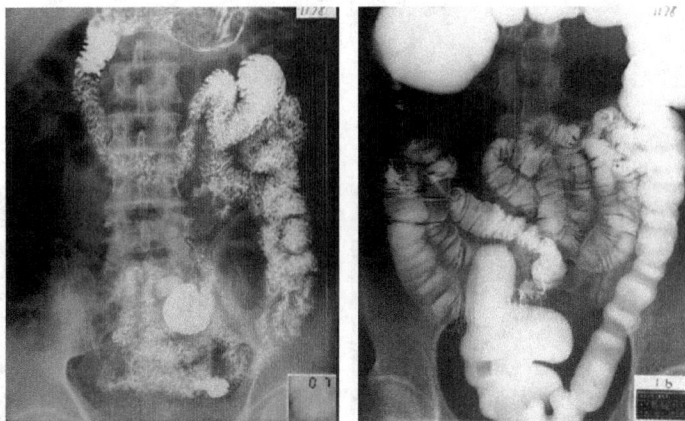

图 7-2-6 空肠与回肠造影正常 X 线表现

2. 小肠灌肠双重对比造影

小肠被钡剂涂布并被气体充分扩张、均匀连续,肠袢走行弯曲自然,肠管粗细均匀,空肠可宽达 4 cm(充气后为 4.5 cm),回肠管径稍细,为 3.5 cm(充气后为 4 cm)。由于肠管充分扩张、羽毛状黏膜皱襞被展平而变得不明显,仅显示密集的环形皱襞、呈 1～2 mm 的纤细光滑的弹簧状阴影,愈近回肠末端,环形皱襞逐渐变疏。

3. CT 表现

检查小肠肠腔内含较多气体、液体时,CT 可以较好地显示肠壁,小肠壁厚约 3 mm,回肠末端肠壁厚可达 5 mm。增强扫描能较好地显示小肠肠腔外的结构,特别是小肠系膜、腹膜、网膜等。

4. MRI 表现

空肠、回肠信号特点与十二指肠相似。脂肪抑制技术可以去除高信号的脂肪对空肠、回肠信号的干扰,可清楚地显示空肠、回肠与周围结构的关系及肠壁外病变。

（五）结肠及阑尾

1. 结肠气钡双重对比造影检查

结肠 X 线表现的主要特征是充钡时可见多数大致对称的袋状凸出，称为结肠袋。它们之间由半月皱襞形成不完全的间隔（图 7 - 2 - 7、图 7 - 2 - 8）。

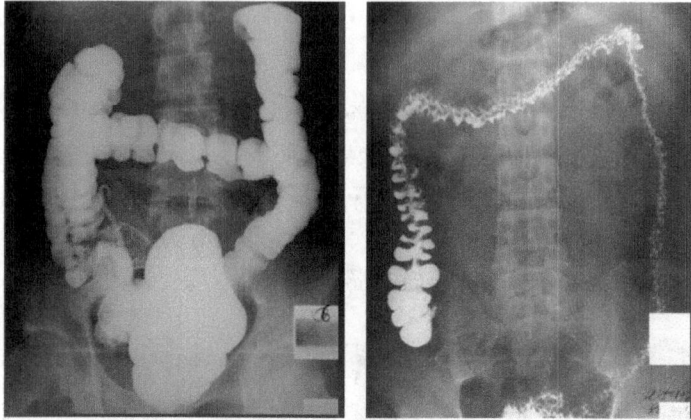

图 7 - 2 - 7　结肠造影正常 X 线表现

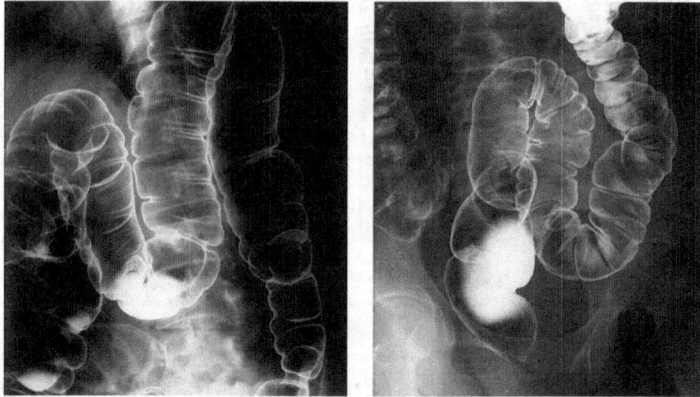

图 7 - 2 - 8　结肠气钡双重对比造影

阑尾在钡餐或钡灌肠时可显影，呈长条状影，位于盲肠内下方。一般粗细均匀，边缘光滑，易于推动。阑尾不显影，充盈不均匀或其中有粪石而造成充盈缺损不一定是病理性的。

2. CT 表现

在 CT 图像上，由于结肠壁外脂肪层较厚，结肠腔、肠壁及壁外的结肠系膜均能良好显示。同时可清晰显示直肠周围间隙的形态，对直肠病变的局部状态评价有较大帮助。正常结肠壁厚 3~5 mm。三维图像重组后的冠状 CT 图像可以全面、形象地反映结肠在腹腔的位置、分布及与结肠系膜、邻近器官的解剖关系；而 CT 仿真内镜技术则为 CT 显示结肠黏膜及黏膜下病变提供了可能。

3. MRI 表现

结肠在 T_1WI 上呈等信号,在 T_2WI 上呈低信号,肠腔内液体在 T_2WI 上呈高信号。冠状位及矢状位成像可分别显示盲肠、升结肠、横结肠、降结肠、乙状结肠及直肠全段,对结肠与周围结构的解剖关系及肠壁外的病变能较好地显示,尤其能清楚地显示直肠与膀胱、前列腺或子宫的关系。

4. USG 表现

胃、肠系中空器官,通常不使用超声做检查,若做腔内超声(探头置入管腔内)可能显示食管、胃或结肠管壁的逐层结构,但价值不大。

二、肝、胆、胰、脾

(一)肝

1. 腹部 X 线片表现

通过观察右膈的位置、形状间接了解肝的上缘,如果结肠充气,可显示肝右叶下缘、边缘锐利的肝角,但只能大致了解肝的形态和大小。

2. 血管造影表现

肝动脉造影或门静脉造影可显示肝动脉和门静脉。肝动脉表现为肝实质内树枝状分布的血管影,自肝门至外围逐渐变细,走行弯曲、自然,边缘光滑整齐。肠系膜上静脉与脾静脉汇合为门静脉后,在肝门分出左、右支入肝。肝静脉在多数情况下显影不佳。

3. CT 表现

平扫检查:肝叶、肝段按 Couinaud 划分法分为八个功能段,即尾叶为 S1,左外上段为 S2,左外下段为 S3,左内段为 S4,右前下段为 S5,右后下段为 S6,右后上段为 S7,右前上段为 S8。肝表面光滑锐利,其大小形态因体形、身长而异。肝边缘轮廓光滑,棱角锐利,外缘紧贴腹壁。CT 对肝可做出大小的估计,如果为连续扫描,层厚为 1 cm,正常肝由膈顶至肝下缘不超过 15 个层面;也可以通过肝叶径线的测量算出肝叶大小比例来估计肝叶的大小,方法为取门静脉主干的层面,分别测量左、右叶最大前后径和右、尾叶最大横径并进行相应比较。正常肝右/左叶前后径比例为 1.2 ~ 1.9,肝右/尾叶横径比例为 2 ~ 3。平扫检查肝实质表现为均匀一致的软组织密度,比脾密度高,CT 值为 55 ~ 75 HU。通常肝静脉或门静脉影在肝实质内表现为条形或圆形低密度影。

增强检查:肝为肝动脉和门静脉双重供血的器官,前者占血供的 25%,后者占血供的 75%。因此,当做对比增强检查时,动脉期可显示肝动脉及其分支,但肝实质没有明显对比增强;门静脉期肝实质对比增强密度明显增高,增强密度均匀一致;平衡期对比增强密度逐渐下降。对比增强扫描,动脉期肝动脉表现为散在分布的线状、点状高密度影;门静脉期扫描门静脉及其左右分支显示清楚,边缘光滑,增强密度均匀;平衡期于第二肝门层面可见左、中、右三支肝静脉回流入下腔静脉,为肝段划分的血管标志(图 7 - 2 - 9)。

4. MRI 表现

MRI 平扫横断面图像显示与 CT 相同。MRI 还可以从冠状位和矢状位等多方位清楚地观察肝的形态、大小及肝叶和肝段。正常肝实质表现为 T_1WI 中等信号,但高于脾的信号;T_2WI 表现为低信号,明显低于脾的信号,信号均匀一致。

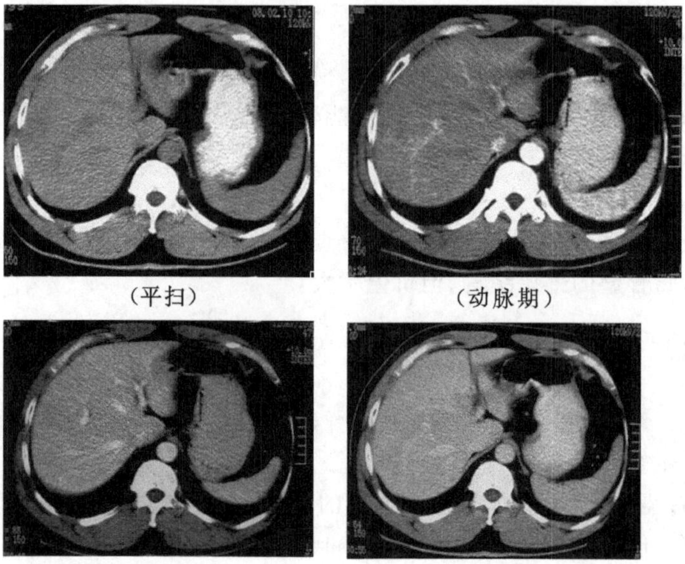

（平扫） （动脉期）

（门脉期） （平衡期）

图 7 - 2 - 9 肝脏正常 CT 表现

对比增强后,肝实质表现为 T_1WI 信号增高,增强效果与 CT 相同。MRI 横断面图像显示肝动脉、门静脉、肝静脉及下腔静脉的解剖结构与 CT 相同,由于流空效应,在自旋回波 T_1WI 上表现为无信号的管状影,但在 T_2WI 上多表现为高信号影;胆管在 T_1WI 上表现为低信号影,在 T_2WI 上表现为高信号影。梯度回波快速成像或增强后血管追踪扫描,二维或三维成像可更好地显示门静脉、肝静脉,表现为高信号血管结构。

5. USG 表现

USG 检查肝表面光滑,边界线清晰;右叶近似楔形,左叶纵断面为三角形,左叶下缘角(腹主动脉前)和外缘角均小于 45°,右叶下缘角小于 75°。

肝实质回声为弥漫细小点状中等强度回声,分布均匀。肝内门静脉各分支表现为管壁回声较强、壁较厚的管道结构。其走向有一定特征,如左干及主要分支显示为"工"字形结构,右前支则与胆囊平行。肝静脉为管壁薄、回声弱的管道结构,走行较平直,由肝周走向下腔静脉。肝内胆管与门静脉的走行基本一致,正常时不能显示,肝动脉在胰腺上缘横断面上显示为腹腔动脉干分叉,有时可在肝门部纵断面上显示。

肝门静脉血流频谱为持续性静脉频谱,与下腔静脉频谱相似,随心动周期及呼吸略有波动,血流方向为离肝血流。肝动脉为动脉型血流频谱。

（二）胆系

1. X 线表现

目前常用的胆系 X 线检查有经皮经肝胆管造影(PTC)和经内镜逆行性胰胆管造影(ERCP)。PTC 为直接穿刺胆管,并注入对比剂造影显示胆管的病变。ERCP 是在透视下首先插入内镜到达十二指肠降部,再通过内镜把导管插入十二指肠乳头,注入对比剂造影显示胰胆管。胆管术后常放置的"T"形引流管,经"T"形管注入对比剂也可显示胆管(图 7 - 2 - 10、图 7 - 2 - 11)。

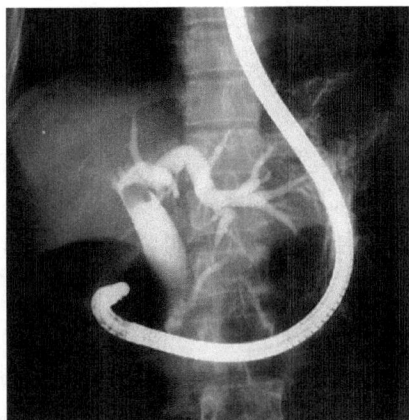

图 7 - 2 - 10 ERCP

图 7 - 2 - 11 PTC

PTC 或 ERCP 都能比较良好地显示胆管。正常胆管显影密度均匀,边缘光滑。肝内胆管表现出树枝状分布,走向自然,由小到大按一定比例形成左、右肝管,再汇合成肝总管。肝总管长 3 ~ 4 cm,内径 0.4 ~ 0.6 cm,向下延续形成胆总管。胆总管末端与胰管汇合后共同开口于十二指肠乳头部。胆总管长 4 ~ 8 cm,内径 0.6 ~ 0.8 cm。

2. CT 表现

平扫检查:胆系的 CT 扫描范围需从膈顶到胰头钩突部。扫描前准备及扫描层厚与检查肝相同。但胆囊扫描层厚一般采取 3 ~ 5 mm,以更好地显示细小病变。

胆囊位于肝门下方、肝右叶内侧。横断面表现为圆形或类圆形,直径 4 ~ 5 cm,胆囊腔表现为均匀水样低密度,CT 值为 0 ~ 20 HU。胆囊壁光滑锐利,厚度为 2 ~ 3 mm。对比增强检查中胆囊腔内无对比强化,胆囊壁表现为均匀一致的强化。大多数情况下,正常肝内、外胆管 CT 不显示,薄层扫描少数可能显示,平扫表现为小圆形或管状低密度区,与血管影表现相同,对比增强后血管增强而胆管没有增强,可以用于鉴别(图 7 - 2 - 12)。

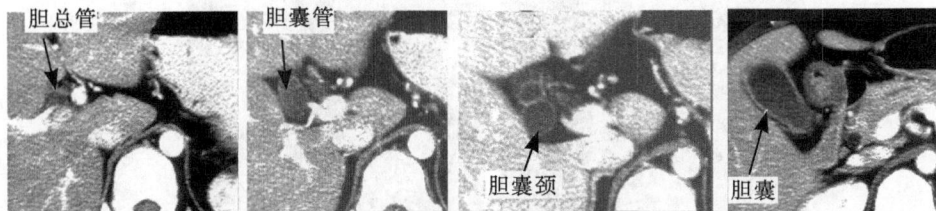

图 7 - 2 - 12 正常胆囊的 CT 表现

增强检查:平扫发现胆囊壁增厚或胆囊、胆管内软组织肿块,通常需要进行对比增强扫描。对比增强扫描所用对比剂和方法及扫描程序与检查肝相同。螺旋 CT 薄层扫描后重建,可显示胆系三维 CT 成像。

3. MRI 表现

普通扫描:胆管的普通 MRI 扫描,常规采用 SE 序列的 T_1WI 和 T_2WI 扫描,除了行轴位扫描外,可根据需要增加冠状位或矢状位扫描。鉴别有困难的占位性病变,也可进行对比增强检查。轴位胆囊形状与 CT 表现相同,冠状位表现为长圆形,位于肝门部。胆囊内信号均匀,T_1WI 呈低信号,T_2WI 呈高信号,边缘光滑锐利。MRCP 多数胆囊都能清晰显示,正常胆囊内含有胆汁,表现为极高信号,信号均匀,边缘光滑。胆囊形状呈长圆形或梨形,长 7 ~ 10 cm,宽 3 ~ 4 cm,分为底部、体部、颈部并与胆囊管相连。

正常胆管内含有胆汁,普通 MRI 扫描 T_1WI 呈低信号,T_2WI 呈高信号,表现为圆形或管状影像。MRCP 肝内、外胆管显示率高达 90% ~ 100%,所见胆系结构影像清晰,优于 PTC、ERCP、CT 检查,表现为边缘光滑整齐,均匀的高信号。其显示的胆囊和胆管大小、形态与 PTC 和 ERCP 相同。

MR 胰胆管造影(MRCP):胆管梗阻的病例,一般进行常规扫描后,都需要进行 MRCP 进一步观察。MRCP 是通过增加 TE 时间扫描,获得重 T_2WI,突出显示胰胆管内静态水的信号,表现极高信号,与肝实质低信号背景形成鲜明对比而清晰显示胰胆管的 MRI 图像。

4. USG 表现

USG 检查时,胆囊颈部的皱褶和螺旋瓣引起的折射和散射回声使此处回声杂乱。胆囊壁光滑清晰,后壁回声增强。正常时胆囊壁厚度均匀一致,约为 3 mm 以下。胆囊内为无回声区。胆囊长径小于 8 cm,短径小于 4 cm,短径对判断胆囊大小是否正常意义较大(图 7 - 2 - 13)。

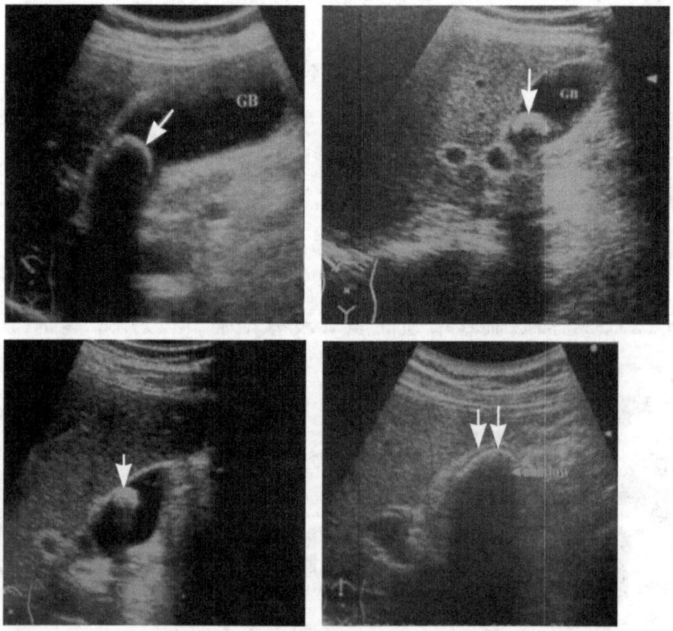

图 7 - 2 - 13　胆囊结石的超声表现

肝内胆管一般不显示。有时见与门静脉左右支平行的左右肝管,内径 2 ~ 3 mm。在右上腹斜一纵断面上,肝总管及胆总管上段显示为门静脉前方的一段细窄的管道结构,显示长度约 4 cm,其内径小于伴行的门静脉的 1/3,约 4 mm。肝门部横断面,可显示圆形的门静脉,门静脉右上为肝外胆管横断面,左上为肝动脉横断面。

(三)胰腺

1. X线表现

X线检查,正常胰腺难以识别。胰腺血管造影可显示正常胰腺的供血动脉和引流静脉。ERCP可显示正常胰管,大多自胰头部向尾部斜行,管径逐渐变细,最大径不超过5 mm,边缘光滑整齐,主胰管上有一些分支,有时可见高于主胰管位置的副胰管。

2. CT表现

平扫检查:正常胰腺实质密度均匀,略低于肝,呈带状,横跨于第1腰椎、第2腰椎之前,由头向尾逐渐变细。正常胰头、胰体、胰尾与胰腺长轴垂直的径线可达3 cm、2.5 cm和2 cm。胰腺大小存在一定的差异,60岁以上老年人胰腺逐渐萎缩变细,因此诊断时不能仅凭绝对值的测量。另外胰腺的形态、位置也受年龄、体型、性别等因素影响,存在个体差异。一般胰尾位置最高,胰体位于中线。钩突是胰头部最低的部分,是胰头下方向内延伸的楔形突出,其前方可见肠系膜上动脉、静脉,外侧是十二指肠降段,下方为十二指肠水平段。脾静脉沿胰腺体尾部后缘走行,是识别胰腺的标志。胰管位于胰腺偏前部,可不显示或表现为细线状低密度影。

增强扫描:动脉期胰腺由于血供丰富而出现均匀性的显著增高;门静脉期和胰实质期,胰腺强化程度逐渐减退。CTA可清晰地显示胰周动脉、静脉的解剖全貌(图7-2-14)。

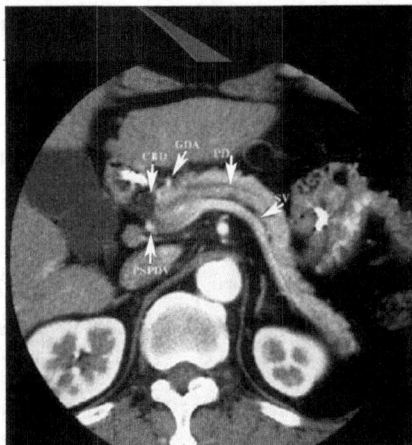

图7-2-14 正常胰腺的CT表现

3. MRI表现

在T_1WI和T_2WI上,胰腺表现为均匀的较低信号结构,与肝的信号相似。其背侧的脾静脉由于流空效应呈现无信号血管影,可帮助勾画出胰腺的后缘。腹膜后脂肪组织显示为高信号,在勾画胰腺轮廓上有一定帮助。十二指肠内液体常表现为较高信号。MRCP能显示胰管的走行、分支、管径及通畅情况等。主胰管在MRCP上呈细条状高信号影,平均长约15 cm,其直径胰头为4 mm,体部为3 mm,尾部为2 mm。

4. USG表现

胰腺USG横断面扫查一般显示为腊肠形、蝌蚪形或哑铃形。前方为胃,后方为脾静脉,颈部后方为脾静脉与肠系膜上静脉汇合处,胰头后方为圆形的胆管及下腔静脉。胰腺内部为点状细小回声,强度略高于肝脏。在此断面测量胰腺前后径,胰头在2.5 cm以内,胰体和胰尾均在2 cm以内。此断面可部分或分段显示主胰管,内径在2 mm以内。

经下腔静脉纵断面扫查,胰头呈圆形或梭形,前方为胃窦,门静脉位于胰头上方,下腔静脉位于其后方,均为圆形或椭圆形无回声区。

经腹主动脉纵断面扫查,可显示椭圆形胰体横断面,前方为胃,紧贴其后方略扁圆形的管腔为脾静脉,再后方为肠系膜上动脉和腹主动脉。

（四）脾

脾位于左上腹后外上，属单核巨噬细胞系统器官，是超声、CT、MRI 容易显示的脏器。

1. X 线表现

透视和 X 线片对显示脾的价值不大，胃肠道造影可显示因脾大及异位而引起的对邻近胃肠道的受压移位征象。

2. CT 表现

采用与肝扫描相同的技术，对于小病灶，可使用薄层，对平扫发现的可疑或等密度病变应行增强扫描进一步观察。正常脾前后径平均为 10 cm，宽为 6 cm，上下径为 15 cm。平扫近似于新月形或内缘凹陷的半圆形，密度均匀，略低于肝。正常脾内侧缘常有小切迹，脾门处可见大血管出入，增强扫描动脉期脾不均匀强化，门静脉期和实质期脾的密度逐渐变均匀（图 7 - 2 - 15）。

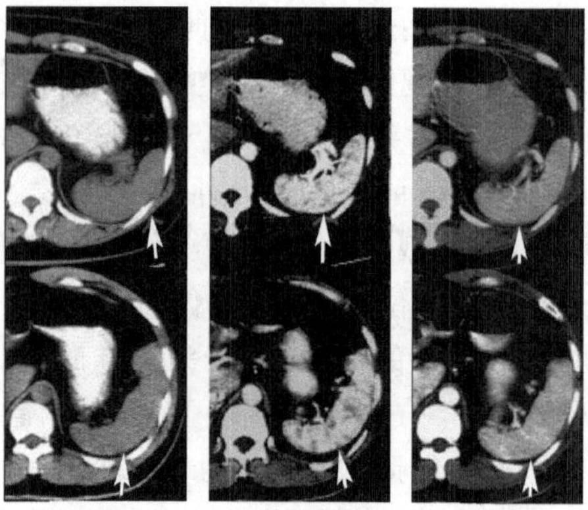

3. MRI 表现

MRI 增强扫描时还可使用 MRI 特异性对比剂，以获得肿瘤与脾之间最大的对比

（平扫）　　（动脉期）　　（静脉期）

图 7 - 2 - 15　正常脾脏的 CT 表现

度，提高病变的诊断率。MRI 检查正常脾在腹腔内脂肪的衬托下轮廓清晰可见，横断面上与 CT 表现类似，冠状面上在显示脾的大小、形态及其与邻近器官的关系上优于 CT。脾的信号是均匀的，由于脾的血窦较肝更为丰富，故在 T_1WI 上脾信号低于肝，在 T_2WI 上信号强度高于肝。

4. USG 表现

患者取右侧卧位，于左侧第 9 ~ 11 肋间隙，腋中、后线部位行肋间斜切扫查，测量脾厚度、脾血管和血流状态。于左侧肋缘下锁骨中线纵行扫查，了解脾增大情况。肋间斜断面正常脾略呈半月形，长轴与左侧第 10 肋平行，脾包膜呈光滑的细带状回声。外侧缘呈弧形，内侧缘凹陷，脾门处有脾动脉和脾静脉出入。脾动脉、脾静脉显示为无回声平行管状结构。脾实质呈均匀中等回声，光点细密。彩色多普勒显示脾门处及脾内脾静脉的分支呈蓝色血流，脾门处脾动脉呈红色血流，腹腔干发出脾动脉分支依不同的声束方向可呈蓝色或红色。

脾厚度：左侧肋间斜切显示脾门及脾静脉，从此处至外侧缘弧形切线的连线，正常不超过 4 cm。脾长度：脾下极最低点至脾上极最高点之间的距离，正常小于 11 cm。脾静脉内径：脾门处脾静脉内径小于 0.8 cm。

第三节　消化系统基本病变的影像学表现

一、消化道的基本病变

钡剂造影时，对比剂以不同程度充盈在消化道管腔内，X 线所显示的是胃肠道的内腔和内壁,而黏膜下层、肌层及浆膜等结构不能直接显示。胃肠道的炎症、溃疡、肿瘤等可造成其形态和功能等改变。

(一)位置的改变

胃肠道的位置比较固定,能引起胃肠道位置改变的原因可分为先天性和后天性两类。前者多为胚胎发育异常所致,包括全内脏异位、部分内脏异位和部分内脏旋转不良等。后者多为胃肠道腔外肿瘤或炎性肿块的推压,如肝左叶肿块可使胃底向下移位;胰头癌常使十二指肠曲扩大、固定及肠管浸润等;邻近器官病变的牵拉,如胃管粘连、瘢痕收缩也可导致胃肠道位置改变,移动性受限。另外,腹水可导致小肠位置、分布异常,肠管活动度增大(图7-3-1)。

图7-3-1 胃肠道位置的改变

(二)大小的改变

1. 管腔狭窄

管腔狭窄指超过正常限度的管腔持久性缩小。病变性质不同引起管腔狭窄的形态、范围亦不相同(图7-3-2)。①狭窄范围较广泛,有时呈分段性,边缘较光整,与正常胃肠道无明显分界,多见于炎性狭窄。②狭窄范围较局限,管壁僵硬,边缘不规则,病变区与正常区分界较明显,多为恶性肿瘤,良性肿瘤则边缘较整齐,管壁较柔软。③多位于管腔一侧,可见整齐的压迹或伴有管腔移位,多为腔外肿块或邻近器官增大引起的外压性狭窄。④痉挛性狭窄具有形态不固定和可消失性的特点。⑤先天性狭窄管腔边缘多光滑而局限。⑥肠粘连引起的狭窄形状不规则,肠管移动受限,或肠管互相聚拢。

2. 管腔扩张

管腔扩张指超过正常限度的管腔持续性增大。管腔扩张常为消化道梗

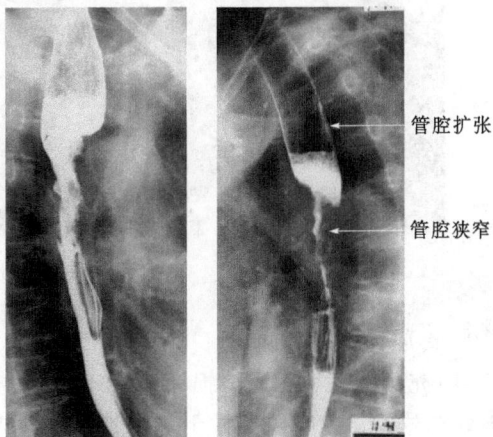

管腔扩张

管腔狭窄

图7-3-2 管腔大小的改变

阻或麻痹引起,均可有积液和积气,常伴有胃肠道蠕动增强或减弱。

(三)轮廓的改变

1. **向腔外突出的病变**

(1)龛影　龛影(niche)亦称为壁龛,是由于胃肠道壁上的溃烂缺损,达到一定深度,造影时被钡剂填充,当 X 线呈切线位投影时,形成一突出腔外的影像,轴位上则呈致密钡点或钡斑与器官重叠,适当加压,轮廓不改变。龛影常见于胃肠道的溃疡病变,如为肿瘤性病变的溃烂,龛影则位于腔内(图 7 - 3 - 3)。

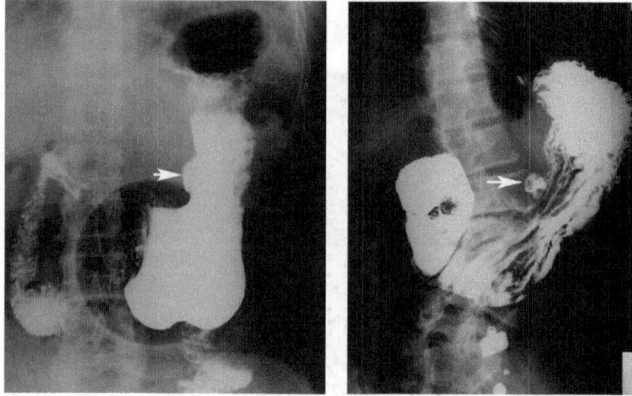

图 7 - 3 - 3　龛影

(2)憩室　憩室(diverticulum)由胃肠道管壁的局部组织薄弱和内压增高形成,或是由于管腔外邻近组织病变的粘连、牵拉造成管壁各层向外突出的囊袋状影像,与龛影不同;其内有正常的黏膜皱襞通过,可有收缩,大小及形态可变。憩室可发生于消化管任何部位,以食管、十二指肠降部、小肠和结肠多见(图 7 - 3 - 4)。

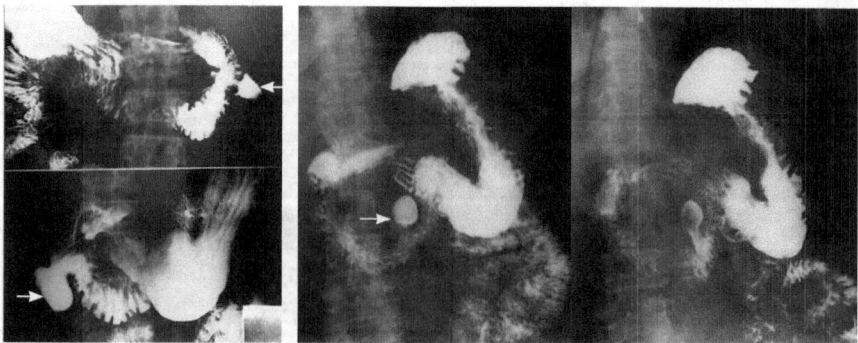

图 7 - 3 - 4　憩室

2. **向腔内伸入的病变**

(1)充盈缺损　充盈缺损(filling defect)指消化管管腔内的隆起性病变以致钡剂不能在该处充盈。充盈缺损多见于肿瘤性病变,如癌、平滑肌瘤、淋巴瘤等,也可见于非肿瘤性病变,如炎性息肉、肉芽肿、异物等(图 7 - 3 - 5)。

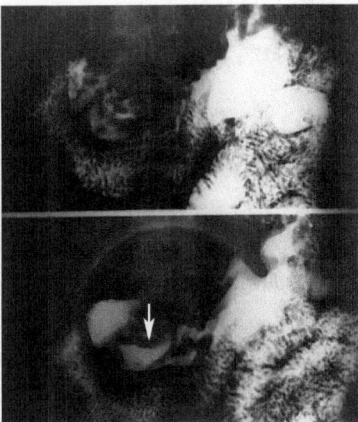

图7-3-5 充盈缺损

（2）压迹 由于邻近器官增大或发生占位性病变等压迫胃肠道管壁，导致胃肠道轮廓突向腔内，多表现为大而浅的凹陷。

（四）黏膜皱襞的改变

1. 黏膜皱襞增宽和纡曲

黏膜皱襞增宽亦称黏膜皱襞肥厚，系黏膜和黏膜下层的炎性肿胀、结缔组织增生及静脉曲张所致，表现为透明条纹状影增宽，常伴有纡曲、紊乱，多见于慢性胃炎和食管胃底静脉曲张（图7-3-6）。

2. 黏膜皱襞平坦

黏膜皱襞平坦系黏膜及黏膜下层被肿瘤浸润或炎性水肿所致，表现为条纹状皱襞影变得平坦而不明显，甚至完全消失。黏膜皱襞平坦形态较为固定而僵硬，与正常黏膜皱襞有明显分界的，多为恶性肿瘤；与正常黏膜皱襞无明显分界而逐渐移行的，多见于溃疡龛影的周围（图7-3-7）。

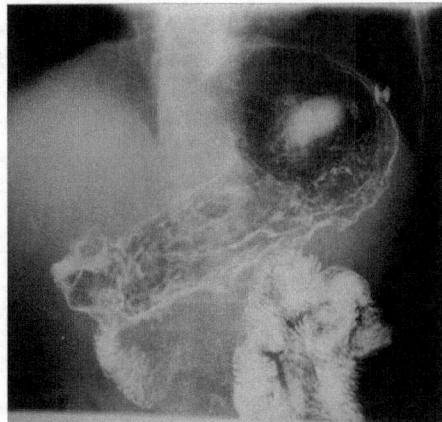

图7-3-6 黏膜皱襞增宽和纡曲

图7-3-7 黏膜皱襞平坦

3. 黏膜破坏

黏膜破坏多为恶性肿瘤侵蚀所致,表现为正常黏膜皱襞影像消失,形成杂乱不规则的钡影,与正常黏膜皱襞的连续性出现中断。双对比时表现为肿瘤局部胃小沟和胃小区破坏、消失(图7-3-8)。

4. 黏膜纠集

黏膜纠集表现为皱襞从四周向病变区集中,呈放射状。黏膜纠集常因慢性溃疡产生纤维结缔组织增生(瘢痕收缩)所致。有时浸润型癌也可产生类似改变,但黏膜僵硬而且不规整,并有中断现象(图7-3-9)。

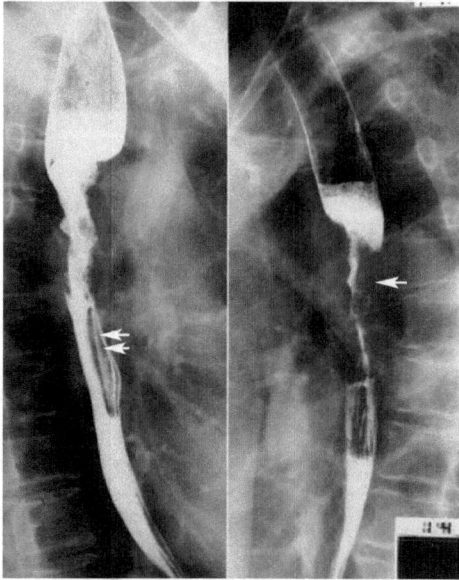

食管中段环形狭窄,黏膜皱襞破坏消失(白箭头),其下方黏膜皱襞正常。

图7-3-8 黏膜皱襞破坏

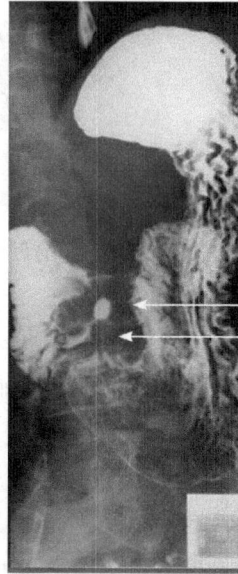

十二指肠球部溃疡

纠集的黏膜皱襞

图7-3-9 黏膜纠集

5. 微黏膜皱襞改变

炎性病变时胃小沟增宽,胃小区呈颗粒状增大,大小不均;癌性浸润时胃小区和胃小沟结构可完全破坏、消失。

(五)功能改变

1. 张力的改变

胃肠道有一定的张力,由神经系统调节和平衡,以保持管腔的正常大小。张力增高时使管腔缩小,张力降低时使管腔扩大并常伴运动减弱。如麻痹性肠梗阻常使肠管张力下降,管腔扩张;溃疡的局部刺激可引起管腔变窄。

痉挛为局部性张力增高。胃体小弯侧溃疡可在相对应的大弯侧出现一条切迹,呈"B"形胃;胃窦痉挛使窦腔狭窄;幽门痉挛使钡剂排空延迟;球部和盲肠痉挛可使其充盈不良;结肠痉挛使肠管变细,袋形增多,肠管呈波浪状。痉挛的特点是形态可变,具有暂时性,使用解痉药可以消除。依此可与胃肠道的器质性狭窄鉴别。

2. 蠕动的改变

蠕动增强表现为蠕动波增多、加深和运行加快,蠕动减弱则反之。逆蠕动表现为与正常运行方向相反的蠕动,常见于胃肠道梗阻部位的上方。肿瘤浸润则使病变处蠕动消失,肠麻痹则全部小肠不见蠕动。

3. 运动力的改变

运动力即胃肠道运送食物的能力,具体表现为钡剂排空的时间,其与胃肠道的张力、蠕动、括约肌功能和病变的本身有关。胃的正常排空时间一般不超过 4 小时,小肠排空时间一般不超过 9 小时,超过上述时间而仍有钡潴留则称为排空延迟。胃肠运动力增强则表现为排空时间缩短,如服钡后 2 小时内即抵达盲肠则意味着运动力增强。

4. 分泌功能的改变

胃肠分泌功能的改变常与疾病有关。胃分泌增加,使胃液增多,立位可见胃内气 –液平面,为空腹潴留液,服钡后钡剂不能均匀地涂布在胃壁上而成絮状,微细结构显示不清;小肠分泌增加使黏膜皱襞显示不清或钡剂凝成片絮状。当大肠分泌增加时,钡剂吸附不良,肠管轮廓和黏膜皱襞显示不清。

二、肝、胆、胰、脾的基本病变

(一)形态、大小的改变

肝、胆、胰、脾等器官可为弥漫性增大,也可为局限性增大。增大的原因多为炎症、肿瘤、淤血、变性、寄生虫等。CT、MRI 及 USG 可以显示器官大小的改变,并能做较精确的容积测量。一旦发生器官增大,器官的轮廓、形状也随之发生改变,同时也可使相邻脏器受压移位。

肝的形态异常体现在肝外形、轮廓、大小、肝叶/段比例、肝裂宽度等方面。如肝硬化时,肝体积一般缩小,肝的边缘呈波浪形或锯齿状,肝叶和肝段比例失常,常是肝右叶萎缩,而尾叶和左叶代偿性增大,肝纵裂和横裂增宽,肝门区扩大;胆囊位置外移或上翻等。肝的各种占位性病变,如肝癌、肝血管瘤等,常造成肝局部的轮廓改变。

胰腺弥漫性增大,边缘毛糙、模糊不清,多见于急性胰腺炎;胰腺局限性增大,各部分比例失调,多见于胰腺肿瘤;胰腺萎缩多见于慢性胰腺炎。

脾大小存在较大的个体差异。若脾的径线显著超过正常脾的径线范围,即可认为脾增大。脾增大可以在三维上不成比例,即可以是单独的上下径增大,前后径增大或厚度增大,或三维增大。需要注意的是,与周围器官的比较(特别是肝)及与自身以往的影像学资料的对比,是明确有无脾增大的较好方法。

胆系 CT、MRI 及 USG 检查,胆囊横断面直径超过 4 cm,可诊断为胆囊增大;胆囊壁厚度超过 3 mm 则认为胆囊壁增厚,依病因不同可表现为均匀增厚,或不均匀、呈结节状的增厚。如急性胆囊炎时,胆囊增大,胆囊壁弥漫性均匀性增厚。如胆囊癌时,胆囊壁不规则或结节状增厚。各种病因导致的胆道管腔狭窄、阻塞或完全中断,可出现近端胆道管(囊)腔的继发性扩张,如胆系结石、胆管癌等。

(二)钙化与结石

结石为异常或/和正常体内成分的异常凝集。消化系统内的结石主要位于胆系,少数位于胰腺内。

胆石可位于胆囊、肝内胆管和肝外胆管,结石成分可为胆固醇性、胆色素性和混合性。含钙结石在腹部 X 线片上表现为高密度影。CT 的密度分辨力高,可以显示在腹部 X 线片上不易发现的含钙量较少的胆石。MRI 检查时,结石的信号与结石中的脂质成分有关,多数结石在 T_1WI 及 T_2WI 上均表现为低信号。MRCP 结石表现为胆系内的充盈缺损,呈石榴子状或泥沙样。胆系结石在 USG 上表现为胆囊或胆管内强回声区。胰腺的结石可位于胰管内或实质内,常在 CT 检查中发现。

钙化指在骨和牙之外的其他软组织内出现钙盐的沉积。肝、胆、胰、脾的钙化在腹部 X 线片上表现为高密度影。CT 对于显示有无钙化和确定钙化部位的敏感性高。慢性胰腺炎的钙化呈斑点状,位于上腹部,CT 除显示钙化外,还可显示胰腺萎缩、胰管扩张等改变。胰岛细胞瘤可发生沙粒状钙化。脾的钙化见于错构瘤、血管瘤或结核、寄生虫感染后。肝的钙化除见于结核外,血吸虫性肝硬化可见条索状、网状钙化;肝囊型棘球蚴病在囊性病变的囊壁上可见高密度壳状钙化。少数来自胃肠道腺癌的肝转移灶内可见细沙粒样钙化。慢性胆囊炎时也可见胆囊壁的钙化。畸胎瘤可在腹部软组织肿块内出现牙齿、骨及脂肪影。

USG 检查钙化显示为回声不规则增粗、增强,而在 MRI 影像上钙化无信号。

(三)变性与坏死

变性指细胞质内或细胞间质内出现异常物质或原有正常物质数量显著增多的一类形态变化。变性可包括细胞内含水量异常和细胞内物质的异常沉积。①细胞内含水量增多,即细胞水肿。主要原因为缺氧、感染和中毒。由于细胞内水分增多,在 CT 上呈低密度表现,而在 MRI 的 T_1WI 上呈低信号,在 T_2WI 上呈高信号。②异常物质沉积,最多见的为脂肪沉积,主要发生于肝。由于脂滴在肝细胞内的沉积,CT 可表现为局限或弥漫性的密度减低。在其他的代谢异常,如肝豆状核变性时,在肝可出现异常的铜代谢产物的沉积;当溶血性贫血时,肝、脾可出现大量含铁血黄素的沉积,CT 上表现为密度增高,MRI 上异常沉积的物质通常为低信号。

变性进一步发展,导致局部组织细胞死亡,即坏死。变性与坏死常同时存在,常规影像学手段在大多数情况下不能区分这两个过程。

(四)囊肿与囊变

液体异常地蓄积于固有腔隙或非固有腔隙内为囊肿,可分为先天性或后天性;正常或异常组织发生变性、坏死、液化后形成囊样结构为囊变。

肝、脾等实质脏器发生的先天性囊肿在 CT 上表现为圆形或卵圆形水样低密度区,边缘锐利、境界清楚,囊内密度均匀,直径可由数毫米至数十厘米。在 MRI 上,囊肿则呈 T_1WI 低信号,T_2WI 高信号。增强扫描不强化。可单发或多发,发现弥漫分布的肝囊肿,应注意有无多囊肾同时存在。

一些疾病也可导致腹部实质脏器产生囊性的改变,如在胰腺炎时,胰液漏出,积聚于网膜囊内包绕形成胰腺假性囊肿;在肝的寄生虫病,如肝棘球蚴病,可出现寄生虫性囊肿。

肝、肾肿瘤生长较大时,其中心部分由于血供不足可发生坏死、液化囊变,表现为不规则的坏死区,CT 上呈低密度,MRI 的 T_1WI 呈低信号,T_2WI 上呈高信号,增强扫描囊变区不强化。肝、肾的结核病灶内可产生干酪样坏死,形成虫蚀样囊变区。

(五)腹水

在腹腔内异常的液体积蓄即腹水。腹水可为漏出液或渗出液,前者多见于肝硬化、心力衰竭、肾衰竭等;后者常继发于炎性过程,如腹膜炎。CT扫描时腹水均为低密度。MRI 的 T_1WI 呈低信号,T_2WI 呈高信号。CT 检查与 MRI 检查均可显示腹水的位置和腹水量,特别是少量腹水,常位于肝右叶后面和右肾之间,此处为上腹部仰卧时的最低处,表现为水样密度或信号,大量腹水时可见小肠漂浮于前腹部。但是 CT 检查、MRI 检查和 USG 检查均不能确定腹水的原因。

第四节 食管及贲门疾病

一、食管异物

食管异物(foreign body of the esophagus)指某种物质嵌留于食管内不能通过。异物分为可透 X 线异物和不透 X 线异物,前者包括果核、塑料制品、木制品及细小鱼刺等;后者包括硬币、义齿、骨骼、徽章等。X 线检查是诊断食管异物及其并发症的重要方法。

【临床与病理】

一般均有明确的异物吞咽史,主要症状为异物感、作呕或因异物刺激出现的频繁吞咽动作,可伴有刺痛感或吞咽困难。当损伤食管引起出血、穿孔或者感染时,可产生更复杂的症状和体征;当继发感染时,可有发热、白细胞升高等。

食管异物多停留在食管的生理狭窄处,以第一狭窄食管入口处最常见,其次为主动脉弓压迹处。异物可损伤食管壁,引起局部食管壁充血、水肿,甚至溃疡形成。尖锐异物可穿破食管壁引发食管周围炎、纵隔炎症,甚至脓肿形成。

【影像学表现】

1. X 线表现

不透 X 线异物多为金属异物,透视与摄影即可明确异物的位置、大小、形状。异物多呈特殊形态的高密度影。食管内不透 X 线的扁平样异物,如硬币,由于食管的横径大于前后径,常呈冠状位,与气管内呈矢状位不同。

可透 X 线异物在单纯透视与摄影时常不能被显示,需行食管钡餐或钡棉检查。较大嵌顿异物显示钡剂或钡棉通过受阻,异物较小时产生部分性梗阻,可见钡剂偏向一侧或绕过异物分流而下,少量钡剂涂抹于异物可勾画出异物的形状。刺入食管壁的尖刺状异物,如鱼刺等,常见钡棉勾挂征象,经反复吞咽或多次饮水后仍不能冲去,可间接提示异物的存在。

异物在食管内停留时间过长,可继发感染,引起局部管壁痉挛或蠕动减弱。尖锐异物可造成食管穿孔,出现气-液平面或钡剂外溢等征象。若异物停留于主动脉弓附近,检查时需慎重,吞服大块含钡棉团可导致食管穿孔,甚至损伤大血管而发生大出血,危及生命。

2. CT 表现

CT 具有很高的密度分辨率,对某些 X 线检查和钡剂检查不能检出的异物也易于显示,可显示异物的位置和形态。CT 特别是对异物所致的食管壁损伤、穿孔及其周围情况,如脓肿、纵隔炎等的检出较敏感。

二、食管静脉曲张

食管静脉曲张(esophageal varices)是由食管的静脉回流障碍引起的黏膜下层的静脉丛异常纡曲扩张。根据曲张起始部位,食管静脉曲张分为起自食管下段的上行性食管静脉曲张与起自食管上段的下行性食管静脉曲张。前者多见,为门静脉高压的重要并发症,常见于肝硬化。下行性食管静脉曲张常由上腔静脉阻塞引起。

【临床与病理】

正常时,食管下半段的静脉网与门静脉系统的胃冠状静脉、胃短静脉之间存在着吻合。当发生门静脉高压时,来自消化器官及脾等的静脉血液不能进入肝,大量血液通过胃冠状静脉和胃短静脉进入食管黏膜下静脉和食管周围静脉丛,经奇静脉进入上腔静脉,于是形成食管和胃底静脉曲张。静脉曲张起始于食管下段,并从下段逐渐向上蔓延,晚期可累及上段(图7-4-1)。

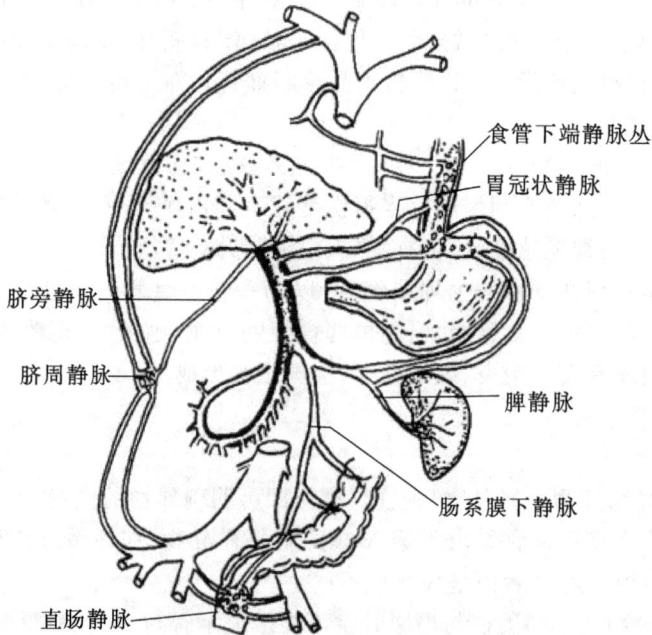

图7-4-1　食管静脉曲张

食管黏膜由于静脉曲张,管壁变薄,缺乏弹性,易被粗糙食物损伤或溃疡糜烂导致血管破裂,引起急性大出血。临床上出现呕血或柏油样便,严重者出现休克,甚至死亡。常合并脾大、脾功能亢进、腹水及肝功能异常等门脉高压表现。

【影像学表现】

1. X线表现

钡餐造影是食管静脉曲张的首选检查方法,可以明确食管静脉曲张的有无及程度。呕血期间应禁止该项检查。使用小口中等稠钡、平静呼吸状态下憋气,或取卧位,必要时肌内注射低张药物,可提高食管静脉曲张的发现率。

　　早期,食管下段黏膜皱襞增粗或稍显纡曲,管壁柔软,边缘不光整,略呈锯齿状,钡剂通过良好。随着曲张静脉数目的增加和程度加重,食管黏膜皱襞明显增粗、纡曲,呈串珠状或蚯蚓状充盈缺损,管壁边缘凹凸不平呈锯齿状,收缩不佳,排空延迟,可波及食管中段。重度食管静脉曲张,病变可累及食管全长,腔内出现大小不一的圆形或环状充盈缺损,并可相互衔接呈曲链状,透视下食管蠕动及收缩明显减弱,钡剂排空延迟,管腔增宽,但管壁仍柔软,无局部的狭窄和阻塞。胃底静脉曲线则表现为胃底贲门附近黏膜皱襞呈多发息肉状,即圆形、卵圆形或弧形充盈缺损,偶可呈团块状(图7-4-2)。

　　2. CT表现

　　(1)CT平扫　CT平扫可见食管壁及胃底壁增厚,食管下段旁周区和肝胃韧带区出现卵圆形、蚯蚓状扩张纡曲的软组织影。

　　(2)增强扫描　增强扫描可显示明显强化的食管周围和胃底纡曲的血管团,并可显示扩张的脾静脉(图7-4-3)。

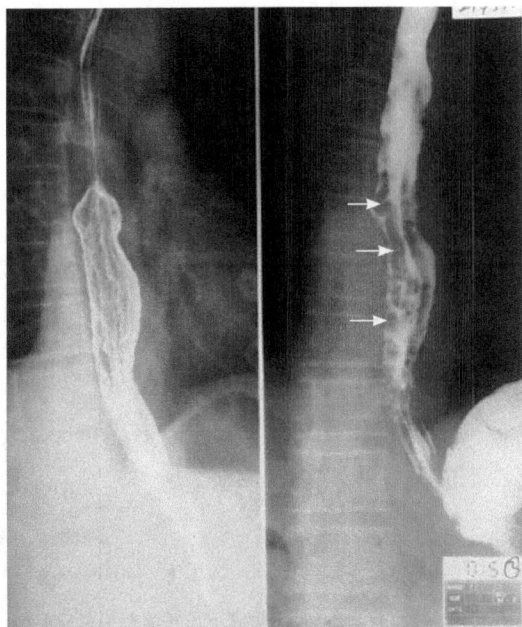

图7-4-2　食管静脉曲张的X线表现

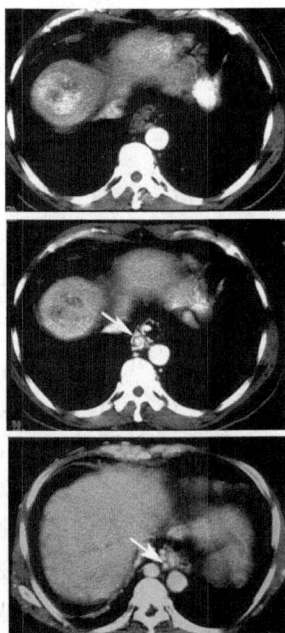

图7-4-3　食管静脉曲张的CT表现

　　3. MRI表现

　　(1)由于血液的流空效应,曲张的静脉在T_1WI、T_2WI上呈低信号。

　　(2)强化扫描静脉期可见明显强化。

【诊断与鉴别诊断】

　　1. 气泡影像

　　气泡影像为检查过程中吞入气体、唾沫所致,形成的圆形透光区,可随钡剂下移进入胃内而消失。

　　2. 食管裂孔疝

　　食管裂孔疝的隔上疝囊出现粗大纡曲或颗粒状胃黏膜皱襞需与食管静脉曲张鉴别。

前者在胃内充盈钡剂后显示出裂孔疝特性表现则较易区别。后者食管吞钡显示黏膜增粗、纡曲,呈串珠状,临床上有肝硬化门脉高压病史、呕血。

3. 食管下段癌

食管癌临床上有进行性吞咽困难,食管吞钡可见环形狭窄或腔内龛影或充盈缺损,黏膜破坏,管壁僵硬,管腔狭窄不能扩张等特征与静脉曲张不难区分。

三、贲门失弛症

贲门失弛症(achalasia of the cardia)指食管下端及贲门部的神经肌肉功能障碍,以吞咽动作时弛缓不良、食管缺乏有力蠕动为特征的病变。临床表现为吞咽困难。贲门失弛症有原发性和继发性之分。原发性一般认为是神经源性疾病,系肌间奥厄巴赫(Auer-bach)神经节细胞变性、减少或缺乏,支配食管的迷走神经背侧运动核变性所致。继发性可由迷走神经切断术、重症肌无力等引起。

【临床与病理】

贲门失弛症的病理改变主要是奥厄巴赫神经节细胞变性、萎缩消失,贲门部肌肉常萎缩,黏膜及黏膜下层的慢性炎症。贲门失弛症发病缓,病程长,主要症状为下咽不畅,胸骨后沉重或阻塞感,并与精神情绪及刺激性食物有关,梗阻严重者可有呕吐。

【影像学表现】

X线表现:造影检查有如下表现。①食管下端自上而下逐渐狭窄呈漏斗状或鸟嘴状(图 7 - 4 - 4),狭窄段长短不一,边缘光滑,质地柔软,黏膜皱襞正常,呈光滑的细条影状。②钡剂通过贲门受阻,呈间歇性流入胃内,呼气时比吸气时容易进入胃内。③狭窄段以上食管不同程度扩张,扩张程度与贲门狭窄程度相关。④食管蠕动减弱或消失,代替原发蠕动的是同步低频幅收缩,遍及食管全长,此外,尚有第三收缩波频繁出现。⑤并发炎症及溃疡时,则黏膜皱襞紊乱,出现溃疡龛影。

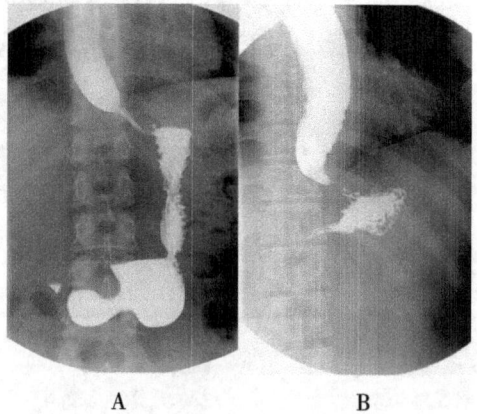

A、B. 食管造影,显示食管下段对称性狭窄呈典型的"鸟嘴征",边缘光滑。

图 7 - 4 - 4 贲门失弛症

【诊断与鉴别诊断】

典型的 X 线表现结合临床长期间歇性下咽困难,伴胸骨下疼痛,多在情绪激动或食刺激性食物而加重者不难诊断贲门失弛症。常需与贲门失弛症鉴别的主要为食管下端浸润型癌。后者的主要特点为癌灶近端与正常部分分界截然,狭窄段呈硬管状,走行不自然、可成角,狭窄段并不随呼吸动作、钡餐量的多少或解痉药的应用而有改变,狭窄段内黏膜破坏、消失。

四、食管癌

食管癌(carcinoma of esophagus)是起源于食管黏膜的恶性肿瘤,以男性居多,男女之比为(3～8):1,发病年龄从在 40 岁以上,尤以 50～60 岁者居多。

食管癌的发病原因目前尚不明了,一般认为与多种因素有关,如过量饮酒、吸烟、食入过热或粗糙食物、亚硝胺、真菌毒素及食管炎、遗传因素等。

【临床与病理】

食管癌,多生长于食管中段,下段次之,上段少见。组织学上以鳞状细胞癌最为常见。

根据病理变化,结合临床表现,将食管癌分为早期食管癌和中晚期食管癌。前者指癌浸润仅限于黏膜层或黏膜下层,无淋巴结转移,临床上无明显症状,病变较局限,多为原位癌或黏膜内癌。中晚期食管癌指癌肿已深达肌层,有局部或远处淋巴结转移。食管癌大体分为三型。①浸润型:管壁呈环状增厚、管腔狭窄。②增生型:肿瘤向腔内生长,形成肿块。③溃疡型:肿块形成一个局限性大溃疡,深达肌层。以上各型可混合出现。也有人将食管癌分为四型:①髓质型;②蕈伞型;③溃疡型;④缩窄型。

早期食管癌的症状轻微或无明显症状,常被忽视。部分患者可有进食阻挡感、胸骨后疼痛及烧灼感,症状时隐时现。进展期食管癌主要表现为进行性的吞咽困难,晚期出现贫血、消瘦及恶病质等。

【影像学表现】

1. X线表现

钡餐造影是食管癌首选的检查方法。早期食管癌最好应用气钡双重造影。

(1)早期食管癌的钡餐造影表现(图7-4-5) ①黏膜皱襞的改变:黏膜皱襞增粗、纤曲,部分黏膜中断,边缘毛糙。②小溃疡:增粗的黏膜面上可出现大小不等的小龛影,一般直径小于0.5 cm。③局限性小的充盈缺损:为向腔内隆起的小结节,直径0.5 cm左右,最大不超过2.0 cm,边缘毛糙不规则,局部黏膜紊乱。④管壁局限性僵硬:扩张受限,蠕动减弱。

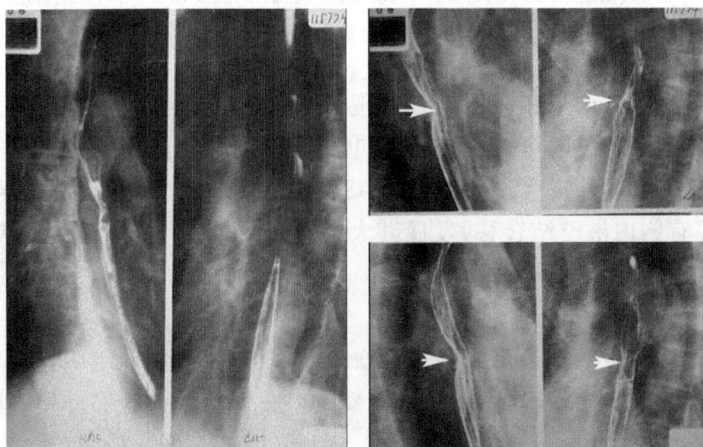

气钡双重造影显示食管一侧僵硬,形态固定,并见扁平的充盈缺损(白箭头)。
图7-4-5 食管癌早期

(2)中晚期食管癌的钡餐造影表现(图7-4-6) ①黏膜皱襞消失、中断、破坏,代之以癌瘤表面杂乱不规则的影像。②管腔狭窄,在典型浸润型癌,肿瘤表现为环状狭窄,狭窄范围一般局限,边缘较整齐,与正常区分界清楚。钡餐通过受阻,其上方食管扩大。管腔狭窄也见于各型食管癌的进展期,范围常较大,轮廓不规则,不对称,管壁僵硬。③腔内充盈缺损,癌瘤向腔内突出,造成形状不规则、大小不等的充盈缺损,是增生型癌的主要表现。④不规则的龛影,早期为浅小龛影。典型溃疡型癌,可见一个较大、轮廓不规则的长形龛影,其长径与食管的纵轴一致,周围有不规则的充盈缺损。⑤受累段食管局限性僵硬。向食管壁内或食管外生长的肿瘤可形成纵隔内肿块影。以上这些表现常不同程度地同时存在。

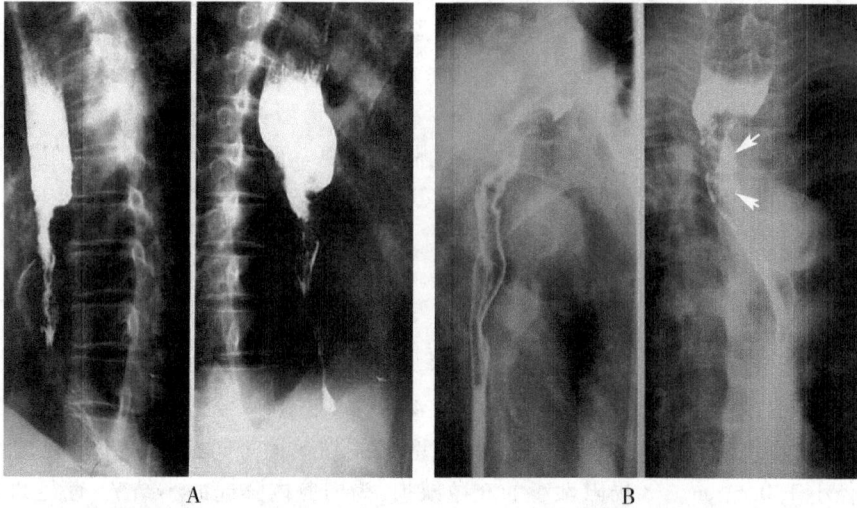

A. 浸润型食管癌钡剂造影图像:显示食管中段黏膜皱襞破坏、中断、消失,管腔环形狭窄,狭窄以上扩张,钡剂通过受阻;B. 溃疡型食管癌钡剂造影图像:显示食管上段黏膜皱襞破坏、中断、消失,偏左前不规则充盈缺损,并见一大的龛影(白箭头),管腔狭窄,狭窄以上扩张,钡剂通过受阻。

图 7 - 4 - 6   食管癌中晚期

食管癌的并发症可产生相应的 X 线表现。食管癌穿孔形成瘘管,可见造影剂溢出食管轮廓之外。癌瘤穿入纵隔可造成纵隔炎和纵隔脓肿,使纵隔影增宽,有的可见液面,其中有钡剂进入。并发食管气管瘘,则钡剂经瘘管进入相应的支气管,使之显影(大多为左下叶)。食管癌有胸内淋巴结转移,发展够大时可造成肺门增大,呈结节状,使上纵隔增宽。明显增大的淋巴结可使食管发生移位。

2. CT 表现

(1)CT 平扫可见食管壁环形或不规则增厚,腔内有时可见软组织肿块影,管腔狭窄,失去食管代偿性扩张;若食管周围脂肪层模糊、消失,则提示食管癌外侵。同时可以显示纵隔内增大的淋巴结。

(2)增强扫描时瘤体轻度强化。较小瘤体强化均匀,较大瘤体强化不均匀,常合并低密度的坏死灶。

3. MRI 表现

(1)在 T_1WI 上肿瘤呈中等信号。

(2)在 T_2WI 上肿瘤呈不均匀高信号;增强扫描肿瘤明显强化;能清晰地显示食管癌

对周围结构的侵犯情况及淋巴结转移等。

【诊断与鉴别诊断】

1. 贲门失弛症

食管下段的浸润型癌需与贲门失弛症鉴别。后者多见于 20～40 岁的女性,病史较长。食管下端狭窄呈漏斗状、萝卜根状或鸟嘴状,边缘光滑,管壁柔软,服用硝酸异戊酯可缓解,钡剂通过狭窄段显示黏膜皱襞正常。后者食管下端呈不规则狭窄,壁僵硬,服用硝酸异戊酯不易缓解,黏膜皱襞可见破坏、中断现象。

2. 食管静脉曲张

食管静脉曲张常有肝硬化、门静脉高压病史,食管黏膜皱襞呈串珠状、蚯蚓状充盈缺损,但无明显破坏、中断,管壁仍柔软,管腔可扩张,与食管下段癌不难鉴别。

3. 食管平滑肌瘤

食管平滑肌瘤充盈缺损形态规则,可见环征,黏膜皱襞展平、消失,但无破坏、中断、壁柔软。但是,食管癌充盈缺损形态不规则,可有龛影,管腔狭窄,壁增厚,黏膜皱襞可见破坏、中断。

五、食管平滑肌瘤

食管肿瘤大多数为恶性,且大多数为癌。食管的良性肿瘤比较少见,其中主要为平滑肌瘤。

食管平滑肌瘤(leiomyoma of esophagus)为黏膜下壁内的肿瘤,大多数起源于管壁的平滑肌,偶尔来自黏膜下或血管的平滑肌。

【临床与病理】

肿瘤质地坚硬、光滑、包膜完整,向食管腔内外膨胀性生长,多呈圆形或椭圆形,大小不一,多为单发,少数可多发。食管中下段多见。临床表现病程较长,症状多不显著,为胸骨后不适或喉部异物感,偶有吞咽梗阻的症状。

【影像学表现】

X 线表现:造影表现为肿瘤呈边缘完整、光滑、锐利的充盈缺损,呈圆形、椭圆形或分叶状,切线位观察显示为半圆形突向食管腔内之阴影,与食管壁成钝角。在钡剂大部分通过后,肿瘤上、下方食管收缩,肿瘤处食管似被撑开,肿瘤周围钡剂环绕涂布,其上、下缘呈弓状或环形称为环形征。肿瘤局部黏膜皱襞完整,但可变细变浅,甚至平坦消失(图 7-4-7)。小部分病例因溃疡形成,或糜烂而有龛影表现,较大的肿瘤或向壁外生长的肿瘤可借助 CT 检查了解其大小、形态、边缘、密度及与邻近脏器的相互关系。

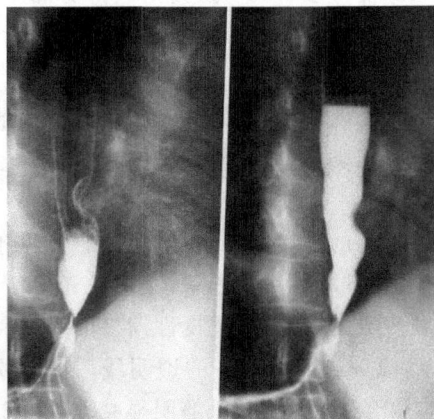

钡餐检查图像:肿瘤区黏膜皱襞撑平消失,肿瘤周围黏膜皱襞正常,部分肿瘤表面可见不规则龛影。切线位表现为向腔内凸出的半圆形或分叶状,边缘锐利的充盈缺损,病变区与正常食管分界清楚,呈弧状压迹并呈锐角。

图 7-4-7 食管平滑肌瘤

【诊断与鉴别诊断】

食管造影检查所见的环形征,为食管平滑肌瘤的典型表现。常需与食管平滑肌瘤鉴别的是食管癌,其主要特征为充盈缺损不规则,表面黏膜破坏及不规则龛影,致管腔变窄,管壁僵硬。位于中纵隔内的肿物也可压迫甚至侵犯食管,形成类似食管平滑肌瘤的表现。CT 检查可显示纵隔肿瘤的不同特征,多可明确诊断。

第五节 胃部疾病

一、胃溃疡

溃疡病是发生在胃及十二指肠的慢性溃疡,亦称为消化性溃疡。胃溃疡(ulcer of stomach)发病机制较为复杂,与多种因素有关。其中,最为重要的是胃分泌异常、幽门螺旋杆菌感染和黏膜防御机制的破坏,其他因素如遗传、吸烟、长期情绪不良等也可导致本病的发生。

【临床与病理】

胃溃疡的主要病理改变为胃黏膜水肿、炎性细胞浸润,黏膜溃烂、缺损。溃疡好发于胃小弯近幽门侧,尤以胃窦部最多见。胃溃疡多为单发,呈圆形或椭圆形,其直径多为5~20 mm,深为5~10 mm,边缘整齐。溃疡口部较为光整,底部较平坦,可深入黏膜下层、肌层和浆层,甚至穿破胃壁,形成穿孔性溃疡,急性穿孔可形成急性腹膜炎,慢性穿孔则与周围器官组织粘连。溃疡周围具有坚实的纤维结缔组织增生者,称为胼胝性溃疡。溃疡愈合后,常有不同程度的瘢痕形成,严重者可使胃和十二指肠变形或狭窄。

临床上主要为上腹部疼痛,性质为钝痛、灼痛、胀痛或剧痛,具有反复性、周期性和节律性的特点,且疼痛与进食有较明显的关系,多出现在餐后0.5~1小时,至下次餐前自行消失。部分患者只表现为上腹部隐痛不适、饱胀、食欲减退、嗳气、返酸等。若有出血,则可出现呕血或黑便。严重者可继发大出血和幽门梗阻。胃溃疡可恶性变。

【影像学表现】

X 线表现:胃肠道钡餐造影是胃溃疡最常用的影像学检查方法。胃溃疡的 X 线表现可归纳为两类:直接征象即溃疡本身的改变;间接征象即溃疡所造成的功能性和瘢痕性改变。

胃溃疡的直接征象是龛影,龛影多见于胃小弯侧胃角附近,切线位突出胃轮廓之外,呈乳头状、锥状或其他形状,其边缘光滑清楚,底部平整或略不平。龛影口部常有一圈黏膜水肿造成的透明带,是良性溃疡的重要特征,有三种表现形式。①黏膜线:龛影口部一条宽1~2 mm光滑整齐的透明线。②项圈征:龛影口部宽0.5~1 cm的透明带,犹如一项圈。③狭颈征:龛影口部明显狭小,使龛影犹如具有一个狭小的颈。慢性溃疡周围由于瘢痕收缩,龛影周围可见黏膜皱襞均匀性纠集,呈车轮状向龛影口部集中,且直达龛影口部(图7-5-1)。

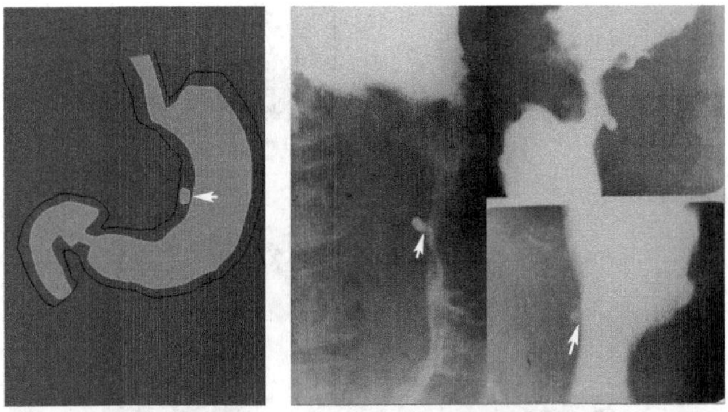

A. 黏膜线征；B. 项圈征；C. 狭颈征。

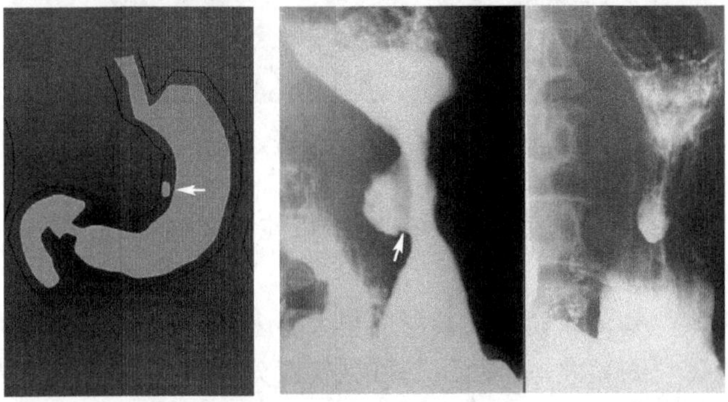

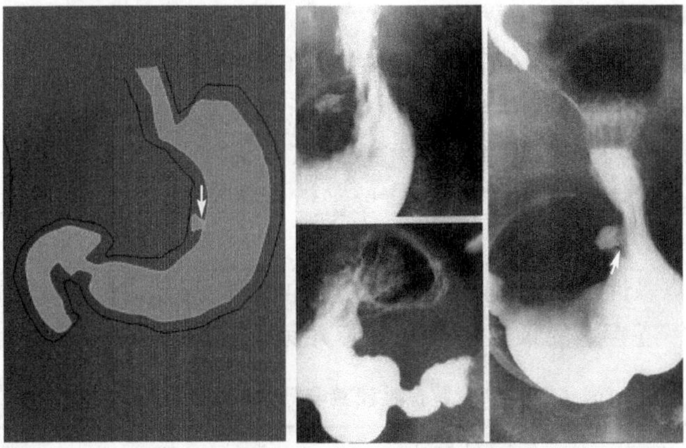

图 7 – 5 – 1 胃溃疡

胃溃疡的间接征象，即溃疡所引起的功能性与瘢痕性改变可有如下改变。

（1）胃大弯侧切迹形成 胃小弯溃疡在大弯壁上相对应出现一切迹，使胃腔呈"B"形（图 7 – 5 – 2）。

（2）胃液分泌增多 空腹可见大量潴留液，钡剂涂布差，黏膜显示不清。

（3）蠕动的改变 胃的蠕动大多增强，排空加快。但发生在幽门管的溃疡，早期蠕动可增强，引起幽门梗阻后，可使蠕动减弱，并伴有胃扩张。

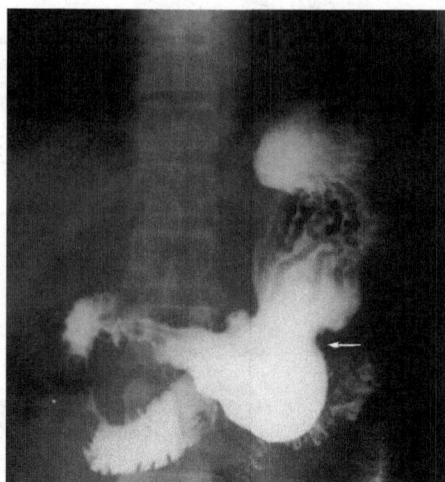

图 7 - 5 - 2　胃溃疡(指样切样)

（4）胃变形　胃小弯侧的溃疡因瘢痕收缩,可使小弯缩短,形成"蜗牛胃"。

胃溃疡的特殊类型:

（1）穿透性溃疡　龛影深而大。其深度与大小多超过 1.0 cm,口部有较宽大透亮带。

（2）穿孔性溃疡　龛影大,呈囊袋状,可见气钡分层或气、液、钡分层现象。

（3）胼胝性溃疡　龛影大,但直径不超过 2.0 cm,而深度不超过 1.0 cm,有较宽透明带,龛影口部光滑整齐,常伴有黏膜纠集。

（4）多发性溃疡　胃内同时发生 2 个以上的溃疡,胃体部多见。

（5）复合性溃疡　复合性溃疡指胃十二指肠同时发生溃疡。

胃溃疡愈合的 X 线征象是龛影变浅变小,甚至消失,周围炎性水肿带逐渐消失,较大的溃疡愈合后可遗留一些瘢痕,使局部胃壁平坦,黏膜皱襞纠集,但无龛影。

【诊断与鉴别诊断】

良性溃疡应与恶性溃疡鉴别,主要从龛影的位置、形状、龛影口部的充钡状态、周围黏膜皱襞情况及邻近胃壁的柔软度与蠕动等方面做出综合分析,详见表 7 - 5 - 1。

表 7 - 5 - 1　胃良性溃疡与恶性溃疡的鉴别诊断

	良性	恶性
龛影位置	胃轮廓之外	胃轮廓之内
龛影形状	圆形或椭圆形,边缘光滑整齐	不规则,扁平状、半月形
龛影口部	可见黏膜线、项圈征及狭颈征等	可见指压迹征和裂隙征等
龛影周围	黏膜皱襞呈均匀性纠集,越近龛越细,可直达龛影口部	可见环堤征,黏膜皱襞呈不均匀性纠集,可见破坏中断现象
邻近胃壁	柔软,有蠕动波	僵硬、蠕动消失

二、胃癌

胃癌(carcinoma of stomach)病因至今不明确。我国胃癌在各种恶性肿瘤中居首位。其死亡率占全部恶性肿瘤死亡率的 1/5 ~ 1/4。

【临床与病理】

胃癌是发生在胃黏膜上皮和腺上皮的恶性肿瘤。组织学类型分为腺癌、黏液腺癌、印戒细胞癌、低分化腺癌和未分化癌,以腺癌多见。

胃癌最多见于胃窦部,其次为贲门和胃底部。按病变程度,胃癌可分为早期胃癌和进展期胃癌。

早期胃癌指癌组织只限于黏膜层或黏膜下层,不论侵犯范围的大小及有无转移。根据肉眼形态可分为三型(图7 - 5 - 3)。

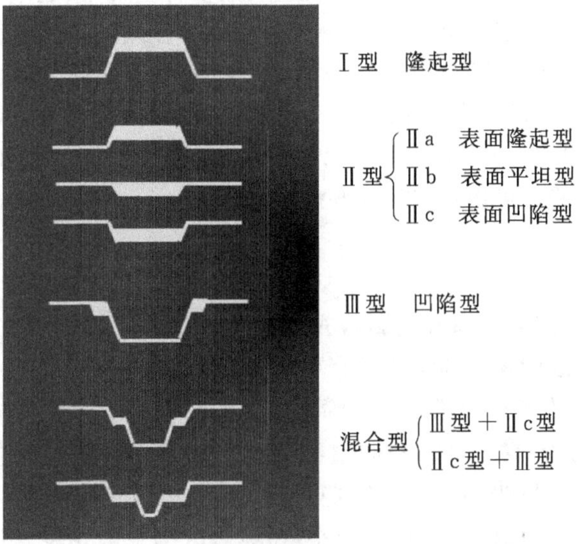

图 7 - 5 - 3　早期胃癌各型示意图

1. 隆起型(Ⅰ型)

病变呈息肉状向胃腔内隆起,隆起高度大于 5 mm。

2. 浅表型(Ⅱ型)

病灶比较平坦,不形成明显隆起或凹陷。本型还可以分成三个亚型。

(1)浅表隆起型(Ⅱa 型)　表面轻度隆起,高度不超过 5 mm。

(2)浅表平坦型(Ⅱb 型)　表现与周围胃黏膜几乎同高,无隆起或凹陷。

(3)浅表凹陷型(Ⅱc 型)　表面有轻度癌性糜烂或浅的凹陷,其深度不超过 5 mm。

3. 凹陷型(Ⅲ型)

表面明显凹陷,不规则,其凹陷深度大于 5 mm。

4. 混合型

以上形态混合存在,如Ⅲ型 + Ⅱc 型、Ⅱa 型 + Ⅱc 型等。

进展期胃癌指癌组织浸润可达肌层甚至浆膜,并常有扩散或转移。国际上采用

Borrmann分型法分为四型。

1. Ⅰ型

Ⅰ型亦称肿块型或蕈伞型。肿块向胃腔内生长,基底较宽,表面呈菜花状或息肉状,可有溃疡形成。

2. Ⅱ型

Ⅱ型亦称溃疡型。肿瘤深达肌层,中心形成火山样溃疡,底部不平,边缘隆起呈环堤状或结节状,溃疡较为局限,与邻近胃壁分界清楚。

3. Ⅲ型

Ⅲ型亦称浸润溃疡型。肿瘤表现为较大而浅的溃疡,外形不规则,环堤较低,周围浸润广泛,与邻近胃壁境界不清。

4. Ⅳ型

Ⅳ型亦称浸润型。癌组织沿胃壁浸润性生长,使胃壁增厚、僵厚、胃腔变窄。病变可累及胃的一部分或全部,累及全胃时,则整个胃壁僵硬,形成皮革胃。

早期胃癌患者临床症状不明显,易被忽略。随病变进展可出现上腹部不适、进食后饱胀、疼痛多无节律性,进食多不能缓解,可出现上腹部肿块,部分患者有恶心、呕吐。癌组织破坏血管后可引起呕血、黑便等消化道出血症状。位于贲门、幽门部位的癌肿可引起消化道梗阻症状,晚期可出现转移及恶病质。

【影像学表现】

1. X线表现

胃癌的影像学检查多以钡餐造影检查为主。双重对比造影可显示黏膜面的细微结构的改变,对早期胃癌的发现和诊断具有重要价值。

(1)早期胃癌的钡餐造影表现　①隆起型(Ⅰ):肿瘤呈类圆形突向胃腔,高度超过5 mm,边界清楚。②表浅型(Ⅱ型):肿瘤表浅或平坦,隆起与凹陷均不超过5 mm,在良好的双对比或加压法时,胃小沟、胃小区破坏呈不规则颗粒状杂乱影,可有轻微凹陷与僵直,界限尚清楚。③凹陷型(Ⅲ型):形态不规则、边界明显的龛影,深度超过5 mm,可见黏膜皱襞中断、杵状或融合等。

(2)进展期胃癌的钡餐造影表现　与大体形态有关,但不能截然划分。常见下列表现见图7-5-4。①充盈缺损,形状不规则,多见于蕈伞型癌。②胃腔狭窄、胃壁僵硬,主要由浸润型癌引起,也可见于蕈伞型癌。③龛影,多见于溃疡型癌,龛影形状不规则,多呈半月形,外缘平直,内缘不整齐而有多个尖角;龛影位于胃轮廓之内;龛影周围绕以宽窄不等的透明带,即环堤,轮廓不规则而锐利,其中常见及结节状和指压迹状充盈缺损,以上表现被称为半月综合征。④黏膜皱襞破坏、消失或中断,黏膜下肿瘤浸润常使皱襞异常粗大、僵直或如杵状和结节状,形态固定不变。⑤癌瘤区蠕动消失。

2. CT表现(图7-5-5)

(1)CT平扫可见胃壁不规则增厚,胃腔狭窄,胃内软组织肿块或肿块表现有不规则的凹陷。

(2)增强扫描肿瘤呈不同程度的强化;若胃周围脂肪线消失则提示癌肿已突破胃壁,并可显示肝及腹腔、腹膜后淋巴结转移等征象。

A. 增生型胃癌,见边缘不规整的充盈缺损(白箭头),胃腔狭窄,黏膜皱襞破坏、消失;B. 浸润型胃癌,见胃窦部胃壁边缘不规整,僵硬,胃腔向心性狭窄;C. 溃疡型胃癌(半月综合征),于胃窦部见一巨大龛影(白箭头),位于胃轮廓内,并见指压迹征、尖角征、环堤征。

图 7 - 5 - 4　胃癌钡餐造影表现

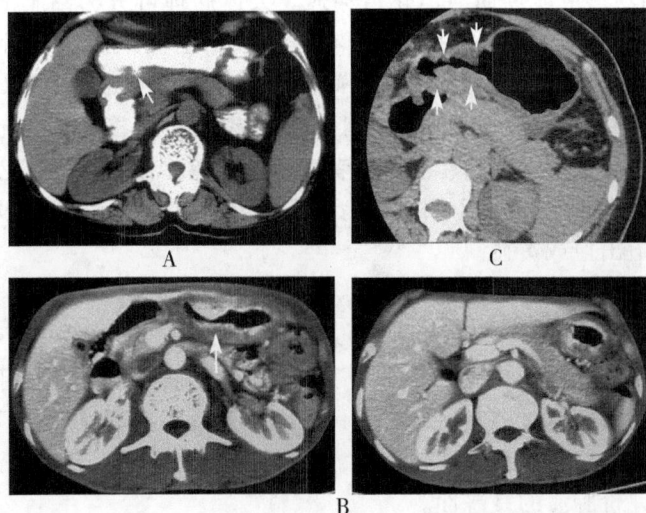

A. 溃疡型胃癌,见龛影(白箭头);B. 皮革样胃癌,胃壁广泛增厚(白箭头);C. 浸润型胃窦癌,胃窦部胃壁广泛增厚(白箭头)。

图 7 - 5 - 5　胃癌的 CT 表现

3. MRI 表现

（1）在 T_1WI 上肿瘤呈等或稍低信号。

（2）在 T_2WI 上肿瘤呈等或中等高信号。增强扫描时病灶多呈不均匀强化。

【诊断与鉴别诊断】

1. 胃良性肿瘤

胃良性肿瘤主要与进展期胃癌Ⅰ型，即肿块型或蕈伞型鉴别。前者表现为腔内半圆形充盈缺损，边缘光整，黏膜皱襞可展平，周围黏膜及蠕动正常，胃壁柔软，结合临床特征不难鉴别。

2. 胃良性溃疡

胃良性溃疡主要与进展期胃癌Ⅱ、Ⅲ型鉴别。

三、胃肠道间质瘤

胃肠道间质瘤（gastrointestinal stromal tumor，GIST）是消化道最常见的原发性间叶源性肿瘤，曾被认为是平滑肌和神经源性肿瘤。根据近年免疫组织化学和电镜研究表明，胃肠道间质瘤是起源于胃肠道未定向分化的间质细胞，免疫表型上表达 KIT 蛋白（CD117），遗传学上存在频发性 $c-kit$ 基因突变，组织学上富含梭形和上皮样细胞的一类独立的肿瘤。GIST 可发生在从食管至直肠的消化道的任何部位，其中 60% ~70% 发生在胃，20% ~30% 发生在小肠。发生在胃肠道外（如网膜、肠系膜、腹膜后）者称为胃肠道外间质瘤（extra-gastrointestinal tumor，EGIST）。GIST 可发生于各年龄段，多见于 50 岁以上中老年人，男女发病率相近。

【临床与病理】

GIST 可单发或多发，直径大小不等，多数较大，呈膨胀性向腔内外生长，以腔外生长多见，质地坚韧，边界清楚，表面可呈分叶状，瘤体较大时中心多发生坏死，并可有出血及囊性变，肿瘤表面易形成溃疡而与消化道穿通。大体病理可分为黏膜下型、肌壁间型和浆膜下型等。镜下主要由梭形细胞构成，有时单独由上皮细胞或两种细胞混合而成。CD117 免疫组织化学阳性是与胃肠道其他间叶性肿瘤的主要鉴别点。GIST 应视为具有恶性潜能的肿瘤，肿瘤危险程度与肿瘤大小和核分裂数显著相关。有无转移、是否浸润周围组织是判断良恶性的重要指标。恶性者多为血行转移，淋巴转移极少。

临床表现缺乏特异性，症状不明显或为不明原因的腹部不适、隐痛及包块，亦可发生肿瘤引起的消化道出血或贫血。

【影像学表现】

1. X 线表现

胃肠道间质瘤钡餐检查时显示黏膜下肿瘤的特点，即黏膜展平，但无黏膜僵硬、破坏，局部胃壁柔软，钡剂通过顺畅（图 7 – 5 – 6）。如有溃疡或窦道形成，可表现为钡剂外溢至胃轮廓外。向腔外生长且肿瘤较大时，显示周围肠管受压。胃肠道造影检查难以显示肿瘤的全貌及评价肿瘤的良恶性。

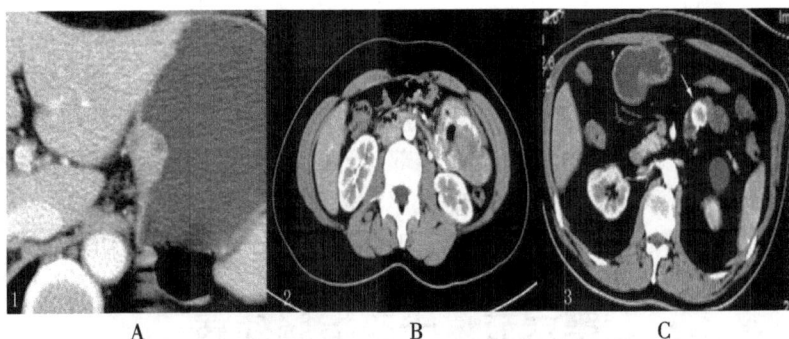

A. 胃小弯侧突向腔内结节状肿块;B. 小肠的恶性间质瘤,可见与肠腔相通,部分瘤体强化明显;C. 空肠上段见结节状软组织密度影,突向肠腔内,呈等密度,动脉期明显强化(箭)。

图 7 - 5 - 6　胃肠道间质瘤

2. CT 表现

肿瘤可发生于胃的各个部位,但以胃体部大弯侧最多见,其次是胃窦部。肿瘤呈软组织密度,圆形或类圆形,少数呈不规则或分叶状,向腔内、腔外或同时向腔内外突出生长。良性者,肿块直径多小于 5 cm,密度均匀,与周围结构界限清楚,偶可见小点状钙化。恶性者,直径多大于 5 cm,形态欠规则,可呈分叶状,密度不均匀,可出现坏死、囊变及陈旧性出血形成的低密度灶,中心多见,与周围结构分界欠清楚,有时可见邻近结构受侵及肝等实质性脏器转移表现。如有溃疡及窦道形成,可见胃内对比剂进入肿块(图 7 - 5 - 7)。增强扫描多呈中等或明显强化,有坏死囊变者肿瘤周边实体部分强化明显,有时可见条索状细小血管影。肿块表面有时可见强化明显、完整的黏膜面。

图 7 - 5 - 7　胃间质瘤表面溃疡形成

3. MRI 表现

与 CT 相似,MRI 对肿块的坏死、囊变、出血,邻近结构的累及范围,肝等脏器的转移显示要明显优于 CT。

【诊断与鉴别诊断】

CT 和 MRI 检查是检出和诊断胃肠道间质瘤的主要方法。胃壁黏膜下软组织肿块,有外生性倾向,多数较大,密度和信号不均,临床很少引起幽门梗阻症状,常提示为胃肠道间质瘤,但确诊需病理免疫组织化学检查,KIT 蛋白(CD117)阳性表达是其确诊的指标。

鉴别诊断包括胃的其他间叶性肿瘤,如真性平滑肌瘤、平滑肌肉瘤、神经鞘瘤、神经纤维瘤,以及其他黏膜下病变(如类癌)等。上述病变影像学表现与胃肠道间质瘤可相似,但发生率较低,病理免疫组织化学检查明显不同。胃淋巴瘤呈息肉样肿块时多突入腔内,黏膜下弥漫浸润致胃壁增厚广泛,常伴有其他部位淋巴结肿大,与胃肠道间质瘤不同。胃癌主要向胃腔内生长,X线造影上有黏膜破坏、恶性溃疡征象,胃壁僵硬;CT 和 MRI 上显示胃腔肿块常呈菜花状,邻近的胃壁常受侵而出现增厚、胃腔变窄和幽门梗阻等。

第六节　十二指肠疾病

一、十二指肠溃疡

十二指肠溃疡(duodenal ulcer)发病率约为胃溃疡的 5 倍。十二指肠溃疡多见于青壮年,好发于球部,少数发生于球后部及降部。

【临床与病理】

十二指肠溃疡病理改变与胃溃疡相似,但一般较胃溃疡小而浅,直径多在 1 cm 以内。胃和十二指肠同时发生溃疡,称复合性溃疡。

十二指肠溃疡主要症状为周期性节律性上腹部疼痛,多在进食后 3 ~ 4 小时发生,持续到下次进餐后缓解,伴有反酸、嗳气,当出现并发症时可有呕吐咖啡样物、黑便、梗阻、穿孔等相应的临床表现。

【影像学表现】

X 线表现:钡餐造影是十二指肠溃疡常用的影像学检查方法。

(1)龛影是十二指肠溃疡的直接征象,充盈加压时可见圆形或类圆形钡斑,边缘光整,周围常有一圈光滑整齐的透亮带,或见放射状黏膜皱襞纠集。切线位时龛影呈突出于腔外的小锥形、乳头状或半圆形(图 7 - 6 - 1)。

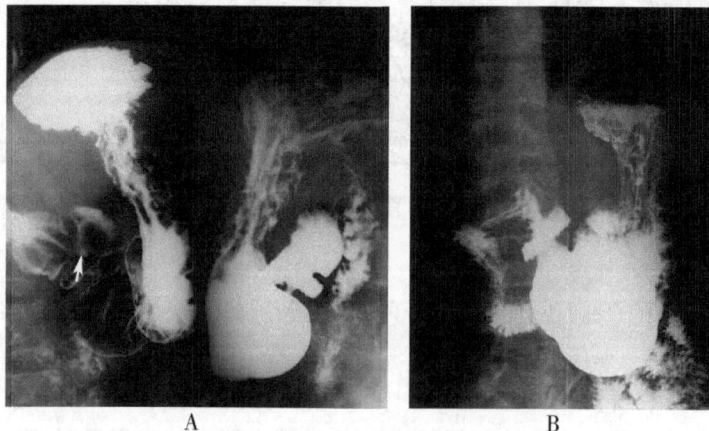

A. 球部见一小龛影,球部变形,黏膜皱襞纠集;B. 球部呈"山"字形变形。

图 7 - 6 - 1　十二指肠溃疡

（2）球部变形也是诊断球部溃疡的常见而重要的征象,球部腔小、壁薄,溃疡易造成球部变形,可呈山字形、三叶状、花瓣状、管状变形、假性憩室形成或不规则变形等,许多球部溃疡不易显示龛影,但若球部变形恒定存在,也可做出溃疡的诊断。球部溃疡愈合后龛影消失,变形可继续存在(图7-6-1)。

（3）由于炎症刺激可见激惹征象,表现为钡剂到达球部后不易停留,迅速排出。还可见到球部固定的压痛、幽门痉挛或梗阻及胃分泌增多等表现。

二、十二指肠憩室

十二指肠憩室(duodenal diverticulum)为肠壁局部向外膨出的囊袋状病变,较常见,多数发生在十二指肠降部后内壁,尤其是壶腹周围,其次是十二指肠空肠曲处,可单发也可多发。

【临床与病理】

十二指肠憩室的发生可能与某些肠壁上薄弱点有关,如肠系膜血管进入肠壁处,以及胆总管、胰管穿越肠壁处等,在肠内压力异常增加或肠肌收缩不协调时,薄弱点向腔外突出形成憩室,或由于十二指肠溃疡、慢性胆囊炎等病变形成的粘连牵拉所导致。少数可并发憩室炎症。

临床多无明显症状。继发并发症时,可有上腹部不适、脐周隐痛、进食后饱胀、嗳气等症状。

【影像学表现】

X线表现:钡餐造影时仰卧位或右前斜位可较好地显示十二指肠环,从而容易发现憩室。憩室通常呈圆形或卵圆形袋状影突出于肠腔之外,边缘光滑整齐,大小不一,也可见一狭颈与肠腔相连。憩室内可见正常黏膜与十二指肠黏膜相连。较大的憩室立位检查时可见气、液、钡分层现象(图7-6-2)。

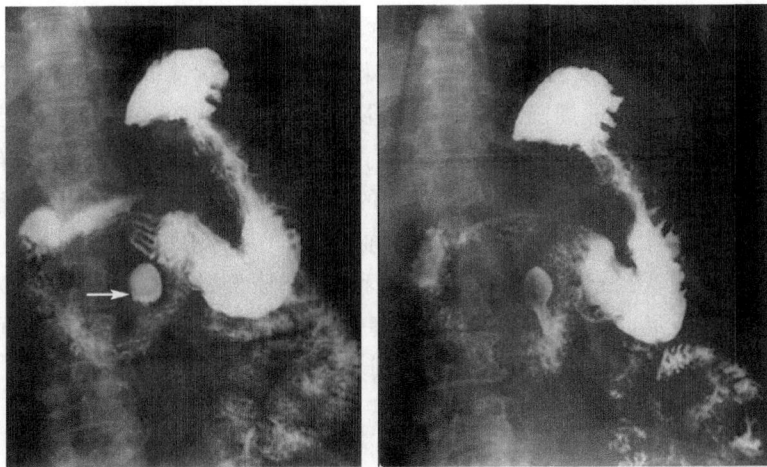

图7-6-2 十二指肠憩室

合并憩室炎时,憩室周围黏膜可增粗,轮廓不整齐,憩室排空延迟和局部有激惹征象等。

第七节　空肠与回肠疾病

一、小肠克罗恩病

克罗恩病(Crohn disease)为好发于青壮年的胃肠道非特异性、节段性、肉芽肿性、炎性病变。病因迄今不明,多数人认为与自身免疫、感染及遗传有关。本病可发生在从口腔到肛门的任何部分,但以末端小肠和结肠最常见。近年认为本病属系统性病变,同时可引起消化道以外的病变,特别是皮肤。

1932 年 Crohn 等人描述本病特征,1973 年世界卫生组织将本病命名为 Crohn 病。近年来为与分子克隆技术之克隆鉴别,将本病译为克罗恩病。

【临床与病理】

Crohn 病病理特征为肠壁的纵行溃疡,非干酪性肉芽肿性全层肠壁炎,纤维化和淋巴管阻塞。因淋巴水肿或肉芽组织增生致肠壁增厚,黏膜表面可有结节状隆起,呈铺路石样改变。黏膜可有多种形态的溃疡形成,早期为微小溃疡,继而有纵行线状溃疡,好发于肠的系膜缘。病变呈节段性或跳跃性分布。肉芽肿性炎症扩散至浆膜时导致肠粘连,溃疡穿破肠壁可形成腹腔内脓肿,或与邻近脏器、腹壁形成内、外瘘,晚期纤维化导致肠壁增厚,管腔狭窄。受累肠系膜表现为水肿、增厚、纤维化,可使肠袢间距增宽及扭曲,肠系膜淋巴结发生炎性肿大。

多数缓慢起病,少数急性发作类似阑尾炎症状。主要症状为腹泻、腹痛、低热、体重下降等。当有慢性溃疡穿透、肠内瘘、粘连形成和腹膜增厚时,可有腹部包块。严重时可有不完全性肠梗阻。

【影像学表现】

1. X 线表现

本病主要靠 X 线钡餐造影,尤其是小肠双对比剂造影检查。据其病程的早晚与受累部位的不同可有不同的表现。早期仅有黏膜粗乱变平,钡剂涂布不良;肠壁边缘尖刺状影,正位像呈直径 1~2 mm 周围透亮的钡点影,为口疮样溃疡的表现。发展到一定阶段出现特征性的表现:肠管由于水肿、痉挛而狭窄,呈长短不一、宽窄不等的线样征;深而长的纵行线状溃疡,与肠纵轴一致,多位于肠管的系膜侧,常合并横行的溃疡;卵石征,为纵横交错的裂隙状溃疡围绕水肿的黏膜形成,弥漫分布于病变肠段;正常肠曲与病变肠段相间,呈节段性和跳跃性分布;病变轮廓不对称,肠系膜侧常呈僵硬凹陷,而对侧肠轮廓外膨,呈假憩室样变形。发展至晚期则可见瘘管和窦道形成的钡影,可有肠间瘘管、肠壁瘘管,或通向腹腔和腹膜外的窦道形成的钡剂分流表现(图 7-7-1)。

2. CT 表现

节段性肠壁增厚为 CT 主要表现,一般厚度在 15 mm 以内。急性期,肠壁可显示分层现象,表现为靶征或双晕征,低密度环为黏膜下组织水肿所致,增强扫描时处于炎症活动期的黏膜和浆膜可强化;慢性期,随纤维化程度加重,肠壁呈均匀增厚,增强扫描时呈均匀性强化,可见肠腔狭窄。肠系膜可有多种改变:脂肪增生时肠系膜变厚,肠间距增大;炎性浸润时,肠系膜脂肪密度增高;肠系膜蜂窝组织炎时,表现为混杂密度肿块影,界限模糊;肠系膜内局部淋巴结肿大时,一般在 3～8 mm;增强扫描肠系膜血管增多、增粗、扭曲,直小动脉拉长、间隔增宽,沿肠壁梳状排列,称为梳样征(comb sign),常提示 Crohn 病处于活动期。CT 对窦道、腹腔及腹壁的脓肿、瘘管等合并症的诊断价值高于钡剂造影。瘘管形成时,CT 见瘘管内含有气体或对比剂。

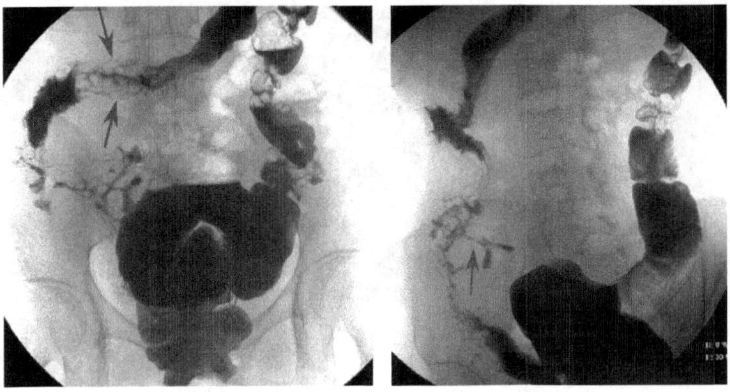

右半结肠、回肠克罗恩病 X 线钡灌肠:病变主要累及回肠末端和升结肠,黏膜粗大紊乱,肠腔狭窄,可见典型的"卵石征"(图 A 箭头所示)及多发裂隙状溃疡。回肠末端可见细而长的钡影与肠管垂直的瘘管(图 B 箭头所示)。

图 7-7-1　右半结肠、回肠克罗恩病

【诊断与鉴别诊断】

　　X 线造影检查能够反映 Crohn 病好发于回肠末端的特征,并可显示病变呈节段性非对称性分布。卵石征、纵行溃疡、肠管狭窄及内、外瘘形成的特点,结合临床较易确诊,但早期诊断有一定困难。

　　肠结核常累及回盲部,需与本病鉴别。肠结核痉挛更明显,为连续性、全周性管壁侵犯,少有纵行溃疡,易引起回盲部受累,而瘘管及窦道较少。结合临床结核史的有无及抗结核药物应用的有效与否,常可鉴别。

二、小肠肿瘤

　　小肠良性肿瘤有平滑肌瘤、脂肪瘤、腺瘤和血管瘤等。小肠恶性肿瘤有腺癌、淋巴瘤、平滑肌肉瘤、类癌等。

【临床与病理】

　　小肠腺癌起源于肠黏膜上皮细胞,好发于十二指肠及近端小肠。肿瘤可呈息肉状突向腔内或浸润肠壁形成环形狭窄。临床表现主要为出血、梗阻、黄疸及腹部肿块。

　　小肠淋巴瘤好发于末段回肠,侵犯肠管的范围往往较长,以管壁增厚、僵硬为主,肠梗阻的程度相对较小肠腺癌轻。常常同时伴有肠系膜及腹膜后淋巴结广泛肿大,甚至融合成团。临床主要症状为腹痛、腹块、间断性黑便。

　　小肠平滑肌瘤为肠壁肌层发生的肿瘤,向肠腔内或腔内、外同时生长。肿瘤边界清楚,肠黏膜破坏不明显。肿瘤一般只侵犯一侧肠壁并不侵犯整个肠管的周径,所以一般没有明显肠梗阻。大部分患者因消化道出血而就诊。

【影像学表现】

1. X 线表现

小肠腺癌 X 线表现为肠管局限性环状狭窄、黏膜破坏,不规则充盈缺损及龛影形成,狭窄段肠管僵硬,钡剂通过受阻,近端肠腔不同程度扩张(图 7-7-2)。

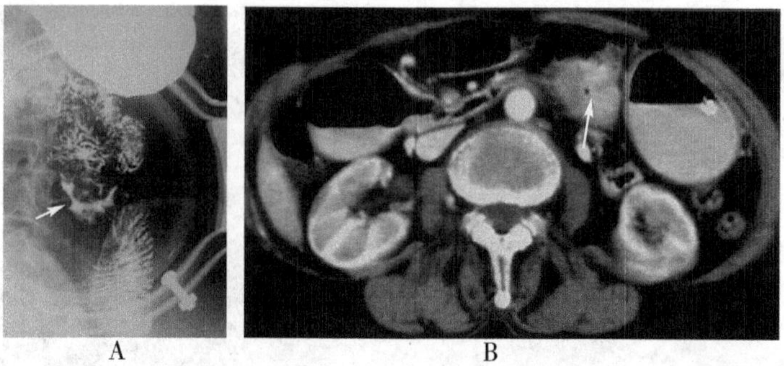

A. 钡餐示不规则充盈缺损及龛影(白箭头);B. CT 示肠管环形狭窄(白箭头),近端肠管扩张。

图 7-7-2 小肠腺癌

小肠淋巴瘤 X 线表现为:①受累肠管管壁僵硬、管腔狭窄、黏膜皱襞破坏消失,呈"铅管状"改变。②肠腔内不规则多发结节状或息肉状充盈缺损。③肠壁破坏,肠管呈"动脉瘤样"扩张。④向肠外发展的肿块可见占位、推移肠管,肿块坏死可形成与肠腔相通的不规则腔隙。⑤末端回肠淋巴瘤常可引起肠套叠。

小肠平滑肌瘤在小肠灌肠双重对比造影上表现为一侧肠壁边缘光滑的局限性充盈缺损,其表面的黏膜皱襞被展平、破坏不明显,邻近肠管正常。

2. CT 表现和 MRI 表现

CT 和 MRI 对诊断小肠平滑肌瘤很有价值,尤其是肿瘤向腔外生长时。CT 和 MRI 可直接显示与肠管紧密相连的类圆形实质性肿块,增强扫描可见肿瘤明显增强。血管造影可见平滑肌瘤血供丰富、染色明显,有粗大的供血动脉,静脉期可见粗大引流静脉。

【诊断与鉴别诊断】

小肠平滑肌瘤和平滑肌肉瘤在影像学表现上无特征性差异。一般认为,肿瘤直径超过 6 cm 须考虑为恶性。另外,如在肝、周围淋巴结等出现转移病灶则可明确肿瘤为恶性。

第八节 结肠疾病

一、溃疡性结肠炎

溃疡性结肠炎(ulcerative colitis)是一种非特异性大肠黏膜的慢性炎性病变。其病因尚不明了,多数学者认为与免疫异常、感染、遗传等因素有关。溃疡性结肠炎常发生于青壮年,20～40 岁之间,男女性别无显著差异。溃疡性结肠炎病变多在结肠下段,也可累及整个结肠甚至末端回肠。

【临床与病理】

在疾病早期阶段主要为黏膜充血水肿,黏膜下有淋巴细胞浸润,形成无数小脓肿,融合溃破后形成许多小的溃疡,此时溃疡较浅,底部在肌层,可愈合;若溃疡较大或进一步发展,破入肌层,致肠壁的弹力减低,甚至可穿孔或形成瘘管,溃疡之间黏膜面呈颗粒状,易出血,也可增生,形成炎性息肉;晚期病变愈合时,结肠黏膜可逐渐恢复正常,但其下层多有大量纤维组织增生形成纤维化,纤维瘢痕收缩,使肠腔狭窄,肠管缩短。另外,在少数急性暴发型病例,由于炎性细胞广泛浸润肌层,使肌纤维破坏,累及神经丛节细胞,导致肌无力,引起中毒性巨结肠改变,极易穿孔。整个病变发展过程中各部位的病变程度可不尽一致,轻重不等。

临床上慢性发病者多见,主要症状为大便带血或腹泻,内有黏液脓血,常伴阵发性腹痛与里急后重,也可有发热、贫血、消瘦等全身性症状。缓解与发作常交替出现。急性暴发性者有高热、腹泻、毒血症等,也可有少数病例伴发自身免疫症状,如出现关节炎、皮肤黏膜结节红斑、口腔黏膜溃疡、虹膜炎等。实验室检查示大便有脓血,白细胞增多,血沉增快,低色素性贫血。急性期免疫学检查示 IgG、IgM 增加。

【影像学表现】

1. X 线表现

本病的主要检查方法为双对比结肠造影,疑有结肠中毒扩张者应行腹部 X 线片检查,以防穿孔。

溃疡性结肠炎的 X 线造影表现依其病变阶段不同而不尽相同。在初发早期阶段,病变处常有刺激性痉挛收缩,肠腔变窄,结肠袋变浅甚至消失,肠管蠕动增强,钡剂排空加快,有时钡剂呈散在分节状,黏膜皱襞粗细不均、紊乱,甚至消失。当溃疡形成时,多发的浅小溃疡在结肠充盈像上显示为肠壁外缘的锯齿状改变,排空像则可见许多小尖刺形成,若较大的溃疡则形成结肠外缘不规则锯齿状,有时向外突出呈领扣状或"T"字形溃疡,为溃疡穿至肠壁深层所致;当炎性息肉形成时,肠管外缘呈毛糙或高低不平、浅深不一的小圆形充盈缺损,黏膜像示膜皱襞粗乱,腔内有大小不等的颗粒样或息肉样充盈缺损。进一步发展至晚期,由于肠壁广泛纤维化导致肠腔狭窄与肠管短缩,结肠袋消失,边缘僵直或呈浅弧形,肝区与脾曲圆钝下移,横结肠平直或盲肠上移等;严重的纤维化,肠管在充盈或黏膜像上,病变处狭窄肠管多光滑僵硬,肠管舒张与收缩均受限而呈水管状(图 7-8-1)。

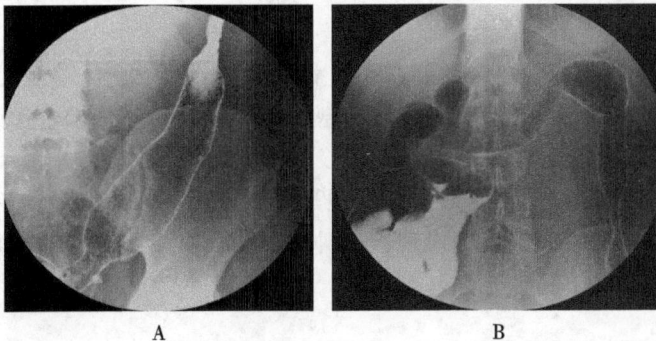

A   B

X 线钡灌肠示黏膜粗大紊乱,肠壁僵硬缩短,结肠袋消失,肠壁边缘毛刺状或锯齿状,肠腔狭窄,肠管呈水管状。

图 7-8-1 溃疡性结肠炎

本病严重合并症之一为结肠中毒扩张(toxic dilatation of the colon),其检查主要为摄腹部 X 线片,当见结肠扩张管径达 5 cm 以上时,应严密监控,一般多累及横结肠,可能与平卧位时位置高易积气所致,常可形成充气、充液的肠祥,液平面数目较少而较长。病变发展可见肠壁内气体,继而发生局限性穿孔或游离气体。

2. CT 表现

肠壁轻度增厚,常连续、对称、均匀,早中期浆膜面光滑;增厚的结肠黏膜面由于溃疡和炎性息肉而凹凸不平;增厚的肠壁可出现分层现象,形成靶征,提示黏膜下水肿;病变区肠腔变细、肠管短缩;肠系膜和直肠周围间隙可出现脂肪浸润及纤维化,致直肠周围间隙增宽。

【诊断与鉴别诊断】

本病的诊断依据除钡剂灌肠所见黏膜粗乱,多发溃疡、息肉形成,肠管狭窄短缩,结肠袋消失呈管状肠管的特征外,还应结合临床反复发作性黏液血便、腹痛及不同程度的全身症状,以及内镜实验室的检查进行综合诊断。

需与溃疡性结肠炎鉴别的疾病为结肠 Crohn 病。后者病变主要在右半结肠而非左半结肠,直肠一般不受累。Crohn 病呈节段性不连续,病变分布不对称,溃疡多为纵形,黏膜增生呈卵石征表现,至晚期有瘘管形成。

另一易混淆的疾病为家族性息肉综合征,因溃疡性结肠炎有假息肉形成,但其主要特点是炎症改变与溃疡的征象,而前者除有无数大小不等的息肉外,并无结肠炎的改变,加之临床上以便血为主要症状,且有遗传家族史,也较易区别。

值得注意的是,多数学者认为溃疡性结肠炎是癌前病变。其机制不甚详尽,但主要理论为增生—不典型增生—癌变。癌变区扁平,边界不清,组织学多为分化不良的癌而非一般的结肠腺癌。典型的 X 线表现除前述黏膜颗粒状改变、溃疡形成、炎性息肉改变外,还出现单发或多发的充盈缺损区。这是确诊的依据。但常有不典型者,因而当临床上疑有癌变时,应尽早行结肠镜检查。

二、结肠癌

结肠癌(carcinoma of colon)是常见的胃肠道恶性肿瘤,发病率仅次于胃癌与食管癌。结肠癌多发生于乙状结肠和直肠,约占 70%。结肠癌 40 岁以上男性多发。

【临床与病理】

绝大多数结肠癌为腺癌。结肠癌在大体病理学上分为三型。①增生型:肿瘤呈菜花状或息肉状向腔内生长,基底较宽。②浸润型:肿瘤沿肠壁四周浸润。③溃疡型:肿瘤侵犯肠壁各层并向腔内生长,中央部分坏死形成溃疡,多为不规则形。

临床较早出现的症状是排便习惯与粪便形状的改变(排便次数增多,腹泻,便秘,粪便中带血、脓或黏液)、腹痛。晚期出现腹部肿块和肠梗阻症状,伴贫血、消瘦等。

【影像学表现】

1. X 线表现

双对比钡灌肠造影是常用的 X 线检查方法。各种类型结肠癌的 X 线表现各异。

结肠气钡双重对比造影表现如下:①肠腔内可见肿块,其轮廓不规则,肠壁僵硬、结肠袋消失。如肿瘤较大,可使钡剂通过困难。②肠管狭窄,常只累及一小段肠管,狭窄可偏于一侧或环绕整个肠壁,形成环状狭窄,轮廓可以光滑整齐或不规则。肠壁僵硬,病变界限清楚,此型肿瘤易造成梗阻。③较大的龛影,形状多不规则,边缘多不整齐,具有一些尖角,龛影周围常有不同程度的充盈缺损和狭窄,肠壁僵硬,结肠袋消失(图7-8-2)。

A. 增生型结肠癌,直肠、乙状结肠交界处见不规则充盈缺损,肠腔变窄;B. 溃疡型结肠癌,升结肠见不规则充盈缺员,并见一大的龛影(白箭头),肠腔环形狭窄。

图7-8-2 结肠癌的X线表现

2. CT表现

CT检查对早期结肠癌检出率较低,中晚期癌肿的主要表现为病变区肠壁增厚、腔内肿块、溃疡缺损、肠腔狭窄等,还可显示癌肿与周围组织间的关系,局部有无淋巴结转移,对结肠癌的术前分期有重要价值。应用螺旋CT仿真内镜技术可观察结肠癌梗阻时肠腔内的情况(图7-8-3)。

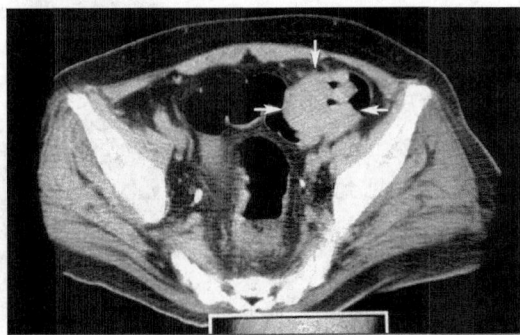

肿块自一侧肠襞向肠腔内突出。

图7-8-3 结肠癌的CT表现

3. MRI表现

MRI可观察直肠壁的形态、厚度异常和肠腔内软组织肿块,T_1WI癌肿信号低于直肠壁,T_2WI呈较高信号。此外,MRI可发现有无盆腔淋巴结转移,邻近组织器官有无受累;

能鉴别术后肿瘤复发与瘢痕,复发肿瘤在 T_1WI 上为低信号,在 T_2WI 上为中等高信号,纤维瘢痕呈低信号。

【诊断与鉴别诊断】

1. 结肠息肉

结肠息肉钡剂造影所见到的充盈缺损光整,黏膜规则,蠕动正常;CT 显示肠腔内突起的软组织影,邻近肠壁不增厚。增生型结肠癌所形成的充盈缺损不规则,黏膜皱襞破坏中断,邻近肠壁增厚僵硬。

2. 盲、升结肠癌

盲、升结肠癌须与增殖型肠结核鉴别。肠结核病变的范围较长,同时侵犯末端回肠,X 线表现以挛缩、僵硬为主。结肠癌则多呈局限性肿块。

第九节　肠结核

肠结核(tuberculosis of intestine)是腹部结核中较为常见的,可与腹膜结核、肠系膜淋巴结核同时并存。肠结核主要为带结核分枝杆菌痰液直接侵入肠黏膜所致,多继发于肺结核,好发于青壮年。肠结核好发部位为回盲部,其次是回肠、空肠和升结肠。

【临床与病理】

在病理上肠结核分为两型。①溃疡型:多见于回肠末端,病变首先侵犯肠壁淋巴结,继而发生干酪样坏死,黏膜糜烂,形成大小不等的溃疡,最后引起肠管瘢痕狭窄。②增殖型:多见于回盲部,是黏膜下层大量结核性肉芽肿和纤维组织增生,形成大小不等的结节,致肠壁局限性增厚,肠腔狭窄和梗阻。

临床上主要表现为腹痛,以右下腹部为主,伴低热、盗汗、消瘦、食欲减退等结核病的症状。可有腹泻或腹泻与便秘交替现象。

【影像学表现】

双对比钡灌肠造影是本病主要的影像学检查方法。不同类型肠结核的 X 线表现各异。

(1)溃疡型　X 线表现为患病肠管的痉挛收缩,黏膜皱襞紊乱。钡剂到达病变区时,不能正常停留,激惹征象明显,钡剂排空迅速,而病变近端与远端钡剂充盈良好,因此常见到末端回肠、盲肠和升结肠的一部分充盈不良,只有少量钡剂充盈呈细线状,或者完全没有钡剂充盈,称为"跳跃"征。"跳跃"征是溃疡型肠结核较为典型的表现。

(2)增殖型　增殖型以肠管不规则变形狭窄为主,伴有黏膜皱襞紊乱及多发小息肉样充盈缺损。回盲部结核可致盲肠挛缩变短、僵硬。回盲瓣常受侵犯,表现为增生肥厚,使盲肠内侧壁凹陷变形(图 7－9－1)。

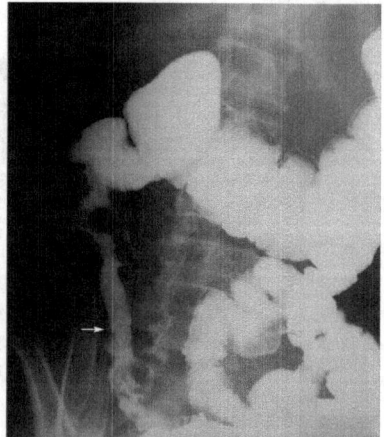

回肠末段、盲肠黏膜皱襞破坏,多数小点状、小刺状龛影(白箭头),盲升结肠缩短和僵直。

图 7－9－1　肠结核的 X 线表现

【诊断与鉴别诊断】

1. 溃疡型结肠炎

溃疡型结肠炎多以左半结肠受累为主，而肠结核则以右半结肠和回肠多见。前者呈较弥漫的小锯齿状龛影，形成的假性息肉形状不规则，晚期因广泛性纤维化致管腔狭窄，结肠袋消失；而肠结核形成的肉芽肿较局限，盲肠狭窄变形、缩短。

2. 结肠癌

增生型结肠癌所致的充盈缺损为不规则形，黏膜皱襞破坏中断，且管壁僵硬；而增殖型肠结核常累及回盲部，盲肠挛缩变短向上。

3. Crohn 病

Crohn 病多为节段性，有线样征、卵石征和瘘管形成。肠结核常见于回盲部，溃疡型肠结核以激惹、痉挛收缩为主，病变具有连续性。此外，结合有无结核病史及抗结核药物治疗是否有效等有助于鉴别诊断。

第十节　阑尾疾病

阑尾位于盲肠尖端内后侧，为回盲瓣下约 2.5 cm 处的一条盲管。一般长 5～7 cm，直径约 0.5 cm，其腔甚窄仅 0.2～0.3 cm，但其变异较大。其组织结构类似于结肠，黏膜为结肠型上皮，肌层在某些部位可以缺如。

阑尾的 X 线检查包括腹部 X 线片、钡餐检查及钡灌肠，对阑尾病变有一定的显示，而 CT 检查对阑尾疾病的诊断有重要的作用。

一、急性阑尾炎

急性阑尾炎（acute appendicitis）是外科最常见的急腹症，占普通外科住院患者的 10%～15%。急性阑尾炎可发生在任何年龄，以 10～40 岁者居多，大部分依据典型临床表现和实验室检查可确诊。部分不典型者难以明确诊断，或伴有并发症，或需与其他急腹症进行鉴别者需行影像学检查，CT 是最具价值的影像检查手段。

【临床与病理】

急性阑尾炎依其病理表现分为单纯性、化脓性和坏疽性三种类型。单纯性阑尾炎表现为阑尾充血、水肿和增粗，腔内为脓性黏液；化脓性阑尾炎表现为充血进一步加重，表面有脓性分泌物，并出现腔内积脓，可发生局限性坏死和穿孔；坏疽性阑尾炎表现为阑尾广泛坏死而呈灰黑色，腔内压力大，易发生穿孔。急性阑尾炎穿孔后可形成阑尾周围脓肿（periappendiceal abscess），脓肿可在右下髂窝或在盆腔内，但当阑尾位置异常或其长度较长时，脓肿可在腹腔的任何部位。

临床上典型表现为转移性右下腹痛并反跳痛，恶心、呕吐，发热，中性粒细胞增高。

【影像学表现】

1. X 线表现

在 X 线片上，由于炎性浸润，阑尾区局限性密度增高；偶可见到阑尾钙化粪石影，但粪石也可见于无症状阑尾中；阑尾周围形成脓肿时表现为软组织肿块，其内可见小气泡影或在立位时有液平面，钡餐造影邻近肠管有激惹痉挛、外压表现。反射性肠淤积征象：

阑尾附近回肠扩张充气,伴有小液平。盲肠痉挛征象:由于炎症刺激收缩,盲肠区局部无气。腹膜刺激征象:右侧腹脂线及右侧腰大肌边缘模糊,脊柱可向右侧弯。气腹征象:大部分阑尾穿孔没有游离气体,仅有少数出现膈下少量游离气体。

2. CT 表现

常规 CT 不易显示阑尾形态,直接征象不明显。薄层扫描及 MSCT 对阑尾的显示有较大改善。直接征象主要是阑尾增粗肿大(直径大于 6 mm),阑尾壁增厚,腔内积液、积气、粪石。间接征象包括阑尾盲肠周围炎和阑尾周围脓肿。前者表现为阑尾周围的脂肪组织密度升高及条索影,腹膜增厚,少量积液,盲肠壁水肿增厚;后者表现为中心为液体密度的团块影,壁厚而边界不清,可出现液气平面(图 7 - 10 - 1)。阑尾脓肿、肠腔外气体、肠腔外阑尾粪石及增强扫描时阑尾壁缺损是诊断阑尾穿孔的特征性征象,但如无上述征象并不能排除阑尾穿孔。

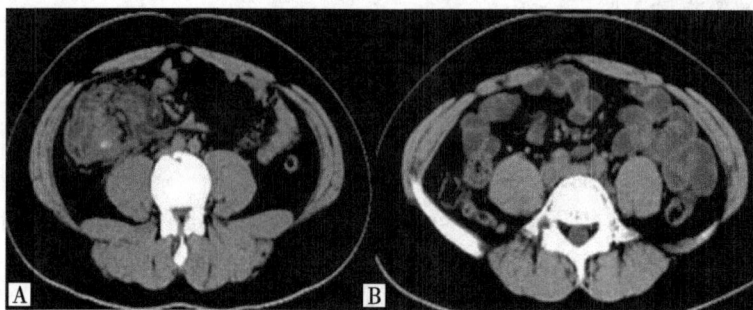

A. 急性化脓性阑尾炎并周围脓肿:回盲部渗出、肿胀,呈炎性包块,内可见斑点状阑尾粪石,阑尾壁明显增厚,分界不清;B. 慢性阑尾炎:阑尾增粗,管壁增厚,管腔内见粪征及积气,周围脂肪间隙尚清楚。

图 7 - 10 - 1　阑尾炎

【诊断与鉴别诊断】

结合临床表现及 CT 检查阑尾区的炎性征象,急性阑尾炎的诊断不难。当 CT 发现阑尾周围炎或脓肿而未发现异常阑尾或粪石时,应注意要结合临床资料及其他影像征象,排除如盲肠憩室炎、结肠结核或 Crohn 病等炎性病变。

二、慢性阑尾炎

慢性阑尾炎可由急性阑尾炎转化而来,也可由于阑尾粪石、异物、寄生虫引起管腔梗阻与刺激而导致阑尾的慢性炎症。

【临床与病理】

本病的病理变化为阑尾壁纤维肉芽组织增生,使之增厚,阑尾腔不规则局部或全长狭窄,阑尾因周围粘连而扭曲等。主要的临床症状为右下腹痛,呈间歇性或持续性,少数可伴有消化功能障碍,如消化不良、腹胀、恶心,发作时可有右下腹局限性压痛。

【影像学表现】

透视下表现为阑尾处有局限性固定性压痛,且随着推移阑尾,压痛点也随其移位。造影检查时阑尾显影不全或变形扭曲也较为常见,此外也常可见到阑尾与盲肠、回肠末端的粘连现象。本病的征象较多,但不能仅靠某一征象进行诊断,而应密切结合临床病史与体征。

三、阑尾黏液囊肿

阑尾黏液囊肿(appendiceal mucocele)多继发于阑尾炎症。炎症致阑尾腔闭锁,而远端的黏膜腺体功能仍然保留,继续分泌黏液。黏液积聚使管腔增大,管壁变薄,形成圆形或椭圆形囊肿。囊肿内充满黄色黏液,囊壁可纤维化、钙化。其大小不等,一般直径为5~6 cm,个别可超过 10 cm。本病的症状类似于阑尾炎,有腹痛或不适,右下腹压痛,有时可扪及囊性包块。

【影像学表现】

1. X 线表现

钡餐和钡灌肠时,对比剂多不能致阑尾显影,或仅有近端的小段阑尾显影。另外可见右下腹圆形或椭圆形边界清晰的软组织肿块与盲肠相连或与盲肠同时移动;肿块较大者可压迫盲肠形成广基底的圆形充盈缺损,回肠末端也呈向上向右推移的表现。

2. CT 表现

CT 检查可见在右下腹可见一囊性肿物,增强时可不强化。

【诊断与鉴别诊断】

根据典型的 X 线表现、CT 表现,结合有慢性阑尾炎病史,右下腹扪及囊性包块,较易做出阑尾黏液囊肿的诊断。

常需要与阑尾黏液囊肿鉴别的有阑尾周围脓肿。后者常有急性阑尾炎史,邻近肠管有痉挛、激惹,脓肿压迹较浅,而前者的压迹较深,且无感染化脓的症状与体征,可资区分。另外,盲肠癌有不规则的黏膜破坏,覃伞状的充盈缺损,肠壁僵直的特征,与阑尾黏液囊肿较易区别。

第十一节 肝疾病

一、肝硬化

肝硬化(cirrhosis of liver)是以肝内广泛纤维结缔组织增生为特征的一类慢性肝病。常见病因为病毒性肝炎和酗酒,其他病因有血吸虫病、慢性胆道梗阻、药物中毒等。

【临床与病理】

病理上可见肝细胞大量弥漫性变性、坏死,进一步发生纤维组织增生和肝细胞结节状再生致使肝变形、变硬,肝叶萎缩或增大,组织学上常见到 0.2~2 cm 大小的再生结节。中晚期可引起门静脉高压、脾大、侧支循环建立及腹水等。

临床上早期可无明显症状,后期出现不同程度的腹痛腹胀、消化不良、消瘦、贫血、黄疸及门静脉高压等症状。实验室检查血清转氨酶升高,清蛋白/球蛋白比例倒置。

【影像学表现】

1. X 线表现

(1)胃肠道钡餐造影可见胃底、食管静脉曲线。

(2)动脉造影可见肝动脉分支变小变少、扭曲;脾静脉、门静脉扩张。

2. CT 表现

一般来说,CT 平扫即可诊断,增强扫描对门静脉扩张及侧支循环形成的显示较好。肝硬化的主要表现:少数肝硬化表现为全肝萎缩;多数表现为尾叶、左叶外侧段增大,右叶发生萎缩,部分也表现右叶增大,左叶萎缩或尾叶萎缩,结果出现肝各叶大小比例失调。肝轮廓边缘显示凹凸不平,此为肝硬化的特征性表现。肝脂肪变性、纤维化致使肝密度弥漫性或不均匀降低。偶可见散在较高密度再生结节,增强扫描显示再生结节与肝实质强化相似。肝门、肝裂增宽及脾大、腹水、胃底和食管静脉曲张等门静脉高压征象(图 7 – 11 – 1)。

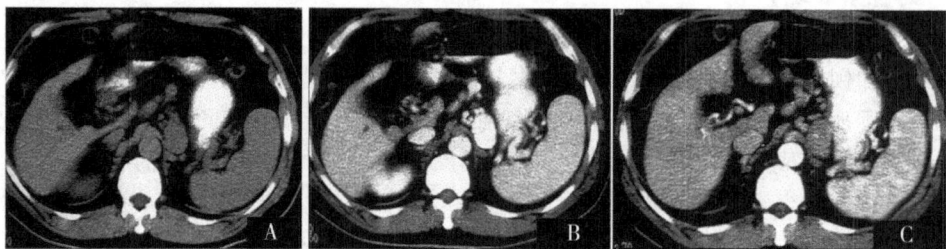

A. CT 平扫图像;B. 静脉期图像,见肝缩小,肝门、肝裂增宽,脾门静脉增粗、纡曲;C. 动脉期图像,见肝硬化,脾大,脾门静脉曲张。

图 7 – 11 – 1　肝硬化

3. MRI 表现

MRI 在显示肝大小、形态改变和脾大、门静脉高压等征象方面与 CT 相同。①在 T_1WI 上,无脂肪变性的单纯肝硬化一般无明显的信号强度异常,硬化结节表现为等信号。②在 T_2WI 上,肝硬化变细的血管和炎性纤维组织表现为不规则网状高信号,硬化结节表现为均匀低信号,无包膜。

【诊断与鉴别诊断】

早期肝硬化影像学表现缺乏特异性。中晚期肝硬化通过 CT 检查、超声检查、MRI 检查一般都可做出诊断。

血管造影已很少使用。30% ~50% 的肝硬化合并肝癌,诊断中须提高警惕。再生结节有时需与早期肝癌鉴别。前者为门静脉供血而非动脉供血,动脉期的 CT 扫描结节无强化。静脉期只轻度强化,呈低密度,与肝癌对比增强表现不同。

二、肝脓肿

【临床与病理】

肝脓肿为肝组织局限性化脓性炎症,临床上以细菌性肝脓肿和阿米巴性肝脓肿常见。这些致病菌通过血液循环到达肝,产生溶组织酶,病变的肝组织充血、水肿及大量白细胞浸润。白细胞崩解,组织液化坏死,形成脓腔,周围肉芽组织增生形成脓肿壁,脓肿壁周围肝组织可有水肿。脓肿多为单房,少数为多房,可单发或多发。

临床上细菌性肝脓肿主要表现为寒战、发热、肝区疼痛和肝大、白细胞计数升高等急性感染表现。阿米巴性肝脓肿发病前有痢疾和腹泻病史,粪便中可找到阿米巴滋养体。

【影像学表现】

1. X 线表现

较大的脓肿在 X 线片上可见右膈膨隆,肝区出现含气或气－液平面的脓腔影。肝动脉造影显示血管受压移位,脓肿周围可见新生血管或脓肿壁染色,脓腔内没有染色。

2. CT 表现

CT 平扫图像显示肝实质圆形或类圆形低密度肿块,中央为脓腔,密度均匀或不均匀,CT 值高于水而低于肝。部分脓肿内出现小气泡或气－液平面。环绕脓腔可见密度低于肝而高于脓腔的环状影,为脓肿壁。急性期脓肿壁外周可出现环状水肿带。增强 CT,脓肿壁呈环形明显强化,脓腔和周围水肿带无强化。低密度的脓腔和环形强化的脓肿壁及周围的无强化的低密度水肿带构成了所谓的"环征"。环征和脓肿内的小气泡为肝脓肿的特征性表现(图 7－11－2)。

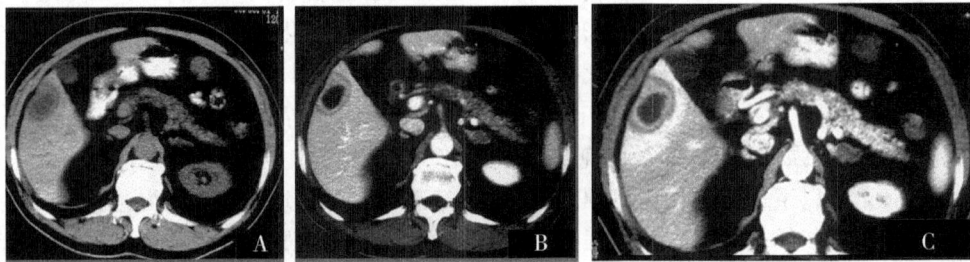

A. CT 平扫图像;B. 静脉期图像;C. 动脉期图像。肝右叶圆形低密度区,脓肿壁密度高于脓腔、低于正常肝。增强扫描图像:脓肿壁环形强化,轮廓光滑,厚度均匀,外围可见低密度水肿带。

图 7－11－2 肝脓肿

3. MRI 表现

肝脓肿的脓腔在 T_1WI 上呈均匀或不均匀的低信号,在 T_2WI 上表现为极高信号。脓肿壁的信号强度 T_1WI 高于脓腔而低于肝实质,表现较厚的圆环状稍高信号区,称晕环征。晕环周围的肝水肿 T_2WI 呈明显高信号。Gd－DTPA 对比增强后,脓肿壁呈环形强化。

【诊断与鉴别诊断】

早期肝脓肿未出现液化需与肝癌鉴别,结合临床是否有炎症反应,血甲胎蛋白(AFP)是否升高,或抗炎治疗后复查脓肿有无吸收可以鉴别,必要时穿刺活检确诊。

三、肝海绵状血管瘤

肝海绵状血管瘤为常见的肝良性肿瘤,根据 Adam 等统计占肝良性肿瘤的 84%。肝海绵状血管瘤好发于女性,发病率为男性的 4.5～5 倍。

【临床与病理】

肿瘤 90% 为单发,10% 多发。肿瘤直径从 2 cm 到 20 cm 不等。肿瘤内由扩张的异常血窦组成,内衬单层的血管内间隔形成海绵状结构,并充满新鲜血液。偶然有肿瘤内血栓形成,可出现钙化。

临床上可无任何症状或偶然在体检中发现。巨大肿瘤可出现上腹部胀痛不适。肿瘤破裂可引起肝出血。

【影像学表现】

1. X 线表现

X 线片可无任何阳性表现。

肝动脉造影主要表现如下：①动脉期供血动脉增粗，巨大肿瘤压迫周围血管弧形移位，呈"抱球征"；早期动脉相肿瘤边缘出现斑点、棉花团状显影，为"树上挂果征"。②静脉期肿瘤显影逐渐向中央扩散，表现为密度均匀、轮廓清楚的肿瘤染色。③肿瘤染色持续到肝实质后期不退。动态血管造影的全部显影过程表现所谓的"早出晚归"征象，即病变显影出现得快，而消退得晚。

2. CT 表现

（1）CT 平扫　CT 平扫表现为肝实质内边界清楚的圆形或类圆形低密度肿块。

（2）增强扫描　增强扫描是 CT 检查海绵状血管瘤的关键。通常采用动态 CT 或螺旋 CT 多期增强扫描，要求"两快一长"，即对比剂注射速度要快，开始扫描要快，延迟扫描要长。肝动脉期可见肿瘤自边缘开始出现斑状、结节状强化灶，密度高于正常肝，接近同层大血管的密度。门静脉期，强化灶互相融合，同时向肿瘤中央扩展，最后使整个肿瘤增强，密度可逐渐下降，变为与周围正常肝实质密度相同的等密度，并持续 10 分钟或更长。整个对比增强过程表现"早出晚归"的特征。

综上所述，以下三点可作为海绵状血管瘤 CT 诊断标准：①平扫表现为边界清楚的低密度区；②增强扫描从周边部开始强化，并不断向中央扩大，强化密度接近同层大血管的密度；③长时间持续强化，最后与周围正常肝实质形成等密度（图 7 - 11 - 3）。

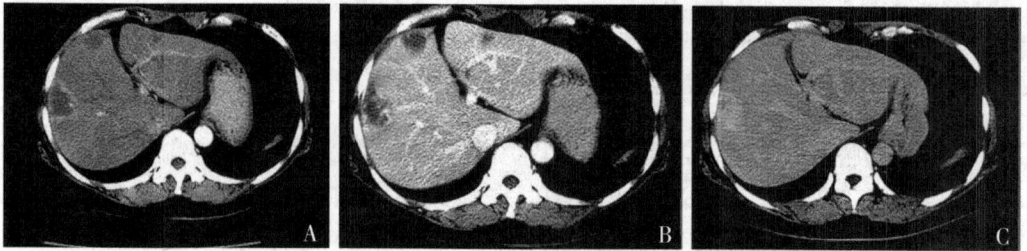

A. 瘤体边缘先出现结节状强化，与血管密度相近；B. 随时间推移，强化逐渐向中心扩展；C. 直至全瘤充填。

图 7 - 11 - 3　肝海绵状血管瘤

3. MRI 表现

（1）肿瘤在 T_1WI 上表现为均匀的低信号。

（2）肿瘤在 T_2WI 上表现为均匀的高信号，随着回波时间延长其信号强度也越来越高。在肝实质低信号背景的衬托下，肿瘤表现为边缘锐利越来越高的信号灶，似电灯泡，即所谓"灯泡"征。

（3）Gd - DTPA 对比增强后行动态扫描，肿瘤亦从边缘强化，逐渐向中央扩展，最后充盈整个肿瘤，形成高信号的肿块。

【诊断与鉴别诊断】

出现典型 CT 检查特征者，诊断不难。90% 海绵状血管瘤通过 CT 检查可以确诊。血管瘤常需与多血供的肝细胞癌或转移性肝癌鉴别。肝癌 CT 检查也出现早期明显对比增强,但持续时间多较短,多数都在静脉期出现明显消退,接近平扫密度。超声检查显示的小肝癌多表现弱回声,且壁薄;而弱回声的海绵状血管瘤则为厚壁。肝癌肿块看不见边缘裂开征和血管进入征。

四、肝囊肿

【临床与病理】

肝囊肿(liver cyst)是胆管发育异常形成的小胆管丛,逐渐扩大融合形成的肝囊性病变。通常为先天性肝囊肿,病因不明,可分为单纯性肝囊肿和多囊肝。前者包括单发、多发性肝囊肿;后者为常染色体显性遗传性病变,常合并多囊肾。

肝囊肿可单发或多发,大小不等,囊壁很薄,囊内充满澄清液体。肝囊肿好发于肝右叶,生长缓慢。

临床一般无症状,常在体检时偶尔发现。巨大囊肿可致肝大、上腹部不适等。偶有囊肿破裂、出血、合并感染等并发症。

【影像学表现】

1. X线表现

X线片可无任何阳性表现。

肝动脉造影主要表现为巨大囊肿动脉期显示血管受压移位,实质期可出现边缘光滑的无血管区。

2. CT表现

CT平扫图像显示肝实质内圆形低密度区,边缘锐利,边界清楚,囊内密度均匀,CT值为0~20 HU。对比增强后,囊内无对比增强,在周围强化的肝实质的衬托下,囊肿边界更加清楚,囊壁菲薄一般不能显示(图7-11-4)。

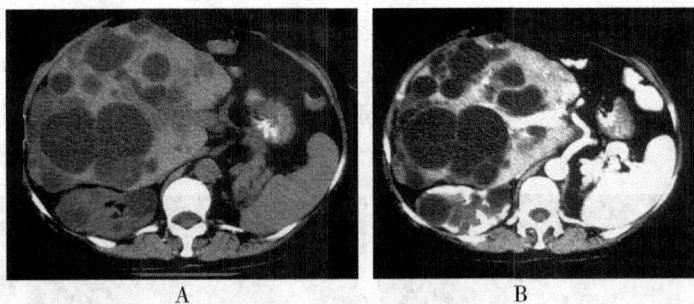

A. CT平扫图像;B. 动脉期图像。肝内多发边界锐利的囊性病灶,囊内呈水样密度,囊壁不能显示。增强扫描无强化,并见右肾囊肿。

图7-11-4 肝囊肿

3. MRI表现

MRI表现为边缘光滑、锐利,T_1WI呈低信号,T_2WI呈高信号的圆形病灶。由于肝囊肿内含水量达95%以上,T_1和T_2的弛豫时间比海绵状血管瘤更长。

【诊断与鉴别诊断】

超声检查和CT检查对肝囊肿的检出比较敏感,MRI检查显示囊肿也有较高价值。典型的肝囊肿,CT检查和超声检查容易诊断。有时要与囊性转移瘤、肝脓肿、肝棘球蚴病等鉴别。这些病变都有较厚的囊壁,且厚薄不均,边缘不整,有强化等。

五、肝棘球蚴病

肝棘球蚴病(hydatid disease liver)是棘球绦虫的幼虫寄生于肝而发生的寄生虫病。棘球蚴虫卵经消化道感染至人体后,在十二指肠内孵化为六钩蚴。六钩蚴脱壳而出后,借助小钩吸附于小肠黏膜,并可进入肠壁内的毛细血管,经肠系膜静脉进入门静脉系统,随门静脉循环到达肝寄生。该病主要流行于牧区,我国以新疆、青海、宁夏、甘肃、内蒙古和西藏等地多见。近年来,随着旅游业的发展、人口的流动和饲养家犬的增多、城市人口的患病数量有逐渐增多的趋势。棘球蚴病分为细粒棘球蚴病和泡状棘球蚴病。前者多见。两者之比为100:(1~3)。

【临床与病理】

临床病程呈慢性,早期多数无症状,随着病灶的增大,可出现腹胀、肝区疼痛、恶心、呕吐等不适,细粒棘球蚴破入胆道及泡状棘球蚴侵犯胆管可引起梗阻性黄疸。实验室检查血嗜酸性粒细胞可增多;囊液抗原皮内试验(Casoni 试验)可为阳性;酶联免疫吸附试验检测血清 IgA、IgE、IgG 认为是较敏感的指标。

【影像学表现】

1. X 线表现

腹部 X 线片可见细粒棘球蚴导致的肝影增大,膈顶上移;有时可以显示呈环状或者壳状钙化的棘球蚴囊肿壁,以及病灶内的结节状或不规则的钙化。泡状棘球蚴的钙化呈点状、结节状。腹部 X 线片对肝棘球蚴病的诊断比较有限,对没有钙化的病灶很难做出正确诊断。

2. CT 表现

肝细粒棘球蚴病的 CT 检查图像表现为大小不一,单发或多发,圆形或类圆形,呈水样密度的囊性病灶,边界清楚、边缘光滑,囊壁较薄,合并感染时则囊壁明显增厚;母囊内出现子囊是该病的特征性表现,使病灶呈现出轮辐状、蜂窝状等多房状的外观;内外囊剥离表现为飘带征、水蛇征、双环征,亦具有特征性;囊壁钙化常见,呈弧线状甚至壳状,囊内母囊碎片、头节及子囊钙化常呈条片状。增强扫描后病灶无明显强化(图 7 – 11 – 5)。

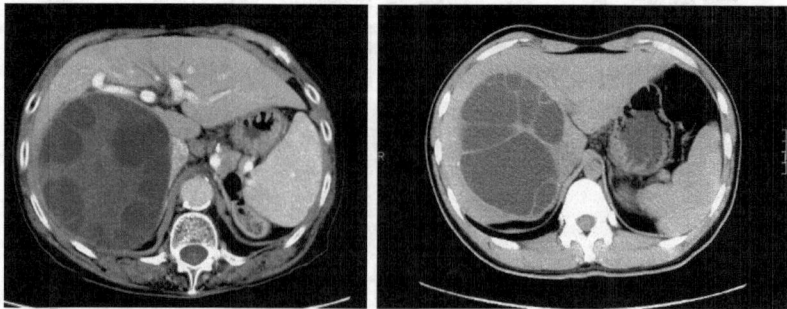

多子囊性病灶,表现为特征性的蜂窝状,囊壁及分隔无明显强化。

图 7 – 11 – 5   肝细粒棘球蚴病的 CT 表现

肝泡状棘球蚴病的 CT 检查图像表现为密度不均匀的实质性肿块,呈低密度影或混合密度影,形态不规则,边缘模糊不清;病灶内部见小囊泡和广泛的颗粒状或不定形钙化构成地图征样外观;较大的病变中央常继发液化坏死,呈现熔岩洞样表现。增强后周围肝实质明显强化而病灶强化不显著,故边界显示更清楚(图7-11-6)。

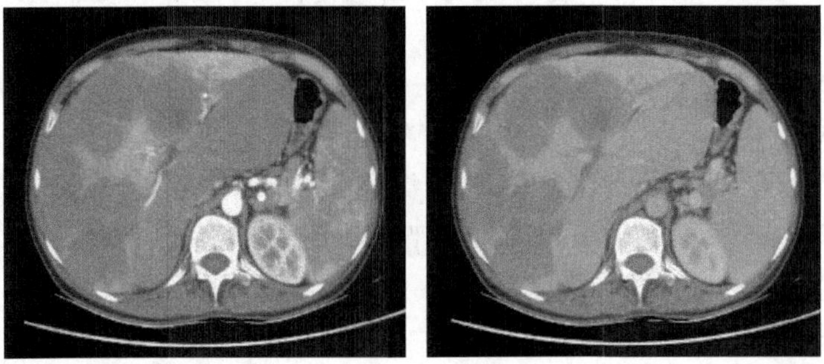

CT增强扫描图像可见肝实质内多发圆形及类圆形较低密度影,部分病灶中央可见不规则液化坏死区,动脉期及门静脉期,病灶无明显强化,而周围正常肝实质明显强化,病灶边界显示清晰。

图7-11-6 肝泡状棘球蚴病的CT表现

3. MRI表现

肝细粒棘球蚴病的MRI表现为类圆形病灶,在T_1WI上为低信号,在T_2WI上为高信号;囊壁厚度均匀一致,在T_2WI上为低信号;母囊内含子囊时表现为玫瑰花瓣征象,为肝细粒棘球蚴病的特征性表现,在水成像序列上显示更清晰;钙化在T_1WI和T_2WI上均为低信号。肝泡状棘球蚴病的MRI显示为不规则实性病灶,浸润性生长,边缘欠清;病灶在T_1WI、T_2WI上均以低信号为主,尤其是在T_2WI上的低信号为其特征性表现,但是小囊泡在T_2WI上信号偏高;灶内可发生液化坏死。水成像技术可清楚显示众多的小泡,还可显示病灶与胆道的关系。

【诊断与鉴别诊断】

当肝细粒棘球蚴病出现子囊结构、内外囊剥离征象及钙化等特征性表现时,不难诊断。但单囊性细粒棘球蚴病需与肝单纯性囊肿鉴别,囊壁较厚且有钙化,内外囊剥离等表现多提示为肝细粒棘球蚴病病灶;合并感染时难与肝脓肿鉴别,既往病史往往有助于提供信息。肝泡状棘球蚴有时不易与肝癌区别,病灶增强后无明显强化、小囊泡的显示、特征性的细颗粒状或者小圈状的钙化是其鉴别要点。

六、原发性肝癌

原发性肝癌90%以上为肝细胞癌(hepatocellular carcinoma),男性多见,好发于30~60岁。原发性肝癌的发病与乙型肝炎和肝硬化密切相关。

【临床与病理】

原发性肝癌在病理学上分三型:巨块型,肿块直径不小于5cm,最多见;结节型,每个癌结节小于5cm;弥漫型,小于1cm的小结节弥漫分布全肝。小于3cm的单发结节,或2个结节直径之和不超过3cm的结节为小肝癌。肝细胞癌主要由肝动脉供血,且90%病例都为血供丰富的肿瘤。

肝细胞癌容易侵犯门静脉和肝静脉引起血管内癌栓或肝内外血行转移;侵犯胆道引

起阻塞性黄疸;淋巴转移可引起肝门及腹主动脉或腔静脉旁等处腹腔淋巴结增大;晚期可发生肺、骨骼、肾上腺和肾等远处转移。

早期无临床症状和体征,中晚期表现为肝区疼痛、上腹部肿块、消瘦乏力、黄疸等。实验室检查 AFP 多为阳性。

【影像学表现】

1. X 线表现

肝动脉造影可出现以下异常改变:①肿瘤供血的肝动脉扩张;肿瘤内显示病理血管;肝血管受压拉直、移位,或被肿瘤包绕。②肿瘤染色,勾画出肿瘤的大小。③有时出现动静脉瘘、肿瘤湖征。

2. CT 表现

(1)CT 平扫图像常见肝硬化,边缘轮廓局限性突起,肝实质内出现单发或多发、圆形或类圆形的边界清楚或模糊的肿块。肿块多数为低密度,周围可见低密度的透亮带为肿瘤假包膜。巨块型肝癌中央可发生坏死而出现更低密度区。

(2)对比增强螺旋 CT 多期扫描图像可见动脉期主要为门静脉供血的正常肝实质还未出现对比增强,而以肝动脉供血的肿瘤很快出现明显的斑片状、结节状强化,CT 值迅速达到峰值;门静脉期,正常肝实质对比增强密度开始升高,肿瘤对比增强密度迅速下降;平衡期,肿块对比增强密度继续下降,在明显强化的肝实质内又表现低密度状态。全部对比增强过程表现为“快进快出”现象。

(3)如发生血管侵犯或癌栓形成,则可见门静脉、肝静脉或下腔静脉扩张,增强后出现充盈缺损;胆道系统侵犯,引起胆道扩张;肝门部或腹主动脉旁、腔静脉旁淋巴结增大则提示淋巴结转移(图 7 - 11 - 7)。

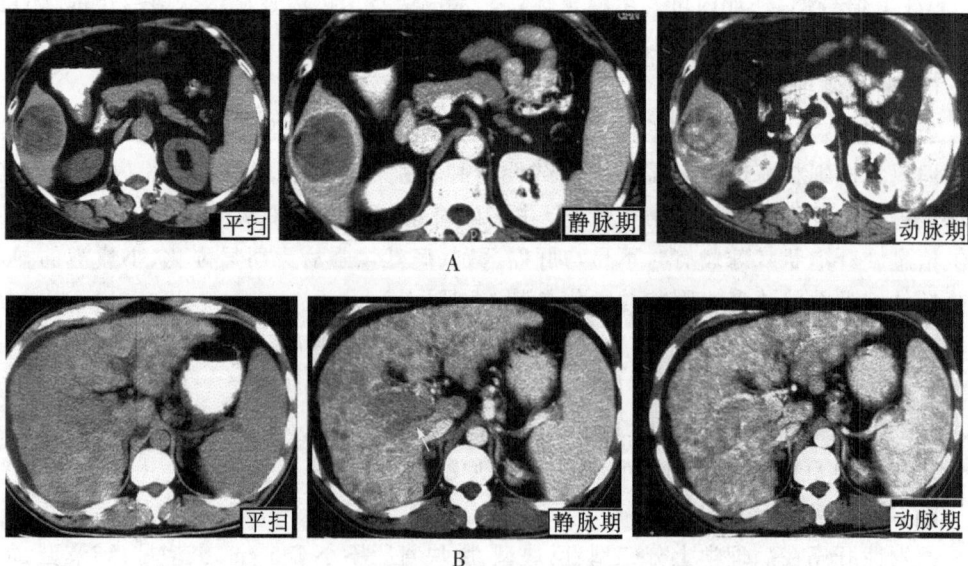

A. 结节型肝癌:肝右下叶类圆形低密度肿块,其内见更低密度区,增强扫描动脉期肿瘤不均匀明显强化,实质期迅速消退,呈“快进快退”的强化特点;B. 弥漫型肝癌并门脉癌栓及腹水:肝弥漫性密度减低,边界不清,增强扫描动脉期肿瘤不均匀明显强化,实质期迅速消退,呈“快进快退”的强化特点,并见门静脉癌栓(白箭头)。

图 7 - 11 - 7　原发性肝癌

3．MRI 表现

（1）肿瘤在 T_1WI 上表现为稍低或等信号，肿瘤出血或脂肪性变表现为高信号，坏死囊变则出现低信号。假包膜在 T_1WI 上表现环绕肿瘤周围的低信号环。

（2）肿瘤在 T_2WI 上表现为稍高信号，巨大肿块时 T_2WI 信号多不均匀。

（3）Gd－DTPA 对比增强多期扫描，肿块增强表现与 CT 相同。用超顺磁性氧化铁增强后，正常肝实质的 T_2WI 呈低信号，而肿瘤则表现为相对高信号，从而提高肝肿瘤的检出率。

（4）静脉内癌栓在 T_1WI 上呈较高信号，在 T_2WI 上信号较低，且血管内正常流空效应消失。

【诊断与鉴别诊断】

影像学检查在肝癌的临床诊断中占有举足轻重的地位。USG 检查和 CT 检查对肝癌，特别对中晚期肝癌大都能做出诊断，包括肿瘤的类型、部位、大小及其肝内外转移的评价。MRI 检查在小肝癌的鉴别诊断中优于 CT 检查和超声检查。部分不典型的肝癌常需与血管瘤、肝硬化再生结节、炎性假瘤、转移性肝癌、肝腺瘤、局灶性结节增生等鉴别。螺旋 CT 检查和 MRI 对比增强多期扫描检查，发现"快进快出"征象，肿瘤假包膜，血管受侵或肿瘤内的脂肪变性等表现，则有助于肝癌的诊断。

七、转移性肝癌

转移性肝癌在我国发病率仅次于肝细胞癌。转移途径主要有：①邻近器官肿瘤的直接侵犯；②经肝门部淋巴转移；③经门静脉转移，如消化道恶性肿瘤转移；④经肝动脉转移，如肺癌转移。

【临床与病理】

病理呈肝内多发结节，大小从数毫米到 10 cm 以上不等。易坏死、囊变、出血和钙化。临床症状除原发的肿瘤症状外，出现肝大、肝区疼痛、消瘦、黄疸、腹水等。AFP 多阴性。

【影像学表现】

1．X 线表现

肝动脉造影可见血供丰富的多发结节瘤灶，瘤灶内有病理血管，肿瘤染色，动静脉瘘等。周围血管受压弯曲。

2．CT 表现

（1）CT 平扫图像可见肝实质内多发小圆形或类圆形的低密度肿块，少数也可单发。肿块密度均匀；发生钙化或出血，肿瘤内有高密度灶；液化坏死、囊变则在肿瘤中呈水样密度。

（2）对比增强扫描动脉期呈不规则边缘强化，门静脉期可出现整个瘤灶均匀或不均匀强化，平衡期对比增强消退。少数肿瘤中央见无增强的低密度，边缘强化呈高密度，外周有一稍低于肝密度的水肿带，构成所谓"牛眼征"（图 7－11－8）。

3．MRI 表现

MRI 显示肝内多发或单发、边缘清楚的瘤灶。T_1WI 常表现均匀的稍低信号，T_2WI 则呈稍高信号。少数肿瘤在 T_1WI 上中心呈高信号，在 T_2WI 上呈低信号，称为"环靶征"。约30% 肿瘤周围 T_2WI 表现为高信号环，称为"亮环征"或"晕征"，这可能与肿瘤周边水肿或丰富血供有关。

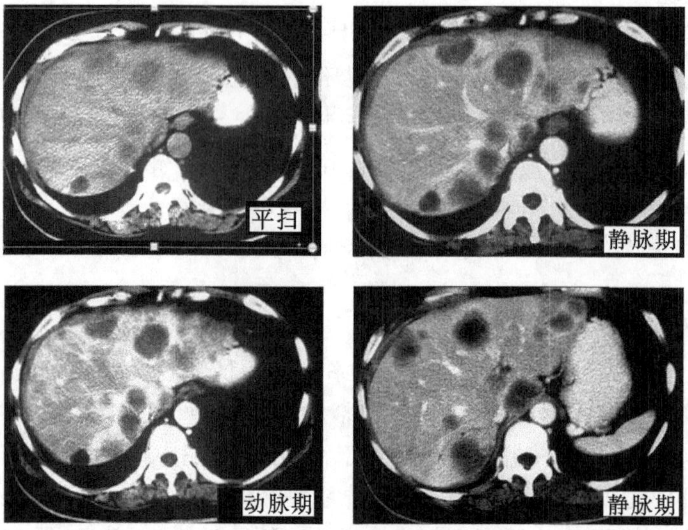

图 7 - 11 - 8　转移性肝癌

【诊断与鉴别诊断】

肝外原发恶性肿瘤诊断明确,一旦发现肝内多发结节,肝转移癌的诊断比较容易。原发癌不明而见到肝内多发结节,特别是囊性转移瘤需与肝脓肿、肝棘球蚴病、肝结核等肝内多发结节鉴别。

八、肝腺瘤

肝腺瘤(hepatic adenoma)或称肝细胞腺瘤(hepatocellular adenoma),是起源于肝细胞的良性肿瘤,多见于 15 ~ 45 岁妇女。肝腺瘤与口服避孕药有密切关系,停服避孕药肿瘤可缩小或消失。

【临床与病理】

多数患者无症状,5% ~ 10% 偶然发现。少数有腹部肿块和轻微腹痛。肿瘤较大时可破裂,则出现内出血的症状。病理上,腺瘤的组织分化程度好,有完整包膜。多为单发,呈圆形或类圆形,边界清楚。肿瘤大小从 1 ~ 30 cm 不等。

【影像学表现】

1. X 线表现

肝动脉造影早期表现有丰富的病理血管,较大肿块压迫周围血管移位,但不侵犯血管;实质期可见肿瘤染色;静脉期肿瘤显影消失,在明显显影的肝实质内形成充盈缺损。

2. CT 表现

CT 检查图像多表现为肝内边界清楚的低密度肿块,少数为等密度肿块,并发出血则密度增高。对比增强后动脉期出现明显强化,而后逐渐下降至等密度,平衡期恢复为低密度。部分病例肿瘤边缘有假包膜。文献报道,一部分肿瘤周围出现脂肪变性,可见肿瘤周围形成低密度环,认为此征为肝细胞腺瘤的 CT 特异性表现。

3. MRI 表现

肝细胞瘤一般在 T_1WI 上表现为稍低信号,在 T_2WI 上表现为稍高信号。但信号变化多样,缺乏特异性。

【诊断与鉴别诊断】

肝腺瘤常用的检查方法为 CT 检查或 MRI 检查。CT 检查肝内出现边界清楚,边缘光滑,密度均匀,有明显强化的较大肿块,一般要考虑肝细胞腺瘤的可能,特别是临床有口服避孕药历史、无慢性肝炎和肝硬化的年轻女性。若肿瘤周围显示低密度环,则有助于肝腺瘤的诊断。动脉造影显示肿瘤显影早,消退快的特点,提示肿瘤血供比较丰富。MRI 检查缺乏特征性表现。影像学检查时有时难与 FNH 和分化较好的肝细胞癌鉴别,可在 CT 引导下穿刺活检来确诊。

第十二节 胆系疾病

一、胆囊炎

胆囊炎(cholecystitis)分为急性胆囊炎和慢性胆囊炎。前者通常是由于胆道结石和蛔虫阻塞引起胆囊管阻塞,胆汁淤滞,继发细菌感染所致。后者多是急性胆囊炎治疗不彻底,反复发作的结果。

【临床与病理】

急性胆囊炎在病理上分为急性单纯性胆囊炎、急性化脓性胆囊炎、急性坏疽性胆囊炎三型。慢性胆囊炎主要是胆囊壁纤维组织增生增厚和钙化,胆囊缩小,或因积水而增大。胆囊功能受损。

胆囊炎在临床上多见于成年人,尤以女性多见。急性胆囊炎常表现为急性发作的右上腹疼痛,呈持续性疼痛并阵发性绞痛,伴畏寒、发热、呕吐、黄疸等。查体:墨菲(Murphy)征阳性。慢性胆囊炎症状不典型,常有右上腹隐痛、腹胀不适、消化不良等。

【影像学表现】

1. X 线表现

X 线片多无明显异常表现,有时可见胆囊内结石或胆囊壁钙化。

2. CT 表现

(1)急性胆囊炎(图 7-12-1) CT 平扫图像可见胆囊增大,直径大于 5 cm;胆囊壁弥漫性增厚超过 3 mm;胆囊壁周围组织水肿可出现一环形低密度带;可伴有胆囊高密度结石。胆囊内见到气体则提示为气肿性急性胆囊炎。增强扫描可见增厚的胆囊壁明显强化,且强化持续时间较长。

(2)慢性胆囊炎(图 7-12-2) CT 平扫图像可见胆囊壁普遍性增厚,均匀或不均匀增厚,可见胆囊壁钙化;多数可见胆囊缩小,有的也可增大;可伴有胆囊高密度结石。增强扫描可见增厚的胆囊壁均匀性强化。

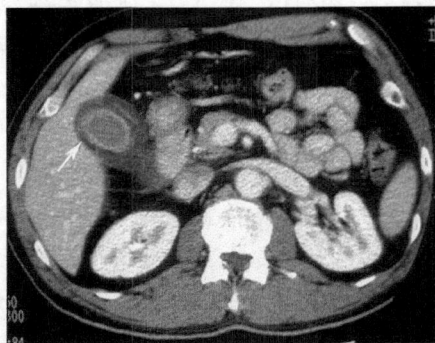

胆囊增大,壁增厚。增强扫描图像,可见内侧黏膜层强化明显,呈致密细线状,外侧浆膜层呈低密度带环绕。

图 7-12-1 急性胆囊炎

胆囊明显缩小,壁增厚。

图 7 - 12 - 2　慢性胆囊炎

3. MRI 表现

（1）在 T_1WI 上,胆囊内胆汁呈低信号,急性胆囊炎的胆囊壁水肿呈低信号。

（2）在 T_2WI 上,胆囊内胆汁为高信号,胆囊壁水肿也为高信号。此外,可显示胆囊增大、胆囊壁增厚。

【诊断与鉴别诊断】

慢性胆囊炎有时需与胆囊癌鉴别。后者表现为胆囊壁增厚很显著,一般超过 5 mm。

二、胆系结石

胆系结石(cholelithiasis)发生在胆管内的称胆管结石,发生在胆囊内的称为胆囊结石,统称为胆结石症。

【临床与病理】

根据化学成分不同,胆结石可分为胆固醇性结石、胆色素性结石和混合性胆结石三种类型。前者最多见,是在胆汁淤滞和胆道感染等因素的影响下,由胆汁中胆色素、胆固醇、黏液物质和钙盐析出、凝集而形成。

临床上主要症状为反复、突然发作的右上腹绞痛,为持续性疼痛,3～4 小时后缓解,并放射到后背和右肩胛下部,伴呕吐。查体右上腹部压痛。

【影像学表现】

1. X 线表现

X 线片可发现右上腹胆囊阳性结石,占 10%～20%,典型者呈边缘密度高,中央密度低的圆形、多边形高密度影,多发者聚集呈石榴子状。胆囊阴性结石在 X 线片上不能显示。PTC 检查或 ERCP 检查,可见胆囊或胆管内阴性结石所致的充盈缺损,结石引起胆道狭窄或梗阻,则上部胆管扩张(图 7 - 12 - 3)。

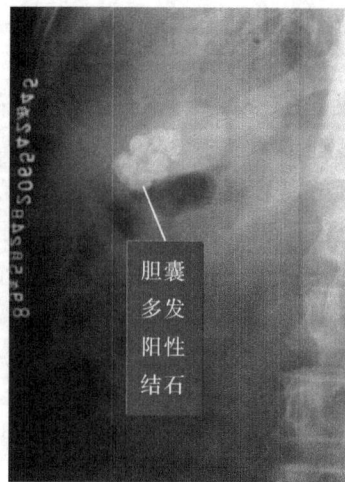

图 7 - 12 - 3　胆囊阳性结石的 X 线片表现

2. CT 表现

根据其化学成分不同,胆结石在 CT 平扫上可表现为高密度影、等密度影或低密度影三种类型。

(1)胆囊内高密度结石常表现为单发或多发、圆形或多边形高密度影,常伴有慢性胆囊炎;等密度结石或低密度结石则可在胆囊造影 CT 图像上表现为低密度的充盈缺损,其位置可随体位变化而改变(图 7 - 12 - 4)。

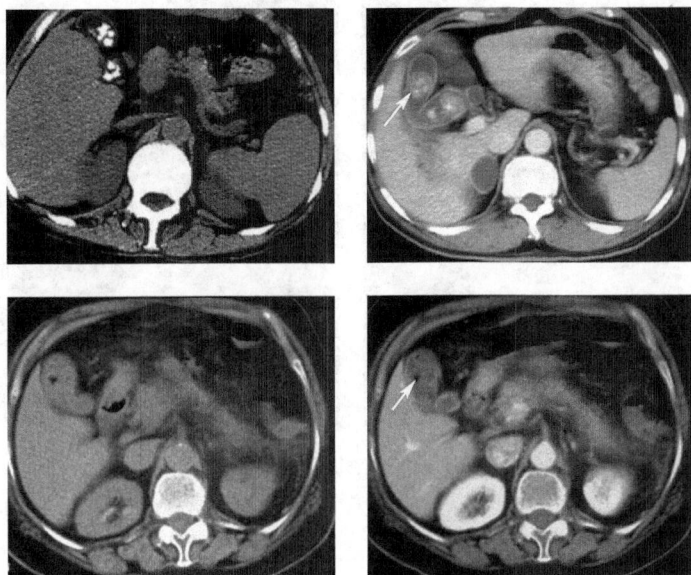

图 7 - 12 - 4 胆囊结石的 CT 表现

(2)肝内胆管结石多表现为点状、结节状或不规则形高密度影,与肝管走行方向一致,可伴有相应的胆管扩张(图 7 - 12 - 5)。

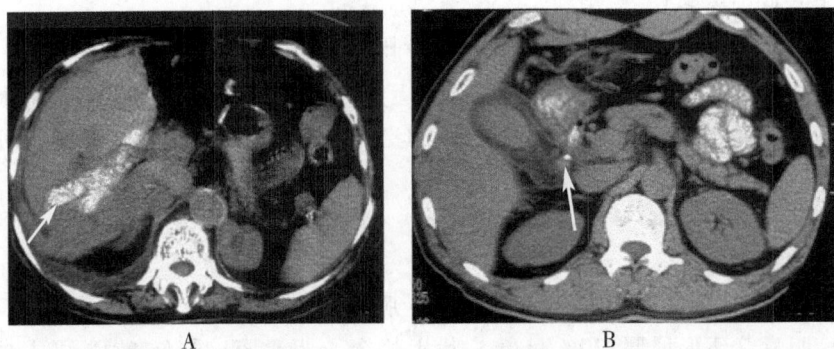

A. 肝内胆管;B. 胆囊管内多发小点结石,并胆囊炎;胆囊壁水肿、增厚。

图 7 - 12 - 5 胆管结石的 CT 表现

(3)胆总管结石多表现为圆形高密度影,其周围或一侧可见低密度扩张的胆总管,形成所谓的"环鞭"征或"半月"征,同时见结石上方的胆总管扩张(图 7 - 12 - 6)。

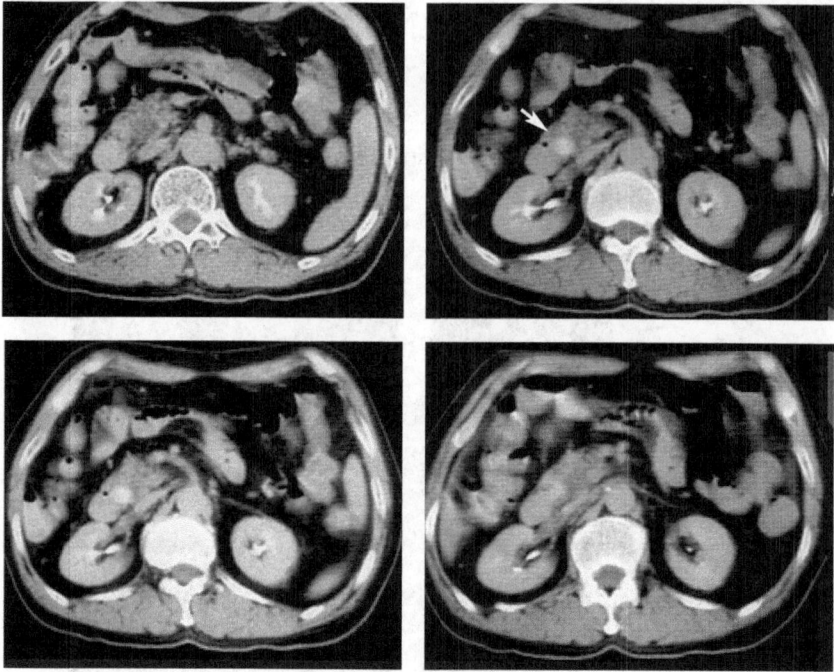

胆总管下端圆形高密度结石影（白箭头）。

图 7 - 12 - 6　胆总管结石的 CT 表现

3. MRI 表现

胆结石一般较少用 MRI 诊断。

（1）在 T_1WI 上，多数胆结石表现为低信号，与低信号的胆汁不形成对比；少数胆结石可表现为中心略高或很高的信号区。

（2）在 T_2WI 上，高信号胆汁内可清楚显示低信号的胆结石。

【诊断与鉴别诊断】

胆管结石或炎症引起胆道梗阻，需与胆管肿瘤等鉴别。胆囊等密度结石需与胆囊癌鉴别。CT 增强扫描时胆囊结石无强化，而胆囊癌有强化；胆囊造影 CT 扫描时胆囊结石所致的充盈缺损可随体变化而改变位置，而胆囊癌的充盈缺损则不因体位改变而变化。

三、胆囊癌

【临床与病理】

胆囊癌 70% ~90% 为腺癌，少数为鳞癌。肿瘤常发生在胆囊底部或颈部。80% 呈浸润性生长，胆囊壁环形增厚；20% 呈乳头状生长突入胆囊腔。肿瘤增大，可占据整个胆囊，形成软组织肿块，并侵犯周围肝组织。约 70% 合并胆囊结石。临床表现为右上腹持续性疼痛、黄疸、消瘦、肝大和上腹部包块。

【影像学表现】

1. X 线表现

胆囊癌侵犯胆管，PTC 检查出现胆管不规则狭窄、充盈缺损及胆道梗阻。动脉造影，进展期胆囊癌可显示胆囊动脉增粗,受压移位,血管受侵不规则、狭窄,甚至闭塞。肿瘤内可见肿瘤血管和肿瘤染色。

2. CT 表现

胆囊增大或缩小,肿瘤表现为三种类型:胆囊壁增厚型,胆囊壁呈不规则或结节状增厚;腔内型,胆囊腔单发或多发乳头状肿块,肿块基底部胆囊壁增厚;肿块型,胆囊腔全部被肿瘤所占据,形成软组织肿块,周围肝实质出现低密度带。对比增强检查见肿瘤及其局部胆囊壁明显强化,同时可见胆管受压、不规则狭窄和上部扩张,往往伴有胆囊结石(图 7 – 12 – 7)。

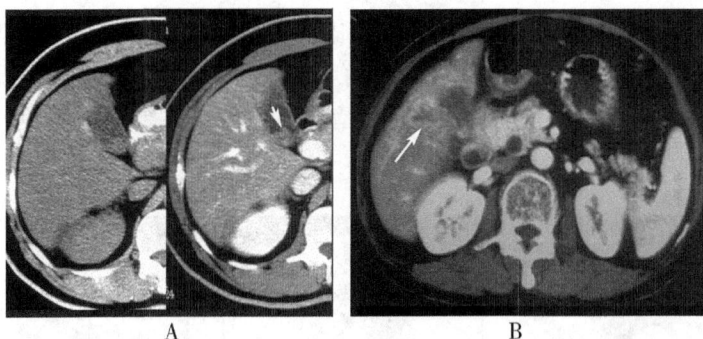

A. 肿瘤呈结节状肿块突向腔内(白箭头);B. 肿瘤侵及邻边肝,致肝组织不规则强化。

图 7 – 12 – 7 胆囊癌

3. MRI 表现

MRI 表现与 CT 表现相似,表现为胆囊壁增厚,胆囊内实质性肿块。在 T_1WI 上,肿块周围的肝实质可形成不规则高信号带,提示肿瘤侵犯肝,同时显示淋巴结转移和胆道扩张。

【诊断与鉴别诊断】

超声检查和 CT 检查为目前胆囊癌最常用的影像学检查方法,MRI 检查及 MRCP 检查可从多方位显示肿块。这些检查显示胆囊壁不规则增厚、胆囊腔内大小不等的肿块,诊断大多不难。动脉造影比较少用。已经波及周围肝实质的肿块型胆囊癌,易与肝癌混淆。但胆囊癌引起的胆道侵犯,扩张比较明显。相反,肝癌引起的胆管侵犯胆道扩张较轻,同时容易发生门静脉侵犯和癌栓。胆囊壁增厚的胆囊癌还需与胆囊炎鉴别。胆囊壁明显不规则增厚,对比增强 CT 明显增强,明显的胆道扩张,周围肝实质侵犯和肝内转移则支持胆囊癌诊断。

四、胆管癌

【临床与病理】

胆管癌(cholangiocarcinoma)主要指发生在左肝管、右肝管至胆总管下端的肝外胆管癌。发生在肝内较小胆管的称为胆管细胞型肝癌。临床所指的胆管癌为左肝管、右肝管以下的肝外胆管癌,不包括肝内胆管细胞型肝癌。

胆管癌 80% 为腺癌,少数为鳞癌。肿瘤的形态分为结节型、浸润型、乳头型,浸润型最常见。结节型和乳头型在胆管内生长,形成肿块;浸润型则引起胆管局限性狭窄,晚期容易发生胆道梗阻。肿瘤好发于上段胆管,占50%。多发生于老年人,起病隐匿,临床常表现为进行性黄疸、脂肪泻、陶土样大便等胆道梗阻表现和上腹出现包块,胆囊肿大。

【影像学表现】

1. X 线表现

PTC 检查和 ERCP 检查均可直接显示胆管癌的部位和范围。浸润型可见胆管狭窄,狭窄范围较短,边界清楚,边缘不规整。如为结节型和乳头型,则胆管内显示表面不光整的充盈缺损,胆管阻塞以上的肝内、外胆管明显扩张,呈"软藤征"。

2. CT 表现

肝内、外胆管不同程度扩张,一般扩张都比较明显。肿瘤发生于上段胆管,可见肝门部软组织肿块;发生于中、下段胆管,可见胆囊增大和二段胆总管扩张,扩张的胆管于肿瘤部位突然变小或中断,末端可见局部胆管壁增厚或形成软组织肿块,对比增强明显强化。有时可有肝门等处淋巴结转移(图 7 - 12 - 8)。

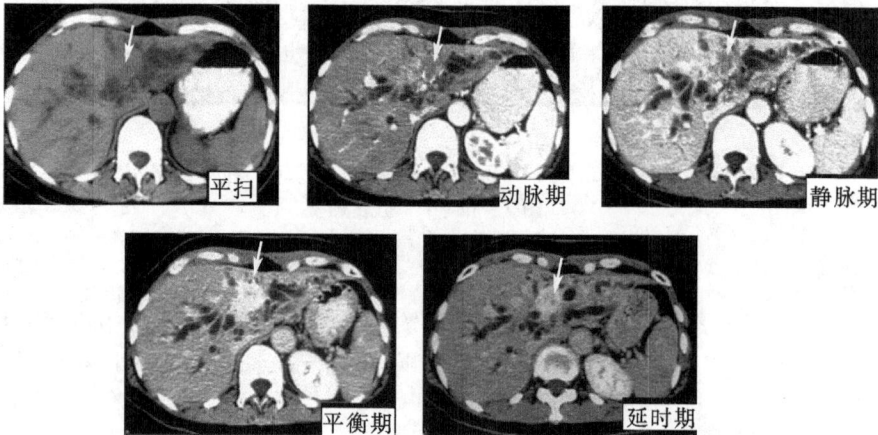

左肝管区见不规则肿块影,CT 平扫图像呈略低密度影,动脉期周边不规则强化,至平衡期、延迟期肿瘤明显强化,并肝内胆管扩张。

图 7 - 12 - 8 胆管癌

3. MRI 表现

普通扫描表现与 CT 表现相似,胆管扩张表现为 T_1WI 低信号、T_2WI 明显高信号。肿瘤表现为 T_1WI 低信号、T_2WI 不均匀高信号的软组织肿块。MRCP 检查在显示胆管扩张方面与 PTC 检查相同,同时显示胆管内不规则软组织肿块,胆管不规则狭窄或阻塞。

【诊断与鉴别诊断】

胆管癌所致的胆管狭窄及梗阻性扩张需与胆道结石所致梗阻进行鉴别。一般来说,胆管结石 CT 扫描显示扩张胆管突然中断,末端层面见到高密度结石影,出现"环靶"征或"半月"征,而胆管癌 CT 扫描表现为胆管不规则狭窄,管壁增厚,末端层面见到软组织肿块。

五、胆道梗阻

胆道梗阻(obstruction of biliary tract)是由于胆管腔狭窄或阻塞所致的胆汁通过障碍,临床出现以梗阻性黄疸为主要临床表现的胆汁代谢障碍综合征。梗阻可发生于任何部位的胆管。病因常见为胆管和胰头肿瘤、胆道结石和炎症狭窄。

【临床与病理】

患者早期可无症状,梗阻进一步发展则出现黄疸并逐渐加深,皮肤瘙痒。当出现进行性黄疸并消瘦、贫血等症状时应考虑恶性肿瘤的可能性。胆管结石的黄疸可伴有腹痛、发热。结石和胆管慢性炎症可有腹痛和胆道感染反复发作史。查体可发现巩膜、皮肤黄染,胆囊增大,有时可触及右上腹肿块。实验室检查可见血胆红素增高和碱性磷酸酶增高。

胆道梗阻发生后,病理改变主要是胆管扩张和黄疸。胆管扩张和黄疸的出现与梗阻时间、梗阻程度有很大关系。梗阻初始,血清碱性磷酸酶和胆红素可能升高,胆管可以没有扩张。影像学检查发现胆管扩张、梗阻时间至少在一周。根据文献报道,梗阻两周以上在影像学上均可显示胆管扩张。胆道梗阻病因的病理学改变已在有关章节介绍。

【影像学表现】

胆道梗阻的现代影像学检查技术包括超声检查、CT 检查或 MRI 检查,而 PTC 检查和 ERCP 检查主要用于辅助介入治疗。无论采用何种检查技术,诊断时都要明确以下问题:有无胆管梗阻,即胆道梗阻诊断的确定;胆道梗阻的部位;胆道梗阻的病因。

1. 胆道梗阻诊断的确定

发现肝内、外胆管扩张并除外先天性所致者,一般即可认为有胆道梗阻。

(1)X 线表现 PTC 检查、ERCP 检查均可明确显示胆管扩张。前者从病灶头侧显示病变,而后者从病灶足侧观察病变。成功的 PTC 检查、ERCP 检查均可显示肝内、外胆管扩张,表现为肝门至肝外围由大到小的扩张胆管呈枯树枝状或软藤征;胆总管管径超过1.1 cm;扩大的胆管下端狭窄或阻塞。

(2)CT 表现 CT 检查图像显示胆管扩张的准确率达 98% ~100% 。正常肝内胆管一般不能显示,如能显示,其直径也在 1 ~3 mm。肝内胆管直径达 5 mm,则为胆管轻度扩张;5 ~9 mm 为中度扩张;大于 9 mm 为重度扩张。表现肝门及肝实质内呈树枝状分布的条带状低密度区,形如枯枝状、残根状、软藤状。垂直走向的胆管 CT 横断面上则呈多发圆形、类圆形低密度区,增强后无强化。胆总管和肝总管扩张时,直径大于 1 cm,于肝门至胰头之间的 CT 层面见到圆形或类圆形低密度区,形成自上而下连续不断的环影,环影消失的层面即提示胆道梗阻的部位。

(3)MRI 表现 MRI 可见肝内、外胆管管径增大,T_1WI 呈低信号,T_2WI 呈高信号。MRCP 检查图像可见从肝门至肝外围由大到小呈高信号的扩张胆管,并能多方位观察扩张胆管下端显示梗阻的部位。

2. 胆道梗阻部位的诊断

临床上将胆管梗阻的部位分为四段:肝门段,即左、右肝管和肝总管段;胰上段,进入胰腺之前的胆总管段;胰腺段,穿过胰腺组织的胆总管段;壶腹段,胰腺段以下的胆总管段。PTC 检查、ERCP 检查或 MRCP 检查,比较容易显示狭窄或阻塞的胆管,明确地指出梗阻的部位。CT 检查则往往要观察分析肝内胆管、胆总管扩张的水平和胆囊、胰管是否扩张及狭窄、阻塞端的周围解剖来判断胆管梗阻的部位。如出现一侧或两侧肝内胆管扩张而胆总管正常,胆囊不扩张,提示肝门段梗阻;胆总管扩张、胆囊扩张,但扩张的胆总管未达胰腺组织内,为胰上段梗阻;如果扩张的胆总管有胰腺组织包绕说明梗阻位于胰腺段。另外见到胰管扩张,出现所谓的双管征,则梗阻在壶腹段,螺旋 CT 的 MPR 重组胆系检查或 MRCP 检查,则可得到与 PTC 检查相似的图像,使判断梗阻部位更准确。

3. 胆道梗阻病因的诊断

常见的胆道梗阻的病因有胆管肿瘤、结石和炎症。前者多为恶性病变,而后两者属良性病变,故其间的鉴别对临床非常重要。影像学检查主要通过观察胆管扩张的形态和程度、梗阻部位,梗阻末段的胆管形态和有无肿瘤转移的征象等进行分析。一般认为,扩张的胆管呈枯枝状或残根状多为良性病变,胆管扩张较轻,而软藤状中、重度扩张多为恶性肿瘤所致。梗阻部位越高,如在肝门部,恶性肿瘤的可能性越增加;胰腺段和壶腹段恶性肿瘤和结石都有可能。肝、胆等部位有恶性肿瘤存在,胆道梗阻应该考虑转移所致。扩张胆管末端形态异常改变的分析对胆道梗阻病因的诊断最重要。PTC 检查或 MRCP 检查见良性肿瘤狭窄且范围长,呈鼠尾状;恶性肿瘤则表现边缘不规则,呈偏心性或向心性狭窄和充盈缺损;结石引起的胆管扩张的下端多出现边缘光滑的杯口状充盈缺损。CT 检查或 MRI 检查显示扩张胆管突然中断,即胆管由大变小在 2 cm 之内,末端层面见到阳性结石影,出现半月征或靶征,则可明确病因为胆管结石,末端层面见到软组织肿块,出现胆管不规则变窄,管壁增厚,提示为恶性肿瘤。如果胆管由大变小逐渐过渡,范围在 3 cm 以上,多为炎症狭窄。

第十三节 胰腺疾病

一、胰腺炎

胰腺炎(pancreatitis)的病因、病理较复杂,根据临床发病经过及病情不同,可分为急性胰腺炎、慢性胰腺炎。

【临床与病理】

急性胰腺炎是常见的急腹症之一,是胰蛋白酶原溢出被激活成胰蛋白酶引发胰腺及其周围组织自身消化的一种急性炎症。最常见的病因是胆道疾病或过量饮酒。急性胰腺炎病理上分为急性水肿性胰腺炎和急性出血坏死性胰腺炎两型。前者常见,主要是胰腺组织的充血水肿,病情轻;后者主要为胰腺实质和胰腺邻近组织发生弥漫性出血、坏死、液化。

慢性胰腺炎指由各种因素造成胰腺局部、节段性或弥漫性的慢性进展性炎症,导致胰腺实质和胰管组织的不可逆性损害。慢性胰腺炎多由急性胰腺炎迁延反复发作所致,也可与长期慢性酗酒有关。病理上,胰腺纤维化,质地变硬,体积缩小,胰管狭窄伴节段性扩张,其内可有钙化及假性囊肿形成。

临床上多见于成年人。急性胰腺炎起病急,主要症状为上腹部疼痛,为持续性剧痛,常放射到胸背部,伴恶心、呕吐等,重者有低血压、休克及腹膜炎体征。实验室检查可见血、尿中淀粉酶及胰蛋白酶升高。慢性胰腺炎主要是出现反复中上腹部疼痛、消化不良、体重下降及糖尿病等表现。

【影像学表现】

1. X 线表现

腹部 X 线片检查,急性胰腺炎可见肠管积气,慢性胰腺炎可在胰腺区见到不规则斑点状钙化。ERCP 检查对慢性胰腺炎诊 1 断较敏感,表现为胰管的狭窄、扩张,胰管内结石等。

2. CT 表现

(1)急性胰腺炎(图 7 – 13 – 1) ①急性水肿性胰腺炎:少数轻型患者,CT 检查可无阳性表现。多数病例有不同程度的胰腺弥漫性增大,密度正常或轻度下降,胰腺轮廓模糊。增强扫描见胰腺均匀性强化。有的可见胰周积液。②急性出血坏死性胰腺炎:主要表现为胰腺弥漫性增大,轮廓模糊,密度明显降低,其中坏死液化区密度更低,出血区则密度增高;增强扫描可见胰腺密度不均匀强化,坏死区不强化与胰腺正常组织对比更明显。胰周脂肪间隙模糊消失,胰周积液,肾前筋膜增厚。有时在胰腺内或周围可出现假性囊肿。重者可见胰腺蜂窝织炎、胰腺脓肿等。

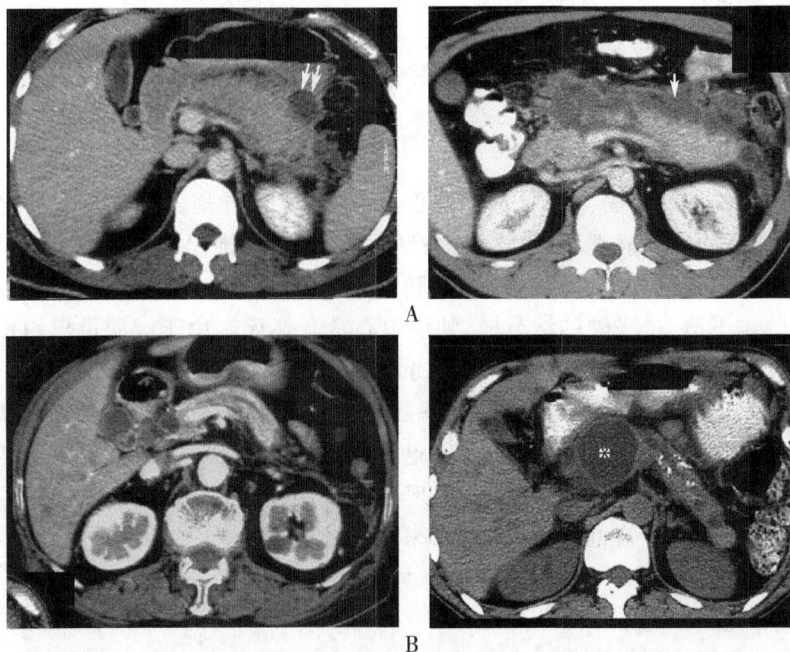

A. 急性胰腺炎:胰腺弥漫性增大,密度减低、不均,轮廓不清,周围见液体潴留(白箭头)和假性囊肿(双箭头);B. 慢性胰腺炎:胰内假囊肿形成(*),可见沿胰管分布的钙化,胰管扩张。

图 7 – 13 – 1 胰腺炎的 CT 表现

(2)慢性胰腺炎(图 7 – 13 – 1) CT 检查表现多种多样,轻型病例可无明显异常。主要阳性表现有:胰腺体积可缩小或增大、胰管不同程度扩张大于 5 mm、胰管结石和胰腺实质钙化、胰腺假性囊肿。

3. MRI 表现

（1）急性胰腺炎　①在 T_1WI 上，弥漫性肿大的胰腺实质、胰内或胰外积液均表现为低信号，而胰内出血表现为高信号。②在 T_2WI 上，肿大的胰腺、胰内或胰外积液均表现为高信号，胰内出血也表现为高信号。

（2）慢性胰腺炎　①在 T_1WI 上，胰腺萎缩或局限性增大，表现为混杂的低信号，假性囊肿表现为圆形、囊壁光滑的均匀低信号。②在 T_2WI 上，胰腺呈混杂的高信号，假性囊肿表现为均匀高信号，胰腺钙化灶表现为低信号或无信号。

【诊断与鉴别诊断】

慢性胰腺炎，特别是慢性胰腺炎所致的胰头局限性增大，有时与胰腺癌鉴别十分困难，它们都可表现为胰头增大及胰体尾部萎缩。鉴别要点如下。

（1）胰头慢性炎性肿大以纤维化改变为主，在 T_1WI、T_2WI 上均呈低信号改变。

（2）动态扫描各期强化规律基本与正常胰腺的强化规律相一致，胰头癌则在动脉期为低密度或低信号。

（3）发现钙化、假性囊肿，提示炎症机会大。

（4）胰腺癌更易引起胰腺邻近血管受到侵犯或被包埋。

（5）胰腺癌较早即可能出现肝、腹膜后转移。有时尚需穿刺活检或随访来明确诊断。

二、胰腺癌

胰腺癌（pancreatic carcinoma）是胰腺最常见的恶性肿瘤，可发生于胰腺任何部位，以胰头癌最常见，占 70% ~80%。

【临床与病理】

病理上，90% 的胰腺癌为导管细胞腺癌，为少血管性肿瘤。其他还有内分泌性细胞肿瘤及非上皮性肿瘤。病理上，导管细胞腺癌为致密的纤维化硬化性病变。60% ~70% 发生于胰腺头部，其次为体、尾或头体、全胰受累。胰腺癌的大小和外形不一，边界有的分明，有的分辨不清，呈坚硬的结节样，肿块中心常有坏死。由于胰腺淋巴引流丰富和缺乏胰周包膜，较易出现其他脏器或淋巴结的转移。

临床上多见于 40 岁以上男性，发病率随年龄增长而增高。早期多无症状或症状不明确，不易引起重视。因胰头癌常直接侵犯或压迫胆总管胰内段，出现进行性阻塞性黄疸，临床就诊相对早。胰体尾部癌多在出现持续性腹痛、腰背痛或发现上腹深部肿块时就诊。胰腺癌预后差，5 年生存率仅约为 5%。

【影像学表现】

1. X 线表现

低张十二指肠造影可见十二指肠曲扩大，其内侧缘出现压迹、双边征或反"3"字征。十二指肠内侧壁黏膜皱襞平坦、消失、肠壁僵硬，甚至破坏。ERCP 检查图像可显示胰管狭窄和阻塞。如已有阻塞性黄疸，PTC 检查图像可显示胆总管在胰腺段的梗阻。

2. CT 表现

CT 检查是诊断本病首选的检查方法（图 7 - 13 - 2）。

（1）CT 平扫图像主要表现为胰腺局部增大或出现肿块，胰腺外形失去正常形态。肿块可为等密度或略低密度。肿瘤侵犯胰管、胆总管引起阻塞时，可见主胰管或胆总管扩张，两者同时受累并扩张时形成所谓"双管征"。肿瘤侵犯胰周围血管,表现为胰腺与血管之间的脂肪间隙消失,肿块包绕血管,血管形态不规则、狭窄、不显影或有癌栓形成。肿瘤侵犯邻近器官,如十二指肠、胃窦后壁、结肠、大网膜等,可出现局部胃肠壁增厚、僵硬及脂肪间隙消失。肝是胰腺癌血行转移最常见的部位。淋巴转移可见腹膜后淋巴结增大。

(2)增强扫描时正常胰腺组织明显强化,胰腺癌强化不明显而使肿瘤显示更加清楚。当肿瘤较小未引起胰腺轮廓改变时,螺旋 CT 薄层双期扫描对提高早期胰腺癌的检出率有重要价值。

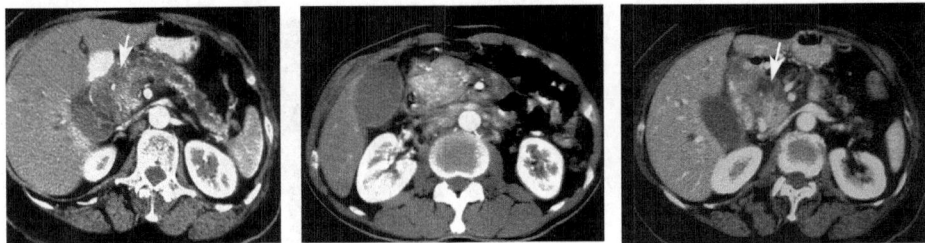

增强扫描可见胰头部肿瘤强化不明显而呈低密度影,胰腺体、尾部萎缩,胰管扩张,胆囊增大。

图 7 – 13 – 2　胰腺癌的 CT 表现

3. MRI 表现

MRI 检查可见胰腺形态、轮廓发生改变,局部肿大,轮廓不规则。在 T_1WI 上,肿瘤信号一般稍低或等于正常胰腺和肝,坏死区信号更低;在 T_2WI 上,信号则稍高且不均匀,坏死区显示为更高信号。使用 T_1WI 加脂肪抑制和动态增强 GRE 序列观察胰腺肿块可获得更好的检查效果。MRI 能很好地显示扩张的肝内外胆管及胰管,它们在 T_1WI 上显示为低信号,在 T_2WI 上为高信号。MRCP 检查图像可以直观地显示胰管梗阻的部位、形态、程度。胰腺癌常向周围侵犯,常有血管受累和淋巴结转移。这些改变在 SE T_1WI 上能够很好显示,表现为在高信号脂肪组织背景衬托下,受累或被侵犯的结构及淋巴结转移灶呈低信号改变。SE T_2WI 脂肪抑制像和动态增强实质期 T_1WI 脂肪抑制像能够清楚显示淋巴结转移的情况,表现为中等程度的高信号。

【诊断与鉴别诊断】

胰腺癌主要应与慢性胰腺炎鉴别,已于慢性胰腺炎中叙述。胰头癌还需与胆总管下端肿瘤、壶腹癌等鉴别。

第十四节　脾病变

一、脾肿瘤

【临床与病理】

原发于脾的肿瘤极为少见,有良、恶性之分。前者常见的有血管瘤、错构瘤及淋巴管瘤,后者又分为原发恶性肿瘤、转移性肿瘤和淋巴瘤。良性肿瘤以血管瘤最多见,常为海绵状血管瘤,由于肿瘤生长缓慢,多无临床症状。恶性肿瘤以淋巴瘤多见,在大体病理学上,病灶可呈弥漫的细小结节型、多发肿块型或单发巨大肿块型。临床上多见于 40 岁以上患者,可有长期发热、浅表淋巴结肿大、脾大、左上腹疼痛等症状。

【影像学表现】

1. 海绵状血管瘤

(1)CT表现 CT平扫图像可见边界清楚的低密度或等密度肿块,可能有少许钙化存在。增强扫描时可与肝血管瘤相似,也可呈不均匀轻度强化(图7-14-1)。

(2)MRI表现 由于肿瘤内具有瘤样扩张的血管成分,血流缓慢,在T_1WI上表现为边界清楚的低信号区域,在T_2WI上呈明显高信号。Gd-DTPA增强后大多数瘤灶明显强化。

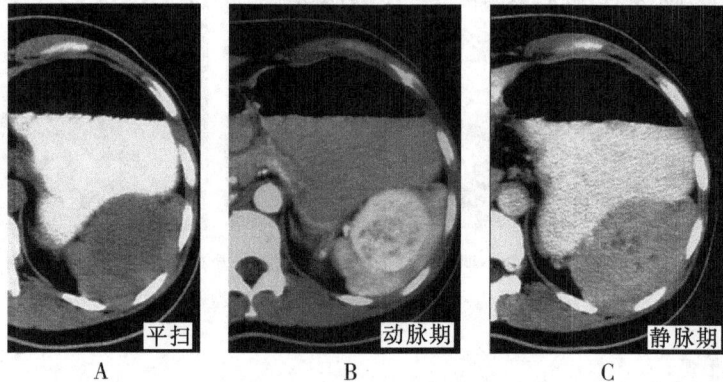

A. CT平扫图像,脾内见边界清楚的低密度区;B. 增强扫描图像见动脉期病灶明显强化,略不均匀;C. 增强扫描图像见静脉期病灶呈等密度。

图7-14-1 脾血管瘤

2. 恶性淋巴瘤

(1)CT表现 可见脾增大;CT平扫图像见脾内单发或多发稍低密度灶,边界不清或清楚;增强扫描图像显示病灶轻度不规则强化,与正常脾实质分界清楚;同时可伴有腹膜后淋巴结肿大(图7-14-2)。

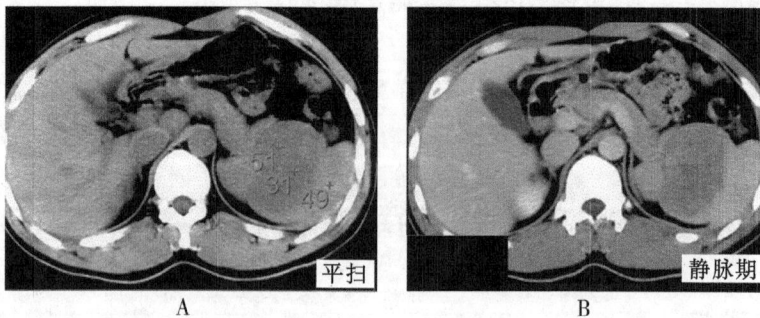

A. CT平扫图像见脾内单发低密度区,边界不清;B. 增强扫描图像可见呈轻度不规则强化,边界清楚。

图7-14-2 脾淋巴瘤

(2)MRI表现 可仅表现为脾弥漫性增大,也可表现为单个或多个大小不等的圆形肿块,边界不清,在T_1WI及T_2WI上表现为不均匀性混杂信号,增强扫描病灶轻度强化,信号较正常脾为低,典型的可呈"地图"样分布,可伴有腹膜后淋巴结肿大。

【诊断与鉴别诊断】

脾肿瘤 CT 表现类似于肝海绵状血管瘤,个别疑难病例可借助 DSA 进一步检查确诊。CT 检查和 MRI 检查均可对脾恶性淋巴瘤做出定位诊断并判断肿瘤与周边的关系,同时可显示其他部位肿大的淋巴结,但在定性诊断方面仍需密切结合临床和实验室资料。

二、脾梗死

【临床与病理】

脾梗死(splenic infarction)系继发于脾动脉或其分支的栓塞,造成局部组织的缺血坏死。常见原因为血栓形成,某些血液病和淤血性脾增大等。脾梗死灶大小不等,可数个病灶同时存在或有融合,病灶多呈锥形,有时可呈不规则形,肉眼上有贫血性梗死和出血性梗死两类。梗死区常有大量含铁血黄素沉着,梗死愈合后由于纤维化和瘢痕组织形成可使脾局部轮廓凹陷。梗死可无症状或有左上腹疼痛,左膈抬高,左胸腔积液,发热等。

【影像学表现】

1. X 线表现

陈旧性梗死灶内偶见钙化,选择性脾动脉造影可见受累动脉中断,并可见一三角形无血管区,尖端指向脾门。

2. CT 表现

CT 典型表现为尖端朝向脾门的楔形低密度影,边界清楚,增强后因病灶无强化,与正常脾实质对比更清楚(图 7 - 14 - 3)。

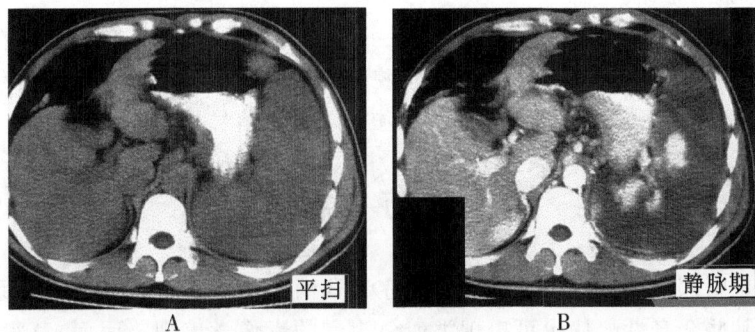

A. CT 平扫见脾增大,密度不均匀减低;B. 增强扫描见脾大部分未强化。

图 7 - 14 - 3 脾梗死

3. MRI 表现

MRI 上梗死区的信号强度根据梗死时间长短可有不同表现。急性和亚急性梗死区在 T_1WI 和 T_2WI 上分别为低信号和强信号区;慢性期由于梗死区有瘢痕组织和钙化形成,在 MRI 各种序列上均呈低信号改变。对于常规 T_1WI、T_2WI 诊断困难者,还可行屏气快速梯度回波 Gd - DTPA 增强扫描,以进一步观察定性。

第十五节　腹腔积液

【临床与病理】

腹腔积液(peritoneal fluid)指腹腔内出现液体,可为渗出液或漏出液。产生的原因是腹膜腔的炎症、肿瘤、门静脉压增高和低蛋白血症等。根据病因不同,产生积液的量不同,部位也不一致。肝硬化引起的腹腔积液主要位于肝脾周围,卵巢癌引起的腹腔积液主要位于盆腔,腹腔炎症引起的腹腔积液主要位于炎症的附近。大量积液时可充满盆腔和腹腔。

【影像学表现】

1. X 线表现

当腹腔内有较少游离液体时,X 线片上不易显示。这时液体多积聚于盆腔直肠旁窝内。如果液体达到一定量(200 ml),则液体可上升达到结肠旁沟,使之增宽,升、降结肠压向内侧。此时小肠间隙可增宽。液体继续增多时,腹部密度明显增高。

2. CT 表现

CT 检查可确认积液及积液的部位和量,特别是能显示少量积液。小量和中等量积液多呈新月形,位于肝肾隐窝、肝脾周围或结肠旁沟,肝脾被推离腹壁;盆腔内积液多位于膀胱直肠窝内。大量积液时,小肠漂浮,集中在前腹部。这时低密度脂肪性的肠系膜在周围腹水衬托下可清楚显示。

3. MRI 表现

积液部位与 CT 表现一致,在 T_1WI 上呈低信号,在 T_2WI 上呈高信号。

【诊断与鉴别诊断】

上腹部的腹腔积液要与胸腔积液鉴别。一般来说,横断面上,腹腔积液在膈肌前方,胸腔积液在膈肌之后。包裹性积液需与腹腔脓肿鉴别。腹腔脓肿 CT 值较高,周围腹膜增厚较明显,增强后可见脓肿壁强化。MRI 扫描 T_1WI 信号比积液稍高。

第十六节　急腹症

急腹症是腹部急性疾病的总称。急腹症涉及消化、泌尿、生殖及血管等系统。此外,其他系统或某些全身性疾病也可出现类似急腹症的影像学表现。因而,急腹症不仅是日常临床工作中的常见病,也是在诊断上较为繁杂疑难、内容较广泛的一组疾病。

本节不对急腹症进行全面论述,其中某些疾病已列入相应章节,仅就常见的肠梗阻和腹部外伤等进行叙述。

一、肠梗阻

肠梗阻(intestinal obstruction)是肠内容物的运行发生障碍的常见外科急腹症。影像学检查的目的在于明确有无肠梗阻。若有梗阻则应进一步明确梗阻的类型,即机械性或动力性(若为机械性,还应确定是单纯性还是绞窄性;若为动力性,还应确定是痉挛性还是麻痹性),明确梗阻是完全性还是不完全性。此外,还需确定梗阻的位置并寻找梗阻的原因。

【临床与病理】

肠梗阻一般分为机械性、动力性和血运性三类。

1. 机械性肠梗阻

机械性肠梗阻最为常见,由各种原因引起肠腔变狭小,进而使肠内容物通过发生障碍。根据梗阻的肠管有无血运障碍,机械性肠梗阻又可分为两型。

(1)单纯性肠梗阻 是由于肠粘连、炎症性狭窄、蛔虫、肿瘤等所致肠腔部分或完全性阻塞,不伴肠系膜血管血运障碍。

(2)绞窄性肠梗阻 是由于肠扭转、粘连带压迫和内疝等所致肠系膜血管受压,进而发生肠管血供障碍,引起小肠坏死。

2. 动力性肠梗阻

动力性肠梗阻是由于神经反射或毒素刺激引起肠蠕动功能丧失或肠管痉挛,而无器质性的肠腔狭窄。动力性肠梗阻见于急性弥漫性腹膜炎、腹部大手术、肠道功能紊乱等,可分为麻痹性肠梗阻和痉挛性肠梗阻。

3. 血运性肠梗阻

血运性肠梗阻是由于肠系膜血管栓塞或血栓形成,使肠管血运障碍和肠肌运动功能失调。

各种原因所致的肠梗阻,其临床表现可有不同,但其共同的症状是腹痛、恶心、呕吐、腹胀及肛门停止排气、排便等。

【影像学表现】

1. X线表现

腹部X线片可以明确有无肠梗阻的存在,了解梗阻的部分,分析梗阻的原因。不同类型的肠梗阻其X线表现可有不同,但其基本X线表现有肠管扩张、肠道积气和肠腔积液等,一般在发病后4~6小时才可见到。

不同类型肠梗阻有不同的影像学表现特点。

(1)单纯性肠梗阻 立位腹部X线片是首选的检查方法,可见积气扩张的肠腔内有多个长短不一的气-液平面,形成所谓"阶梯状"表现。若透视下观察,液平面可随肠蠕动而上下移动。仰卧位检查见积气扩张的空肠、回肠充满腹腔,形成连贯的透亮影,横跨腹腔之大部,称为"大跨度肠袢"。另外,可见空肠内密集排列的弧线状皱襞,形似鱼肋骨状影,称为"鱼肋征"。根据积气扩张的肠管分布范围,以及肠壁的黏膜皱襞形态,可以判断梗阻的部位(图7-16-1)。

(2)绞窄性肠梗阻 除出现小肠扩张、积气和积液等肠梗阻的基本X线表现外,还可见到其特殊征象。

假肿瘤征:由于被液体完全充满的闭袢肠曲,在周围充气肠曲的衬托下,显示为类圆形软组织包块影(图7-16-2)。

咖啡豆征:近端肠管内的大量气体和液体进入闭袢肠曲,致使闭袢肠曲不断扩大显示为椭圆形、中央有分隔带的透亮影,形如咖啡豆。

小跨度卷曲肠袢:积气扩张的小肠肠曲明显卷曲,并在两端相互靠拢,形成各种特殊排列形状,如"C"形、"8"形、花瓣形、橡胶形等。

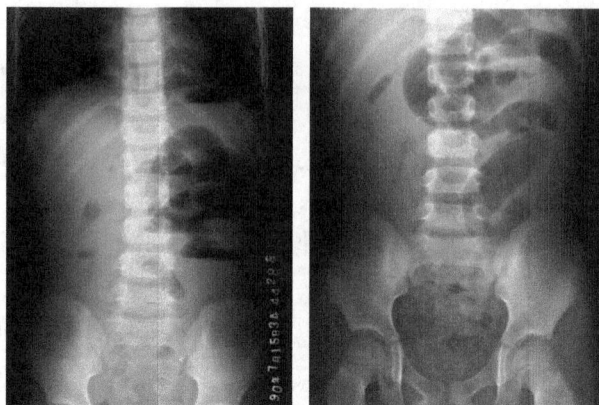

立位 X 线片、仰卧位 X 线片显示左中上腹肠气柱渐高征,见多个气 - 液平面,肠壁、黏膜皱襞无增厚。

图 7 - 16 - 1　单纯性肠梗阻

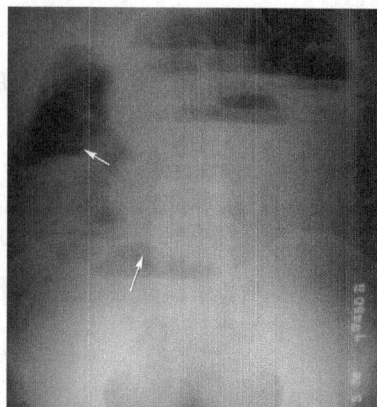

X 线片见下腹部无肠气充盈区,位置固定,似肿瘤占位。

图 7 - 16 - 2　绞窄性肠梗阻
（假肿瘤征）

空回肠换位征:表现为皱襞密集的空肠曲位于下腹偏右,而皱襞稀少的回肠曲位于上腹偏左,与正常空肠、回肠排列相反。

（3）麻痹性肠梗阻　卧位检查可见整个胃肠道普遍积气、扩张,尤以结肠积气显著。立位检查可见肠腔内有少量液平面,透视下肠管形态改变不明显。通常以全结肠充气为诊断的重要依据（图 7 - 16 - 3）。

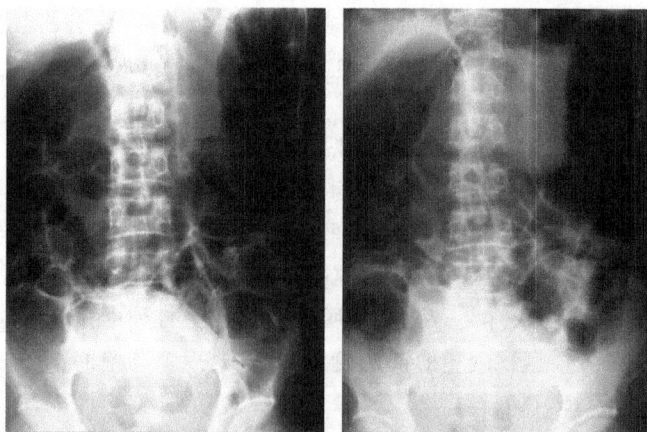

大小肠普遍性胀气,呈蜂窝状,未见气 - 液平面。

图 7 - 16 - 3　麻痹性肠梗阻

2. CT 表现

CT 平扫图像可以显示扩张、积气的肠管,并可见肠腔内气 - 液平面,一般可做出肠梗阻诊断（图 7 - 16 - 4）。此外,CT 检查对分析肠梗阻的病因也有一定的价值,若肠管互相融合靠拢或与腹壁相连,提示为粘连性梗阻;若肠道内或腹腔内见到肿块,提示为肿瘤所致梗阻。

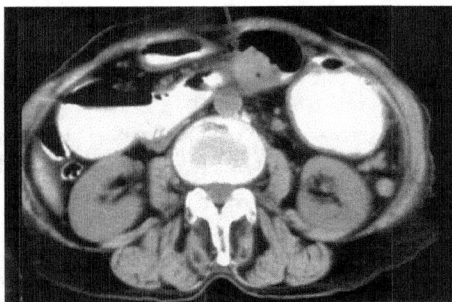

图 7 - 16 - 4　小肠肿块梗阻的 CT 表现

【诊断与鉴别诊断】

肠梗阻诊断的首选检查方法为 X 线检查。肠梗阻可产生一系列梗阻征象及病因性征象,如肠曲胀气扩大、肠内高低不等的气 - 液平面、肠曲活动受限等。结合临床表现,通过 X 线检查不仅可以明确梗阻与否,而且可诊断梗阻的类型、梗阻的平面及梗阻是否完全或不完全。CT 检查在急腹症诊断中的作用日趋重要,尤其是螺旋 CT 的应用对一些病情危重、肥胖或不能配合检查的患者尤为方便,有利于发现腹腔包裹性及游离气体、液体与肠坏死,判断梗阻的部位与原因,若 CT 平扫仍不能明确诊断,可用增强扫描,以提供更精确、全面的诊断。

在鉴别诊断上,主要应将因腹膜腔炎症所致的反射性肠扩张与单纯麻痹性肠梗阻加以区分,后者一般不具有腹膜炎的影像学表现,可应用超声检查或 CT 扫描加以明确。

二、胃肠道穿孔

胃肠道穿孔(gastro - intestinal perforation)常继发于溃疡、创伤破裂、炎症及肿瘤,其中胃溃疡、十二指肠溃疡为穿孔最常见的原因。肿瘤穿孔是因肿瘤坏死引起。局限性肠炎、坏死性肠炎及溃疡性结肠炎也可造成肠穿孔。

【临床与病理】

胃溃疡穿孔、十二指肠溃疡穿孔多发生在前壁,穿孔直径一般为 0.5 cm。穿孔的同时胃、十二指肠内的气体和内容物流入腹腔,引起气腹和急性腹膜炎。慢性穿孔多发生在后壁,穿透前浆膜与附近组织器官粘连,有时溃疡虽很深,但内容物不流入腹腔。由于小肠肠曲彼此紧靠,穿孔后纤维蛋白沉着,相互粘连而穿孔很快被封闭,且小肠气体少,因此小肠内容物流出少,也较少造成气腹。

临床特点是起病骤然,常为突发性持续性剧烈腹痛,并蔓延至全腹部。查体有腹肌紧张、腹部压痛及反跳痛等腹膜刺激症状。

【影像学表现】

1. X 线表现

腹部透视及 X 线片是诊断胃肠道穿孔最简单有效的方法,主要表现为气腹、腹液、腹脂线异常和麻痹性肠胀气等征象(图 7 - 16 - 5)。

(1)气腹征象　立位检查见到双侧或一侧膈下游离气体,表现为膈下弧形或新月形透亮影,具有重要诊断意义;侧位水平投照则气体位于腹壁与肠道之间。值得注意的是,少数病例虽见不到气腹,也不能排除胃肠道穿孔。

(2)腹腔内积液及气液征象 腹腔内积液及气液征象是胃肠道穿孔后继发性腹膜炎的表现。X线片显示腹腔积液或气液征象,相邻腹脂线变模糊,麻痹性肠胀气。

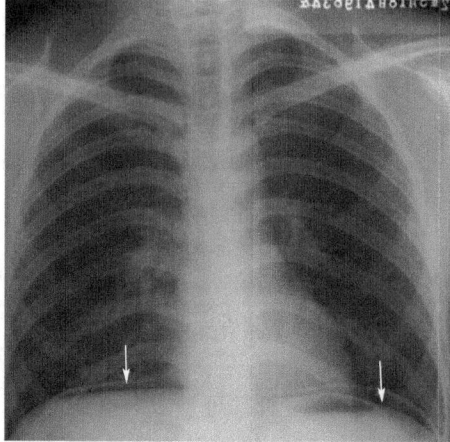

图 7 – 16 – 5   立位腹部 X 线片(膈下游离气体)

2. CT 表现

CT 检查可以确认胃肠道穿孔后有无腹腔积液、积液部位和积液量。横结肠系膜上方的积液位于肝后下间隙即肝右叶后方与右肾之间,表现为围绕肝右叶后内缘的水样密度影。横结肠系膜下方的少量积液位于盆腔的膀胱直肠陷凹或子宫直肠陷凹内,呈边界清晰的水样密度影。大量积液时可见小肠漂浮并集中在前腹部(图 7 – 16 – 6)。

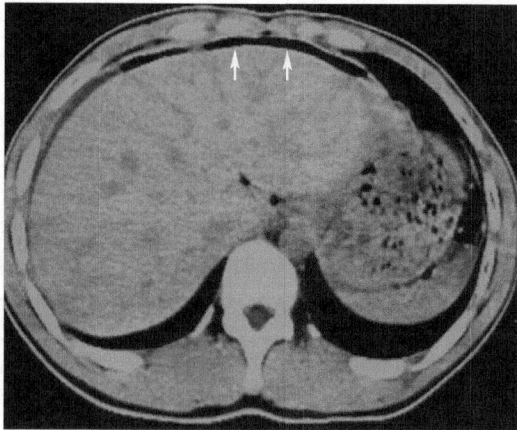

图 7 – 16 – 6   胃肠道穿孔的 CT 表现

【诊断与鉴别诊断】

在正常情况下,成人的胃、十二指肠球部及结肠内可见气体,小肠内一般无气体。当胃肠道穿孔时,胃肠内的气体进入腹膜腔内,立位检查见到膈下游离气体,一般不难鉴别。此外,腹部手术后短期内可见膈下游离气体,不要误诊为胃肠道穿孔。

三、脾创伤

脾创伤在腹部闭合性损伤中最为常见,以脾上极损伤最多见,其次为脏面和膈面。

【临床与病理】

病理上,脾创伤分为三种类型。①包膜下血肿:包膜下脾实质周边部分损伤,而脾包膜仍完整,血液聚集在包膜下。②脾撕裂:脾实质与包膜均有破裂,此型最多见。③脾实质内血肿。

临床上有明确外伤史,主要表现为左上腹部疼痛或弥漫性腹痛,重者伴失血性休克。查体有腹肌紧张、压痛和反跳痛。

【影像学表现】

1. X线表现

腹部 X 线片检查意义不大。脾动脉造影显示造影剂外溢,对脾创伤有重要诊断意义,但临床上一般不做此项检查。

2. CT 表现

CT 检查能明确脾创伤的存在,了解创伤的类型和范围。

(1)脾包膜下血肿 CT 平扫图像表现为脾外周新月形或双凸形高密度影,随时间推移,变为等密度影或低密度影;增强扫描,正常脾显示有强化,而血肿无强化。

(2)脾撕裂 CT 检查图像显示为脾实质内线条状或不规则低密度裂隙,边缘模糊,可伴脾实质内点状、片状高密度影(图 7 - 16 - 7)。

(3)脾实质内血肿 根据创伤的时间,CT 平扫图像可表现为圆形或不规则形略高密度

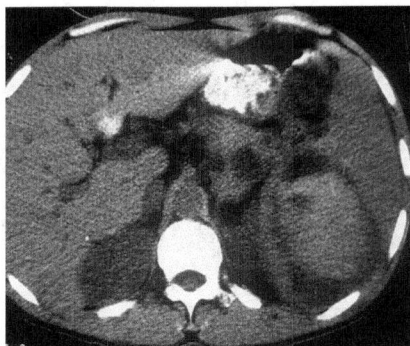

脾内团块状高密度影,周边低密度影环绕。

图 7 - 16 - 7 脾撕裂

影、等密度影或低密度影;增强扫描,脾实质显示强化,而血肿不强化。

四、肝损伤

【临床与病理】

肝损伤(liver injury)是仅次于脾损伤的常见腹部创伤。上腹部开放性和闭合性的外伤常为直接原因。开放性肝损伤多为锐性暴力如刀伤、枪伤。闭合性肝损伤多为钝性暴力如拳击、严重挤压伤。其他疾病如肝肿瘤、囊肿等,也可自发性破裂。

临床表现为右上腹或全腹疼痛。体征有血液外溢后腹膜刺激征象及休克等。

【影像学表现】

1. X线表现

腹部 X 线片表现有时可见右下胸部肋骨骨折、胸腔积液、气胸或皮下气肿;腹腔内有液体积存征象,结肠肝曲被压向下方移位;肝三角消失,肝下缘模糊不清。

2. CT 表现

（1）肝包膜下血肿　肝包膜下血肿呈新月形或双凸形，为磨玻璃样低密度影或等密度影，其边缘清楚。当为急性血肿时，CT 值可略高或近似肝实质，这时应采用窄窗宽图像观察。血肿的 CT 值随时间推移而减低。增强扫描血肿不强化。

（2）肝实质内血肿　肝实质内血肿呈圆形或椭圆形，偶尔呈星状病灶，为略高或等密度影，增强不强化，随时间推移而密度减低并缩小（图 7 – 16 – 8）。

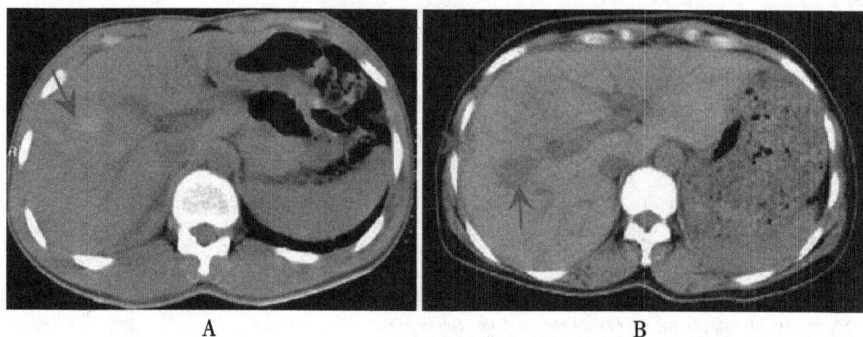

A. 肝内血肿，呈高密度；B. 肝包膜下及肝内血肿。

图 7 – 16 – 8　肝实质内血肿

（3）肝单一撕裂　单一撕裂可见不规则窄带样的低密度影，其边缘模糊，同样随时间推移变清楚。

（4）肝多发性撕裂　即粉碎性肝破裂。病情严重，肝变形，腹腔大量出血，早期出现休克。

【诊断与鉴别诊断】

CT 检查能确认肝损伤的存在，同时还可了解肝损伤的范围及类型，具有很高的敏感性和特异性。因此，在有条件情况下，临床疑有肝损伤，应尽早行 CT 扫描，并依上述征象，迅速做出诊断。对于肝周围血肿及腹腔积血而肝内损伤征象不明显的患者和单一撕裂者，必须行 CT 对比增强扫描，以结合临床明确诊断。MRI 检查与超声检查可互补其不足，依各自征象特点，可与胃肠道穿孔、腹腔脓肿及腹膜炎相区分。

五、肠系膜血管病变

肠系膜血管病变指小肠和结肠因供血不足而发生的缺血性损害。肠系膜血管闭塞可因血栓形成、栓塞和损伤引起。急性肠系膜血管缺血性病变主要包括肠系膜上动脉栓塞、肠系膜上动脉血栓形成和肠系膜上静脉血栓形成。因肠系膜血管急性血循环障碍，可导致肠管缺血坏死。肠系膜上动脉栓塞多发生于风湿性心脏病、动脉粥样硬化斑块脱落等，肠系膜上静脉血栓形成多继发腹腔感染所造成的血栓性静脉炎及静脉回流受阻等疾病。

【临床与病理】

肠系膜血管病变多发生与肠系膜上动脉和上静脉的主干或其分支。血管栓塞后肠壁缺血缺氧引起痉挛，而后产生充血、水肿、出血和坏死，以及肠壁穿孔，临床上表现为血运性肠梗阻。肠腔内有气体和液体积滞，多为血性积液。除了肠系膜上动脉栓塞外，肠系膜血管病变常合并脾动脉、肾动脉等栓塞。

临床上患者多主诉腹痛，体征多不明显。病情继续发展可出现持续性腹痛、呕吐血性物、腹泻及血便，还可引起休克症状和体征。

【影像学表现】

1. X 线表现

发病开始往往缺少明显影像学征象，依据闭塞的部位和范围不同，其表现也有所不同。其 X 线表现与前述肠梗阻基本相同。

（1）肠曲充气扩张　肠曲扩张的范围与闭塞肠系膜上动脉的分布相一致，即从小肠至近端结肠。还可出现脾曲截断征，即脾曲以上的大、小肠积气、积液和扩张，结肠脾曲以下之大肠无积气、积液。

（2）受累肠管改变　受累肠曲管壁增厚、僵直，管腔扩张，黏膜皱襞增粗，造影检查可见肠管外形呈锯齿状。

（3）肠壁坏死征象和门静脉积气　肠系膜血管闭塞引起肠坏死后，黏膜层破溃，肠腔内气体可通过破口进入肠壁，并可进入血管顺流至门静脉内。肠壁积气在腹部 X 线片上为小肠肠腔之外沿肠道分部的弧形线状透明影。门静脉积气只有在气体进入肝之后才易于显示。

（4）腹腔内积液　X 线片上可见结肠旁沟变宽、肝三角消失及肠间隙增宽等征象。

2. CT 表现

CT 平扫具有一般肠梗阻的表现。肠系膜上动脉栓塞增强扫描可见肠系膜上动脉无强化或管腔内局限性充盈缺损（图 7-16-9），肠管扩张、积液，发生急性小肠坏死时，肠壁可见积气。合并脾动脉、肾动脉栓塞者，脾及肾增强速度减慢，强度减弱，可见扇形和斑片状低密度区。肠系膜上静脉血栓增强扫描可见肠系膜上静脉内血栓，肠壁出现水肿增厚，病变处肠壁不强化或强化明显减弱，肠袢扩张并积液，肠系膜密度增高模糊，肠壁坏死时出现肠壁内积气。多层螺旋 CT 后处理及 CTA 可直接显示肠系膜上动脉或上静脉主干及较大分支内血栓，是诊断本病的最佳手段。

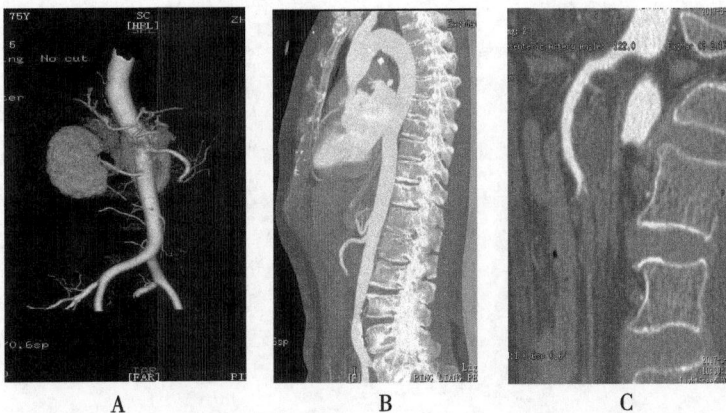

A. 容积再现；B. 最大密度投影：示肠系膜上动脉中远段及分支动脉突然截断；C. 曲面重组：
示肠系膜上动脉中段对比剂充盈缺损，血管增粗，呈软组织密度影。

图 7-16-9　肠系膜上动脉急性栓塞

【诊断与鉴别诊断】

腹部 X 线片提供的信息有限,需密切结合临床,才有可能做出初步诊断。如有急性腹痛及血便,又有风湿性瓣膜病者,应考虑本病可能。

多层螺旋 CT 增强扫描及 CTA 检查,可直接显示肠系膜上动脉或上静脉主干及较大分支内血栓或闭塞,为本病诊断和鉴别诊断提供了可靠依据。

MRI 检查与多层螺旋 CT 相似,也可通过 MRA 观察血管内有否栓子,但效果不及 CTA。

综合测试

一、简答题

1. 试述食管静脉曲张的 X 线表现。

2. 试述食管癌的 X 线表现。

3. 试述胃溃疡、十二指肠溃疡的 X 线表现。

4. 试述胃癌的 X 线表现。

5. 试述良、恶性溃疡的 X 线鉴别诊断要点。

6. 试述食管静脉曲张与食管癌的 X 线鉴别诊断。

7. 试述结肠癌的 X 线特征。

8. 消化道器官如何分类(实质器官和空腔器官)及检查方法怎样选择?

9. 试述肝癌、肝血管瘤及肝囊肿的 CT 表现。

二、名词解释

1. 龛影

2. 充盈缺损

3. 黏膜破坏

4. 黏膜纠集

5. 黏膜线

6. 项圈征

7. 狭颈征

8. 半月综合征

9. 牛眼征

第八章　泌尿系统与肾上腺

🔷 学习目标

1. 掌握：泌尿系统与肾上腺基本病变的影像学表现；泌尿系统与肾上腺常见病的影像学特征，能够进行诊断和鉴别诊断。
2. 熟悉：各种检查方法下泌尿系统与肾上腺的正常影像学表现。
3. 了解：泌尿系统与肾上腺的影像学检查方法和临床应用价值。

第一节　影像检查方法及正常影像学表现

一、影像检查方法

(一)X线检查

由于肾周围有大量脂肪组织，与较致密的实质性肾形成良好的天然对比，因此，泌尿系统 X 线检查可以显示肾的位置、形态、大小及部分密度异常；而输尿管、膀胱和尿道与周围组织结构之间通常缺乏自然对比，难以显示。临床上，泌尿系统 X 线检查主要用于观察泌尿系统结石的位置、形态、数量及作为尿路造影检查的对照基础片。

(二)尿路造影

尿路造影可直观地显示全尿路整体形态，包括静脉肾盂造影(intravenous pyelography,IVP)、逆行肾盂造影(retrograde pyelography,RP)和肾穿刺造影。其中，IVP 能部分反映肾功能损害情况和程度。临床上，尿路造影主要用于观察尿路内病变位置、形态、数量、性质及尿路梗阻情况。在实际工作中，凡怀疑尿路病变，尤其是尿路梗阻性病变时，因肾功能受损 IVP 观察尿路不满意者，应行 RP 作为补充检查。但是，当患者有外伤及感染时，或尿道有狭窄、窦道存在时，不宜做 RP 检查。需注意的是，患者对碘过敏、有严重心力衰竭或肾功能衰竭等禁忌证者均不可行 IVP 检查。

(三)肾动脉造影

肾动脉造影(renal arteriography)的检查方法包括腹主动脉-肾动脉造影和选择性肾动脉造影，即对比剂注入腹主动脉或肾动脉后连续摄影，可显示肾动脉、肾实质和肾静脉，分别称为肾动脉期、肾实质期和肾静脉期。

(四)CT检查

CT 检查是目前诊断肾疾病的主要影像学方法，常规行平扫及增强扫描。CT 平扫一般采用容积扫描，层厚为 5 mm；增强扫描分为皮质期、实质期和排泄期，分别对应注入对比剂后 25~80 秒、90~120 秒、180~300 秒。CT 平扫主要用于诊断泌尿系统阳性结石。对于小结石,亦可行薄层扫描后多平面重组观察;对于肾及肾周疾病、输尿管及膀胱肿瘤性病变,需行 CT 平扫及三期增强扫描。

CT 尿路造影(CT urography, CTU)与 IVP 一样可以整体显示尿路腔内的情况,并且能够直接观察到脏器实质性占位的位置及形态。CTU 已经超过传统 IVP,在大多数情况下可以取代 IVP 成为诊断泌尿系统疾病的有效方法之一。

(五)MRI 检查

肾平扫采用横断面和冠状面扫描,层厚 5 mm。常规扫描序列包括自旋回波 T_1WI、扰相梯度回波 T_1WI(同反相位)及 FSE T_2WI,联合应用脂肪抑制技术有利于病灶的显示及含脂病灶的鉴别诊断。增强扫描常规行多期相扫描,层厚 3~5 mm。无梗阻或扩张的输尿管常规 MRI 显示不佳,因此输尿管 MRI 检查主要用于尿路积水的诊断。膀胱的常规 MRI 扫描以横断面为主,辅以矢状面及冠状面扫描,主要扫描序列为自旋回波 T_1WI 及 FSE T_2WI,必要时行 T_1WI 增强检查。

磁共振尿路造影(magnetic resonance urography,MRU)无须对比剂,利用相对静止的液体在重 T_2 加权成像时表现为明显高信号的特性,可清晰显示尿路全貌及梗阻情况,并可行多角度观察。但是,不论结石还是肿瘤性病变等,MRU 直观显示较困难,仅表现为充盈缺损,因此需与常规 MRI 结合,从而做出明确的诊断。

二、泌尿系统正常影像学表现

(一)腹部 X 线片

在前位 X 线片、后位 X 线片上,双侧肾影为蚕豆形,上尖下圆,外突内凹,内凹为肾门所在,密度均匀,呈"八"字状位于脊柱两侧(图 8 – 1 – 1)。成年人肾长径 12~13 cm,宽

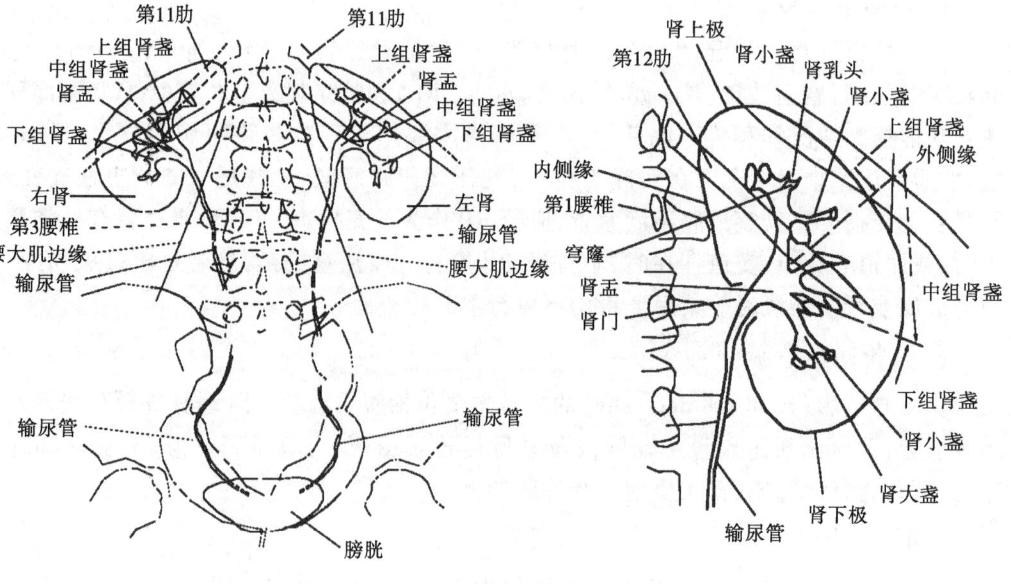

图 8 – 1 – 1　泌尿系统的 X 线解剖示意图

径 5~6 cm。其中,长径约相当于同一个体 3 个腰椎椎体与 2 个椎间隙高径之和。肾通常位于第 12 胸椎与第 3 腰椎之间,右肾一般较左肾低 1~2 cm。肾的长轴自内上斜向外下,其延长线与脊柱纵轴相交形成锐角,称为肾脊角或倾斜角,正常为 12°~25°。在立位 X 线片、仰卧位 X 线片上,正常肾的上下活动度小于同一个体 1 个腰椎椎体高度。在侧位 X 线片上,双侧肾影与脊柱影重叠,肾上极较下极稍偏后。

(二)尿路造影

1. IVP 表现

IVP 除能显示尿路系统肾盂、肾盏、输尿管和膀胱外,还可显示肾实质。

(1)肾实质 在静脉注入对比剂 1 分钟后的肾区片上,正常肾实质显影,密度均匀,但不能分辨皮质与髓质。

(2)肾盏 肾盏包括肾小盏和肾大盏。每侧肾各有 6~14 个肾小盏和 2~4 个肾大盏。正常经静脉注入对比剂 2~3 分钟后,肾盏开始显影,15~30 分钟时显影最浓。肾小盏分为体部和穹窿部。体部又称漏斗部,是与肾大盏相连的短管。管的远端为穹窿部,其顶端因肾乳头的突入而形成杯口状凹陷。肾大盏边缘光整,呈长管状,分为三部分:①顶端或尖部,与数个肾小盏相连;②峡部或颈部,为长管状部分;③基底部,与肾盂相连(图 8-1-2)。正常肾大盏、肾小盏的形态有很大差异,可短粗或细长,数目亦常不相同,两侧也多不对称。

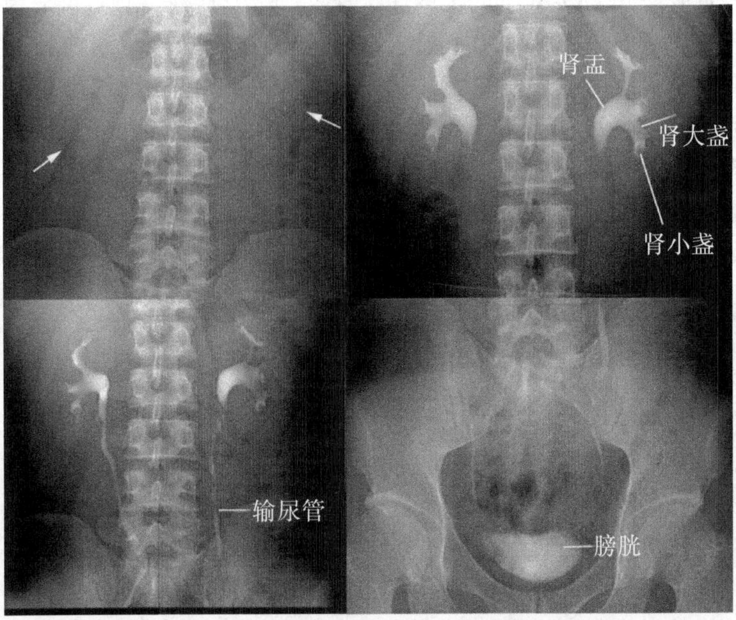

图 8-1-2 泌尿系统正常 X 线解剖

(3)肾盂 正常肾盂最佳显影时间是注入对比剂后 15~30 分钟。肾盂上连肾大盏,下连输尿管,其大部分位于肾窦内。肾盂形态有很大差异,同一个体两侧肾盂亦可不同,可表现为三种基本形态。①中间型肾盂:常见的典型肾盂,呈三角形,上缘隆凸,下缘微凹,边缘光滑整齐;②壶腹型肾盂:肾盂较大,直接与肾小盏相连,而无明确肾大盏;③分支型肾盂:肾盂往往较小,几乎被两个长形肾大盏所替代。肾盂可有蠕动,致其边缘有短暂的凹陷或狭窄(图8-1-3)。

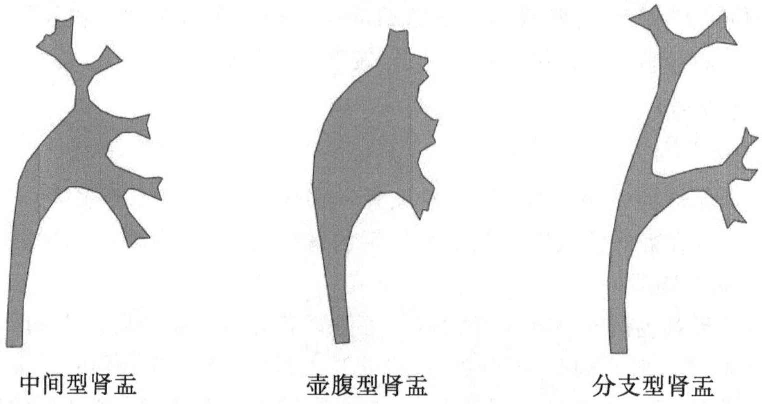

中间型肾盂　　　　　壶腹型肾盂　　　　　分支型肾盂

图8-1-3　正常肾盂的常见类型

(4)输尿管　静脉注入对比剂后30分钟,当肾盂、肾盏显影满意后,去除腹部压迫带,双侧输尿管即能够清晰显示(图8-1-2)。输尿管为左右各一条宽3~7 mm的细条状影,边缘光滑整齐,可有折曲。因输尿管具有节律性蠕动,故可呈分段显示,宽度也常发生变化。输尿管全长25~30 cm,上端连于肾盂,下端与膀胱相连,可分为腹段、盆段及壁内段。腹段输尿管在第2腰椎水平起于肾盂,于腹膜后沿腰大肌前缘下行,经骶髂关节内侧跨过骨盆缘而续为盆段输尿管。盆段输尿管先向后下外行,继而转向前内,行至膀胱,从而形成一弯向后外下的弧形。壁内段输尿管由外上向内下斜行穿越膀胱壁,长约1.5 cm。输尿管有三个生理狭窄部位,即与肾盂连接处、越过骨盆边缘与髂血管相交处和进入膀胱处。

(5)膀胱　膀胱正常容量为350~500 ml,其形态、大小取决于充盈程度及相邻结构对膀胱的推压。正位X线片观察,膀胱充盈后,一般呈类圆形或椭圆形,位于耻骨联合上方,边缘光滑整齐,密度多均匀一致(图8-1-2)。儿童膀胱位置较高,为直立椭圆形。女性因子宫影响,膀胱上缘微凹,横径一般大于纵径。

2. RP表现

RP表现与IVP表现不同,对比剂直接从插入输尿管的导管内注入肾盂、肾盏,因此不能显示肾实质,而肾盏、肾盂、输尿管、膀胱的显示情况基本相同。需要注意的是,若注射压力过高会造成对比剂逆行进入肾盂、肾盏以外的区域,称为肾盂肾回流。

肾盂肾回流包括穿窿回流和肾小管回流。穿窿回流分为三种。①肾盂肾窦回流:对比剂自肾盏边缘外溢入肾窦,或沿肾盏及肾旁组织到达输尿管周围;②肾盏血管回流:静脉周围回流,表现为肾盏附近有弓形或弧状的线条影;③肾盂淋巴管回流:表现为肾间质内有1条或多条线状致密影。肾小管回流为对比剂自肾盂、肾盏进入乳头小管内并向收集系统扩散,显示肾小盏外方刷状影或肾小盏旁肾实质扇状影。不同肾盏或同一肾盏可同时发生不同类型的肾盂肾回流(图8-1-4)。

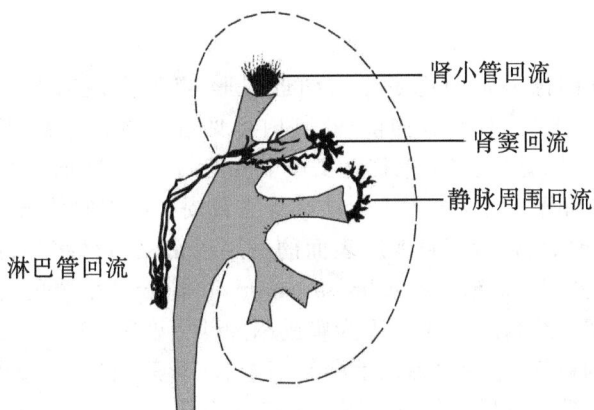

图 8 - 1 - 4　肾盂的回流表现示意图

(三)肾动脉造影

肾动脉造影可分为肾动脉期、肾实质期和肾静脉期(图 8 - 1 - 5)。

肾动脉期:开始注入对比剂后 1~3 秒,显示肾动脉逐渐分支,分布均匀,管径由粗变细,密度均匀,边缘光滑。

肾实质期:开始注入对比剂后 2~3 秒,肾实质显影,在 5~7 秒时最浓,其后逐渐变淡。肾实质显影是由于对比剂弥漫分布在肾微血管和肾小管内所致。

肾静脉期:肾静脉于开始注入对比后 4~12 秒即可显影,最佳显影时间为 18~20 秒。肾静脉属支通常与肾动脉分支伴行,但节段性分布不明显。

图 8 - 1 - 5　腹主动脉造影的影像解剖

(四)常规 CT 检查

1. 肾

CT 平扫横断面图像上肾为边缘光滑的近圆形、椭圆形或有分叶的软组织密度影。在肾的中部层面可见肾门内凹,指向前内,其内可见血管蒂。肾血管蒂内结构由前向后分别为肾静脉、肾动脉、肾盂。CT 平扫肾实质密度均匀一致,略低于肝及脾密度,CT 值为 30～50 HU,肾皮质和肾髓质从密度上无法区分。肾周围由内向外被三层包膜包绕:①纤维膜(fibrous capsule),为贴敷于肾实质表面的一层致密结缔组织膜,薄而坚韧,在 CT 图像上与肾本身不易分辨;②脂肪囊(adiposa capsula),位于纤维膜的外面,为肾周围的脂肪层,与肾窦脂肪相延续,在 CT 图像上为肾周围的低密度区,其 CT 值在 –130 ～ –70 HU 范围内,在脂肪囊的衬托下,肾轮廓线上异常清晰;③肾筋膜(perirenal fascia),即 Gerotra 筋膜,为脂肪囊外的致密纤维组织,CT 图像上表现为纤细的软组织线影。

对比增强检查,肾的强化表现分为三个期相(图 8 – 1 – 6):①皮质期(注入对比剂后 25～80 秒),肾血管和肾皮质明显强化,强化的肾皮质还向肾实质内伸入,即所谓的肾柱(Bertin 柱),而髓质仍维持较低的密度,因而可清楚分辨出肾的皮质、髓质;②实质期(注入对比剂后 90～120 秒),髓质强化程度类似或略高于皮质,皮质、髓质分界不清;③排泄期(注入对比剂后 180～300 秒),肾实质强化程度下降,而肾盂和肾盏发生明显强化。

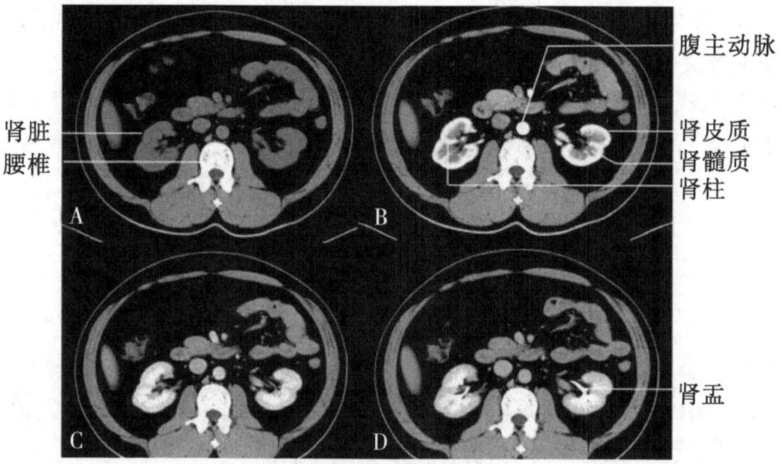

A. CT 平扫;B. 增强扫描皮质期;C. 增强扫描实质期;D. 增强扫描排泄期。

图 8 – 1 – 6　正常双肾 CT 横断面解剖

2. 输尿管

CT 平扫自肾盂向下连续层面追踪,多能识别正常输尿管腹段的上、中部分,呈小圆形软组织密度影,中心可呈低密度影,位于腰大肌前缘处,而盆段输尿管通常难以识别(图 8 – 1 – 7)。

注入对比剂后于排泄期增强检查,输尿管管腔内充盈对比剂而呈点状致密影。由肾盂向下连续追踪,常能观察输尿管全程,直至输尿管的膀胱入口处。

3. 膀胱

膀胱常须在充盈状态下扫描,其大小和形态因充盈程度而异。充盈较满的膀胱呈圆形、椭圆形或类方形。膀胱内尿液呈均一水样密度影(图 8 – 1 – 7)。膀胱壁在周围低密度脂肪组织及腔内尿液的对比下,显示为均匀一致的薄壁软组织密度影,其厚度一般为 2～3 mm,内缘、外缘均光滑。增强扫描(10～30 分钟),膀胱腔内可呈均匀高密度影,若对比剂与尿液混合不均,则出现液-液平面,对比剂在下部,尿液在上方,界面多不锐利,呈逐渐过渡状。

图 8-1-7 输尿管、膀胱 CT 横断面解剖

4. 肾动脉 CTA

于开始团注对比剂后 20～30 秒行肾区薄层扫描,并应用 MIP、SSD 或 VRT 后处理技术行三维重建,显示肾动脉及其主要分支。正常表现类似肾动脉造影(图 8-1-8)。

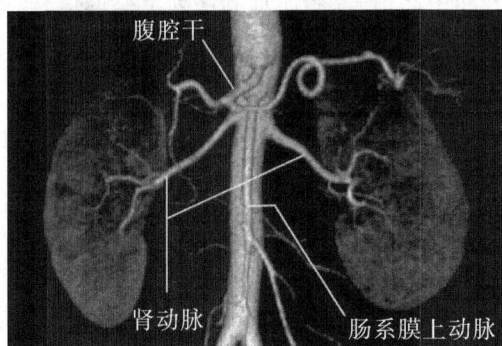

图 8-1-8 肾动脉 CTA 解剖

5. CTU

于开始团注对比剂后 10～30 分钟行腹盆部扫描,并应用 MIP 技术行三维重建,可整体观察肾盏肾盂、输尿管和膀胱。正常表现类似于 IVP 表现。

(五)常规 MRI 检查

1. 肾

由于肾髓质含有较多的自由水,在平扫 T_1WI 上,肾髓质信号略低于肾皮质,可区分肾皮质、肾髓质;在脂肪抑制 T_1WI 上,肾皮质、肾髓质信号强度差别更加明显(图 8-1-9)。在平扫 T_2WI 上,肾皮质、肾髓质均呈相似的稍高信号,其中肾髓质信号强度常可略高。肾窦脂肪组织在 T_1WI 和 T_2WI 上分别呈高信号和中高信号,冠状面显示较横断面更清楚。正常肾盏难以显示,肾盂多可识别,呈类似游离水的长 T_1、长 T_2 信号表现。肾动脉和肾静脉由于流空效应常表现为无信号或低信号。Gd-DTPA 增强扫描,肾实质的强化形式取决于检查的期相,表现类似 CT 增强扫描(图 8-1-9)。

肾皮质
肾髓质
肾柱

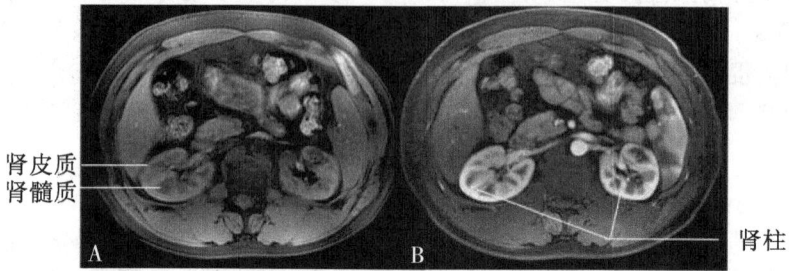

图 8 - 1 - 9　双肾 MRI 脂肪抑制 T_1WI 及增强扫描皮质期表现

2. 输尿管

在 T_1WI 或 T_2WI 横断面上,自肾盂连续向下追踪,在周围高信号或中等信号的脂肪组织对比下,有可能识别出部分正常腹段输尿管,呈小圆形低信号影,而正常盆段输尿管难以识别。

3. 膀胱

充盈的膀胱在横断面上呈圆形、横置的椭圆形或四角圆钝的类方形,在矢状面上为类三角形。膀胱内尿液富含游离水,呈均匀长 T_1、长 T_2 信号;膀胱周围脂肪组织在 T_1WI 和 T_2WI 上分别呈高信号和中高信号,脂肪抑制序列上呈低信号;膀胱壁表现为厚度均匀一致的薄壁环状影,与肌肉信号类似。增强扫描膀胱腔内尿液含对比剂而发生强化,表现为信号增高。

4. 肾动脉 MRA 检查

肾动脉 MRA 检查的表现类似肾动脉造影检查的表现。

5. MRU 检查

MRU 检查可见,正常含尿液的肾盂、肾盏、输尿管和膀胱表现为高信号,周围软组织等背景结构皆为极低信号,可进行多角度观察(图 8 - 1 - 10)。

肾盂

输尿管

膀胱

右侧可见正常肾盂及输尿管,左侧可见肾盂、肾盏扩张积水。

图 8 - 1 - 10　泌尿系统正常 MRU

第二节　泌尿系统基本病变影像学表现

一、X线基本病变表现

(一)泌尿系统X线检查

X线检查示病变表现主要为肾影大小和轮廓的改变,肾区和输尿管、膀胱区内高密度钙化影。

1. 肾影大小和轮廓改变

肾影大小和轮廓改变多不能提供确切的诊断信息。重复肾、多囊肾、肾肿瘤、肾囊肿、脓肿、血肿及肾积水等均可导致肾影增大并常伴有肾影轮廓改变,而先天性肾发育不良、肾动脉狭窄或慢性肾盂肾炎可导致肾影缩小。

2. 肾区、输尿管和膀胱区钙化影

肾区、输尿管和膀胱区钙化影主要为结石所致。不同部位结石形态各异,如鹿角状钙化是肾盂肾盏结石的表现特征;输尿管结石呈枣核状,易见于生理性狭窄处;膀胱结石常见呈椭圆形高密度影,横置于耻骨联合上方。泌尿系统结核、肾细胞癌、肾囊肿、膀胱肿瘤亦可见不同形态钙化。

(二)尿路造影

1. 肾显影异常

肾显影异常仅在IVP上显示,包括肾实质和/或肾盂肾盏显影浅淡、显影延迟和不显影,但均无特异性。

2. 肾盂和输尿管数目和位置异常

肾盂和输尿管数目和位置异常多为先天性发育异常。例如:同一侧显示双肾盂和双输尿管,常为肾盂输尿管重复畸形。

3. 肾盂、肾盏受压变形

肾盂、肾盏受压变形多为肾内病变所致,主要为肾囊肿、肾肿瘤、血肿或脓肿。此外,较大的肾周病变也可间接压迫肾盂、肾盏,使之移位、变形。

4. 肾盂、肾盏破坏

肾盂、肾盏破坏表现为肾盏、肾盂边缘不规则乃至正常结构完全消失,主要见于肾结核、肾盂癌、侵犯肾盂、肾盏的肾细胞癌等。

5. 肾盂、肾盏、输尿管和膀胱内充盈缺损

肾盂、肾盏、输尿管和膀胱内充盈缺损,病变区内无对比剂充盈,为肾盂、肾盏、输尿管和膀胱病变突入腔内或腔内病变所致,主要病变为肿瘤、结石和血块等,也可为气泡。其中,血块、气泡所产生的充盈缺损,其位置、形态在短期内复查易发生变化;泌尿系统结石对照X线片,多易确定;肿瘤所致的充盈缺损固定不变。

6. 肾盂、肾盏、输尿管和膀胱扩张、积水

肾盂、肾盏、输尿管和膀胱扩张、积水分别显示肾盂增大、外形饱满;肾盏杯口消失呈杵状扩张;输尿管管径增宽;膀胱呈现不规则形或哑铃形扩张。病因可为梗阻性或非梗

阻性,以前者多见,常为结石、肿瘤、血块或炎性狭窄等病变所致。

7. 膀胱输尿管反流

膀胱输尿管反流仅在逆行性膀胱造影检查时显示,若发现输尿管、肾盂、肾盏内有对比剂充盈,即可确定为膀胱输尿管反流。

(三)肾动脉造影

肾动脉造影检查异常所见主要是不同原因引起的肾动脉狭窄与闭塞。此外,肾动脉造影检查也可显示肾动脉瘤、肾动脉畸形和肾肿瘤等病变所致的血管异常。

1. 肾动脉狭窄和闭塞

肾动脉狭窄和闭塞见于动脉粥样硬化、大动脉炎、纤维肌肉发育不良等病变。不同病变所引起肾动脉狭窄的部位、程度、形态和范围各不相同。动脉粥样硬化所产生的狭窄是由于内膜粥样斑块所致,常为偏心性狭窄;大动脉炎引起的狭窄常累及肾动脉开口处或近端,常为边缘光滑的向心性狭窄;纤维肌肉发育不良多产生的狭窄主要位于肾动脉中远段,常延伸至分支,且为多发性狭窄伴其间囊性扩张,表现为串珠状改变。

2. 肾动脉扩张

肾动脉扩张常见于肾动脉瘤,表现为动脉壁囊状膨出或梭形扩张,其内充盈对比剂,边缘光整。

3. 肾实质肿块

肿块使邻近血管发生移位,恶性肿瘤出现网状和不规则杂乱的肿瘤血管,并有对比剂池状充盈,以及由于动静脉瘘而使静脉提早显影。

二、CT 基本病变表现

(一)肾

1. 肾实质异常

肾实质异常主要表现为肾实质密度异常,较大肿块可致肾的轮廓发生改变。肾囊肿呈水样低密度囊性肿块,边缘通常光滑,无强化;肾良、恶性肿瘤呈低密度、软组织密度或混杂密度肿块,增强检查有不同形式和程度的强化;出血性囊肿、肾血肿呈高密度肿块。肾实质病灶内异常钙化可见于肾结核或肾细胞癌等病变。

2. 肾盂、肾盏异常

肾盂、肾盏异常包括肾盂、肾盏扩张积水,肾盂、肾盏壁增厚和肾盂、肾盏内肿块。肾盂、肾盏扩张积水常由尿路梗阻所致;肾盂、肾盏壁增厚见于慢性肾盂肾炎或肾结核等炎性病变;肾盂、肾盏内肿块主要为高密度结石,稍高密度血块或肾盏、肾盂肿瘤所致的软组织密度肿块,后者发生强化。

3. 肾周异常

肾周异常主要表现为肾周脂肪密度增高、筋膜增厚或出现积液(积血),多为炎症、外伤所致,也可见于肾肿瘤的周围侵犯。

(二)输尿管

1. 输尿管扩张积水

输尿管扩张积水显示输尿管增粗,呈水样低密度影。输尿管扩张积水多为梗阻所致,病因常为结石、肿瘤或血块。此外,输尿管扩张积水还可见于先天性狭窄、损伤性狭窄或纤维束带压迫,此时,CT 检查梗阻端可无确切异常显示。

2. 输尿管腔内肿块

输尿管腔内肿块包括高密度结石、血块或软组织密度肿块。后者多为输尿管肿瘤。

3. 输尿管壁增厚

较广泛的均匀弥漫性增厚多见于炎症浸润。串珠样增厚及僵硬短缩多由输尿管结核引起。局限性偏心性增厚并形成肿块多见于输尿管肿瘤。

(三)膀胱

1. 膀胱大小、形态异常

膀胱增大常由各种原因引起的尿道梗阻所致,而膀胱缩小主要见于慢性炎症或结核所造成的膀胱挛缩。膀胱形态不规则,呈囊袋样突出,是膀胱憩室表现。

2. 膀胱壁增厚

弥漫性增厚,见于炎症或慢性尿道梗阻,注意应在充盈状态下判断膀胱壁的厚度,超过 5 mm 即认为异常;局限性增厚,常为膀胱肿瘤,也可为膀胱周围炎症或肿瘤累及膀胱。

3. 膀胱肿块

与膀胱壁相连的软组织密度肿块,可为肿瘤或血块。前者有强化,血块无强化且位置通常随体位发生改变。高密度肿块多为膀胱结石。

4. 膀胱移位

膀胱移位由盆腔内异常肿块压迫所致。

(四)肾动脉 CTA

肾动脉 CTA 异常表现类似肾动脉造影检查表现所见。

(五)CTU 检查

CTU 检查异常表现类似 IVP 检查表现所见,同时可直观、立体、多方位显示尿路系统病变及邻近结构,从而对病变进行定位、定性诊断。

三、MRI 基本病变表现

(一)肾

MRI 检查同样能显示肾位置、大小、数目和形态异常及肾实质、肾盂、肾盏和肾周异常。

1. 肾实质异常

肾实质肿块由于性质不同而信号强度各异,增强表现亦不相同。单纯性肾囊肿呈水样长 T_1、长 T_2 信号灶,类圆形、无强化;非水样长 T_1、长 T_2 信号灶,有不同形式强化,常为肾肿瘤;短 T_1、长 T_2 信号灶,见于出血性肾囊肿和肾内血肿。T_1WI 和 T_2WI 混杂信号肿块,内有脂肪信号强度灶,为肾血管平滑肌脂肪瘤。

2. 肾盏和肾盂异常

T_1WI 和 T_2WI 上皆呈极低信号灶,通常为结石;肾盂、肾盏扩大,信号强度类似于水,为肾积水;肾盂肾盏肿块,T_1WI 和 T_2WI 上分别高于和低于尿液信号,有强化表现,见于肾盂肿瘤。

3. 肾周异常

肾周异常表现类似 CT 检查表现所见。

（二）输尿管

输尿管常见的异常表现是输尿管扩张积水，T_1WI 和 T_2WI 上均与游离水信号强度相同。梗阻所致者常可于梗阻端发现异常信号的结石或肿瘤。

（三）膀胱

膀胱异常表现类似 CT 检查表现所见，但具有不同信号强度。

1. 膀胱壁增厚

弥漫性增厚为炎症或梗阻；局限性增厚主要见于肿瘤。

2. 膀胱肿块

T_1WI 和 T_2WI 检查均呈极低信号，为膀胱结石；类似膀胱壁信号，有强化，为膀胱肿瘤。

（四）肾动脉 MRA

肾动脉 MRA 异常表现类似肾动脉造影检查表现所见。

（五）MRU 检查

MRU 检查异常表现类似尿路造影表现所见，可清楚显示输尿管扩张积水，并能明确梗阻部位，有时还可发现梗阻原因，如输尿管结石表现为腔内低信号影，以及邻近病变造成的输尿管狭窄等。

第三节　泌尿系统先天性发育异常

由于胚胎发育的复杂性，泌尿系统先天性发育异常的类型繁多且较为常见，约占人群的 10%。影像学检查主要用于诊断有无泌尿系统先天性发育异常，并对其范围、类型、数目等做出明确诊断。

一、肾盂输尿管重复畸形

肾盂输尿管重复畸形即重复肾（duplication of kidney），是最常见的肾盂输尿管先天性发育异常，在人群中的发生率为 0.7%～4%，女性多见，单侧较双侧发生率约高 6 倍。

【临床与病理】

肾盂输尿管重复畸形为一个肾分为上、下两部，各有一套肾盂和输尿管。上、下两部多不相等，上段肾体多较小，而下段肾体一般较大，两段间表面有一浅沟。重复的输尿管可相互汇合，也可分别汇入膀胱，其中与下方肾盂相连的输尿管在膀胱开口的位置正常，而与上方肾盂相连的输尿管多为异位开口。异位输尿管可发生狭窄，导致上方肾盂、输尿管扩张积水。

【影像学表现】

1. X 线表现

X 线片无阳性表现。IVP 是确诊本病的主要检查方法之一，可显示同一侧肾区有两套肾盂、肾盏及输尿管,并可见输尿管汇合或分别进入膀胱及其开口位置(图 8 - 3 - 1A)。若上方肾盂和输尿管扩张积水,则 IVP 可不显影。

2. CT 表现

CT 平扫发现肾盂输尿管重复畸形较为困难。增强 CT 检查显示,排泄期可见强化的两套肾盂、肾盏及输尿管(图 8 - 3 - 1C,D)。CTU 与 IVP 一样可确诊本病,且上方肾盂 - 输尿管扩张积水,也可清晰显示。

3. MRI 表现

MRI 平扫诊断肾盂输尿管重复畸形价值不大。MRU 与 CTU 一样可明确诊断,尤其对扩张的上肾盂和输尿管显示更佳(图 8 - 3 - 1B)。

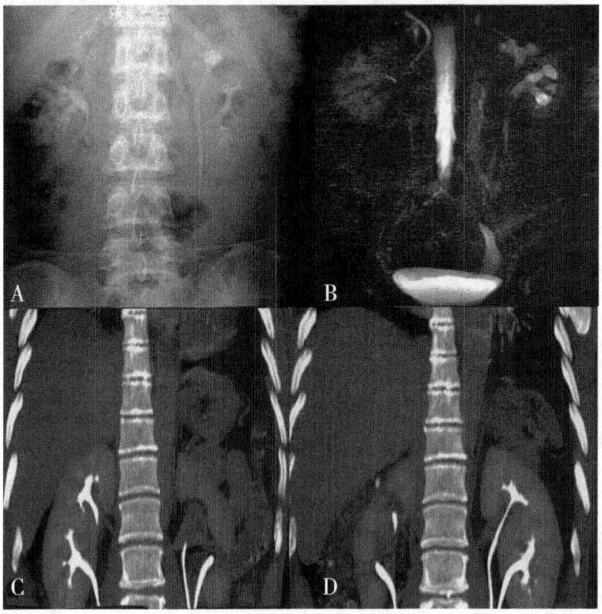

A. IVP 图像,示左肾区见两套肾盂、肾盏和输尿管,上肾盏杯口状结构变浅,输尿管全程略扩张;左侧输尿管下段见一类圆形高密度结石影;B. MRU 图像,示左侧肾盂输尿管重复畸形,并左侧肾盂、输尿管上段及下段开口处扩张;C,D. CT 增强扫描排泄期图像,示双侧肾盂输尿管重复畸形。

图 8 - 3 - 1 肾盂输尿管重复畸形

【诊断与鉴别诊断】

尿路造影是诊断肾盂输尿管重复畸形的首选方法,征象明确,不难诊断。然而,当合并有上方肾盂、输尿管积水时,IVP 难以显示,CTU 和 MRU 可明确诊断。

二、马蹄肾

马蹄肾(horseshoe kidney)是最常见的融合肾畸形,为两肾的下极或上极相互融合,90% 见于下极融合。

【临床与病理】

马蹄肾的融合部称为峡部,多为肾实质,少数为纤维组织相连。马蹄肾多见于男性,可无症状,或因腹部肿块而就诊,部分病例可有腰痛、排尿困难、血尿等表现。

【影像学表现】

1. X 线表现

X 线片两肾位置较低,两肾下极斜向内侧靠近脊柱,肾脊角发生改变。尿路造影检查两肾下肾盏距离缩短,而两肾上肾盏相距较远,常伴有肾旋转异常(图 8 - 3 - 2A)。

2. CT 表现和 MRI 表现

CT 检查和 MRI 检查可直接显示马蹄肾的融合部,于脊柱前方发现连接两肾下极或上极(少见)融合的肾实质,其密度、信号强度及强化表现均同于正常肾实质,并能显示并发的肾积水等表现(图 8 - 3 - 2B,C,D)。

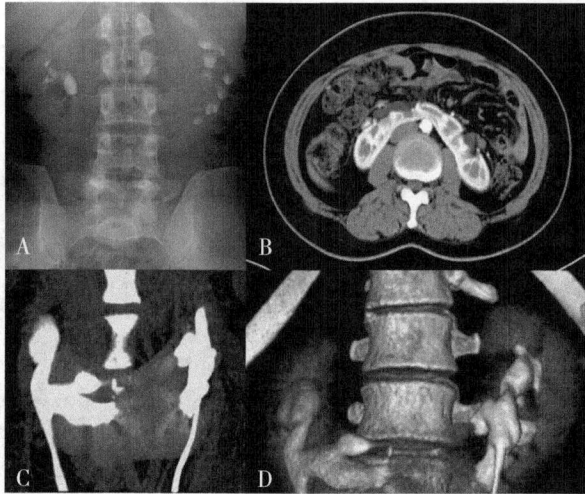

A. IVP 图像,示左肾盂呈前后走行排列,左侧肾盂肾盏扩张、积水,两肾下肾盏距离缩短,上肾盏距离增大,两肾下极融合;B,C,D. 分别是 CT 增强扫描图像、冠状位 MIP 重建图像和 VR 重建图像,示融合部由肾实质下部构成,并可见双侧肾盂、输尿管扩张、积水。

图 8 - 3 - 2　马蹄肾

【诊断与鉴别诊断】

马蹄肾的形态学表现很典型,通过影像学检查易于诊断。

三、异位肾

单侧或双侧肾位置异常,称为异位肾(ectopic kidney)。异位肾主要包括单纯异位肾和游走肾。以下重点叙述单纯异位肾。

【临床与病理】

单纯异位肾为肾在发育过程中未上升、上升不足或过度上升所致,异位的肾仍在同侧腹膜后,常伴有肾旋转异常。临床上,单纯异位肾常无症状,也可因结石、感染而出现相应临床症状和体征。腹腔异位肾被触及时,常易被误诊为肿块性病变。

【影像学表现】

1. X 线表现

X 线片示异位侧肾区无肾影。尿路造影时,可见异位肾的肾盂、肾盏及输尿管显影,但多同时伴有肾旋转异常,肾盂、肾盏如花朵状。异位于盆腔者较多,常可见输尿管较短,且无明显折曲。

2. CT 表现

CT 平扫图像显示肾床内无肾影,而为脂肪、肠管、胰腺等结构占据,肾上腺位置正常,于盆腔、下腹部、膈下或胸腔内可见肿块影,其密度和形态类似正常肾。增强检查时,其强化形式和强度与正常位置肾相同(图 8-3-3)。

3. MRI 表现

MRI 检查的表现类似 CT 检查表现所见,异位肾的信号强度、强化表现均同于正常位置肾。

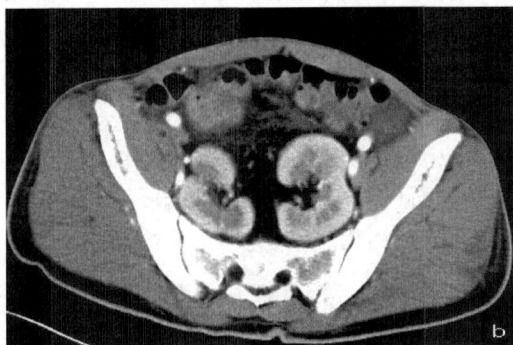

双侧肾位于双侧髂窝内。

图 8-3-3 异位肾

【诊断与鉴别诊断】

根据上述影像学表现特征,单纯异位肾的诊断并不困难。低位的异位肾应与肾下垂及游走肾鉴别:肾下垂在排泄性尿路造影卧、立变换体位摄影,肾盂位置上下活动范围超过一个椎体高径;游走肾在各方向上均有明显动度。

第四节 泌尿系统结石

泌尿系统结石是泌尿系常见疾病,根据其发生部位,可分为肾结石、输尿管结石、膀胱结石和尿道结石。泌尿系统结石多见于青壮年,男性多于女性,发病高峰为 20~50 岁。

结石常由多种化学成分构成,包括草酸钙、磷酸钙、尿酸盐和胱氨酸盐等,其中常以某一成分为主。结石的成分不同,其钙含量也有差异。约 90% 的结石可由 X 线片显示,称为阳性结石;其余少数结石如尿酸盐结石,钙含量低,难以在 X 线片上显影,称为阴性结石。应当指出,由于成像原理的不同,有相当比例的阴性结石可由 CT 或超声检查发现。

当临床疑为泌尿结石时,常以泌尿系统 X 线检查和/或超声作为初查方法,当检查难以确诊或未发现结石者,需行尿路造影或 CT 检查。

一、肾结石

肾结石在泌尿系中占首位,绝大多数位于肾盂或肾盏内。肾结石多发于中青年,男性多于女性。肾结石多为单侧性,约40%为多发结石。

【临床与病理】

肾结石引起的病理改变主要是梗阻、积水、感染及黏膜损伤。临床上主要表现为腰痛、肾绞痛和血尿,合并感染可出现尿频、尿急、尿痛和脓尿。

【影像学表现】

1. X 线表现

腹部 X 线片检查显示,肾结石位于肾窦区,表现为圆形、卵圆形、三角形、鹿角状、珊瑚状或桑葚状高密度影,可均匀一致,也可浓淡不均或分层。鹿角状、桑葚状和分层均为肾结石的典型表现。在侧位 X 线片上,肾结石与脊柱重叠,可借此与胆囊结石、淋巴结钙化等鉴别。尿路造影可用于阴性结石的诊断,表现为对比剂的充盈缺损,也可用于明确可疑的致密影是否位于肾盂内(图 8 - 4 - 1)。

2. CT 表现

CT 检查能够确切发现位于肾盏和肾盂内的高密度结石影,可明确结石的大小、数目与位置,特别是肾盏内微小结石(图 8 - 4 - 2),还可显示 X 线检查难以发现的阴性结石,但小结石不易与肾窦区肾动脉壁钙化影鉴别。

A. 泌尿系统 X 线片,显示右侧肾区团块状致密影(箭);
B. IVP 图像,证实该致密影位于右侧肾盂,邻近肾盏轻度扩张积水。

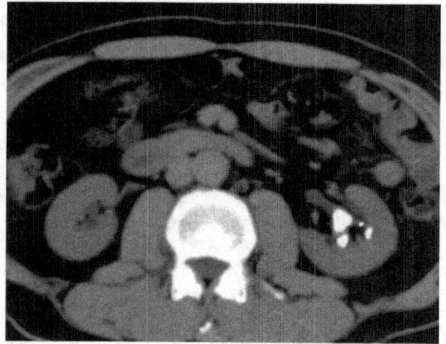

图 8 - 4 - 1 右侧肾盂结石

CT 平扫图像示左侧肾盂、肾盏内多发高密度影,呈三角形、类圆形及桑葚状。

图 8 - 4 - 2 左肾多发结石

3. MRI 表现

MRI 对钙化不敏感,但 MRU 可发现结石所致的肾盏、肾盂扩张积水。

【诊断与鉴别诊断】

1. 诊断要点

当临床疑为肾结石时,常以 X 线片作为初查方法,表现典型者诊断不难。若 X 线检查诊断困难,应行超声检查和 CT 检查,有助于确诊有无结石。

2. 鉴别诊断

(1)胆囊结石 胆囊阳性结石少见,位置较右肾结石高,侧位 X 线片位于脊柱前,而肾结石与脊柱重叠。

(2)淋巴结钙化 淋巴结钙化常为团簇状分布的斑点状致密影,CT 检查和超声检查容易明确结石的位置。

二、输尿管结石

输尿管结石多见于中青年男性,多自肾结石下移而来,易停留在输尿管三个生理狭窄区,即肾盂输尿管连接处,输尿管与髂血管交叉处及输尿管入膀胱处。

【临床与病理】

输尿管结石除可引起黏膜刺激和引起出血外,还可引起积水。临床上常出现突发性胁腹部绞痛并向会阴部放射,同时伴有血尿。继发感染时可出现尿急、尿频和尿痛等刺激症状。当引起明显肾积水时,腹部可触及肿块。

【影像学表现】

1. X 线表现

泌尿系统 X 线检查显示输尿管结石多表现为黄豆状或米粒样致密影,位于输尿管走行部位,长轴与输尿管走向一致,常单发。尿路造影可证实结石位于输尿管内,并能显示阴性结石,表现为输尿管内的充盈缺损影(图 8 − 4 − 3)。

A. 泌尿系统 X 线片,可见第 2/3 腰椎水平左侧的椭圆形致密影,其长轴与输尿管走行一致;B. IVP 图像,进一步证实该致密影位于左侧输尿管上段。

图 8 − 4 − 3 左侧输尿管上段结石 X 线表现

2. CT 表现

CT 平扫图像显示输尿管走行区内的点状或结节状高密度钙化影。上方的输尿管常有不同程度的扩张,并于高密度处突然截断。增强延迟检查显示,若高密度钙化影与强化输尿管重叠,可确诊为输尿管结石(图 8 − 4 − 4)。

3. MRI 表现

MRI 对钙化显示不佳,但 MRU 可显示输尿管结石造成的上方输尿管和肾盂扩张,有时也可以发现梗阻处低信号的结石影。

【诊断与鉴别诊断】

1. 诊断依据

X 线片为输尿管结石的初查方法,典型者

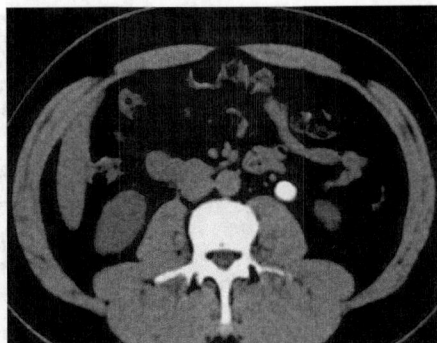

CT 平扫图像示左侧输尿管上段类圆形高密度影。

图 8 − 4 − 4 左侧输尿管上段结石 CT 表现

较好诊断。诊断不明确时,应行尿路造影、超声或 CT 检查。

2. 鉴别诊断

(1)静脉石　静脉石为盆腔静脉丛内的钙化,无临床意义,X 线片及 CT 表现为小而圆形或环形致密影,边缘光滑,常双侧多发,与输尿管的走行方向和位置无关。

(2)淋巴结钙化　淋巴结钙化常为团簇状分布的斑点状致密影,与输尿管的走行方向和位置无关。

三、膀胱结石

膀胱结石包括原发性结石和继发性结石。原发性膀胱结石指原发于膀胱的结石,多见于儿童;继发性膀胱结石由肾结石或输尿管结石下降而成,多见于成年人。继发性结石多较小,常可自行排出。95% 的膀胱结石见于男性。

【临床与病理】

膀胱结石的主要病理改变是结石对黏膜刺激,继之发生炎症,黏膜充血水肿,溃疡形成和出血。当结石梗阻膀胱出口时,可引起上方尿路扩张积水,以及膀胱壁增厚形成小梁,也可以发生假性憩室。临床表现为排尿疼痛、尿流中断、尿频、尿急和血尿等。

【影像学表现】

1. X 线表现

膀胱结石多为含钙的阳性结石,X 线片即可确诊。常见结石横置于盆腔中线耻骨联合上方,分层及星状为其独特表现,另可见圆形、卵圆形或不规则形,边界可光滑或毛糙,大小不等,结石通常随体位变动而移动。尿路造影可进一步确定结石位于膀胱内(图 8 - 4 - 5)。

2. CT 表现

CT 检查图像表现为膀胱腔内致密影。即使是阴性结石,密度也高于其他病变。还可清楚显示结石引起膀胱壁的炎症等继发性改变(图 8 - 4 - 6)。

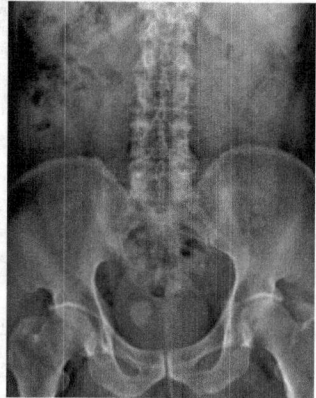

膀胱右侧类圆形高密度影。

图 8 - 4 - 5　膀胱结石(X 线片)

膀胱右侧类圆形高密度影。

图 8 - 4 - 6　膀胱结石(CT 平扫)

3. MRI 表现

膀胱结石在 T_1WI 和 T_2WI 上均表现为低信号。

【诊断与鉴别诊断】

1. 诊断依据

X 线检查和超声检查时,膀胱结石多有上述典型表现,不难诊断。CT 检查可作为辅助检查方法,有助于进一步确诊。

2. 鉴别诊断

阳性结石需与前列腺钙化、子宫肌瘤钙化及静脉石等鉴别;阴性结石需与血块、气泡或肿瘤等鉴别。

第五节 泌尿系统结核

泌尿系统结核绝大多数继发于肺结核,其中最重要的是肾结核,且泌尿系其他器官结核多继发于肾结核。

泌尿系结核的明确诊断主要依靠实验室检查,影像学检查的主要目的在于判断病变部位、损害程度如是否合并空洞及积水等,以及协助临床确定结核治疗方案和随访评估等。

一、肾结核

【临床与病理】

肾结核(renal tuberculosis)绝大多数由血源性感染引起。结核分枝杆菌随血流侵入肾皮质形成感染灶,多数可自愈。当机体免疫功能降低时,病情继续进展,结核分枝杆菌可侵入肾髓质并形成干酪样变和结核性肉芽肿,进而破入肾盏,产生空洞,并造成肾盏、肾盂的黏膜破坏和溃疡形成,导致肾盏、肾盂狭窄和其壁增厚。肾盂狭窄可导致感染蔓延至其余肾盏,进一步侵犯相邻肾实质,造成肾实质的广泛破坏,形成多发空洞,成为结核性脓肾,致肾功能丧失。肾结核时若机体抵抗力增强,则疾病趋向好转,出现钙盐沉积,发生局部钙化,甚至全肾钙化(肾自截)。

在临床上,肾结核早期多无明显症状,当感染波及肾盂或输尿管、膀胱后,出现尿频、尿痛、脓尿和血尿。此外,肾结核还可伴有全身症状如消瘦、乏力、低热等,以及贫血、血沉加快、肾功能受损等实验室改变。

【影像学表现】

1. X 线表现

X 线检查可无异常发现,亦可见肾实质内云絮状或环状钙化,甚至全肾钙化。尿路造影见早期病变局限在肾实质时常无阳性表现。排泄性尿路造影仅在肾实质有明显破坏而肾功能相对较好时诊断意义明显,即当肾实质空洞与肾小盏相通,病变累及肾小盏时,显示肾小盏扩张(图 8-5-1),边缘形态不整呈虫蚀状改变;而逆行尿路造影适用于全肾发生广泛性结核破坏和/或形成肾盂脓肿、肾功能低下或功能完全丧失者,须注意膀胱挛缩是其禁忌证。

2. CT 表现

依病变发展阶段不同,CT 检查表现各异。早期,显示肾实质内低密度灶,边缘不整,增强检查显示呈环状强化并可有对比剂进入,代表肾实质内结核性空洞,然而肾盂、肾盏的早期破坏难以显示(图 8 - 5 - 1);病变进展,发生肾盂、肾盏狭窄,可见部分肾盏扩张,呈多发囊状低密度影。肾结核钙化时呈多发点状或不规则高密度影,甚至全肾钙化。

3. MRI 表现

MRI 检查表现类似 CT 检查表现所见,肾实质的脓肿或空洞及扩张的肾盏和肾盂均呈长 T_1、长 T_2 信号。MRU 也可清楚显示这些改变(图 8 - 5 - 1)。

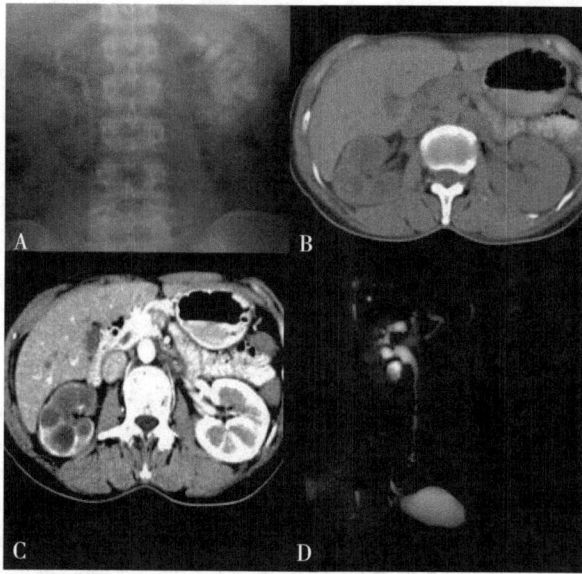

A. IVP 图像,示左肾肾盏扩张变形;B ~ D. 另一病例,显示右肾结核,CT 平扫肾实质内可见多个囊状低密度影及斑点状致密影,同一层面增强扫描部分囊壁强化;MRU 显示右肾结核并右肾输尿管结核,右肾盂肾盏扩张呈鹿角样,右侧输尿管轻度扩张并可见多发局限性狭窄。

图 8 - 5 - 1　左肾结核

【诊断与鉴别诊断】

肾结核的诊断主要依赖于尿中查出结核分枝杆菌和相应的临床及影像学表现。后者多以尿路造影和 CT 检查为主,可显示病变范围、程度和病期,特别是尿路造影能显示早期肾盏改变,CT 检查则能显示肾盂壁增厚和敏感地发现病灶钙化,均有助于正确诊断。

二、输尿管结核

【临床与病理】

输尿管结核(ureteral tuberculosis)多由同侧肾结核向下蔓延所致,也可为膀胱结核分枝杆菌随尿液反流所发生的逆行感染。病变早期,输尿管黏膜破坏、溃疡形成,管径扩张变形;后期因结核性肉芽组织形成,发生管壁增厚、僵直,管腔狭窄甚至闭塞。临床上输尿管结核表现同肾结核。

【影像学表现】

1. X 线表现

X 线检查多无价值。尿路造影见病变早期输尿管全程扩张和管壁轻微不规则。病变进展,管壁僵直、蠕动消失,出现多发不规则狭窄与扩张而呈串珠状表现;严重者输尿管壁硬化、短缩和管腔狭窄,形似笔杆。

2. CT 表现

早期输尿管结核常无异常发现或呈轻度扩张,随着病情进展可显示输尿管管壁较弥漫性增厚,管腔呈多发不规则狭窄与扩张,可累及输尿管全程,冠状面重建显示效果较佳。

3. MRI 表现

MRI 检查表现类似 CT 检查表现所见。MRU 典型表现是输尿管僵硬、不规则,呈多发相间的狭窄与扩张,表现与尿路造影所见相似。

【诊断与鉴别诊断】

输尿管结核影像学诊断主要依靠尿路造影和 CT 检查。输尿管呈串珠样表现和输尿管壁增厚及并存的肾结核表现均是诊断的可靠依据,结合临床典型表现,不难做出诊断。

三、膀胱结核

【临床与病理】

膀胱结核(tuberculosis of urinary bladder)通常由肾结核、输尿管结核蔓延而致。病变早期黏膜充血、水肿、形成不规则溃疡和/或肉芽肿,开始于患侧输尿管口处,其后蔓延至三角区乃至全部膀胱。病变晚期,肌层广泛受累,膀胱壁增厚并发生挛缩。膀胱结核的典型临床表现为尿频、尿痛、脓尿和血尿。

【影像学表现】

1. X 线表现

X 线检查价值有限。尿路造影显示:早期,可见膀胱壁不规则及变形;晚期,膀胱发生挛缩,体积变小,边缘不规则而呈锯齿状改变。

2. CT 表现

CT 检查同样可发现膀胱内壁不规则,并可显示膀胱壁增厚和膀胱腔变小。

3. MRI 表现

MRI 检查很少应用,表现类似 CT 检查表现所见。

【诊断与鉴别诊断】

膀胱结核早期影像学表现缺乏特征,晚期膀胱挛缩、体积变小、壁增厚,通常并有肾结核和输尿管结核表现,结合临床和实验室检查,多不难诊断。膀胱结核晚期需与慢性膀胱炎鉴别。慢性膀胱炎多合并假性憩室,且无肾和输尿管相应改变,一般不难鉴别。

第六节　泌尿系统肿瘤与囊肿

肾肿瘤较为常见,且以恶性者居多。常见类型为肾细胞癌、肾盂癌和肾母细胞瘤,少见者为淋巴瘤和转移瘤。肾良性肿瘤发生率较低,其中较为多见者为肾血管平滑肌脂肪瘤,也可为肾腺瘤、纤维瘤或脂肪瘤等。

肾盂、输尿管、膀胱和尿道的尿路上皮为移行细胞上皮,均可发生尿路上皮癌,以膀胱癌多见。尿路上皮细胞癌具有多器官发病的可能,因此在治疗前应全面了解上尿路及下尿路的情况,以免遗漏。

影像学检查的目的在于检出泌尿系占位性病变后,进一步确定病变的性质和范围,明确相邻器官或结构受累情况,为临床制订治疗计划及评估预后提供依据。当疑诊为肿瘤性病变时,应选择 CT 检查明确病变性质。表现不典型者,可行 MRI 检查,以获得更多的肿瘤解剖与组织学特性的信息。传统尿路造影仅对肾盂、输尿管肿瘤较敏感,可全面观察双侧尿路情况。

一、肾细胞癌

【临床与病理】

肾细胞癌(renal cell carcinoma, RCC)是最常见的肾实质恶性肿瘤,约占全部肾恶性肿瘤的 85%。RCC 常发生在 40 岁以后,男女比例为 3:1。在病理上,RCC 分为透明细胞癌(占 70%)、乳头状细胞癌(占 10%~20%)、嫌色细胞癌(占 5%~10%)、集合管癌(占 1%)和未分类癌(罕见)五种亚型。肿瘤易发生在肾上下两极,表现为肾实质内肿块,周围可有假性包膜,血管多较丰富(主要指透明细胞癌),较大者易发生出血和坏死,进展期肿瘤常侵犯肾周组织器官、肾静脉和下腔静脉,并发生局部淋巴结转移和/或远隔部位转移。远处转移以血行为主,常见部位为肺、骨、肝及脑。

在临床上,RCC 常见表现为无痛性肉眼血尿、肋腹部痛和腹部肿块;另有少数患者表现为副肿瘤综合征(paraneoplastic syndrome),如红细胞增多症或高血钙症等;具有遗传综合征的肾癌患者,还有其他相应临床表现,如 Von Hipple - Lindau 病的小脑成血管细胞瘤所产生的症状。RCC 患者的预后除与其组织学亚型有关外,主要取决于肿瘤的病理分期。

【影像学表现】

1. X 线表现

X 线检查诊断价值不大。尿路造影检查显示,邻近肾盏拉长、狭窄和受压变形,也可表现为相邻肾盏聚集或分离。

2. CT 表现

CT 检查是目前诊断肾细胞癌最可靠的影像学方法。肾细胞癌的表现与其组织学亚型及病理分期相关。直径不大于 3 cm 称为小肾癌。

CT 平扫可见肾细胞癌多表现为肾实质内的单发肿块,少数为多发,呈类圆形或分叶状,常造成局部肾轮廓外突。较大者,密度常不均,内有代表陈旧性出血和坏死的不规则低密度区,偶可呈囊性表现(图 8 - 6 - 1);较小者,密度常均一,类似或略高于邻近肾实质。增强检查显示,肿块的强化程度和形式与组织学亚型相关:常见的透明细胞癌,于皮质期肿块的实性部分明显强化,程度类似肾皮质,并在实质期强化程度迅速减低,呈"快进快出"型(图 8 - 6 - 1);乳头状癌和嫌色细胞癌,在皮质期,肿块的实性部分强化程度较低,明显低于肾皮质,且其后各期强化程度有增高趋势,呈"缓慢升高"型。此外,嫌色细胞癌体积较小,强化相对均一,极少有无强化的坏死区。

A. CT 平扫图像,发现右肾下极略向前外凸出的低密度类圆形肿瘤,内部密度稍不均匀,边界较模糊;
B. 增强扫描动脉期图像,肿瘤呈不均匀明显强化,强化程度高于肾皮质期,与肾实质分界清楚;C. 增强扫描肾实质期图像,周围肾实质强化,对比剂进一步向肿瘤中央扩展,但强化程度降低;D. 增强扫描排泄期图像,肿瘤呈相对低密度影。

图 8 - 6 - 1 肾细胞癌

进展期易累及肾窦,并常向外侵犯,致肾周脂肪密度增高、消失和肾筋膜增厚,进而侵犯邻近组织器官(图 8 - 6 - 2);当肾静脉和下腔静脉发生瘤栓时,管径增粗,于增强扫描皮质期,瘤栓内血管呈不规则点状、线状强化,实质期则表现为充盈缺损,而不同于正常血管强化;淋巴结转移常位于肾血管及腹主动脉周围,呈多个类圆形软组织密度结节;当远隔组织和器官发生转移时,增强扫描表现为显著强化的病灶,强化程度与原发肿瘤类似。

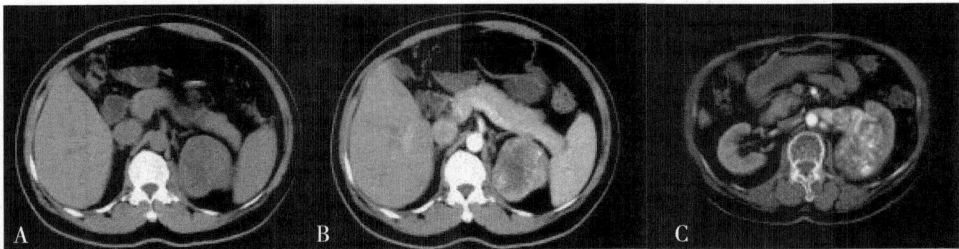

A. CT 平扫图像见左肾上极稍低密度肿块,密度不均,左侧肾上腺、正常肾组织受压移位;B. 增强扫描肾皮质期图像见肿块明显不均匀强化,坏死区无强化,可见肿瘤突破包膜,侵犯肾周脂肪组织;C. 另一个肾癌病例,增强扫描皮质期图像见左肾静脉管径增粗,内有充盈缺损。

图 8 - 6 - 2 左侧肾癌

3. MRI 表现

MRI 检查常作为 CT 检查的补充或用于碘对比剂过敏者。在 T_1WI 上肿块的信号强度常等于或低于肾皮质;在 T_2WI 上则多为混杂高信号,有时肿块周边可见低信号环,代表肿瘤的假性包膜,具有一定特征(图 8 - 6 - 3)。Gd - DTPA 增强扫描图像显示,肾细胞癌的强化程度类似 CT 增强扫描所见。MRI 的重要价值在于能清楚显示肾静脉及下腔静脉内有无瘤栓及其范围，以及肾周淋巴结转移和远隔部位的转移。当发生瘤栓时，流空信号消失。

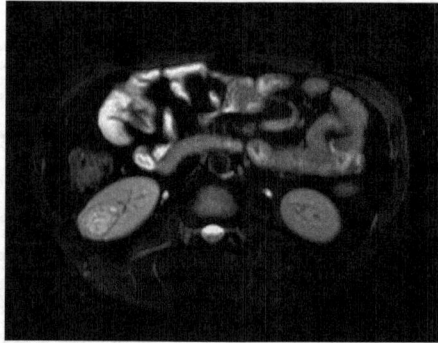

T_2WI 脂肪抑制技术显示肿块呈混杂信号，并可见低信号包膜。

图 8 - 6 - 3   右肾透明细胞癌

【诊断与鉴别诊断】

肾细胞癌的影像学检查，尤其是 CT 检查，根据上述表现特征，结合临床资料，一般诊断并不难。RCC 诊断时，需与以下病变鉴别。①肾血管平滑肌脂肪瘤：其内常含有确切的脂肪成分，CT 值测量和 MRI 梯度回波正反相位序列对含脂病例具有诊断作用；②肾盂癌：病变主要位于肾窦区，一般不造成肾轮廓的改变，且强化程度不及大多数 RCC；③黄色肉芽肿性肾盂肾炎：晚期可表现为浸润生长的不均质肿块，其特点为肾盂肾盏扩大，多伴发结石，肾实质内可见不规则增强的脓腔，结合临床病史及实验室检查多可明确诊断。另外，肾上极 RCC 有时需注意与肾上腺肿瘤相鉴别。

二、肾盂癌

【临床与病理】

肾盂癌（renal pelvic carcinoma）占肾恶性肿瘤的 8% ~12%，好发于 40 岁以上男性。肾盂癌在病理上属于尿路上皮肿瘤（urothelial cell tumor）。其中，移行上皮癌（transitional cell carcinoma）占 80% ~90%，包括乳头状和非乳头状移行细胞癌。前者呈息肉状病变，后者呈结节状或扁平状病变，表现为肾盂壁增厚，境界不清。肿瘤可向下种植至输尿管和膀胱。典型临床表现是无痛性全程血尿，并有肋腹部痛，大的肿瘤或并发有肾积水时，还可触及肿块。

【影像学表现】

1. X 线表现

X 线检查价值有限。IVP 显示肾盂、肾盏内有固定不变的充盈缺损，形态不规则。在肿瘤侵犯肾实质后表现为肾盂、肾盏受压、变形、分离或聚拢。肿块引起阻塞，可造成肾盂和肾盏扩张、积水。

2. CT 表现

CT 检查表现为脂肪密度的肾窦区内圆形或类圆形软组织肿块，其密度高于尿液而低于肾实质。当进一步增大时,肿块周围肾窦脂肪受压,并侵入邻近肾实质。当肾盂或肾盏梗阻时,出现肾积水表现。肾盂癌供血少,在增强扫描早期,肿瘤呈轻至中度强化,而正常肾实质强化明显,可以清楚显示肿瘤的大小和轮廓;当肾盏、肾盂内对比剂充盈时,肾盏、肾盂明显强化,肿瘤呈低密度充盈缺损(图8-6-4)。肾盂癌常可出现肾功能减退,导致显影延迟,故采用延迟扫描方案可以更好地显示肾盏、肾盂内由肿块造成的充盈缺损及肿瘤与正常肾实质的分界。CTU则能整体观察肾盂、肾盏内肿块。此外,CT检查还能发现局部淋巴结及其他部位的转移。

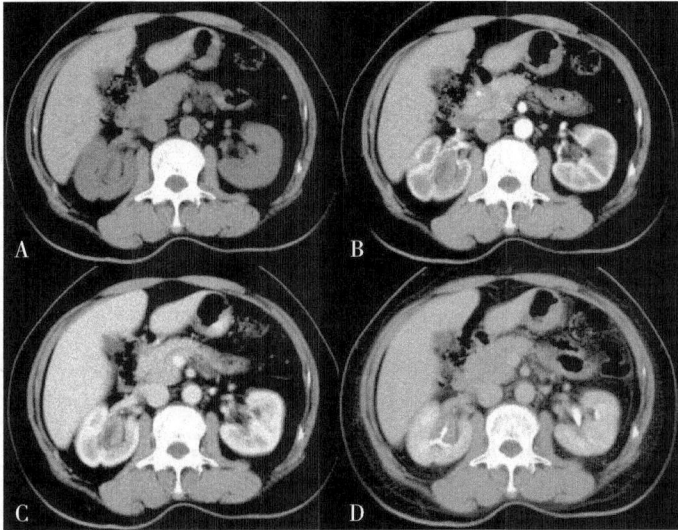

A. CT平扫图像,右肾盂内可见椭圆形占位性病变,边界清楚;B. 增强扫描动脉期(肾皮质期),肿瘤轻度均匀强化,肾皮质强化明显;C. 增强扫描实质期图像,肾实质明显强化,肿瘤强化程度稍降低;D. 增强扫描排泄期图像,肾盂明显强化,肿瘤呈低密度充盈缺损。

图8-6-4 肾盂癌

3. MRI表现

MRI检查表现与CT检查表现所见类似。T_1WI显示肾盂肾盏肿块的信号强度高于尿液,T_2WI则低于尿液。MRU还能清楚显示肿瘤导致的肾盂肾盏内充盈缺损。

【诊断与鉴别诊断】

影像学检查显示,肾盂癌的诊断依据是发现肾盂、肾盏内肿块。其中,尿路造影是较为敏感的检查方法,尤其是发现较小肿瘤。CT检查常用于进一步定性诊断和显示病变的范围。肾盂癌应与肾盏内阴性结石及血块鉴别。结石和血块在CT增强扫描时均无强化。MRI检查一般作为肾盂内肿块的辅助检查方法,适用于对碘对比剂过敏者。

三、膀胱癌

【临床与病理】

膀胱肿瘤(tumor of urinary bladder)易发生在40岁以上男性,有多种组织类型,分为上皮性肿瘤和非上皮性肿瘤。上皮性肿瘤约占膀胱肿瘤的95%,其中大多数为恶性,即膀胱癌。非上皮性肿瘤少见,包括平滑肌瘤、嗜铬细胞瘤和淋巴瘤等。

膀胱癌(bladder carcinoma)多为移行细胞癌,少数为鳞状细胞癌和腺癌。移行细胞癌常呈乳头状生长,故称乳头癌。膀胱癌自膀胱壁突向腔内,并常侵犯肌层,部分移行细胞癌、鳞状细胞癌和腺癌呈浸润性生长,造成膀胱壁局限性增厚。膀胱癌易发生在三角区和两侧壁,表面常凹凸不平,可有溃疡,少数肿瘤尚有钙化。肿瘤晚期形成较大肿块,内有坏死,侵犯膀胱壁全层,进而累及膀胱周围组织和结构,常发生局部淋巴结和/或远隔性转移。

膀胱癌的主要症状是无痛性肉眼血尿,并常有尿频、尿急和尿痛等膀胱刺激症状。如血块阻塞膀胱出口,则出现排尿困难。

【影像学表现】

1. X 线表现

X 线检查诊断价值不大。膀胱造影检查显示,乳头状癌表现为自膀胱壁突向腔内的结节状或菜花状充盈缺损,大小不等,小者仅隐约可见。当肿瘤为浸润性生长的非乳头状癌时,局部膀胱壁表现僵硬。

2. CT 表现

CT 平扫,在低密度膀胱周围脂肪和腔内尿液的对比下,膀胱癌可清楚显示,多表现为自膀胱壁突入腔内的软组织中等密度肿块,密度常均一,常位于膀胱侧壁和三角区,与膀胱壁呈宽基底附着(图 8 - 6 - 5);肿块大小不等,呈菜花、结节或不规则状,少数肿块表面可有点状或不规则钙化。部分膀胱癌无明确肿块,仅表现为膀胱壁局部不规则增厚,表面常凹凸不平。增强扫描显示,早期扫描肿瘤多为均一强化,偶见其内有坏死性无强化低密度灶;延时扫描显示,腔内充盈对比剂,肿瘤显示更为清楚,表现为低密度充盈缺损。

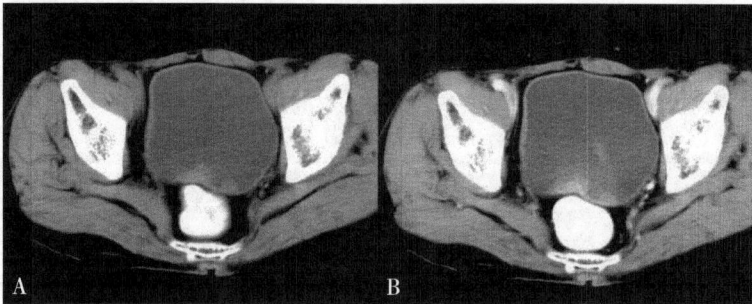

A. CT 平扫图像,膀胱后壁见两处局部等密度增厚区,呈结节状软组织密度影突入膀胱内,与膀胱壁呈宽基底附着;B. 增强扫描图像,可见病灶呈均匀中度强化。

图 8 - 6 - 5 膀胱癌

当膀胱癌发生壁外侵犯时,CT 检查表现为病变处膀胱壁外缘不清,周围脂肪密度增高,出现条索状软组织密度影乃至肿块影。肿瘤还可进一步侵犯周围器官:精囊受累时精囊角消失,受累精囊增大;侵犯前列腺时使之增大、变形;当肿块部分或全部包绕子宫或直肠时,则提示这些器官已受累。CT 检查还可发现盆腔和腹主动脉周围淋巴结增大,常提示已发生淋巴结转移。

3. MRI 表现

MRI 检查表现与 CT 检查表现所见相仿。在 T_1WI 上肿瘤的信号强度类似正常膀胱壁;然而在 T_2WI 上多为中等信号,要显著高于正常膀胱壁的低信号环,故对肿瘤膀胱壁受累有一定的判断作用。Gd - DTPA 增强扫描早期,肿瘤强化且显著高于正常膀胱壁,因此可准确显示肿瘤的范围。MRI 检查对于肿瘤的分期优于 CT 检查,可以较好地显示出深部肌层的受累情况,其同样可确定膀胱癌对周围组织器官的侵犯及淋巴结转移。

【诊断与鉴别诊断】

根据上述影像学检查表现,结合临床所见,多能明确膀胱癌的诊断。若同时发现有相邻组织结构侵犯和/或淋巴结转移,则能进一步明确诊断,并有利于肿瘤分期、治疗和预后评估。

四、肾血管平滑肌脂肪瘤

【临床与病理】

肾血管平滑肌脂肪瘤(renal angiomyolipoma)是肾较为常见的良性肿瘤。该肿瘤一般为孤立性,常见于 40 ~ 60 岁女性;约有 20% 肿瘤见于结节性硬化患者,且常为双侧多发性,并可发生在任何年龄。在病理上,血管平滑肌脂肪瘤为一种无包膜的组织错构性肿块,由不同比例血管、平滑肌和脂肪组织构成。在临床上,早期无症状,肿瘤较大偶可触及肿块,血尿少见。肾血管平滑肌脂肪瘤是肾自发破裂的常见原因,直径大于 4 cm 的血管平滑肌脂肪瘤内出血的发生率在 50% 以上,并发出血时可导致剧烈腰腹部痛。

【影像学表现】

1. X 线表现

X 线检查可显示较大肿块所致肾轮廓改变。尿路造影检查显示,肿瘤较小时,肾盂肾盏显影正常,若肿瘤较大则发生肾盂肾盏受压、移位和变形等改变。肾动脉造影检查可显示丰富纤曲的肿瘤性血管,不易与肾细胞癌鉴别,但通常其无静脉瘘和静脉早显。

2. CT 表现

CT 平扫表现取决于其内脂肪与非脂肪成分的比例。典型表现为肾实质内或突向肾外的边界清楚的混杂密度肿块,内有脂肪性低密度灶和软组织密度区,前者为瘤内脂肪成分,后者代表病变内血管和平滑肌组织(图 8 - 6 - 6)。增强扫描,肿块的脂肪性低密度区无强化,而血管性结构发生较明显强化(图 8 - 6 - 6)。肿块大小不一,小者仅为数毫米,大者几乎完全替代正常肾实质并明显突向肾外。

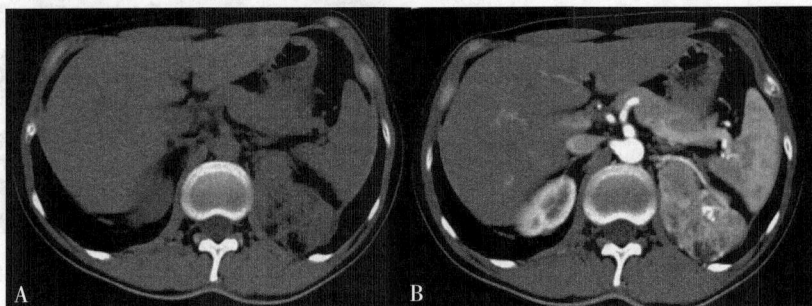

A. CT 平扫图像,左肾上极可见一不规则占位,大部分突出肾轮廓之外,呈混杂密度,可测得脂肪密度影;

B. 增强扫描动脉期图像或肾皮质期图像,左肾肿块呈不均匀强化,内部脂肪密度影未强化。

图 8 - 6 - 6 肾血管平滑肌脂肪瘤

3. MRI 表现

MRI 检查表现类似 CT 检查表现所见,在 T_1WI 和 T_2WI 均呈混杂信号肿块,梯度回波正反相位序列脂肪相显示其内脂肪成分呈高信号,且可为脂肪抑制技术所抑制而转变为低信号;并发的出血随期龄而有不同信号强度。

【诊断与鉴别诊断】

CT 检查和 MRI 检查依据肾实质不均质肿块内含有明确脂肪成分,通常不难做出肾血管平滑肌脂肪瘤的诊断。诊断较为困难的是脂肪含量很少的肿瘤,多不能与其他肾实质肿瘤特别是常见的肾细胞癌相鉴别。此外,发生在肾上极的血管平滑肌脂肪瘤应与肾上腺髓质瘤鉴别,两者均含有脂肪成分,易于混淆,CT 增强扫描、MRI 检查显示肾上极皮质完整与否有助于两者鉴别。

五、多囊肾

【临床与病理】

多囊肾即多囊性肾病(polycystic kidney disease),系遗传性病变,分常染色体显性遗传性多囊肾(autosomal dominant polycystic kidney disease,ADPKD)(成人型)和常染色体隐性遗传性多囊肾(autosomal recessive polycystic kidney disease)(婴儿型)。其中,成人型常合并多囊肝。在此仅介绍成人型多囊肾。

在病理上,成人型多囊肾表现为双肾多发大小不等的囊肿,早期囊肿间仍有正常肾实质,晚期全部肾实质几乎完全为大小不等囊肿所替代,囊内容物为尿液及浆液,可并有出血。约 1/2 病例合并多囊肝。多囊肾虽为遗传性病变,但通常在 30~50 岁出现症状,表现腹部肿块、高血压和血尿等,晚期可死于肾衰竭。

【影像学表现】

1. X 线表现

X 线检查显示双肾影呈分叶状增大。尿路造影可见双侧肾盂肾盏移位、拉长、变细和分离,呈蜘蛛足样改变,由于肾功能减退,显影多浅淡。

2. CT 表现

CT 平扫图像可见双肾布满多发大小不等的类圆形水样低密度病变,增强扫描病变无强化。肾的外形和大小早期大致正常。随病变进展,囊肿增大且数目增多,肾的体积增大,边缘呈分叶状。部分囊肿内可有急性出血而呈高密度影。常伴有多囊肝表现(图 8-6-7)。

3. MRI 表现

MRI 检查表现类似 CT 检查表现所见,囊肿的信号强度多类似水的长 T_1、长 T_2 信号,但部分囊肿内可呈出血性信号。增强扫描同 CT(图 8-6-8)。

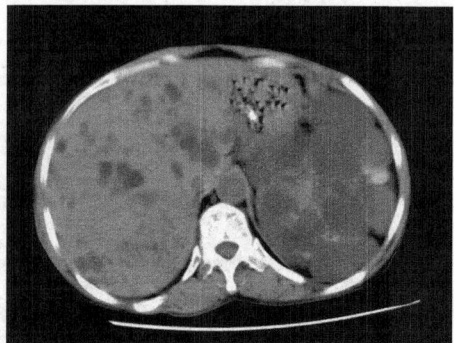

双肾体积明显增大(右肾未显示),其内可见多发囊性低密度影,部分囊为高密度影,密度尚均匀,同时可见肝内多发低密度影。

图 8-6-7 多囊肾(CT 平扫)

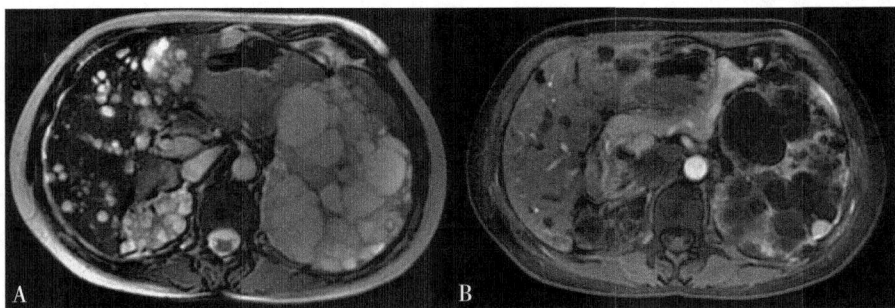

A. MRI T_2WI,可见肝、左肾内多发囊状高信号影,密度均匀,大小不一;B. 增强扫描图像,残存肾组织强化,多发的囊性病变未见强化。

图 8 - 6 - 8　多囊肾(MRI 检查)

【诊断与鉴别诊断】

成人型多囊肾的 CT 检查或 MRI 检查均有典型表现,即双肾布满多发类圆形水样密度或信号强度灶,常并有多囊肝,具有特征,不难诊断。应当指出,对于成人型多囊肾,尤其是疾病晚期患者,由于肾功能严重受损,要慎用 CT 增强扫描和 MRI 增强扫描,通常平扫检查即可满足诊断。

六、单纯性肾囊肿

【临床与病理】

单纯性肾囊肿(simple cyst of kidney)较为常见,据报道 50 岁以上人群发生率为 50%,可单发或多发,累及一侧或双侧肾,无性别差异。囊壁薄呈半透明状,囊内为浆液,偶有分隔而呈分房状,与集合系统不相通,常突向肾外。囊壁偶可发生钙化。单纯性肾囊肿临床上多无症状,常意外发现。较大的囊肿可有季肋部不适或可触及的肿块。

【影像学表现】

1. X 线表现

X 线检查显示较大囊肿致肾轮廓发生改变,囊壁偶可发生弧线状钙化。尿路造影检查示较小的或主要向肾外方向生长的囊肿不造成肾盂肾盏改变;若囊肿较大或位置较深,可使相邻肾盏、肾盂受压变形,但不造成破坏。

2. CT 表现

CT 检查表现为肾内边缘锐利的圆形水样低密度灶(图 8 - 6 - 9),CT 值一般在 0 ~ 15 HU,如果 CT 值大于 20 HU,则要结合临床考虑为囊肿合并出血。增强扫描显示,病变无强化(图 8 - 6 - 9)。单纯性囊肿偶可发生出血、感染和钙化而成为复杂性囊肿(complicated cyst),表现为囊壁增厚、钙化和/或囊内密度增高。

3. MRI 表现

单纯性肾囊肿的形态学表现类似 CT 检查表现所见,呈水样信号强度的长 T_1、长 T_2 信号,增强扫描显示无强化,但 MRI 难以显示囊壁钙化。对于复杂性囊肿,由于囊液内蛋白质含量较高或有出血性成分,在 T_1WI 上可呈不同程度高信号,而 T_2WI 上仍表现较高信号。

【诊断与鉴别诊断】

CT 检查和 MRI 检查显示,单纯性肾囊肿具有如上表现特征,易于诊断。然而,复杂性肾囊肿的诊断常较困难,甚至有时难与囊性肾细胞癌鉴别。

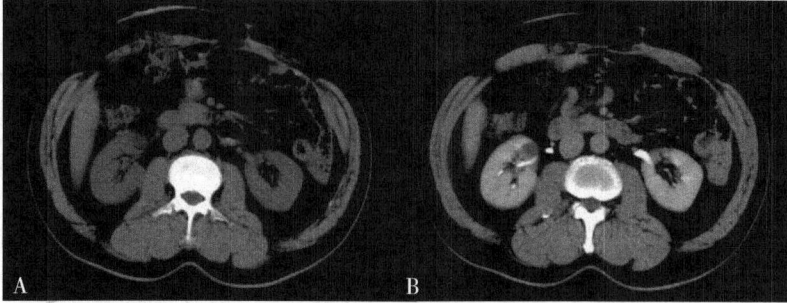

A. CT 平扫,右肾腹侧囊性占位,囊内密度均匀;B. 增强扫描延迟期,病灶未强化。

图 8 - 6 - 9 单纯性肾囊肿

第七节 肾外伤

【临床与病理】

肾是泌尿系统中最易发生损伤的脏器。其中,肾外伤(renal injuries)较常见。肾外伤分为不同类型,常见的包括肾被膜下血肿(renal subcapsular hematoma)、肾周血肿(perinephric hematoma)、肾挫伤(renal contusion)及肾撕裂伤(renal laceration)。在临床上,肾外伤表现视损伤程度而异,主要为疼痛、血尿、伤侧腹壁紧张和腰部肿胀,严重者可发生休克。

【影像学表现】

影像学检查可确定肾有无损伤、损伤的类型和程度。当前,很少应用 X 线检查和泌尿系造影来检查肾损伤,主要检查方法是 CT 检查和超声,而 MRI 检查也较少应用。

1. 肾被膜下血肿

CT 检查显示,肾被膜下血肿早期表现为与肾实质表面紧密相连的新月形或双凸状高密度区,常致邻近肾实质受压和变形。增强扫描显示,病变无强化。随诊检查显示,由于血肿液化和吸收,而密度逐渐减低并缩小。MRI 检查显示,血肿的形态学表现类似 CT 检查所见,其 T_1WI 和 T_2WI 上的信号强度随血肿期龄而异(图 8 - 7 - 1)。

2. 肾周血肿

CT 检查显示,肾周血肿早期表现为肾周围的新月形高密度病变,范围较广,但限于肾筋膜囊内,常并有肾被膜下血肿。复查 CT 血肿密度减低(图 8 - 7 - 1)。

3. 肾挫伤

CT 检查视出血量的多少,并存的肾组织水肿及尿液外溢情况而有不同表现,可为肾实质内高密度灶、混杂密度灶或低密度灶。增强扫描显示,病灶多无强化。偶可见对比剂血管外溢或由于肾集合系统损伤而致含对比剂的尿液进入病灶内,前者提示有活动性出血可能。

4. 肾撕裂伤

CT 平扫图像显示,肾撕裂伤表现为肾实质连续性中断,其间隔以血液和/或外溢的尿液而呈不规则带状高密度影或低密度影。增强扫描图像显示,撕裂的肾组织可发生强化,但如撕裂的肾组织完全离断则不再有强化。肾撕裂伤通常并有肾周血肿(图 8 – 7 – 1)。

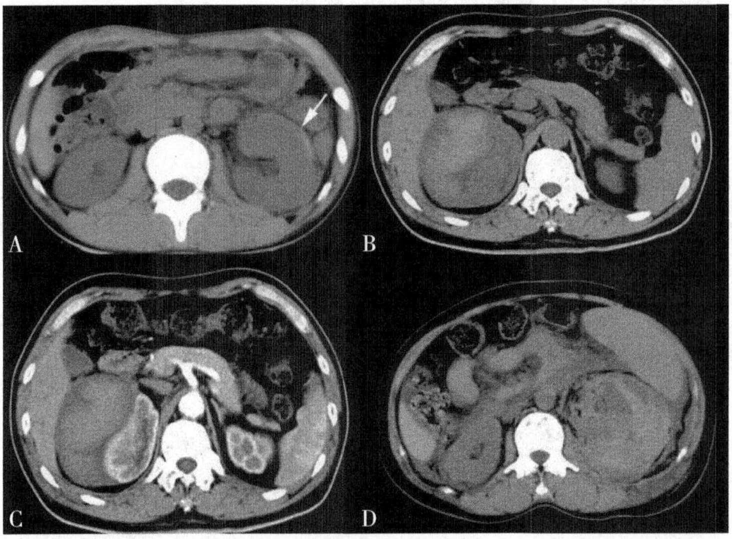

A. 左肾被膜下血肿,CT 平扫图像显示左肾肿胀及体积增大,被膜下可见弧形高密度影;B,C.(另一病例)右肾周血肿,右肾外侧见巨大新月形高低混杂密度影,但局限于肾筋膜囊内,右肾实质明显受压变形,结构紊乱;增强扫描图像无强化,更明确显示肿块与正常肾组织的分界;D. 另一病例,患者从高处坠落伤,左肾挫裂伤并肾周血肿,左肾形态失常,肾周脂肪筋膜分离,于左肾外缘肾周筋膜内见高密度灶,密度不均,与正常肾实质分界模糊,脾推压向前移位,腹腔、腹膜后间隙积液。

图 8 – 7 – 1 肾外伤出血

【诊断与鉴别诊断】

肾区外伤后,CT 检查和超声是主要检查方法,并应以 CT 检查作为首选检查方法,要特别强调增强扫描的价值。根据上述 CT 检查表现可确定是否有损伤及其类型和程度,以指导临床。DSA 可用于肾蒂损伤不能确诊者。应注意,在检查时除应观察肾损伤外,还需注意有无并存的其他脏器如肝、脾和胰的损伤,以利于临床全面了解损伤情况。

第八节 肾上腺

一、影像学检查方法

(一)X 线检查

正常肾上腺与周围组织结构缺乏对比,腹部 X 线片不能显示肾上腺。

(二)CT 检查

CT 检查为肾上腺病变的首选影像学检查。采用容积扫描,由于肾上腺体积较小,层厚一般为 3～5 mm,并使用靶扫描技术,提高空间分辨率。当 CT 平扫不能明确病变性质时,需行增强扫描。

(三)MRI 检查

常规用 SE 序列行横轴 T_1 加权和 T_2 加权检查,并可采用脂肪抑制技术。层厚为 3 ~ 5 mm,无间隔或间隔 1 mm 扫描。GRE 正反相位的化学位移成像,可显示肾上腺腺瘤内的少量脂类成分,有助于与不含脂类的病灶相鉴别。

二、正常影像学表现

(一)正常 CT 表现

肾上腺为腹膜后器官,位于肾筋膜囊内,周围有丰富的低密度脂肪组织,因而正常肾上腺能够清楚显示。肾上腺位于第 11 ~ 12 胸椎水平,左侧肾上腺较右侧者更接近肾上极。CT 平扫图像显示正常肾上腺呈软组织密度,类似肾实质(图 8 - 8 - 1、图 8 - 8 - 2)。当增强扫描时,肾上腺呈均一强化。无论 CT 平扫图像或增强扫描图像均不能分辨皮质、髓质。肾上腺的形态因人而异,即使同一肾上腺在不同层面上也表现各异:右侧肾上腺常呈斜线状、倒"V"形或"人"字形;左侧多为倒"V"形、"人"字形或三角形。肾上腺边缘多平直,表面总是光滑的,无外突结节。通常用肾上腺侧肢厚度和面积来估计肾上腺大小,正常侧肢厚度小于 10 mm,面积小于 150 mm^2。理论上,肾上腺的体积测量较为准确,但测量较复杂,临床上并不实用。

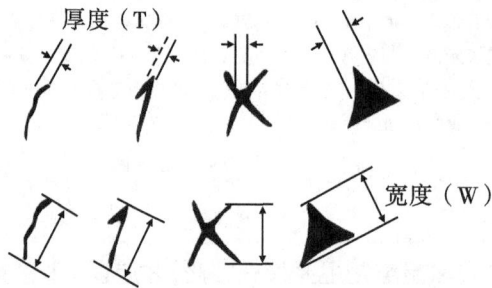

图 8 - 8 - 1　正常肾上腺的形态及测量方法

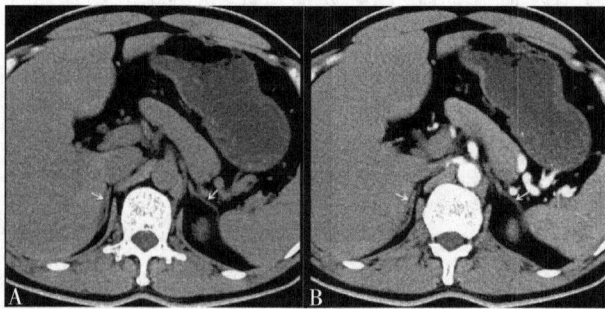

A. CT 平扫图像:左、右侧肾上腺(箭)表现为倒"人"字形,呈均一软组织密度;B. 增强扫描图像:左、右侧肾上腺(箭)均一强化。

图 8 - 8 - 2　正常肾上腺的 CT 表现

(二)正常 MRI 表现

在轴位像上肾上腺位置、形态和大小,MRI 表现与 CT 表现相同。在冠状位上,两侧肾上腺位于肾上极上方,通常呈倒"V"形或"人"字形。在不同成像序列上,肾上腺的信号强度各异:在常规 T_1WI 和 T_2WI 上,肾上腺信号强度类似正常肝实质,略高于膈肌脚,且明显低于周围脂肪信号(图 8-8-3);T_1WI 脂肪抑制技术和 T_2WI 脂肪抑制技术检查结果显示,肾上腺信号强度显著高于周围被抑制的脂肪组织,呈相对高信号,有助于对肾上腺小结节的显示,但仍不能分辨出皮质、髓质。Gd-DTPA 增强扫描图像显示,正常肾上腺发生均匀强化。

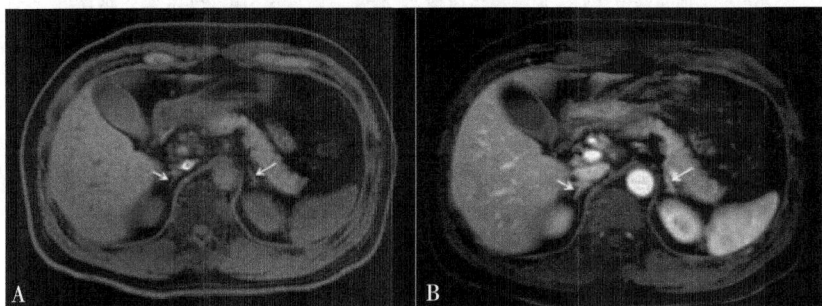

A. MRI 平扫图像:T_1WI 脂肪抑制技术双侧肾上腺信号强度类似于肝实质;B. T_1WI 增强扫描图像:双侧肾上腺均匀强化。

图 8-8-3 正常肾上腺的 MRI 表现

三、肾上腺皮质增生

肾上腺皮质增生(adrenal hyperplasia)是引起肾上腺皮质功能亢进的常见原因。肾上腺皮质增生原发者少见,多数与促肾上腺皮质激素(ACTH)的过度刺激有关。

【临床与病理】

肾上腺皮质增生可为双侧弥漫性增生或结节性(腺瘤样)增生,也可二者兼有。Cushing 综合征(皮质醇增多症)大多数(80%~85%)由皮质增生引起;而 Conn 综合征(原发性醛固酮增多症)仅少数由皮质增生引起。肾上腺皮质增生可见于男性、女性任何年龄,但常见于中年女性。Cushing 综合征临床表现为向心性肥胖、满月脸、皮肤紫纹、毛发多、高血压、月经不规律等,实验室检查显示血、尿中皮质醇增高;Conn 综合征临床表现为高血压、肌无力和夜尿增多,实验室检查显示血、尿中醛固酮水平增高、血钾降低和肾素水平下降。

【影像学表现】

1. CT 表现

CT 检查通常作为主要检查方法。CT 平扫常能明确诊断,无须增强扫描。表现为双侧弥漫性增生或结节性增生,前者多见,约占 85%;密度均匀,侧肢厚度大于 10 mm 和/或面积大于 150 mm²,增大的肾上腺边缘光滑仍保持正常形态。结节状增生占 12%~15%,肾上腺边缘可见直径达 6~7 mm 的小结节,呈双侧性,也可为单侧性。增强扫描图像可显示增生的肾上腺均匀强化(图 8-8-4)。

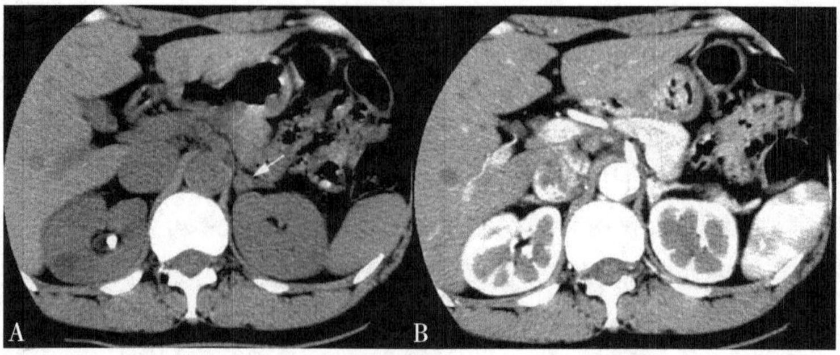

A. CT 平扫图像:左侧肾上腺结合部增粗,超过同平面膈肌脚厚度,内部密度均匀,未见明显结节影;B. 增强扫描图像:左侧肾上腺呈均匀强化(本例合并右肾单纯性囊肿及肾盂结石)。

图 8 - 8 - 4　左侧肾上腺腺瘤样增生

2. MRI 表现

MRI 同样能显示肾上腺增生所致的腺体增大,但对肾上腺边缘特别是边缘处小结节的显示不及 CT 检查清晰。MRI 检查诊断准确率低于 CT 检查。

【诊断与鉴别诊断】

在 Cushing 综合征中,约 50% 患者的肾上腺皮质增生虽有功能异常,但无明显形态学改变,CT 图像可显示正常,此时应结合临床症状和实验室检查。此外,当患者因其他病变处于应激状态时,由于血液中 ACTH 水平增高,双侧肾上腺也可增大。肢端肥大症、甲状腺功能亢进和多种恶性肿瘤也可以造成肾上腺非特异性增大。

四、肾上腺皮质腺瘤

腺瘤是肾上腺皮质最常见的良性肿瘤,可分为功能性腺瘤和非功能性腺瘤。功能性腺瘤可分泌单一激素,引起相应临床症状;非功能性腺瘤不分泌激素,多为偶发瘤,临床多无症状。

【临床与病理】

肾上腺皮质腺瘤多为单侧性,呈类圆形或椭圆形,边缘清楚,有包膜。根据分泌激素不同,功能性腺瘤可分为 Cushing 腺瘤和 Conn 腺瘤等。功能性腺瘤常较小,一般小于 4 cm,其中 Conn 腺瘤常更小,多小于 2 cm。Conn 综合征 75% ~90% 由皮质腺瘤引起,通常不会引起对侧腺体萎缩;Cushing 综合征仅少数由皮质腺瘤引起,约占 10%,其持续的 ACTH 刺激可能引起肾上腺自主分泌,ACTH 血浆水平反而低,且对侧腺体常萎缩。

【影像学表现】

1. CT 表现

CT 平扫图像多显示为单侧孤立性肿块,偶为双侧性。肿块呈类圆形或卵圆形,与肾上腺侧肢相连,边缘清晰,大小因肿瘤类型而异;绝大多数腺瘤密度均匀,如有坏死,一般很局限,呈斑片状或条带状,少数有出血和钙化,钙化成条状、斑点或结节状。Cushing 腺瘤密度类似于或低于肾实质;Conn 腺瘤瘤体内脂质含量较 Cushing 腺瘤高,在 CT 图像上密度较低,有时可近似于水样密度。增强 CT 扫描图像显示呈轻至中度强化,延迟消退快(图 8 - 8 - 5)。

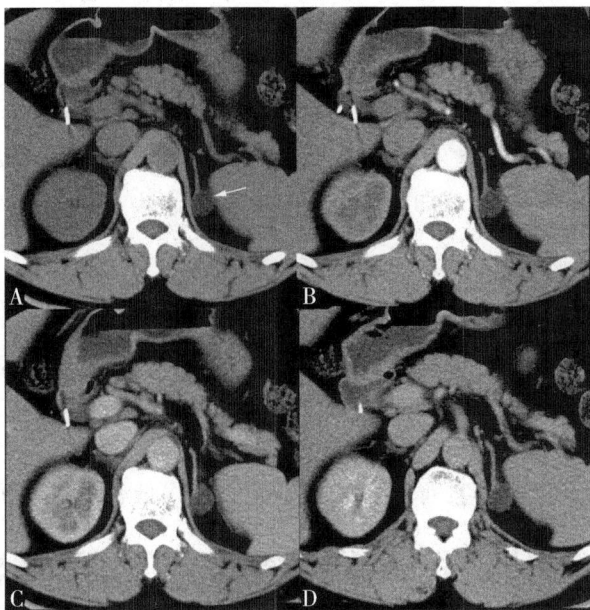

A. CT平扫图像:左侧肾上腺外侧肢及结合部可见一结节影,内部呈均匀低密度影;B. 动态增强扫描的肾皮质期图像:该结节呈轻度强化;C,D. 分别是增强扫描的实质期和延迟期图像,分别表现为结节少许强化和强化程度逐渐降低。

图 8 - 8 - 5　左侧肾上腺腺瘤

2. MRI 表现

T_1WI 上信号比肝实质略低或相等;T_2WI 信号与肝实质信号相等或略高;梯度回波正、反相位序列能检测肿块内的脂质信号,表现为反相位上肿块信号明显减低。增强扫描图像显示,肿块强化同 CT 检查所见。

【诊断与鉴别诊断】

CT 检查、MRI 检查均能查出肾上腺皮质腺瘤。由于 CT 检查空间分辨率较高,对于较小的腺瘤,其显示率高于 MRI 检查。Cushing 腺瘤脂肪含量相对较低,一般大于 2 cm,对侧肾上腺萎缩;Conn 腺瘤脂肪含量较高,多小于 2 cm,对侧肾上腺正常。同时应结合血浆中皮质醇和醛固酮水平。非功能性腺瘤的密度和信号强度均类似于 Cushing 腺瘤,但其直径多较大,且无同侧或对侧肾上腺萎缩。较大的非功能性腺瘤应与肾上腺恶性肿瘤鉴别。后者形态不规则,密度不均匀,强化不均匀且消退慢。

五、肾上腺嗜铬细胞瘤

嗜铬细胞瘤(pheochromocytoma)是起源于交感神经嗜铬细胞的一种神经内分泌肿瘤,通常产生儿茶酚胺,从而导致继发性高血压。

【临床与病理】

肾上腺是嗜铬细胞瘤最常见的部位,80% ~90% 发生于肾上腺髓质的嗜铬细胞,多为单发、单侧。嗜铬细胞瘤过去又称为 10% 肿瘤,即 10% 位于肾上腺之外,10% 为多发、双侧,10% 为恶性,10% 为家族性。肾上腺之外的嗜铬细胞瘤被称为副神经节瘤。副神经节瘤多见于腹主动脉旁、后纵隔和颈总动脉旁,也可发生在膀胱壁等处。

嗜铬细胞瘤通常较大,有完整包膜,血供丰富,易发生坏死、囊变和出血,恶性者有包膜侵犯并可发生淋巴结或脏器转移。

嗜铬细胞瘤可发生在任何年龄,峰值期为 20~40 岁,男女无明显差异。典型临床表现为阵发性高血压、头痛、心悸、多汗和皮肤苍白,发作数分钟后症状缓解。实验室检查显示,24 小时尿中儿茶酚胺的代谢产物香草基扁桃酸(VMA)明显高于正常值。

【影像学表现】

1. CT 表现

CT 平扫图像表现为一侧肾上腺肿块,偶为双侧性。肿块呈圆形或椭圆形,边界清楚、规则,少数为分叶状,直径常为 3~5 cm,但也可更大,甚至达 10 cm 以上。较小肿瘤密度均一,类似肾密度;较大肿瘤常因陈旧性出血、坏死而密度不均,内见单发或多发低密度区,甚至呈囊性表现;少数肿瘤的中心或边缘可见点状或弧线状钙化。因肿瘤为富血供,增强扫描图像显示瘤体实性部分明显强化,而其内低密度区无强化(图 8-8-6)。

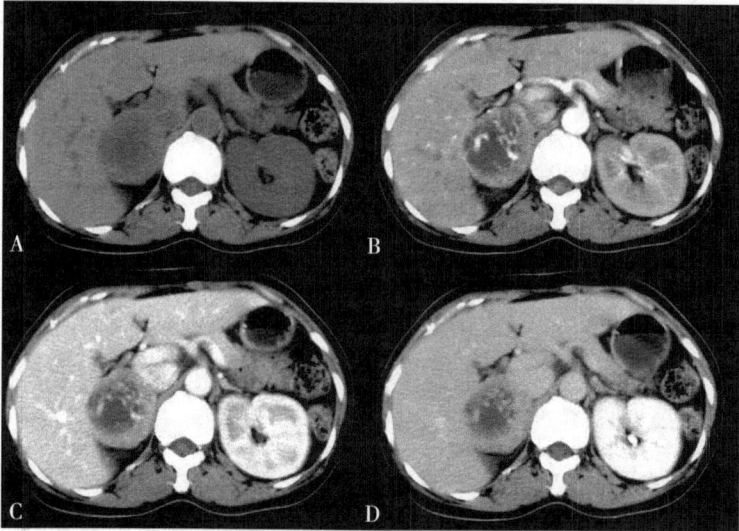

A. CT 平扫图像:右侧肾上腺区可见一类圆形稍低密度的软组织肿块影,中心有不规则低密度区;B,C,D. 分别是动态增强扫描的动脉期、门脉期及延迟期图像:肿块呈不均匀显著强化,其内可见增粗的血管影,中心不规则低密度区无强化。

图 8-8-6 右侧肾上腺嗜铬细胞瘤

2. MRI 表现

由于肿瘤常较大而易被 MRI 检查发现,其在 T_1WI 上信号强度类似肌肉,低于肝;在 T_2WI 上,由于富含水分和血窦而呈明显高信号,强度亦可高于脂肪。当肿瘤内有坏死或陈旧性出血时,瘤内可有短 T_1 或更长 T_1、长 T_2 信号灶。增强扫描图像显示,肿瘤实体部分明显持续性强化,而坏死或囊变无强化(图 8-8-7)。

MRI 检查在寻找异位嗜铬细胞瘤方面有较大的优势。一方面其多平面直接成像可以较全面反映后腹膜的全貌,另一方面 MRI 对膀胱壁、心缘旁的肿块显示较清楚。但是,MRI 检查在总体上的空间分辨率不及 CT 检查,故 CT 检查是检查嗜铬细胞瘤的首选方法。

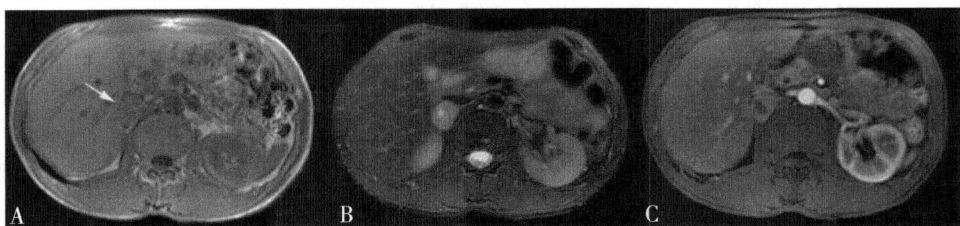

A、B. 分别是轴位扫描的 T_1WI、T_2WI；右侧肾上腺可见结节状软组织信号，边界尚清楚，内可见更长 T_1、长 T_2 液化坏死区；C. 增强扫描图像：结节实性部分明显强化，液化坏死区无强化。

图 8 - 8 - 7　肾上腺嗜铬细胞瘤

【诊断与鉴别诊断】

临床疑为嗜铬细胞瘤的患者，当 CT 检查或 MRI 检查发现肾上腺区表现典型肿块时，通常可做出准确定位和定性诊断。但是，应注意以下几点：①当发现双侧肾上腺嗜铬细胞瘤时，需除外神经纤维瘤病、Von Hippel - Lindou 病等家族性遗传病。②恶性嗜铬细胞瘤本身的影像学检查并无特殊表现，仅当发现转移征象时才可确诊为恶性。此外恶性嗜铬细胞瘤易见于肾上腺以外者。③临床疑为嗜铬细胞瘤时，如影像学未发现肾上腺区肿块，应继续检查其余部位，特别是腹主动脉旁，以除外异位嗜铬细胞瘤，MRI 检查为较敏感的方法。

六、肾上腺皮质腺癌

原发性肾上腺皮质腺癌（primary adrenocortical carcinoma）是一种少见的高度恶性肿瘤，预后极差，5 年生存率仅为 20%。

【临床与病理】

肾上腺皮质腺癌瘤体内常可见宽的胶原纤维带将肿瘤组织分隔。纤维分隔内可见相对大的肿瘤血管，形成网格状改变。肿瘤生长迅速，细胞排列密集，远离间隔的肿瘤生长快，与肿瘤滋养血管失去平衡，因此，肿瘤容易出现出血、灶性或片状坏死。肿瘤血管内常可见癌栓。

肾上腺皮质腺癌可发生在任何年龄并有 2 个峰值年龄，即 10 岁以内和 40～50 岁，男女受累相似。15%～50% 的肾上腺皮质腺癌为功能性，具有内分泌功能，常分泌多种激素，绝大多数引起 Cushing 综合征。

【影像学表现】

1. CT 表现

CT 平扫图像表现为较大肿块，一般大于 4 cm，呈类圆形、分叶或不规则形，其内密度不均，周围为软组织密度，类似于肾实质，内有坏死或陈旧性出血所致的不规则形低密度区。约 40% 的肿瘤内可见散在点状或结节状钙化。增强扫描时肿瘤周边实性部分呈中度不均匀强化，而肿瘤内低密度区无强化（图 8 - 8 - 8）。产生 Cushing 综合征的皮质腺癌还可引起对侧肾上腺萎缩，而病侧肾上腺常因肿块较大则显示不清。CT 检查还可发现下腔静脉受累、淋巴结转移及其他脏器转移。

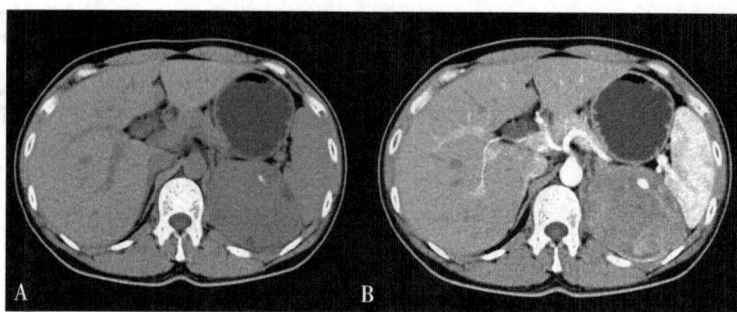

A. CT平扫图像：左侧肾上腺可见一稍低密度肿块，内部密度不均，也可见部分更低密度区，还可见斑点状钙化；B. 增强扫描图像：上述病变呈中度不均匀强化，内部低密度区无强化。

图 8 - 8 - 8　肾上腺皮质腺癌

2. MRI 表现

MRI 平扫图像表现为腹膜后较大肿块，冠状面、矢状面检查有助于确定肿块来自肾上腺。肿块在 T_1WI 上信号等于或低于肝实质，在 T_2WI 上信号明显增高，瘤体内信号不均匀。增强扫描图像显示，肿块呈不均一强化。当肿瘤侵犯下腔静脉时，其内流空信号影消失。MRI 检查也能敏感地发现腹膜后和纵隔淋巴结及脊椎、肝等处的转移灶。

【诊断与鉴别诊断】

无论 CT 检查或 MRI 检查对肾上腺皮质腺癌的诊断均有较高的价值。诊断时，首先应判断肿块的起源。肿瘤较大时判断起源存在一定困难，需与其他类型腹膜后肿瘤和侵犯肾上腺区的邻近脏器肿瘤相鉴别，在此方面，MRI 检查要优于 CT 检查。当临床有 Cushing 综合征，特别是发现对侧肾上腺萎缩性改变、下腔静脉受侵或身体其他部位转移时，则可确诊为功能性肾上腺皮质腺癌。非功能性肾上腺皮质腺癌需与其他非功能性肾上腺肿瘤如非功能性腺瘤、神经节瘤及成神经细胞瘤等鉴别。

七、肾上腺转移瘤

【临床与病理】

肾上腺转移瘤(adrenal metastasis)在临床上较为常见，其中以肺癌转移居多。此外，原发瘤也常为乳腺癌、甲状腺癌、肾癌、胰腺癌、结肠癌或黑色素瘤等。转移开始发生的部位多为肾上腺髓质，而后累及皮质。在临床上，患者很少发生肾上腺皮质功能低下，只有当双侧肾上腺皮质破坏超过 90% 时，才会产生肾上腺皮质功能低下。临床症状和体征主要为原发瘤表现。

肾上腺转移瘤为双侧性或单侧性，且较大肿瘤内可有坏死和出血。

【影像学表现】

1. CT 表现

CT 平扫图像表现为双侧或单侧肾上腺肿块，呈圆形、类圆形或分叶状，大小多为 2 ~ 5 cm。较小肿块密度均匀，类似肾密度；较大的肿块常由于坏死而密度不均，内有低密度区；当合并有急性出血时，肿块内可见高密度灶。增强扫描图像显示肿块可有不同程度的均一或不均一强化，其内低密度区无强化(图 8 - 8 - 9)。

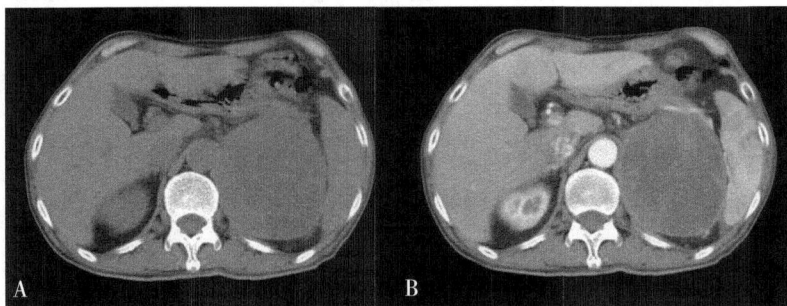

A. CT 平扫图像:左侧肾上腺区可见巨大肿块影,边界尚清,内部密度不均,中间可见更低密度区,周围组织受压移位;B. 增强扫描图像:可见实性部分强化,而其内低密度区无强化。

图 8 - 8 - 9 肾上腺转移瘤

2. MRI 表现

MRI 检查的表现类似 CT 检查表现所见。在 T_1WI 上,肿块信号类似或低于肝;在 T_2WI 上,其信号强度常明显高于肝。当肿块内有坏死灶时,信号不均,呈更长 T_1、长 T_2 信号灶;当瘤内发生出血时,其信号强度依出血时间而异。其增强扫描图像类似于 CT 增强扫描图像所见。

【诊断与鉴别诊断】

肾上腺转移瘤的影像学诊断在很大程度上依赖于临床资料:①双侧肾上腺肿块并有明确原发瘤,特别是合并有其他部位转移时,可诊为肾上腺转移瘤。②双侧肾上腺肿块,但未查出原发瘤,也无其他部位转移,则需与其他双侧肾上腺病变如肾上腺结核、嗜铬细胞瘤等相鉴别。③当为单侧肾上腺转移时,如不能与其他非功能性肿瘤如神经节瘤、皮质腺癌等鉴别,需定期随诊检查或细针穿刺活检明确诊断。

第九节　腹膜后间隙

腹膜后间隙位于后腹部,是壁腹膜与腹横筋膜之间的间隙及其内解剖结构的总称,上达膈下,下至盆腔入口,除疏松结缔组织、脂肪、淋巴及神经组织外,还包括很多重要的器官和结构。根据肾筋膜前后两层,即肾前筋膜和肾后筋膜及两者在升结肠、降结肠后融合形成的侧锥筋膜,将腹膜后间隙分为三个间隙,即前肾旁间隙、肾周间隙及后肾旁间隙。

一、腹膜后淋巴瘤

【临床与病理】

淋巴瘤是原发于淋巴结或淋巴组织的恶性肿瘤,分为霍奇金淋巴瘤和非霍奇金淋巴瘤两种类型,病变主要侵犯淋巴结和淋巴结外的网状组织。淋巴瘤占全身恶性肿瘤的 4% 左右。

腹膜后淋巴瘤多为全身淋巴瘤的一部分,但也可单独发生或为首先受累部位。受累淋巴结多有增大,质地均匀,有时可有小的坏死灶。

淋巴瘤易发生在中年以上男性,常以无痛状、进行性浅表淋巴结肿大就诊,随病变进展可出现发热、贫血、食欲减退、体重下降和局部压迫等症状,深部淋巴结及多处脏器组织也可受累。

【影像学表现】

1. X 线表现

过去多用淋巴系造影检查,虽具有较高的准确性及特异性,但因有创伤性、并发症及存在盲区,现已很少使用。

2. CT 表现

CT 平扫图像可显示增大的腹膜后淋巴结。初期,淋巴结以轻至中度增大为主,表现为腹膜后某一区域多个类圆形或椭圆形软组织密度结节影,边界清楚;当病变进展时,受累淋巴结明显增大或相互融合成分叶状团块,其内可有多发不规则小的低密度区。当腹主动脉和下腔静脉向前推移时,致其显示不清,呈所谓"主动脉淹没征"。另外,CT 平扫图像还能发现盆腔、肠系膜、纵隔或表浅部位的淋巴结肿大及其脏器如肝、脾受累的表现。

增强扫描图像显示,增大淋巴结呈轻度强化,无特异性,发生坏死的淋巴结内可见无强化的偏心性低密度灶。此外,增强扫描图像还能进一步鉴别增大淋巴结和血管影,并可显示血管被包绕和移位情况。

3. MRI 表现

MRI 同样能显示局部多个增大的淋巴结或融合成团的增大淋巴结。其信号强度在 T_1WI 上为等信号或稍低信号,略高于肌肉而低于脂肪;在 T_2WI 上呈稍高信号,明显高于肌肉信号,并与周围脂肪信号类似。应用脂肪抑制技术,淋巴结仍呈较高信号,有助于检出小的病变淋巴结。有的坏死的淋巴结则信号不均。MRI 检查不用对比剂即能区别增大淋巴结与血管并显示血管被包绕、移位情况;另外,可鉴别淋巴瘤治疗后的肿瘤残余、复发与纤维化,若为纤维化则在 T_1WI 和 T_2WI 上均表现为低信号灶。

【诊断与鉴别诊断】

对于已确诊的淋巴瘤,检查腹膜后淋巴结是否受累,根据上述表现不难明确诊断。当淋巴瘤仅累及腹膜后淋巴结时,依据影像学表现也可提示诊断,但应与腹膜后原发肿瘤和淋巴结转移瘤鉴别;仔细观察肿块表现和累及的范围及发现原发肿瘤,均有助于鉴别;确诊困难时常需穿刺活检证实。本病也需与 Castleman 病鉴别。Castleman 病又称巨淋巴结增生症或血管滤泡性淋巴组织增生,为一种少见病,病因尚不明确,临床上以无痛性淋巴结肿大为其突出特点;发生于腹部者以腹膜后最为常见,CT 平扫病变边界多清楚锐利,多数密度均匀;增强扫描病变可有明显强化,强化程度几乎与主动脉同步,延迟扫描可持续中等度强化,与淋巴瘤的表现明显不同。此外,当腹膜后淋巴瘤放疗或化疗后随诊时,影像学检查可观察病变淋巴结缩小情况,并可判断有无肿瘤复发,其中 MRI 检查效果最佳,且常能鉴别治疗后纤维化与肿瘤残存或复发。

二、腹膜后转移瘤

【临床与病理】

身体各部位的恶性肿瘤均可转移至腹膜后间隙,但以腹膜后器官、消化系统、盆腔、泌尿系统和生殖系统的恶性肿瘤的转移最为多见。转移途径可经淋巴扩散、血行扩散、经肠系膜和韧带附着处直接扩散或种植,但多以一种途径为主。就腹膜后肿瘤而言,淋巴结转移瘤要多于原发肿瘤。原发瘤部位不同,其淋巴结转移途径和腹膜后淋巴结受累情况也就有所不同。例如,卵巢肿瘤转移常先转移至肾门水平的腹主动脉旁淋巴结,由于两侧淋巴结有淋巴管相通,单侧睾丸肿瘤也可发生双侧淋巴结转移。

【影像学表现】

1. CT 表现

腹膜后转移瘤最常见的两种表现是实质性肿块和淋巴结增大。实质性肿块表现多样,没有一定的特征性。部分腹膜后转移瘤系由椎体转移瘤扩散而来,CT 平扫图像除显示软组织肿块外,还能清晰显示椎体骨破坏的情况。淋巴结增大多位于腹主动脉旁淋巴结。增大的淋巴结可呈单一或多类圆形结节影,边界清晰,呈软组织密度。多个增大淋巴结可融合成块而呈分叶状表现,推移或包绕大血管,部分淋巴结可发生坏死而致密度不均。增强扫描图像可显示轻度乃至明显均一或不均一强化。此外,相关部位检查还能发现原发瘤灶。

2. MRI 表现

腹膜后实质性转移灶表现为软组织信号,内可见肿瘤坏死所致 T_1WI 上低信号和 T_2WI 上高信号。腹膜后淋巴转移呈单发或多发结节影,T_1WI 上信号强度常略高于肌肉,而 T_2WI 上为显著高信号。较大淋巴结转移内有坏死、液化时呈混杂信号。增大的淋巴结也可融合,呈分叶状团块,并可包绕大血管及其主要分支,T_2WI 上由于淋巴结信号强度类似周围脂肪,因而用脂肪抑制技术有助于两者区分。此外,MRI 检查能更多地了解椎体转移瘤侵犯的范围,并可鉴别治疗后肿瘤残留或复发与纤维化。

【诊断与鉴别诊断】

伴有明显原发恶性肿瘤的腹膜后单发、多发或融合在一起的结节状肿块,应考虑为淋巴结转移。若无明确原发瘤病史,影像学检查发现上述表现,也应仔细寻找原发灶,以利于诊断。

CT 检查和 MRI 检查通常只能从淋巴结的大小上来判断有无病变,一般认为直径超过 1.5 cm 有临床意义。目前,影像学检查尚不能可靠性地鉴别肿大淋巴结的良、恶性,如不能区分反应性增生、肉芽肿性病变与转移瘤所造成的淋巴结增大,甚至不能与腹膜后淋巴瘤相鉴别。此外,无法确定正常大小的淋巴结有无转移。虽然近几年来的研究显示,超顺磁性氧化铁微粒增强检查、DWI 检查和 ADC 值测量均有助于肿大淋巴结良、恶性的鉴别,但在临床上还未常规应用。因此,对于腹膜后肿大淋巴结,必须结合其他相关部位的影像学检查和临床检查,方能做出正确的诊断。

三、腹膜后肿瘤

腹膜后肿瘤包括原发腹膜后肿瘤和转移瘤。前者指来自腹膜后间隙间质内的脂肪、肌肉、纤维、淋巴、神经等组织的肿瘤,但不包括腹膜后各器官所发生的肿瘤。后者指来源于腹膜后间隙以外全身不同器官和组织的肿瘤,并以腹内脏器的原发肿瘤及睾丸肿瘤较常见,多数沿淋巴系统扩散,少数为肿瘤沿筋膜或间隙的直接延伸。恶性淋巴瘤是全身性疾病,可首先或单独累及腹膜后淋巴结,也可其后扩散至腹膜后淋巴结。

原发腹膜后肿瘤少见,但种类繁多。其中,绝大多数为恶性,占85%左右,且以间叶组织来源的肉瘤(如脂肪肉瘤、平滑肌肉瘤、纤维肉瘤、横纹肌肉瘤、纤维组织细胞肉瘤、血管肉瘤)及恶性畸胎瘤等最常见。腹膜后良性肿瘤少见,主要有脂肪瘤、平滑肌瘤、良性畸形瘤、异位嗜铬细胞瘤、神经纤维瘤、神经鞘瘤和淋巴瘤等。

腹膜后肿瘤的临床表现缺乏特异性,肿瘤较小时,一般无明显症状,仅当病变增大到一定程度而影响邻近器官才会出现相应症状,如腰背部胀痛或胸腹部不适伴腹部包块。

(一)原发腹膜后恶性肿瘤

【影像学表现】

1. X 线表现

腹膜后肿瘤较大时可产生占位性病变征象,造成相邻器官明显受压移位,X线片、胃肠道造影和尿路造影检查可显示这种改变。另外,X线片可显示软组织密度肿块影,还可发现某些恶性肿瘤造成脊椎骨质破坏。

2. CT 表现

首先,CT检查可有明确肿瘤所处腹膜后间隙的解剖部位、范围及大小。原发腹膜后恶性肿瘤常呈后腹部巨大肿块,根据腹膜后间隙内脏器的移位及病变与筋膜的关系,不难判断其为腹膜后肿块及其所处的解剖间隙。其次,CT检查还有可能判断肿瘤的病理结构及类型。CT平扫图像显示,肿块密度常常不均,其内可有坏死、囊变所致的低密度区。某些肿瘤具有一定特征性。例如:脂肪肉瘤依其表现可分为实体型、假囊肿型和混合型,肿瘤常呈侵袭性生长,其中混合型表现为不均一密度并含有脂肪性低密度灶;平滑肌肉瘤易发生坏死、囊变,其内有广泛而不规则的水样低密度灶,甚至呈囊性表现;神经母细胞瘤内常有斑点状钙化,并易发生在婴幼儿或儿童。其余恶性肿瘤缺乏明显特征。增强扫描图像显示,腹膜后恶性肿瘤多呈不均一强化。此外,CT检查还可发现局部淋巴结和/或肝、肺、骨等部位转移。

3. MRI 表现

原发腹膜后恶性肿瘤的MRI表现类似于CT图像所见。MRI检查主要通过应用不同序列或脂肪抑制技术,以期获得肿瘤组织结构的更多信息。其中分化良好的脂肪肉瘤呈混杂信号肿块,内有短 T_1 高信号和长 T_2 高信号灶,且有 T_1WI 和 T_2WI 与皮下脂肪信号强度类似,应用脂肪抑制技术,这种高信号灶的信号强度明显减低,提示为脂肪组织。平滑肌肉瘤的发生率仅次于脂肪肉瘤,MRI检查显示肿瘤富有侵袭性,易侵犯下腔静脉,肿块信号不均,T_1WI 上以低至中等信号为主,T_2WI 上以中至高信号为主,坏死区则在 T_2WI 上呈非常高的信号。纤维组织细胞肉瘤在 T_2WI 上呈较高信号,其内既无脂肪性信号灶,也无坏死造成的局灶性长 T_1 和长 T_2 信号灶。增强扫描图像显示发生强化。其中,恶性肿瘤少有特征,常呈混杂信号肿块,增强扫描图像表现为不均一强化。

【诊断与鉴别诊断】

部分原发腹膜后恶性肿瘤有一定的影像学特征,有可能做出定性诊断。腹膜后较大的肿块常是这些肿瘤的共同表现,当发现肿块浸润周围结构,包绕腹部大血管和/或发现转移灶时,则可确定为恶性肿瘤。其中,某些肿瘤如分化良好的脂肪肉瘤、平滑肌肉瘤有可能根据上述影像学表现提示诊断。其余腹膜后恶性肿瘤影像学表现多缺乏特征,难以确定性质,甚至当肿瘤较小且无明确转移和浸润表现时,难与腹膜后良性肿瘤鉴别。

(二)腹膜后良性肿瘤

【影像学表现】

1. X线表现

当腹膜后肿瘤较小时,一般无明显异常表现。当肿瘤较大时,可致相邻腹膜后器官发生压迫移位,并可在X线片及造影检查图像中显示。

2. CT表现

腹膜后良性肿瘤CT平扫图像显示常为圆形或椭圆形肿块,边界清晰,与邻近结构多有明确分界。其中,脂肪瘤呈均一脂肪性低密度;畸胎瘤含有三个胚层组织结构而呈多种成分的囊实性肿块,其中包括低密度脂肪组织、水样低密度区、软组织密度区与高密度钙化灶;神经源性良性肿瘤包括神经纤维瘤、神经鞘瘤和副神经节瘤(腹主动脉旁异位嗜铬细胞瘤),通常位于脊柱两旁,多表现为边界清楚的软组织肿块,其密度可从水样密度到肌肉密度。增强扫描图像显示肿瘤实体部分发生强化。

3. MRI表现

腹膜后良性肿瘤的MRI表现与CT图像表现所见类似。脂肪瘤具特征性MRI表现,呈均匀脂肪信号,即为短T_1高信号和长T_2中高信号,且信号强度与皮下脂肪相同,并可为脂肪抑制序列所抑制。畸胎瘤内含有多种组织成分,通过不同成像序列,可识别出其内含脂肪、囊液、软组织和钙化,增强扫描囊壁及实体部分可增强。异位的腹主动脉旁嗜铬细胞瘤表现类似肾上腺嗜铬细胞瘤,即T_2WI上呈显著高信号并且实体部分有明显强化。

【诊断与鉴别诊断】

腹膜后某些良性肿瘤的表现具有特征性,如脂肪瘤、皮样囊肿、畸胎瘤,根据检查所见多能做出准确定性诊断。另有一些肿瘤虽表现不具有特征性,但根据病变位置、临床表现,也可做出提示性诊断,如位于脊柱两旁的肿瘤常为神经源性肿瘤,若患者有嗜铬细胞瘤的临床表现,则可诊为异位嗜铬细胞瘤。其余肿瘤缺乏特征表现,影像学定性困难,需穿刺活检或手术才能确诊。

四、腹膜后纤维化

【临床与病理】

腹膜后纤维化是一种不常见的疾病。其病因不明,约70%为特发性,可能与自身免疫有关,或与某些药物如甲基麦角类药物,某些感染如结核、梅毒,原发和转移瘤、主动脉瘤、外伤、出血,以及放疗、外科手术有关。在组织学上,腹膜后纤维化由纤维细胞、炎性细胞及胶原组成,病理特征是沿腹膜后间隙的后部有纤维组织增殖,并包绕大血管和输尿管,使其受压狭窄,产生梗阻。这些改变可延伸至盆腔而引起直肠和乙状结肠狭窄。

在临床上,几乎任何年龄都可发病,但多见于40~60岁男性。大多数患者无明显症状,有的可以表现为非特异性腰、背部痛和体重下降。当病变累及输尿管时,产生尿路梗阻症状,直肠、乙状结肠发生狭窄则有排便障碍。少数病例由于下腔静脉受累导致下肢水肿或深静脉血栓形成。

【影像学表现】

1. X线表现

尿路造影图像显示单侧或双侧肾积水。上段输尿管不同程度、不同范围狭窄;下段输尿管则变细并内移。钡灌肠检查可发现直肠和乙状结肠狭窄。

2. CT 表现

CT 平扫图像表现多无特异性,视所累及的部位、范围及病变的形态、大小的不同而各异。病变局限在中线及脊柱旁区,多位于肾水平下方,并可向下扩展达髂总动脉水平。病变呈片状、板状或边界清楚的软组织密度肿块,包绕腹主动脉、下腔静脉和输尿管,以致腹主动脉、下腔静脉,甚至髂总动脉显示不清。增强扫描图像显示病变强化的程度与其活动性有关,活动期病变由于含有丰富的毛细血管网而有明显强化,静止期则强化不明显;腹主动脉和下腔静脉能清楚显示,可有受压表现,但通常无明显向前移位。CT 检查还可发现肾盂及上段输尿管积水和下段输尿管狭窄移位表现。

3. MRI 表现

腹膜后纤维化的 MRI 诊断略优于 CT,其形态学表现类似 CT 检查表现所见。在 T_1WI 上,病变信号强度类似腰大肌。在 T_2WI 上,病变可与腰大肌信号相同或呈较高信号。前者反映病变处于静止期,系胶原形成所致,具有一定的特定性;后者则说明病变在活动期。增强扫描图像显示,病变发生明显或不明显强化。不用对比剂,MRI 检查即能显示腹部大血管受累范围及变窄程度。

【诊断与鉴别诊断】

当根据腹膜后纤维化的发病部位、范围、无明显的临床症状及上述影像学表现,不难做出诊断时,本病需与具有融合表现的淋巴瘤或转移瘤鉴别。前者造成腹主动脉明显前移,后者可查出原发瘤灶表现,且 CT 增强扫描和 MRI 检查两者的强化均不及活动期的腹膜后纤维化,有助于其鉴别。此外,相关临床表现的差异对病变鉴别也有很大帮助。

综合测试

一、简答题

1. 试述肾结石、肾结核、肾肿瘤的各种检查方法的合理优化选择。
2. 试述肾结石的鉴别诊断。
3. 肾结核的 X 线表现是什么?
4. 肾癌的 X 线及 CT 表现是什么?
5. 膀胱肿瘤的 CT 表现是什么?
6. 肾上腺肿瘤的 CT 特征?

二、名词解释

1. 静脉肾盂造影
2. 逆行肾盂造影
3. 肾自截
4. 肾盂积水

第九章 骨与关节系统

第一节 影像学检查方法及基本病变的影像表现

一、常用影像学检查方法

骨与关节系统(包括软组织)的影像学检查方法有普通 X 线检查、超声检查、CT 检查、MRI 检查、DSA 检查、核医学检查等。不同检查所获得影像信息量和信息要素侧重不同。因此,医务工作者必须熟悉每种影像检查方法的应用价值及限度,对临床可疑病变,要根据病变的病理性质或解剖部位的不同,以及临床需要的不同,针对性地选择适当的检查技术十分重要。同时要注意优质的图像是正确诊断的前提,放射工作者要努力提高影像质量。

(一)X 线检查

普通 X 线检查主要包括透视、X 线摄影。

1. 透视

透视主要用于外伤骨折透视下复位和透视下动态观察肋骨。现基层医院应用仍较多。

2. X 线摄影

X 线摄影包括常规 X 线摄影(模拟影像)和 CR 摄影、DR 摄影(数字影像)。目前主要应用 CR 摄影、DR 摄影。X 线检查是骨与关节系统最常用的影像学检查方法,不仅能宏观显示病变的范围和程度,对一些病变可做出定性诊断,而且骨敏感性高、操作简便、应用广泛。骨与关节系统摄影的基本要求如下。

(1)摄影体位 正位及侧位是骨与关节系统最常用的两个摄影体位。此外,根据不同的位置和临床需要还可摄斜位、切线位和轴位。

(2)摄影范围 摄影范围应包括骨与关节及周围软组织。当检查四肢长骨病变时,摄影范围应至少包括邻近的一侧关节,儿童摄影常需同时投照双侧以利于对照。

(3)放射防护 加强对被检者的物理防护,根据临床需要选择适当的摄影体位和照射野。

(4)特殊检查 对解剖结构复杂或结构重叠、细微骨折、某些早期病变(X 线表现较临床及病理表现出现晚)等,初次 X 线摄影无异常,应定期复查或进一步做 CT 检查、MRI 检查。

(二)CT 检查

CT 检查在骨与关节系统中应用弥补了 X 线摄影的影像重叠及软组织结构分辨不清

的缺点,提高了病变的检出率和诊断的准确率。目前,主要应用多层螺旋 CT 检查。由于其具有扫描速度快、图像质量好、图像后处理功能强大、精准定位等优点,在骨与关节系统的应用越来越普遍。

1. 扫描范围及位置

扫描范围及位置需根据病变部位和范围确定,必要时同时扫描双侧以利于对照观察。由于 MSCT 具有强大的图像后处理功能,常规先进行螺旋轴位扫描,然后根据需要进行冠状位、矢状位及其他斜位图像重组,以多方位、多角度显示观察细微解剖结构和空间毗邻关系。

2. 窗宽与窗位

骨骼窗宽一般采用 1000 ~ 2000 HU,窗位 200 ~ 250 HU;软组织窗宽多采用 400 ~ 600 HU,窗位 0 ~ 100 HU。

3. 扫描技术与方法

(1)四肢关节、脊柱常规扫描层厚为 3 ~ 5 mm,螺距 1.2 ~ 1.5。

(2)细小病变或细微结构显示,一般采用 1 ~ 2 mm 层厚,螺距≤1;采用 HRCT 及骨算法扫描,重建图像可更好地观察骨结构。

(3)CT 增强扫描分为常规增强扫描和动态 CT 增强扫描。CT 常规增强扫描主要用于显示病变血供情况,确定病变范围,发现病变有无坏死等,以利于定性诊断。通常应用高压注射器经外周静脉注入含碘对比剂(一般用量 80 ~ 100 ml,注射速率 2.5 ~ 3.5 ml/s)后,分别进行动脉期、静脉期或延迟期扫描。动态 CT 增强扫描主要用于了解组织、器官、病变的血液供应情况。

(三)MRI 检查

MRI 检查是骨与关节及肌肉系统常用的检查方法。MRI 检查具有软组织密度分辨率高、多方位、多参数成像等优势,在显示骨与骨髓、关节与关节软骨、关节内细微结构和软组织病变等方面优于 CT 检查,但对于钙化、细小骨结构的显示,不如 X 线检查和 CT 检查,且价格昂贵。

1. MRI 平扫

MRI 平扫的扫描范围同 CT,除轴位扫描外,还可直接进行冠状位、矢状位或其他任意方向扫描。扫描序列多样,常用下列序列。

(1)自旋回波序列　自旋回波序列是骨与关节系统基本检查序列之一,根据 TR 值和 TE 值不同,可得到三种加权图像。T_1WI(TR≤500 ms,TE≤30 ms)可显示肌肉、骨骼的解剖结构。质子加权图像(TR≥1500 ms,TE≤30 ms)常与预饱和脂肪抑制技术合用,对骨髓、软骨及软组织病变显示较好。T_2WI(TR≥1500 ms,TE≥60 ms)常与预饱和脂肪抑制技术合用,可显示病变或水肿的形态和范围。

(2)梯度回波序列　梯度回波序列扫描速度快,磁敏感性高,利于软骨结构显示,图像质量较 SE 序列差。

(3)脂肪抑制序列　脂肪抑制序列常用技术包括翻转恢复脂肪抑制序列(STIR 序列)和预饱和脂肪抑制技术。后者常与 T_1WI、T_2WI、质子加权联用。脂肪抑制序列对骨髓、软组织病变显示有价值。

2. MRI 增强扫描

（1）常规增强扫描　常规增强扫描常使用 SE 序列 T_1WI 联合使用预饱和脂肪抑制技术，主要检查肌肉、骨骼病变血供情况，确定病变与水肿的界限，区分肿瘤活性成分和坏死成分，也可用于早期发现肿瘤术后复发，是肿瘤治疗前后疗效观察的有用方法之一。

（2）动态增强扫描　动态增强扫描常使用 EPI 序列，主要用于了解组织、器官或病变的血液供应状况。

3. MR 血管造影

骨骼与肌肉系统非增强血管造影使用 2D TOF 技术，多用于四肢动脉成像，但成像时间长，图像质量较差，目前已较少应用。增强法血管造影常使用 3D TOF 技术联合应用对比剂快速团注技术进行成像，可用于体部及四肢血管成像。本方法成像速度快、对比度分辨率高，为目前肢体血管的主要 MRI 技术。

（四）数字减影血管造影检查

数字减影血管造影（DSA）检查摄影体位为正位，为避免血管重叠，可加照不同角度的斜位像。因为 DSA 为有创性检查且价格昂贵，CTA 和 MRA 有逐渐取代 DSA 在显示四肢血管病变及骨骼与肌肉系统病变血供等方面的应用。目前，DSA 主要用于骨与关节系统疑难病例诊断、手术方案的制订或介入治疗。

1. 动脉数字减影血管造影术

动脉数字减影血管造影术一般采用经股动脉入路的 Seldinger 技术。当做一侧下肢动脉造影时，从对侧股动脉插管入腹主动脉，借助导丝使导管入患侧髂动脉，相继可入股动脉、腘动脉；当做上肢检查时，导管可上行至主动脉弓，再做进一步超选插管。

2. 静脉数字减影血管造影术

静脉数字减影血管造影术主要用于显示静脉阻塞和静脉曲张。静脉数字减影血管造影术分为上肢静脉造影、逆行性下肢静脉造影、顺行性下肢静脉造影。对比剂浓度为 30%～45%，注射总量为 15～30 ml，注射速率为 1～3 ml/s。

（五）超声检查

超声检查价格便宜，无辐射，主要用于检查软组织病变及四肢大血管的病变。超声检查对肌腱损伤、软组织囊实性病变的鉴别具有较大优势，对四肢动静脉的阻塞和静脉曲张的诊断也有一定价值。超声引导下穿刺活检，简单易行，并可对囊性病变进行介入治疗。由于超声检查野有限，密度分辨率不及 CT 和 MRI，尤其是对骨骼病变的评价不如 X 线检查、CT 检查和 MRI 检查。

（六）核医学检查

目前，核医学检查主要有 SPECT 和 PET 两类设备。SPECT 称为单光子发射计算机断层显像，是以发射单光子放射性核素作为示踪剂的显像设备。SPECT 主要用于全身骨骼、心肌、心功能、肾、脑、甲状腺等检查。^{99m}Tc 标记的磷酸盐化合物是常用的骨显像剂。PET 称为正电子发射断层成像，是以发射正电子的放射性核素作为显像剂。PET 是核医学领域中最先进的显像设备，但价格昂贵，临床应用相对较少。近年来，PET/CT 检查目前主要用于良恶性肿瘤鉴别、肿瘤复发和转移灶的监控、肿瘤放疗靶区定位、肿瘤治疗后疗效评估等方面。

二、不同成像技术的临床应用

（一）X线检查的应用价值和限度

骨组织含有大量的钙盐,密度高,与周围软组织有良好的对比,而且骨本身的骨皮质、骨松质和骨髓腔之间也有足够的对比度,因而适于X线检查。此外,X线检查具有较高的空间分辨率,能显示骨与关节细微的骨质结构。骨与关节的影像在X线片上显示非常清晰,不仅可用来发现病变,明确病变的范围和程度,而且对很多病变能做出定性诊断。加之常规X线检查的设备和检查费用都较低,检查过程简单易行,从1895年伦琴首次用于人体检查以来,X线检查就在骨骼系统得到广泛的应用,至今仍是首选的影像检查方法。然而,当病变未造成骨质的改变时,常规X线检查往往难于发现。不少骨与关节病变的X线表现比病理改变和临床表现出现晚,所以初次检查结果阴性并不能排除早期病变的存在,应行定期复查或行其他影像学检查。另外,X线片是二维图像,在这种图像上人体的各种结构互相重叠(如颅底、上胸椎)而难以观察。骨骼与肌肉系统的各种软组织结构之间缺乏良好的自然对比,各种病变组织的密度又多与其相似,在X线下无法识别,因此常规X线检查在软组织病变的诊断中受到较大的限制。

目前,对于骨骼与肌肉系统疾病诊断,普通X线检查仍是重要的和首选的检查方法。一般来说,四肢骨的外伤、骨感染、良性肿瘤和肿瘤样病变、全身性骨疾病等X线片表现特征明确,且与临床特征及实验室检查结果相符时即可确诊。同时也要正确认识,X线诊断骨骼与肌肉系统疾病的能力与限度,既要充分发挥X线检查简便、经济、空间分辨力高的优点,又要了解其二维成像、影像重叠、密度分辨力较低、不能很好地区分各种软组织等不足之处。当X线检查不能满足诊断的要求时,应有目的地选用CT检查或MRI检查。

（二）CT检查的应用价值和限度

普通X线检查一般是骨骼与肌肉系统的首选影像检查方法,但对于解剖结构比较复杂的部位或以显示软组织病变为主时,可首先选用CT检查,如骨盆、髋关节、骶骨、骶髂关节、肩关节盂、肩锁关节、胸骨、脊椎、跗骨、颞下颌关节等部位的病变和软组织肿瘤。多数情况下,在X线片的基础上要了解较小范围的骨质破坏、髓腔情况、骨内或软组织内的淡薄钙化或骨化及软组织病变时,都需要辅以CT检查。

（三）MRI检查的应用价值和限度

近20年来,随着MRI在临床领域的应用越来越广泛。MRI已经成为许多骨、关节及软组织疾病诊断的主要选择。MRI提供了一种无创性了解人体解剖细节,甚至病理改变的方法,并且无电离辐射。MRI在骨骼与肌肉系统中首要应用为显示骨髓病变。MRI是目前识别骨髓异常改变,包括感染、缺血、创伤及肿瘤等疾病的最敏感而无创的方法。就骨质而言,CT检查和X线检查,依据组织对X光吸收衰减值大小作为鉴别组织类别的基础,是骨皮质最佳成像方法。然而,对于骨隐匿性骨折(骨挫伤)及一些没有发生移位的显性骨折,当X线检查及CT检查无法诊断或诊断困难时,MRI检查是唯一的选择。当然,MRI检查在显示骨结构细节方面尚不如CT清晰,对软组织中的骨化和钙化的辨识能力也不及CT检查。MRI检查和CT检查在骨骼疾病诊断中的应用是一种互补的关系。X线检查可以观察到骨膜新生骨,MRI检查可以发现更早期的骨膜反应(发生矿化之前)。MRI 检查也是评价关节软骨疾患主要的非创伤性检查方法,包括外伤、炎症及退行性变。此外,MRI 检查还可以直接显示滑膜、纤维软骨(如半月板、椎间盘)、肌腱、韧带(如膝关节交叉韧带)的异常;对于肌肉疾患,如肌肉炎症、创伤、肿瘤,MRI 检查也是最佳成像方法。

近年来,MRI 新技术广泛开发和利用,进一步拓展了 MRI 在骨骼与肌肉系统疾病诊断中的应用。MRI 动态增强扫描对于骨及软组织良恶性肿瘤的鉴别诊断具有价值并已经得到广泛应用,MR 血管成像(MRA)为恶性骨骼与肌肉系统肿瘤患者的治疗方案的制订提供了必要的信息,MRI 关节造影成为了解关节创伤及疼痛病因的又一有效方法。MRI 功能成像(包括弥散与灌注成像、波谱分析)在骨骼与肌肉系统疾患诊断中的应用也正在开展。

(四)成像技术的优选和综合应用

在骨骼与肌肉系统中,对于不同疾病,各种影像学检查技术的价值各异,因此对临床怀疑的病变,应有针对性地选择不同的检查技术。例如:同样为膝关节外伤患者,若临床怀疑骨折,则首选检查方法为 X 线检查;当临床考虑韧带或半月板损伤时,则首选检查方法为 MRI 检查。此外,对于某些骨骼与肌肉系统疾病,常常需要联合应用两种以上的检查技术,如恶性骨肿瘤,X 线检查和 CT 检查对于显示骨质改变较佳,而 MRI 检查对骨髓腔受累及其范围的确定具有独特的价值。因此,这些检查技术的联合应用,对病变的细节、范围、分期必然较任何单一检查技术更准确、更全面,从而有助于疾病的正确诊断和临床治疗。

三、正常影像解剖和常见变异

(一)正常 X 线表现

1. 成年人管状骨的 X 线表现

成年人管状骨可分为骨干和骨端(图 9 - 1 - 1)。

1)骨干

(1)骨膜 正常骨膜由于太薄和不含钙盐,在 X 线片、CT 图像上不能显示,如出现则为病理征象。

(2)骨皮质 骨皮质为密质骨,密度均匀致密,自骨干中段向两端由厚变薄。骨皮质内缘稍模糊,外缘光滑整齐,仅在肌腱韧带附着处可呈现凹凸不平。需要注意的是,骨的滋养动脉穿过骨皮质可在 X 线片上显示为圆形、卵圆形或细条状低密度影。后者易被误认为骨折线。

(3)骨松质 骨松质由骨小梁和其间的骨髓所构成,为网格状骨纹理,密度低于骨皮质。其排列走行与负重、肌肉张力及特殊功能有关。

(4)骨髓腔 骨髓腔常因骨皮质和骨松质的遮盖而显示不清,在骨干中段可显示为边界不清、较为透亮的带状区。

2)骨端

骨端位于长骨骨干两端,骨皮质一般较菲薄且多光滑锐利,在韧带附着处可不规则。其内可见较清晰的网格状的骨纹理,为骨小梁和小梁间隙构成的骨松质。

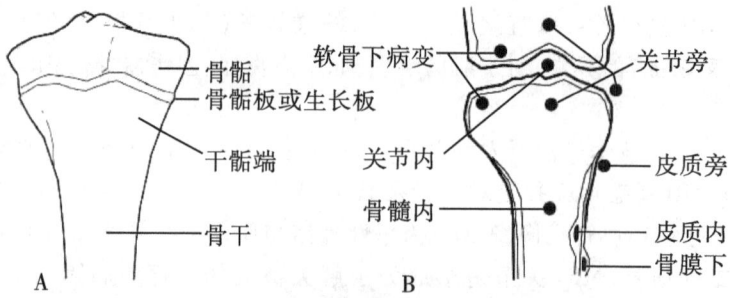

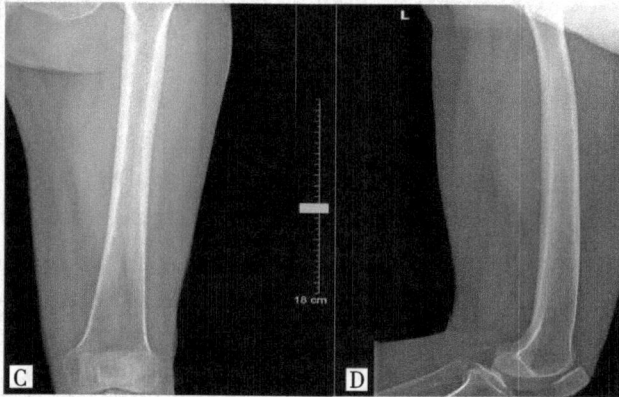

图 9 - 1 - 1　正常股骨的正、侧位 X 线片

2. 滑膜关节的 X 线表现

X 线片上滑膜关节由骨性关节面、关节间隙、关节囊及关节附属结构构成。部分大关节可以辨识韧带、关节内外脂肪层等关节附属结构(图 9 - 1 - 2)。

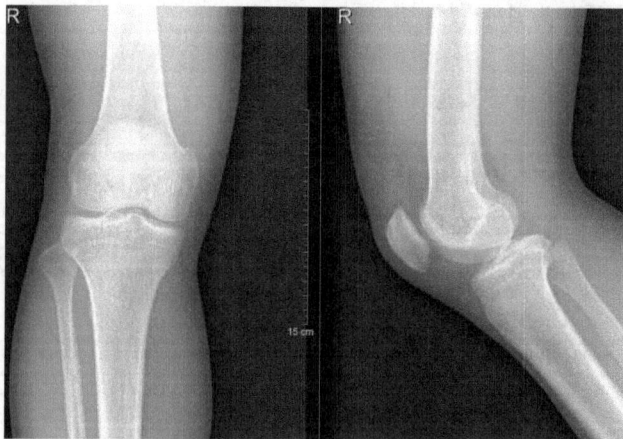

图 9 - 1 - 2　正常膝关节的正、侧位 X 线片

(1)骨性关节面　骨性关节面在 X 线片上表现为边缘光滑锐利的线样致密影,通常凹侧骨性关节面较凸侧厚。

（2）关节间隙 关节间隙为两个相对骨端的骨性关节面之间的透亮间隙。由于关节软骨在 X 线片上不能辨别,关节间隙实际上是关节软骨、关节间纤维软骨和真正的关节腔的投影。

（3）关节囊 关节囊一般在 X 线片上不能显示,有时在关节囊外脂肪层的衬托下可见其边缘。当关节积液时,其内层滑膜肿胀亦可显影。

（4）关节附属结构 某些大关节韧带可在脂肪及肌肉组织衬托下显影,如髌韧带。

3. 软组织的 X 线表现

因各种软组织密度差别不大,缺乏明确的天然对比,故 X 线片无法清楚显示各自的形态和结构,仅可观察某些肌肉、肌腱和韧带的轮廓。

4. 脊柱

脊柱由脊椎和其间的椎间盘组成（图 9－1－3）。

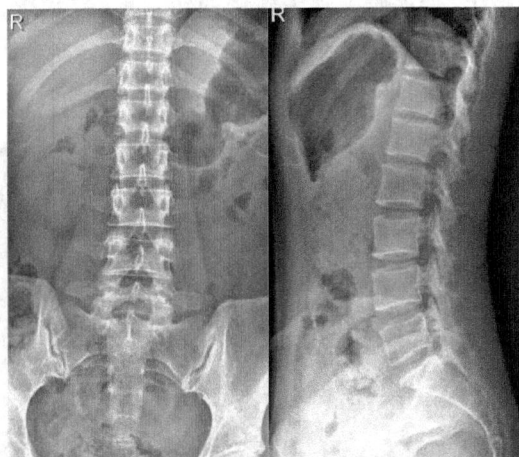

图 9－1－3 正常成年人腰椎正位 X 线片和侧位 X 线片

（1）正位 X 线片 椎体呈长方形,从上向下依次增大。椎体周围为一层骨皮质,密度均匀,轮廓光滑。椎体两侧有横突影,其内侧可见椭圆形环状致密影,为椎弓根。椎弓根的上、下方分别为上、下关节突。椎弓板由椎弓根向后内方延续,并于中线联合成棘突,呈尖向上的三角形致密影,投影于椎体中央偏下方。椎体上下缘的致密线状影为终板,其间的透明间隙为椎间隙,是椎间盘的投影。

（2）侧位 X 线片 椎体也呈长方形,上下缘与后缘成直角。椎弓居于后方。椎弓板位于椎弓根和棘突之间。棘突指向后下方。上、下关节突分别起于椎弓根与椎弓板连接处之上、下方。下关节突在下一脊椎的上关节突的后方。同一脊椎的上、下关节突之间为椎弓峡部。椎管在椎体的后方为纵行透明区。椎间孔居相邻的椎弓根、椎体、关节突和椎间盘之间。侧位 X 线片上可以更好地观察椎间隙,自下胸椎起,椎间隙向下逐渐增宽,以第 4/5 腰椎间隙最宽,而第 5 腰椎/第 1 骶椎间隙又变窄。

（3）斜位 X 线片 颈椎斜位 X 线片可显示椎间孔,腰椎斜位 X 线片可更好地显示椎弓峡部。

二、CT 检查

CT 检查与 X 线检查各有特点,二者互相补充,不能互相取代。CT 检查具有图像层次清晰、信息采集丰富及密度分辨率高的特点。CT 检查在诊断骨、肌肉内细小病变;结构复杂的骨、关节,如脊椎、胸锁关节、踝和腕关节等的结构;骨破坏区内部的死骨、钙化、骨化等情况及破坏区周围骨皮质破坏、骨质增生、软组织浸润、软组织脓肿等;X 线可疑病变,如细小隐匿骨折、小关节的脱位及软组织损伤方面,有很高的应用价值,这是普通 X 线检查不可比拟的。CT 多平面重组对 CT 平扫较难确定的骨折显示得更加清楚,可以通过对比增强 CT 扫描进一步了解病变的血供情况,区别正常和病变组织,提供更多诊断信息。

(一)骨骼

在 CT 轴位骨窗图像上,骨皮质表现为致密的线状影、带状影,骨小梁表现为细密的网状影。骨髓腔因含脂肪而呈低密度(图 9 - 1 - 4)。在软组织窗上,中等密度的肌肉、肌腱和骺软骨在低密度的脂肪组织的衬托下也能清晰地显示。

图 9 - 1 - 4　正常骨干的 CT 轴位图像(股骨)

(二)脊柱

经过椎体中部的层面上椎体呈后缘向前凹的圆形,可见由椎体、椎弓根和根弓板构成的椎管骨环,环的两侧有横突,后方可见棘突,椎板内板附着的厚 2 ~ 4 mm 的软组织影为黄韧带(ligamentum flava)(图 9 - 1 - 5)。在经过椎体上、下部的层面上椎体呈后缘前凹的肾形,其后外侧可见椎间孔和上、下关节突(图 9 - 1 - 6)。在椎间盘层面上,可见椎间盘影,其密度低于椎体而高于硬膜囊(dural sac)。硬膜囊居椎管中央,呈软组织密度,其与椎管骨壁间有数量不等的脂肪组织(图 9 - 1 - 7)。

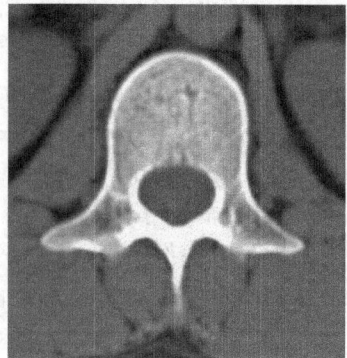

图 9 - 1 - 5　经腰椎椎体中部层面的正常 CT 轴位图像

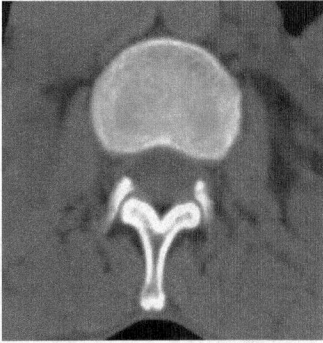

图 9 - 1 - 6 经腰椎椎体上部层面
的正常 CT 轴位图像

图 9 - 1 - 7 经腰椎椎间盘层面
的正常 CT 轴位图像

(三)关节

CT 轴位骨窗可显示关节骨端和骨性关节面。后者表现为线样高密度影。关节软骨常不能显示。在适当的窗宽和窗位可见关节囊、周围肌肉和囊内外韧带的断面,但显示不如 MRI 图像清晰。正常关节腔内的少量液体在 CT 图像上难以辨认。关节间隙为关节骨端间的低密度影。MSCT 检查可多方位或三维立体显示骨骼(图 9 - 1 - 8)。

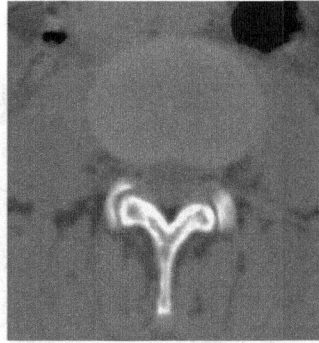

图 9 - 1 - 8 正常髋关节轴位 CT 图像、多平面重组冠状 CT 图像和三维重建图像

三、MRI 检查

MRI 图像具有良好的软组织分辨功能,能很好地显示 X 线片甚至 CT 不能显示或显示不佳的关节软骨、关节囊内外韧带、椎间盘和骨髓等。MRI 显示软组织的病变较 CT 敏感,在显示软组织水肿、骨髓病变、肌腱和韧带的变性等方面有明显的优越性。MRI 增强扫描、磁共振血管造影和肿瘤性病变的灌注成像等可以提供组织血供、血管化程度和血管等方面的信息。因此,MRI 在骨骼与肌肉系统得到越来越广泛的应用。

(一)骨髓

依据各成分比例不同,骨髓可以分为红骨髓和黄骨髓。红骨髓含脂肪、水及蛋白质的比例约为 40:40:20,而黄骨髓则为 80:15:5。黄骨髓信号与脂肪相似,在 T_1WI 和 T_2WI 上均为高信号,在脂肪抑制 T_2WI 上为低信号(图 9 - 1 - 9)。新生儿期红骨髓在 T_1WI 上的信号强度等于或低于肌肉,儿童期和成人期红骨髓信号强度高于肌肉、低于脂肪。红骨髓在 T_2WI 上的信号强度类似于皮下脂肪信号。

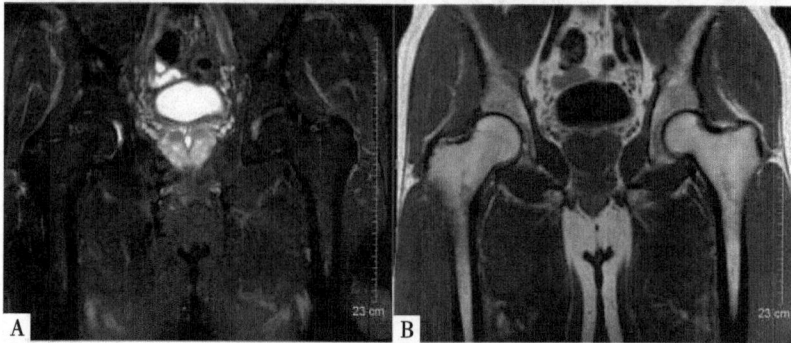

A. 脂肪抑制 T_2WI；B. T_1WI。

图 9 - 1 - 9 正常股骨中上段的 MRI 冠状位图像

(二)骨皮质、骨膜和关节软骨

骨皮质中因自由水质子含量很少而在任何序列上均表现为低信号。正常骨膜 MRI 不能显示。关节(透明)软骨(joint cartilage)在 T_1WI 与 PDWI 上均呈中等信号强度,在 T_2WI 上关节软骨为相对低信号(图 9 - 1 - 10)。脂肪抑制 T_1WI 是观察关节软骨较为理想的序列,此时关节软骨为高信号,关节积液中等信号,软骨下骨板及骨髓为低信号。

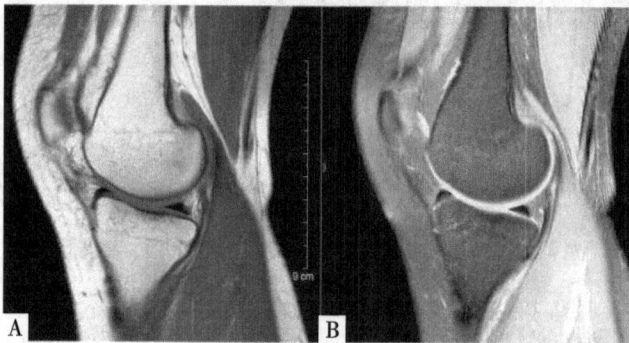

A. T_1WI；B. 脂肪抑制 PDWI。

图 9 - 1 - 10 正常膝关节的 MRI 矢状位图像

(三)滑膜

常规 MRI 上难以辨认正常滑膜。关节腔内液体(滑液)表现为 T_1WI 薄层低信号,T_2WI 上呈高信号。

(四)纤维软骨、肌腱和韧带

关节内数种支持结构如关节盘、半月板及关节唇都由纤维软骨构成。正常纤维软骨在 T_1WI、PDWI 和 T_2WI 上均呈低信号。肌腱、韧带在各种序列上均为低信号。

（五）肌肉

肌肉在 T_1WI 上呈等信号或略低信号,在 T_2WI 上为低信号(图 9 - 1 - 11)。肌肉与肌肉之间为含脂肪的间隙。每一块肌肉由肌束构成,肌束与肌束之间亦有含脂肪的结缔组织分隔。

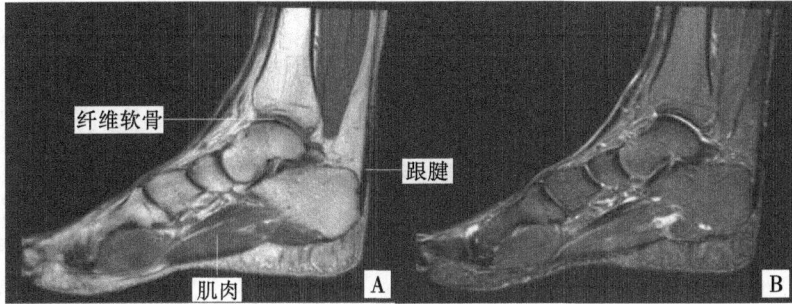

A. T_1WI;B. 脂肪抑制 T_2WI。

图 9 - 1 - 11 正常踝关节的 MRI 矢状位图像

（六）脊柱

MRI 可多平面连续显示脊柱的解剖结构(图 9 - 1 - 12)。

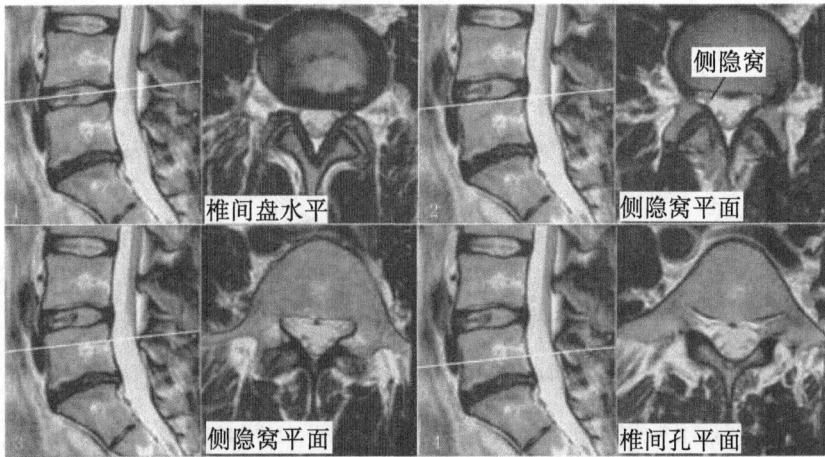

图 9 - 1 - 12 正常腰椎的 MRI 图像

1. 椎间盘

椎间盘在 T_1WI 上呈较低信号,髓核(nucleus pulposus)和内、外纤维环(anulus fibrosus)不能区分。在 T_2WI 上,髓核和纤维环内层呈高信号,纤维环外层呈低信号。

2. 椎管内脑脊液

椎管内脑脊液在 T_1WI 上呈低信号,在 T_2WI 上呈高信号。

3. 椎体骨髓

椎体骨髓在 T_1WI 上呈高信号,在 T_2WI 上呈中等信号或略高信号。

4. 椎体边缘骨皮质、前及后纵韧带、黄韧带和椎间盘纤维环最外层纤维

椎体边缘骨皮质、前及后纵韧带、黄韧带和椎间盘纤维环最外层纤维在各种序列上均为低信号,不易区分。

四、骨与关节基本病变的影像表现

(一)骨骼基本病变

骨骼基本病变包括骨质疏松、骨质软化、骨质破坏、骨质增生硬化、骨膜增生、异常钙化、骨质坏死、骨内矿物盐沉积和骨骼变形等。

骨质疏松

骨质疏松(osteoporosis)指单位体积内骨组织的含量减少,即骨组织的有机成分和无机成分都减少,但两者的比例仍正常。

【影像学表现】

1. X 线表现和 CT 表现

对轻度骨质疏松的显示不敏感,只有当骨内钙盐丢失达30%以上时才能出现阳性 X 线表现。长骨骨质疏松表现为骨密度普遍性降低,骨小梁变细、数量减少、间隙增宽,骨皮质变薄或分层。脊椎或松质骨骨质疏松表现为横行骨小梁减少或消失,纵向骨小梁相对明显,椎体呈栅栏状排列。严重者常伴有椎体骨折,表现为椎体呈双凹形或楔形改变。椎体骨质疏松压缩骨折与转移压缩骨折信号改变有所不同(图 9 - 1 - 13)。

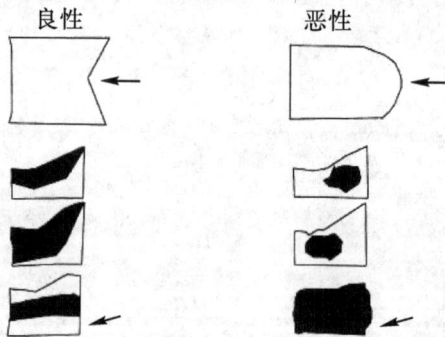

良性　　　　　　　　　恶性

骨质疏松压缩骨折的后缘凹陷向前,可见带状的信号改变,但椎体的后下角骨髓信号正常,椎旁未见软组织肿块;恶性压缩性骨折的椎体后缘凸向后方,椎体内局灶性信号改变或全椎体的信号改变不同。

图 9 - 1 - 13　椎体骨质疏松压缩骨折与转移瘤压缩骨折的鉴别诊断

2. MRI 表现

老年性骨质疏松骨松质由于骨小梁变细、减少和黄骨髓增多,在 T_1WI 和 T_2WI 上信号均增高。

骨质软化

骨质软化(osteomalacia)指单位体积内类骨质钙化不足,骨的有机成分正常,无机成

分减少,钙盐含量降低,导致骨质变软。

【影像学表现】

X 线表现和 CT 表现:骨密度降低、骨小梁变细、模糊,骨皮质变薄、边缘模糊(图 9 - 1 - 14)。承重长骨弯曲变形,髋臼内翻致骨盆呈三叶状变形,脊椎多发程度相似的双凹"鱼椎"状变形。与骨质疏松不同的是,骨质软化的骨小梁和骨皮质因含有大量未钙化的骨样组织而边缘模糊,承重骨如耻骨、坐骨、股骨上段和胫骨常发生变形,常可见特征性的"假骨折线"(又称 Looser 带),表现为宽 1 ~ 2 mm 的光滑透亮线,与骨皮质垂直,边缘稍致密(图9 - 1 - 14)。在骨骺未愈合前可见骺板增宽,先期钙化带不规则或消失,干骺端呈杯口状,边缘呈毛刷状。

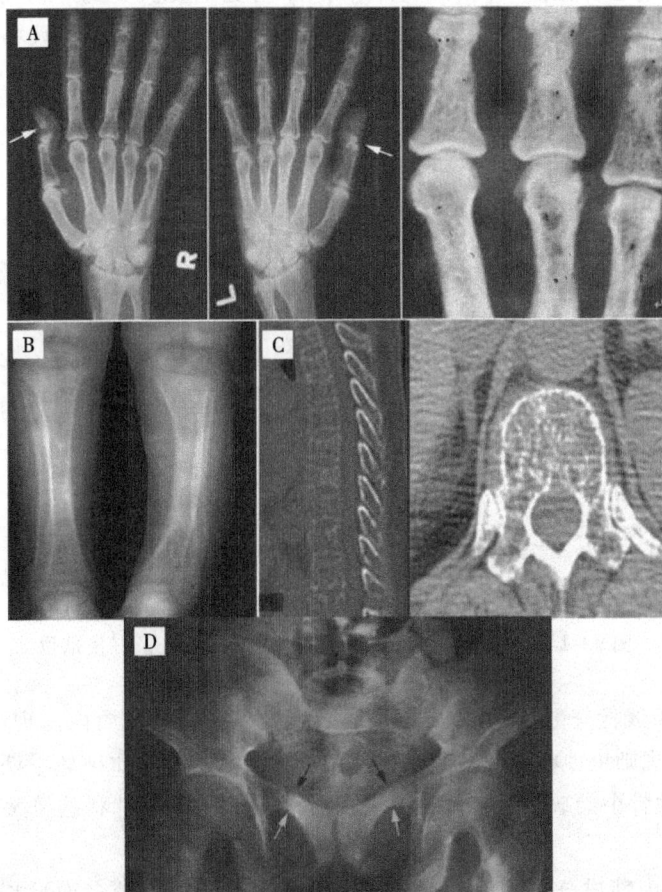

A ~ D. 分别为双手 X 线片、双胫腓骨 X 线片、肾性骨质软化脊柱 CT 图像、骨盆 X 线片,从图中可以看出骨质软化表现为骨密度降低、骨小梁变细、模糊,骨皮质变薄、边缘模糊;D. 箭头所示双侧耻骨假骨折线(箭头)。

图 9 - 1 - 14　骨质软化

骨质破坏

骨质破坏(bone destruction)指局部骨质为病理组织所取代而造成的骨组织缺失。它是由病理组织本身直接使骨组织溶解吸收或由病理组织引起的破骨细胞生成及活动亢进所致。

【影像学表现】

1. X 线表现和 CT 表现

局部骨质密度减低,骨小梁和/或骨皮质消失。

不同原因引起的骨质破坏各具特点:急性炎症或恶性肿瘤常引起活动性或进行性骨质破坏,进展较迅速,形态不规则、边界模糊,常呈大片状,称为溶骨性骨质破坏(osteolytic destruction);慢性炎症或良性骨肿瘤的骨质破坏进展较缓慢,边界清楚,有时在骨破坏边缘可见致密的反应性骨质增生(图 9-1-15)。当骨质破坏靠近骨外膜时,骨质破坏区不断向周围扩大,伴有骨膜下新骨不断生成,造成骨轮廓的膨胀,称为膨胀性骨质破坏(图 9-1-16);当神经营养性障碍时,因局部麻木,不自觉地屡次受到外伤而出现骨质破坏,骨、关节结构严重紊乱,骨端的碎骨片散布于关节周围,骨关节严重破坏,而自觉症状轻微为其特点。

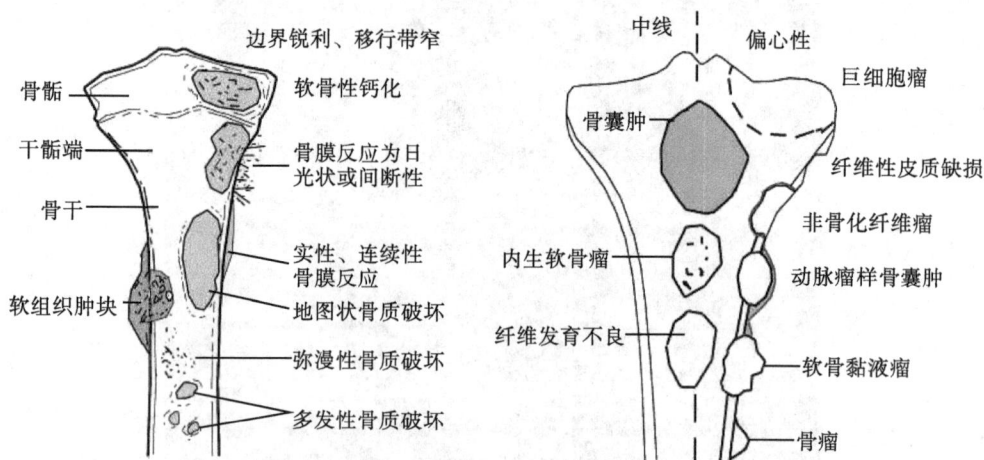

图 9-1-15　骨肿瘤及肿瘤样病变的 X 线特征及好发部位

CT 检查比 X 线检查更早、更易显示骨质破坏。表现为骨皮质内出现小透亮区或骨皮质内外表层呈不规则虫蚀状改变,骨皮质变薄或出现缺损;骨松质破坏早期的 CT 表现为骨小梁稀疏,局限性骨小梁缺损区多呈软组织密度,逐渐发展为斑片状甚至大片状缺损。

2. MRI 表现

依据破坏区内部成分不同而表现各异。破坏区组织含水较多而呈长 T_1、长 T_2 信号;含钙化、骨化或纤维性成分而呈长 T_1、短 T_2 信号;含出血、脂肪或高蛋白液体呈短 T_1、长 T_2 信号(图 9-1-16)。

骨质增生硬化

骨质增生(hyperostosis)和骨质硬化(osteosclerosis)指成骨活动增加或/和破骨活动减弱所致的单位体积内骨量的增多。本型基本病变包括肿瘤骨。肿瘤骨指有成骨能力的肿瘤细胞形成的新生骨,为病理组织本身成骨。骨质增生表现为骨皮质增厚,骨小梁增粗、增多,骨髓腔变窄、闭塞。肿瘤骨表现为肿瘤组织形成有钙盐沉积的骨组织或类骨组织。

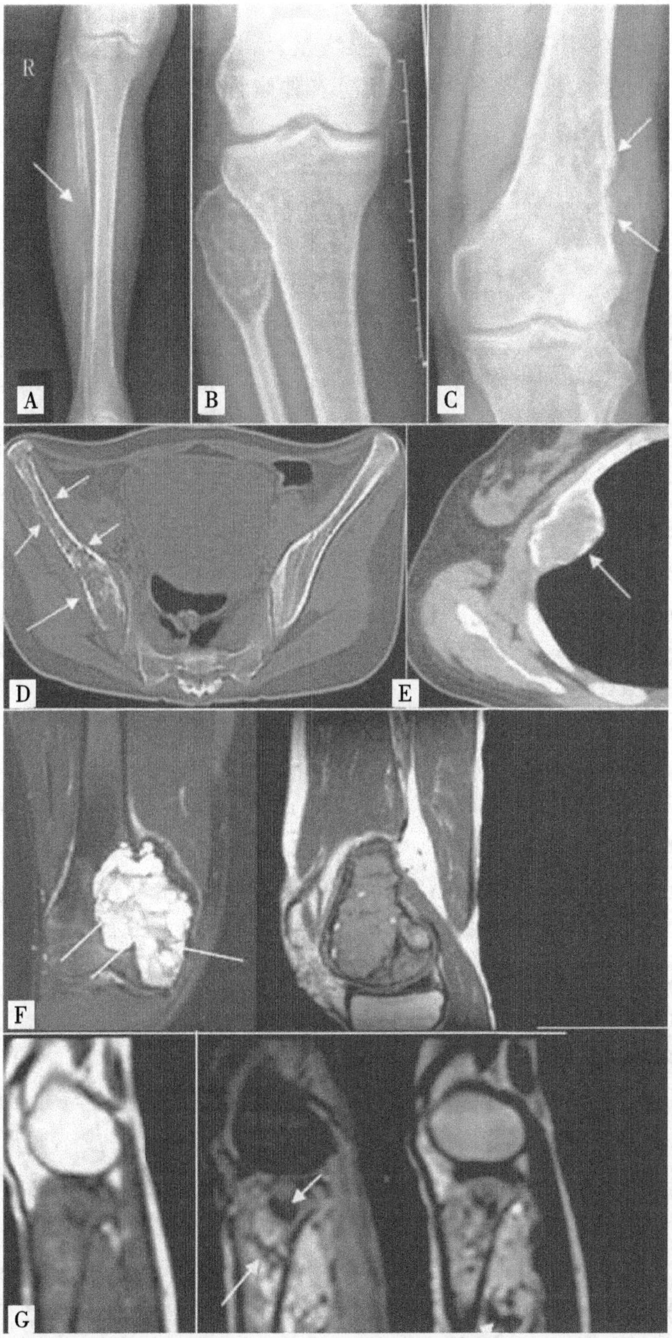

A. 右侧胫腓骨 X 线片；D. 骨盆 CT 图像,分别示右侧腓骨、右侧髂骨溶骨性骨质破坏；B,E. 分别为右侧胫腓骨 X 线片和胸部 CT 图像,示右侧腓骨上端、右侧肋骨膨胀性骨质破坏；C. 左侧股骨 X 线片,示左侧股骨下段虫蚀状骨质破坏；F. 分别为压脂 T_2WI、不压脂 T_1WI,示股骨下段骨质及髓腔被病变组织所取代,破坏区组织含水较多而主要呈长 T_1、长 T_2 信号；白箭头所指短 T_1、长 T_2 信号,多为出血或含高蛋白液体；G. 不压脂 T_1WI 和不压脂 T_2WI、压脂 T_2WI,图中箭头所指长 T_1、短 T_2 信号,为肿瘤钙化或骨化信号。

图 9 - 1 - 16 骨质破坏

【影像学表现】

1. X 线表现和 CT 表现

骨质增生表现为骨质密度增高,骨小梁增粗、增多、密集,骨皮质增厚,骨髓腔变窄或消失,伴或不伴骨的增大变形(图 9 - 1 - 17)。肿瘤骨表现为棉絮状、象牙质样和放射针状致密影,边缘清楚或模糊。

2. MRI 表现

增生硬化的骨质在 T_1WI 和 T_2WI 上均呈低信号。

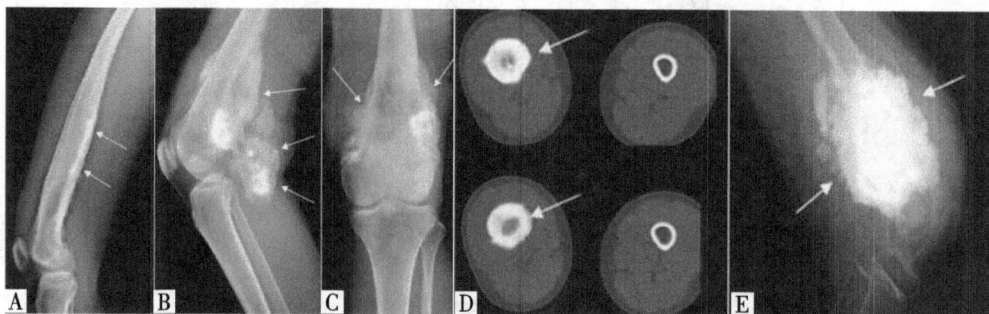

A,D. 分别为硬化性骨髓炎骨质增生硬化的 X 线片和 CT 图像,表现为骨质密度增高、骨皮质增厚、骨髓腔变窄或消失,伴骨的增大变形;B,C,E. 示左侧股骨下段骨肉瘤,肿瘤骨表现为棉絮状、象牙质样致密影,边缘清楚或模糊;肿瘤骨呈放射状或日光状改变。

图 9 - 1 - 17   骨质增生硬化的 X 线和 CT 表现

骨膜增生

骨膜增生(periosteal proliferation)又称骨膜反应(periosteal reaction),指病理情况下骨膜受到刺激,骨膜内层的成骨细胞活动增加所产生的骨膜新生骨(periosteal new bone formation)。骨膜反应一般意味着骨质破坏或损伤。

【影像学表现】

1. X 线表现和 CT 表现

骨膜反应一般发生在骨膜受刺激后 10 天至 3 周,早期表现为与骨皮质平行的细线状致密影,以后随骨膜新生骨逐渐增厚,由于骨小梁排列不同而形成不同形式的骨膜增生,可呈线状、层状、花边状、放射状、Codman 三角等。骨膜反应的厚度、范围及形态与病变的性质、部位和发展阶段相关:一般炎症所致的骨膜反应较广泛,肿瘤引起的较局限;边缘光滑、致密的骨反应多见于良性病变,骨膜增生的厚度超过 1 mm 者,良性机会更大;针状或日光状骨膜反应(sunburst periosteal reaction)常提示病变进展迅速、侵蚀性较强(图 9 - 1 - 18);层状、葱皮样骨膜反应(laminar periosteal reaction)可见于良性或恶性病变;浅淡的骨膜增生常见于急性炎症或高度恶性肿瘤。

2. MRI 表现

MRI 检查对骨膜反应的显示要早于 X 线检查和 CT 检查。骨膜反应早期,仅见骨膜水肿,在 T_2WI 呈高信号;明显矿物质沉积后,在各序列均呈低信号。

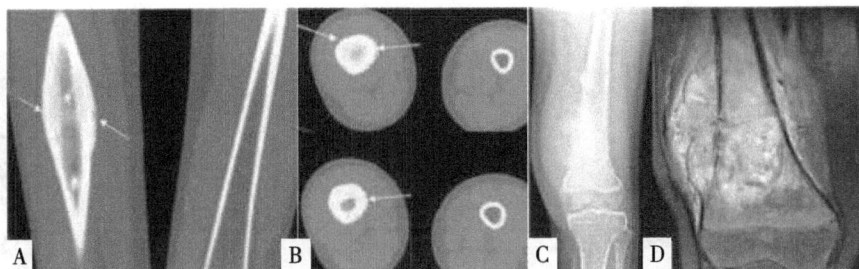

A,B. 双侧股骨 X 线片、CT 平扫图像,显示右侧股骨慢性骨髓炎的层状或葱皮样骨膜反应及斑点状高密度死骨;C,D. 左侧股骨 X 线片和压脂 T_2WI,显示左侧股骨中下段骨肉瘤的骨膜三角(Codman 三角),可见肿瘤组织掀起骨膜向骨质外侵犯形成软组织肿块,肿块与增生骨膜形成三角形状。

图 9 - 1 - 18 骨膜反应

异常钙化

异常钙化包括骨内钙化和软骨基质钙化。骨内钙化(intrabony calcification)指发生在骨内出血、坏死和肿瘤等病变基础上的钙盐沉积。软骨基质钙化又称软骨钙化,标志着骨内或骨外有软骨组织或瘤软骨的存在,发生在软骨类肿瘤基质的钙化。软骨钙化分为生理性钙化(如肋软骨钙化)和病理性钙化(如瘤软骨的钙化)。

【影像学表现】

1. X 线表现和 CT 表现

骨内钙化表现为点状、斑片状或不定形无结构致密影,分布局限或散在(图 9 - 1 - 19)。软骨基质钙化表现为大小不等的环形或半环形高密度影,部分可融合成团块状。良性肿瘤的软骨钙化环形完整、清楚,恶性肿瘤的软骨钙化环形不清,亦多不完整,钙化量较少。

2. MRI 表现

钙化的 MRI 信号在 T_1WI 和 T_2WI 上均呈低信号。

骨质坏死

骨质坏死(osteonecrosis)指骨组织的局部代谢停止,细胞成分死亡。坏死的骨质称为死骨(sequestrum)。组织学上骨细胞死亡、消失。早期骨的骨质结构和无机盐含量尚未变化,骨无明显的形态学变化,修复阶段周围新生肉芽组织向死骨生长,出现破骨细胞对死骨的吸收、成骨细胞形成新骨。

【影像学表现】

1. X 线表现和 CT 表现

早期无阳性表现。随后死骨周围骨质被吸收导致密度减低,新生肉芽组织侵入,死骨内部出现骨质疏松区和囊变区(图 9 - 1 - 20)。晚期死骨被清除,新骨形成,表现为局限性密度增高。

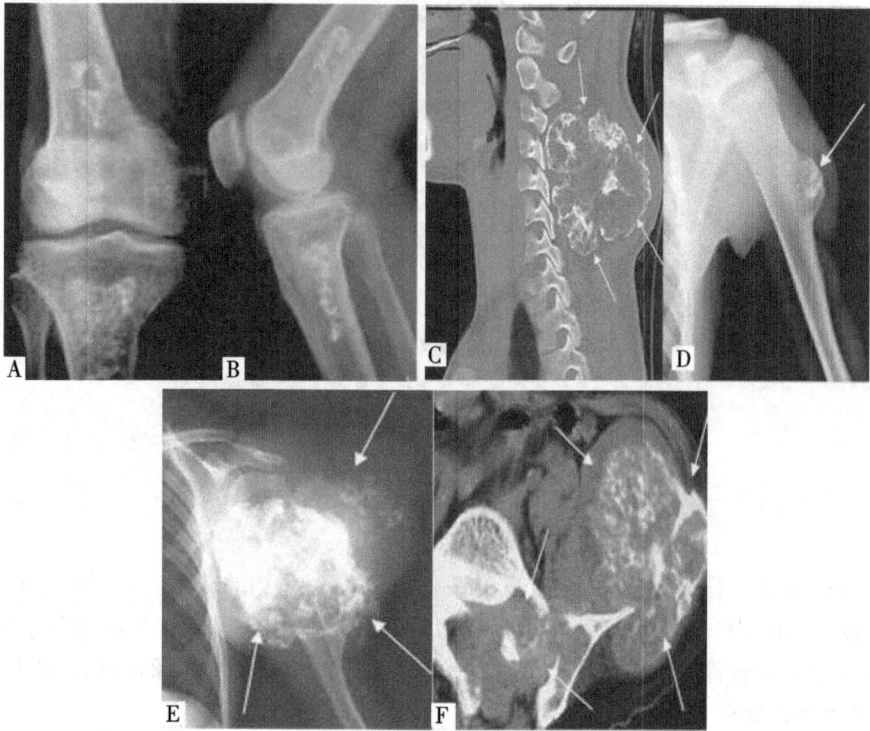

A,B. 右侧股骨和胫骨上段骨梗死,表现为髓腔内点状、斑片状或不定形无结构致密影,分布局限或散在;C. 颈后软组织内良性骨软骨瘤,CT横断面和重建后示大小不等的环形高密度影,部分可融合成团块状,钙化环形完整、清楚;D. 左侧肱骨上段骨软骨瘤,瘤内钙化环形完整、清楚;E,F. 分别为左侧肱骨上段软骨肉瘤、左侧髂骨软骨肉瘤,软骨钙化环形不清、混乱,不完整,钙化量较良性软骨类肿瘤少。

图 9 - 1 - 19 异常钙化

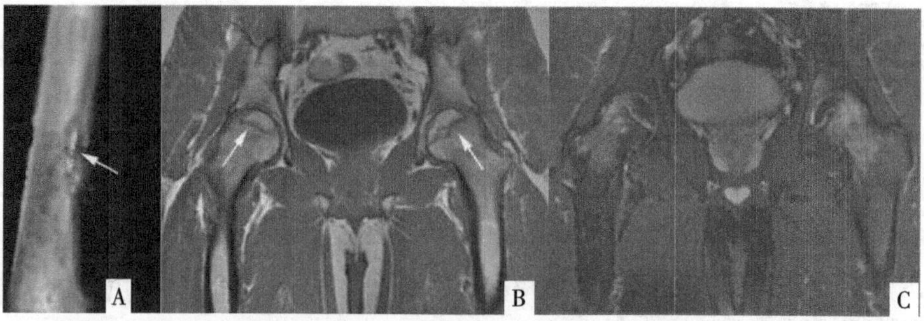

A. 骨质坏死区内斑片状稍高密度的死骨(箭头所示);B,C. 分别为冠状位常规 T_1WI、压脂 T_2WI,示双侧股骨头无菌性坏死,箭头所示股骨头坏死典型征象"双线征",周围骨髓水肿。

图 9 - 1 - 20 骨质坏死

2. MRI 表现

MRI 检查对骨质坏死显示早于 X 线检查和 CT 检查。早期骨密度和形态没有改变前,即可显示骨髓信号改变,坏死区形态多不规则,T_1WI 呈均匀或不均匀等信号或低信号,压脂 T_2WI 呈中到高信号。死骨周围见长 T_1、长 T_2 信号的肉芽组织,死骨最外侧为长 T_1、短 T_2 新生骨质硬化带,二者构成"双线征"。晚期坏死区出现纤维化和骨质增生硬化,呈长 T_1、短 T_2 信号。

骨内矿物盐异常沉积

骨内矿物盐异常沉积指铅、磷、铋、氟等矿物质进入人体后,沉积过多,产生骨质改变。骨内矿物质异常沉积后,可引起破骨活动增加,骨样组织增多,发生骨质疏松或软化。

【影像学表现】

铅、磷、铋等进入体内,大部分沉积于骨内,生长期主要沉积于生长较快的干骺端,X线表现为干骺端多条横行的相互平行且厚薄不均的致密带。成年人一般不易显示。氟与骨基质中的钙质结合称为氟骨症,骨质结构改变以躯干骨明显,有的 X 线表现为骨小梁粗糙、紊乱而骨密度增高。

骨骼变形

骨骼变形(deformation of bone)指骨骼形态和大小的异常。骨骼变形可累及一骨、多骨或全身骨骼。骨骼变形在组织学上有骨骼膨大、变小、轮廓不清、骨骼弯曲畸形等。

【影像学表现】

骨骼变形的主要影像学表现为骨骼的大小、形态发生改变,可伴或不伴骨质异常(图 9 - 1 - 14B)。

(二)关节基本病变

关节基本病变包括关节肿胀、关节间隙异常、关节破坏、关节脱位、关节退行性变、关节强直、关节骨折、关节内游离体、关节内气体。

关节肿胀

关节肿胀(swelling of joint)多由关节腔和关节囊积液及关节周围软组织充血、水肿、出血和炎症所致。

【影像学表现】

1. X 线表现和 CT 表现

关节腔积液表现为关节间隙增宽,关节周围脂肪垫影移位变形。关节周围软组织肿胀表现为密度增高,皮下脂肪层和肌肉间隙模糊或消失(图 9 - 1 - 21)。CT 检查图像可直接显示关节腔内的液体和关节囊增厚。

2. MRI 表现

MRI 检查显示关节周围软组织肿胀、关节腔内的液体、关节囊增厚优于 CT 检查。关节积液及软组织水肿呈长 T_1、长 T_2 信号(图 9 - 1 - 21)。

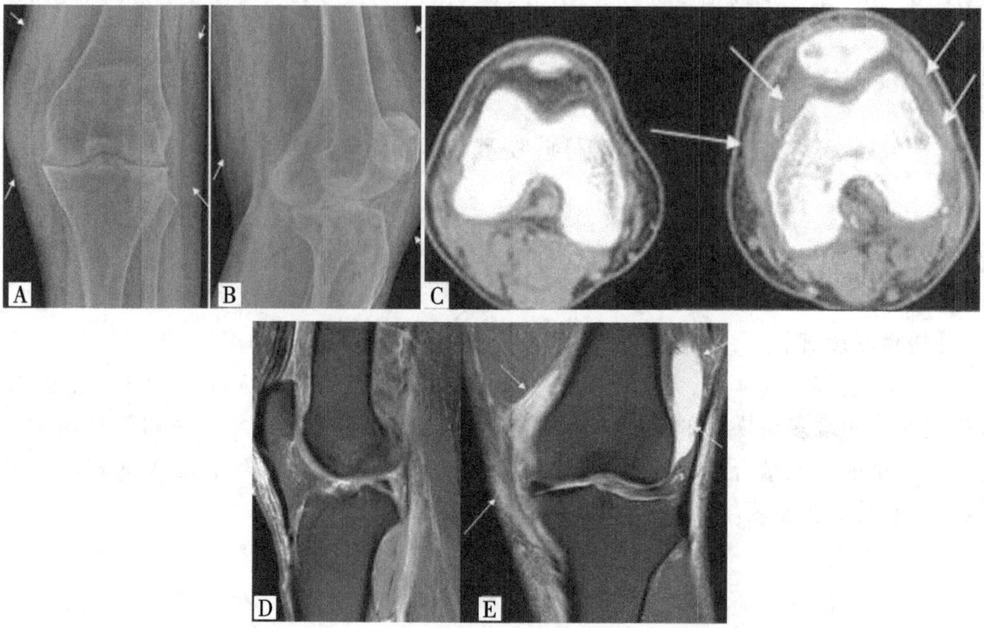

A,B. 左膝关节 X 线片示左关节间隙增宽,关节腔积液,箭头所示关节周围软组织密度增高,皮下脂肪层和肌肉间隙模糊或消失;C. 左膝关节外伤性炎症所致关节肿胀,箭头所示关节间隙增宽,关节腔积液、积血,关节囊增厚;D,E. 矢状面压脂 T_2WI、冠状面压脂 T_2WI,箭头所示关节积液及软组织水肿呈长 T_2 信号。

图 9 - 1 - 21 关节肿胀

关节间隙异常

关节间隙异常可表现为增宽、变窄或宽窄不均。

【影像学表现】

X 线可发现病变关节间隙和局部骨质的改变,如关节软骨下的骨质破坏、骨性关节面下囊性变、骨性关节面增厚硬化、关节边缘骨赘生或关节软骨钙化等。CT 检查和 MRI 检查不仅可发现间隙的改变,还能发现造成改变的原因,如 CT 检查和 MRI 检查可显示导致关节间隙增宽的关节积液,MRI 检查可较早显示关节软骨的变薄、缺损及滑膜的增厚等。

关节破坏

关节破坏(destruction of joint)指关节软骨及骨性关节面被病理组织所侵犯、替代。

【影像学表现】

X 线表现和 CT 表现:早期当仅累及关节软骨时表现为关节间隙变窄。当累及骨质时据病因表现为关节面不整、不同形态的骨破坏和缺损等(图 9 - 1 - 22)。根据关节破坏的开始部位和进程,可以诊断某些关节疾病,严重时可导致病理性关节脱位、关节融合和变形。

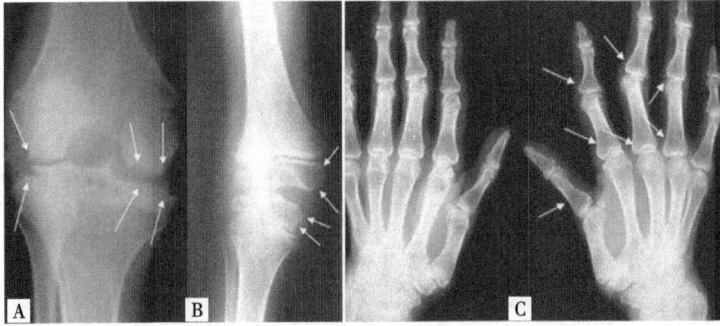

A. 右膝关节结核,X 线片示关节间隙变窄、关节面不整,箭头所示骨质破坏始于关节边缘部,骨质呈虫蚀状破坏;B. 儿童右膝关节化脓性关节炎早期,X 线片示关节腔增宽,箭头所示关节面下骨质疏松,呈囊状破坏,关节周围软组织肿胀;C. 双侧掌指关节类风湿关节炎,X 线片示部分掌指关节、指间关节关节间隙变窄,箭头所示关节面下骨质破坏始于边缘部,呈小囊状破坏。

图 9 - 1 - 22 关节破坏

关节脱位

关节脱位(dislocation of joint)指构成关节的骨端对应关系发生异常改变,不能回到正常状态。按脱位程度分为半脱位(关节部分性丧失正常位置关系)和完全性脱位(关节组成骨完全脱位);按病因分外伤性脱位、病理性脱位和先天性脱位。

【影像学表现】

1. X 线表现和 CT 表现

X 线仅能显示骨结构变化,骨端正常但对位异常或距离增宽。CT 多平面重组(MPR)图像可更清楚地显示关节复杂部位的结构和关节囊改变,三维重建图像可以整体显示骨性关节结构(9 - 1 - 23),并可进行有关测量。

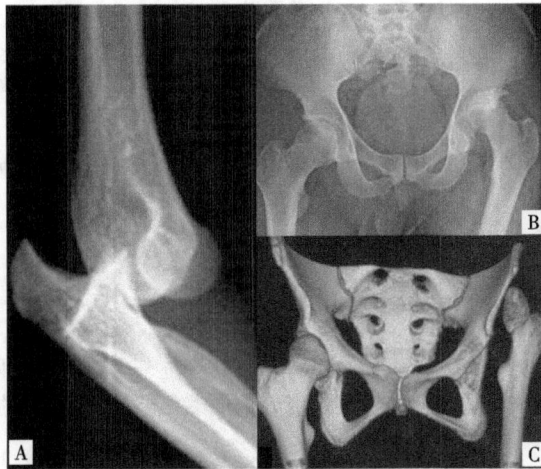

A. 右侧肘关节脱位,X 线片示尺骨鹰嘴向后方移位,关节间隙增宽;B. 左侧髋关节向上后方脱位,X 线片示左侧股骨头向上后方移位,关节间隙增宽;C. CT 三维重建图像示左侧髋关节向上后方脱位,关节间隙增宽。

图 9 - 1 - 23 关节脱位

2. MRI 表现

MRI 清楚显示关节结构,对关节软组织、软骨、关节囊及韧带显示较好。

关节退行性变

关节退行性变(degeneration of joint)指关节软骨变性、坏死及纤维组织增生,病变可累及软骨下骨质,进而见骨性关节面增生硬化、关节面凹凸不平、边缘骨赘、关节面下囊变、关节内游离体、关节囊增厚、韧带钙化等改变。

【影像学表现】

1. X 线表现和 CT 表现

早期骨性关节模糊、中断和部分消失,关节边缘变尖,关节间隙轻度狭窄。中晚期关节间隙狭窄,关节面骨质增生硬化引起关节面致密不整(图9-1-24),关节囊肥厚,韧带骨化,关节非负重部位可形成明显骨赘,关节面骨端囊状骨破坏和关节腔游离体等。严重者可发生关节变形。CT 检查显示软骨下囊肿、关节囊肥厚、韧带增生骨化优于 X 线检查。

2. MRI 表现

MRI 能早期发现关节软骨的改变,显示软骨下囊变、滑膜增生、关节囊肥厚等方面优于 CT 图像。

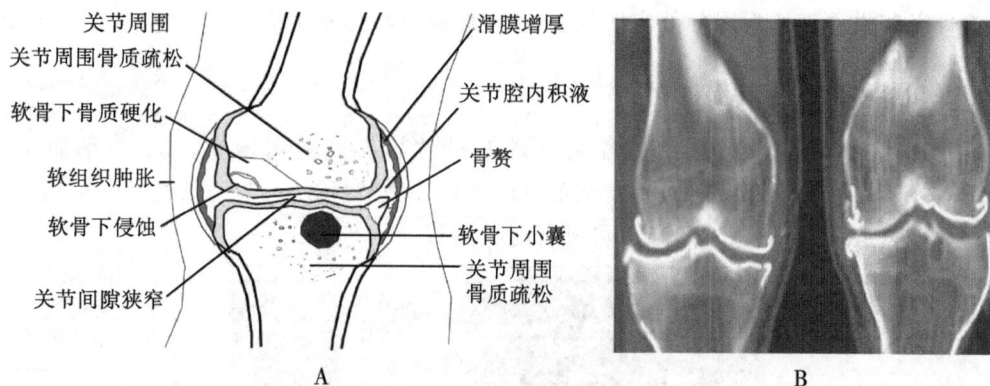

A. 膝关节退行性变影像学表现示意图;B. CT 图像显示关节间隙变窄,关节边缘骨赘形成,软骨下形成小囊变。

图 9-1-24　关节退行性变

关节强直

关节强直(ankylosis)指关节显著破坏后,滑膜关节骨端被异常的骨组织或纤维组织连接,关节活动功能丧失的改变。关节强直分为骨性强直和纤维性强直。

【影像学表现】

1. X 线表现和 CT 表现

骨性强直表现为关节间隙变窄或消失,可见骨小梁通过关节间隙连接两侧骨端而僵直。纤维性强直表现为关节间隙明显狭窄,仍保留关节间隙透亮影,无骨小梁贯穿(图9-1-25)。CT 三维重建图像可清楚显示关节间隙改变和有无骨小梁贯穿关节。

2. MRI 表现

MRI 显示关节强直不如 CT 图像,因为骨或纤维组织在各脉冲序列均为低信号。

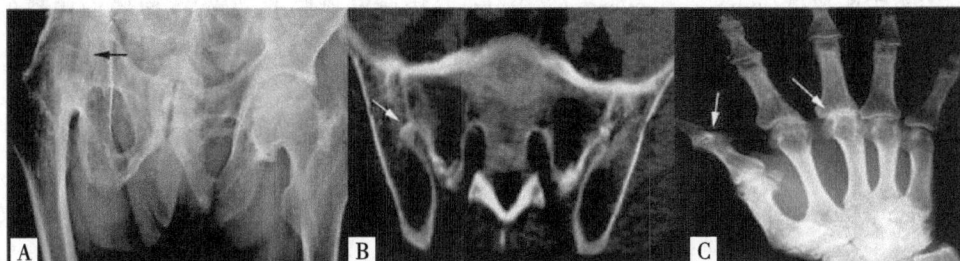

A. 骨盆 X 线片,示强直性脊柱炎右侧髋关节骨性强直,关节间隙变窄或消失,可见骨小梁通过关节间隙连接两侧骨端;B. 骨盆 CT 图像,示强直性脊柱炎双侧骶髂关节骨性强直;C. 掌指关节 X 线片,示类风湿关节炎多个掌指关节纤维性强直,关节间隙明显狭窄,仍保留关节间隙透亮影,无骨小梁贯穿。

图 9 - 1 - 25　关节强直

关节骨折

关节骨折(fracture of joint)指外伤性或病理性骨折累及关节。

【影像学表现】

1. X 线表现和 CT 表现

骨折线累及关节组成骨,骨端骨折,关节塌陷,骨折片陷入骨内或撕脱游离于关节腔内(图 9 - 1 - 26)。病理性骨折除骨折征象外还有原发病变引起的骨质改变。CT 检查还可发现隐匿性骨折、重叠部位的骨折,CT 三维重建图像能更精确显示骨折及移位情况。

2. MRI 表现

MRI 显示骨折线不如 CT 图像,但对于显示微小骨折或隐匿性骨折优于 CT 图像,MRI 还可显示骨折周围出血、水肿和软组织损伤。

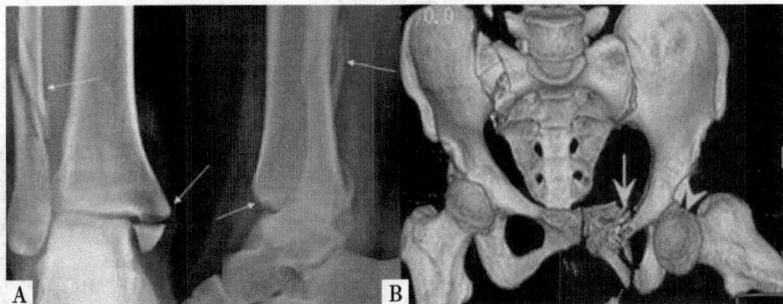

A. 右侧踝关节 X 线片,箭头所示右侧胫骨下段骨折线累及踝关节并右侧腓骨下段骨折,骨碎片撕脱游离于关节腔内;B. CT 三维重建图像,箭头示左侧髂骨髋臼、耻骨、坐骨骨折并髋关节脱位。

图 9 - 1 - 26　关节骨折

关节内游离体

关节内游离体(intra – articular loose body)是由骨端撕脱的骨碎片、滑膜面脱离的滑膜性骨软骨瘤、半月板撕裂等进入关节腔内形成的。关节内游离体可为骨性、软骨性、纤维性或混合性。

【影像学表现】

1. X 线表现和 CT 表现

X 线片和 CT 图像可显示关节内骨性游离体、钙化的软骨性游离体。CT 检查在区分关节内游离体与韧带和关节囊的钙化或骨化、显示未钙化软骨性或纤维性游离体方面优于 X 线检查。多平面重组图像可观察游离体与关节的关系。

2. MRI 表现

关节内骨性游离体及软骨性游离体,在各序列上均为低信号,软骨及滑膜增生也呈相似低信号,但滑液 T_2WI 呈高信号,与低信号的游离体形成对比(图 9 – 1 – 27)。

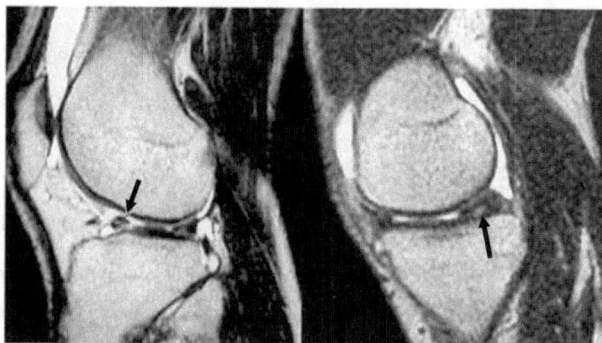

常规 T_1WI,箭头示半月板撕裂,纤维碎片脱落形成游离体。

图 9 – 1 – 27 关节内软骨性游离体

关节内气体

关节内气体(intra – articular gas)可因直接穿通伤或产气杆菌感染而发生。当关节受到异常牵拉时,关节内压下降,体液或血液中气体亦可进入关节腔内。

【影像学表现】

在 X 线片和 CT 图像上,关节腔内不同形状极低密度影;MRI 各序列上均呈低信号。CT 图像能准确显示关节腔内少量气体(图 9 – 1 – 28)。

(三)软组织基本病变

软组织来源于中胚层,组织结构多样,病变复杂。软组织结构间密度差异较小,普通 X 线检查难以完整显示病变,而 CT 检查、MRI 检查对软组织病变的显示有明

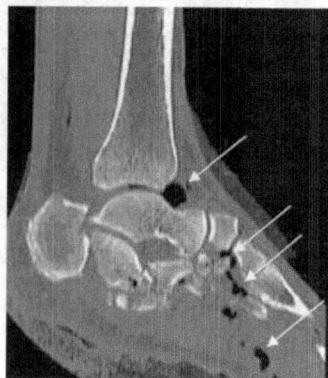

图 9 – 1 – 28 关节内气体

显优势。

软组织肿胀

引起软组织肿胀(soft tissue swelling)的原因较多,可因炎症、外伤、出血、脓肿或淋巴液淤滞等造成。

【影像学表现】

1. X 线表现和 CT 表现

病变部位密度略高于邻近正常软组织,肌肉及肌间隙脂肪线模糊或消失,皮下组织与肌肉间隙模糊不清,皮下脂肪层面密度增高,软组织层次不清(图 9 - 1 - 29)。脓肿边界可较清楚,邻近肌束受压移位。结核性脓肿壁可发生钙化。血肿边界可锐利清晰或模糊不清,CT 图像密度增高。

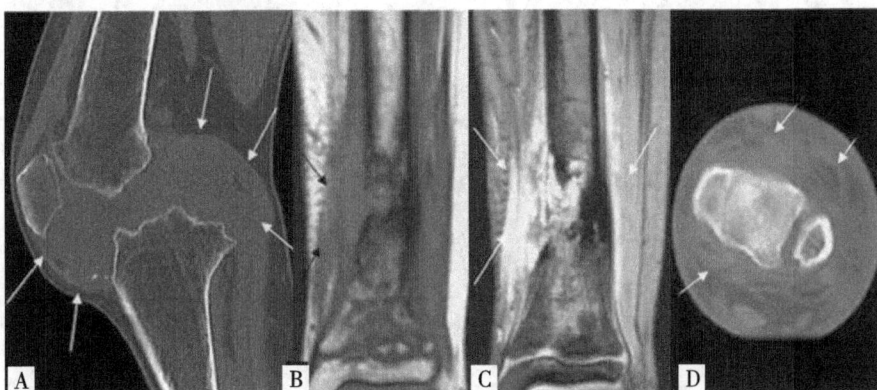

A. 膝关节矢状位 CT 图像,箭头示膝关节周围软组织肿胀,脂肪间隙模糊消失,软组织层次不清;B ~ D. 分别为不压脂 T_1WI、压脂 T_2WI 和 CT 图像,箭头所示为胫骨骨髓炎,其周围软组织肿胀。

图 9 - 1 - 29　软组织肿胀

2. MRI 表现

水肿区软组织含水量明显增多,MRI 多表现为长 T_1、长 T_2 信号,边界不清。肌肉间、皮下脂肪与肌肉界限模糊或消失,软组织体积增大。MRI 检查分辨血肿、水肿及脓肿优于 CT 检查。水肿及脓肿呈长 T_1、长 T_2 信号;血肿根据不同时期呈现不同信号。

软组织肿块

软组织肿块(soft tissue mass)可因软组织的良、恶性肿瘤和肿瘤样病变引起,也可见于骨恶性肿瘤突破骨皮质侵入软组织内及某些炎症性的包块。

【影像学表现】

一般而言,在 X 线上良性者边界清楚,而恶性者常边缘模糊;邻近软组织可受压移位,邻近骨表面可见压迹或骨皮质受侵蚀。病变组织成分不同,密度有所不同:脂肪瘤密度比一般软组织低,软骨类肿瘤可出现钙化影,骨化性肌炎内可出现成熟的骨组织影(图 9 - 1 - 30)。

软组织肿块在 CT 图像和 MRI 上易于观察,显示肿块的边界、密度或信号(是否含有脂肪成分、液化与坏死、钙化或骨化等)优于 X 线片。软组织或软组织肿块的坏死表现为类圆形或不规则低密度或在 T_1WI 上为低信号区,在 T_2WI 上为高信号区,单发或多发,并可因出血或坏死组织碎屑的沉积而出现液 – 液平面(fluid – fluid level),其上层为液体,下层为沉积的坏死组织或血液。脂肪瘤因其密度或信号与脂肪组织相似而易于诊断,肿瘤或病变内含的脂肪成分也可通过测量其 CT 值或用 MRI 脂肪抑制序列而得以确认。增强扫描可区分肿块与邻近组织,区分肿瘤与瘤周水肿,了解肿瘤血供及其内有无液化、坏死,了解肿瘤与周围血管关系(图 9 – 1 – 30)。

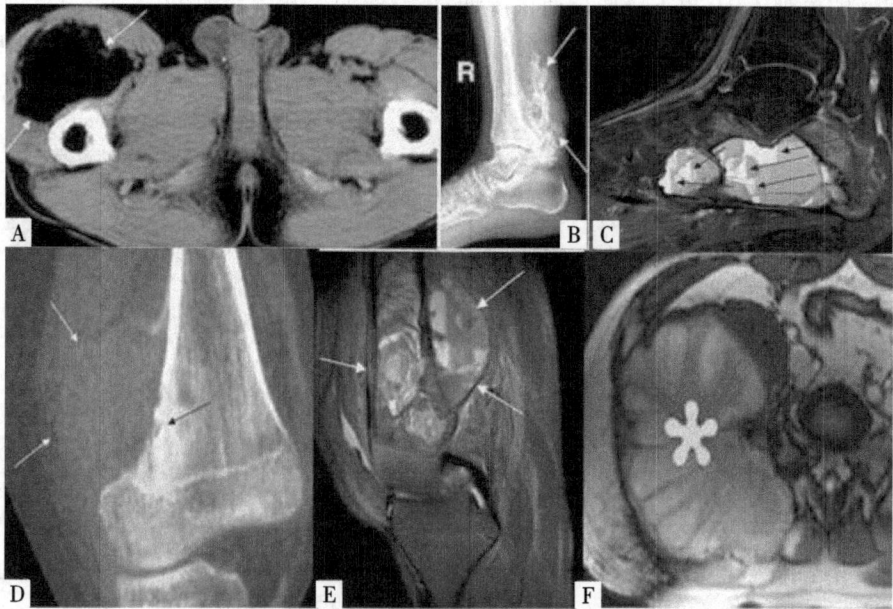

A. 盆腔 CT 图像:箭头所示为右侧股部肌间隙脂肪瘤,呈极低密度,邻近股骨未见侵犯;B. 右侧胫骨 X 线片:白箭头示右侧胫骨下段骨肉瘤,可见骨旁软组织肿块影;C. 矢状位压脂 T_2WI:示跟骨动脉瘤样骨囊肿并突出骨皮质形成软组织肿块,箭头所示液 – 液平面,其上层为液体,下层为沉积的坏死组织或血液;D. CT 图像:示右侧股骨前缘软组织肿块影,邻近骨质受侵;E. 矢状位压脂 T_2WI:箭头示右侧股骨下段骨肉瘤并骨旁软组织肿块,病灶内可见液化与坏死的长 T_2 信号和瘤骨的短 T_2 信号;F. 横断位 T_2WI:星形示右侧髂骨软骨肉瘤并骨旁软组织肿块,呈分叶状长 T_2 信号。

图 9 – 1 – 30   软组织肿块

软组织钙化和骨化

软组织钙化和骨化(ossification)可由软组织内的出血、退变、坏死、肿瘤、结核、寄生虫感染和血管病变引起。钙化可发生于肌肉、肌腱、关节囊、血管、淋巴结等处。

【影像学表现】

1. X 线表现

根据部位,钙化可分为皮下组织钙化、皮下脂肪钙化、肌肉钙化、韧带钙化、血管钙化、淋巴结钙化等。软组织钙化又称皮下结石,如痛风石,是体液中尿酸增加使尿酸钠结晶沉积于关节周围皮下组织所致。软组织钙化多发生于手和足的小关节周围,多呈点状、团块状高密度影。

（1）皮下脂肪钙化 常见于炎症、出血、坏死和栓塞等病变,多呈点状、条块状、片状高密度影。

（2）肌肉钙化 肌肉内发生钙化的有皮肌炎、化脓性肌炎、骨化性肌炎等,其他如细菌和寄生虫感染等,常呈片状高密度影,可见骨小梁甚至骨皮质条纹状高密度影（如猪囊尾蚴病、丝虫病）（图9-1-31）。

（3）韧带钙化 在颈部背侧多为项韧带钙化,在关节周围出现韧带钙化多为外伤引起,如肩部、肘部的韧带损伤,多呈沿韧带走行的条片状、点状高密度影（图9-1-31）。

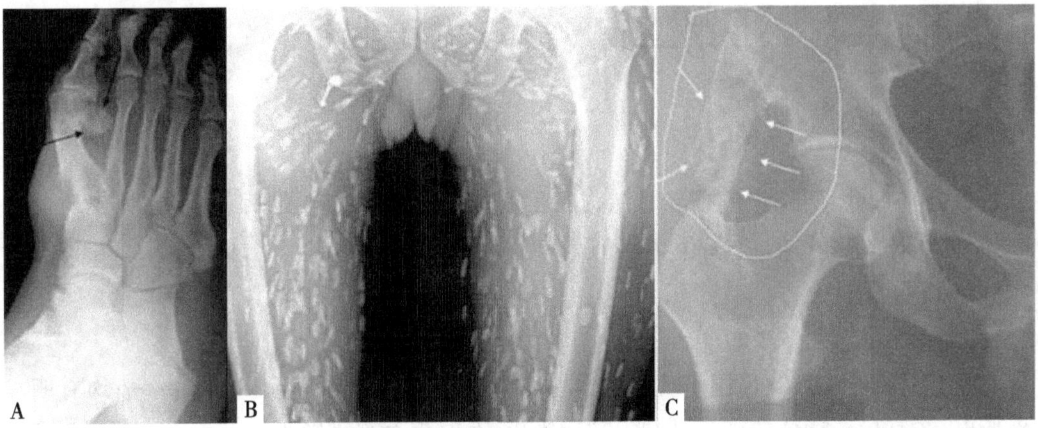

A. 左足 X 线,箭头示第一跖趾关节附近痛风石;B. 双股骨 X 线片,示双大腿皮下及肌肉弥漫性囊尾蚴钙化灶;C. 骨盆 X 线片,箭头示右侧髋关节上缘韧带钙化。

图9-1-31 软组织钙化

（4）血管钙化 老年人的动脉钙化多见于大动脉。静脉钙化常见于静脉石,多为海绵状血管瘤所致,多表现为血管壁环形、半环形、团块状、点状高密度影。

（5）淋巴结钙化 绝大部分由结核和霉菌引起,常见于颈、胸、腹。少数为转移性肿瘤所引起,如成骨型骨肉瘤或甲状腺癌,多呈片状、团状或点状高密度影。

2. CT 表现

CT 图像可更好地显示软组织内的钙化或骨化影,亦可显示软骨钙化的形态特点等。

3. MRI 表现

MRI 显示软组织内钙化和骨化不如 CT 图像,在 MRI 各序列上均为均匀或不均匀低信号。

软组织内积气

软组织积气按其来源分为以下几种:①外源性气体进入组织内,常见于外伤或手术后;②含气器官穿孔或破裂,如气管、肺或食管破裂与穿孔,致腔内气体进入纵隔或皮下组织中;③产气菌感染,常见于创伤后产气菌感染;④血液中释放的过饱和气体,如潜水员或升空减压过速时,气体由血液进入软组织。

【影像学表现】

1. X 线表现和 CT 表现

积气可位于皮下或肌束间,呈不规则泡形或条带状透亮影,有时可衬托肌束的轮廓,局部软组织可肿胀增厚。CT 图像显示软组织积气较 X 线片敏感,表现为软组织内的极低密度影,CT 值小于 – 150 HU,边界清楚。

2. MRI 表现

积气在 T_1WI 和 T_2WI 上均表现为低信号区,但有时与钙化不易区别,需与 X 线片或 CT 图像对照观察。

第二节 骨与关节创伤

一、骨折

骨折(fracture)指骨和/或软骨结构发生断裂、连续性中断,包括骨小梁、骨皮质的中断和/或软骨的断裂。骨折以长骨和脊椎骨较多见。

(一)骨折概论

【临床与病理】

骨折后骨断端及其周围形成血肿,是以后形成骨痂修复的基础。患者一般均有明显外伤史,并有局部持续性疼痛、肿胀、功能障碍,有时伴有局部畸形。

【影像学表现】

1. X 线表现

摄影时需注意中心 X 线应垂直于创伤部位、平行于骨折断面,有利于显示骨折线。X 线片应主要观察以下几方面。

(1)骨折征象和类型 骨的断裂多为不整齐的断面,分离断端间可有不规则透亮线。嵌入骨折时断端可见致密线,称为骨折线。骨皮质断裂显示骨折线清楚整齐,骨松质断裂表现为骨小梁中断、扭曲、错位。

根据 X 线片显示的骨折线是否存在两侧或一侧骨皮质断裂,可将骨折分为完全性骨折和不完全性骨折;依据骨折线的形状和走向,可将骨折分为横行骨折、斜行骨折和螺旋形骨折等;复杂的骨折又可按骨折线形状分为 T 形骨折、Y 形骨折等;根据骨碎片、断端关系等情况可分为撕脱性骨折、嵌入性骨折、压缩性骨折和粉碎性骨折等。嵌入性骨折为骨折端相互嵌入而成,较易漏诊,一般股骨颈部发生较多,X 线片上常常不容易显示骨折线,而仅表现为边缘不规则高密度条带影,仔细观察可见骨皮质与骨小梁连续性中断(图 9 – 2 – 1)。

A. 纵行骨折;B. 横行骨折;C. 斜行骨折;D. 螺旋形骨折;E. 病理性骨折;F. 青枝骨折;G. 嵌入性骨折;H. 粉碎性骨折。

图 9 - 2 - 1 各型骨折

（2）骨折的移位 长骨以骨折近段为标准来判断骨折远段的移位情况,如向上、向下、向内、向外或向前、向后移位等（图 9 - 2 - 2A）。骨折断端亦可互相重叠或分离,重叠时必然有向内、向外或向前、向后移位。骨折两断端纵轴可形成大小不等的交角,称为成角移位（图 9 - 2 - 2B）。此外,骨折还可发生旋转移位,即骨折远段围绕该骨纵轴向内或向外旋转。

（3）骨折对位对线情况 骨折断端的内外、前后和上下移位称为对位不良,而成角移位则称为对线不良。骨折的对位及对线情况与预后关系密切,在骨折复位后复查时,应注意对位与对线情况。

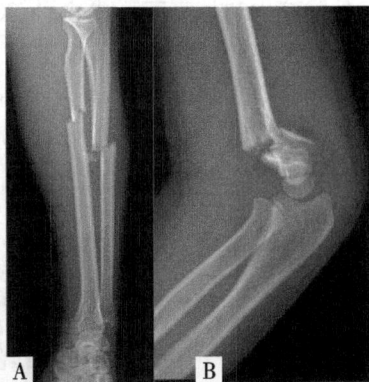

图 9 - 2 - 2 骨折断端移位和成角

（4）儿童骨折的特点 儿童长骨可以发生骨骺骨折（epiphyseal fracture）。在 X 线片上因骨折线位于骺软骨不显影,骨骺损伤导致骨骺移位后只表现为骨骺与干骺的距离增加 或相对位置改变,故也称骺离骨折。一般采用 Salter - Harris 分型方法,将骺离骨折分为五型（图 9 - 2 - 3）。儿童骨的柔韧性较大,外力常不易使骨质完全断裂,只引起局部骨皮质和骨小梁的扭曲,看不见骨折线,而仅表现为骨皮质发生皱折、凹陷或隆突,称为青枝骨折（greenstick fracture）（图 9 - 2 - 4）。

图 9 - 2 - 3　骺离骨折 Salter - Harris 分型

Ⅰ型:骨骺和骺板的细胞与骺端分离,成熟层的肥大细胞层与骨干分离,骺板的生长层细胞是完整的。

Ⅱ型:骺板分离与Ⅰ型相同,在肥大细胞层,然后转向干骺端,使干骺端骨折。

Ⅲ型:骨折线从关节面通过骨骺,再平行横越部分骺板肥大层,最后在该区骨骺分离,即关节内骨折加骨骺分离。

Ⅳ型:骨折线通过关节面、骨骺、骺板和部分干骺端。

Ⅴ型:挤压暴力使部分或完全骺板的软骨细胞压缩而遭到严重破坏。由于损伤部骨骺没有移位,肢体没有骨折特有的畸形,往往是出现生长障碍肢体畸形后才考虑本病。

左侧桡骨青枝骨折远端骨皮质褶皱、隆突。

图 9 - 2 - 4　青枝骨折

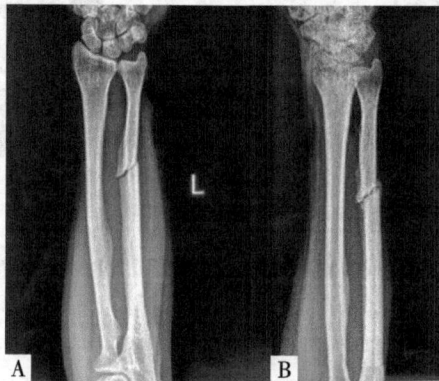

骨折愈合的病理及 X 线表现:骨折 1 周内,断端之间、骨髓腔内和骨膜下形成血肿,X 线片显示局部软组织肿胀,层次模糊,密度稍高,皮下可见粗大的网状结构;骨折后 2 ~ 3 周软组织水肿逐渐被吸收,骨折部位结缔组织增生,纤维性骨痂(fibrous callus)形成;进而骨化形成骨性骨痂(图 9 - 2 - 5)。此时,X 线片显示皮下粗大的网状结构逐渐消失,软组织层次较前清楚,骨折线变得模糊不清。此后,骨痂范围加大,使骨折连接更坚实,骨折线消失而骨性愈

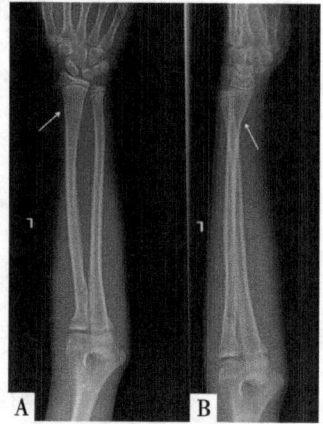

A. 骨折透亮线影;B. 骨痂形成骨折线模糊,断端可见骨痂影。

图 9 - 2 - 5　骨折愈合期

合。机体为了适应负重和活动的需要,骨折的愈合还要进行缓慢的改建塑形,使承力部骨质致密,不承力者则被吸收,断骨恢复正常形态,但若为严重畸形愈合则不能完全恢复。

骨折的常见并发症:

(1)骨折延迟愈合或不愈合 复位不良、固定不佳、局部血供不足、全身营养代谢障碍、软组织嵌入断端间或并发感染等,都可致延迟愈合或不愈合。延迟愈合的 X 线表现是骨痂出现延迟、稀少或不出现,骨折线消失迟缓或长期存在;不愈合的 X 线表现是断端间有明显裂隙,两端髓腔为密质骨封闭,骨折断端致密光整或吸收变尖。

(2)骨折畸形愈合 虽骨折已愈合,但有成角、旋转、缩短和延长改变。

(3)骨质疏松 骨质疏松为伤肢废用性骨质疏松,重者可长时间持续存在。

(4)骨感染 骨感染多见于开放性骨折或闭合性骨折手术复位后,其表现同骨髓炎。

(5)骨缺血性坏死 骨缺血性坏死由各种原因导致动脉供血中断所致,常见于股骨颈、距骨、腕舟骨和月骨骨折。

(6)关节强直 关节强直多因关节周围及关节内粘连所致。纤维性强直的关节不能活动而 X 线上关节间隙依然存在;骨性强直的关节可见骨小梁结构穿过关节而关节间隙消失。

(7)关节退行性变 关节退行性变由关节软骨损伤或/和骨折引起。

(8)骨化性肌炎 骨折后周围软组织的血肿处理不当,可机化并进一步骨化。

2. CT 表现

对于 X 线片难以确定的微细骨折和软骨骨折,如不明显的肋骨骨折和肋软骨骨折,以及解剖结构复杂部位的外伤,CT 检查行多平面重组、CT 三维重建技术将有助于诊断(图 9 - 2 - 6)。

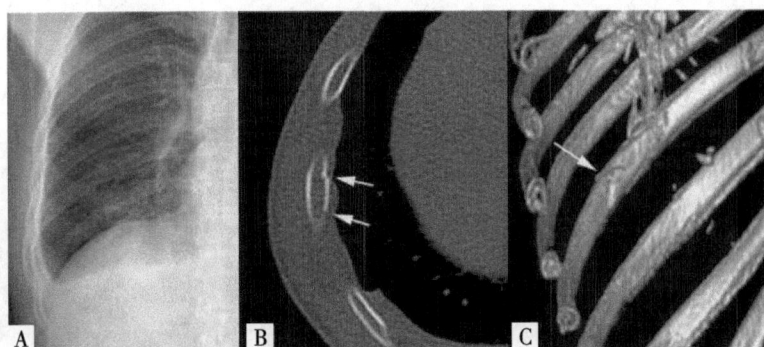

X 线片未见异常,CT 图像可见右侧第 9 肋骨内缘骨皮质断裂。

图 9 - 2 - 6 肋骨骨折

3. MRI 表现

MRI 上骨折线由于骨髓信号的衬托而显示为低信号。骨折后髓内水肿表现为骨折线周围边界模糊的 T_1WI 低信号、T_2WI 高信号影。骨挫伤(bone bruise)是外力作用引起的骨小梁断裂和骨髓水肿、出血,在 X 线片和 CT 图像上常无异常发现,MRI 可明确诊断。骨挫伤一般局限于暴力作用的部位,在 T_1WI 上呈模糊不清的低信号区,在脂肪抑制T_2WI

上呈高信号(图 9 - 2 - 7)。

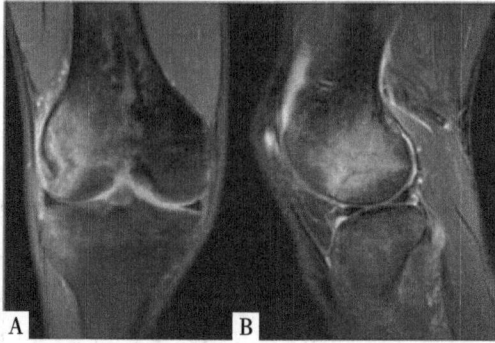

A. T₂WI 抑脂序列示右侧股骨外侧髁;B. 胫骨平台外侧髁可见斑片状长 T₂ 异常信号。

图 9 - 2 - 7　骨挫伤

【诊断与鉴别诊断】

1. 诊断要点

影像检查发现骨折线,结合患者的局部外伤史,即可确诊骨折。

2. 鉴别诊断

(1)骨干骨滋养动脉管影仅斜穿一侧骨皮质且密度高于骨折线。

(2)干骺端骺线有一定的解剖部位且两旁有硬化线。

(3)发现骨折线还应注意邻近有无骨质破坏,以排除病理性骨折的可能。

X 线片有时显示无移位或影像重叠较多部位的骨折,若临床高度怀疑,则可行 CT 检查和/或 MRI 检查,以发现不明显骨折或骨挫伤。当首次 X 线检查难以确定有无骨折时,也可于 1 周后复查,此时骨折线处骨质部分被吸收,骨折线得以清楚显示。

(二)常见骨折

四肢骨折

常见的四肢骨折有桡骨下端骨折(Colles fracture)、肱骨外科颈骨折、肱骨髁上骨折、股骨颈骨折。

(1)Colles 骨折　Colles 骨折为最常见的骨折,指桡骨远端距离关节面 2.5 cm 以内的骨折,且伴有远侧断端向背侧移位和掌侧成角,桡骨前倾角减小或成为负角,使手呈银叉状畸形(图 9 - 2 - 8)。骨折线常为横行,有时为粉碎性骨折,并累及关节面。此种骨折常合并尺骨茎突骨折和下尺桡关节分离。桡骨远端骨骺未闭合前,常发生桡骨远端骨骺分离。

(2)肱骨外科颈骨折　骨折部位发生在肱骨解剖颈下 2~3 cm 处,多见于成年人,可分为裂隙样骨折、外展型骨折和内收型骨折三型,常

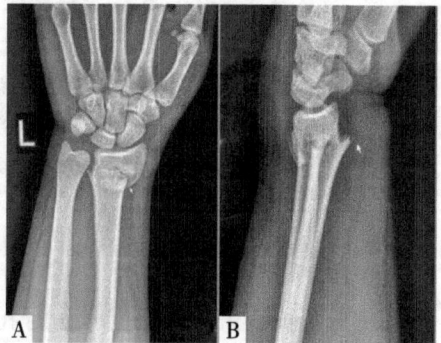

左侧桡骨远端骨质断裂,远端稍向背侧移位,向掌侧成角,正常前倾角消失。

图 9 - 2 - 8　左侧腕关节 Colles 骨折

合并大结节撕脱骨折(图9-2-9)。

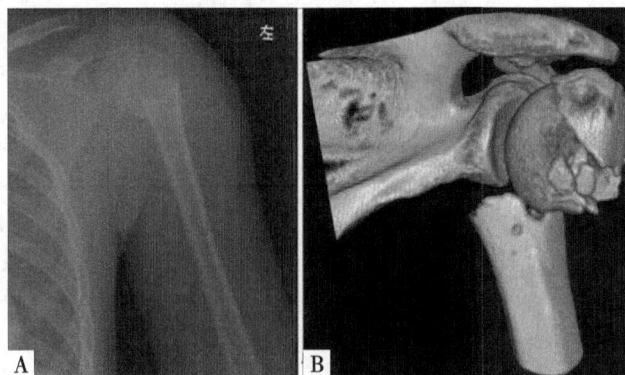

A. 肩关节正位X线片,显示肱骨外科颈透亮线;B. CT三维重建图像,示肱骨外科颈向内下移位。

图9-2-9 左侧肱骨外科颈骨折(内收型)

(3)肱骨髁上骨折 肱骨髁上较薄弱,易发生骨折,最常见于3~10岁的儿童。骨折分为伸直型和屈曲型两型。①伸直型:远侧断端向后侧移位,致骨折向前侧成角,此型多见(图9-2-10);②屈曲型:此型较少见,远侧断端向前侧倾斜,致骨折向后侧成角。肱骨髁上骨折常伴有旋转移位。

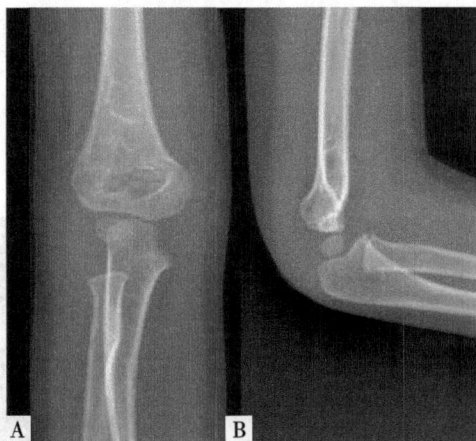

右侧肱骨远端可见透亮骨折线影,远端向后侧移位,轻度向前成角。

图9-2-10 右侧肱骨髁上骨折(伸直型)

(4)股骨颈骨折 股骨颈骨折多见于老年妇女。骨折可发生于股骨头下、股骨颈中部或基底部(图9-2-11),断端常有错位或嵌插。股骨头的血供几乎均来自股骨颈基底部,头下骨折影响了对股骨头及颈的血供,致骨折愈合缓慢,甚至发生股骨头缺血性坏死。

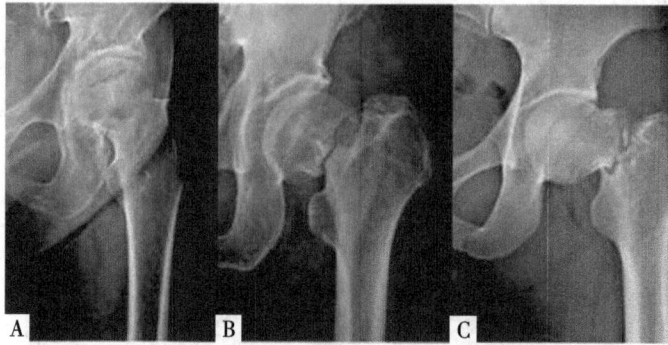

A. 股骨头下型骨折；B. 经股骨颈骨折；C. 股骨颈基底部骨折。

图 9 - 2 - 11 股骨颈骨折

脊柱骨折

脊柱损伤常见,占全身骨关节创伤的 5% ~6%,由于椎体连接牢固,致伤暴力一般较大。

【临床与病理】

患者多有自高处跌下足或臀部着地,或由重物落下冲击头肩部的外伤史。由于受到突然的纵向暴冲击,脊柱骤然发生过度前屈,受应力的椎体发生压缩,断裂的骨质常重叠或嵌入,椎体变扁。常见于活动范围较大的第 5/6 颈椎、第 11/12 胸椎,第 1/2 腰椎,以单个椎体多见。外伤患者出现局部肿胀、疼痛、活动功能障碍,严重者出现神经根或脊髓受压等症状。有些还可见脊柱局部轻度后突成角畸形。损伤后易引起神经功能障碍,甚至截瘫、死亡。

【影像学表现】

1. X 线表现

X 线检查是此类损伤诊断和鉴别诊断必不可少的手段。颈椎传统 X 线检查至少需要三个角度的照片(正位、侧位和齿状突开口位)。胸椎或腰椎 X 线检查常规投照位置有前后位、侧位和左右斜位等。椎体骨折可分为压缩性骨折和爆裂骨折。

压缩性骨折:典型的压缩性骨折表现为椎体压缩呈楔形,前缘变扁并可见台阶样表现,骨折处呈横行不规则带状致密影,其上下椎间隙一般保持正常(图 9 - 2 - 12A)。

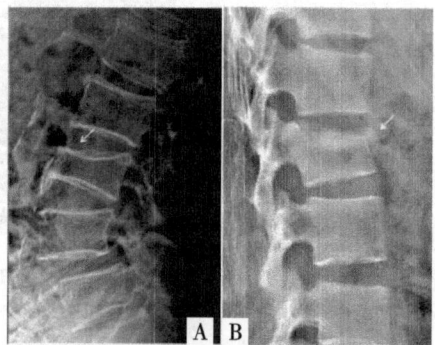

A. 脊柱单纯压缩性骨折,椎体压缩呈楔形,前缘变扁,其上下椎间隙未见变窄;B. 椎体前缘可见游离碎骨片影,后缘可见骨片突向椎管。

图 9 - 2 - 12 脊柱骨折

爆裂骨折:爆裂骨折为脊椎垂直方向上受压后的粉碎骨折,椎体和附件的骨碎片向左、右、前、后各个方向移位,椎体压缩变扁,椎管变小。X 线片对爆裂骨折显示不及 CT 图像(图 9 - 2 - 12B)。

骨折并脱位:骨折并脱位为脊柱骨折伴有椎体脱位、关节突绞锁。有时可见突入椎管的游离碎骨片,严重时常并发脊椎后突成角、侧移。

2. CT 表现

CT 检查可充分发现 X 线检查遗漏的脊椎骨折,并准确判断骨折类型、骨碎片移位程度;还可清楚显示椎管变形、狭窄、骨碎片等,从而判断是否损伤脊髓。CT 检查也容易发现脊椎各附件骨折和椎间小关节脱位,如椎弓骨折、椎板骨折和横突骨折。CT 检查的重点是观察有无骨折片突入椎管及骨折移位对脊髓的压迫状况(图 9 – 2 – 13、图 9 – 2 – 14)。

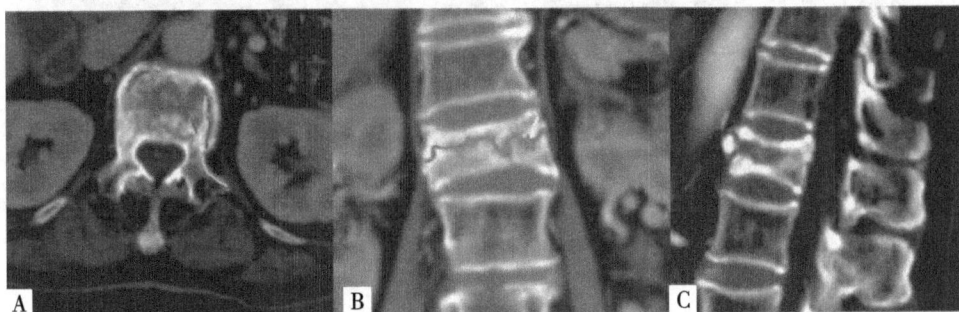

CT 图像可从不同平面观察骨折椎体与周围结构的关系。

图 9 – 2 – 13 第 1 腰椎椎体压缩性骨折

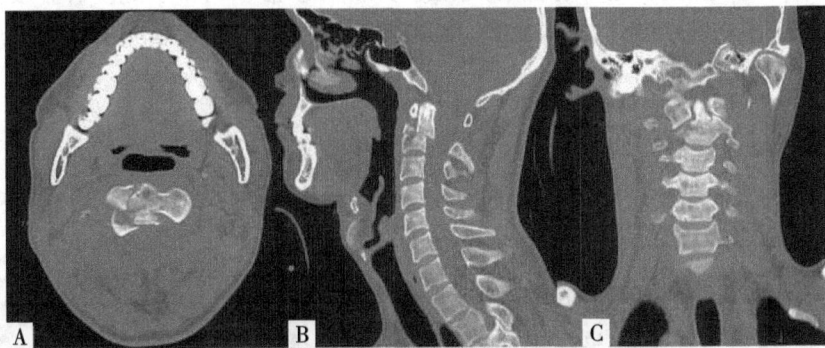

A. CT 横断面图像示寰椎右侧块及枢椎齿状突骨皮质不连续及多发碎骨片影;B. 矢状位图像示齿状突骨质不连续并向后移,局部椎管狭窄;C. 冠状位图像示齿状突及右侧椎弓多发骨折及游离碎骨片,寰齿关节旋转脱位。

图 9 – 2 – 14 颈椎多发骨折伴寰齿关节旋转脱位

3. MRI 表现

MRI 除可显示脊椎骨结构变化外,更重要的是能发现 X 线片及 CT 图像所不能显示的骨挫伤、椎间盘损伤、韧带撕裂及骨髓受压和损伤情况,以指导手术治疗及判断预后。急性损伤的椎间盘呈明显的 T_1WI 低信号和 T_2WI 高信号改变,以矢状面图像显示较好(图 9 – 2 – 15)。韧带撕裂表现为其低信号影失去正常的连续性且因水肿或/和出血而表现为不同程度的高信号影,以脂肪抑制 T_2WI (STIR)序列观察较好。

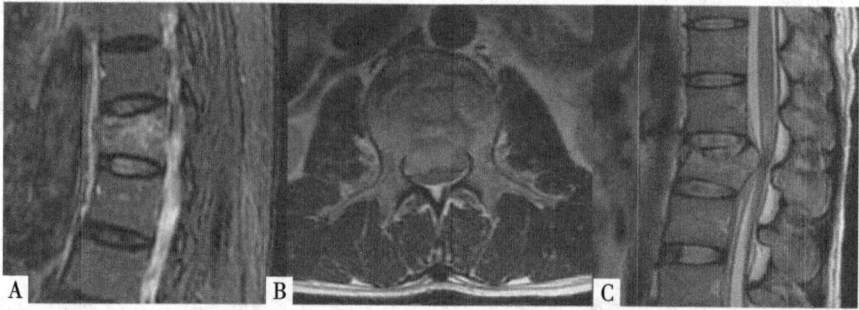

A. 椎间盘损伤,T₂WI 上椎间盘信号增高;B,C. 椎体爆裂骨折,椎体后上角骨折块向后上移位及压迫脊髓。

图 9 - 2 - 15   第 10 胸椎椎体压缩性骨折

【诊断与鉴别诊断】

1. 诊断要点

依据外伤时的受力情况及椎体变形、骨质断裂等表现,容易做出诊断。

2. 鉴别诊断

与脊椎其他病变所致的椎体压缩变形鉴别,后者常见于全身性骨质疏松、脊椎结核、转移瘤等。这些病变可有其他椎体骨质疏松、椎间隙变窄或消失、椎体骨质破坏、椎旁脓肿或软组织肿块等表现,结合临床病史通常不难鉴别。

脊柱结构比较复杂且毗邻脊髓、神经根。外伤后诊治不当常引起多种并发症。X 线检查受到较大的限制。因此,脊椎骨折,特别是爆裂骨折,在 X 线检查的基础上应进一步行 CT 检查或 MRI 检查。

其他骨折

1. 疲劳性骨折

长期、反复的外力作用于正常骨的某一部位,可逐渐发生慢性骨折,到临床诊断时常已有骨痂形成,称为疲劳性骨折(fatigue fracture)。疲劳性骨折是应力骨折(stress fracture)的一种。疲劳性骨折好发于距骨和胫腓骨(图 9 - 2 - 16),也见于肋骨、股骨干和股骨颈等处。长途行军、田径赛运动员与舞蹈演员常发生疲劳性骨折。

【影像学表现】

发病 1~2 周内 X 线检查可无异常发现,有时仔细观察可见到压痛部位有一骨裂隙,基本上为横行而无移位。发病 3~4 周后,骨折线周围已有梭形骨痂包绕,也可仅见一侧骨皮质断裂,周围有明显不规则硬化。一般根据病史和 X 线表现容易诊断,但有时需与恶性肿瘤鉴别。

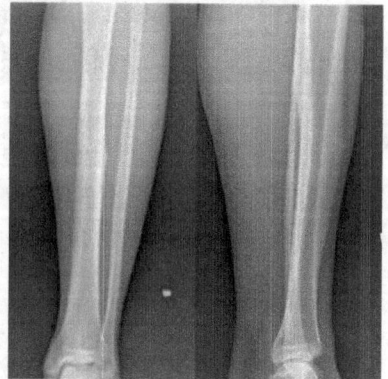

左侧胫骨中段局部骨皮质密度呈梭形增厚,可见一极细透亮骨折线影。

图 9 - 2 - 16   左侧胫骨疲劳性骨折

2. 病理性骨折

由于已存在骨的病变使其强度下降,即使轻微的外力也可引起的骨折,称为病理性骨折(pathological fracture)(图9-2-17)。骨病变既可以是局限性病变,也可以是全身性病变。前者有肿瘤、肿瘤样病变、炎性病变,后者有骨质疏松、骨质软化和骨发育障碍(如成骨不全)等。

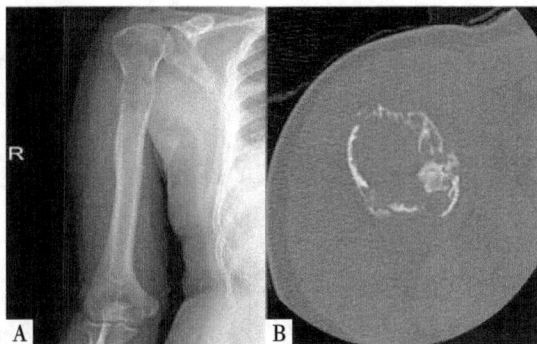

A. 右侧肱骨上段囊肿及病理性骨折,右侧肱骨上段骨质密度减低,边界不清,骨皮质不连续;
B. 右侧肱骨上段骨巨细胞瘤伴病理性骨折,CT轴位图像可见受累骨骨质破坏及骨折碎片。

图9-2-17 病理性骨折

【影像学表现】

X线片上除有骨折的征象外,还显示原有病变的特点。根据骨质病变和外伤史,可以诊断为病理性骨折。有局部病变的大多易与单纯骨折鉴别,如肿瘤所致者可见骨质破坏征象,但有时仅凭X线检查鉴别困难。CT检查发现骨质破坏比X线检查敏感;MRI检查显示骨髓的病变及骨质破坏最敏感,有助于病理性骨折诊断。当诊断全身病变引起的病理性骨折时,常需观察邻近甚至全身骨骼的改变。

3. 骨盆骨折

骨盆骨折可伴有血管、膀胱、尿道、直肠和神经损伤。骨盆骨折分为不累及骨盆环的骨折、骨盆环骨折、骨盆环两处以上骨折。前两种骨折骨盆仍保持稳定,后一种骨折则使骨盆的稳定性遭到破坏。

【影像学表现】

因骨盆是环形的,X线检查必然有骨结构重叠,因而不能很好地显示所有结构。CT检查不仅可以显示这些结构,还能清楚地显示骨折后的移位情况,以指导临床治疗(图9-2-18)。另外,CT检查和MRI检查还可以同时显示骨盆内脏器甚至血管受损情况。

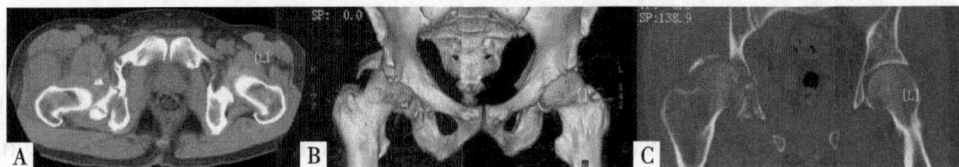

A. CT平扫横断面图像;B. CT三维重建图像;C. 多平面重组图像;显示右侧髋臼粉碎性骨折,关节间隙变窄,周围见多个骨碎片。

图9-2-18 右侧髋臼粉碎性骨折

二、关节创伤

(一)关节创伤概论

关节创伤包括关节脱位、韧带与肌腱撕裂和累及关节面或关节囊的关节内骨折。现主要介绍关节脱位。

关节脱位(dislocation of joint)的重要征象是关节正常解剖关系丧失。当关节损伤时,韧带、肌腱的牵拉可造成关节附近骨折,以撕脱骨折多见。关节脱位还可合并关节积血、韧带撕裂和关节软骨骨折。创伤性关节脱位为临床上最常见类型。

创伤性关节脱位

【临床与病理】

关节脱位占骨关节创伤的7%。以肘关节脱位发生率最高(图9-2-19),其他部位依此为肩关节、足关节、髋关节、踝关节、腕关节、膝关节等。患者有明确的外伤史,关节疼痛、肿胀变形和功能丧失,肢体可缩短或延长,有时合并关节囊和韧带撕裂、血管或神经损伤。关节脱位可造成骨内血运中断,晚期出现骨缺血坏死或骨关节炎。脱位超过3周者为陈旧性关节脱位。陈旧性关节脱位常出现纤维性融合、功能丧失、关节周围异常骨质增生、韧带骨化和畸形等。创伤性关节脱位治疗不当,经复位后屡次复发者,则称为习惯性脱位,以肩关节常见。

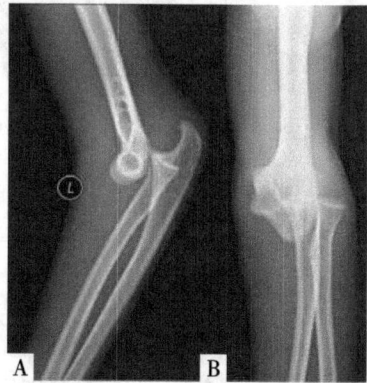

A. 侧位 X 线片见左尺桡骨向后上移位,脱出关节外;B. 正位 X 线片见左肱骨与尺桡骨重叠,周围软组织肿胀,骨质结构尚完整。

图 9-2-19 左侧肘关节后脱位

【影像学表现】

X 线表现:在 X 线片上,完全脱位表现为组成关节诸骨的关节面对应关系完全脱离或分离;半脱位为关节面对应关系部分分离移位,关节间隙宽窄不均。关节脱位常并发邻近关节肌腱附着部的撕脱骨折。球窝关节脱位还常引起关节窝的骨折。

关节周围软组织损伤

关节周围软组织损伤包括关节囊、韧带和肌腱等的损伤。MRI 检查为首选的检查方法。

【临床与病理】

韧带损伤(ligament injuries)分为完全撕裂(complete tear)和不完全撕裂(incomplete tear)。不完全撕裂又称为挫伤,为部分纤维断裂。韧带损伤表现为局部肿胀、疼痛和压痛,关节活动受限,韧带受到牵拉的活动可加重疼痛。完全撕裂则表现为关节不稳定,出现异常活动。局麻后再检查可避免局部肌肉痉挛而掩盖关节的不稳定。肌腱损伤主要为其功能异常,如指的伸肌腱断裂则不能伸指。

【影像学表现】

1. X线表现和CT表现

X线检查和CT检查均不能直接显示韧带及肌腱撕裂。

2. MRI表现

MRI检查为首选检查方法,可以直接显示韧带、肌腱。正常韧带、肌腱在常规MRI序列上都表现为低信号影。不完全撕裂表现为在T_2WI上韧带低信号影中出现散在的高信号,其外形可以增粗,边缘不规则。完全撕裂表现为韧带或肌腱连续性完全中断,有时可见到断端,由于多数完全断裂端是犬牙交错状的,因此很多完全撕裂也不能见到明确的断端。三维成像序列有助于显示较小韧带和肌腱的撕裂。

关节囊内骨折

关节囊内骨折也称关节内骨折,波及关节面和关节软骨(股骨颈骨折和桡骨颈骨折等例外),常引起创伤性关节炎等后遗改变,治疗上应尽可能解剖复位。关节囊内骨折多见于肘关节,约占全身骨折的7%;其次为踝关节(图9-2-20),约占全身骨折的4%;再次为膝关节,包括股骨髁、胫骨髁、胫骨间髁和髌骨骨折,约占全身的2.3%。

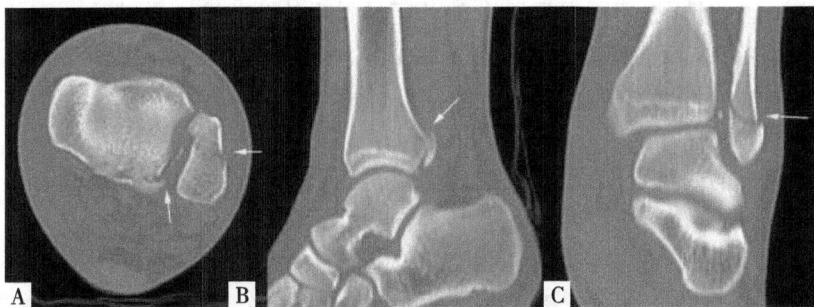

A. 左侧腓骨下端及胫骨下端后缘骨断裂;B. 累及关节面;C. 关节囊内可见游离碎骨片高密影。

图9-2-20 左侧外踝及后踝关节囊内骨折

(二)常见关节创伤

1. 肩关节创伤

肩关节盂浅,关节囊和韧带松弛,关节活动范围大,结构不稳,外伤性关节脱位较常见。

(1)肩关节脱位 根据肱骨头相对于肩胛骨的前后方向,肩关节脱位分前脱位和后脱位,易发生前下方脱位(占95%以上)(图9-2-21),常伴有肱骨大结节撕脱骨折。患者有明显的外伤史,伤肩疼痛、无力、酸胀和活动受限。查体见方肩畸形,Dugas征(搭肩试验)阳性。X线片易于显示肩关节脱位;CT图像可以明确肱骨头前后移位情况,还可显示X线片不易发现的肱骨头压缩骨折和关节盂骨折。

(2)肩袖撕裂 此部分叙述见肩袖疾病相关章节。

2. 肘关节脱位

肘关节脱位多见于青少年,以肘关节后脱位多见。X线片表现为尺桡骨向肱骨下端的后上方移位,常伴尺骨鹰嘴骨折和肱骨下端骨折。

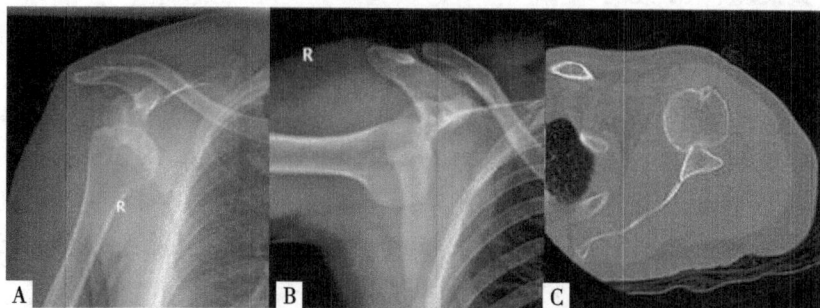

A,B. X线片示右肩关节对合不良,右侧肱骨头脱出关节盂,向前内下移位;C. CT图像示左侧肩胛骨与左侧肱骨头对合不良,左侧肱骨头向内侧移位。

图 9 - 2 - 21　肩关节脱位

3. 髋关节创伤

髋关节创伤多见于青壮年。髋臼骨折多为股骨头脱位时撞击髋臼顶所致,偶发于骨盆骨折累及髋臼。CT图像在诊断髋臼骨折上明显优于X线片,不仅可准确显示骨折片的形态、大小、移位情况,还可以显示X线片不易发现的关节腔内骨碎片。髋关节脱位少见,分为后脱位、中心脱位和前脱位,以后脱位多见。X线片上容易诊断,髋关节后脱位常伴有髋臼后上缘骨折。中心脱位则伴有髋臼粉碎性骨折,股骨头突入骨盆。

4. 膝关节创伤

固定膝关节的韧带强大,脱位罕见。常见的损伤有半月板、内外侧副韧带和前后交叉韧带撕裂,急性创伤性滑膜炎等。

(1)半月板撕裂　此部分叙述见本章半月板损伤相关章节。

(2)内、外侧副韧带损伤　患者膝关节内侧显著肿胀,皮下淤血、青紫和明显压痛。如完全断裂,侧方应力试验呈阳性。正常韧带在 T_1WI 和 T_2WI 上均呈低信号带,损伤后因为水肿、出血而信号增高,并可见增厚、变形和/或中断(图 9 - 2 - 22)。

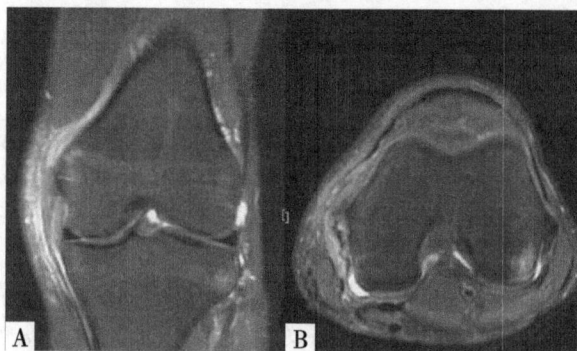

PDWI抑脂序列上左侧膝关节胫侧副韧带增粗肿胀、信号增高,周围皮下脂肪内可见水肿信号影。

图 9 - 2 - 22　左侧膝关节胫侧副韧带挫伤

5. 前、后交叉韧带损伤

前交叉韧带起于股骨外髁的内侧面,止于胫骨髁间棘的前方;后交叉韧带自股骨内髁的外侧面,止于胫骨间棘的后部(图9-2-23)。前交叉韧带损伤在膝关节创伤中最常见,MRI检查是显示交叉韧带撕裂的最佳影像学方法。在MRI上,前交叉韧带表现为从股骨到胫骨的黑色条带状影。当损伤时,表现为在T_2WI和抑脂序列上韧带增粗及其内出现局限性或弥漫性高信号,或韧带不连续,完全断裂,断端可以回缩。前交叉韧带损伤时常伴有胫骨前移、骨髓腔内骨挫伤、内侧副韧带和内侧半月板损伤(图9-2-24)。在矢状面MRI上,前交叉韧带表现为凸面向上的弧形结构,其撕裂信号改变与前交叉韧带相似。

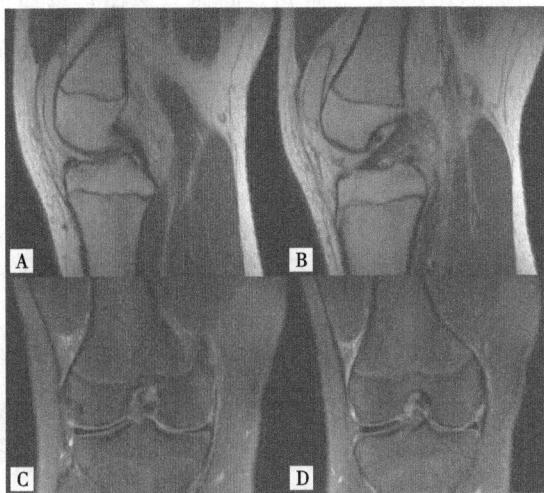

图9-2-23 膝关节交叉韧带MRI矢状位、冠状位解剖

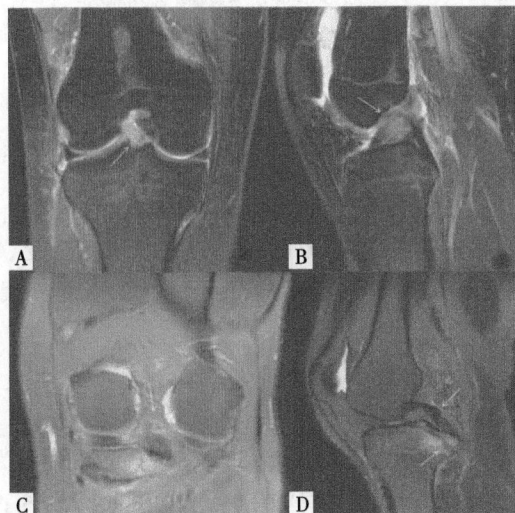

A,B. 在脂肪抑制T_2WI上前交叉韧带增粗,信号增高;C,D. 膝关节后交叉韧带损伤后交叉韧带松弛、信号增高及胫骨平台附着点处骨髓水肿。

图9-2-24 膝关节前后交叉韧带损伤

三、肩袖疾病

肩袖损伤在中老年和肩关节创伤中比较常见,其发病率占肩关节疾患的 10% ~ 41%,1831 年,Codman 和 Akerson 指出本病是引起肩痛的一个重要原因;1834 年,Smith 首先命名为"肩袖撕裂"。由于过去对其认识不足,加之缺乏有效的诊断手段,多笼统地诊断为肩周炎,治疗效果欠佳。近十几年由于影像学和关节镜技术的发展,促进了肩关节疾患的诊断治疗,大大提高了本病的准确诊断率和治疗成功率。

(一)正常影像解剖

肩袖起于肩胛骨,由冈上肌、冈下肌、肩胛下肌和小圆肌组成(图 9 - 2 - 25)。冈上肌对肱骨头起着上方稳定器的作用;冈下肌和小圆肌起着向后稳定器和使肱骨外旋的作用;肩胛下肌则有使肱骨内旋的作用。肩袖的作用以冈上肌最为重要,也最容易损伤。肩袖另一个作用就是维持一个密闭关节腔,有助于保持滑液营养关节软骨和预防继发性骨关节炎。

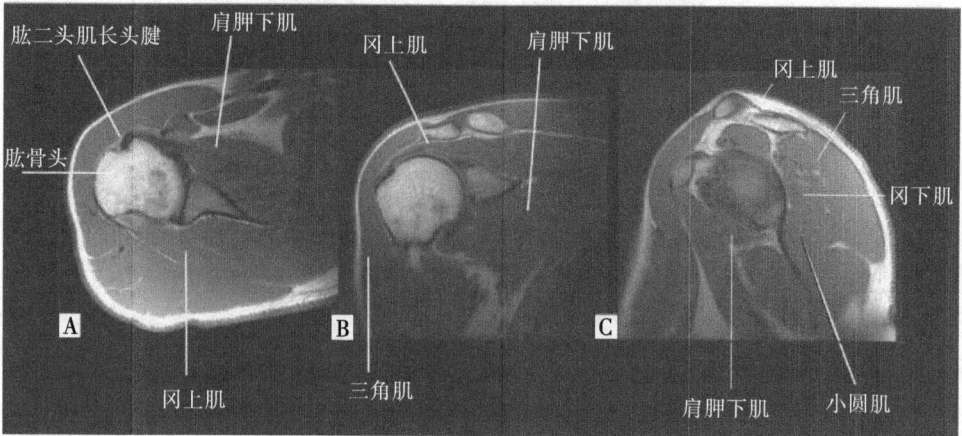

图 9 - 2 - 25　肩袖 MRI 解剖

(二)肩袖撕裂

【临床与病理】

肩袖撕裂(rotator cuff tears)的主要原因包括肩关节退行性变、创伤、撞击等。临床上多见于 50 岁以上者,主要表现为肩关节疼痛、活动受限、不能外展。病程长者可出现冈上肌、冈下肌、三角肌萎缩。

【影像学表现】

1. X 线表现和 CT 表现

X 线检查和 CT 检查对本病的诊断价值有限,下列征象提示为慢性肩袖撕裂:①肩峰 - 肱骨头间隙变窄(小于 6 mm);②肩峰下缘骨质侵蚀性改变;③肱骨大结节扁平或萎缩;④肩关节周围软组织钙化;⑤冈上肌、冈下肌、三角肌等萎缩,肌间隙增宽、肌束变细等。

2. MRI表现

MRI检查为当前无创性诊断肩袖撕裂的首选方法。急性期撕裂(部分性或完全性)在T₂WI上肌腱或肌肉呈局限性、线样或弥漫性高信号,肌腱局部连续性中断,以冈上肌腱异常改变多见(图9-2-26)。当完全性撕裂时,肌腱断裂回缩,肌腹扭曲呈结节状。肩峰下、三角肌下滑液囊积液。慢性期,撕裂区水肿减轻,在T₂WI上无高信号区,但由于肌肉的脂肪变性、萎缩,受损肌肉在T₁WI上呈高信号、体积缩小。另外,MRI还可显示伴发的关节盂损伤,表现为关节盂唇连续性中断或消失。

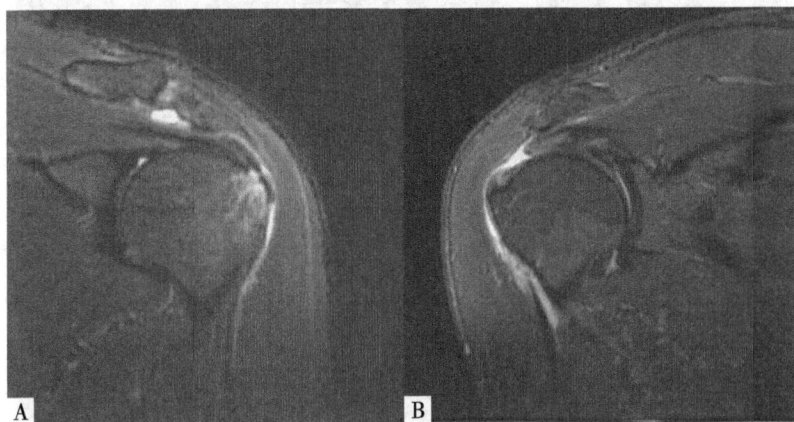

A. 冈上肌附着点处骨髓水肿,冈上肌肌腱信号增高;B. 冈上肌肌腱断裂,表现为近端短缩,信号增高,肩峰下滑囊及三角肌滑囊积液。

图9-2-26 冈上肌肌腱撕裂伤的MRI表现

四、半月板损伤

半月板损伤(injury of meniscus)是膝关节最常见的损伤之一,包括退变和撕裂。

(一)正常影像解剖

正常膝关节的影像学解剖见图9-2-27~图9-2-29。

半月板是膝关节股骨与胫骨间的半月形软骨板。半月板主要由纤维软骨组成,在常规MR序列中呈均匀的低信号,切面呈三角形。每个膝关节都有内、外两个半月板。内侧半月板前后间距较大,呈"C"形,边缘与关节囊及内侧副韧带深层相连,移动幅度相对较小;外侧半月板前后角间距小,几乎呈"O"形,其中后1/3(体部及后角交界)处由腘肌腱将外侧半月板和关节囊隔开,形成一个间隙,称腘肌囊或腘肌腱间隙。与内侧半月板不同,外侧半月板与外侧副韧带是分开的。除半月板与关节囊相连的部分及前后角附着点有血液供应外,内侧游离缘部分没有血管,其营养来自滑液。因此,只有其滑膜中外1/2部分和前后角损伤才有可能愈合。

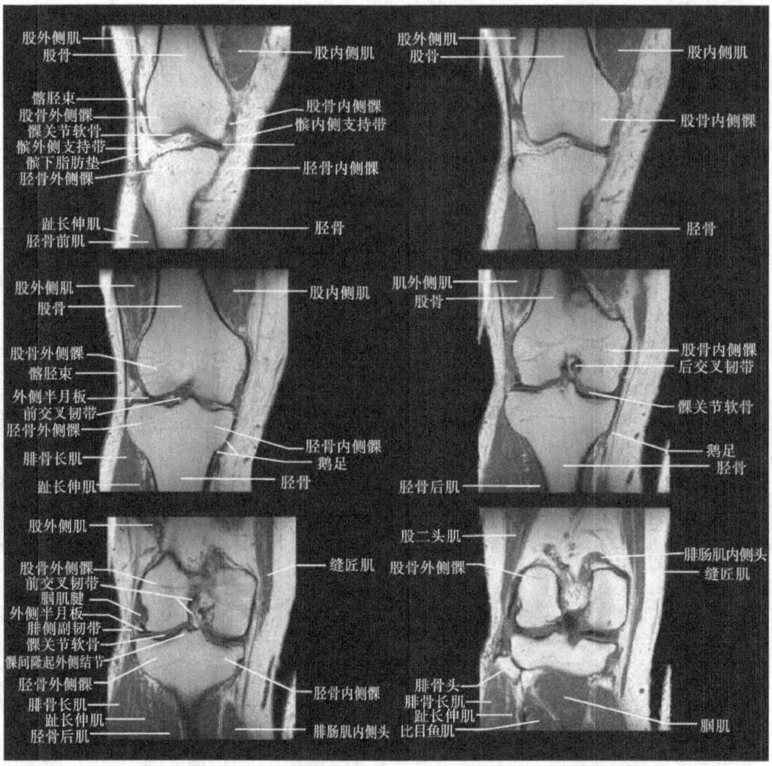

图 9 - 2 - 27 正常膝关节的 MRI 冠状切面解剖

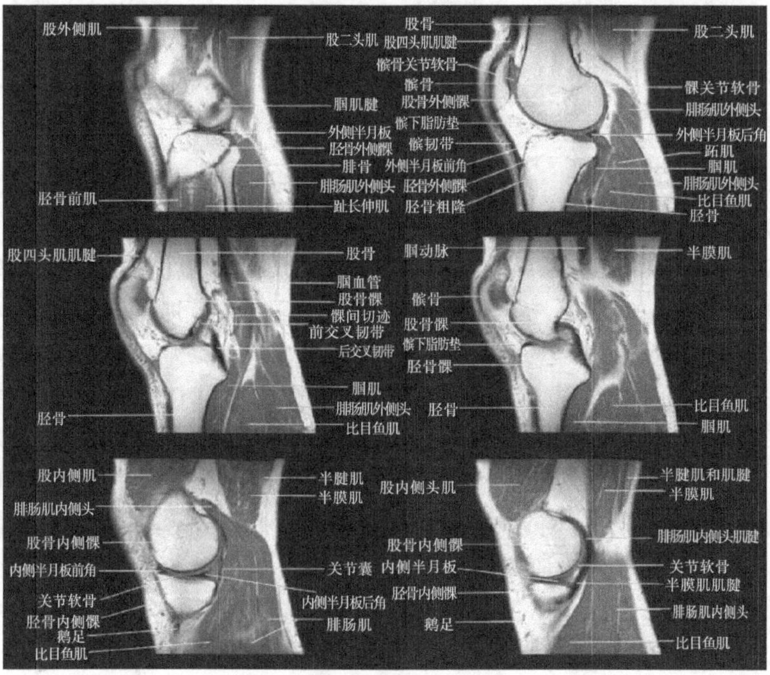

图 9 - 2 - 28 正常膝关节的 MRI 矢状面解剖

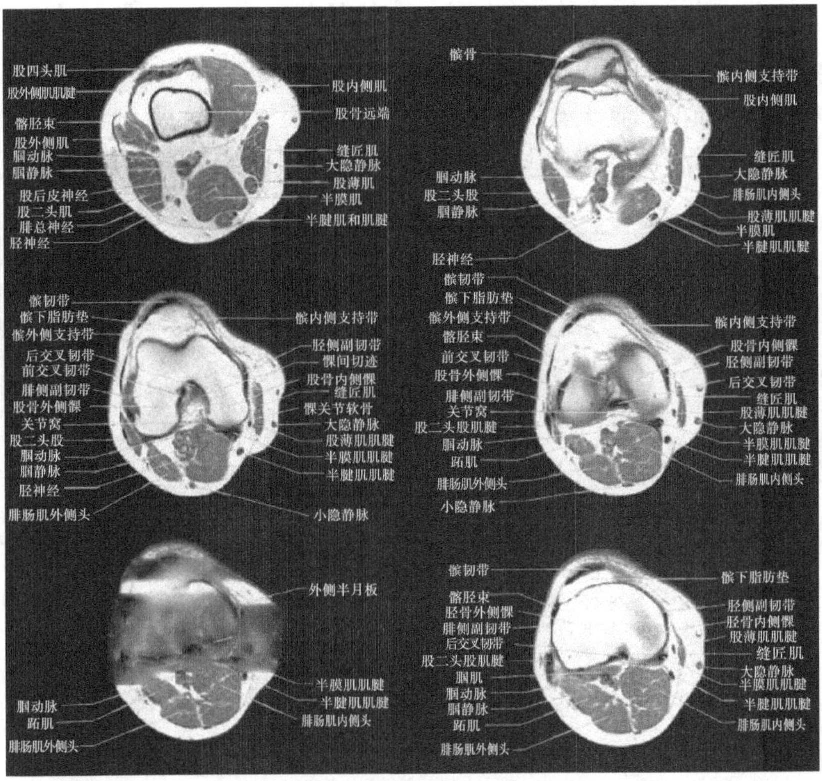

图 9 - 2 - 29　正常膝关节的 MRI 轴位解剖

(二)半月板损伤

【临床与病理】

半月板损伤原因有急性外伤、反复慢性损伤和进行性退变三个。急性损伤为运动性损伤,多见于青年人,半月板损伤多呈纵行撕裂;后两种为非运动性损伤,多见于中老年人,一般呈横斜行撕裂或半月板破碎。

【影像学表现】

1. 半月板损伤分级

正常半月板在 MRI 常规序列上都呈低信号。以脂肪抑制 PDWI 显示半月板最佳,关节液和关节软骨均为高信号,与低信号的半月板形成良好对比。在 MRI 上根据半月板的形态、上下关节面的光滑程度和内部信号等特征,将半月板损伤分为四级。

Ⅰ级(早期退变或变性):半月板中央细微的退行性变,半月板内信号增高,高信号未延伸到半月板关节面。

Ⅱ级(严重退变或变形):半月板中央广泛的退行性变,高信号区增大,呈水平或线状,高信号未延伸到半月板表面。

Ⅲ级:半月板的撕裂——半月板内高信号,半月板关节表面连续性破坏,半月板碎片可移位或半月板表面呈台阶状。

Ⅳ级:复杂半月板撕裂——半月板关节面多处不连续。

半月板退行性变和撕裂在 T_1WI 和 T_2WI 上均表现为高信号。前者与退变区内黏液变性成分增加有关;后者同撕裂后关节液浸入有关。

2. 半月板撕裂分类

根据裂口的方向,半月板撕裂可分为水平撕裂(裂口与半月板表面平行)和垂直撕裂(裂口与半月板表面垂直)两大类。根据裂口在半月板表面走行的方向,半月板撕裂可分为纵行撕裂(分完全性纵裂和不完全性纵裂即柄桶状撕裂)、斜行撕裂、横行撕裂(图9-2-30)。

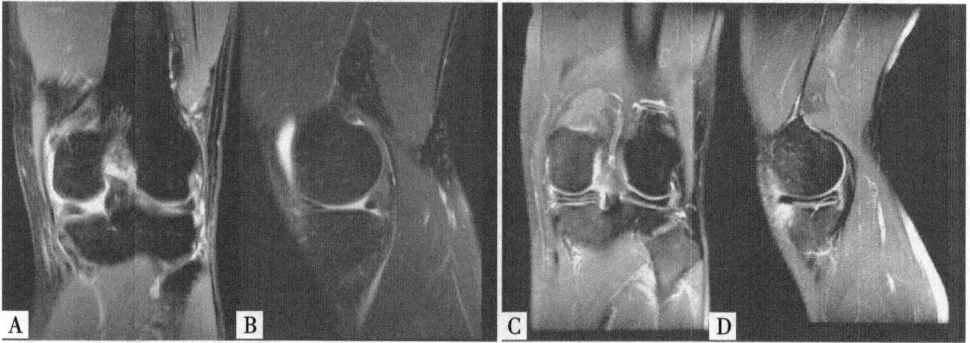

A,B. 抑脂 PDWI 冠状位图像及矢状位图像可见左侧膝关节内侧半月板正常形态消失,撕裂片段向髁间窝移位于前交叉韧带旁;C,D. 抑脂 PDWI 冠状位图像及矢状位图像,见左侧膝关节内侧半月板变形,内见条状高信号影达关节面。

图 9-2-30 内侧半月板桶柄状撕裂与外侧半月板水平撕裂

五、椎间盘膨出及椎间盘突出

椎间盘膨出是在髓核退行性变后纤维环向四周膨出。椎间盘突出是在髓核和纤维环变性的基础上,髓核经破裂或未破裂的纤维环突出或脱出至周围组织的病理状态。大多数为慢性损伤所致,急性外伤可加剧症状。

椎间盘由纤维环、髓核、软骨板三部分组成。前方与侧方的纤维环厚而坚韧,且与腱鞘的前纵韧带紧密附着。后方的纤维环较薄,与后纵韧带疏松相连。因此,大多数椎间盘突出为髓核向后突出压迫脊膜囊和神经根,引发临床症状。

【临床与病理】

椎间盘膨出十分常见。椎间盘发生退行性改变,髓核体积缩小,不能充盈纤维环。失去弹性的纤维环承受的压力增加,高度下降,纤维环周边膨出,椎间盘直径增大,边缘超出椎体边缘。

椎间盘突出好发于 30~50 岁,男性多于女性,椎间盘的膨出和突出多见于活动度较大的腰椎,颈椎和胸椎较少。颈椎椎间盘突出大部分在中线区。大多数腰椎椎间盘突出的范围较大,累及中线旁区,侧方脱出的椎间盘容易压迫神经根,引起症状。此外,髓核还可经相邻上下椎体软骨终板的薄弱区突入椎体骨松质内,形成压迹,称为 Schmorl 结节。

【影像学表现】

1. X 线表现

X 线片表现无特异性。有些征象可提示诊断:①椎间隙变窄或前窄后宽;②椎体后缘唇样骨质增生、骨桥形成或游离骨块;③脊柱生理度异常或侧弯。

2. CT 表现

直接征象包括:①椎间盘向周围局限性膨出,致椎间盘外缘曲线的连续性中断,膨出处密度与相应椎间盘一致,形态不一,边缘规则或不规则;②突出的椎间盘可有大小、形态不一的钙化,多与椎间盘相连,上下层面无连续性;③髓核游离碎片多位于硬膜外,密度高于硬膜囊。

间接征象包括:①硬膜外脂肪间隙变窄、移位或消失;②硬膜囊前缘或侧方及神经根受压移位(图9-2-31)。CT脊髓造影(CTM)有助于显示蛛网膜下腔、脊髓及神经根受压征象。Schmorl结节表现为椎体上下缘、边缘清楚的隐窝状压迹,多位于椎体上下缘的中后1/3交界部,常上下对称出现,其中心密度低,为突出的髓核及软骨板,外周为反应性骨硬化带。CT检查发现颈椎椎间盘突出比腰椎困难,主要是由于颈椎椎间盘较薄,颈段硬膜外脂肪少,对比差,因此需用薄层CT检查。

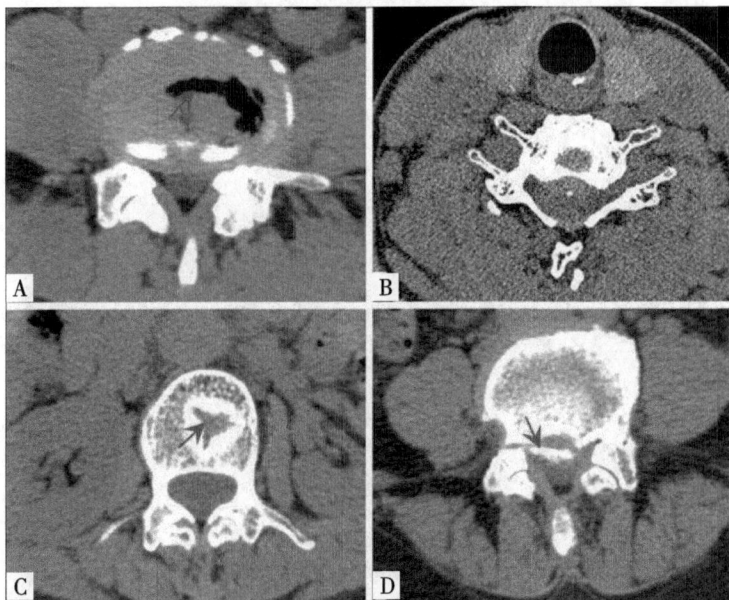

A. 腰椎间盘变性、膨出,椎间盘内积气征象;B. 颈椎间盘中央型突出,并后纵韧带斑点状钙化;C. 椎体关节面Schmorl结节;D. 椎体右后缘弧形骨性密度影,为软骨结节形成,致右侧侧隐窝狭窄。

图9-2-31 腰椎间盘突出

3. MRI 表现

正常椎间盘的髓核在T_1WI上呈稍高信号,纤维环呈低信号,在T_2WI上前者呈高信号而后者仍呈低信号。

直接征象包括以下几点。①髓核突出(图9-2-32):突出于低信号纤维环之外,呈扁平形、圆形、卵圆形或不规则形。信号强度依髓核变性程度而异,一般呈T_1WI等信号、T_2WI稍高信号,变性明显者呈T_2WI低信号,髓核突出与未突出部分之间多由一"窄颈"相连。②髓核脱出游离:髓核突出于低信号的纤维环之外,突出部分与髓核体无联系。游离部分可位于椎间盘水平,也可移位于椎间盘上或下方的椎体后方。③Schmorl结节:Schmorl结节为一特殊的椎间盘突出,表现为椎体上/下缘半圆形或方形压迹,其内容与同水平椎间盘等信号,周边多绕以薄层低信号带。

间接征象包括:①硬膜囊、脊髓或神经根受压,表现为局限性弧形受压,与突出的髓核相对应,局部硬膜外脂肪变窄或消失;②受压脊髓内 T_1WI 等信号或低信号、T_2WI 高信号为脊髓内水肿或缺血改变;③硬膜外静脉丛受压、纤曲,表现为突出层面椎间盘后缘与硬膜囊之间出现短条或弧状高信号;④相邻骨结构及骨髓改变。

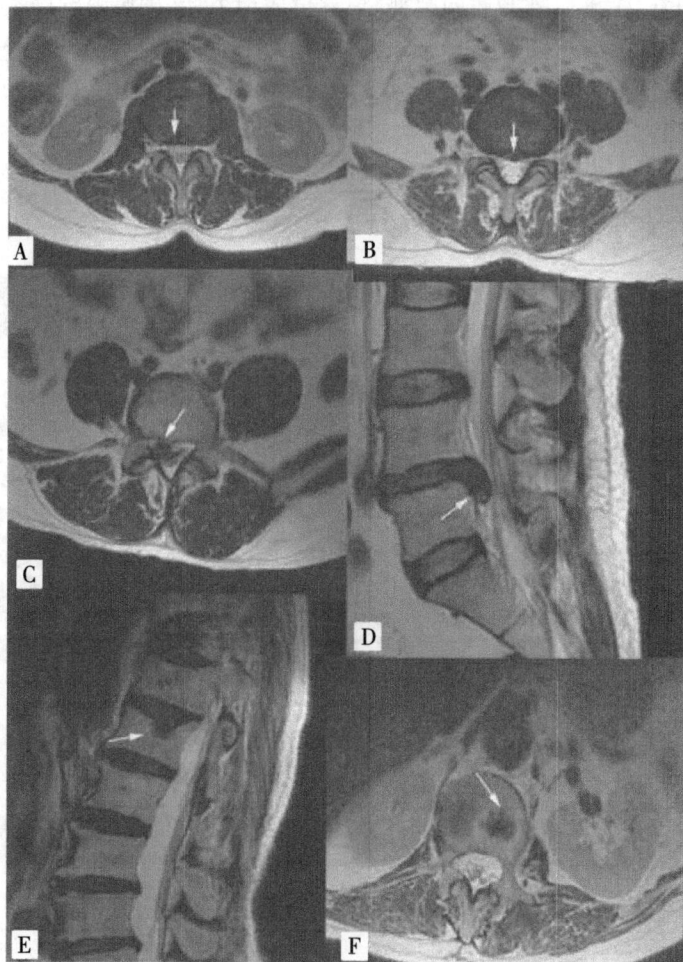

A. 椎间盘膨出;B. 椎间盘突出;C,D. 髓核脱出;E,F. Schmol 结节。

图 9-2-32 腰椎间盘病变的基本表现

第三节 骨与关节感染性疾病

化脓性骨髓炎(pyogenic osteomyelitis)指涉及骨髓、骨和骨膜的化脓性炎症,常由金黄色葡萄球菌感染所致,其次为肠道杆菌、链球菌、伤寒杆菌及布氏杆菌感染引起。按照细菌进入的途径不同可分为血行感染、附近软组织或关节感染的蔓延及开放性骨折或火器伤,以血行感染最常见。化脓性骨髓炎好发于 2 ~10 岁的儿童,男性较多。化脓性骨髓炎好发于长骨,依次为胫骨、股骨、肱骨及桡骨。

一、急性化脓性骨髓炎

【临床与病理】

临床表现起病急,急性期可有全身中毒症状,如高热、寒战、血常规白细胞增多等。患肢疼痛、活动障碍,患肢红肿和明显压痛。当血行感染时,细菌栓子经滋养动脉进入骨髓,常停留于干骺端的骨松质部分,使该处明显充血、水肿,大量中性粒细胞浸润,形成局部脓肿,脓肿虽可局限化形成慢性脓肿,但病灶常蔓延发展,广泛的侵犯骨髓和骨皮质,甚至涉及整个骨干。蔓延途径沿着骨髓腔方向直接蔓延;病灶向外延伸,突破干骺端的骨皮质,在骨膜下形成脓肿,再经哈弗氏管进入骨髓腔。骺软骨对化脓性感染有一定的阻力,故在儿童,除少数病例外,感染一般不能穿过骺软骨而侵入关节。若干骺端位于关节囊内,则感染可以侵入关节,如股骨上端骨髓炎常侵犯髋关节。但在成年人,由于已无骺软骨,感染可侵犯关节面,引起化脓性关节炎。有时骨膜下脓肿也可延伸入关节。

【影像学表现】

1. X线表现

在发病后两周内,虽然临床症状明显,但X线检查可无明显变化。如周围软组织显影良好,则可见一些软组织改变:①肌间隙模糊或消失;②皮下软组织与肌间隙的分界模糊;③皮下脂肪层内出现致密的条纹影,靠近肌肉部分纵行排列,靠外则呈网状。发病两周后可见骨质改变。开始在干骺端骨松质中出现局部骨质疏松,继而出现多数分散不规则的骨质破坏区,边缘较模糊,其内可见骨小梁模糊、消失。以后骨质破坏向骨干延伸,范围扩大,可达骨干2/3或全骨干。小的破坏区融合而形成大的骨质破坏区。骨皮质发生骨质破坏。有时可引起病理性骨折。骨膜受炎症的刺激,出现骨膜增生、骨化,表现为一层密度不高与骨干平行的新生骨,可为单层、多层或花边状。病程越长,则骨膜新生骨越明显。骨膜新生骨广泛则形成骨性包壳。骨膜增生一般与病变范围一致。由于骨膜掀起和血栓性动脉炎,使骨皮质血供发生障碍而坏死。形成沿骨干长轴的条形死骨,与周围骨皮质分界清楚,且密度高于周围骨质。

2. CT表现

CT检查能够很好地发现急性化脓性骨髓炎的软组织感染、骨膜下脓肿、骨膜内的炎症、骨质破坏和死骨,并发现X线检查不能发现的小的骨质破坏区和小的死骨。

3. MRI表现

在确定急性化脓性骨髓炎的髓腔侵犯和软组织感染的范围方面,MRI检查优于X线检查和CT检查。骨髓的充血、水肿、渗出和坏死在T_1WI上均表现为低信号,与正常骨髓信号形成明显对比。

在与骨干长轴平行的矢状面图像或冠状面图像上,骨髓受累的范围显示良好。在病变早期,T_1WI上病变区与正常骨髓分界模糊,出现骨质破坏后分界趋向清楚。受累骨周围软组织肿胀,肌间隙与皮下脂肪模糊不清。在T_2WI上充血水肿的肌肉和脓肿呈高信号,增强扫描后脓肿壁可出现明显强化(图9-3-1)。

【诊断与鉴别诊断】

急性化脓性骨髓炎的临床症状典型,影像学表现明确,诊断不难。需注意鉴别的有:表现不典型的骨结核,发病缓慢,骨质破坏和邻近少有骨膜增生;骨肉瘤,起病缓慢,骨质破坏多局限且为连续性,多有软组织肿块和骨膜反应。

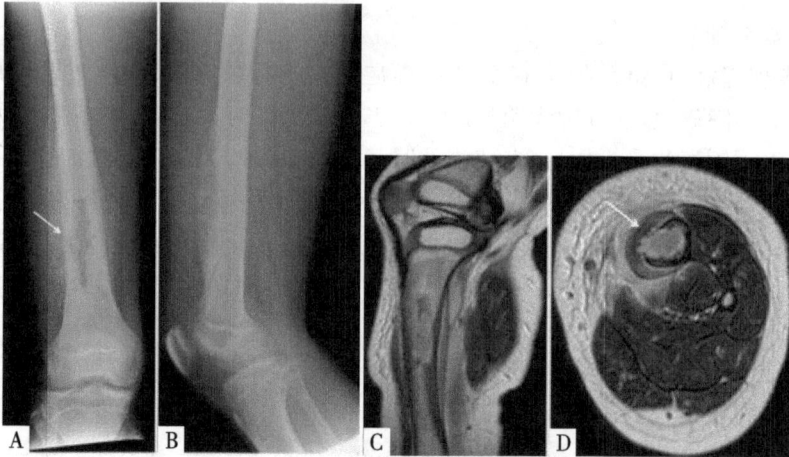

A,B. 股骨正侧位 X 线片,显示中下段股骨髓腔中心不规则骨质破坏,周边花边状骨膜反应;
C,D. 另一病例,MRI T_2WI 矢状面图像及横断面图像显示胫骨髓腔内骨质破坏,部分皮质受累;周围软组织水肿。

图 9-3-1 右侧股骨急性化脓性骨髓炎

二、慢性化脓性骨髓炎

【临床与病理】

慢性化脓性骨髓炎是急性化脓性骨髓炎未得到及时而充分治疗的结果。急性期后,有时临床仍可见排脓瘘管经久不愈或时愈时发,主要是因为脓腔或死骨的存在。

【影像学表现】

1. X 线表现

X 线片可见明显修复的表现,即在骨质破坏周围有骨质增生硬化现象。骨膜新生骨增厚,并与骨皮质融合,外缘呈花边状,轮廓不整。骨内膜也增生,甚至使骨髓腔变窄、闭塞。虽然有明显骨质修复、增生,但仍可见骨质破坏、死骨和通向骨皮质表面的管道状骨质破坏影——骨瘘管。因患骨密度增高,常需增加摄影条件才能显示骨质破坏、死骨和骨瘘管(图 9-3-2)。

慢性骨髓炎痊愈,则骨质破坏与死骨消失,骨质增生硬化逐渐吸收,骨髓腔再通。如骨髓腔硬化仍不消失,虽然长期观察认为病变已静止,但当机体抵抗力降低时仍可复发。

化脓性骨髓炎慢性期,有时可有一些特殊的影像学表现。

(1)慢性骨脓肿 慢性骨脓肿又称布罗迪骨

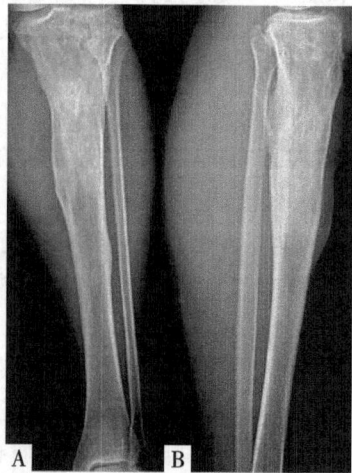

A. 左侧胫腓骨正位 X 线片;B. 左侧胫腓骨侧位 X 线片,显示胫骨上段周围软组织肿胀,骨干增粗,骨质增生硬化。

图 9-3-2 胫骨慢性化脓性骨髓炎

脓肿(Brodie abscess of bone),系慢性局限性骨髓炎(图9-3-3)。慢性骨脓肿大多数局限于长骨干骺端骨松质内,以胫骨上下端和桡骨远端为常见。X线表现为长骨干骺端中心部位的圆形、椭圆形或不规则形骨质破坏区,边缘较整齐,周围绕以骨硬化带。破坏区中很少见死骨,多无骨膜增生,也无软组织肿胀或瘘管。

(2)硬化性骨髓炎 硬化性骨髓炎又称 Garre 骨髓炎,少见。其特点为骨质增生硬化,骨外膜与骨内膜都明显骨质增生。硬化性骨髓炎局部密度很高,致使不规则的小破坏区不能被发现。硬化性骨髓炎骨皮质增厚,骨髓腔变窄,骨干增粗,边缘不整(图9-3-4)。

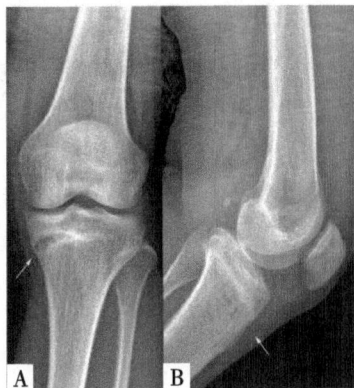

A,B. 左膝关节正侧位 X 线片,显示左侧胫骨上端椭圆形骨质破坏区,周边可见硬化。

图9-3-3 左侧胫骨上端布罗迪骨脓肿

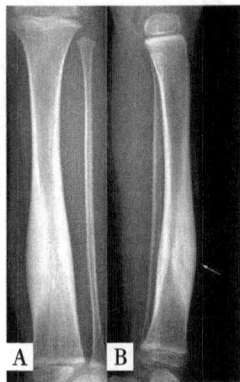

A,B. 左侧胫腓骨正侧位 X 线片,显示胫骨下端骨皮质增厚,骨髓腔变窄,骨干增粗,边缘硬化。

图9-3-4 左侧胫骨下段硬化性骨髓炎

2. CT 表现

慢性化脓性骨髓炎的 CT 表现与 X 线表现相同,并易于发现 X 线片上不能显示的骨质破坏和死骨。

3. MRI 表现

慢性化脓性骨髓炎的骨质增生、硬化,死骨和骨膜增生在 T_1WI 和 T_2WI 上均表现为低信号。肉芽组织和脓液在 T_1WI 上为低信号或稍高信号,而在 T_2WI 呈高信号。瘘管内因含脓液常在 T_1WI 稍高信号而在 T_2WI 上呈高信号,依层面方向不同可表现为点状或不规则粗细不均的条索状从骨内脓腔向皮肤表面延伸。

【诊断与鉴别诊断】

慢性化脓性骨髓炎的特点为残存的骨破坏,大量的骨质增生和死骨形成,诊断不难。但由于抗生素的广泛应用、细菌毒力减低和耐药菌的增加,典型、严重、长期不愈的慢性骨髓炎已经很少见。相反,常有多种不典型的 X 线表现。如感染仅局限于骨膜下,则表现为骨膜增生、骨化,而无明显骨质破坏,少数病例甚至与恶性肿瘤难以鉴别。但是,骨髓炎的骨质破坏周围有明显骨质增生硬化且无软组织肿块,可资鉴别。

三、化脓性关节炎

化脓性关节炎(pyogenic arthritis)是较为严重的急性关节病,常由金黄色葡萄球菌经血液至滑膜感染关节面而发病,也可因骨髓炎继发侵犯关节所致。化脓性关节炎多见于承重关节,如髋关节和膝关节,常单发。

【临床与病理】

化脓性关节炎常急性发病,局部关节有红肿热痛及功能障碍,并可有全身症状如寒战、发热及白细胞增多。病理见关节滑膜明显充血及水肿,关节腔内有大量渗出液,内含较多的纤维素及中性粒细胞。以后,滑膜坏死,关节腔内为脓性渗液。白细胞分解、释放大量蛋白酶,溶解软骨和软骨下骨质。愈合期,关节腔形成肉芽组织,最后发生纤维化或骨化,使关节形成纤维强直或骨性强直。

【影像学表现】

1. X 线表现

急性期 X 线片上表现为关节囊肿胀和关节间隙增宽。此时化脓病变极易破坏关节囊、韧带而引起关节的半脱位或脱位,以婴儿和儿童的髋关节最常见。构成关节的骨可有一时废用性骨质疏松。在关节内脓液中蛋白溶解酶的作用下,关节软骨被破坏,引起关节间隙狭窄。由于病变进展迅速,常在发病后 1 个月左右即可出现。由于肉芽组织增生并侵犯骨端,使关节软骨下骨质发生破坏,以承重的部分出现早且明显。严重时可发生干骺端的骨髓炎。愈合期,骨质破坏停止,进而出现修复。病变区骨质增生硬化。骨质疏松消失,如软骨与骨质破坏不甚明显,则关节间隙可部分保留,并有一部分功能,严重时则形成骨性强直。

2. CT 表现

CT 检查可以发现化脓性关节炎的关节肿胀、积液以及关节骨端的破坏,还可以判断病变范围,以及进行 CT 引导下的经皮穿刺活检。

3. MRI 表现

MRI 显示化脓性关节的滑膜炎症、关节积液和关节周围软组织受累的范围均优于 X 线片和 CT 片,并可显示关节软骨的破坏。以上改变均为非特异性的,需结合临床做出诊断(图 9 - 3 - 5)。

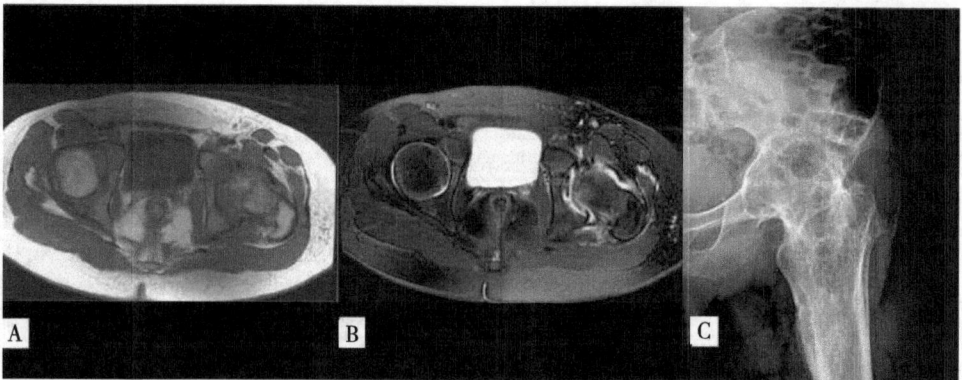

A,B. 左侧髋关节横断位 T_1WI 和 T_2WI,显示左侧髋关节滑膜增厚,关节腔积液,关节周围软组织肿胀;

C. 该患者晚期左侧髋关节正位 X 线片,显示左侧髋关节间隙消失,关节间隙可见骨小梁通过。

图 9 - 3 - 5　左侧髋关节急性化脓性关节炎

【诊断与鉴别诊断】

化脓性关节炎特征是起病急,多累及一个关节,症状明显,早期即可出现关节间隙改变,骨端破坏先见于关节的承重面,破坏区比较广泛;晚期表现为关节骨性强直,可供与其他关节炎鉴别(图9-3-6)。

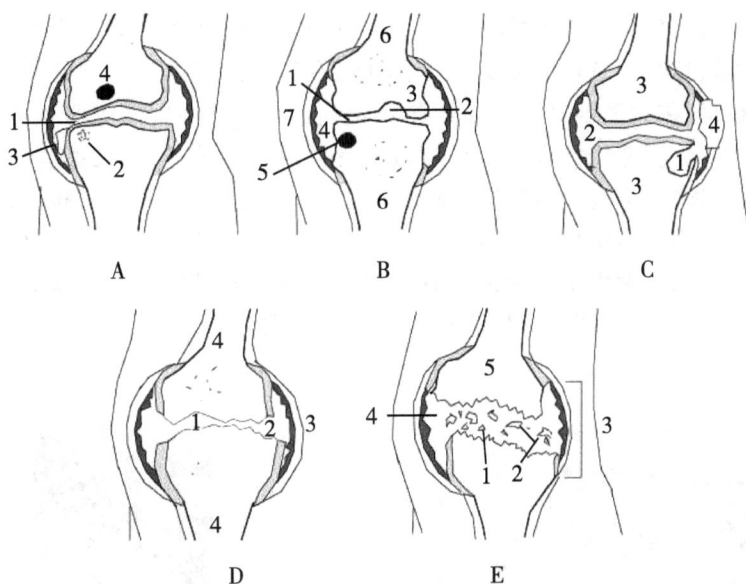

A. 退行性骨关节炎:1 为局限性关节间隙狭窄,2 为软骨下硬化,3 为骨赘,4 为软骨下囊肿;B. 类风湿关节炎:1 为弥漫性关节间隙狭窄,2 为关节边缘或中心性的侵蚀,3 为无软骨下硬化,4 为无骨赘形成,5 为囊性改变可见,6 为骨质疏松,7 为关节周围软组织肿胀;C. 痛风性骨关节炎:1 为穿凿性骨质破坏或侵蚀,形成悬挂性边缘,2 为关节间隙部分保留,3 为无骨质疏松表现,4 为分叶性不规则软组织肿块;D. 化脓性关节炎:1 为关节间隙明显狭窄,2 为关节腔积液,3 为软组织肿胀,4 为骨质疏松改变;E. 神经性关节病:1 代表关节破坏伴大体解体,2 为骨碎屑,3 为关节不稳,4 为关节融合,5 为骨质疏松。

图9-3-6 不同类型关节炎的鉴别诊断

四、骨结核

骨结核(tuberculosis of bone)是以骨质破坏和骨质疏松为主的慢性病。骨结核多发于儿童和青年。骨结核系继发性结核病,原发灶主要在肺部。结核分枝杆菌经血行到骨,停留在血管丰富的骨松质内,如椎体、骨骺和干骺端继而发病。骨结核为一种进展缓慢的骨感染,好侵犯邻近软骨(骺软骨、关节软骨)相对局限的骨质破坏,患肢持续性骨质疏松为其特征,部分病变可有冷脓肿。

【临床与病理】

骨结核临床上无急性发病史,缓慢发病。骨结核多为单发,局部有红肿、疼痛和功能障碍,还可有血红细胞沉降率增快等表现。

病理上可分为:①渗出性病变为主型,以大量巨噬细胞或中性粒细胞为主要表现;②增殖性病变为主型,以形成多个结核结节为特征;③干酪样坏死为主型,则以大片状组织坏死,常伴有不同程度的钙化。不同的病理表现与不同的临床症状和影像学表现有一定的关系。

【影像学表现】

1. X 线表现

X 线常作为首选影像检查方法。

(1)长骨结核 骨骺和干骺端结核是长骨中的好发部位。X 线片可见骨松质中出现局限性类圆形、边缘较清楚的骨质破坏区,邻近无明显骨质增生表现。骨膜新生骨少见,即使有也较轻微,这与化脓性骨髓炎显然不同。在骨质破坏区有时可见碎屑状死骨,密度不高,边缘模糊,称为泥沙状死骨。泥沙状死骨也与化脓性骨髓炎明显不同。病变早期,患骨即可出现骨质疏松征象。病变易破坏骨骺而侵入关节,形成关节结核。干骺端结核很少向骨干发展,但病灶可破坏骨皮质和骨膜,穿破软组织而形成瘘管,并引起继发感染,此时则可出现骨质增生和骨膜新生骨(图 9 - 3 - 7、图 9 - 3 - 8)。

骨干结核少见,可发生于短骨或长骨。侵犯短骨者多发生于 5 岁以下儿童的掌骨、趾骨、指骨,常为多发。初期改变为骨质疏松,继而在骨内形成囊性破坏,骨皮质变薄,骨干膨胀。

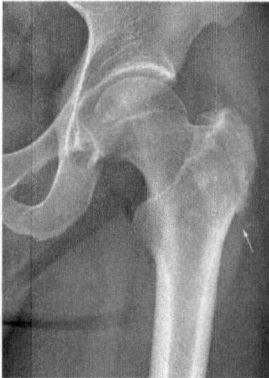

左侧股骨上端骨质破坏区并可见泥沙样死骨。

图 9 - 3 - 7　左侧股骨上端骨结核

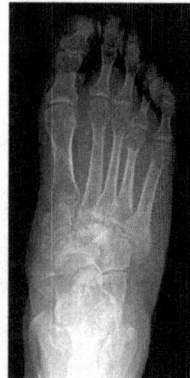

左足可见多发骨质破坏区并可见泥沙样死骨。

图 9 - 3 - 8　左足骨结核

(2)脊柱结核 脊柱结核(tuberculosis of spine)以腰椎多见。病变常累及相邻的两个椎体,附件较少受累。

椎体中央型结核主要引起骨质疏松和骨质破坏。由于骨质破坏和脊柱承重的关系,椎体可塌陷变扁或呈楔形。边缘型病变累及椎体的上下缘及邻近软骨板,较早侵入椎间盘,使椎间盘间隙变窄,甚至消失导致椎体相互嵌入。受累的脊柱节段常出现后突畸形。病变在破坏骨质时产生干酪样物质流入脊柱周围软组织中形成冷脓肿。腰椎结核的干酪样物质沿一侧或两侧腰大肌流注,形成腰大肌脓肿,表现为腰大肌轮廓不清或呈弧形突出。胸椎结核的脓肿在胸椎两旁,形成椎旁脓肿,表现为局限梭形软组织肿胀,边缘清楚。在颈椎,脓肿位于咽后壁呈弧形前突,侧位上易于观察。时间较长的冷脓肿可有不规则形钙化。

2. CT 表现

CT 图像可进一步显示骨质破坏细节、死骨和冷脓肿。

（1）长骨结核　CT 图像可显示低密度的骨质破坏区。其内常见多数小斑片状高密度死骨。病变周围软组织肿胀,结核性脓肿密度低于肌肉,注射对比剂后其边缘可有强化。

（2）脊柱结核　CT 图像显示椎体及附件的骨质破坏、死骨和椎旁脓肿优于 X 线片。椎体骨质破坏可引起椎体塌陷后突致椎管狭窄。结核性脓肿位置因发病部位而异,呈液性密度,注射对比剂后周缘有环形强化。CT 检查还可发现椎管内硬膜外脓肿(图 9 – 3 – 9)。

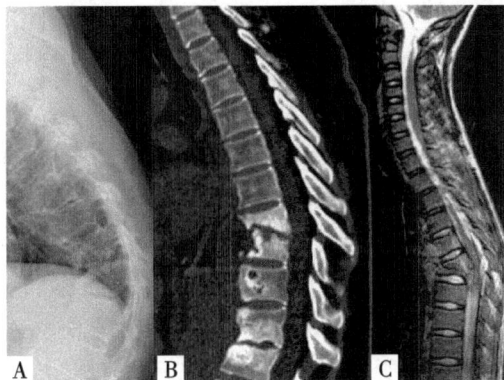

A. 胸椎侧位 X 线片,显示第 11/12 胸椎呈压缩性改变,椎间隙变窄,椎体边缘呈虫蚀状破坏,胸椎呈后凸畸形;B. 胸椎 CT 矢状位重组图像,显示第 8 ~ 12 胸椎可见死骨形成,第 8/9 胸椎及第 11/12 胸椎椎间隙变窄,椎体边缘呈虫蚀状破坏;C. 胸椎 T$_2$WI,显示第 5 ~ 7 胸椎呈压缩性改变,椎间隙变窄,椎体旁可见脓肿。

图 9 – 3 – 9　脊柱结核

3. MRI 表现

脊柱结核的骨质破坏区在 T$_1$WI 上呈低信号,在 T$_2$WI 上呈高信号并混有少量低信号影。骨质破坏区周围骨髓因反应性水肿在 T$_1$WI 上也可呈低信号而在 T$_2$WI 上呈高信号。矢状面图像和冠状面图像有利于椎间盘的观察。如椎间盘受累可见终板破坏、椎间隙变窄和 T$_2$WI 上椎间盘信号增高。结核性脓肿在 T$_1$WI 呈低信号或纤维化,增强扫描后脓肿壁可强化。MRI 对脓肿部位、大小、形态和椎管内侵犯的显示优于 X 线片和 CT 图像。

【诊断与鉴别诊断】

骨结核诊断要点是:起病缓慢,以骨质破坏为主,少或无骨膜增生、邻近骨质疏松和可有脓肿形成。长骨干骺端结核应与慢性骨脓肿鉴别:前者破坏区常跨越骨骺线侵犯骨骺,边界较模糊,周围无骨质增生硬化,患肢有骨质疏松等,可资鉴别。脊柱结核有时需要与压缩性骨折鉴别:前者的主要 X 线表现是椎体骨质破坏、变形,椎间隙变窄或消失和冷脓肿出现;后者多有明确的外伤史,椎体仅表现为压缩楔形变,无骨质破坏,早期椎间隙不变窄,鉴别不难。

五、关节结核

关节结核(tuberculosis of joint)为继发于肺结核或其他部位结核的并发症。可继发于骨骺、干骺端结核(为骨型关节结核),也可是结核分枝杆菌经血行先累及滑膜(为滑膜型结核)。

【临床与病理】

关节结核多见于儿童和青年,常单发,好侵犯髋关节及膝关节,其他关节也可受累。关节结核起病缓慢,有时局部疼痛和肿胀,关节活动受限。时间长者可伴有相邻肌肉萎缩。关节结核在大体上滑膜充血明显,表面粗糙,常有纤维素性炎症渗出或干酪样坏死物被覆。镜下可分为渗出型和增殖型两大类。前者见滑膜被大量巨噬细胞浸润;后者见滑膜内有较多典型的结核结节形成。

【影像学表现】

1. X线表现

X线片上的表现与关节结核的类型有关。

(1)骨型关节结核 骨型关节结核在X线片表现较为明显,即在骺、干骺端结核征象基础上,又有关节周围软组织、关节间隙不对称或关节骨质破坏等,诊断不难。

(2)滑膜型关节结核 滑膜型关节结核较常见,大多数累及一个较大关节,以髋关节和膝关节常见,其次为肘关节、腕关节和踝关节。早期在X线片上表现为关节囊和关节软组织肿胀,密度增高,关节间隙正常或增宽,邻近骨质疏松。这些变化系因滑膜肿胀、增厚,形成肉芽组织和关节积液所致。因X线表现无特点,诊断较难。随病变发展,滑膜肉芽组织逐渐侵犯软骨和关节面,首先累及承重轻、非接触面的关节边缘,因关节渗出液中常缺少蛋白溶解酶,故承重面关节软骨破坏出现较晚。因此,虽然已有明显关节面骨质破坏,而关节间隙变窄则较晚,与化脓性关节炎不同。当关节软骨破坏较多时,则关节间隙变窄。此时可发生半脱位。邻近骨骼骨质疏松明显,肌肉萎缩变细。关节周围软组织因干酪样液化集聚而形成冷性脓肿,有时穿破皮肤,形成窦道。如继发化脓性感染,则可引起骨质增生硬化,从而改变结核以骨质破坏为主的X线特点。病变愈合,则骨质破坏停止发展,关节面骨质边缘变得锐利,骨质疏松也逐渐消失。严重病例病变愈合后可产生关节强直,多为纤维性强直(图9-3-10~图9-3-12)。

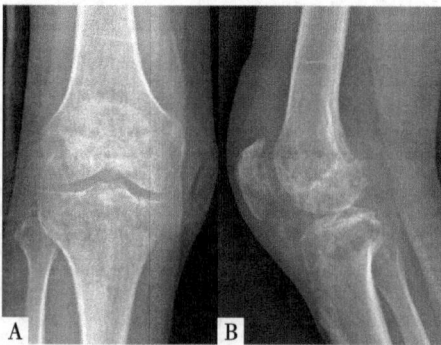

A,B. 右侧膝关节正位X线片、侧位X线片,示膝关节间隙变窄,胫骨上端及股骨下端虫蚀状骨质破坏。

图9-3-10 右侧膝关节结核

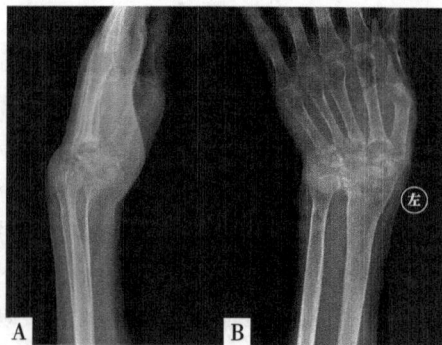

A,B. 左腕关节正位X线片、侧位X线片,示腕关节骨质疏松,尺桡骨远端及腕骨虫蚀状骨质破坏,腕关节间隙模糊。

图9-3-11 左腕关节结核

2. CT表现

CT检查可见关节囊和关节周围软组织的肿胀增厚及关节囊内积液,骨性关节面毛糙有虫蚀样骨质缺损。关节周围的冷脓肿表现为略低密度影,增强扫描边缘可见强化。

3. MRI 表现

滑膜型关节结核早期在 MRI 上可见关节周围软组织肿胀，肌间隙模糊。关节囊内大量积液，关节滑膜增厚呈 T_1WI 低信号、T_2WI 略高信号。病变进一步发展可见关节腔内肉芽组织在 T_1WI 上为均匀低信号，在 T_2WI 上呈等、高混合信号。软骨破坏表现为软骨不连续，碎裂或大部分消失。关节面下骨破坏区内的肉芽组织信号特点与关节腔内肉芽组织相同，若为干酪样坏死则在 T_2WI 上呈较高信号。关节周围的结核性脓肿呈 T_1WI 低信号、T_2WI 高信号。在儿童，受累的骨髓和骺板表现为 T_1WI 低信号和 T_2WI 高信号。静脉注射对比剂后，充血肥厚的滑膜明显强化，与不强化的囊内积液形成明显对比，在关节腔内和骨破坏区内的肉芽组织以及结核性脓肿的边缘亦明显强化（图 9 – 3 – 13）。

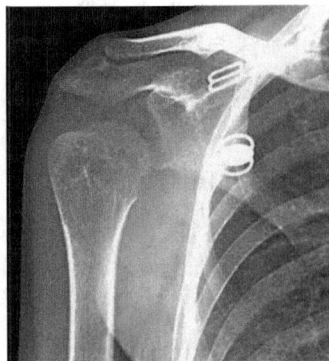

右侧肩关节间隙增宽，右侧肱骨头可见骨质疏松及骨质破坏。

图 9 – 3 – 12 右侧肩关节结核

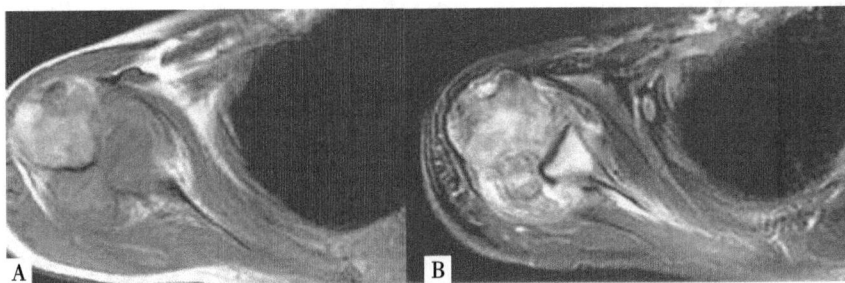

A. 横断位 T_1WI；B. 横断位 T_2WI；示滑膜型关节结核早期可见关节周围软组织肿胀，肌间隙模糊；关节滑膜增厚呈 T_1WI 低信号、T_2WI 略高信号。

图 9 – 3 – 13 右侧肩关节结核

【诊断与鉴别诊断】

滑膜型关节结核多为单关节发病。病程进展缓慢，骨质破坏一般先见于关节面边缘，以后才累及承重部分。关节软骨破坏较晚，以致关节间隙变窄出现较晚，程度较轻。邻近的骨骼与肌肉多有明显疏松和萎缩。本病应与化脓性关节炎鉴别，上述特点均与化脓性关节炎明显不同。

第四节 慢性骨关节病

一、类风湿关节炎与强直性脊柱炎

类风湿关节炎（rheumatoid arthritis，RA）是以关节病变为主的慢性全身性自身免疫性疾病，以对称性侵犯手足小关节为特征，可累及全身各器官。

强直性脊柱炎（ankylosing spondylitis，AS）是一种以中轴关节慢性炎症为主的全身疾病，原因不明，几乎全部病例均有骶髂关节受累，常导致脊柱韧带广泛骨化而致骨性强直。

(一)类风湿关节炎

【临床与病理】

国人患病率约为0.4%,高发年龄为45~54岁,女性比男性更多见。近年来,发现 HLA－DR4和HLA－DR1抗原与本病发病有关。主要病理变化为关节滑膜的非特异性 慢性炎症,初期以渗出为主,随后滑膜血管翳形成,并侵蚀软骨及骨等关节结构。患者常 有滑液囊炎、肌腱炎和腱鞘炎。类风湿结节是本病的特征性表现,其属肉芽组织,可发生 在关节周围或皮下。

早期典型表现为对称性、多发性小关节炎,表现为晨僵和关节肿痛;晚期关节僵硬, 多关节畸形(手指向尺侧偏移、指间关节屈曲和过伸畸形)和肌肉萎缩。反复发作与自然 缓解是本病的特点。类风湿结节易出现在多次微创伤等部位,特别是骨突处,多见于上 肢伸侧皮下,也可见于滑囊、关节、肌腱或韧带等部位,无压痛、可移动、肤色正常。8%～ 15%的患者可伴发热、不适、乏力和肝脾大等症状与体征,多见于幼年型类风湿关节炎 (juvenile rheumatoid arthritis,JRA)。实验室检查显示类风湿因子及抗环瓜氨酸肽抗体 (Anti－CCP)阳性,血沉加快等。

【影像学表现】

1. X线表现

手足小关节早期表现为关节周围软组织肿胀,骨质疏松,关节边缘骨质侵蚀和关节 软骨下囊变。晚期关节间隙变窄,骨性关节面侵蚀破坏,肌肉萎缩,关节可发生半脱位, 亦可发生关节部分融合或/和关节周围类风湿滑囊炎(图9－4－1)。

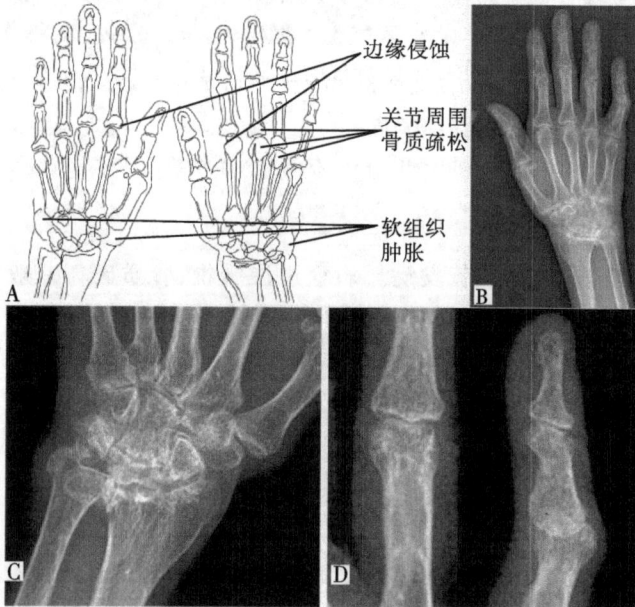

A. 类风湿关节炎典型表现的示意图;B~D. 分别显示双侧腕关节组成骨质疏松, 关节面骨质受侵蚀破坏,关节间隙变窄,周围软组织肿胀;诸指间关节周围软组织 肿胀,骨质疏松,关节面不光整,关节边缘骨质侵蚀和关节软骨下囊变。

图9－4－1 双手类风湿关节炎

2. CT 表现

CT 检查的优越性在于从横断面图像显示软组织肿胀、关节囊肥厚、关节积液和软骨下囊状破坏比 X 线片清楚,对类风湿滑囊炎显示清楚。

3. MRI 表现

平扫加增强扫描对显示早期类风湿关节炎非常敏感,在侵蚀灶出现之前,即可出现炎性滑膜的强化、骨髓水肿(图 9 - 4 - 2);另外在显示关节骨质侵蚀上,比 X 线片要敏感得多,主要能显示充填在侵蚀灶内的血管翳,表现为 T_1WI 低信号、T_2WI 高信号,增强扫描有明显强化,与关节内血管翳相延续。此外,根据动态测量滑膜体积及骨侵蚀灶的改变还可以判断病变活动性。

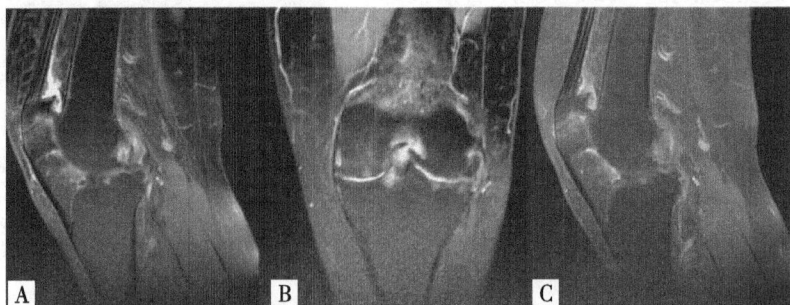

A,B. 分别是矢状位及冠状位 PDWI 脂肪抑制序列,示左膝关节间隙变窄,双侧股骨内外髁、胫骨平台及髌骨可见不规则虫蚀样骨质破坏,关节软骨及内外侧半月板结构消失,软骨面下多发囊变区,髌上囊及关节囊可见滑膜明显增厚及片状血管翳;C. 增强扫描,呈明显强化。

图 9 - 4 - 2 类风湿关节炎

【诊断与鉴别诊断】

1. 诊断要点

对于本病,临床表现、X 线表现及类风湿因子阳性为主要诊断依据。早期诊断主要依靠临床表现,MRI 检查有望成为早期诊断的重要检查方法。

2. 类风湿关节炎应与下列疾病鉴别

(1)关节结核 关节结核多为单关节发病,关节软骨和骨质破坏发展相对较快而严重。

(2)牛皮癣性关节炎 牛皮癣性关节炎多有皮肤牛皮癣病史,好发于手足的远侧指(趾)间关节,以病变不对称和指(趾)骨的肌腱、韧带附着部骨质增生为特征。

(3)Reiter 综合征 Reiter 综合征常有泌尿系感染的病史,侵犯关节不对称、肌腱和韧带附着部增生为其特征。

(4)痛风性关节炎 痛风性关节炎呈间歇性发作,以男性多见,半数以上先侵犯第一跖趾关节,早期关节间隙无变窄及骨质疏松,发作高峰期高尿酸为其特点,晚期形成痛风结节。

(二)强直性脊柱炎

【临床与病理】

强直性脊柱炎发生于 10 ~ 40 岁,以 20 岁左右发病率最高,男女比例约为 5:1。病因不明,目前普遍认为是一种自身免疫性疾病。人类白细胞抗原 B27 位点(HLA - B27)与强直性脊柱炎的发病关系密切。强直性脊柱炎患者 HLA - B27 阳性率高达 90% 以上,而正常人群阳性率为 6% ~8%。强直性脊柱炎主要侵犯椎小关节和周围韧带,起始于骶髂关节,逐渐上行性发展。椎体前缘上、下角受累,使椎体前缘变直呈"方形椎"。炎症引起纤维环及前纵韧带骨化,出现平行脊柱的韧带骨赘,形成"竹节状"脊柱(banboo spine)。髋关节常常亦可受累。坐骨结节、髂嵴、股骨粗隆、脊柱棘突和跟骨结节等肌腱韧带附着处羽毛状骨化,伴有足部骨皮质虫蚀样破坏,称为附丽病(enthesopathy)。

【影像学表现】

1. X 线表现

骶髂关节常为最早受累的关节,几乎100% 被累及,双侧对称性、反复性发病为其特征,是诊断的主要依据。X 线片显示骨质破坏以髂骨侧为主,开始骶髂关节面模糊,以后侵蚀破坏呈鼠咬状,边缘增生硬化,关节间隙假增宽;随后关节间隙变窄、骨性强直、硬化消失为其最终表现(图 9 - 4 - 3)。

骶髂关节炎依程度分为五级。0 级:正常;I 级:可疑异常;Ⅱ级:轻度异常,可见局限性侵蚀、硬化,但关节间隙无改变;Ⅲ级:明显异常,为中度或重度骶髂关节炎,至少有一项改变——侵蚀、硬化、关节间隙增宽或狭窄,或部分强直;Ⅳ级:严重异常,关节完全骨性强直。

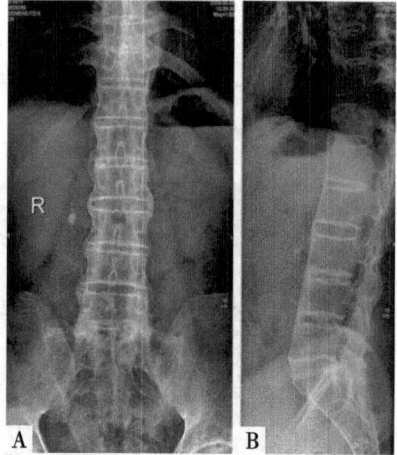

正位 X 线片、侧位 X 线片显示椎体边缘骨质增生,前纵韧带骨化,椎体呈方椎和竹节状改变。

图 9 - 4 - 3 腰椎强直性脊柱炎

骶髂关节炎发病后,逐渐上行性侵及脊柱,约 74.8% 的患者受累。开始病变侵蚀椎体前缘上、下角(Romanus 病灶)及骨突关节;Romanus 病灶加重则椎体前面的凹面变平直,甚至凸起,形成"方椎",纤维环及前纵韧带骨化,形成平行脊柱的韧带骨赘(syndesmophyte),使脊柱呈竹节外观,即"竹节状"脊柱。晚期,骨突关节囊、黄韧带、棘间和棘上韧带均可骨化;广泛的骨化使脊柱强直,但其强度下降,轻微外伤即可导致骨折。

寰枢椎侵蚀多发生于齿状突的前侧和背侧,寰枢椎半脱位较类风湿关节炎为少。

肌腱、韧带及关节囊与骨的附着部(enthesis)可有与骨面垂直的骨化,呈粗胡须状,也可有骨侵蚀,即为附丽病,占强直性脊柱炎患者的 10.7%,坐骨结节、股骨大转子、髂嵴、脊柱的棘突和跟骨结节等为常见发病部位。

髋关节是最常受累的周围关节,占强直性脊柱炎的 37.9%。髋关节炎多双侧对称,表现为关节间隙变窄、关节面侵蚀、关节面下囊变、反应性骨硬化、髋臼和股骨头关节面外缘骨赘及骨性强直。其他周围关节在 X 线片上少有改变。

2. CT 表现

CT 检查骶髂关节可消除关节前后重叠的干扰,比 X 线检查能更清晰地显示关节的轮廓和关节面侵蚀灶,并能早期发现侵蚀灶(图 9 - 4 - 4)。

3. MRI 表现

典型的强直性脊柱炎骶髂关节 MRI 表现为早期相邻骨质骨髓水肿,关节间隙血管翳为 T_1WI 低信号、T_2WI 高信号,增强扫描明显强化,与侵蚀灶相延续。可根据骨髓强化及水肿程度来判断病变的活动性。MRI 平扫加增强扫描可以 100% 诊断该病,是最敏感的影像学方法,并能显示出脊髓受压等情况(图 9 - 4 - 4)。

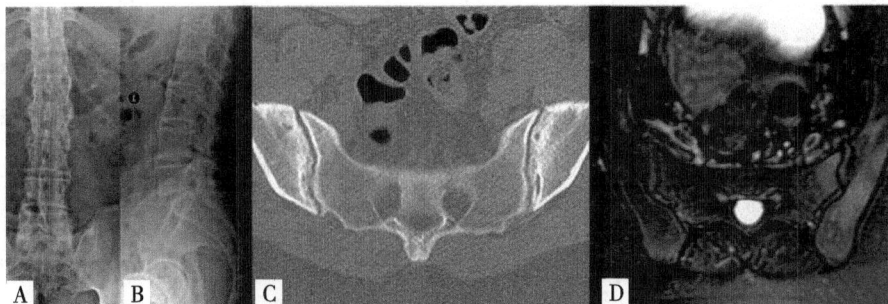

A,B. 正位 X 线片、侧位 X 线片显示胸、腰椎椎体呈"方椎"改变,骨小梁稀疏,各椎小关节间隙模糊;C. CT 图像示双侧骶髂关节间隙变窄,关节面骨质呈虫蚀样破坏;D. T_2WI 脂肪抑制序列示左侧骶髂关节间隙变窄,关节面欠光滑,相邻骶骨面及髂骨面可见片状高信号影,以髂骨面明显。

图 9 - 4 - 4 强直性脊柱炎脊柱及骶髂关节改变

【诊断与鉴别诊断】

1. 诊断要点

强直性脊柱炎几乎 100% 对称侵犯骶髂关节,大多侵犯脊柱;青年男性易发病,类风湿因子阴性,HLA - B27 通常阳性,因而容易与类风湿关节炎鉴别。

2. 鉴别诊断

牛皮癣性关节炎和 Reiter 综合征累及脊柱和骶髂关节较少,病灶不对称,常形成与脊柱垂直的骨赘,而本病则形成与脊柱平行的韧带骨赘;另外,临床发现皮肤牛皮癣、泌尿系的感染更有利于排除强直性脊柱炎。强直性脊柱炎主要依靠临床病史、体征和 X 线检查发现双侧对称性骶髂关节炎进行诊断。当临床高度怀疑为强直性脊柱炎而 X 线片正常时,可以选用 CT 检查和 MRI 检查。

二、退行性骨关节病

退行性骨关节病(degenerative osteoarthrosis)也称骨性关节炎(osteoarthritis,OA),是关节软骨变性引起的骨关节病变,常见于中、老年人,好发于承重和多动关节,以膝关节、髋关节、指间关节和脊柱多见。

【临床与病理】

退行性骨关节病分原发性和继发性两类。原发性最多见,无明显原因,见于老年人,为随年龄增长关节软骨退行性变的结果。继发性为任何原因引起的关节软骨破坏或损伤。软骨改变主要为退变、软骨表层侵蚀或磨损而引起软骨变薄,严重的可完全被破坏而剥脱。

在关节软骨受损后,关节面粗糙,形成裂纹并沿胶原网络向深层发展,滑液则从裂隙侵入软骨基质,使蛋白多糖中的软骨素硫酸酯链被消化,进而软骨面碎裂、关节面缺损、软骨下骨组织外露,使其密度增高、硬化,而下面的骨组织内形成假囊肿,周边软骨增生明显,形成骨赘(osteophyte)。骨赘脱落入关节腔则形成关节内游离体(loose body),滑膜受到刺激形成滑膜炎,累及关节囊时则引起关节囊炎、纤维化、增厚、钙化,也可累及韧带、肌腱导致关节变形、肌肉萎缩及关节功能障碍。

【影像学表现】

1. X 线表现

退行性骨关节病几乎可累及全身任何关节,包括滑膜关节和软骨联结。X 线片上显示关节间隙变窄、软骨下骨质硬化、骨赘形成。后期出现关节失稳、畸形、游离体和关节面下囊性变等(图 9 – 4 – 5)。临床症状往往不与 X 线表现的严重程度相关。

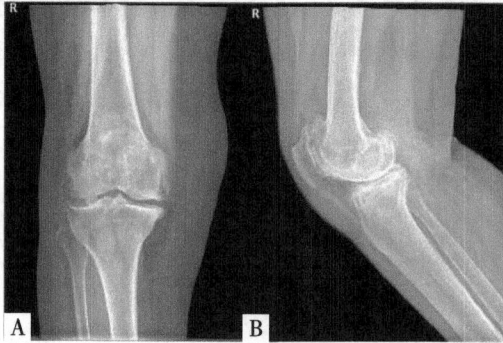

正位 X 线片、侧位 X 线片示右侧膝关节关节间隙变窄,关节周缘可见骨质增生,关节腔内可见游离体形成,关节面下囊变。

图 9 – 4 – 5   退行性骨关节病

关节间隙变窄是最常见的早期征象;骨赘开始可表现为骨的边缘变锐利,以后为关节面周缘的骨性突起,呈唇样或鸟嘴样;软骨下反应性硬化为骨性关节面广泛密度增高,在邻关节面区最显著,向骨干侧逐渐减轻;后期软骨下囊变很常见,可以单个或数个并存,表现为圆形、类圆形透光区,边缘清楚,常有窄硬化带。

如果是骨赘脱落引起的游离体则保留原有形态。如果为软骨钙化、骨化形成的则表现为类圆形高密度环,中央相对透亮区为骨髓组织,多为单个。

2. CT 表现

CT 检查复杂关节时扫描面与关节面垂直或多平面重组显示病变较好,比如脊柱、髌股关节(图 9 – 4 – 6)。

膝关节 CT 冠状位图像及矢状位多平面重组图像,示关节间隙稍变窄,关节面骨质增生硬化,关节面骨下可见小囊状改变。

图 9 – 4 – 6   膝关节退行性骨关节病(CT 表现)

3. MRI 表现

MRI 是唯一可以直接显示关节软骨的影像学方法,透明软骨在 PDWI 或 T_2WI 上为略高信号,梯度回波序列观察软骨最清晰。早期软骨肿胀,局部 T_2WI 上为高信号,随后软骨表面不规则、厚度不均匀(图 9 - 4 - 7),软骨面破坏缺损后出现关节间隙狭窄。

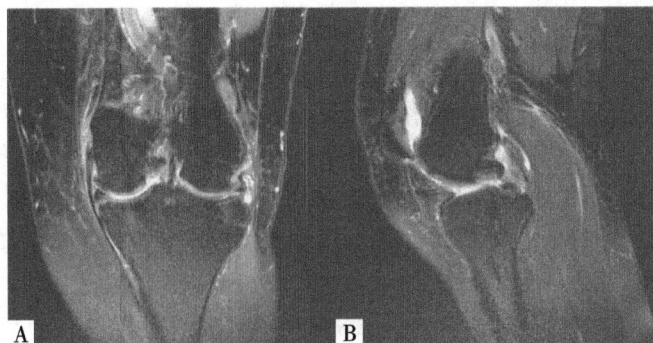

左侧膝关节 PDWI 冠状位及矢状位示关节软骨变薄、部分缺失,关节周缘可见骨赘形成,关节囊及髌上囊积液。

图 9 - 4 - 7 膝关节退行性骨关节病(MRI 表现)

【诊断与鉴别诊断】

1. 诊断要点

(1)X 线片主要表现为关节间隙变窄。

(2)关节面骨质增生硬化并形成骨赘。

(3)可有关节内游离体形成。

(4)MRI 检查关节软骨病损及软骨下骨质发生改变。

2. 鉴别诊断

与其他类型的关节病变的鉴别要点是中老年发病,慢性过程,无骨性关节面的破坏,早中期多无关节肿胀。

脊椎退行性骨关节病在 X 线片上也表现为骨质增生硬化和骨赘形成,并显示椎间隙变窄,易于诊断;但若明确黄韧带肥厚、椎间盘病变及脊髓受压等情况,则需行 CT 检查或 MRI 检查。

第五节 代谢性骨关节疾病

代谢性骨病(metabolic bone disease)指机体因先天因素或后天因素影响或干扰了正常骨代谢或生化状态,导致骨生化代谢障碍而发生的骨疾患。

一、检查方法

检查方法主要采用 X 线检查。其在代谢性骨病的诊断、随诊与疗效的评估中占有重要地位。但是在诊断时,必须结合临床表现,特别是生化指标方面的改变。

二、维生素 D 缺乏症

维生素 D 缺乏症(hypovitaminosis D)指由于维生素 D 及其活性代谢产物缺乏,引起钙、磷代谢紊乱,导致骨基质缺乏钙盐沉着,而引起的佝偻病(rickets)或骨质软化(osteo-malacia)。

【临床与病理】

维生素 D 缺乏症由维生素 D 缺乏引起。佝偻病发生在生长中的骨,主要病理变化为骺软骨和骺板软骨钙化不良,软骨细胞增生正常,而肥大带细胞柱不能进行正常的成熟和退变(钙盐沉积),导致软骨细胞柱增高、排列紊乱,从而骺板厚度增加,横径增宽,毛细血管不能正常长入,不能形成骨小梁,结果造成骺板及干骺端部分由未钙化或钙化不足的软骨及未钙化的类骨堆积,使得干骺端呈杯口样变形。骨质软化发生在发育成熟的骨,主要病理改变为骨内钙盐沉积减慢、停止或丢失,造成骨样组织聚积,使得骨骼质地变软。

佝偻病多见于出生数月至 3 岁小儿,临床主要表现为神经精神症状、骨骼改变和肌肉松弛。临床依病程分为初期、激期、恢复期和后遗症期。初期和激期常有神经精神症状,并有食欲减退、少动、睡眠不安、易激动、夜惊和多汗。佝偻病的骨骼改变常发生在维生素 D 缺乏数月后,表现为囟门闭合延迟、乳牙萌出迟缓、方颅、腕部手镯样畸形和串珠肋等,为临床激期的典型表现。"O"形腿或"X"形腿则是后遗症的表现。实验室检查见血钙、血磷减低,碱性磷酸酶升高。当前,由于人民整体生活水平提高和医疗保健条件的改善,典型病例已不多见。

【影像学表现】

1. X 线表现

佝偻病的主要表现有:①骺板先期钙化带不规则变薄、模糊,干骺端有一定程度凹陷;病变进展,先期钙化带消失,干骺端增厚膨出,致干骺端宽大、展开,中央部凹陷显著,呈杯口状。②干骺端骨小梁稀疏、粗糙、紊乱,呈毛刷状影,自干骺端向骨骺方向延伸(图 9-5-1)。③骨骺骨化中心出现延迟,边缘模糊,密度低且不规则。④骨骺与干骺骺间距加大。⑤全身骨骼密度减低,皮质变薄,骨小梁模糊,偶可合并有病理性骨折。⑥承重长骨弯曲畸形,膝内翻或膝外翻等。⑦胸部异常有鸡胸(图 9-5-2),肋骨前端与肋软骨交界处膨大如串珠状,称为串珠肋。⑧头颅呈方形,囟门闭合延迟。治疗后恢复期先期钙化带增厚,边缘清楚、规则,骨骺骨化中心相继出现。

2. CT 表现

CT 图像表现与 X 线片表现相似。

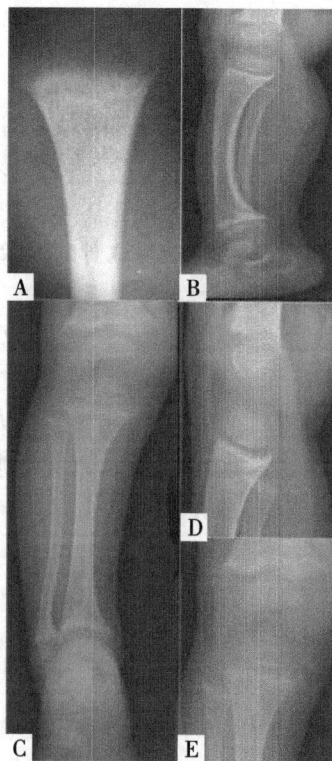

A. 干骺端骨小梁稀疏、粗糙、紊乱,呈毛刷状影;B~E. 右侧胫腓骨正位 X 线片、侧位 X 线片显示干骺端宽大、中心部分凹陷呈杯口状,并有毛刷状密度增高影,右侧胫腓骨弯曲变形。

图 9-5-1　佝偻病的 X 线表现

【诊断与鉴别诊断】

佝偻病的影像诊断主要依赖于 X 线检查。病变初期,X 线片上较难识别,须结合临床症状及实验室结果进行诊断。激期的 X 线表现具有特征,不难诊断。维生素 D 缺乏性佝偻病需要依靠临床表现和实验室检查与多种代谢性佝偻病鉴别。与骨质软化鉴别,后者主要表现为骨密度减低,骨小梁稀少、变细,骨皮质变薄,但边缘清晰,病理性骨折多见,但少有骨骼畸形。

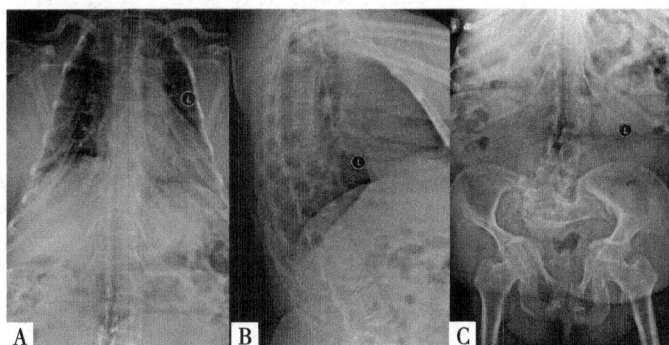

A,B. 胸部正位 X 线片、侧位 X 线片,显示胸廓上尖下宽呈"鸡胸"样;C.
骨盆正位 X 线片,显示双髋关节内陷,骨盆弯曲变形。

图 9 - 5 - 2 骨质软化

三、肾性骨病

肾性骨病(renal osteopathy)又称为肾性骨营养不良(renal osteodystrophy),是由各种慢性肾疾病所引起的钙、磷代谢障碍,酸碱平衡失调,维生素 D 代谢及继发性甲状旁腺功能亢进症等所造成的骨骼损害。肾性骨病可分为肾小球性骨病和肾小管性骨病。

(一)肾小球性骨病

【临床与病理】

肾小球性骨病(glomerular osteopathy)见于各种伴有持久性尿毒症的肾病患者,故又称为肾小球尿毒症骨病。机制至今不明,一般认为是双重性的,即抗维生素 D 现象和高血磷状态。肾功能不全影响维生素 D 的代谢,使钙的吸收减少并直接影响类骨的矿物沉积,引起软骨病或佝偻病。又由于肾小球对磷的滤过减低使血磷高引起血钙降低,低血钙刺激甲状旁腺增生肥大,分泌增多的甲状旁腺激素引起纤维囊性骨炎。骨硬化发生机制不明,可能为治疗后改变。

临床表现与肾原发疾病及发病时间有关。全身症状包括水肿、少尿、血压增高等。骨骼症状有骨质软化、腕踝肿大、串珠肋、驼背、鸡胸、膝内/外翻等。

【影像学表现】

影像学检查主要靠 X 线检查,主要表现有以下几个方面。

(1)骨质疏松 骨质疏松常见于腰椎及骨盆部位。

(2)骨质软化 儿童期表现为佝偻病。成人表现为骨质软化,主要有假骨折,长骨弯曲、骨盆三叶样变形,椎体双凹变形等(图 9 - 5 - 2)。

（3）继发性甲状旁腺功能亢进症　也称纤维囊性骨炎,主要特点为骨膜下骨吸收或软骨下骨吸收使皮质边缘不规则,骨吸收区为纤维组织代替,以指骨的骨皮质下骨吸收最有意义;还可见棕色瘤形成,骨吸收过度可出现局限性骨破坏区,继发黏液变性与出血而引起并形成含有棕色液体的囊肿(即所谓棕色瘤)。

（4）骨质硬化　骨质硬化表现为弥漫性骨质密度增高,骨小梁增粗或融合,严重者皮髓质界限不清,骨结构消失。椎体可分层状骨质密度增高。颅底骨质硬化呈象牙质样增厚。儿童骨质硬化主要表现为干骺端密度增高。骨质硬化一般见于病程较长的患者。

（5）骨骺滑脱　骨骺滑脱见于双侧股骨近端。

（6）软组织钙化　软组织钙化相当多见,多发生在关节周围、皮下组织、血管壁及内脏等部位(图9-5-3)。

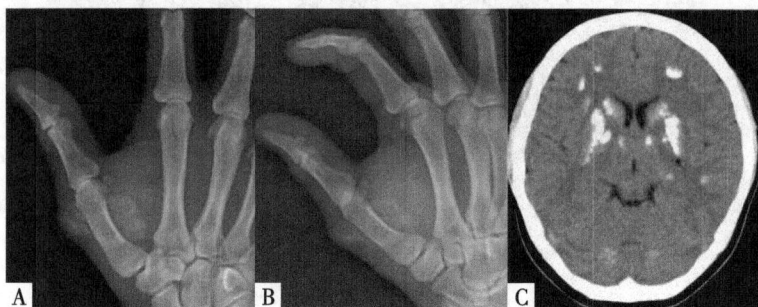

图9-5-3　甲状旁腺功能亢进症软组织及脑内钙沉积

【诊断与鉴别诊断】

诊断要点:肾性骨病均有明确的肾病史,甲状旁腺则有甲状旁腺病变。肾性骨病影像学检查方法主要为X线检查,应与原发性骨质疏松、骨质软化和甲状旁腺功能亢进症引起的骨改变相鉴别。

（二）肾小管性骨病

肾小管性骨病(renal tubular osteopathy)多见于先天性肾小管功能异常,包括抗维生素D性佝偻病、肾小管性酸中毒及范科尼综合征(Fanconi syndrome)。

【临床与病理】

（1）抗维生素D型佝偻病　抗维生素D型佝偻病为一种少见的X染色体显性遗传疾病,多见于儿童。主要原因为肾近曲小管对磷再吸收障碍。临床有血磷减低,尿磷增高,骨骼疼痛。骨骼改变主要为骨质软化。

（2）肾小管性酸中毒　肾小管性酸中毒多为先天性遗传疾病,也可由后天性疾病或中毒等引起。主要原因为肾近曲小管/或远曲小管病变导致体内酸碱平衡失调。骨骼病变主要为骨质软化和骨质疏松。

（3）范科尼综合征　范科尼综合征为常染色体隐性遗传疾病。主要原因为肾近曲小管功能缺陷,对磷、葡萄糖和氨基酸再吸收障碍。骨骼病变类似于佝偻病。

【影像学表现】

X线检查为主要检查方法。抗维生素D型佝偻病在X线片上可见骨质密度减低,儿童佝偻病改变,如长骨干骺端呈杯口状,临时钙化带模糊呈毛刷状,骺线增宽。下肢弯曲变形,椎体呈双凹变形,骨盆可见到假骨折线。可有骨质硬化,如椎体分层状骨质密度增高,呈"橄榄球衫征"。肾小管性酸中毒主要表现为典型佝偻病(或骨质软化),常有假骨折及肾钙化。纤维囊性骨炎及骨质硬化少见。范科尼综合征其表现亦为典型佝偻病(或骨质软化)(图9-5-4)。

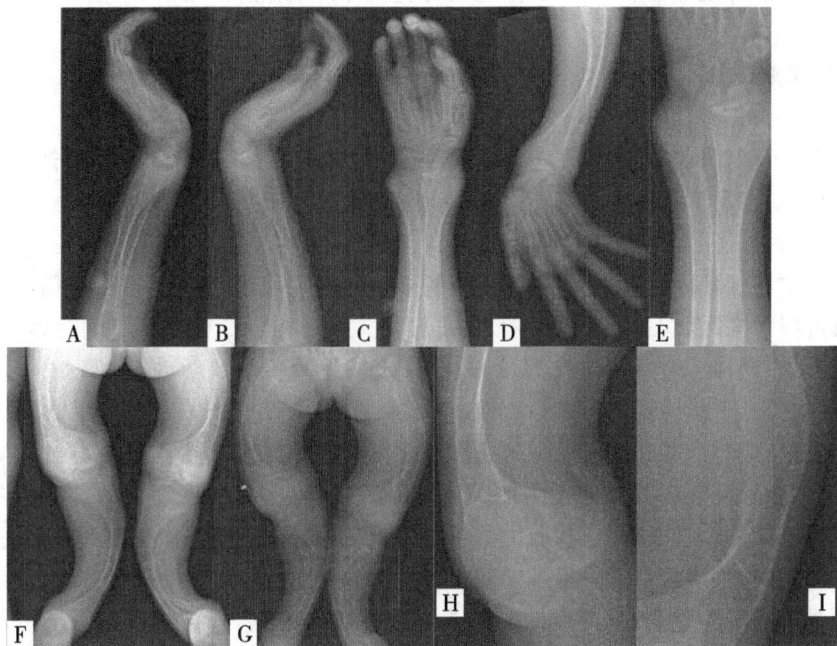

图9-5-4 范科尼综合征

各长骨、骨盆正位X线片、侧位X线片显示双前臂长骨弯曲,骨质密度减低;股骨、胫腓骨两端骺板增厚、骺线增宽,先期钙化带模糊或消失,骨骺和干骺端松质骨骨纹理模糊并部分增粗,骨干弯曲。

【诊断与鉴别诊断】

本病影像学检查主要靠X线检查,但缺乏特异性,与其他类型肾性骨病在影像学上不易鉴别,诊断需依靠临床表现和实验室检查。

第六节 骨缺血性坏死

一、股骨头缺血性坏死

【临床与病理】

股骨头缺血性坏死(ischemic necrosis of femoral)近年来日趋增多,其发病率远超过儿童股骨头骨骺缺血性坏死。病因很多,可达40种,常见的有创伤、皮质激素治疗和酒精中毒。股骨头缺血性坏死是股骨颈骨折最常见的并发症,股骨头主要血供来源于股深动脉发出的旋股内侧动脉和旋股外侧动脉,两者在股骨颈基底部形成动脉环,因此关节囊内骨折（股骨头下骨折、股骨颈骨折）会导致股骨头血供减少，易并发股骨头缺血性坏死。此外，有相当部分股骨头缺血性坏死患者找不到明确原因，称特发性、原发性或自发性股骨头缺血性坏死。股骨头缺血性坏死好发于 30 ~ 60 岁男性，50% ~ 80% 的患者最终双侧受累。股骨头缺血性坏死的主要症状和体征为髋部疼痛、压痛、活动障碍、跛行及"4字"试验阳性。晚期，关节活动受限加重，同时肢体缩短、肌肉萎缩和屈曲、内收畸形。

病理上坏死中心部位到正常活性区域分为四个带：细胞坏死带、缺血损伤带、充血反应修复带及正常组织。

【影像学表现】

1. X 线表现

股骨头坏死的 X 线征象因病期不同而不同。早期股骨头内出现斑片状密度增高区，局部骨小梁模糊，以股骨头前上方多见，此时股骨头轮廓形态正常。这种密度增高区在周围活性骨质疏松衬托下表现为相对性密度增高，是病变所在。随着病变的发展，早期所见的相对性密度增高区域周边出现弯曲走行的真正高密度硬化边，有时两者之间有低密度带。病灶形态可以是椭圆形、三角形或楔形，这是股骨头坏死的特征性表现。病变继续发展，由于在坏死骨质被吸收修复过程中，其承重能力减弱，继续负重或运动首先造成邻近关节软骨下的坏死骨、骨小梁反复轻微骨折，此时 X 线片上可以观察到关节软骨下方沿骨折线分布的低密度区，此时为新月征。以蛙位投照片上易于观察。反复小梁骨折导致软骨下骨板变扁平，因此新月征预示股骨头塌陷的开始，是诊断股骨头缺血性坏死的重要征象。由于病变区域骨小梁的断裂嵌插及骨质修复，股骨头最终塌陷的程度因病变范围不同而不同。由于股骨头塌陷，关节软骨下骨板必然变得不平整，其上方关节软骨受力状况发生改变，加速关节软骨的退变。因此，未治疗的股骨头缺血性坏死晚期，都会继发髋关节退行性关节炎，X 线片上出现髋关节面下囊变、关节间隙狭窄等改变（图 9 - 6 - 1）。

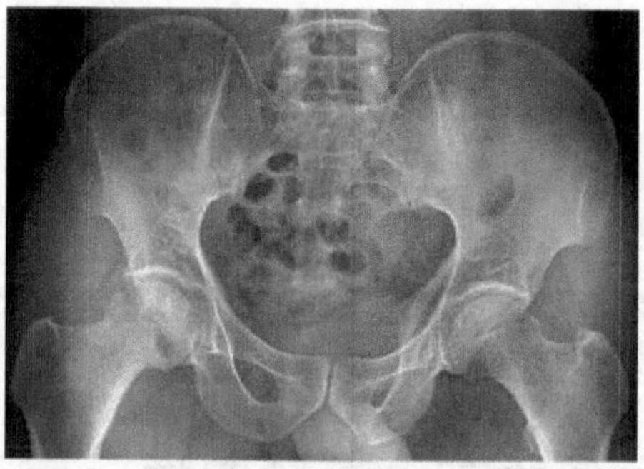

骨盆正位 X 线片，显示右侧股骨头囊变，关节面塌陷。

图 9 - 6 - 1　右侧股骨头坏死

2. CT 表现

CT 检查主要用于明确 X 线检查阴性或可疑的股骨头缺血性坏死征象，从而进行诊断。早期表现为股骨头内簇状、条带状和斑片状高密度硬化影，边缘较模糊。条带状硬化影粗细不均，主要有三种走行：①沿正常股骨头星芒状结构，自股骨头中心向周围延伸；②与正常股骨头星芒状结构交叉走行；③伴行股骨头边缘皮质下或表现为皮质增厚。三种走行方式可单独或同时存在。斑片状高密度硬化区呈扇形或地图形，其内正常骨小梁结构模糊或消失,可呈磨玻璃样改变,周围多有高密度硬化条带构成的边缘,颇具诊断特征。不同形态的高密度硬化边亦可交织融合。随病程发展,股骨头前上部高密度硬化周围和边缘部出现条带状或类圆形低密度区,内为软组织密度。少数类圆形低密度区内可含有气体。条带状密度区外侧多伴有并行性的高密度硬化带,类圆形低密度区周围可伴有硬化缘和相邻骨皮质的局限性吸收缺失。低密度区所包绕的高密度硬化区随病程进展可逐渐缩小,或呈高低混杂密度改变。

股骨头塌陷可发生于低密度区出现前后或同时,表现为股骨头皮质成角、台阶状、双边征、裂隙征和股骨头碎裂。由于股骨头塌陷多以承重的顶部明显,CT 扫描图像有时难以发现 X 线片已经显示的轻微塌陷。新月征多位于股骨头前侧皮质下。台阶征和双边征亦多见于前侧皮质。裂隙征多出现于股骨头前上部高密度硬化区内,呈条状软组织密度影。

股骨头和髋臼边缘增生肥大,关节面增生硬化,关节间隙变窄见于本病晚期。

3. MRI 表现

大多数表现为股骨头前上部边缘的异常条带影,在 T_1WI 上为低信号、在 T_2WI 上亦为低信号或内高外低两条并行信号带,与 CT 图像上的硬化带或并行的透亮及硬化带相对应,此即为双线征,为较特异的诊断征象。在双线征中,外侧低信号带为增生硬化骨质所致,内侧高信号带为肉芽组织纤维修复的结果。条带状影所包绕的股骨头前上部可呈四种信号特点:正常骨髓信号;短 T_1、长 T_2 组织信号;长 T_1、长 T_2 组织信号;长 T_1、短 T_2 组织信号。早期病变除周边信号环外呈骨髓信号,晚期病变则呈低信号,提示骨髓脂肪组织被纤维增生组织或骨质增生硬化替代(图 9 - 6 - 2)。

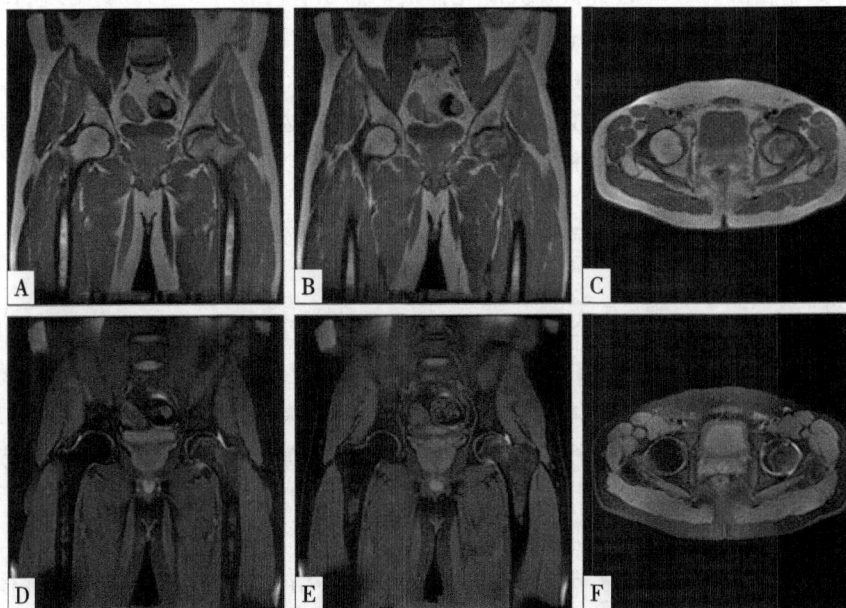

A,C. 冠状位 T_1WI;B,D. 冠状位脂肪抑制 T_2WI;E,F. 轴位 T_1WI 和 T_2WI;显示左侧股骨头变扁塌陷,前上部边缘异常条带影,在 T_1WI 上为低信号、在 T_2WI 上亦为低信号或内高外低两条并行信号带。

图 9 - 6 - 2 左侧股骨头坏死

【诊断与鉴别诊断】

股骨头出现斑片状密度增高区伴周边不规则走行硬化边、新月征及股骨头塌陷而髋关节间隙正常是股骨头缺血性坏死的典型 X 线表现，可以做出明确诊断，但此时病变已处于晚期。CT 较 X 线片敏感。MRI 是诊断股骨头缺血性坏死最敏感和特异的方法。

股骨头缺血性坏死的 X 线及 MRI 征象比较特异，典型病变不难诊断。但应与以下疾病或正常变异鉴别。①退行性假性囊肿：局限于持重区关节面下，形态规整，无明显股骨头塌陷。②暂时性骨质疏松：MRI 虽可出现长 T_1、长 T_2 信号区，与股骨头坏死周边的骨髓改变相似，但病变短期随访信号可恢复正常，不出现典型的双线征。③骨岛：多为孤立性的圆形硬化区，密度较高，边缘较光整。

二、胫骨结节骨软骨病

【临床与病理】

胫骨结节骨软骨病常发生在 10 ~ 15 岁少年，男性多于女性。大多数学者认为，其病因与外伤有关系。胫骨结节骨软骨病的临床症状在诊断中占有重要地位。患者都有局部肿胀、疼痛和压痛。

【影像学表现】

胫骨结节骨软骨病在 X 线片上表现为髌韧带的胫骨结节端肿胀，其中有小斑片，胫骨结节边缘不规则和碎裂，并有碎骨片分离，局部软组织肿胀。

【诊断与鉴别诊断】

胫骨结节由胫骨近端的唇状骨突骨化而成。唇状骨突核在 9 ~ 11 岁出现，13 ~ 15 岁与胫骨近端骨骺联合，20 岁左右与胫骨骨干联合。唇状骨突在发展过程中出现两个或两个以上的骨化中心，不要误诊为是胫骨结节的碎裂碎片。

胫骨结节附近也可出现孤立的骨化核。该骨化核边缘光滑锐利，有清晰的骨小梁，位于髌韧带的曲侧。髌韧带不肿胀。

三、椎体骺板缺血性坏死

【临床与病理】

椎体骺板缺血性坏死又称 Scheuermann 病、青年性后突、青年驼背等。正常椎体骨骺的骨化中心于 8 ~ 13 岁出现，18 岁左右闭合。椎体骺板缺血性坏死好发于 10 ~ 18 岁青少年，以 14 ~ 16 最为常见。椎体骺板缺血坏死常侵犯多个椎体，好发于胸椎下段和腰椎上段，以生理学后突明显且负重较大的第 8 ~ 11 胸椎受累最常见，偶尔累及全部胸腰椎。

【影像学表现】

1. X 线表现和 CT 表现

椎体骨骺出现迟缓，呈分节状，密度增高，轮廓不清，形态不规则。正常椎体骨骺与椎体间匀称的透明线不规则增宽。椎体前部上下缘亦可见局限性凹陷，呈阶梯状变形，椎体前缘亦可不整齐。椎间隙正常或前部增宽。椎体相邻面常见 Schmorl 结节。恢复期，骺板与椎体融合，但椎体仍呈楔形或阶梯状，脊柱后突畸形亦永久存在。

2. MRI 表现

椎体楔形变、上下缘阶梯状变形与 X 线片、脊柱 CT 矢状位重建图像上表现一致。

Schmorl 结节呈长 T_1、长 T_2 信号,边缘有更长 T_1、更短 T_2 信号围绕。

四、糖尿病足

【临床与病理】

糖尿病足是糖尿病的一种重要并发症。糖尿病足的病变基础是神经和血管病变,而感染则加重其病变。周围神经病变所致的保护性感觉消失是导致足部溃疡最重要和最常见的原因。糖尿病患者的周围血管病变发生率高,起病早,进展快,病情重,常累及胫前、胫后和腓动脉分叉以下,引起骨坏死。临床表现:皮肤瘙痒、干燥、无汗,皮肤有色素沉着;肢体凉,水肿或干燥,肢端感觉异常,间歇性跛行,下蹲困难;肢体肌肉萎缩,易出现韧带损伤。

【影像学表现】

1. X 线表现

糖尿病足的 X 线表现分为萎缩型和增生型两种。两种表现可以单独存在,亦可并存。①萎缩型:表现为骨质疏松;关节旁骨质缺损或吸收,主要发生在指骨和跖骨头,尤其是拇趾;骨端溶骨,常见于跖骨远端和近节趾骨,亦可见趾骨末节;趾骨骨干对称性变细。②增生型:骨质增生硬化,还可出现骨膜新生骨。当软组织感染时,表现为局部软组织肿胀,密度增高,伴有产气杆菌感染时,于皮下、肌间束间有低密度影(图 9 - 6 - 3)。

2. CT 表现

CT 图像可评价 X 线片上的微小异常及未能显示的病变。此外,CT 图像还可显示骨髓腔内气体影,有助于骨髓炎的诊断。

3. MRI 表现

MRI 对软组织分辨率高,可以反映糖尿病足复杂的各种病理改变:①软组织梗死区表现为梗死区边界清楚,增强扫描后无强化,而其周围由于反应性充血,增强后可有

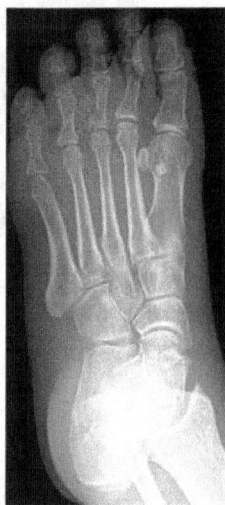

右足斜位 X 线片,显示右足趾骨多处骨质缺损,周围软组织内积气。

图 9 - 6 - 3 糖尿病足

强化。骨梗死表现为骨髓中央可见纵行、蜿蜒走行的异常信号灶,边界清楚、锐利,内部信号混杂,有脂肪、纤维组织及水肿等信号,在 T_2WI 上可见高低信号双线征。②软组织水肿在 T_2WI 或 STIR 上呈高信号,增强扫描可见强化;晚期可见足部肌肉萎缩,肌肉内脂肪浸润。③蜂窝织炎在 T_1WI 上皮下脂肪信号消失,在 T_2WI 或 STIR 上呈高信号,增强扫描后弥漫性强化。④骨髓炎主要是由于邻近溃疡、软组织感染直接侵犯所致,易累及足部和踝部。在 T_1WI 上骨髓高信号消失,呈低信号改变,在 T_2WI 或 STIR 上呈高信号,增强扫描有强化。⑤肌腱滑膜炎表现为腱鞘内积液,滑膜增厚(图 9 - 6 - 4、图 9 - 6 - 5)。

【诊断与鉴别诊断】

糖尿病患者出现足部的骨质疏松、骨质破坏、关节畸形、软组织肿胀、溃疡及坏疽,局部皮肤的感觉减退时,则可诊断为糖尿病足。但应与多种疾病相鉴别。①化脓性骨髓炎:发病急,疼痛重,骨质破坏常伴有骨质硬化及骨膜反应,好发于干骺端,病变范围大,

愈合后不恢复关节原状,常引起关节强直。糖尿病足的骨质破坏伴骨质硬化及骨膜反应相对较轻,经长期稳定的治疗,有时可完全修复,关节也可再现,这是化脓性脊髓炎特有的。②痛风性关节炎:好发于第一跖趾关节,呈囊样的穿凿状改变,常位于关节边缘,局部软组织可见痛风结节,临床上疼痛明显,血尿酸升高对该病有重要的诊断价值。③麻风病或神经性感觉异常:发生于足近侧及踝部时,须密切结合临床和化验检查来进行鉴别。

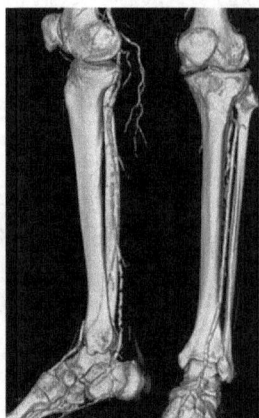

下肢血管 CTA 图像,显示右侧下肢血管多发局限性狭窄。

图 9 - 6 - 4　糖尿病足

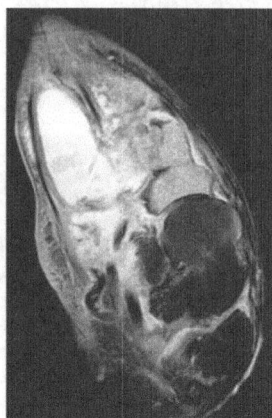

右足 T_2WI 矢状位图像,显示骨髓高信号消失,呈低信号改变,腱鞘内积液,滑膜增厚,皮下脂肪呈高信号。

图 9 - 6 - 5　糖尿病足

第七节　骨肿瘤与骨肿瘤样病变

一、概述

(一)骨肿瘤的分类

骨肿瘤(bone tumor)包括原发性骨肿瘤和继发性骨肿瘤。根据 WHO 提出的分类标准,原发性骨肿瘤主要包括骨、软骨、纤维、造血组织、血管、平滑肌、脂肪、脊索组织源性的肿瘤及纤维组织细胞瘤、富含破骨细胞样巨细胞的肿瘤、尤文肉瘤、造釉细胞瘤和未分化高度恶性多形细胞肉瘤等。继发性骨肿瘤主要包括恶性肿瘤的骨转移和骨良性病变的恶变。骨肿瘤样病变并非真性肿瘤,指临床、病理和影像学表现与骨肿瘤相似,并具有复发和恶变等骨肿瘤特征的一类疾病,如骨的纤维异常增殖症和畸形性骨炎等。

(二)骨肿瘤和骨肿瘤样病变的诊断

骨肿瘤和骨肿瘤样病变种类繁多,表现复杂多变,诊断包括以下方面:①判断是良性还是恶性;②如为恶性,是原发恶性肿瘤还是转移性肿瘤;③确定肿瘤的侵犯范围;④推断肿瘤的组织学类型。影像学检查起着重要作用,它不仅能显示肿瘤的部位、大小、局部骨和软组织的改变及肿瘤的侵犯范围,还常常能帮助对病变的良、恶性及原发性或转移性做出判断。但由于骨肿瘤和骨肿瘤样病变的影像学表现多种多样,常无典型征象,因而单纯依靠影像学检查确定肿瘤的组织类型在多数情况下仍较困难。正确的诊断有赖于对患者的年龄、病变进程等临床资料、影像学表现及实验室检查的综合分析,最后还需同病理检查结合才能确定。当观察骨肿瘤和骨肿瘤样病变的影像时,应注意病变的部位、数目、局部骨质改变、骨膜增生和周围软组织变化等。表 9-7-1 是良性骨肿瘤/骨肿瘤样病变与恶性骨肿瘤的影像学表现特点。

表 9-7-1　良性骨肿瘤/骨肿瘤样病变与恶性骨肿瘤的鉴别

	良性骨肿瘤和骨肿瘤样病变	恶性骨肿瘤
生长情况	生长缓慢,可推压邻近组织,但不对其侵犯;无转移	生长迅速,易侵犯邻近组织;可有转移
局部骨变化	呈膨胀性骨质破坏,边缘锐利,与正常骨分界清楚,周围可见骨质增生硬化	呈浸润性骨质破坏,边缘不规则,与正常骨分界不清
骨膜增生	多无骨膜增生,病理骨折后可有少量骨膜增生,所形成的骨膜新生骨一般均匀、致密、清晰,且不被破坏	骨膜新生骨表现形式多样,常不成熟,并可被肿瘤侵犯破坏形成 Codman 三角
软组织肿块	多无软组织肿块影,如有肿块,其边缘多清楚	侵入软组织形成肿块,与周围组织常分界不清

(三)X 线检查、CT 检查及 MRI 检查在骨肿瘤和骨肿瘤样病变诊断中的作用

X 线应用于骨骼系统疾病的诊断已经 100 多年,具有丰富的经验并形成了成熟的理论体系。其检查费用低,使用简便,是骨肿瘤和骨肿瘤样病变的诊断中最常用和首选的检查方法,可用于检出和显示病变,确定病变位置、大小、数目,帮助对病变定性诊断,评价治疗效果。但 X 线检查提供的是各结构相互重叠的影像,对解剖结构复杂部位的病变显示欠佳,较小病灶可能被掩盖难以显示;另外,X 线检查敏感性低,其所显示的骨质改变可比临床表现及病理表现出现晚,在肿瘤早期 X 线检查可无明显异常。

CT 检查为断面成像,影像无重叠,密度分辨率高,可较 X 线更好地显示病变边缘的骨质破坏、骨性包壳的完整性、骨膜新生骨及病变内骨化和钙化的情况;可鉴别脂肪组织和水样密度的液体,发现液-液平面;增强扫描还可提供病变血供情况的信息,显示低密度坏死,有助于对骨肿瘤和骨肿瘤样病变,尤其是在解剖结构较复杂的部位,如脊柱和骨盆等处发生病变的定性诊断。

MRI 检查也是断面成像,并具有其他检查方法无可比拟的软组织分辨率,对骨髓变化敏感,可早期发现病变。另外,MRI 检查成像参数多,获取的组织信息丰富,显示骨髓水肿及软组织肿块和水肿效果好,结合增强扫描提供的组织血供信息,可帮助对骨肿瘤和骨肿瘤样病变进行定性诊断。但是,MRI 检查对细小的骨化、钙化的显示不如 X 线检查和 CT 检查,在一定程度上限制了其在骨肿瘤和骨肿瘤样病变定性诊断方面的作用。

CT 检查和 MRI 检查都可通过多平面成像和三维重组形成的图像来显示病变,其增强扫描的图像不仅可显示病变的血供情况,还可更好地显示病变的边界和周围的血管结构,并可进行血管造影成像,对病变范围及其血管邻近结构关系的显示优于 X 线检查,在

骨肿瘤和骨肿瘤样病变的局部分期和治疗后效果评估上优于 X 线检查。相对于 CT 检查、MRI 检查对病变在软组织和髓内的侵犯范围及邻近关节受累情况的显示上具有优势；另外，MRI 检查无须使用对比剂就可进行血管成像，可做到完全无创，避免使用对比剂的副作用。

二、良性骨肿瘤

(一)骨软骨瘤

骨软骨瘤(osteochondroma)又名骨软骨性外生骨疣，是一种软骨源性肿瘤，为最常见的良性骨肿瘤之一，有单发和多发之分，以单发多见。多发性骨软骨瘤为一种先天性骨骼发育异常，是由双亲传递的常染色体显性遗传病。骨软骨瘤多见于 30 岁之前，男性发病率稍高于女性；可发生于任何软骨内化骨的骨，好发于长骨干骺端，以股骨远侧干骺端及肱骨和胫、腓骨近侧干骺端最常见，扁骨较少发生。

【临床与病理】

骨软骨瘤表现为表面覆盖有透明软骨帽的骨性赘生物，软骨帽外还被覆纤维性软骨膜，与母体骨的骨膜相连续。肿瘤的症状与其大小及部位有关，多表现为长时间存在的质硬肿物；肿瘤可压迫邻近的肌腱、神经、血管等结构产生相应的症状。多发性骨软骨瘤可影响长骨的正常发育生长，形成弯曲与短缩畸形。若肿瘤突然加速生长和/或疼痛加剧，应考虑恶变的可能。多发性骨软骨瘤较单发者易于恶变。

【影像学表现】

1. X 线表现

X 线片上骨软骨瘤的骨性基底表现为向外突出的骨性赘生物；其骨皮质和小梁与母体骨的对应成分相延续；其顶端可略为膨大，呈菜花状或丘状隆起(图 9 - 7 - 1)。软骨盖帽在 X 线片上不显影。当软骨钙化时，骨性基底顶缘外出现点状或环形钙化影。发生于长骨者多背离关节生长。肿瘤骨性基底在非切线位上可呈环形致密影(图 9 - 7 - 1)。肿瘤可压迫邻近骨产生移位或畸形。多发性骨软骨瘤的单个肿瘤的影像学表现与单发性骨软骨瘤相似。

2. CT 表现

骨软骨瘤的 CT 平扫图像表现与 X 线片表现相仿，增强扫描多无明显强化。在 X 线片显示不清的情况下，CT 图像可以显示骨皮质和骨松质与母体骨相延续的肿瘤基底，从而明确诊断。

3. MRI 表现

MRI 上骨软骨瘤骨性基底部的信号特点与母体骨相同，软骨帽在 T_1WI 上呈低信号，在 T_2WI 上呈高信号，信号特点与关节透明软骨相似(图 9 - 7 - 1)。

4. 骨软骨瘤恶变的表现

(1)软骨帽增厚，发生于长骨者超过 1 cm 或突然出现大量不规则钙化。

(2)钙化软骨帽密度变淡，边界不清，钙化残缺不全或边缘模糊。

(3)母体骨、邻近骨或肿瘤本身骨质不规则破坏，并与周围软组织失去清晰边界(图 9 - 7 - 2)。

(4)远处出现转移性病灶。

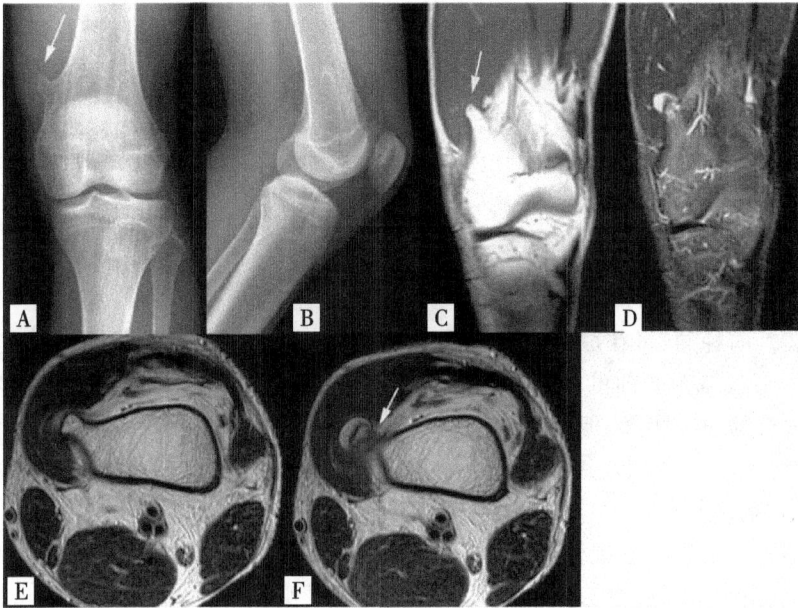

A. 膝关节正位 X 线片,显示股骨下段向外伸延突出的骨性赘生物,其骨皮质和骨小梁与母体骨的对应成分相延续,背离膝关节生长;B. 膝关节侧位 X 线片,显示肿瘤骨性基底在非切线位呈环形致密影;C. 膝关节股骨下段冠状 T_1WI;D. 股骨下段脂肪抑制冠状 T_2WI;E,F. 股骨下段连续两幅横断面 T_2WI,显示骨软骨瘤的骨性基底部的信号与母体骨相同。

图 9 - 7 - 1 股骨下段骨软骨瘤

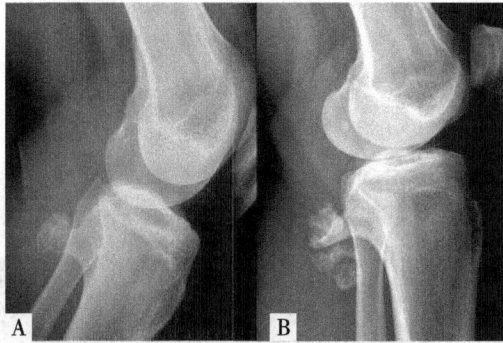

A 和 B 为同一患者前后两次膝关节侧位 X 线片。A. 恶变前的骨软骨瘤,表现为胫骨上段向后伸延突出的骨性赘生物,其骨皮质和骨小梁与母体骨的对应成分相延续;B. 恶变后的骨软骨瘤,表现为肿瘤的骨性基底不规则破坏,边缘不整,邻近软组织内出现大量不规则钙化。

图 9 - 7 - 2 胫骨上段骨软骨瘤恶变

【诊断与鉴别诊断】

1. 诊断要点

表面覆盖有透明软骨帽的骨性赘生物,其骨皮质和骨小梁与母体骨的对应成分相延续。

2. 鉴别诊断

(1)骨旁骨瘤 肿瘤来自骨表面,由密质骨构成,不与母体骨的髓腔相通。

(2)表面骨肉瘤 表面骨肉瘤为恶性肿瘤,不具有骨皮质和骨松质结构的基底,与受累骨没有骨皮质和骨小梁的延续。

(3)皮质旁软骨瘤和皮质旁软骨肉瘤 鉴别点同上。当 X 线片鉴别有困难时,CT 图像和 MRI 可避免重叠,清楚显示骨软骨瘤的特征性结构。

(二)骨巨细胞瘤

骨巨细胞瘤(giant cell tumor of bone)又称破骨细胞瘤(osteoclastoma),是一种良性但有局部侵袭性的肿瘤,可在放疗或手术治疗后恶变,少数一开始就是恶性。其好发年龄 20~45 岁。骨骺未愈合前的骨巨细胞瘤非常少见。肿瘤好发于四肢长骨骨端和骨突,即已与骨干愈合的原骨骺部,但很少穿透关节软骨,在中轴骨中骶骨最好发。女性发病率稍高于男性。

【临床与病理】

骨巨细胞瘤由类圆形或梭形的单核细胞组成,其间不均匀散布巨噬细胞和大的破骨细胞样巨细胞;肿瘤间质血管丰富并可含有较多纤维组织成分;大的肿瘤内出血、坏死常见,有时还可见充满血液的囊腔。其主要症状是患部疼痛、肿胀或形成肿块及关节活动受限,5%~10%的患者可合并病理性骨折;当骨质膨胀变薄时,压之可有捏乒乓球感。

【影像学表现】

1. X 线表现

在 X 线片上,骨巨细胞瘤多呈膨胀性骨质破坏,边缘达骨性关节面下,可偏心生长;骨壳较薄,轮廓一般完整,有时呈多房状;肿瘤有横向膨胀的倾向,其最大径线常与骨干垂直;骨破坏区内一般无钙化和骨化影,其与正常骨的交界清楚,但边缘少有硬化;一般无骨膜新生骨,或仅在骨壳与正常皮质交界处存在少量骨膜新生骨(图 9-7-3)。良、恶性骨巨细胞瘤在 X 线上并无明确分界,以下几点提示恶性:①肿瘤与正常骨交界处模糊,有虫蚀状、筛孔样骨质破坏,骨性包壳残缺不全。②骨膜增生较显著,出现 Codman 三角。③软组织肿块较大。④患者年龄较大,疼痛持续加重,肿瘤突然生长迅速并有恶病质。

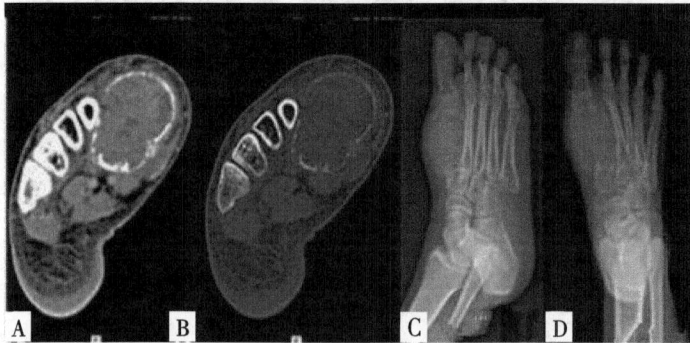

A,B. 右足软窗及骨窗 CT 轴位影像,显示右足第一跖骨类圆形膨胀性骨质破坏区,边界清楚、无硬化,其内未见骨化、钙化,周围未见骨膜新生骨;C,D. 右足正斜位 X 线片,显示病变呈膨胀性生长,最大径与骨干垂直。

图 9-7-3 右足第一跖骨骨巨细胞瘤

2. CT 表现

CT 图像可清楚显示骨巨细胞瘤的骨性包壳,其内面凹凸不平,但并无真正的骨性间隔,X 线片上的分房征象实际上是骨壳内面骨嵴的投影(图 9 − 7 − 3)。肿瘤与松质骨的交界多清楚,但无硬化;瘤内密度不均,可见低密度无强化的坏死区,有时可见液 − 液平面。

3. MRI 表现

骨巨细胞瘤多数在 MRI 上表现为边界清楚的骨质破坏,与肌肉相比,在 T_1WI 上主要呈低信号或等信号,如出现高信号区提示出血;在 T_2WI 上信号多不均匀,肿瘤实性成分多呈稍高信号,低于皮下脂肪的信号强度,其内的胶原纤维和含铁血黄素呈低信号,液化坏死及囊变区呈高信号;在肿瘤的出血和坏死、囊变区可出现液 − 液平面;增强扫描肿瘤多呈不均匀较明显的强化(图 9 − 7 − 4)。

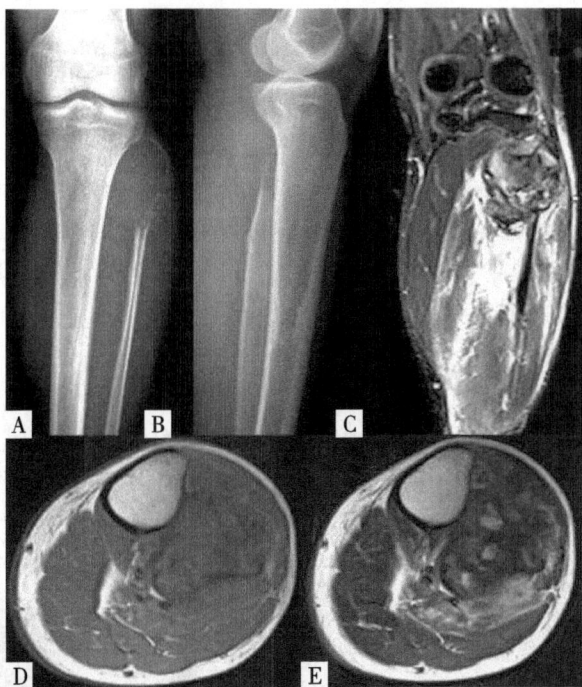

A,B. 分别为胫、腓中上段正位 X 线片、侧位 X 线片,显示腓骨上端膨胀性骨质破坏,边界不清、模糊,部分骨壳缺失,外侧可见骨膜三角,周围见软组织肿块。C ~ E. 分别为小腿冠状面脂肪抑制 T_2WI、T_1WI、增强后 T_1WI,显示肿瘤组织在 T_2WI 上主要呈不均匀较高信号,内见更高信号,在 T_1WI 上主要呈等信号,混杂有低信号区,增强后病变不均匀明显强化,T_2WI 更高信号区未见强化。

图 9 − 7 − 4 腓骨上端恶性骨巨细胞瘤

【诊断与鉴别诊断】

1. 诊断要点

骨巨细胞瘤发生在成熟骨(干骺已愈合)骨端,导致偏心、膨胀性骨破坏。

2. 鉴别诊断

(1)骨囊肿 骨囊肿多在干骺愈合前发生,位于干骺端而非骨端,其膨胀不如骨巨细胞瘤明显且沿骨干长轴发展。

（2）成软骨细胞瘤　成软骨细胞瘤多发生于干骺愈合前的骨骺,骨壳较厚且破坏区内可见钙化影。

三、恶性骨肿瘤

（一）骨肉瘤

骨肉瘤(osteosarcoma)是最常见的非造血组织源性原发恶性骨肿瘤,多起源自髓腔,少数可发生在骨表面。骨肉瘤可发生于任何骨,但好发于长骨干骺端,尤其是股骨远端及胫骨和肱骨近端最多见。骨肉瘤常见于年轻人,好发年龄为11~20岁;在中老年患者发生的骨肉瘤继发于其他疾病,如继发于放疗、Paget病、骨梗死等。骨肉瘤在男性的发病率高于女性。

【临床与病理】

骨肉瘤最主要的病理特点是肿瘤细胞能直接形成骨样组织或骨质。此外,肿瘤内还可见异常的软骨和纤维等成分,出血、坏死和囊变常见。患者的临床表现主要有局部疼痛、肿胀或形成肿块、运动障碍及疲乏、消瘦等全身症状。5%~10%的患者可发生病理性骨折。实验室检查可发现碱性磷酸酶增高、贫血等。骨肉瘤主要通过血行转移,最常转移至肺,偶尔也可见淋巴结转移。骨肉瘤还可以有跳跃性转移,即位于与原发瘤同一骨内的或位于邻近关节对侧骨内的孤立转移结节,与原发瘤无直接联系,患者无远处转移的证据,也未经过放疗或化疗的则可以诊断。

【影像学表现】

1. X线表现

（1）骨质破坏　边界不清,形态不规则,可呈筛孔、虫蚀或大片状。

（2）肿瘤骨　肿瘤骨多位于骨破坏区和软组织肿块内,是影像诊断骨肉瘤的重要依据,其形态可为以下几种。①云絮状:密度较低,边界模糊;②斑块状:密度较高,边界清楚;③针状:多数为细长骨化影,大小不一,边界清楚或模糊,彼此平行或呈辐射状,位于骨外软组织肿块内。

（3）软组织肿块　软组织肿块表示肿瘤已侵犯骨外软组织,界线多不清楚。

（4）骨膜新生骨和Codman三角　骨肉瘤可引起各种形态的骨膜新生骨和Codman三角。在X线片上,根据骨破坏和肿瘤骨的多寡,骨肉瘤可分为三种类型。①成骨型:有大量的肿瘤骨形成,骨破坏不显著(图9-7-5)。②溶骨型:以骨质破坏为主,易合并病理性骨折;肿瘤骨少,但一般仍可见;如瘤骨显示不明确,确诊就较困难(图9-7-6)。③混合型:骨质破坏和肿瘤骨并存,数量相仿。

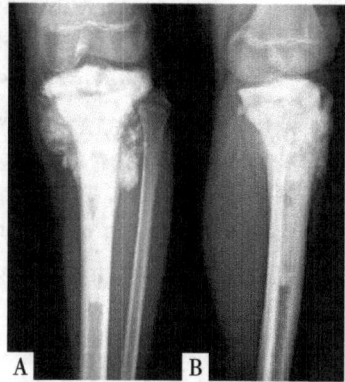

A,B. 分别为胫腓骨中上段正位X线片、侧位X线片,显示胫骨上段及周围软组织肿块内有大量的肿瘤骨形成,骨破坏不显著,可见骨膜三角。

图9-7-5　胫骨上段成骨型骨肉瘤

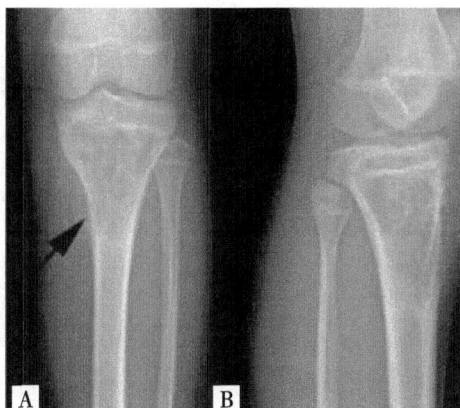

A,B. 分别为胫腓骨中上段正位 X 线片、侧位 X 线片,显示胫骨近侧干骺端
骨破坏,肿瘤骨形成不明显,周围可见骨膜三角(黑色箭头)和软组织肿块。

图 9 - 7 - 6　左侧胫骨上段溶骨型骨肉瘤

2. CT 表现

骨肉瘤在 CT 平扫图像上的表现与 X 线片表现相仿,但 CT 图像发现肿瘤骨较 X 线片敏感。CT 图像还能较好地显示肿瘤在髓腔的蔓延,表现为低密度的含脂骨髓为软组织密度的肿瘤所取代。增强扫描肿瘤图像多呈均匀较明显的强化,内见无强化的低密度坏死灶。

3. MRI 表现

与肌肉相比,大多数骨肉瘤在 T_1WI 上主要表现为等、低信号,有出血时可见高信号成分;在 T_2WI 上信号多不均匀,可见高信号、等信号、低信号;增强扫描多呈不均匀较明显的强化;形态不规则(图 9 - 7 - 7)。MRI 检查是发现跳跃病灶的较理想的检查方法(图 9 - 7 - 8)。

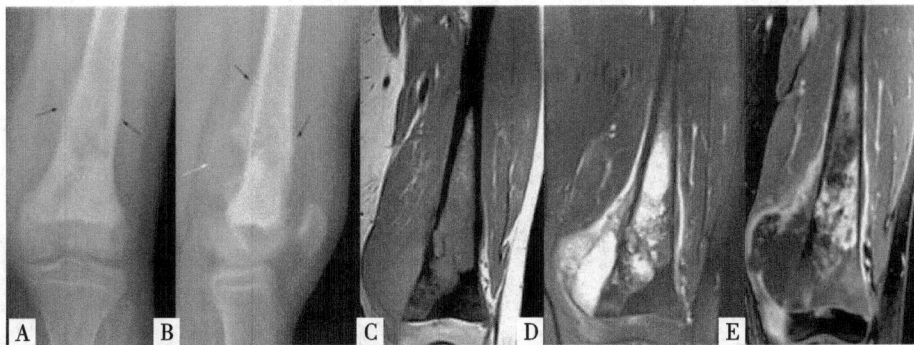

A,B. 分别为股骨下段正位 X 线片、侧位 X 线片,显示股骨下段骨破坏及肿瘤骨形成不明显,周围可见骨膜新生骨(黑色箭头)和软组织肿块(白色箭头);C ~ E. 分别为股骨下段冠状平扫 T_1WI、脂肪抑制 T_2WI、增强后脂肪抑制 T_1WI,显示股骨下段大片不规则异常信号区,与肌肉相比在 T_1WI 上表现为等信号、低信号,在 T_2WI 上信号不均,可见高信号、等信号、低信号成分,增强扫描呈不均匀较明显的强化,周围可见骨膜反应和软组织肿块。

图 9 - 7 - 7　股骨下段混合型骨肉瘤

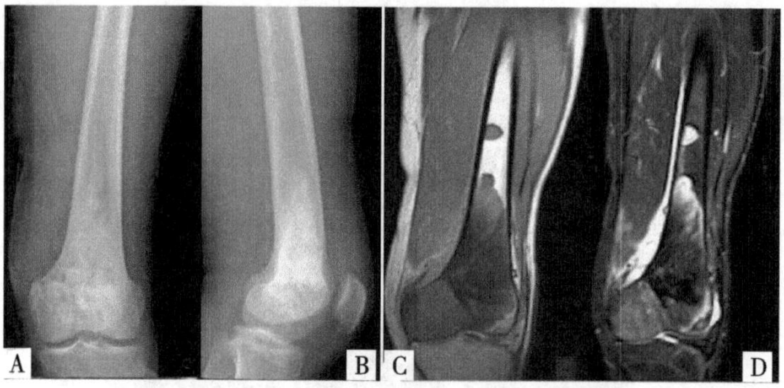

A,B. 分别为股骨中下段正位 X 线片、侧位 X 线片,显示股骨下段成骨型骨肉瘤,未见跳跃性病灶;
C,D. 分别为同一病例股骨中下段冠状 T₁WI、脂肪抑制 T₂WI,显示股骨下段异常信号区,与肌肉相比,不同区域在 T₁WI 上呈不同程度低信号,在脂肪抑制 T₂WI 上呈稍高及低信号;其上方可见结节状跳跃性病灶,在 T₁WI 上呈稍低信号,在脂肪抑制 T₂WI 上呈稍高信号,于肿瘤主体之间隔以正常骨髓;另于股骨内侧可见骨膜反应。

图 9 - 7 - 8　股骨下段骨肉瘤合并跳跃性病灶

【诊断与鉴别诊断】

1. 诊断要点

发生于 11 ~ 20 岁的青少年长骨干骺端的恶性肿瘤,最主要的特点是出现肿瘤骨,此外还有骨质破坏、骨膜反应及软组织肿块等表现。

2. 鉴别诊断

(1)骨转移瘤　骨转移瘤发病年龄较大,病灶常多发。成骨性转移表现为松质骨内的高密度灶,骨破坏少见,骨皮质一般不受累,多无软组织肿块;溶骨性转移常表现为低密度骨质破坏,无肿瘤骨,少见骨膜反应和软组织肿块。

(2)骨巨细胞瘤　骨巨细胞瘤多见于干骺愈合后长骨的骨端,发病年龄多在 20 ~ 40 岁。X 线表现为偏心性膨胀性骨破坏,无肿瘤骨,骨膜反应少见。

(二)骨转移瘤

骨转移瘤(skeletal metastases),指原发于骨外的恶性病变转移至骨骼形成病灶。导致骨转移的原发恶性肿瘤以癌最为多见,占 80% ~ 90%,其次为肉瘤,占 10% ~ 15%;其他恶性病变占 5% ~ 10% 。

恶性肿瘤主要通过血行播散转移至骨,也可由淋巴液经淋巴管进入血循环而发生骨转移或由淋巴系统直接转移至骨。原发病变常见于前列腺、肾、甲状腺、乳腺和肺等。

骨转移瘤可发生于全身任何骨骼,通常好发于血运丰富的红骨髓区,以脊柱、骨盆、肋骨、胸骨、股骨、肱骨和颅骨等处常见。下颌骨、髌骨及膝、肘关节远侧的骨骼发生骨转移的情况则少见。

骨转移瘤主要发生在中老年患者,但神经母细胞瘤、尤文肉瘤、骨肉瘤和恶性软组织肿瘤可转移至儿童骨骼。

【临床与病理】

骨转移瘤在病理检查中表现为不同种类的肿瘤细胞(取决于原发肿瘤)替代正常骨

结构。骨转移瘤的临床表现主要为疼痛，并且常随着病变的进展逐渐加重；可发生病理性骨折；脊椎骨转移瘤压迫神经根或脊髓时可引起截瘫。多发性骨转移瘤常伴有严重贫血和恶病质等。实验室检查发现的异常与肿瘤类型有一定关系。溶骨性转移瘤常导致血清钙、磷增高；成骨性转移瘤常引起碱性磷酸酶升高；前列腺癌转移至骨骼时可导致酸性磷酸酶增高。

【影像学表现】

骨转移瘤常为多发病灶，若仅见单发病灶易与原发性肿瘤相混淆。

1. X线表现

根据转移瘤所致溶骨和成骨情况的不同，可将其分为以下三种类型。

(1)溶骨型 溶骨型常见于肺、消化道、消化腺、乳腺、甲状腺和肾等部位癌肿的骨转移。此型最常见，骨质破坏形态可不规则，一般无硬化；除病理骨折外，很少出现骨膜反应；软组织肿块也较少见(图9-7-9)。发生于脊椎者常见于椎体的后部，可累及椎弓根和附件，椎间隙一般不受累。

(2)成骨型 成骨型相对少见，原发灶常为前列腺癌、乳腺癌、肺癌、鼻咽癌、膀胱癌等。其主要表现为斑片状和团块状高密度影，局部骨小梁结构不清或消失，常为多发，病灶可大小不一，边缘清楚或模糊。受累骨外形大多不变。当椎体广泛转移时，椎体可整个或部分硬化(图9-7-10)。

(3)混合型 混合型兼有成骨性和溶骨性改变，可同见于一骨，亦可见于不同骨(图9-7-11)。

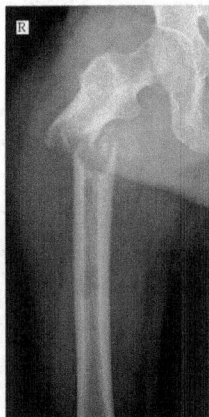

右股骨中上段正位X线片显示右股骨多发溶骨性骨质破坏，伴病理性骨折，病变周围未见骨质硬化边，未见骨膜新生骨，骨折处邻近软组织肿胀，余未见软组织肿块。

图9-7-9 溶骨型转移瘤

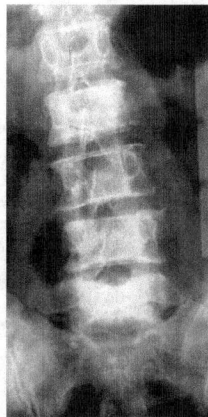

腰椎正位X线片显示多个腰椎体及骶椎右上部、骨密度弥漫增高，局部骨小梁结构不清或消失，周围未见软组织肿块影。第5腰椎椎体上缘稍下陷；部分腰椎椎体边缘骨质增生，局部变尖、突起；余受累骨外形未见明确异常。

图9-7-10 成骨型转移瘤

2. CT表现

骨转移瘤的CT平扫图像表现与X线片表现相仿，溶骨性破坏区平扫呈软组织密度，增强扫描可呈均匀或不均匀强化。

3. MRI 表现

溶骨性病灶在 T_1WI 上呈低信号,在 T_2WI 上呈高信号,增强后呈均匀或不均匀强化(图 9 - 7 - 12)。成骨性病灶在 T_1WI 上呈低信号,在 T_2WI 上呈低信号,周围可见高信号,增强扫描边缘可强化。混合型兼有溶骨型和成骨型两种表现。

【诊断与鉴别诊断】

1. 诊断要点

中老年患者多发骨质破坏或成骨性病灶,少见骨膜反应和软组织肿块。发生于脊椎者多累及椎体后部和椎弓根,椎间隙一般不受累(图 9 - 7 - 12)。

2. 鉴别诊断

(1)多发性骨髓瘤常需与具有多发病灶的溶骨型转移瘤鉴别。多发性骨髓瘤常伴有骨质疏松,典型的骨质破坏呈穿凿样,实验室检查可发现尿本周蛋白阳性。

(2)脊椎结核需与脊椎转移瘤鉴别。脊椎结核常导致椎间隙变窄,椎旁冷脓肿,可伴有钙化。

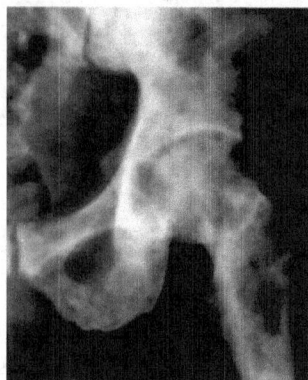

左髋关节正位 X 线片显示左髂、坐骨、耻骨及股骨上段多发低密度溶骨及高密度成骨性病灶,未见骨膜新生骨,未见软组织肿块。

图 9 - 7 - 11　混合型转移瘤

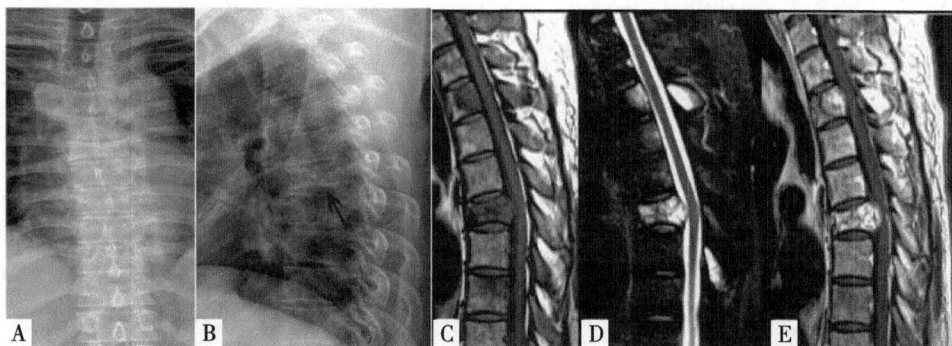

A,B. 分别为胸椎正位 X 线片、侧位 X 线片,显示第 6 胸椎椎体塌陷变扁,左侧椎弓根轮廓模糊,邻近椎间隙未见变窄,椎旁未见明显的软组织肿块;C～E. 分别为胸椎矢状平扫 T_1WI、脂肪抑制 T_2WI 和增强后 T_1WI,显示第 6 胸椎椎体变扁,后缘圆隆、后凸,与脊髓相比在 T_1WI 上呈等信号、低信号,在 T_2WI 上主要呈高信号,混杂条点状相对低信号区,增强扫描呈不均匀强化;另见第 3 胸椎椎体和多个棘突信号异常,在 T_1WI 上呈等信号,在 T_2WI 上呈高信号,增强扫描可强化。受累椎体邻近椎间盘均未见异常,椎旁未见明显的软组织肿块。

图 9 - 7 - 12　胸椎转移瘤

四、骨肿瘤样病变

(一)骨囊肿

骨囊肿(simple bone cyst)为发生在髓腔内的囊性病变,最常见于 20 岁以下的青少年,男女比为 3:1。骨囊肿好发于长骨干骺端,可邻近骺板,但很少穿过骺板,随骨生长可向骨干方向偏移,最常受累的部位是肱骨、股骨和胫骨的近段。髂骨和跟骨也可发生,但多见于年龄较大的患者。

【临床与病理】

囊肿内壁为纤维组织,内含毛细血管、散在的多核巨细胞及含铁血黄素等成分,囊内含有黄色或褐色液体,其间可有纤维间隔。患者一般无明显症状,或仅有隐痛,呈间歇性,多为偶然发现或因发生病理性骨折就诊。

【影像学表现】

1. X 线表现

骨囊肿病灶位于受累骨横径的中心,很少呈偏心生长;大多为卵圆形,其长径与骨的长轴一致;膨胀程度较轻,一般不超过邻近骺板的宽度;边界清楚,外缘光整,有时可有薄的硬化边,一般无骨膜反应(图 9 - 7 - 13)。病灶一般为单房状,少数可呈多房样,主要是囊壁骨嵴影像互相重叠的结果。骨囊肿合并病理骨折时常为粉碎性骨折,可见碎骨片插入囊腔内,称为"薄冰样骨折"。小的囊肿在骨折后可自愈。

2. CT 表现

骨囊肿在 CT 平扫图像上呈均匀水样密度,若合并病理性骨折,病变内有出血则密度较高;增强扫描一般不见强化。囊肿壁的骨嵴样突起在 CT 图像上显示更好。

3. MRI 表现

骨囊肿一般在 T_1WI 上呈均匀低信号,在 T_2WI 上呈均匀高信号;因病理性骨折合并出血时信号可不均匀,可见液 - 液平面;增强扫描病变多无强化或呈边缘强化(图 9 - 7 - 14)。

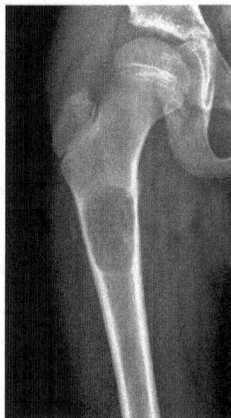

右股骨上段正位 X 线片显示粗隆下类椭圆形、轻度膨胀的低密度病灶;位于股骨横径的中心,其长径与股骨的长轴一致;边界清楚,未见骨膜新生骨,未见软组织肿块。

图 9 - 7 - 13 股骨骨囊肿

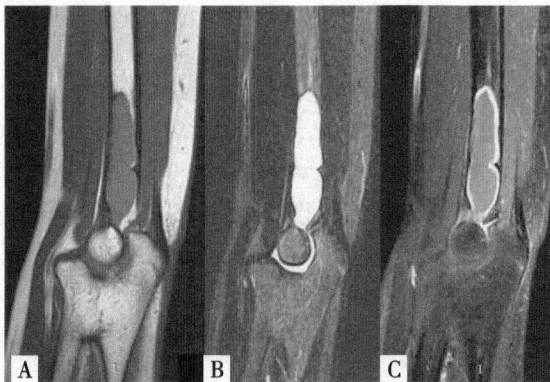

A ~ C. 分别为肘关节矢状平扫 T_1WI、脂肪抑制 T_2WI、增强后 T_1WI,显示肱骨下段类椭圆形异常信号区,在 T_1WI 上呈均匀低信号、在 T_2WI 上呈均匀高信号;增强扫描可见边缘强化,周围未见骨膜反应,未见软组织肿块。

图 9 - 7 - 14 肱骨下段骨囊肿

【诊断与鉴别诊断】

1. 诊断要点

儿童和青少年长骨干骺端的类椭圆形、轻度膨胀性骨质破坏区,边界清楚,偶有硬化边,无骨膜反应;当合并病理性骨折时,骨碎片插入囊腔内;在 CT 图像和 MRI 上呈典型的水样密度与信号。

2. 鉴别诊断

(1)骨巨细胞瘤 骨巨细胞瘤好发于骨骺愈合后长骨的骨端,常为偏心性膨胀性生长;在 CT 图像和 MRI 上呈不均匀、非水样的密度和信号,增强扫描不均匀强化。

(2)单骨单灶性纤维异常增殖症 单骨单灶性纤维异常增殖症病变区透亮度较低,可有索条或斑点高密度影,或呈磨玻璃样改变;皮质变薄,内缘可呈扇贝样,外缘有时呈波浪状改变。

(3)骨脓肿 骨脓肿常有炎症史,周围反应性增生硬化明显。

(二)骨纤维异常增殖症

骨纤维异常增殖症(fibrous dysplasia of bone)是正常骨髓和骨组织被异常增生的不成熟编织骨和纤维组织所代替的一种良性病变,偶有恶变。骨纤维异常增殖症在儿童和成年人均可发生,男女发病率相仿。骨纤维异常增殖症可发生于单骨或多骨,以前者多见,在后者病变可累及单一肢体、躯体一侧的骨或弥漫分布。任何骨均可受累,但以胫骨和股骨多见。长骨病变多开始于骨干和干骺端的髓腔,少累及骨骺。

【临床与病理】

病变主要由比例不一的不成熟编织骨和纤维组织构成,可见囊变、出血和黏液变,有时还可见软骨组织、泡沫细胞和多核巨细胞等成分。

相当部分的患者无症状,就诊症状多为疼痛和病理性骨折;累及长骨可导致肢体延长、缩短或弯曲畸形;累及颅骨者表现为头面部不对称、突眼等,还可有头痛、鼻塞等症状;当颅神经受压时可出现相应的功能障碍症状。多骨发生者临床表现出现早,且较明显。若病变生长加快、疼痛加剧,则应考虑恶变的可能。

实验室检查显示血钙、磷一般都在正常范围内。多骨型病变有时碱性磷酸酶可升高。

【影像学表现】

1. X 线表现

骨纤维异常增殖症在 X 线片上可有以下几种表现,多数种并存,亦可单独存在。

(1)囊状膨胀改变 囊状膨胀改变常表现为类椭圆形膨胀性低密度灶,边界清楚、稍有硬化,无骨膜新生骨;局部骨皮质变薄,内缘可呈扇贝样;外缘光滑,有时可呈波浪状;病变内可见有条索状或斑点状高密度影(图 9 - 7 - 15)。

(2)硬化改变及磨玻璃样改变 硬化改变及磨玻璃样改变表现为病变区密度增高、致密或均匀如磨玻璃状,患骨可膨胀增大。

(3)丝瓜络样改变 丝瓜络样改变常见于肋骨、股骨和肱骨,表现为患骨内沿纵轴方向走行的粗大骨纹,类似丝瓜络。

(4)形态不规则的低密度灶 形态不规则的低密度灶常与其他改变并存,仅见于病变的部分区域,表现为多发斑片样低密度灶,可如虫蚀状,边界可清楚。

(5)骨骼畸形 骨骼畸形常见于骨盆及下肢骨,股骨近段呈钩状弯曲的内翻畸形是骨纤维异常增殖症的特征性改变。

（6）病理骨折 病理骨折以股骨最多见,可反复、多次骨折,骨痂形成常较少。发育期的病变处骨折,断端可吸收变尖,以致形成骨不连。

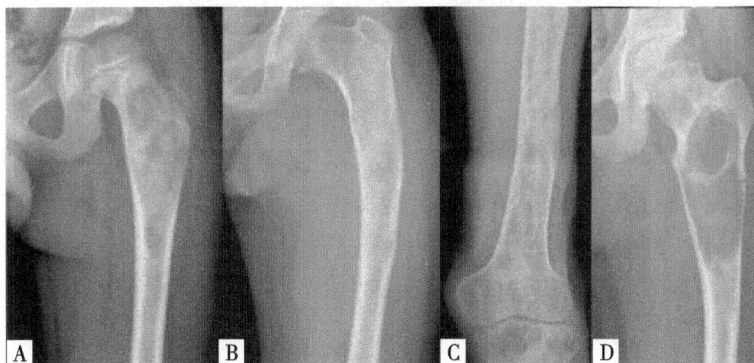

A. 左股骨上段正位 X 线片,显示粗隆间及粗隆下区域类椭圆形膨胀性低密度灶,内有条索状高密度影;病变边缘清楚,部分稍有硬化;周围部分骨皮质变薄,外缘局部皮质中断（病理性骨折）未见骨膜新生骨,未见软组织肿块。另见左股骨颈内侧部呈磨玻璃样表现,外侧部硬化。B. 左股骨上中段正位 X 线片,显示股骨上段稍增粗,并弯曲呈钩状,病变区部分呈磨玻璃样改变,部分硬化;周围部分骨皮质变薄,但外缘光滑,未见骨膜新生骨,未见软组织肿块。C. 左股骨中下段正位 X 线片,显示左股骨中下段内沿纵轴方向走行的粗大骨纹,如丝瓜络样。左股骨中下段交界部稍增粗,外缘光滑。D. 左股骨上中段正位 X 线片,显示左股骨上段髓腔大片低密度影,其内及周围邻近区域可见斑片状相对高密度区,受累骨局部轻度膨胀,骨皮质变薄,周围未见骨膜新生骨,未见软组织肿块。

图 9 - 7 - 15 股骨纤维异常增殖症的各种 X 线表现

2. CT 表现

骨纤维异常增殖症在 CT 平扫图像上的表现与 X 线片表现相仿,但 CT 图像能更好地显示病变在髓腔内累及的范围,表现为低密度的含脂骨髓为软组织和/或骨样密度的病变所取代;增强扫描病变可呈均匀或不均匀的强化,或不见强化。

3. MRI 表现

骨纤维异常增殖症的 MRI 表现无特征性,在 T_1WI 上多呈等低信号;在 T_2WI 上依病变内含编织骨、纤维成分、囊变及出血等成分的不同而表现不一,多呈不均匀高信号;增强扫描同样表现不一,可呈均匀或不均匀强化,有时可呈边缘强化（图 9 - 7 - 16）。

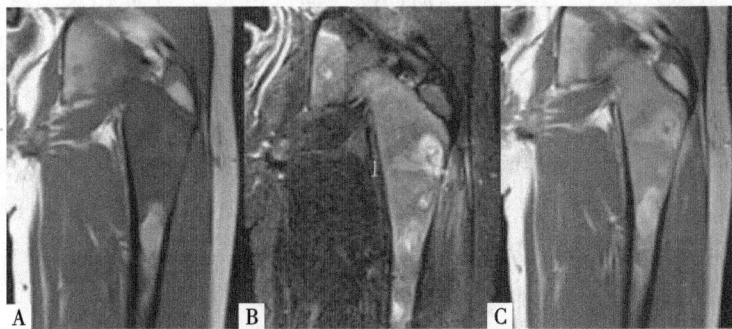

A ~ C. 分别为左股骨上段冠状平扫 T_1WI、脂肪抑制 T_2WI、增强后 T_1WI,显示左股骨上段大片异常信号区,在 T_1WI 上呈稍低信号和等信号,在脂肪抑制 T_2WI 上呈不均匀高信号,增强扫描呈不均匀强化。

图 9 - 7 - 16 股骨纤维异常增殖症的 MRI 表现

【诊断与鉴别诊断】

1. 诊断要点

骨的纤维异常增殖症病变范围较广泛,患骨膨胀,多呈磨玻璃样表现,并可见粗大条纹或斑点状高密度影,常伴有骨骼畸形。

2. 鉴别诊断

(1)畸形性骨炎 畸形性骨炎多见于 40 岁以上成人。受累骨皮质增厚,与正常骨交界处呈"V"字形;骨小梁粗大形成网眼状表现;颅骨的典型改变是外板呈绒毛状增厚,内有虫蚀样骨破坏或颗粒状骨缺损。碱性磷酸酶多显著升高。

(2)骨囊肿 骨的单发囊状纤维异常增殖症有时应与骨囊肿鉴别,骨囊肿密度低,在CT 图像、MRI 上为典型的水样密度与信号;当合并病理性骨折时,可见骨碎片插入囊腔内。

第八节 软组织病变

一、软组织脓肿

软组织脓肿(soft tissue abscess)是由单一或多种病原微生物共同导致的软组织局限性化脓性炎症。致病微生物以金黄色葡萄球菌为多。导致软组织脓肿形成的感染途径包括病原微生物经外伤或手术创口直接侵入、邻近组织感染灶的扩散及血行播散等。新生儿、老年人及慢性疾病、手术及有外伤病史者多见。

【临床与病理】

受感染的软组织出现充血、水肿、炎性细胞浸润及肉芽组织增生;病原微生物的毒素和酶等可导致组织坏死、溶解而形成脓腔,渗出物、坏死组织、炎性细胞和致病菌等构成脓液,脓肿壁则主要由纤维和肉芽组织形成。临床上局部有红肿热痛,还可有发热、乏力等全身症状。

【影像学表现】

1. X 线表现

病变所在区域及邻近软组织肿胀,肌间隙模糊或消失;皮下脂肪层增厚、密度增高或见粗而模糊的条纹状影或网状影,与肌肉之间的界限模糊不清。如病变由产气菌感染引起,可有软组织内积气。

2. CT 表现

脓肿在 CT 图像上呈团块样表现,平扫时脓液区域多呈较低密度,增强扫描脓肿壁呈环形强化,其厚度可不均匀,但内壁多较光整;周围软组织肿胀,肌间隙和皮下脂肪密度增高或见粗而模糊的条纹状影或网状影。脓肿或/和其周围软组织内有时可见气体密度影。

3. MRI 表现

脓液在 T_1WI 上呈低信号,在 T_2WI 上呈高信号;脓肿壁在 T_1WI 上的信号高于脓液,在 T_2WI 上的信号则低于脓液;增强后脓腔不强化,脓肿壁强化;其周围组织水肿,可有处于不同阶段的炎性病灶,在 T_1WI 上为低信号,在 T_2WI 上为高信号,边界模糊不清,增强后可呈现一定程度的强化(图 9 - 8 - 1)。气体成分在 T_1WI 及 T_2WI 上均呈低信号。

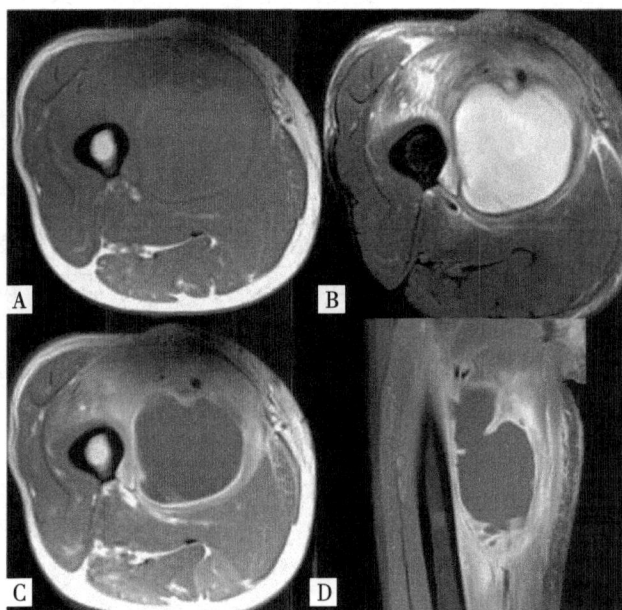

A~D. 分别为左大腿上段横断平扫 T_1WI、脂肪抑制 T_2WI、增强后 T_1WI、冠状脂肪抑制增强后 T_1WI，显示左股骨上段内侧软组织内脓肿，脓液在 T_1WI 上呈低信号，在 T_2WI 上呈高信号；脓肿壁在 T_1WI 上的信号稍高于脓液，在 T_2WI 上的信号则低于脓液；增强后脓腔不强化，脓肿壁强化；其周围组织水肿，在 T_1WI 上为稍低信号，在 T_2WI 上为高信号，边界模糊不清，增强后可见强化。

图 9-8-1 软组织脓肿

【诊断与鉴别诊断】

1. 诊断要点

软组织脓肿多有红肿热痛的局部表现及发热等全身感染症状；CT 检查和 MRI 增强检查可见脓肿壁呈环形强化，且其内壁多较光整。

2. 鉴别诊断

软组织脓肿需与软组织肿瘤鉴别，后者一般无发热及局部红肿热痛的表现，周围组织水肿多无脓肿的广泛，一般没有脓肿壁和脓腔结构，有坏死囊变者其强化部分的内缘也很少光整。

二、软组织肿瘤

(一)概述

1. 软组织肿瘤的分类和诊断

软组织肿瘤(soft tissue tumor)包括原发性软组织肿瘤和继发性软组织肿瘤。原发性软组织肿瘤的分类主要根据肿瘤组织的成分来决定，主要包括脂肪、纤维母细胞/肌纤维母细胞、纤维组织细胞、平滑肌、骨骼肌、血管、神经鞘膜类肿瘤及分化方向未定的肿瘤等。继发性软组织肿瘤主要包括恶性肿瘤的转移和良性疾患的恶变。

软组织肿瘤诊断的内容和方法与前述骨肿瘤类似，在观察软组织肿瘤的影像时，应注意病变的数目、部位、大小、形态、增强前后的密度/信号强度及其均匀性。软组织肿瘤大多数为良性,提示恶性肿瘤的影像学征象主要包括超过 5 cm 的最大径,强化前后的密度和信号的不均匀,邻近组织侵犯等。其中,尤以后者特异性较高,但并不常见,而前两者在有些良性肿瘤,如血管瘤和神经鞘瘤中也可经常见到。在鉴别诊断时要考虑到这些情况,进行综合分析。

2. X 线检查、CT 检查及 MRI 检查在软组织肿瘤诊断中的作用

X 线片上,大多数软组织肿瘤和其周围组织的密度差别不大,病变较小时常难以被显示。因而,X 线检查在软组织肿瘤诊断上的作用有限,主要用于提供有无钙化及邻近骨质变化的信息,还能显示富含脂肪的肿瘤。

CT 检查图像可很好地显示软组织肿瘤内的钙化和水样密度、脂肪密度的成分及病变邻近骨质的改变;增强扫描图像还可提供病变血供情况的信息,显示低密度坏死,有助于定性诊断;在显示肿瘤与周围结构的关系方面也优于 X 线片。

MRI 检查具有多参数成像,软组织分辨率高的特点,可为软组织肿瘤的定性诊断提供丰富的信息,在显示软组织肿瘤的部位、大小、范围及与大血管、神经的毗邻关系等方面要比 CT 检查准确,是软组织肿瘤的首选影像学检查方法。但需指出的是,MRI 检查对于钙化及骨化的显示不及 X 线检查和 CT 检查敏感,在软组织肿瘤的诊断中要注意与后两者相结合以减少误诊。

(二)海绵状血管瘤

海绵状血管瘤(cavernous hemangioma)是一种主要由管腔较大且内衬扁平内皮细胞的异常薄壁血管构成的病变。其位置多深在,常位于肌内,不会自行消退;男女发病率相仿。

【临床与病理】

海绵状血管瘤的大体标本呈蜂窝状或海绵状,内含大量血液,压缩后缩小。病变内除血管成分外,还常见血栓形成以及纤维、脂肪、含铁血黄素、钙化等成分。临床上患者可无症状或主要表现为局部疼痛不适,疼痛可在活动后加重。查体可发现病变质软、有压痛,表面皮肤有时可呈蓝色。

【影像学表现】

1. X 线表现

海绵状血管瘤在 X 线片上常难以被显示,或表现为非特异性的肿物。较大的肿物可导致邻近骨出现骨膜新生骨、皮质增厚或压迫性侵蚀。部分病变内可见圆点状的高密度钙化灶(静脉石),对诊断有一定提示作用。

2. CT 表现

软组织的海绵状血管瘤在 CT 平扫图像上的密度多与肌肉相仿,周围可见脂肪组织沉积,X 线片难以显示的病变内微小静脉石可在 CT 图像被显示;增强扫描病变多呈显著强化,有时可见纡曲的血管样结构。

3. MRI 表现

海绵状血管瘤在 MRI 上多表现为不规则形肿物,在 T_1WI 上呈低信号或中等信号,还可见脂肪成分所致的高信号;病变出血也可导致其内部分区域在 T_1WI 上呈高信号;在 T_2WI 上病变主要呈高信号。血栓、静脉石、含铁血黄素、纤维组织可导致病变内出现低信

号;增强扫描病变多呈明显强化(图9-8-2)。

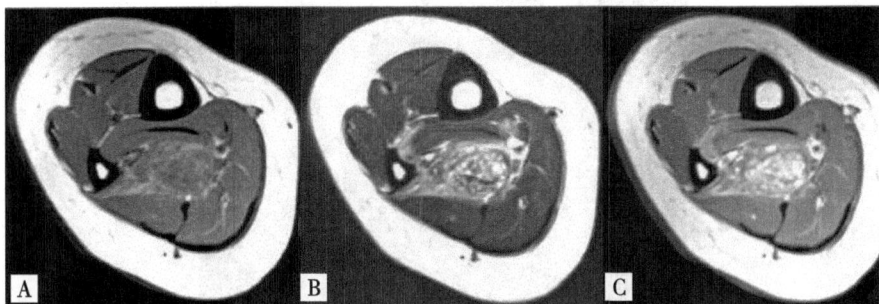

A～C. 分别为小腿横断平扫T_1WI、T_2WI、增强后T_1WI,显示胫骨后方、腓骨内侧肌肉内不规则形肿
物,在T_1WI上主要呈等、高信号混杂,在T_2WI上以高信号为主,病变内并混杂有在T_1WI和T_2WI
上均呈低信号的成分,增强扫描病变呈较明显强化。

图9-8-2 小腿海绵状血管瘤

【诊断与鉴别诊断】

1. 诊断要点

在T_2WI上呈高信号的不规则肿物,增强扫描呈明显强化;病变内有时还可见脂肪、
静脉石。

2. 鉴别诊断

海绵状血管瘤需与恶性软组织肿瘤鉴别,后者有较明显占位效应和坏死囊变区,病
灶内少见静脉石;除分化良好的脂肪肉瘤和黏液样脂肪肉瘤外,其他恶性软组织肿瘤病
灶内也少见脂肪成分。

(三)脂肪瘤

脂肪瘤(lipoma)是成年人最常见的间叶性肿瘤,好发年龄在40～60岁。5%的患者
可有多发脂肪瘤。脂肪瘤可位于皮下或深部软组织,位置深在的脂肪瘤可位于肌间或肌
内,还可发生于关节或腱鞘内及骨表面。肌间脂肪瘤最常见于前腹壁,肌内脂肪瘤可位
于四肢、躯干和头颈部等多种部位。

【临床与病理】

脂肪瘤由成熟脂肪细胞形成的小叶结构组成。脂肪瘤在临床上通常表现为质软、无
痛的肿物,较大者压迫神经可出现疼痛。

【影像学表现】

1. X线表现

较小的脂肪瘤在X线片上可能无法发现,在周围软组织中等密度的衬托下,脂肪瘤
表现为低密度透亮区,一般密度均匀。

2. CT表现

脂肪瘤在CT图像上表现为与皮下脂肪密度相仿的低密度区(图9-8-3),其内有
时可见线样软组织密度纤细分隔,增强后肿瘤内分隔有时可见强化。

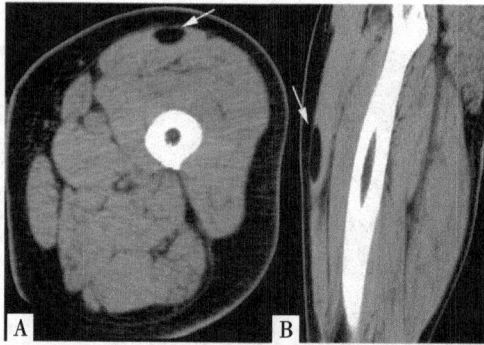

A,B. 分别为左大腿上段横断面图像、冠状面 CT 平扫图像,显示
股直肌内与皮下脂肪密度相仿的椭圆形低密度区,边界清楚。

图 9-8-3　脂肪瘤的 CT 表现

3. **MRI 表现**

脂肪瘤在 MRI 上的各序列信号与皮下脂肪相仿(图 9-8-4),其内可见纤细的低信号分隔,厚度多小于 2 mm,增强扫描分隔有时可呈轻中度强化。病变常有低信号包膜,边界清楚;位于肌内者一般没有包膜,且病变组织有时可穿插于肌纤维束形成信号交错的条纹样表现。

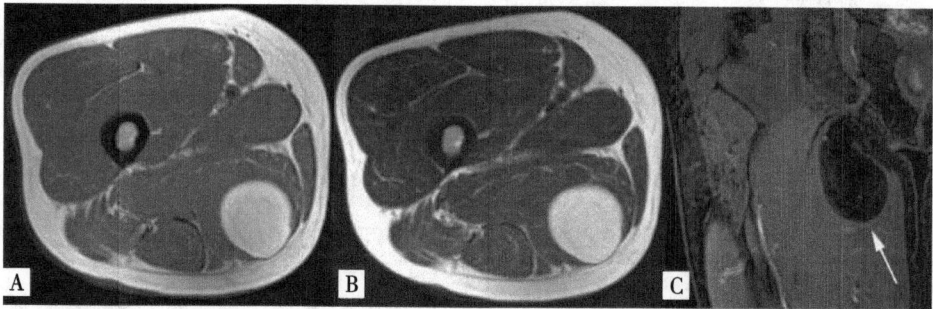

A～C. 分别为右大腿上段横断平扫 T_1WI、T_2WI、冠状脂肪抑制增强后 T_1WI,显示右侧大收肌内脂肪瘤,在 T_1WI、T_2WI 上均呈高信号,信号强度与皮下脂肪相仿;在脂肪抑制增强后 T_1WI 上呈低信号,仍与皮下脂肪相仿。

图 9-8-4　脂肪瘤的 MRI 表现

【诊断与鉴别诊断】

1. **诊断要点**

脂肪瘤在影像学征象上表现为脂肪密度或信号的良性肿物。

2. **鉴别诊断**

脂肪瘤主要需与分化良好型脂肪肉瘤鉴别。分化良好型脂肪肉瘤患者多为高龄男性,病变位置多深在,体积多较大,脂肪成分相对较少,其内多显示有 2 个以上的厚分隔(厚度大于 2 mm)以及结节或/和片状非脂肪区,且这些分隔及非脂肪区强化多较明显。

(四)神经鞘瘤

神经鞘瘤(schwannoma)是由分化良好的施万细胞组成的良性神经鞘膜肿瘤。神经鞘瘤可发生于任何年龄,但以 30～60 岁多见,男女发病率相仿。90% 的病例为单发。神经鞘瘤多位于头、颈部的皮肤和皮下组织及四肢的屈肌面。

【临床与病理】

神经鞘瘤在大体上表现为表面光滑的肿物,多呈类圆形或卵圆形,最大径多小于 10 cm;50% 以下的病例可见受累神经与病变的一侧相贴。除了发生于皮肤的病变,软组织神经鞘瘤多有包膜。多数神经鞘瘤肿瘤由细胞排列紧密的 Antoni A 区和细胞排列疏松的 Antoni B 区交错混杂组成;其内可有囊变、出血、坏死及纤维成分,偶有钙化。临床上神经鞘瘤表现为生长缓慢的肿物,偶有疼痛。

【影像学表现】

1. X 线表现

小的鞘瘤在 X 线片上多无法显示,大的肿瘤可见软组织肿块轮廓,偶见钙化,邻近骨偶受压。

2. CT 表现

神经鞘瘤在 CT 平扫图像上的密度与肌肉相仿。较大的肿瘤内常可见坏死的低密度区。增强后,多数肿瘤呈不均匀明显强化,其内的囊变及坏死成分表现为无强化的低密度区。

3. MRI 表现

神经鞘瘤在 T_1WI 上呈低信号或等信号,在 T_2WI 上因多种成分存在而常表现为混杂信号,多以高信号为主,周围一般无或仅有轻度水肿,增强扫描肿瘤多呈不均匀强化(图 9 - 8 - 5)。肿瘤多位于肌间,周围常可见被撑开的脂肪组织,称为"脂肪分离征"。肿瘤累及大的神经干时,可见"神经出入征",即在肿瘤两极可见神经与肿瘤相连。肿瘤的长轴平行于受累神经;在轴位图像上有时可见受累神经偏于肿瘤的一侧。另外,神经鞘瘤有时可表现出"靶征",即中心呈低信号,主要由 Antoni A 区成分组成;周围呈高信号,由 Antoni B区组成(图 9 - 8 - 6)。

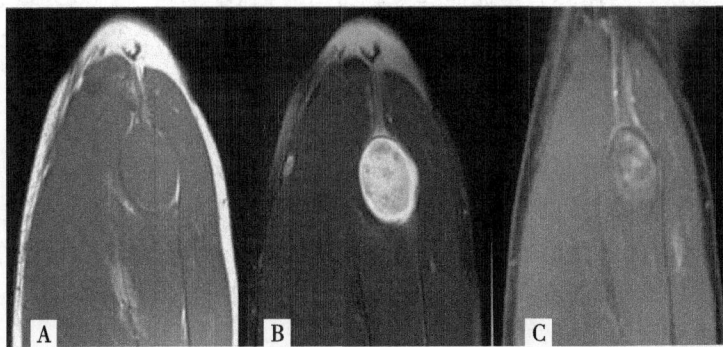

A～C. 分别为小腿上段冠状平扫 T_1WI、脂肪抑制 T_2WI、增强后脂肪抑制 T_1WI,显示小腿上段软组织内类椭圆形肿物,在 T_1WI 上主要呈等信号,在 T_2WI 上表现为混杂信号,以高信号为主,增强扫描肿瘤呈不均匀强化。肿瘤周围常可见被撑开的脂肪组织(脂肪分离征)。另外,在肿瘤上极可见神经与肿瘤相连("神经出入征"),肿瘤的长轴平行于受累神经。

图 9 - 8 - 5 小腿上段神经鞘瘤

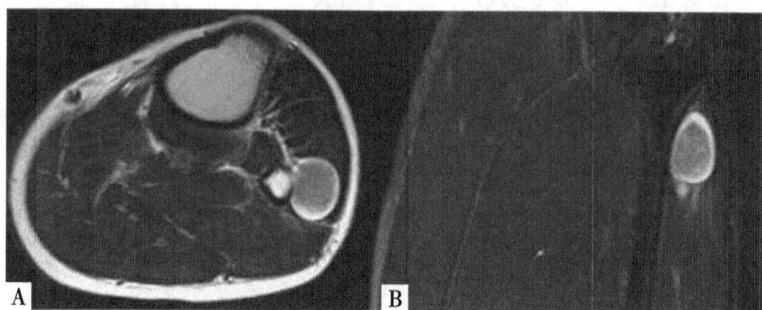

A,B. 分别为小腿上段横断平扫 T_1WI、冠状脂肪抑制 T_2WI,显示腓骨外侧软组内类椭圆形肿物,在 T_2WI 上中心呈低信号,周围呈高信号。

图 9 – 8 – 6　神经鞘瘤的靶征

【诊断与鉴别诊断】

1. 诊断要点

神经鞘瘤表现为边缘光滑的类圆形或椭圆形肿物;可见"脂肪分裂征""靶征";累及较大神经时可见"神经出入征",肿瘤长轴平行于受累神经,并偏于其一侧。

2. 鉴别诊断

神经鞘瘤在强化前后的信号和密度多不均匀,需与恶性软组织肿瘤鉴别。恶性软组织肿瘤边缘相对多分叶,形态欠规则,水肿相对常见。

(五)分化良好的脂肪肉瘤

分化良好的脂肪肉瘤(well differentiated liposarcoma)又被称为不典型脂肪瘤性肿瘤(atypical lipomatous tumor),是一种具有局部侵袭性的间叶性肿瘤;除非发生去分化,一般不发生转移。分化良好的脂肪肉瘤是脂肪肉瘤最常见的亚型,占所有脂肪肉瘤的 40% ~ 50%;好发于中老年患者,发病高峰年龄在 50 ~ 60 岁,儿童罕见;男女发病率相仿。

分化良好的脂肪肉瘤好发于四肢深部软组织,特别是大腿、腹膜后、睾丸旁区域和纵隔,在躯干和头颈部也可发生。另外,分化良好的脂肪肉瘤还可发生于皮下组织,但发生在皮肤的罕见。

【临床与病理】

分化良好的脂肪肉瘤在大体上表现为边界清楚、分叶状肿物,大的病变内部常见脂肪坏死,还可见纤维和黏液成分。镜下可见肿瘤主要由较成熟的脂肪细胞增生形成,但细胞大小不一,并可见局灶的核异形和深染的脂肪细胞;肿瘤内还常见散在分布的核深染和多核的间质细胞;单泡或多泡的脂肪母细胞有时也可见,多少不一。分化良好的脂肪肉瘤在临床上表现为无痛性肿物,可长得很大。

【影像学表现】

1. X 线表现

在周围软组织的衬托下,分化良好的脂肪肉瘤表现为低密度透亮区,其内非脂肪成分表现为与病变周围软组织密度相仿。

2. CT 表现

分化良好的脂肪肉瘤在 CT 图像上表现为与皮下脂肪密度相仿的低密度肿块,其内可见粗分隔及局灶性结节或/和片状软组织密度区,增强扫描非脂肪成分区可见强化。

3. MRI 表现

分化良好型脂肪肉瘤在 MRI 上呈以脂肪信号为主的肿块,其中脂肪成分所占比例多不超过 75%,其内还可见 2 个以上的厚分隔(厚度大于 2 mm)及局灶性结节或/和片状非脂肪信号区,非脂肪成分在脂肪抑制 T_2WI 上多呈高信号,在增强 T_1WI 上呈较明显强化(图 9-8-7)。肿瘤可包绕邻近神经血管生长,但一般不侵犯邻近骨。

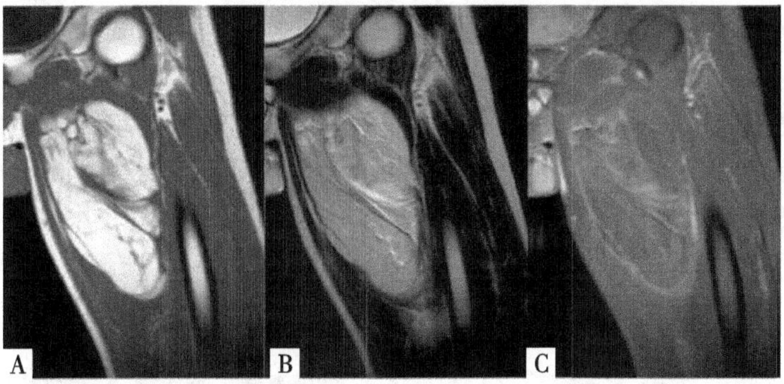

A～C. 分别为左侧大腿上段冠状位平扫 T_1WI、冠状位平扫 T_2WI、增强后脂肪抑制 T_1WI,显示大腿上段内侧软组织内边界清楚的类椭圆形肿物,大部分与皮下脂肪信号相仿,但可见较多低信号厚分隔及结节状、片状非脂肪信号区,增强扫描非脂肪成分区呈较明显强化。

图 9-8-7 大腿分化良好的脂肪肉瘤

【诊断与鉴别诊断】

1. 诊断要点

位置深在、体积较大、富含脂肪成分的肿瘤,其内并见 2 个以上的厚分隔及结节或/和片状非脂肪区,且强化较明显。

2. 鉴别诊断

(1)脂肪瘤 脂肪瘤内的脂肪含量多于分化良好的脂肪肉瘤,多达 90% 以上,其内一般不见厚分隔及结节或/和片状非脂肪区。

(2)其他类型脂肪肉瘤 脂肪肉瘤还有黏液样、去分化的及多形性等亚型。

(六)滑膜肉瘤

滑膜肉瘤(synovial sarcoma)是一种恶性间叶性肿瘤,可显示不同程度的上皮样分化。滑膜肉瘤可发生在任何年龄,但好发于青壮年,77% 的病例发生在 50 岁以前,男女发病率相仿。滑膜肉瘤最多发生在四肢深部软组织,而且常位于关节旁,但位于关节内者少见;另外滑膜肉瘤还可见于躯干和头颈部等区域。

【临床与病理】

在临床上,滑膜肉瘤患者多以发现肿块为主诉就诊,常伴有疼痛,局部皮肤一般无红肿;肿瘤在早期生长速度可较慢,表现为较小而边界清楚的肿物,易被误诊为良性病变。

滑膜肉瘤的直径多在 3～10 cm;镜下滑膜肉瘤可由梭形细胞和上皮细胞按不同比例组成,也可主要由梭形细胞组成。肿瘤内还可见出血、坏死、黏液样变以及胶原纤维和钙化等成分。

【影像学表现】

1. X 线表现

约 1/3 的滑膜肉瘤病例在 X 线片上可见钙化,偶可较广泛。另外,X 线检查还可显示肿瘤邻近骨质是否受侵(图 9 - 8 - 8)。

2. CT 表现

滑膜肉瘤在 CT 平扫图像上表现为与肌肉密度相仿的肿块,坏死区域密度较低,新鲜出血密度可较高,增强扫描肿瘤呈不均匀强化,常紧贴或侵犯邻近骨。

3. MRI 表现

由于滑膜肉瘤内坏死、囊变、出血等成分较常见,其 MRI 信号多不均匀,在 T_1WI 和 T_2WI 上常可见多种信号,有时还可见液 - 液平面,瘤周可有水肿,增强扫描肿瘤多表现为显著且不均匀强化。但滑膜肉瘤并非总是信号明显不均,较小的病变(直径小于 5 cm)相对较大病变的信号多较均匀,而且边界清楚,周围无明显水肿,易被误诊为良性病变(图 9 - 8 - 8)。

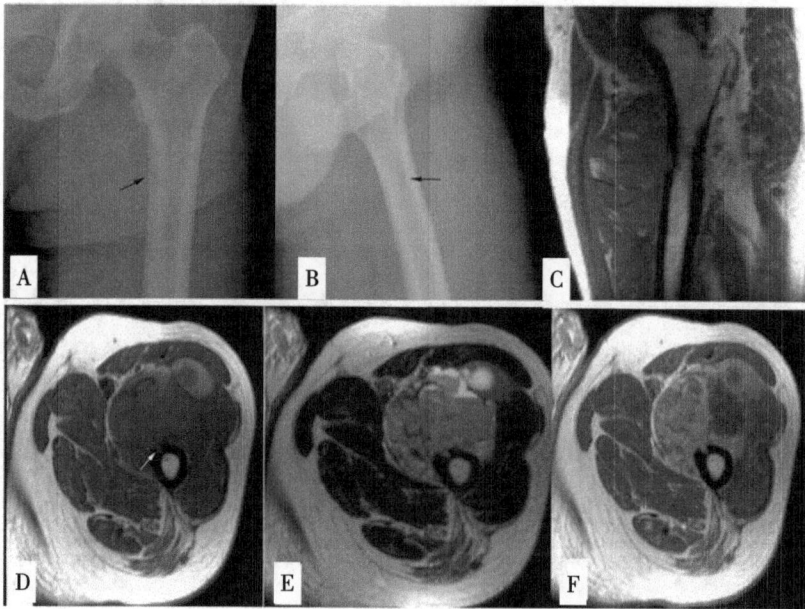

A,B. 分别为左侧股骨上段正位 X 线片、侧位 X 线片,显示股骨上段局部小块骨质破坏(黑箭);C ~ F. 分别为大腿上段冠状位平扫 T_1WI、横断面平扫 T_1WI、横断面 T_2WI、增强后 T_1WI,显示大腿前部肿物,信号不均,其内可见出血、坏死,邻近股骨皮质受侵犯,增强扫描肿物表现为显著且不均匀强化。

图 9 - 8 - 8 左侧大腿滑膜肉瘤

【诊断与鉴别诊断】

1. 诊断要点

发生在青壮年的关节旁肿物,常有钙化,多与邻近骨骼相接触或对其破坏,在 MRI 平扫和增强扫描图像上信号不均。

滑膜肉瘤需与其他恶性软组织肿瘤鉴别,综合分析患者的年龄、病变的部位及影像表现可帮助鉴别诊断。

综合测试

简答题

1. 试述骨关节系统常用的影像学检查技术各有何优势及各自的适应证。

2. 成年人与儿童长骨的 X 线表现有何异同?

3. 简要说明骨与关节创伤影像方法的选择。

4. 当首次 X 线片检查难以确定有无骨折时,该如何做下一步检查? 为什么?

5. 儿童骨折包括哪些? 其影像表现的原因有哪些?

6. 脊椎骨折的检查方法及观察注意事项有哪些?

7. 请举例说明关节损伤的鉴别诊断。

8. 简述急性化脓性骨髓炎影像学表现。

9. 简述脊柱结核影像学表现。

10. 类风湿关节炎与强直性脊柱炎如何鉴别?

11. 退行性骨关节病的病理基础及 X 线表现有哪些?

12. 简述佝偻病影像检查方法的选择及各期的 X 线表现。

13. 简述肾性骨病的病理基础及相应的 X 线表现。

14. 简述股骨头坏死影像学表现。

15. 简述糖尿病足影像学表现。

16. 试述 X 线检查、CT 检查及 MRI 检查在骨肿瘤诊断中的作用及优缺点。

17. 试述良恶性骨肿瘤的影像学鉴别要点。

18. 在 X 线片上骨囊肿与骨巨细胞瘤如何鉴别?

第十章　儿科医学影像诊断学

🔷 学习目标

1. 掌握:儿科常见疾病影像学表现。
2. 熟悉:儿科正常影像学表现。
3. 了解:儿科影像学检查技术。

　　儿科影像诊断学是医学影像诊断学的一个亚专业,但又有其特殊之处。为了适应机体发育需要,在脏器的解剖结构和生理功能方面都处于不断成熟过程。为此,儿科学将儿童划分为新生儿期(出生至生后 28 天)、婴儿期(1 岁内)、幼儿期(1～3 岁)、学龄前期(3～7 岁)、学龄期(7～12 岁)、青春期(12～18 岁)几个年龄段。儿童不是成年人的缩影,与成年人有许多不同之处,且年龄越小,差异越大。在解剖方面,各器官处于发育成熟阶段,如儿童呼吸通道较窄,肺泡数量少,肺泡直径小,8 岁左右接近成年人;肾的重量与体重相比,相对较重,且位置较低。在生理方面,儿童的脉搏和呼吸频率较高,血压较低。儿童的疾病种类及过程、病理反应与成年人差异较大,即使同一致病因素,引起的结果亦并非相同,且不同年龄阶段也会存在一定差异,儿童多见遗传性、先天性疾病,容易发生感染性病变,且发病率和死亡率都超过成年人;有些疾病仅见于某一年龄段,如新生儿肺透明膜病、湿肺综合征仅在新生儿期发生;儿童病情变化较快,年龄越小,变化越快,有时可迅速痊愈,如骨折后易于矫正及康复,脑炎恢复期较短,后遗症较少;有时也可迅速恶化,甚至死亡,多见于急性败血病、新生儿先天性畸形等。

第一节　儿科医学影像学检查技术

一、检查前准备

　　X 线检查前注意新生儿保暖。在不影响诊断的前提下,尽可能降低辐射剂量。新生儿及婴儿上消化道造影前需禁水、禁食 3～4 小时;幼儿以上禁水、禁食 5～6 小时。结肠造影检查前一天儿童应少食不易消化的食物;对于先天性巨结肠,结肠造影前三天内应停止洗肠并禁止采用药物通便。泌尿系统造影前禁水、禁食时间不宜过长,新生儿不必禁水,不需清洁灌肠。CT 检查或 MRI 检查自然睡眠最为理想,不合作者需要镇静。最常见的镇静药物为 10% 水合氯醛,剂量为 0.5 ml/kg,口服或保留灌肠。水合氯醛吸收快,维持时间 4～8 小时,极量每次不超过 10 ml 或 1 g,否则会影响循环和抑制呼吸。个体对水合氯醛敏感性差异较大,剂量应注意个体化,用药前应详细了解病史,观察患儿一般情况和了解肝、肾功能等检查结果,用药后密切观察。

二、X 线检查

透视检查主要用于观察肺、心、横膈、肋骨的呼吸运动状态,尤其通过吸气 – 呼气动态变化可明确气道梗阻性病变如支气管异物等所产生的异常改变。X 线摄影简便、价廉、能永久记录,至今仍是儿科疾病首选检查方法之一。新生儿和婴幼儿胸部 X 线检查常规摄仰卧前、后正位片,必要时加摄侧位、仰卧位水平投照和侧卧位水平投照;学龄期或年长儿采用立位或坐位投照。摄影范围根据病情而定,如上气道梗阻性病变包括颈部,当怀疑先天性膈疝或食管闭锁时,范围需包括上腹部。曝光条件要求胸壁软组织层次分明,脊柱显露、心影后的肺纹理隐约可见。摄影以平静吸气相为宜。

消化道造影:儿童消化道疾病的首选影像检查方法,包括口服法胃肠道造影(钡餐)和结肠造影。检查过程中需透视与照片相结合,观察充盈状态和黏膜影像。同时注意钡剂通过的时间,了解胃肠道功能。结肠造影的患儿取侧卧位或平卧位,自肛门插入软管,注入对比剂,达肝曲后即停止注入,应用体位改变将对比剂引流至回盲部,观察充盈像和黏膜像。疑为先天性巨结肠者,检查应在便秘期进行,导管头端深度稍超过肛门即可,如使用球囊双腔管,球囊不充气。检查结肠息肉时可行气钡双重造影检查。

静脉尿路造影:儿童泌尿系统疾病造影首选而常用的基本方法,主要用于观察儿童泌尿系统先天性畸形、损伤、尿路梗阻、肿瘤。婴幼儿肾分泌浓缩功能较差,肠道生理积气也较多,干扰了显影。造影时应尽可选用非离子型对比剂,常规于注射后 3 分钟、7 分钟、15 分钟和 30 分钟摄影,根据病情需要,适当延迟摄影。

三、CT 检查

CT 检查通常作为 X 线检查和超声检查的重要补充方法,而在某些小儿疾病,如肿瘤、外伤、先天性畸形等已成为首选检查方法。婴幼儿期各脏器尚未发育成熟,解剖结构对比较差,因此增强 CT 检查的价值较大。必须强调,儿科 CT 检查应严格掌握适应证,检查时尽可能遮盖性腺,并在保证图像质量的前提下,尽可能采用低剂量扫描。

四、超声检查

超声检查具有无放射性损伤、准确、可重复性强的特点,对于小儿先天性畸形、急腹症、肿瘤等具有较高的诊断价值。

五、MRI 检查

MRI 检查因组织分辨力高,无辐射,故是儿科理想的影像检查方法。随着磁共振技术的迅速发展,特别是快速成像序列的应用,MRI 检查已成为某些疾病尤其是神经系统的首选检查方法。除常规自旋回波、快速自旋回波外,扩散成像、扩散张量成像和磁共振波谱等磁共振技术也已用于儿科领域。

第二节 中枢神经系统

儿童中枢神经的发育是根据不同时期功能要求有序进行,不断完善。新生儿出生时,解剖上大脑形态与成年人无显著差别,重要的脑沟和脑回已存在,但较浅小,脑组织含水高;皮质下系统如丘脑、苍白球功能发育较好,而锥体束发育尚未成熟。组织学上已有大脑皮质的六层基本结构,但脑皮质较薄,细胞分化不全,缺乏树状突。随着年龄增长,脑沟加深,脑回增宽,脑组织含水量减少,尤其是白质。影像学检查尤其是 MRI 检查不仅可观察脑部形态变化,而且可了解髓鞘化发育、化学成分代谢和局部功能改变。

脑白质的髓鞘化是按一定的顺序逐渐成熟,由尾侧向头侧,由背侧向腹侧,由后向前,由中央向外周;髓鞘形成最早为脑干,其次为小脑和基底节区,最后为大脑半球,皮质早于深部白质,感觉神经束的髓鞘形成早于运动神经束。脑组织的 CT 密度和 MRI 信号改变取决于脑内含水量和髓鞘形成。

一般认为,小于 6 个月的婴儿用 T_1WI 评价脑白质髓鞘化形成,髓鞘呈高信号,6 个月以上用 T_2WI 评估脑白质髓鞘化进程,髓鞘呈低信号。在 T_1WI 上,正常足月新生儿放射冠中央部、丘脑腹外侧、内囊后肢、视束呈明显高信号,2 个月时视放射呈高信号,3 个月半卵圆中心、小脑深部白质呈高信号,4 个月胼胝体压部呈高信号,5~6 个月胼胝体膝部及内囊前肢出现高信号。在 T_2WI 上,5~6 个月时胼胝体压部呈低信号,6~8 个月时胼胝体膝部低信号,8 个月半卵圆中心呈低信号,9 个月后枕叶白质低信号,14 个月脑部形态、髓鞘化发育达到成年人。在半卵圆中心髓鞘化成熟中,侧脑室体部外侧尤其是三角区背侧和上方髓鞘化较晚,可持续 10 岁左右,此区域称为"终末带(terminal zones)",表现为 T_2WI 上持续高信号。

新生儿垂体呈球形,上缘隆起;在 T_1WI 上,前叶和后叶均呈高信号,两者中间为低信号。生后 2 个月形态逐渐接近年长儿,上缘变平或略凹陷;在 T_1WI 上,前叶高信号逐渐降低,与脑皮质呈等信号,后叶生后直到成年人均呈高信号。垂体的前后径及上下径随年龄而增大,青春期最为明显,尤以女性的高径增幅最大,可达 10 mm。垂体柄形态均匀纤细,在冠状面上位置居中,冠状径大于矢状径,随年龄增长,垂体柄逐渐增粗,一般较基底动脉细,直径通常≤4 mm。

成年人脑部的某些区域因存在铁质沉着,故在 T_2WI 上呈低信号,这些区域主要见于苍白球、黑质、红核及小脑的齿状核。刚出生的新生儿没有此现象;生后 6 个月时苍白球、壳核呈等信号;9~10 岁时苍白球、黑质及红核的信号低于白质;15 岁时苍白球及小脑齿状核由于铁质沉着信号逐渐降低,直到终生。

在 T_1WI 上,出生时斜坡及板障因有丰富的红骨髓,信号较脑组织低。随着年龄增长,红骨髓逐渐被黄骨髓取代,3 岁时枕骨斜坡和板障有片状高信号,随后高信号片状影扩大,相互融合,10 岁时枕骨斜坡呈均匀高信号。

一、新生儿缺血缺氧性脑病

新生儿缺氧缺血性脑病指各种围产期窒息引起脑缺氧和血流量减少或暂停,导致胎儿或新生儿脑损伤。临床可出现一系列中枢神经异常的表现。

【临床与病理】

缺氧是引起本病的核心,围产期窒息是主要的原因。足月儿和早产儿缺血缺氧性脑病的发病机制不同,易损伤部位不同,临床表现也不一样。

足月儿缺血缺氧性脑病的病理改变主要为神经细胞水肿、坏死、脑梗死及颅内出血。

易损部位为矢旁区、基底节及丘脑。临床出现神经系统症状如意识改变（过度兴奋、嗜睡、昏迷），肌张力改变（增高或减弱），原始反射异常（吸吮、拥抱反射减弱或消失），严重者可惊厥、脑干症状（呼吸节律改变、瞳孔改变、对光反应迟钝或消失）和前囟张力增高。

早产儿发生窒息后，引起局部缺血，脑白质发生水肿、凝固性坏死液化，形成囊腔和胶质增生，脑室周围白质数量减少。同时，缺氧引起生发基质毛细血管通透性增加，再灌注导致血管破裂，造成生发基质出血及脑室内出血。易损部位为脑室周围白质和生发基质，特征性脑损伤类型是脑室周围-脑室内出血（PIVH）和脑室周围白质软化。临床上可有反应低下、哭声低弱、喂养困难、继发性呼吸暂停、自发动作减少、肌张力低下、原始反射减弱或消失等。

【影像学表现】

鉴于 CT 检查具有辐射性，诊断的局限性，现已不主张用于本病的诊断和预后评估，MRI 检查是主要的影像学检查方法。

1. 足月儿缺血缺氧性脑病

（1）CT 表现　在 CT 图像上主要表现为脑白质低密度影，脑实质出血和蛛网膜下腔出血（图 10 - 2 - 1）。

（2）常规 MRI 表现　①皮质及皮质下白质损伤：脑皮质或皮质下点状 T_1WI 高信号、T_2WI 低信号，FLAIR 呈高信号。严重者皮质下白质有小囊状影，T_1WI 低信号、T_2WI 高信号，FLAIR 低信号。②基底节及丘脑损伤：在 T_1WI 上双侧有斑片状高信号，严重时基底节、丘脑腹外侧对称性高信号（图 10 - 2 - 2）。正常内囊后肢高信号消失，提示髓鞘化障碍。③深部白质损伤：白质内点状或片状稍高信号，以额叶多见。④脑水肿：脑外间隙消失、脑沟消失、外侧裂变窄甚至消失、半球间裂变窄及侧脑室前角呈裂隙样。⑤颅内出血：可为脑实质、脑室内或蛛网膜下腔出血。

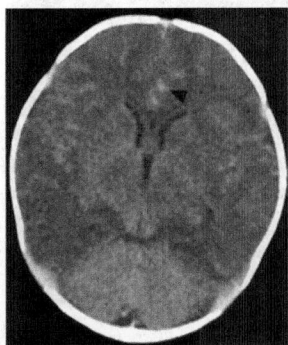

CT 轴位图像示脑白质弥漫性低密度，基底节、丘脑及小脑密度相对增高，呈"反转征"。

图 10 - 2 - 1　足月儿缺血缺氧性脑病（重度）

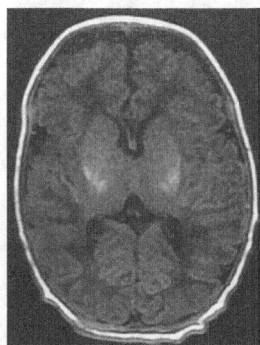

横断面 T_1WI 显示双侧基底节、丘脑腹外侧对称性高信号。

图 10 - 2 - 2　足月儿缺血缺氧性脑病

（3）MRI 新技术检查的表现　①弥散加权成像（DWI）：在足月儿缺血缺氧性脑病的早期诊断中起重要作用，可反映缺氧缺血引起的细胞毒性水肿，受累的脑组织呈高信号（图 10 - 2 - 3）；病程 1 周左右细胞毒性水肿发展至血管源性水肿时，DWI 出现阴性改变，此时要结合常规 MRI。②磁共振波谱（MRS）：表现为深部灰质核、顶枕区或分水岭区有乳酸波且升高,严重者 NAA 波峰下降,Cr 波峰下降。③磁敏感加权成像(SWI):利用组织磁敏感性不同成像的新技术,对小静脉、出血、钙铁沉积等顺磁性物质敏感,对颅内早期和微量出血很敏感。微出血灶指基底节区、丘脑、皮质、脑干等区域的小于 5 mm 的出血灶。

2. 早产儿缺血缺氧性脑病

(1)CT 表现 在 CT 图像上表现为胚胎生发层基质、脑室内出血及脑室旁脑白质软化(PVL),即脑室旁深部脑白质减少,脑室扩大,形态失常,脑室周围有多个大小不等的软化灶。

(2)MRI 表现 ①胚胎生发层基质及脑室内出血:根据出血的不同时期,表现不一样。②脑室旁脑白质软化(PVL):早期为 T_1WI 低信号、T_2WI 高信号。2~3 个月后囊壁塌陷,囊腔消失,MRI 上异常信号消失,脑白质减少,脑室增大,脑室壁不规则,脑室后角变方(图 10-2-4)。后遗改变有丘脑萎缩、内囊后肢信号异常或消失、胼胝体

横断面 DWI 显示基底节及丘脑腹外侧片状高信号。

图 10-2-3 足月儿缺血缺氧性脑病

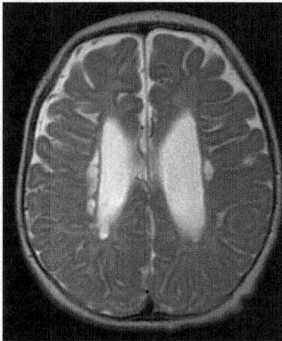

体积减小及皮质变薄等,上述后遗改变可作为评估 PVL 预后的影像学标志。③局灶性脑白质损伤(PWMD):常分布于放射冠,或沿着视辐射分布。表现为斑片状 T_1WI 高信号,伴或不伴有 T_2WI 低信号,DWI 为高信号。病灶分布在半卵圆中心,侧脑室旁,侧脑室前角、后角旁、三角区白质,形状呈点状、簇状或细线状。④弥漫性脑白质损伤(DWMD):常规 MRI 难于发现,DWI 示侧脑室周围白质大片状高信号(图 10-2-5)。

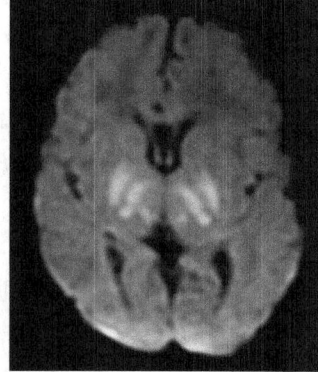

横断面 T_2WI 显示侧脑室旁脑白质减少,侧脑室扩大,形态失常,周围有多个高信号影,为脑室旁脑白质软化表现。

图 10-2-4 早产儿缺血缺氧性脑病

横断面 DWI 显示侧脑室周围白质大片高信号,为弥漫性脑白质损伤表现。

图 10-2-5 早产儿缺血缺氧性脑病

【诊断与鉴别诊断】

依据窒息史和临床表现,结合特定易损部位及影像学表现,多能明确诊断。早产儿缺血缺氧性脑病主要与产伤性颅内出血相鉴别。后者有明确引起产伤的产科因素,如臀位牵引、产钳助产、胎头吸引等,出血部位和临床表现有助于鉴别诊断。

二、胚胎脑病

胚胎脑病指某些病原可通过胎盘或经产道,引起胎儿宫内感染,造成神经系统损害,如脑发育不良、脑发育畸形。神经系统损害程度与感染时胎龄有关,胎龄越小,其损害越严重。常见的病原体为弓形体病(toxoplasmosis,T),其他病原(others agents,O)包括水痘病毒、腺病毒、埃可病毒等,风疹病毒(rubella virus,R),巨细胞病毒(cytomegalovirus,C),疱疹病毒(herpesvirus,H),临床上将这些病原通常称为"TORCH"。

【临床与病理】

TORCH感染后引起脑膜脑炎、室管膜下原生基质坏死、基底节和丘脑周围单核及炎性细胞浸润,神经胶质增生,髓鞘形成延迟,脑实质多发性坏死肉芽肿,在此基础上发生病理性钙化;脑室扩大,脑发育不良。临床表现多为小头、智力低下、脑瘫、活动障碍、视力障碍。

【影像学表现】

1. X线表现

部分病例在X线检查图像上可见钙化。

2. CT表现

(1)脑内钙化 CT检查是发现脑内钙化的最佳检查方法。钙化为本病特征性改变,好发于室管膜下,也可在脑实质和基底节,呈多发粟粒、结节状或弧线状高密度影(图10-2-6)。

(2)脑实质低密度影 因感染造成毛细血管内皮受损,引起矿物性血管炎,导致血管狭窄或闭塞,脑组织缺血性损伤。表现为脑白质及皮质、髓质交界区局灶性低密度影,边界不清。

(3)并发表现 脑室扩大或脑积水,脑发育不良,脑部畸形如脑回畸形、胼胝体发育不良、脑裂畸形、小头畸形。

3. MRI表现

对脑白质病变显示的敏感性高,对钙化敏感性差。脑白质病变在MRI上呈局灶性T_1WI低信号和T_2WI高信号(图10-2-6),同时伴有脑室旁白质体积减少,侧脑室扩张,失去正常形态。

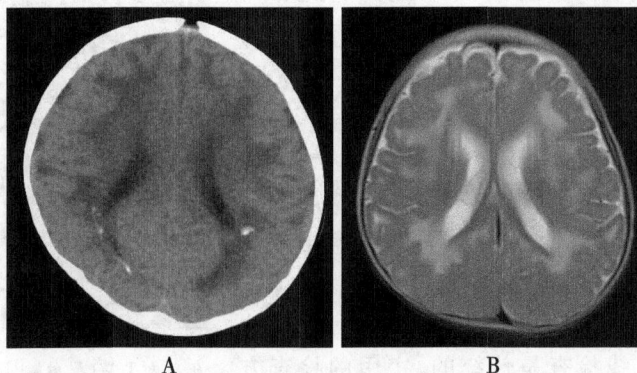

A. CT横断面图像;B. 横断面T_2WI。显示双侧侧脑室扩大,其周围室管膜下散在多发钙化;侧脑室周围白质大片状高信号影。

图10-2-6 胚胎脑病

【诊断与鉴别诊断】

新生儿及婴幼儿期室管膜下钙化,伴脑室扩张、脑发育不良应首先考虑胚胎脑病。血清学检查具有诊断意义。胚胎脑病应与结节性硬化、新生儿缺血缺氧性脑病鉴别。结节性硬化的室管膜下钙化形态多为小圆形,突向脑室,不伴有脑发育不良和脑室扩张,皮肤色素斑有助于诊断。新生儿缺氧缺血性脑病可有脑发育不良,但钙化多位于软化灶周围,少见于室管膜下。

第三节　头颈部

一、腺样体肥大

腺样体肥大系咽扁桃体增生,因炎症反复刺激而发生病理性增生,是儿童鼻咽部最常见的疾病之一,常与慢性扁桃体炎合并存在。

【临床与病理】

腺样体位于鼻咽腔顶部与咽后壁处,是咽淋巴环内环的组成部分,为呼吸道第一道防御门户。出生后随年龄增长而逐渐增大,4～6岁时增殖最旺盛,形成生理性肥大,青春期以后逐渐萎缩。儿童鼻咽腔狭小,腺样体肥大堵塞后鼻孔及咽鼓管咽口,可引起耳、鼻、咽、喉等症状。咽鼓管咽口受阻,引起分泌性中耳炎,导致听力减退和耳鸣;常并发鼻炎、鼻窦炎,有鼻塞及流鼻涕等症状。说话时带闭塞性鼻音,呼吸不畅,睡眠时发出鼾声,张口呼吸。长期张口呼吸,致使面骨发育发生障碍,出现"腺样体面容"。严重者引起阻塞型睡眠呼吸暂停低通气综合征,甚至危及生命。

【影像学表现】

1. X线表现

鼻咽侧位X线片示鼻咽顶后壁软组织局限性增厚,表面柔软光滑。

2. CT表现

CT轴位图像表现为鼻咽腔顶后壁软组织对称性增厚,密度均匀,表面不平。增强扫描图像呈均匀强化。侧隐窝狭窄,咽旁间隙狭小,后鼻孔不同程度受阻,鼻咽腔不同程度狭窄,周围颅底结构无骨质破坏。

3. MRI表现

矢状面图像显示鼻咽顶后壁、咽腔侧壁明显,呈T_1WI等或略高信号,T_2WI较高信号。增厚的软组织向鼻咽腔突出影,肿块可致不同程度鼻咽腔气道狭窄,后鼻道堵塞(图10-3-1)。

【诊断与鉴别诊断】

鼻咽侧位X线检查是传统的、实用的检查方法;CT检查、MRI检查可弥补X线检查不足,直接显示腺样体大小、形态及并发症;电子鼻咽镜的应用为腺样体肥大诊断提供准确而直观检查方法。

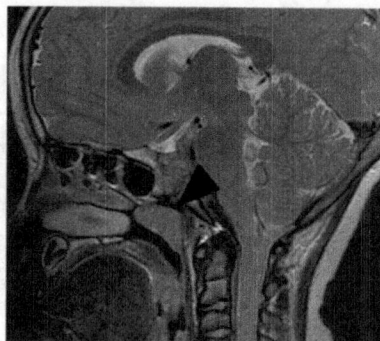

矢状面T_2WI显示鼻咽腔顶后壁软组织明显增厚(箭头),呈均匀稍高信号,相应的气道变窄。

图10-3-1　腺样体肥大

腺样体肥大需同鼻咽炎、咽后壁脓肿及鼻咽部纤维血管瘤相鉴别。鼻咽炎表现为顶后壁增厚,肿胀较广泛弥漫,程度较轻。咽后壁脓肿为咽后壁软组织增厚,病变范围较大,有时可见气泡影或液－气平面。鼻咽部纤维血管瘤常有鼻出血,下缘多光滑锐利,相邻骨结构受压移位、吸收,瘤体强化明显。

二、视网膜母细胞瘤

视网膜母细胞瘤(RB)是起源于视网膜的胚胎性肿瘤,为儿童眼球内最常见的恶性肿瘤。约 1/3 病例与遗传有关,为常染色体显性遗传,基因定位于 13 号染色体长臂 1 区 4 带。2/3 病例为非遗传型,系视网膜母细胞发生突变所致。

【临床与病理】

目前认为,视网膜母细胞瘤形成的重要原因是视网膜母细胞瘤基因的二次突变,不能产生视网膜母细胞蛋白或产生异常的视网膜母细胞瘤蛋白。生长方式分内生长型、外生长型和弥漫混合型,以弥漫混合型最常见。肿瘤细胞沿中央腔轮辐状排列呈菊形团样改变,是视网膜母细胞瘤的典型特征。视网膜母细胞瘤多见于 3 岁以下幼儿,单眼发病者多。根据发展过程可分为四期,即眼内生长期、青光眼期、眼外期及转移期。临床表现为瞳孔区黄白光反射(白瞳症)、眼球突出、视力下降甚至消失、头痛、眼痛、继发青光眼等。肿瘤沿视神经向眼外蔓延,向颅内蔓延和全身转移时可出现相应症状。视网膜下或玻璃体内见大小不等的黄白色肿物,伴有不同程度的视网膜脱离或水肿。

【影像学表现】

1. CT 表现

在 CT 图像上,典型表现为眼球增大,眼球内钙化性肿块(图 10 - 3 - 2A)。部分病例眼球正常,甚至变小。钙化呈沙粒状、斑块状,是诊断视网膜母细胞瘤的最主要表现,具有特异性,可能与肿瘤生长过快,血供不足,细胞坏死,钙盐沉积形有关。影像学表现可反映出肿瘤分期。Ⅰ期(眼内期),肿瘤局限于眼球内;Ⅱ期(眼压增高期),病变局限于眼球内伴有眼球径线增大;Ⅲ期(眼外期),肿瘤破坏眼环,侵犯了视神经、眼外肌、眶内脂肪等,仍局限于眶内,当肿瘤细胞浸润视神经时,视神经增粗及纡曲,密度增高,视神经管扩大;Ⅳ期(转移期),肿瘤侵犯到颅内或远处转移。增强扫描肿瘤及转移灶呈轻或中度增强,增强越明显,则恶性程度越高。

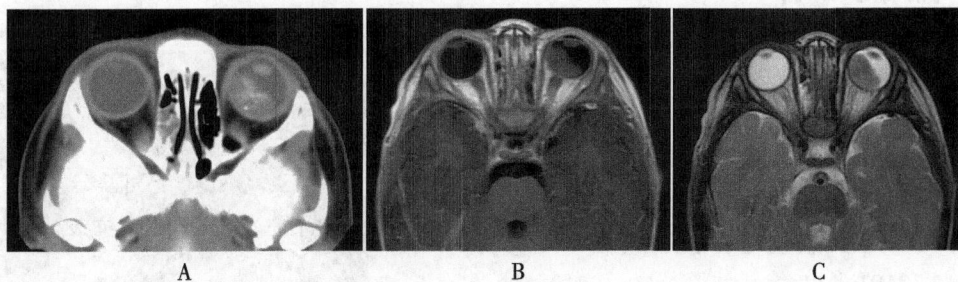

A. CT 横断面平扫图像;B. 横断面 T_1WI;C. 横断面 T_2WI。显示左眼球内肿块,CT 图像上为高密度,内有成团的点状钙化,T_1WI 信号较玻璃体高,T_2WI 信号较玻璃体低。

图 10 - 3 - 2 视网膜母细胞瘤

2. MRI 表现

MRI 可清晰显示肿瘤发生部位、形态、数目、大小、信号及周围结构的改变。与正常玻璃体相比，T_1WI 呈等低信号，多数较均匀，T_2WI 以低信号为主，其内的高信号为坏死区（图 10 – 3 – 2B、C）。增强后病变为轻度到明显强化，部分病例可见虹膜前方线样强化。并发视网膜脱离形成积液时，T_2WI 呈高信号。

【诊断与鉴别诊断】

儿童尤其是 3 岁以下幼儿，临床表现为白瞳症，影像学表现以眼球增大，内有钙化肿块为特点，应首先考虑视网膜母细胞瘤可能。因超声检查和 CT 检查容易显示钙化，MRI 检查对显示钙化不敏感，而钙化是视网膜母细胞瘤的主要表现，所以应首选超声检查和 CT 检查，但 MRI 检查对肿瘤的视神经浸润和颅内转移的发现较 CT 敏感。

视网膜母细胞瘤需同渗出性视网膜炎（Coats 病）和永存性原始玻璃体增殖症（PHPV）鉴别。渗出性视网膜炎常在 5 岁以后发病，患侧眼球无增大，一般无钙化，增强扫描图像见渗出物不强化或轻度强化。永存性原始玻璃体增殖症典型表现为高信号的玻璃体内由晶状体至视乳头的低信号条带影，明显强化，伴有小眼球，无钙化。

三、早产儿视网膜病

早产儿视网膜病（ROP）又称晶状体后纤维增生症，是视网膜新生血管形成和纤维异常增生的视网膜增殖性病变。随着早产儿成活率的提高，早产儿视网膜病发病率不断上升，为儿童致盲的主要原因。

【临床与病理】

早产儿视网膜病的发病机制目前尚未完全清楚。长时间吸高浓度氧、低出生体重、小胎龄是发生早产儿视网膜病的重要危险因素。病理过程分为两个阶段，即血管闭塞及消失和视网膜血管异常增生。在高浓度氧环境下，未发育成熟的视网膜血管收缩或阻塞，引起视网膜缺血、缺氧，进而释放血管生长因子，导致视网膜血管异常增生。新生血管可产生视网膜出血、视网膜剥离、视网膜下瘢痕形成，瘢痕可使眼球变小。早产儿视网膜病易发生在出生体重小于 1500 g，且生后 10 天内接受过高浓度氧治疗的新生儿，多为双眼发病，但程度并不一致。出生后不久可表现白瞳症，晶状体前移，前房变浅，视力下降。

【影像学表现】

1. CT 表现

CT 检查图像主要表现为视网膜剥离征象，视网膜下呈"V"形高密度影，位置限定在视网膜后部视盘附近，增强扫描图像无明显强化。玻璃体密度增高，其高低取决于出血和渗出液成分。病变较轻者眼球大小正常，较重时眼球变小（图 10 – 3 – 3）。

2. MRI 表现

MRI 显示视网膜剥离和出血优于 CT 图像，T_1WI 玻璃体不均匀高信号，T_2WI 晶状体后不规则云絮状低信号影，边缘模糊。

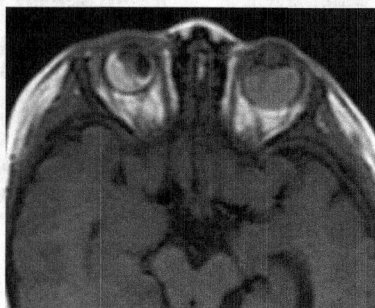

图 10 – 3 – 3 早产儿视网膜病

【诊断与鉴别诊断】

根据高浓度氧病史和影像学表现,多可提示诊断。需与其他病因引起的视网膜剥离和视网膜母细胞瘤相鉴别。早产儿视网膜病双眼患病且有高浓度氧病史,可与其他病因引起的视网膜剥离相区别。视网膜母细胞瘤无反复出血,钙化多见,眼球增大,是鉴别诊断的主要依据。

第四节 呼吸系统

一、呼吸道异物

呼吸道异物指外来的异物误吸入气管支气管内,引起呼吸困难,甚至死亡的儿童常见呼吸系统急诊。呼吸道异物好发于 3 岁以下幼儿。多数患儿家长可提供异物吸入史,部分不能提供明确吸入史或异物种类。

【临床与病理】

异物按是否透 X 射线分为不透 X 射线异物和透 X 射线异物。不透 X 射线异物如金属、骨块等对呼吸道黏膜刺激较轻。透 X 射线异物以植物性异物如花生、瓜子等多见。异物吸入气道后所引起的病理改变与异物大小、性质、停留时间及有无感染因素有关。

异物停留在呼吸道内,引起气道阻塞,根据阻塞程度,可分四种类型。①双向通气型:异物较小或呈管状,气道黏膜反应轻微,吸气及呼气气流均可通过,但较正常减少,远端不发生阻塞性改变。②完全梗阻型:异物将气道完全阻塞,气流不能通过,肺内气体吸收后发生肺不张。③呼气性活瓣阻塞型:吸气时气道管径增宽,气体可通过未形成阻塞,呼气时气道管径变窄,异物将气道完全阻塞,引起阻塞性肺气肿,纵隔向健侧移位。④吸气性活瓣阻塞:吸气时异物随气流向下移动,阻塞气道,呼气时异物上移,气流能出不能进,引起阻塞性肺不张。以上四种类型是可以转换的,如剧烈咳嗽产生的强大气流可将球阀型异物冲到近端管径较大的气道,而变成旁路型。

异物吸入气道后,除引起气道阻塞外,同时刺激局部黏膜,引起充血、水肿、渗出、肉芽组织及纤维组织增生,加重气道阻塞,造成气道损伤,12 ~ 48 小时后发生炎性改变。植物性异物因含有的游离脂肪酸可加重炎性反应,分泌物增多,更加重呼吸道梗阻。

呼吸道异物的临床表现取决于异物的性质和气道阻塞程度。通常有刺激性呛咳、喘鸣、呼吸困难。气管内异物可随呼气撞击声门下部,触诊有气管撞击感,听诊有气管拍击声。若为植物性异物,可引起支气管炎,有发热、咳嗽等症状。并发症有肺炎、肺不张,甚至支气管扩张。

【影像学表现】

1. X 线表现

常规 X 线检查是儿童呼吸道异物常用且有效的诊断方法,主要为胸部透视和摄呼气、吸气两相胸部 X 线片。

(1)不透 X 射线异物 胸部 X 线片或透视可直接发现不透 X 射线的高密度异物影如金属等(图 10 - 4 - 1),显示其形态、大小、位置及相应肺部的并发症。异物若为扁平状,前后径较左右径宽,在胸部正位 X 线片、侧位 X 线片上分别呈矢状面和冠状面。

（2）透 X 射线异物　　由于不能直接显示异物,只能根据异物引起气道阻塞的 X 线间接征象确定诊断和推断异物部位。对于此类异物,应强调在透视下观察心、肺、横膈动态变化的重要性。

气管异物:解剖上声门下环状软骨处是上呼吸道最狭小部位,异物易嵌于声门下。颈部侧位 X 线片有时可显示声门下致密影和水肿,异物嵌留处充气管腔相应变窄。透视下心影大小随呼吸反常变化是气管异物最重要的间接征象,即吸气相心影反比呼气相增大。此外,两侧膈肌活动幅度小,两肺对称性呼气性肺气肿也有助于诊断。

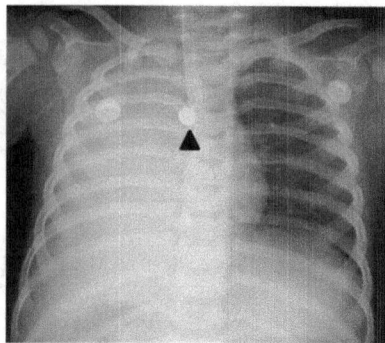

胸部正位 X 线片示气管内高密度异物影,右肺不张。

图 10 - 4 - 1　气管异物（金属）

支气管异物:单侧多见,观察时注意两侧对比和呼气、吸气两相比较。由于解剖上右主支气管管腔相对较大,与气管所成角度较左侧小,且向下走行较陡直,异物易进入;左主支气管管径较细,气体流速快,吸力较大,小而质轻的异物易被吸入左侧。因此,支气管异物 X 线间接征象与异物大小、形态、部位所致气流效应和吸入时间关系密切。①肺气肿:最常见,其范围有助于异物定位诊断。单侧性肺气肿应警惕支气管异物存在。②纵隔摆动:因异物不完全阻塞气道的活塞作用导致,单侧支气管异物最重要、最常见的 X 线征象。其原因为一侧气道阻塞,引起两侧肺充气量不等,导致胸腔内压力失去平衡,造成呼气期纵隔向含气量少、压力较低的健侧移位,吸气期两侧胸腔压力趋向平衡,纵隔回复中位。不论是吸气性活瓣阻塞还是呼气性活瓣阻塞,吸气时纵隔均向患侧移位,即吸气时纵隔向哪侧移位,异物就在哪侧。必须注意纵隔摆动征象无特异性,凡是气道阻塞造成两侧胸腔内压差加大者均可出现,如气道炎症分泌物郁积、肺门淋巴结肿大压迫相应支气管。③肺不张:异物完全阻塞气道或异物吸入时间过长,引起周围发生粘连与水肿,支气管被完全阻塞,进而形成肺不张。根据异物所在的位置,可为患侧全肺、肺叶或肺段不张;伴纵隔向患侧移位,横膈抬高。④肺部感染:异物滞留于气道时间较久,引起局部管壁黏膜水肿和渗出,继发肺部感染。对于难治的肺部感染特别是伴有局部肺气肿,应考虑有呼吸道异物的可能。⑤其他并发症:部分可有患侧胸腔积液、纵隔疝,少数有气胸、纵隔气肿及皮下气肿。

2. CT 表现

CT 检查可作为呼吸道异物的急诊时首选检查方法。CT 图像可直接显示异物本身及所在位置,表现为气道内不同形状、不同程度的密度增高影,相应的管腔气柱中断或狭窄（图10 - 4 - 2A）;表面遮盖法重建技术（SSD）呈气道走行内中空缺影;仿真内窥镜可直接观察到异物,异物较完整时可显示其轮廓,同时可见局部管腔变窄或完全闭塞（图 10 - 4 - 2B）。间接征象包括阻塞性肺气肿、阻塞性肺炎、肺不张、横膈双边征、纵隔双边影。横膈双边征表现为横膈影上方另有一与其平行的浅淡条带影,在冠状位上易于观察。纵隔双边影表现为纵隔影外缘另有一与其平行的浅淡条带影,左侧较明显,是纵隔摆动在 CT 上的表现。值得注意的是,高密度异物如骨块、金属异物需用纵隔窗观察,植物类异物需用肺窗观察。

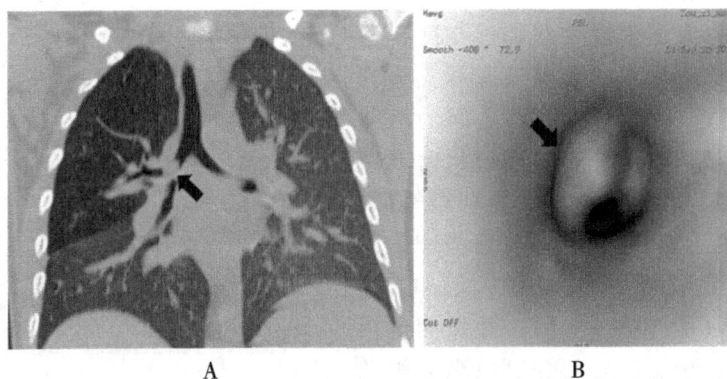

A. CT 冠状面重建图像;B. 仿真内窥镜图像。示右侧主支气管软组织样异物影（长箭头），右上叶肺气肿。

图 10 - 4 - 2 主支气管异物（右侧）

【诊断与鉴别诊断】

对于不透 X 射线异物，常规 X 线检查或 CT 检查可明确诊断。对于透 X 射线异物，CT 检查常可直接发现异物而确诊；常规 X 线检查显示间接征象，结合异物吸入史也常可做出诊断。X 线片上气管内金属异物有时需与食管异物相鉴别，后者最大径位于冠状面，最小径位于矢状面，与气管异物正好相反。

常规 X 线检查和 CT 检查结合明确异物吸入史及典型临床症状，可及时确诊及定位。对于异物史不明确而出现上述气道异物的 X 线间接征象者，需与各种气管、支气管疾病相鉴别。呼吸道分泌物所形成的栓子在 CT 图像上也表现为支气管内异常密度影及不全阻塞的间接征象，需与呼吸道异物鉴别，前者两侧端常呈"凹"面，且与支气管管壁无关联，所在支气管软骨环无"变平"或"丘状"隆起等改变，结合病史常可鉴别。X 线片上气管内金属异物有时需与食管异物相鉴别，胸部侧位 X 线片气管异物位于气道侧透明阴影内，而食管异物偏后；异物若为扁形，气管异物最大径位于矢状面，最小径位于冠状面，食管异物表现正好相反。

二、新生儿呼吸窘迫综合征

新生儿呼吸窘迫综合征又称新生儿肺透明膜病，是因肺表面活性物质缺乏引起的急性新生儿肺疾病。早产为主要诱因，且胎龄越小，发病率越高，也可发生于孕周 38 周以上、糖尿病孕妇、剖宫产或宫内缺氧窒息的新生儿。

【临床与病理】

未成熟的 Ⅱ 型肺泡不能产生足够的表面活性物质，引起肺泡表面张力增高，呼气后不能有效保持肺的残余气量，肺泡进行性萎陷，通气降低，导致缺氧、酸中毒，造成毛细血管通透性增高，纤维蛋白渗出，形成透明膜。典型表现为进行性呼吸困难、青紫、呻吟、吸气时出现三凹征。症状多出现于生后 6 小时内，随时龄增长，症状在 18 ~ 24 小时内加剧，于第三天逐渐减轻。

【影像学表现】

X 线表现:典型表现为双肺透亮度普遍减低、弥漫分布细颗粒状磨玻璃影和支气管充气征。X 线表现可分为四级:Ⅰ级为两肺透亮度减低,双肺弥漫分布细颗粒状磨玻璃影。Ⅱ级为在Ⅰ级基础上见支气管充气征。Ⅲ级为除上述征象外,心缘与膈面模糊。Ⅳ级为两肺广泛的致密影,即"白肺",心和横膈边缘难以辨认(图 10 - 4 - 3)。并发症包括动脉导管开放、气漏(肺间质气肿、纵隔积气和气胸)、持续胎儿循环、坏死性小肠结肠炎、支气管肺发育不良。

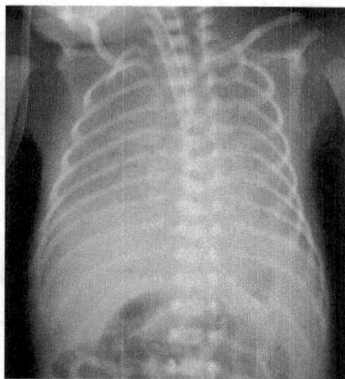

孕 28 周 + 4 天,出生后气促、呻吟。胸前后正位片示两肺广泛密度增高,呈"白肺",内有较多支气管充气征,心缘和横膈缘难以辨认。

图 10 - 4 - 3 新生儿肺透明膜病(Ⅳ级)

【诊断与鉴别诊断】

根据早产病史,结合进行性呼吸困难等典型表现,较易诊断 HMD。肺间质积液病变(如膈下型完全性肺静脉异位引流、肺淋巴管扩张症、湿肺病)也可表现两肺透光度降低,其内细粒状影,与新生儿呼吸窘迫综合征相似,但前者无肺泡萎陷,不伴支气管充气征且肺容量大,容易鉴别。

第五节　循环系统

一、主动脉畸形

主动脉畸形占先天性心血管疾病的 1% ~ 2%,常合并多种畸形,早期诊断和及时治疗,多数能治愈。本节主要介绍主动脉缩窄和主动脉弓离断。

(一)主动脉缩窄

主动脉缩窄指主动脉弓峡部局限性缩窄和/或节段性发育不全,峡部为左锁骨下动脉起点与动脉导管间的区域。主动脉缩窄可单独存在,也可合并其他心血管畸形或作为复杂畸形的一部分。

【临床与病理】

主动脉缩窄的临床表现取决于缩窄的部位、严重程度、有无合并畸形及就诊时患者的年龄。导管前缩窄容易合并心脏畸形,常在婴儿期因充血性心力衰竭就诊;导管后缩窄在婴幼儿期一般无症状,较大儿童主要表现为上肢血压高于下肢血压。

【影像学表现】

1. X 线表现

典型者表现为"3"字征,即主动脉弓下缘与降主动脉连接处呈一切迹下方有不同程度的膨凸,形成双弓影。上弓代表主动脉弓,下弓膨凸代表降主动脉狭窄后扩张,切迹处为主动脉的缩窄。另一征象为肋骨下缘切迹,是肋间动脉纡曲、扩张,对肋骨下缘的压迫吸收所致,反映了主动脉缩窄引起侧支循环的重要征象,多出现在 5 岁以上,一般两侧对称,第 4 ~ 8 后肋多见。

2. CT 表现

CT 血管造影(CTA)可以明确诊断。CTA 可显示升主动脉、主动脉弓和降主动脉的全貌,对主动脉缩窄的部位、形态、程度、长度、有无动脉导管未闭及头臂血管受累情况进行正确判断(图 10 - 5 - 1)。

3. MRI 表现

增强 MRA 可显示主动脉缩窄的直接征象,是诊断主动脉缩窄的最佳序列。

【诊断与鉴别诊断】

根据 CTA 和增强 MRA 检查所显示的主动脉缩窄直接征象而明确诊断。缩窄严重者需与主动脉弓离断相鉴别,检查时应注意观察缩窄的近端、远端有无血流通过。

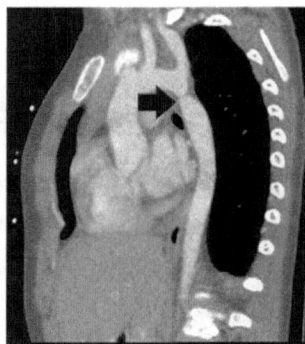

CT 增强多平面重建图像示主动脉弓峡部局限性狭窄。

图 10 - 5 - 1 主动脉缩窄

(二)主动脉弓离断

主动脉弓离断指升主动脉与降主动脉之间完全缺乏解剖连接所致的主动脉弓畸形,为一种罕见的先天性心血管畸形。

【临床与病理】

主动脉弓离断是因胚胎 5 ~ 7 周时第 4 对动脉弓未发育,主动脉弓不能正常形成,升主动脉与降主动脉之间完全缺乏连接所致,常与室间隔缺损、动脉导管未闭并存,形成三联征。依据离断的位置,分为三型:A 型为离断位置在左锁骨下动脉起始部的远端;B 型为离断位置在左锁骨下动脉起始部与左颈总动脉之间;C 型为离断位置在左颈总动脉起始部与无名动脉之间。

【影像学表现】

1. X 线表现

在 X 线上缺乏特征,可表现心影增大,主动脉结小,甚至消失,肺动脉扩张,肋骨下缘切迹等。

2. CT 表现

CTA 可明确诊断。CTA 可观察主动脉全貌,直接显示主动脉弓离断的部位、长度,明确分型及合并畸形(图 10 - 5 - 2)。

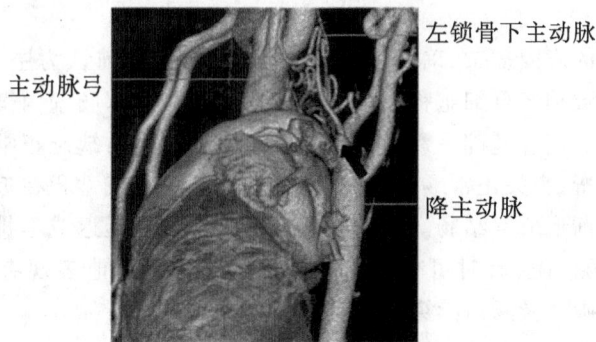

图 10 - 5 - 2 主动脉弓离断

3. MRI 表现

增强 MRA 可显示主动脉弓离断的征象,与 CTA 相似。

二、完全肺静脉畸形引流

肺静脉畸形引流指肺静脉血不进入左心房而引流入体循环的静脉系统,包括部分性肺静脉畸形引流和完全性肺静脉畸形引流。完全肺静脉畸形引流系肺血流增多的发绀性心血管病。完全性肺静脉畸形引流属少见的先天性畸形,指所有的肺静脉血均引流入体循环静脉系统。

【临床与病理】

四支肺静脉分别或汇成一根后,引流入左无名静脉、上腔静脉、永存的左侧上腔静脉等,称为心上型;引流到右心房、冠状静脉窦等,称为心脏型;引流入奇静脉或门静脉者,称为心下型;也可为上述三种情况的混合型。完全肺静脉畸形引流的右心房同时接受肺静脉和腔静脉的血液,而左心房无血,患者将无法生存。此类患者均有房间隔缺损或卵圆孔未闭,使右心房内的混合血进入左心房和左心室,从而进入体循环。

【影像学表现】

1. X 线表现

X 线检查见肺血增多,肺动脉段突出,右心房、右心室增大;心上型者上纵隔阴影增宽,但透视下无搏动,整个心影呈"8"字形;心脏型和心下型者类似房间隔缺损和/或合并有肺动脉高压的 X 线特征,主动脉结小。

2. 超声表现

超声心动图心尖四腔图探不到肺静脉在左心房的入口,但可探及肺静脉的异常入口,并可发现房间隔连续性中断。

第六节　消化系统与腹膜腔

一、先天性巨结肠

先天性巨结肠又称为肠无神经节细胞症,是由于起源于神经嵴的组织发育障碍所致,占小儿先天性消化道畸形的第二位。

【临床与病理】

先天性巨结肠的病因复杂,确切病因尚不十分清楚,目前认为主要原因为胚胎发育过程中各种因素导致神经母细胞移行中断,同时与遗传、局部肠壁内微环境改变、免疫机制和基因突变有关。病理基础是黏膜下和肠壁肌间神经丛内缺乏正常神经节细胞,引起病变段肠管持续痉挛,丧失正常蠕动和排便功能,粪便及肠气蓄积在近端结肠,使该肠管扩张,肠壁增厚,逐渐形成巨结肠。典型临床表现为排胎便延迟或不排胎便、便秘、腹胀、呕吐,可出现不全肠梗阻,有时可转化为完全性肠梗阻。其他表现有食欲不振、营养不良、贫血,常发生呼吸道及肠道感染如肺炎、小肠结肠炎等。

【影像学表现】

1. 腹部 X 线表现

腹部 X 线检查是诊断本病的首选方法,主要表现为低位肠梗阻,如小肠、结肠普遍充气扩张,以结肠为主,内有高低不等气 – 液平面;直肠常不充气。

2. 结肠造影表现

结肠造影是诊断的主要方法,可明确显示痉挛段、移行段、扩张段(图 10 – 6 – 1)。移行段是特征性、最可靠的征象。①痉挛段:正常结肠的宽度盲肠最宽,往下至乙状结肠逐渐变细,直肠宽度仅次于盲肠。痉挛段肠管因缺乏神经节细胞表现为肠段痉挛性狭窄,管腔变细、僵硬,边缘呈花边状、锯齿状。②移行段:位于痉挛段与扩张段之间,呈漏斗状或袖筒状移行区,是先天性巨结肠最可靠的征象。③扩张段:表现为肠管扩张,肠壁增厚,黏膜增粗,甚至结肠袋消失,肠收缩减弱。④钡剂潴留:24 小时后复查,了解对比剂排出情况。正常儿童做钡剂造影检查时,24 小时后复查钡剂大部分或全部排空。先天性巨结肠 24 小时随访,结肠内有不同程度钡剂潴留。该征象是重要的间接征象,尤其是新生儿期,有时可能是唯一的表现。⑤其他:应当注意新生儿及小婴儿检查前禁止洗肠,以便保持结肠自然状态;合并明显结肠炎或坏死性小肠结肠炎不宜钡灌肠,避免肠穿孔;为了避免水中毒,用生理盐水调配钡剂;为避免反射性排钡或掩盖狭窄段,注钡时压力不宜过高、过快。

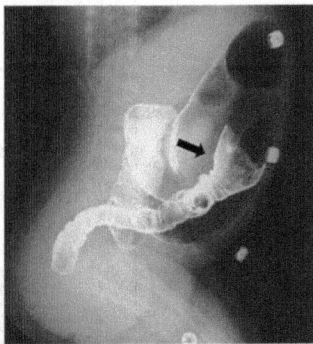

钡剂灌肠侧位片示直肠、乙状结肠和降结肠远段肠管变细为痉挛段,降结肠中段逐渐扩大为移行段(长箭头),降结肠近段以上肠管扩张明显为扩张段。

图 10 – 6 – 1 肠无神经节细胞症(长段型)

【诊断与鉴别诊断】

对临床疑为先天性巨结肠者,应行钡剂灌肠检查。如显示痉挛段、移行段、扩张段,尤其是移行段,高度提示先天性巨结肠,最后确诊需通过病理诊断。新生儿期需与胎粪栓综合征、先天性肠闭锁和特发性巨结肠鉴别。胎粪栓综合征是由于直肠及乙状结肠内胎粪浓缩稠厚,引起一过性低位功能性肠梗阻,钡剂灌肠示远端结肠变细,近端扩张的结肠内可见大量胎粪影,洗肠清除胎粪后,便秘症状消失。先天性肠闭锁因回肠或结肠闭锁,导致低位完全性肠梗阻,钡剂灌肠示结肠细小。特发性巨结肠为一种病因不明的结肠扩张,无痉挛段和移行段,不难鉴别。

二、肠套叠

肠套叠指一段肠管及其相连的肠管腔内,为小儿外科急腹症之一,是婴儿急性肠梗阻最常见的病因。

【临床与病理】

根据肠管套入部位不同,肠套叠分为以下类型。①回结型:最多见,占85%～90%,为回肠末端套入结肠。②小肠型:小肠套入小肠,如空－空型、回－回型及空－回型,发生率低,易发生肠坏死。③结肠型:结肠套入结肠,少见。④复杂型:又称复套,如回肠套入回肠再套入结肠。另外,肠套叠分为原发性肠套叠和继发性肠套叠。前者主要是因回盲部系膜固定差,活动度大有关,而肠管没有明显器质性病变;后者发生肠套叠的肠管有病变,如 Meckel 憩室、肠息肉、淋巴瘤等。套叠处肠壁反折构成三条同心管,外管部分称鞘部;进到里面的部分称套入部,套入的最远端为头部,套入部开始入口处称颈部。发生肠套叠后,颈部压迫套入部堵塞肠腔,导致肠腔内梗阻;压迫肠系膜及其血管,产生血液循环障碍,引起肠壁黏膜充血、水肿,时间过长而发生坏死。临床分为急性肠套叠和慢性肠套叠。急性肠套叠多见于2岁以下的肥胖婴儿,尤其是4～8月龄婴儿,起病急,典型表现为阵发性哭闹、呕吐、果酱样血便和腊肠样包块。慢性肠套叠是发病2周以上,多见于继发性肠套叠,临床症状常不典型,阵发性腹痛间隙较长,呕吐少见,多无血便。

【影像学表现】

1. X 线表现

(1)腹部 X 线表现　早期可无明显异常,继而可出现小肠机械性梗阻征象,不全性或完全性。有时可见软组织块影,充气的肠管呈杯口状。

(2)钡灌肠造影　钡柱前段在套叠头部,呈杯口状或充球状充盈缺损;钡剂进入套鞘内,长钳状充盈缺损,或呈螺旋状、弹簧状,随着压力增加,继续注入钡剂,套入部缩小,逐渐退向回盲部,继而消失。

(3)空气灌肠　注入的气体逆行充盈结肠,于套叠头部受阻,呈杯口状或充球状充盈缺损(图10－6－2),套入部为软组织块影,随压力逐渐增加和空气增多,套入部逐渐退向回盲部且缩小,继而消失,小肠呈"爆米花"样进入大量空气。空气灌肠复位的标准是小肠进入大量气体,肿块影消失,尤其是前者,同时患儿临床症状和体征消失。此方法适应于发病在48小时以内,一般情况良好,无休克、昏迷及腹膜炎;病情较重者应先对症处理,待全身情况改善后再试行空气灌肠。如病程超过72小时,且一般情况较差,有气腹、腹膜炎表现应禁忌。

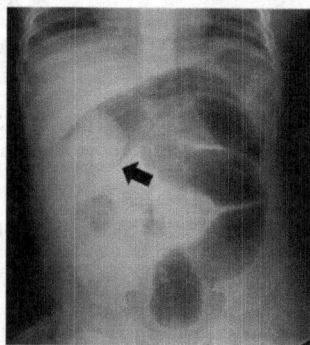

空气灌肠示气体充盈直肠、乙状结肠、降结肠,至结肠肝曲处受阻,可见"杯口状"充盈缺损和类圆形软组织块影(长箭头)。

图 10－6－2　肠套叠(空气灌肠)

2. CT 表现

CT 检查图像可清楚显示套入部、鞘部及套入的肠系膜,表现为分层状软组织肿块,形态因扫描层面与套入肠管关系而不同。①靶形征:又称"套筒征"或"同心圆征",是肠套叠最常见征象,为 CT 扫描层面与套入肠管垂直,呈典型的同心圆三层靶环表现,由外向内依次为鞘部、套入部和套头(图 10 - 6 - 3)。②彗星尾征:扫描层面与套入肠管平行,呈椭圆形或柱形,肠系膜常偏于一侧,血管成线状称为彗星尾征(又称腊肠征或假肾形征)。③双晕征:当套叠肠管发生明显缺血或坏死时,可出现低密度晕征。④继发性改变:当发生肠梗阻时,表现为肠管扩张,内有积气、积液及液 - 气平面;当出现腹膜炎时,可有腹水、肠系膜肿胀等腹膜炎征象。

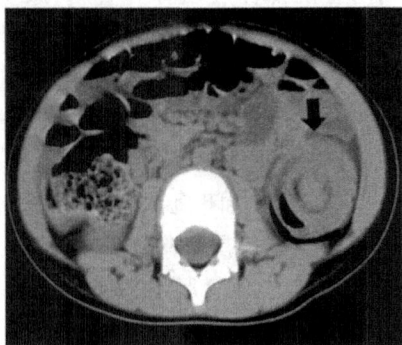

CT 横断位平扫图像示左侧腹部软组织团块影(长箭头),呈同心圆 3 层靶环表现,为靶形征。

图 10 - 6 - 3 肠套叠

3. 超声表现

肠套叠的横断面扫描图像显示为同心圆征或靶环征,中心圆的边缘轮廓多不规则,是由于套入部肠管形成反折的浆膜及内层黏膜相互重叠挤压所致。同心圆的构成是,有一个较宽的环状弱回声区包绕着一个呈高低相间混合回声或呈一致性强回声的圆形中心区。回结肠套叠横断面扫描的声像图是,一个较宽的环状低回声区包绕着一个呈一致性高回声的圆形中心区,在套入部圆形中心区内又可见一个鲜明的更强回声的致密且表面光滑的圆形块影,此种"靶环"状块影称为"三环征"。纵断切面上呈"套筒征"或"假肾征"。超声测量套叠部外圆最大直径为 7 cm,最小直径为 1.5 cm,中心圆最大直径为 3.5 cm,最小直径为 0.8 cm。水压灌肠复位的超声所见:随着注水量的增加和压力的增高,超声下可见横断面上套叠部与套入部之间的无回声环状液性暗区逐渐增大,套入部肿块影由大变小,套叠的块影宛如伸延到海洋中的一个半岛,称为"半岛征"。在复位过程中,此半岛由大变小,最后通过回盲瓣呈"蟹爪样"运动。末端回肠水肿明显,其纵断面呈"沟壑样"改变,横断面呈"铜钱样"变化。

【诊断与鉴别诊断】

根据临床表现和影像学特点,诊断肠套叠不难。超声检查是肠套叠首选检查方法,且可在超声监控下进行水压灌肠治疗小儿急性肠套叠,复位成功率为 94.5%。应用空气灌肠诊断及复位对处于发育成长期的婴儿带来一定的危害。肠套叠需同细菌性痢疾、腹型紫癜及出血性坏死性肠炎鉴别,因影像学表现典型,较易鉴别。

三、先天性肛门直肠畸形

先天性肛门直肠畸形是儿童最常见的先天性消化道畸形,为一种尾端退化综合征,常并发肛周肌肉和神经的缺陷及其他系统畸形。

【临床与病理】

先天性肛门直肠畸形的病因尚未明确。在胚胎第 7 周时,中胚层向下生长,将后肠与尿生殖窦完全分开,后肠则向会阴部伸展发育为直肠,尿生殖窦发育为膀胱、尿道、阴道。在后肠与生殖窦分开的同时,在会阴部成为肛门的部位出现一凹陷,称为原始肛道。肛道向体内伸展与后肠相遇,两者之间仅有一膜状隔,称为肛膜。在胚胎第 8 周时肛膜消失,后肠与肛道遂贯通成为正常的直肠与肛管。这一发育过程发生异常时,即可形成肛门闭锁或狭窄畸形。直肠肛门畸形可分为下述四类。Ⅰ型:肛门或肛管直肠交界处狭窄,为肛膜未全消失引起。Ⅱ型:肛门膜状闭锁,肛膜存留未破。Ⅲ型:肛门闭锁,直肠远端未完全下降,肛窝与直肠盲端间隔以一层较厚组织,此最为多见。Ⅳ型:直肠闭锁,肛门与肛管正常,直肠下段形成盲端,与上段直肠不相连。

以上各型中约有半数有直肠瘘,男性瘘管有三类:①直肠膀胱瘘;②直肠尿道瘘;③直肠会阴瘘。女性瘘管有四类:①直肠阴道瘘;②直肠舟状窝瘘;③直肠会阴瘘;④直肠膀胱瘘。

此外,盆底肌肉有不同程度的病理改变,且畸形位置越高越严重,如耻骨直肠肌发育不良、缺如及位置异常。同时需注意先天性肛门直肠畸形常合并其他畸形,如先天性心脏病、泌尿系各部位发育畸形等。

先天性肛门直肠畸形的临床症状出现的早晚与畸形类型有关:肛门闭锁常出生即可发现;直肠闭锁肛门正常者则多因不排胎粪,出现肠梗阻症状或插导管不能通过闭锁处才被发现。肛门闭锁如伴有瘘管,瘘管足够粗,否则在生后 24 小时之内出现肠梗阻症状;若有直肠会阴瘘,则提示梗阻部位低;如尿中混有胎粪表明有直肠尿道瘘或膀胱瘘。

【影像学表现】

1. X 线表现

随着新检查手段如超声检查、CT 检查和 MRI 检查的临床应用,X 线检查已较少采用。X 线检查适宜的时间为出生 20 小时后,因检查过早,胃肠道气体不足,达不到闭锁的盲端。如闭锁直肠与泌尿生殖器官间存在瘘管且较粗时,可通过足够的气体与胎粪,无明显肠梗阻表现,此时膀胱内有气体影。若无瘘管形成,主要表现为低位性肠梗阻,小肠和结肠广泛充气扩张,并有液 – 气平面。常用摄影方法是将新生儿倒立 2 ~ 5 分钟后,以使直肠内充气,摄影肛穴处粘贴一金属标志,测量直肠盲端距肛穴闭锁处的距离(图 10 –6 – 4)。为判断闭锁部位的高低,常在耻骨联合上缘至骶尾骨交界处画一连线,作为耻骨直肠肌位置的标志,若充气的直肠远端高于此线属高位闭锁,低于此线则为低位闭锁。

对于伴有瘘管的肛门直肠畸形,术前应依据具体情况选择不同的造影方法:若开口在会阴、阴道或舟状窝内,且开口达一定的大小,可在肛穴放金属标志后,直接经瘘管插入导管行瘘管造影,显示直肠盲端的高低、管径的粗细及与肛穴间的距离,了解瘘管的位置、形态。若为直肠尿道瘘或直肠膀胱瘘,且瘘管较粗时,多可通过尿道或膀胱造影直接显示瘘管;瘘管较细或堵有胎粪时,不能显示瘘管,此时向导管注射对比剂使膀胱充盈,随后抽出导管,行排泄性膀胱造影,常可显示瘘管。

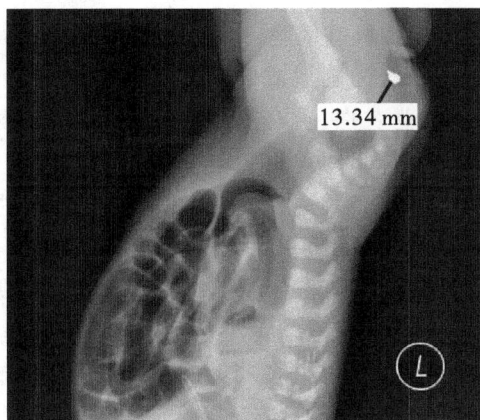

腹部倒立侧位 X 线片示结肠扩张,直肠远端呈盲端,与肛门隐
窝处的体外标记相距约 13.34 mm。

图 10 - 6 - 4　先天性肛门闭锁

2. 超声表现

超声检查可重复性好,测量数据可靠,较 X 线检查误差小,是首选检查方法。超声检查可明确畸形类型及部位,是否合并瘘管位置形态,有无合并其他器官畸形等。

3. CT 表现

CT 检查可清晰显示耻骨直肠肌和肛管括约肌的发育状况及位置,从而指导临床选择不同手术方法,并能较为准确地推断预后。

4. MRI 表现

MRI 检查可准确显示肛门闭锁部位及其与肛门窝的距离、伴发畸形类型及合并的骶尾椎畸形和括约肌的发育情况。检查时在正常肛穴位置和瘘孔处用鱼肝油丸作标志,必要时经瘘口注入气体充盈直肠盲端。MRI 检查也可作为术后随访的手段。

【诊断与鉴别诊断】

先天性肛门直肠畸形临床诊断并不困难,生后正常肛门位置无肛门开口,24 小时无胎粪排出或从尿道、会阴口有胎粪挤出,就可明确诊断。更重要的是,术前准确判断直肠闭锁的位置、是否伴有瘘管及其性质、是否伴发其他畸形及类型,以便采取合理的治疗手段。

第七节　泌尿生殖系统与腹膜后间隙

一、肾母细胞瘤

肾母细胞瘤(nephroblastoma)亦称肾胚胎瘤或 Wilms 瘤,为儿童肾最常见的恶性肿瘤。5 岁前发病占 80%,高峰年龄为 3 ~ 4 岁,新生儿罕见。单侧多见,4% ~ 13% 为双侧发病,可合并先天畸形。

肿瘤组织可以延伸至肾盂或输尿管,引起泌尿系统的阻塞,也可以蔓延至下腔静脉。

最常见的转移部位是肺,区域淋巴结和肝转移较少见。

【临床与病理】

肾母细胞瘤起源于肾实质的胚基细胞,生长迅速,体积常较大,压迫肾盂、肾盏,导致其明显移位和积水。肾母细胞瘤为圆形或椭圆形实性结节,表面包绕纤维性假包膜,与周围组织分界清楚,切面主要为灰白色或红褐色,可有钙化、出血、坏死及囊性变。部分质软,黏液样,部分见透明软骨样组织。组织学上肿瘤有三种成分:未分化的肾胚细胞,体积小,呈梭形,细胞质少,核染色深,弥漫分布;在弥漫性分布的未分化梭形细胞中,可见由肾母细胞分化而来未成熟的肾小球和肾小管样结构;程度分化不同的横纹肌及平滑肌、胶原纤维、软骨、骨和脂肪组织等间叶组织。根据肿瘤所含成分比例分为三型:肾母细胞型以未分化肾母细胞为主;上皮型以肾小球和肾小管样结构为主;由横纹肌等间叶组织为主称间叶型。临床主要表现为腹胀及无痛性包块,部分有腹痛、肠梗阻,低热、血尿、高血压、体重减轻等症状。

【影像学表现】

1. X 线表现

(1)腹部 X 线表现　肾区局部密度增高,肠管明显受压,向四周移位。患侧肾及腰大肌轮廓消失。

(2)排泄性尿路造影(IVU)　肾被肿瘤破坏,受压变形、移位;肾盂、肾盏变形、伸长、移位、分离等,称为"爪形征";肿瘤压迫集尿系统,引起肾盂积水;部分病例患肾不显影,原因可能是肿瘤侵犯肾盂以致完全堵塞肾盂及输尿管,或肾静脉受侵犯形成瘤栓。

2. CT 表现

CT 平扫肾内较大的、向周围生长肿块,呈实性、囊实性。少数以囊性病变为主。实性密度低于或接近肾实质,密度不均匀,可有出血、坏死、囊变,少数有钙化或脂肪组织密度。与正常肾组织分界不清,轮廓多较光滑或大分叶状。部分肾盂、肾盏可扩大。肿瘤可直接侵犯邻近结构,常侵犯肾静脉和下腔静脉,很少包绕或向前推挤腹主动脉。常见肺、肝和局部淋巴结转移。增强扫描图像见肿瘤实体部分强化不如正常肾实质,可见边缘征,即肿瘤周边有残留的半环状强化明显肾组织(图 10-7-1)。延迟扫描图像见肿瘤压迫肾盂、肾盏,使之撑长、移位或扩张等。周围脏器血管可有推移、变窄。

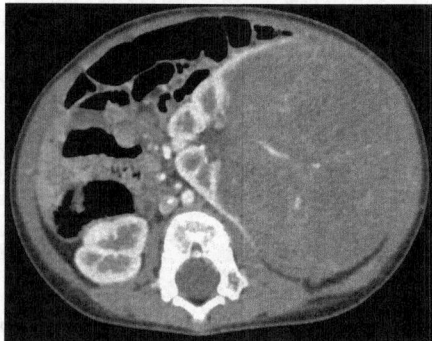

CT 增强横断面图像示左肾实性肿块,呈不均匀强化,内侧残存的肾实质呈明显强化。

图 10-7-1　肾母细胞瘤

3. MRI 表现

MRI 显示为不均质肿块,T$_1$WI 低至中等信号,T$_2$WI 高信号,局部常见出血、坏死信号,偶可见巨大囊变的肿块,以厚壁伴有结节及分隔多为特征;可侵入肾静脉和下腔静脉形成癌栓,栓子的信号同肿瘤相似;增强为明显的不均匀强化。

【诊断与鉴别诊断】

肾母细胞瘤的诊断主要依据影像学检查,包括排泄性尿路造影检查、腹部超声检查、腹部 CT 检查或 MRI 检查。腹部超声检查是最简单、首选的检查方法。CT 平扫及增强对诊断有重要意义。如有肾功能不全、下腔静脉瘤栓应做 MRI 检查。肾母细胞瘤需要与原发肾内其他肿瘤及神经母细胞瘤鉴别,与原发肾内其他肿瘤鉴别较困难,发病年龄及临床表现有助于鉴别。神经母细胞瘤钙化较多见,膈脚后淋巴结转移和腹膜后血管包埋对二者鉴别有重要意义。

二、神经母细胞瘤

神经母细胞瘤(neuroblastoma,NB)又称成神经细胞瘤,是原始神经嵴细胞演化而来的胚胎性恶性肿瘤,为儿童最常见的恶性肿瘤之一,有自然消退和向良性肿瘤转化的倾向。

【临床与病理】

肿瘤形态呈结节状,质地较硬。切面灰白色髓样组织,常见出血、钙化、坏死,甚至囊变。分化的神经母细胞核增大,空泡状,染色质变细,核仁明显,细胞质增多并出现细胞突起。肿瘤细胞围绕纤细的神经纤维呈菊形团样分布,即 Homer－Wright 菊形团;肿瘤间淡粉染的片状或梁状纤细神经纤维,即神经毡结构,为神经母细胞瘤特征性结构。WHO 分三型:分化型,即分化的神经母细胞不小于 5%,富含神经毡结构;低分化型,中分化的神经母细胞小于 5%,大部分为未分化细胞,含神经毡结构;未分化型,内无分化型神经母细胞,无神经毡结构。

神经母细胞瘤多见于 5 岁以下幼儿,2 岁是发病高峰,男性多于女性。临床症状多种多样,有发热、面色苍白、贫血、消瘦、疲乏等全身症状。晚期肢体疼痛和跛行。查体:腹部包块,质地较硬,表现凹凸不平。尿中香草扁桃酸(VMA)增高。神经母细胞瘤分为五期:Ⅰ期,肿瘤可完整切除,无淋巴结转移;ⅡA 期,单侧肿瘤,不能完整切除,无同侧或对侧淋巴结转移;ⅡB 期,单侧肿瘤,完整或不完整切除,有同侧淋巴结转移,无对侧淋巴结转移;Ⅲ期,肿瘤浸润越过中线,有或无局部淋巴结受累,或单侧肿瘤及对侧淋巴结累及,或中线肿瘤,双侧淋巴结累及;Ⅳ期:远处淋巴结、骨皮质、骨髓、肝或其他脏器转移;ⅣS 期,特指 1 岁以内,原发肿瘤较局限,有肝、皮肤或骨转移,预后较好,可自然消退。

【影像学表现】

1. X 线表现

(1)腹部 X 线表现 患侧腹上中部密度增高,肠管受压移位;约一半的病例有"沙粒状"钙化;胸腰椎旁可见三角形软组织影,是肿瘤转移所致;X 线片上可发现转移引起的骨质破坏。

(2)排泄性尿路造影 患侧肾受压移位,以向下向外移位多见,呈"垂柳样"改变,可有变形,但尚完整;累及输尿管时可造成梗阻性肾积水。

2. CT 表现

CT 图像显示为腹膜后圆形或分叶状实性肿块,密度不均匀,内见散在钙化和片状囊变坏死更低密度区,钙化发生率较高,呈斑点状、小结节状、斑片状或环形;肿瘤无包膜,边界不锐利。增强扫描图像见肿瘤为中度不均匀强化,囊变坏死区不强化(图10-7-2A)。肿瘤可跨越中线,向前、向对侧生长;常向周围组织浸润性生长,肿瘤邻近血管被推移、浸润和包埋;可使肾脏受压向外、向后(前)、向下移位,并旋转变形,压迫或包绕输尿管可造成肾盂积水;向上浸润可经横膈膜裂孔伸入胸部后纵隔;可侵入椎管,椎体破坏;较早出现血行及淋巴结转移,最常见的转移部位为骨、肝及颅脑等(图10-7-2B),淋巴结转移常见于腹膜后和膈脚后淋巴结。

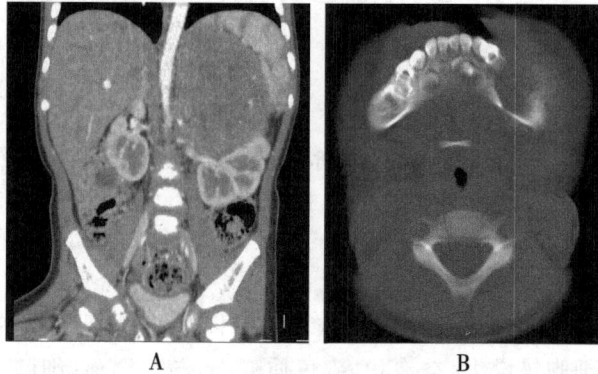

A. CT 增强冠状面重建图像;B. 下颌骨 CT 平扫图像。示左肾上腺区巨大肿块,不均匀中度强化,左侧下颌骨骨质破坏,有放射状骨膜反应。

图 10-7-2　神经母细胞瘤伴骨转移

3. MRI 表现

MRI 所显示肿瘤形态、大小及范围与 CT 图像所见相似,可直接显示肿瘤与血管的关系及腹膜后血管包埋情况,对发现肿瘤是否向椎管内生长、远处是否转移特别是骨髓转移有明显优势。T_1WI 以低信号或等信号为主,T_2WI 以高信号为主,肿瘤内坏死、出血和钙化使肿瘤信号不均匀。增强肿瘤呈不均匀中度强化。

【诊断与鉴别诊断】

儿童尤其是3岁以下幼儿,临床以腹部肿块为主,结合影像学表现,如肿瘤内钙化、骨及椎旁转移和实验室检查,儿茶酚胺代谢产物增高,应首先考虑为神经母细胞瘤。需与其他儿童常见的肿瘤如腹膜后畸胎瘤和肾母细胞鉴别。腹膜后畸胎瘤为肾外肿瘤,内含有脂肪、钙化及骨化,或呈囊性变,一般鉴别诊断不难。肾母细胞起源于肾,引起肾皮质破坏,可见"边缘征"或"爪形征",钙化少见,主要为肾门淋巴结转移,无腹膜后血管包埋,有助于与本病鉴别。

三、新生儿肾上腺出血

新生儿肾上腺出血绝大多数在产后发现,也有报道产前宫内即可发现。病因目前尚不明确,一般认为主要与围产期窒息缺氧、酸中毒、应激、产伤和继发循环障碍等密切相关。

【临床与病理】

新生儿期肾上腺为肾的 1/3 大小,比例明显大于成年人,其毛细血管极其丰富,壁薄、周围无间质,同时通透性高,约为成年人的 6 倍。加上低凝血因子促发因素,极易发生微循环障碍导致肾上腺缺血,形成弥漫性出血、变性和坏死,可迅速发生急性肾上腺功能不全或衰竭。此外,因解剖学特点,右侧肾上腺静脉甚短,一般仅 4 mm 左右(左侧 2 ~ 4 cm),直接注入下腔静脉(左侧先与左膈下静脉汇合,再注入左肾静脉),当下腔静脉压突然升高时,首先影响右肾上腺静脉,使其内压上升、小血管破裂而致出血。这主要与外伤有关。国外文献报道,腹部钝伤引起肾上腺出血并不少见,且以右侧最多,同时可合并胸、腹部其他脏器的损伤。

【影像学表现】

1. 超声表现

B 超检查是诊断新生儿肾上腺出血的首选方法。其表现主要与就诊时血肿的时期有关。在出血早期,患侧肾上腺区呈无回声或低回声的圆形或类圆形团块,边界清楚、锐利。血凝块形成后转变为强回声团块。随着血肿发生液化,又表现为无回声囊性肿块。最后血肿缩小呈三角形并逐渐恢复正常肾上腺形态。

2. CT 表现

CT 检查定位准确,能清楚显示血肿的形态、大小、密度、有无钙化及邻近脏器改变。血肿的密度和大小同样取决于血肿所在的时期。急性期:CT 平扫图像显示患侧肾上腺区一圆形或椭圆形低于肌肉密度的肿块影,边缘锐利;少数为三角形,也可弥漫性膨大。有时血液可进入肾周脂肪囊内。1 ~ 3 周后,肿块体积缩小,其内密度不均或更低,系血凝块溶解吸收、蛋白含量下降所致。慢性期:CT 平扫图像显示肿块边缘可出现薄壁钙化,可终身存在。增强扫描图像显示无强化,与周围强化的肝、肾形成密度反差,使病灶显示密度低,轮廓更清楚锐利,但体积显示似乎较平扫稍小。与 B 超检查相比,CT 检查在定位、了解血肿形态、大小、边缘、钙化及毗邻脏器等方面有优势,但在观察血肿血凝块状态的改变及血流信号等方面不如 B 超检查,且费用较高。故主张本病首选 B 超检查。

3. MRI 表现

MRI 检查对于肾上腺血肿的亚急性和慢性期显示较 B 超检查和 CT 检查敏感。MRI T_1WI 和 T_2WI 均显示肾上腺囊肿内部与亚急性血肿一致的高信号区。

【诊断与鉴别诊断】

对于新生儿期有明显缺氧性酸中毒、非自然产、严重感染和全身出血、失血性疾病,以及难以解释的黄疸和腹部包块,都应注意有新生儿肾上腺出血的可能。其最佳手段是借助超声、CT 及 MRI 等影像学方法予以确诊。同时,对于外伤者还应注意有无胸、腹部其他脏器的损伤。此外,新生儿肾上腺出血还应注意与原发于新生儿肾上腺的神经母细胞瘤和肾上极囊肿鉴别。

第八节 骨骼与肌肉系统

一、维生素 D 缺乏性佝偻病

维生素 D 缺乏症是由于体内维生素 D 不足,导致钙、磷代谢紊乱,临床以骨骼钙化障碍为主要特征的慢性营养性疾病,包括婴幼儿佝偻病及成年人骨质软化。本部分主要讲述前者。

【临床与病理】

维生素 D 缺乏的原因常见的有维生素 D 摄入不足、日照不足、体内贮存不足、生长过快、胃肠道疾病或肝肾疾病及药物的影响等。维生素 D 缺乏引起肠道对钙、磷吸收减少,血液钙含量下降,导致甲状旁腺代偿性功能亢进,造成细胞外液中钙、磷浓度不足,从而骨质脱钙,维持血液钙含量在正常水平,肾小管对磷重吸收减少,尿磷增加而血磷减少,钙、磷在骨基质中不能充分沉积,软骨化骨及膜内化骨的钙化发生障碍;钙化管排列紊乱,长骨干骺端临时钙化带消失,呈毛刷状;骺软骨及骺板软骨钙化不良,正常增生软骨细胞钙化、吸收受阻,新软骨仍继续形成,以致骺软骨不断增宽,骺板增厚、增宽,毛细血管不能长入,不能形成骨小梁,最终造成软骨组织大量堆积并突向干骺端侧,引起干骺端膨大,杯口状改变;骨膜下骨矿化不全,骨膜增厚,骨皮质变薄,骨质疏松;骨样组织缺乏承受力,在重力作用下长骨骨干弯曲;颅骨骨化障碍而颅骨软化,颅骨骨样组织堆积出现"方颅"。

佝偻病多见于婴幼儿,临床表现主要为处于生长的骨骼病变、肌肉松弛和神经兴奋性改变,依病程可分为初期、激期、恢复期、后遗症期。初期多见于 6 个月以内,尤其是 3 个月以内婴儿,以神经兴奋性增高表现为主,如易激惹、烦躁、夜间啼哭、睡眠不安等。激期症状会继续加重,出现甲状旁腺功能亢进表现,钙、磷代谢失常和典型的骨骼改变。骨骼改变包括颅骨变薄、方颅、前囟闭合延迟、手足镯、串珠肋、鸡胸或漏斗胸改变;随后出现膝内翻或膝外翻。经治疗和日光照射后,临床症状和体征逐渐减轻、消失,进入恢复期。严重者可遗留不同程度的骨骼畸形。

【影像学表现】

X 线检查即可确诊。易受累部位是长骨干骺端,尤其是尺骨远端。①初期:骨骼表现正常,或长骨干骺端临时钙化带密度降低、不规则变薄、模糊,边界凹凸不平呈锯齿状,最早改变在尺骨远端干骺端。②激期(活动期):典型表现为长骨干骺端临时钙化带模糊,部分或全部消失,边界凹凸不平呈锯齿状,骨样组织不规则钙化呈毛刷状改变;干骺端膨大,中间内凹变形呈杯口状,两侧边缘出现骨刺(图 10-8-1),为骨皮质向干骺端方向延伸所致;骺板增宽(大于 2 mm),这是由于骺板软骨增生、肥大、堆积、不骨化所致;骨骺密度减低,边缘模糊,出现延迟,甚至不出现;骨皮质变薄模糊呈多层,骨小梁稀疏、变粗、模糊;承重长骨弯曲变形,引起膝内翻("O"形腿)或膝外翻("X"形腿),少数可发生青枝骨折或假性骨折;肋骨前端增宽呈杯口状。③恢复期:长骨干骺端骨化逐渐正常的过程,最先表现为临时钙化带的重新出现,随着钙盐大量不规则或均匀沉积,干骺端边缘逐渐整齐,杯口状凹陷变浅,毛刷状改变减轻、消失;骺板厚度恢复正常;骨骺密度增高,边缘变清楚,重新出现;骨骼的密度和结构恢复正常。④后遗改变:不同程度的骨骼畸形将长时间存在,如负重长骨弯曲变形所引起的膝内翻("O"形腿)或膝外翻("X"形腿),胫骨向外弯曲导致的内侧骨皮质增厚。

【诊断与鉴别诊断】

维生素 D 缺乏性佝偻病初期因影像学表现正常或较轻微,诊断时应结合临床表现和实验室检查;激期时影像学表现典型,具有特征性,不难诊断。维生素 D 缺乏性佝偻病应与其他代谢性佝偻病及原发性甲状旁腺功能亢进症相鉴别。其他代谢性佝偻病发病年龄多在 2 岁以上,且临床表现和影像学表现较重,维生素 D 治疗无效,实验室检查有助于鉴别。原发性甲状旁腺功能亢进症可有骨质稀疏和囊性病变,干骺端无杯口状改变,临时钙化带无毛刷状表现,此点可鉴别两者。

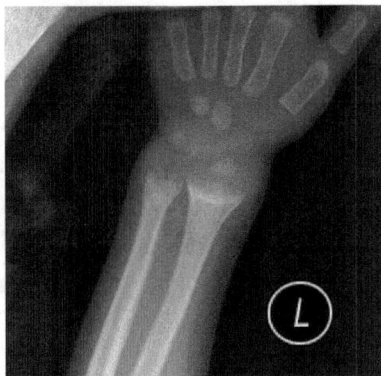

左手腕正位 X 线片示尺桡骨远端干骺端膨大,中间内凹变
形呈杯口状,临时钙化带消失,呈毛刷状改变,骺板增宽。

图 10 - 8 - 1 维生素 D 缺乏症

二、发育性髋关节发育不良

发育性髋关节发育不良(developmental dysplasia of hip, DDH)为儿童最常见肢体畸形之一,是以髋关节的股骨头与髋臼在发育和/或解剖关系上异常为特征的一组病变的总称,包括髋臼发育不良、髋关节半脱位、脱位。传统称为先天性髋关节脱位(congenital dislocation of the hip, CDH),1991 年美国骨科学会(AAOS)和北美小儿骨科学会(POS-NA)正式命名为发育性髋关节发育不良或发育性髋关节脱位。

【临床与病理】

发育性髋关节发育不良的病因目前虽不十分清楚,但多数认为原发性髋臼发育不良和关节韧带松弛是重要原因,其他因素包括臀胎、雌激素、遗传、襁褓等。病理改变包括骨骼及软组织变化。骨骼变化包括髋臼发育不良(局限性缺损或发育不良),臼窝变浅,髋臼指数增大;股骨头骨骺出现延迟、较小、外移,股骨头不规则,股骨颈变短,其前倾角增大;髋臼包容与覆盖股骨头骨骺不足,髋臼与股骨头对位关系异常;脱位的股骨头压迫髂骨翼导致内凹,形成假臼。软组织改变包括关节囊松弛、增厚,呈葫芦样变形,纤维软骨性盂唇肥大增生,股骨头与髋臼间充满纤维脂肪组织及圆韧带增粗、变长。

发育性髋关节发育不良的临床表现随年龄而变化。新生儿及婴儿期表现为大腿内侧和臀部皮纹不对称,无特异性,提示需进一步检查;双下肢不等长,患侧肢体变短;髋关节外展受限,患侧肢体不能伸直呈屈曲状,活动较健侧差。Ortolani 试验和 Barlow 试验检查时均为阳性。前者是髋关节外展受限,股骨头纳入或脱出髋臼时,髋关节出现弹响;后者为髋关节屈曲、内收时,施加轴向压力,可感觉到股骨头向后脱出,除去压力后股骨头又回到原位,此试验提示髋臼发育不良或髋关节不稳定。幼儿期表现为走路时跛行(一侧髋脱位)或"鸭步"(两侧髋脱位),臀部明显后突,肢体缩短、内收,大转子位于 Nelaton

线之上。一般主要包括：①皮纹不对称，患侧较高，下肢短缩或者外旋；②股动脉搏动减弱，股三角变浅；③Allis 征或阳性；④Barlow 试验阳性；⑤Ortolani 试验阳性。

【影像学表现】

1. X 线表现

X 线检查可显示髋臼形态、股骨头与髋臼解剖关系，有助于诊断和治疗。常规应摄双髋正位和外展内旋位（Von - Rosen 位）。①髋臼形态：取决于脱臼程度和病程长短，表现为髋臼角不同程度增大，严重者髋臼窝变浅，臼顶呈斜坡状（图 10 - 8 - 2A）。髋臼形态可用髋臼指数来表示。髋臼指数又称髋臼角，为双髋关节正位片上髋臼外缘向其中心连线与双侧髋臼中心连线（Hilgenreiner 线，简称 H 线）之间的夹角。髋臼指数随着年龄增加而逐渐变小，新生儿期≤30°，1 岁时≤25°，2 岁时≤20°，10 岁时接近成人约 15°。如超过上述数值则应考虑髋臼指数增大。②Perkin 方格：用于判断股骨头与髋臼解剖关系。由两侧髋臼外缘做 H 线的垂直线（P 线），将髋关节分为四个象限。正常情况下股骨头骨骺位于此方格的内下象限，半脱位时位于外下象限，全脱位时位于外上象限。③Shenton 线：沿股骨颈内侧弧线与闭孔上缘的连线，用于判断股骨头与髋臼解剖关系。正常时多数为连续的抛物线，脱位时此线不连续，但少数正常儿童此线可不连续，诊断时需结合其他征象。④股骨头骨骺位置及发育情况：脱位明显者，股骨头骨骺明显向外上方移位，与相应的髂骨外缘形成假关节。股骨头骨骺骨化延迟。

2. CT 表现

CT 检查的价值在于可立体观察髋臼与股骨头解剖关系及其发育情况，可显示骨缺损和髋臼变形，是否存在软组织嵌入及并发症，测量股骨颈前倾角，有助于临床治疗方案的确立及手术方式的选择，是评价"人"字石膏固定后髋关节同心性的最佳方法。

3. MRI 表现

MRI 可清晰显示及量化髋臼形态改变、骨性及软骨性髋臼的发育情况，测量骨性髋臼指数（BAI）和软骨性髋臼指数（CAI），多方向显示髋臼覆盖股骨头的情况，准确判断股骨头骺核位置。同时可观察关节盂唇、圆韧带、髂腰肌等软组织形态。此项检查因价格昂贵，且不适于检查不宜制动的婴幼儿，常用于发现因治疗造成的股骨头骨骺缺血性坏死、关节积液等（图 10 - 8 - 2B），发现难复型发育性髋关节发育不良的原因，如髋臼软骨过度增厚、髋臼窝顶部 Y 型软骨凸出、圆韧带及髋臼横韧带增厚等。

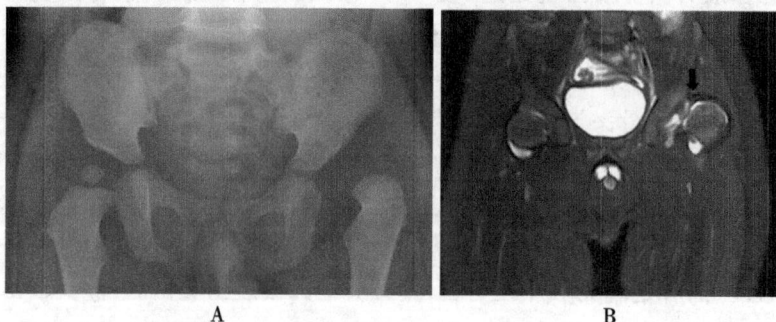

A. 双髋正位 X 线片；B. 冠状位 DIXON Water 序列。示左侧髋臼角增大，髋臼顶发育不良呈斜坡状，骨化中心出现延迟，股骨颈向外上方移位；盂唇小且向外上移位，关节腔内积液。

图 10 - 8 - 2　发育性髋关节发育不良

【诊断与鉴别诊断】

发育性髋关节发育不良早期虽无明显症状,但通过临床体征的观察和症状的筛查,结合影像学检查多可明确诊断。发育性髋关节发育不良应与病理性髋关节脱位、外伤性髋关节脱位相鉴别。病理性髋关节脱位一般有髋部感染史,双侧髋臼形态发育正常,可有骨质破坏,结合实验室检查可鉴别;外伤性髋关节脱位有明确有外伤史,双侧髋臼形态发育正常,多较容易鉴别。

综合测试

简答题

1. 脑白质的髓鞘化发育规律及 MRI 如何评价?

2. 足月儿缺血缺氧性脑病与早产儿缺血缺氧性脑病易损部位有何不同?各自的 MRI 表现特点是什么?

3. 正常新生儿胸部 X 线片特点有哪些?典型胸腺在胸部 X 线片有哪些特点?

4. 儿童腹膜后常见肿瘤有哪些?如何鉴别?

第二篇
介入放射学

第十一章 总 论

学习目标

1. 掌握：利用介入放射学的方法诊断和治疗常见疾病；介入放射学常用方法的操作要点、适应证、禁忌证及并发症；各种介入治疗的操作方法，能够具有独立操作的工作能力。

2. 了解：目前各种不同疾病进行临床综合治疗的方法；介入放射学的新技术、临床应用及发展趋势和前景。

一、概念与简史

介入放射学(interventional radiology，IVR)是以影像诊断学为基础，在 DSA、超声、CT 及 MRI 等影像设备引导下，利用穿刺针、导管及其他介入器材，对疾病进行治疗或采集进行组织学、细菌学及生理、生化资料诊断的新兴亚学科。

介入放射学的发展与其他学科一样，也是在探索、创新、完善中不断发展起来的。1928 年，Santos 等人完成第一例经皮直接穿刺主动脉造影；20 世纪 40 年代后期，瑞典学者 Jonsson 首先用同轴针经皮穿刺颈总动脉后，将细针芯抽出，通过外套管送入细银线，利用细银线作引导将外套针向下送至主动脉弓行血管造影。1953 年，瑞典医师 Sven - Ivar Seldinger 首创了用套管针、导丝和导管经皮股动脉插管做血管造影的方法，大大简化并提高了介入放射学操作的安全性，为当代介入放射学奠定了基础。1964 年，美国放射学家 Dotter 开发了使用同轴导管系统的血管成形术，虽然现在来看当时的技术创伤性较大，且疗效欠佳，但仍是介入放射学新的亚专业——成形术实践和理论的奠基石。在此基础上，才有了球囊导管扩张术和金属支架置入术的出现。1967 年，Margulis 在 *American Journal of Roentgenology*(*AJR*)上最早提出" *Interventional diagnostic radiology - a new sub-speciality* "，但是介入放射学被学术界广泛认可是在 1976 年 Wallace 在 *Cancer* 上以" *Interventional Radiology* "为题系统地阐述了介入放射学的概念以后，并于 1979 年欧洲放射学会第一次介入放射学学术会议上做了专题介绍，此命名方逐步为国际学术界所认同。

作为世界介入放射学的一部分，我国介入放射学起步于 1984 年开展的支气管动脉抗癌药物介入放射研究。为了科学技术的发展，为了解除患者的病痛，老一辈介入放射学家们在条件艰苦、机器设备和介入放射学器材落后的条件下，不惜牺牲自己的健康，为我国介入放射学的发展奠定了良好的基础。我国的介入放射学就是在这种条件下从萌芽状态成长起来的。随着医学影像技术的发展，现代计算机技术的普及及各种介入放射学组织的成立、发展，我国的介入放射学事业已逐步从实践走向理论，并日趋成熟。

1990 年，国家卫生部(现国家卫生健康委员会)决定将开展介入放射学的放射科改为临床科室,进而从根本上改变了放射科在医院和医学界的地位。20 世纪 90 年代兴起的三级医院评审,将介入放射学的开展与否作为三级甲等医院的评审要求,也对介入放射学的发展起到了极大的推动作用。1997 年,国家科学技术委员会(现科学技术部)、卫生部联合将介入放射学项目列为"九五"攻关课题,再一次从国家角度对介入放射学进行了肯定,为 21 世纪介入放射学的蓬勃发展奠定了良好的基础。

二、分类

为了理解各种方法的应用范围并进行综合,介入放射学可以根据操作方法分类,也可以按照治疗领域(血管系统和非血管系统)来分类。本部分分别介绍两种分类方法。

(一)按照操作方法分类

1. 穿刺/引流术(percutaneous puncture /drainage technique)

(1)血管穿刺,如动静脉或门静脉的穿刺。

(2)囊肿、脓肿、血肿、积液的穿刺治疗,如肝囊肿的穿刺治疗。

(3)实质脏器肿瘤的穿刺治疗(消融术),如肝细胞癌的穿刺治疗。

(4)采取组织学标本,如经皮、经肺的穿刺活检。

(5)阻断、破坏神经传导用于止痛,如腹后壁神经丛的固化治疗晚期胰腺癌的腹痛。

2. 灌注/栓塞术(transcatheter arterial infusion /embolization)

(1)各种原因出血的治疗,如消化道出血。

(2)实质脏器肿瘤的治疗,如肝细胞癌的栓塞治疗。

(3)消除或减少器官功能,如部分性脾栓塞治疗脾功能亢进。

3. 成形术(angioplasty)

(1)恢复管腔脏器的形态,如血管管腔的狭窄。

(2)建立新的通道,如经颈内静脉肝内门腔静脉分流术。

(3)消除异常通道,如闭塞气管食管漏。

4. 其他

未包含在以上三项内的内容,如医源性的血管内异物取出术。

(二)按照治疗领域分类

1. 血管介入技术

(1)血管本身的病变,利用成形术及灌注(栓塞)术治疗血管狭窄、血管畸形、动静脉瘘及血管破裂出血。

(2)利用灌注(栓塞)术对肿瘤性疾病进行治疗,如化疗药物混合碘油加微球栓塞肝动脉治疗肝细胞癌。

(3)利用动脉栓塞术消除器官功能,如部分性脾栓塞治疗脾功能亢进。

(4)血管造影及其与其他影像设备相结合的侵袭性影像诊断。

2. 非血管介入技术

(1)利用成形术治疗各种原因造成的管腔狭窄,如食管狭窄。

(2)利用穿刺(引流)术治疗囊肿、脓肿、血肿、积液和梗阻性黄疸、肾盂积水等。

(3)利用穿刺术采取组织、病理学标本。

(4)利用穿刺术通过穿刺针注入药物或施加物理、化学因素治疗肿瘤或治疗疼痛。

三、介入设备与器材

(一)介入影像监视设备

介入放射学如定义所述,它不同于外科手术的局部治疗,在于不是直视治疗局部,而是通过影像设备的监视,利用导管、导丝的操作达到局部治疗的目的。所以,监视手段及其选择至关重要。每一种监视手段都有其各自的特点,取其长、避其短才能保证介入放射学操作的顺利进行。下面就简述这些监视手段的特点。

1. X 线

X 线透视是传统的、基本的监视手段。作为一种实时显像的监测手段,X 线透视下进行介入放射学操作应用历史最早,范围最广泛。现在应用的各种导管等介入器械几乎都被设计成 X 线下可视或标记可视。DSA(图 11 - 0 - 1)是在此基础上发展起来的,利用计算机技术消除骨骼、软组织对于注入血管对比剂影像的影响,提高了血管显示的清晰度,是血管系统介入主要的和首选的方法。但 X 线透视成像层次重叠,密度对比小,需依据对比剂的使用,且对术者和患者的 X 线放射损伤是其不可忽视的缺点。

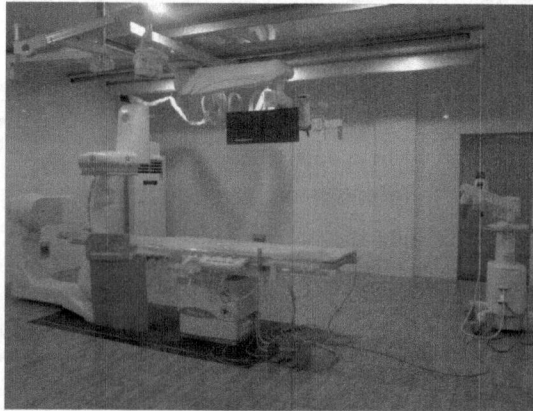

图 11 - 0 - 1　DSA 主机及其附属设备

2. 超声

超声波诊断仪具有使用方便和实时显像的特点,而且目前还未发现对人体有明显的伤害作用。作为穿刺的定位手段,超声波有其独特的优越性。特别是对胸、腹腔积液或脓肿,腹部实质性脏器及胸膜病变,乳腺或其他体表病变的穿刺定位,超声检查仪具备良好的监视能力。但部分脏器无法使用超声检查,适合扫查的目标还会出现相对的"盲区"(如肝紧贴膈下的部位等)。另外,由于探头对于靶器官的位置千变万化,对于操作者的经验和技术提出了更高的要求。

3. CT

除同样具有 X 线影像的特点外,CT 由于是断层影像,能够使病灶显示更加清楚,尤其是近年来出现的 CT 透视更为介入放射学的开展提供了便利条件。CT 透视在非超声监视适应证的穿刺技术中得到广泛的应用,如颅内出血穿刺抽吸减压治疗、肺内病变的活检等。但是因为 CT 设备价格远远超过超声,在治疗费用上较高,且具有放射损伤,所以不应作为首选的监视方法。

4. MR

作为特殊的介入放射学监视方法,由于其没有射线损伤,观察范围大,近年来出现的开放型 MR 和透视技术,操作方便,并且可以达到实时监视的程度,从而越来越被临床所认识,应用范围也越来越广。虽然目前 MR 设备的普及程度、性能和专用无磁性介入放射学器材开发程度有限,尚未在临床得到广泛使用,但是具有广阔的应用前景。

(二)介入器材

介入放射学器材的种类繁多,且随着新技术的发明和医疗器械工业的发展,将不断有新的器材被开发、应用到临床。

1. 穿刺针

穿刺针是最基本的器材。经过穿刺针建立通道,才能进行下一步操作,在完成通道建立的前提下,如何尽量减少正常组织的损伤,是穿刺针研究及发展的关键。穿刺针的外径是用 G 表示,内径为了与通过的导丝相对应则用英寸表示。

2. 导管

导管是介入放射学的主要器材,根据使用目的可分为造影导管、引流导管、球囊扩张导管等,分别用于造影、引流、扩张狭窄管腔之用。在造影导管中又有出厂时就塑好型的,如 RH 导管;引流管由于使用部位和用途的不同,长短、粗细、形状均不同,如 PTCD 引流管;球囊导管则仅仅是导管直径和球囊直径的差别(表 11 - 0 - 1)。

表 11 - 0 - 1 长度对照表

	单位(cm)	英寸	Franch
1 cm	1	0.039	30
1 英寸	2.54	1	7.62
1 Franch	0.033	0.013	

3. 导丝

导丝是通过穿刺针的外套管利用交换法引入导管,或利用导丝导向性能,将导管选择性或超选择性插入的重要器材。根据物理特性不同,导丝可以分为超滑导丝、超硬导丝、超长的交换导丝;根据用途的不同,导丝可以有中空的溶栓导丝等。导丝的直径用英寸表示。常用 0.035、0.038、0.018 和 0.014 四种。

4. 导管鞘

导管鞘是为了避免导管反复出入组织或管壁对局部造成的损伤,尤其在血管操作时使用的一种器材。它由带反流阀的外鞘和能够通过导丝的中空内芯组成,用硅胶制成的反流阀在防止血液外逸同时,可以反复通过相应口径的导管,而血管壁不会受损伤;内芯较硬,前端成锥状,以保证导管鞘可以顺利沿导丝送入(图 11 - 0 - 2)。

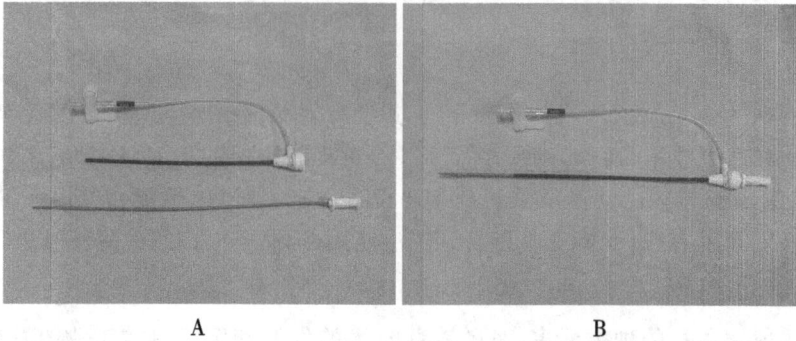

A. 导管鞘和扩张管；B. 扩张管插入导管鞘内的状态。

图 11 - 0 - 2　导管鞘

5. 支架

目前非血管介入治疗中使用的内支架多为自膨式金属支架，具有良好柔顺性、超弹性、耐磨、耐腐蚀等特点，利于推送到位。支架置入的部位包括胆道、食管、胃肠道、气管与支气管、输尿管及鼻泪管等。非血管管腔内支架根据置入部位与作用不同，具有不同的设计与构型。例如：食管覆膜支架，其上端为膨大的裸支架部分，具有固定的作用，可防止因食管蠕动造成的支架移位，置放于贲门部位的支架还具有防反流装置。又如：气管与支气管支架呈分叉形，用于治疗气管分叉周围的狭窄或阻塞性病变(图 11 - 0 - 3)。

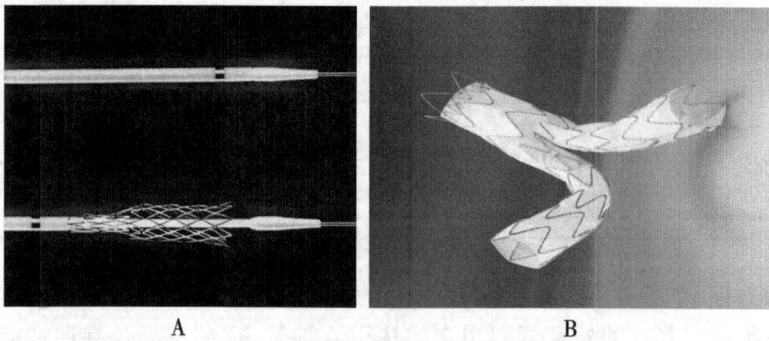

A. 自膨式支架的释放示意图；B. 覆膜支架。

图 11 - 0 - 3　各种支架

6. 其他

上述五种器械是在介入放射学中基本的器材，也是应用最广泛的。根据介入放射学治疗的要求还有很多特殊器材，如用于防止下肢静脉血栓脱落造成肺梗死的下腔静脉滤器，用于取异物或结石的网篮导管，用于肿瘤穿刺治疗用的激光、微波、冷冻等器材，用于治疗血栓的旋切导管等。介入放射学使用的器材种类繁多，随着介入放射学和医疗器械工业的发展，将不断有新的器材被开发，并在临床上得到应用和推广。

四、临床应用范畴

介入放射学是集诊断和治疗于一体的学科，几乎涵盖全身所有部位和器官，从分类中也可以看到介入放射学的适应证广泛。在心血管系统，不论是冠状动脉，还是其他部位的血管狭窄或闭塞，都可以利用介入放射学的成形术进行治疗。不论是神经系统血管畸形还是其他部位的血流动力学的改变，都可以通过栓塞术进行治疗。以肝细胞癌为代表的肿瘤，利用灌注（栓塞）术治疗，虽然不能彻底根除病变，但是从改善生存质量、延长生存时间方面得到了明显的疗效。对于脓肿、囊肿类病变的治疗更是简便、快捷，并能得到良好的治疗效果。通过多种介入放射学方法的组合，即所谓的综合介入放射学，能够独立的对一些复杂病态、内外科治疗难以取得较好疗效的疾病进行卓有成效的治疗，如肝硬化、肝内胆管细胞癌等。

第十二章 经皮穿刺术

第一节 器材与药物

一、活检术

经皮介入活检术指通过介入的方法,在影像学设备监视下,经皮穿刺器官或组织取得细胞学或组织学标本,达到细胞或病理学诊断。经皮介入活检是一种简便、安全、有效的诊断手段,现已广泛应用于全身各部位。

(一)导向手段

经皮介入活检术的导向手段有 DSA、USG、CT、MR(应根据病灶的所在位置、范围、大小,适当地选择导向设备)。

(二)活检方法

1. 抽吸式活检

抽吸式活检适用于细胞学检查。方法是:核实针头位置、退出针芯、连接注射器;小幅度推进和退出并抽吸病变组织细胞;抽吸结束后拔针(保持注射器内负压);抽吸物为血性液体应退针重新穿刺;将注射器内标本推注载玻片或培养基内送检;退针后应加压并用纱布包扎。

2. 切割式活检

切割式活检适用于组织学检查。方法是:核实针头位于病灶边缘;向前推进针芯后推进针套;切割结束后整体拔针;改变穿刺途径重新穿刺切割;退针后推出针芯,取出组织条,将其放入 10% 福尔马林液或无水乙醇送检;退针后应加压并用纱布包扎。

3. 旋切式活检

旋切式活检适用于骨骼病变的活检。基本方法与切割式活检相同,套针抵达病变骨面,退出针芯,换置旋切针,加压拧旋,切取标本,送病检。

(三)操作步骤

(1)影像设备导向下选定穿刺点和途径。

(2)常规消毒铺巾。

(3)穿刺点局部麻醉(1% 利多卡因)。

(4)在皮肤上刺小针眼或做皮肤小切口。

(5)在影像监视下进行定位于穿刺。

(6)确定针头位置并采用抽吸法或切割法取材。

(7)改变方向定位进行取材(边缘部分较好)。

(四)活检并发症

1. 疼痛

轻度疼痛无须处理,剧烈疼痛给予镇痛。

2. 出血

少量出血无须处理,活动性出血应进行血管造影并栓塞术。

3. 感染

使用抗生素治疗感染。

4. 气胸

少量气胸自行吸收,大量气胸应采取抽气或负压引流方法治疗。

二、肿瘤消融术

肿瘤消融术是实体肿瘤介入治疗的一个重要内容,是一种简便、安全、有效的治疗方法,尤其是经皮穿刺肿瘤内无水乙醇注射消融与栓塞化疗相结合,对于实质性肿瘤的治疗尤其合适。肿瘤消融术也可适用于止痛治疗,如神经阻滞术等。

1. 导向手段

肿瘤消融术的导向手段有 USG(简单、方便、灵活、费用低)和 CT(定位精准、显示清楚、费用较高)。

2. 器材与药

常用的介入器材包括治疗针,常用 21~22 G 的 Chiba 针。常用的药物即无水乙醇或醋酸。

3. 操作方法

(1)影像导向下确定穿刺点与穿刺路径。

(2)局部皮肤消毒铺巾与麻醉。

(3)沿预定的穿刺路径将穿刺针推进至肿瘤内。

(4)核准位置后拔除针芯、回抽无血后注入无水乙醇,同时观察药物弥散情况。

(5)自穿刺点边退边注至病灶近侧,改变穿刺路径后重复注射(多点穿刺或分点注射)。

(6)注射速度要慢同时要充分弥散。

(7)术毕拔管压迫包扎。

4. 注意事项

出现下列情况要停止注射:

(1)出现剧烈疼痛、暂停注射后不缓解;

(2)注入的无水乙醇迅速向周围血管或正常组织渗漏;

(3)患者出现晕厥或烦躁不安。

5. 无水乙醇的用量

小于 3 cm 的肿瘤,一般每次注入 2~8 ml;大于 5 cm 的肿瘤,每次注射 10~30 ml,但最多不超过 50 ml。

6. 副反应与并发症

(1)胸膜或腹膜刺激性疼痛。

(2)发热。

(3)醉酒现象。

7. 临床价值

(1)取得细胞学与组织学资料进行定性诊断。

(2)选择与制定治疗方案。

(3)随访与预测预后。

第二节　临床应用

一、肺活检术

1. 适应证

(1)肺内结节或肿块性病变,性质难以确定。

(2)肺内慢性浸润性病变或久治不愈者。

(3)不宜或拒绝开胸手术的肺内恶性病变,须明确病变的组织类型以便制订治疗方案。

(4)肺内实变需要做微生物学检查者。

(5)肺部转移瘤须明确其性质和来源。

2. 禁忌证

(1)不能合作、剧烈咳嗽、躁动不安者。

(2)凝血机制障碍者。

(3)重度肺功能障碍(重症肺气肿与肺心病)。

(4)肺大泡、肺气囊估计为必须通过穿刺路径者。

(5)肺内血管性病变(动脉瘤、动静脉畸形)。

(6)穿刺道有重要脏器者。

3. 操作方法

穿刺针:抽吸式活检(Chiba 针),切割式活检(Westcott 针),环钻式活检(Rotex 针)。

4. 术前准备

(1)患者准备　病史、影像资料、术前检查、适应证与禁忌证、手术同意书。

(2)器械准备　导向设备、穿刺针、穿刺包、术中用药。

5. 穿刺定位选择原则

(1)进针点应于肋间隙中点或肋骨上缘。

(2)采用水平或垂直进针。

(3)进针最佳平面为病灶最大面积层面。

(4)避开大血管、支气管及空腔和空洞性病变。

6. 穿刺方法

(1)扫描确定穿刺部位、方向、路径。

(2)局部皮肤消毒铺巾并局部麻醉。

(3)用粗针穿破皮肤。

（4）患者平静下呼吸,在预设和穿刺方向上进穿刺后观察穿刺针的活动情况。

（5）再次扫描以核实针头的位置。

（6）作抽吸式取材或切割式取材。

（7）标本固定与送检。

（8）压迫包扎,患者平卧观察 30 分钟。

7. 并发症及其处理

（1）气胸　最常见并发症,少量无须处理,严重时须插管排气。

（2）咯血　少见,平静休息,无须特殊处理。

（3）局部肺出血　数天内吸收,无须处理。

（4）空气栓塞　极少见。

（5）癌细胞针道种植　罕见。

二、肝活检术

1. 适应证

（1）肝内病变性质难以确定。

（2）明确病变的组织类型以便制订治疗方案。

（3）肝内或腹部肿块其性质和来源不明。

（4）做组织培养,研究免疫、药物化学及放射性敏感度。

2. 禁忌证

（1）凝血机制障碍者。

（2）没有安全穿刺通道（膈顶）。

（3）胃或肠估计为必须通过穿刺路径者。

（4）疑为血管性病变。

3. 注意事项

（1）术前准确定位。

（2）导向设备的选择（CT 与 USG）。

（3）选择最短距离的穿刺路径。

（4）避开胸膜、肺、胆管、胆囊和腹腔重要的血管。

（5）定位与穿刺时患者应保持相同的呼吸状态。

（6）做肿瘤穿刺活检时要在中央低密度区取病理组织。

（7）穿刺活检针的选择:抽吸针安全但缺乏组织学特征;切割针准确率高但危险性高。

4. 并发症

（1）出血（自限性）。

（2）胆汁性腹膜炎。

（3）肝动脉与门静脉瘘形成。

（4）胆囊、胃肠穿孔。

（5）低血压与心动过缓（迷走神经反射）。

（6）穿刺道肿瘤种植性转移。

（7）气胸、气腹与感染。

5. 影响穿刺活检诊断准确率因素

（1）病灶大小、部位、种类。

（2）穿刺针的选择。

（3）图像的清晰度。

（4）医生的经验与技能。

三、骨活检术

1. 适应证

骨活检术的适应证为肿瘤性病变（原发性骨良、恶性肿瘤、转移性骨肿瘤）和非肿瘤性病变（骨的肿瘤样病变、炎症）。

2. 禁忌证

骨活检术的禁忌证为具有严重的出血倾向；无安全穿刺途径的病灶；血供丰富的骨转移性肿瘤；脊柱严重畸形；病变晚期全身极度衰竭。

3. 导向手段

骨活检术的导向手段采用 X 线透视定位或 CT 扫描定位。

4. 术前准备

（1）患者准备　通常无须做特殊准备；有出血倾向的患者则应先纠正血小板数和出、凝血时间；术前适当给予镇静剂。

（2）器械准备　穿刺活检包 1 个；洞巾、手术刀、纱布；穿刺针：根据不同部位的病灶选样不同型号。

（3）药物准备　1% 利多卡因 10～20 ml（用于局麻），10% 福尔马林溶液或无水乙醇（用于涂片固定）。

5. 穿刺方法

（1）上段颈椎　最佳进针路线：经口咽穿刺；采用全麻；取仰卧或侧卧；用开口器将患者的口张大；在透视下或摄水平投照侧位片定位；用较细的针于中线经口穿刺。

（2）下段颈椎　最佳进针路线：经侧方穿刺；采用常规消毒局麻；取仰卧或俯卧；在透视导引下，在胸锁乳突肌后方为进针点；缓慢进针至椎体后摄影定位。

（3）胸、腰椎穿刺　最佳进针路线：经后外方；采用常规消毒局麻；取仰卧；在透视下定位后，选好进针的路径，在皮肤上做好标志；进针点：在该椎体的脊突两旁 5～10 cm 作为进针点，病变侧或对侧进针；进针路径：胸椎进针时，与矢状面呈 20°～30°角；腰椎进针时，与矢状面呈 45°角。

（4）四肢骨穿刺活检　采用常规消毒局麻；取仰卧；在透视下定位后，选好进针的路径，在皮肤上做好标志；在透视下对准病变进针；较厚骨皮质先用骨钻打孔后进针；穿刺扁骨应斜形穿刺。

四、肝癌消融术

1. 适应证

（1）直径小于 3 cm 的原发性或转移性单发肿瘤。

（2）有肝硬化、严重心肾功能不全等外科手术或肝动脉栓塞术禁忌证。

（3）肝内多发性病灶栓塞治疗不满意或不能进行栓塞治疗。

（4）肝内病灶大于 3 cm，栓塞治疗肿瘤坏死不完全，或血供复杂无法栓塞。

2．禁忌证

（1）大量腹水。

（2）重度黄疸和肝功能衰竭者。

（3）肿瘤较大超过肝面积 60% 或呈浸润性生长。

（4）全身多处转移。

（5）严重出血倾向。

3．导向手段

肝癌消融术的导向手段采用 USG 或 CT。

4．操作方法

见前述。

5．并发症

肝癌消融术的并发症有酒精中毒、高热、严重出血、肾功能衰竭等。

五、腹腔神经阻滞术

腹腔神经阻滞术（NCPB）是减轻腹部疼痛切实有效的方法，尤其是在治疗胰腺癌、下段食管癌及胃癌等上腹部恶性肿瘤引起的顽固性疼痛上。

解剖显示：腹腔神经丛在三个主要的交感神经丛中最大，被称为腹腔脏器的中枢，位于胃和胰腺后，膈肌脚前，腹腔神经节在第 1 腰椎椎体上端水平面与主动脉前壁相邻，居腹腔干两侧。其下方为肠系膜上动脉，左侧腹腔神经节的位置较右侧稍低。

1．适应证

（1）上腹部晚期癌症。

（2）肿瘤无广泛转移。

（3）上腹部疼痛，影响睡眠，止痛药无效。

2．禁忌证

（1）一般情况差，肿瘤广泛转移。

（2）凝血机制严重障碍。

（3）大量腹水。

3．方法一及操作步骤

（1）患者取仰卧位。

（2）根据 CT 横断面扫描图像明确腹腔动脉干，肝动、静脉，下腔静脉，肾动脉等的准确位置及选择穿刺路径。

（3）选出最佳层面，光标拟定出一侧或双侧进针点及进针深度、角度，并在皮肤上标记进针点。

（4）进针点一般在 12 后肋下缘至第 1 腰椎椎体水平旁开正中线 3.5 ~ 7.0 cm。

（5）将穿刺针送到腹腔动脉干稍上方区域，针尖位于膈肌脚前腹主动脉旁。

4. 方法二及操作步骤

(1)患者俯卧位,腹部下方置一垫,以利于弯曲脊柱。

(2)CT预扫,了解主动脉、腹腔动脉及肠系膜上动脉的具体位置。

(3)进针点一般选择12肋下方,中线左侧7 cm左右处。

(4)应用20 G以上的细针穿刺,穿越主动脉针尖进入主动脉前方腹膜后的脂肪组织,无回血后。

(5)CT扫描,核实针尖位置。

5. 药物

永久性(无水乙醇10~15 ml +3~5 ml对比剂);暂时性(0.25%利多卡因 + 1:1000肾上腺素 +3 ml对比剂的混合液)。

6. 并发症

(1)气胸。

(2)出血。

(3)体位性低血压。

(4)腹泻。

(5)永久性截瘫。

第十三章　穿刺引流术

穿刺引流术的全称为经皮穿刺引流术(percutaneous puncture drainage technique),即在影像设备的引导下,利用穿刺针和引流导管等器材,对人体管道、体腔或器官组织内的病理性积液、血肿、脓肿或胆汁、胰液、尿液等体液淤积进行穿刺抽吸、引流,达到减压和治疗的目的。经皮穿刺引流术常用于全身各部位的脓肿、囊肿、浆膜腔积液、胆管或泌尿道梗阻、颅内血肿的穿刺引流。对抽出液进行细胞学、细菌学和生化检测,做出鉴别诊断和指导用药的同时,还可以经引流导管进行局部抗炎、引流等治疗,达到减压、消炎与囊肿硬化等作用。

第一节　器材与操作技术

一、器材

(一)穿刺针

常用18~22 G的各型穿刺针与套管针。20~22 G的穿刺针主要用于穿刺管腔,如胆管或肾盂等,进入管腔后引入0.018英寸细导丝,然后逐渐扩大穿刺道,最后放入引流管,细针因其创伤轻微,对细小管腔与重要器官在一次穿入有困难时,可以反复穿刺。粗针反复穿刺,尤其对肝、肾等能随呼吸移动的脏器,可能造成严重切割伤。对于病灶较大,定位容易而浅表的病灶如脓胸、巨大肾囊肿、尿潴留的巨大膀胱等则可用粗针一次性穿入到位,然后直接引入导管或通过0.035~0.038英寸导丝引入引流管。

(二)导丝

所用导丝主要采用血管造影用的普通导丝和超滑导丝两种。导丝头端均为软头,其形态有J型或直型,直径0.018~0.035英寸,可根据实际需要选用。非血管介入专用的有Lunderquist导丝,为一段不锈钢丝,一端有软的钢丝圈。

(三)扩张器

扩张器前端较细,后端渐粗,可对从皮肤穿刺点到病变区的软组织通道进行预扩张,使引流管容易进入引流区域。临床选用的扩张器多为8.5~12 F,其质地较硬韧,也可以用相应直径的导管鞘芯代替,通过导丝为支撑做轴心扩张。当扩张器不能顺利通过穿刺通道时,也可以用球囊导管扩张通道,达到预扩张的目的。

(四)引流导管

引流导管粗细的选择应根据引流液黏稠度不同来决定。稀薄的引流液(如囊液、尿液等)可用较细的引流管,稠厚的脓液或血凝块宜用较粗的引流管。常用8.5~12 F引流管,其进入引流区的一段应有多个侧孔。为防止游走滑脱,常将头端制成猪尾状卷曲、蘑菇状膨大或单弯状。有的脓腔因其脓液稠厚、腔大,为了便于冲洗引流,引流管内有两个腔,一个腔注入冲洗液,一个腔引流脓液。

(五)固定器械

为了固定引流导管,常用丝线将导管与皮肤缝合固定,在短期内非常有效,但会因缝线切割皮肤或针眼感染而失去固定作用。用涂上安息香酸酊的胶布粘贴引流导管于皮肤,只要保持干燥也能长期有效,而由于分泌液或引流液渗漏等原因使之黏性降低则也会失去固定作用。自从 Molnar 固定盘问世后,各厂家已设计出大小、形态各异的固定盘,这是解决长期固定引流管的较好器械之一。它的缺点为盘下可能有分泌物潴留,不容易清洗,须定期更换。

二、操作方法

(一)术前准备

1. 设备及器材准备

经皮穿刺引流术须有超声、CT、MR 或 DSA 等影像导向设备。多数引流术只需其中一台设备,有时则需联合运用(如超声与 CT 或透视)。根据疾病情况选择穿刺针具与引流管。

2. 患者准备

术前检测血常规、尿常规、粪常规、出血时间和凝血时间,必要时查凝血酶原时间、肝功能、肾功能、心功能、青霉素过敏试验;与患者及其家属谈话说明治疗过程及可能出现的并发症,取得配合并签字。术前禁食 2 ~ 4 小时,术前 30 分钟肌内注射解痉镇静药。由医师仔细分析临床超声检查或 CT 检查等影像学资料,确定最佳引流途径。

3. 穿刺及引流通道设计

选择穿刺途径应尽量避开占位性病变、正常的生理管道(如血管、胆管等)和邻近脏器,必要时口服对比剂后再做 CT 检查确认病变与胃肠道的位置关系。因胃肠道常随体位而改变,故在穿刺时应做即时影像学导向,定好进针方向和深度。先在皮肤做好穿刺点标记,消毒铺巾,穿刺点局麻。用 22 G 细针穿刺,令患者在浅吸气后屏气,穿刺到位后平静浅呼吸。退出针芯,经针鞘试注 1 ~ 3 ml 稀释对比剂,以进一步明确引流区的大小、形态、部位,以及与邻近器官的关系,有无其他窦道等,再用 18 G 按上述部位与方向穿刺插管。当穿刺脓肿时,为防止脓液经穿刺口向体内扩散,选择的引流管道中应包含 1 cm 以上的脓肿壁与脏器表面之间的正常组织,还应使引流途径最短,两者兼顾。

(二)操作方法

1. 两步法

在确定最佳引流途径后,在皮肤穿刺点局麻,局麻皮丘直径以 5 ~ 10 mm 为宜,然后做皮下麻醉。局麻深度达病变脏器的包膜。做皮肤小切口 2 ~ 4 mm,如引流管较粗,切口长度也相应增加,以略小于引流管外径为宜,切口方向与皮纹平行。穿刺针经切口向预定的引流中心穿刺。如随呼吸移动的穿刺通道,在进针时必须令患者浅吸气后屏气,以免穿刺针切割组织。当进针达预定深度时,拔出针芯,经套针抽吸,如有引流液抽出,取少许做细胞培养或生化检测。如无引流液抽出,将针退出,调整穿刺方向再进针。在穿刺进入引流区后,经穿刺针或外套管引入导丝,退出套管针,在导丝引导下引入扩张管,逐渐扩张穿刺道,最后置入引流管,退出导丝,经引流管冲洗脓腔,吸尽脓液,造影证实引流管的侧孔段全部在引流区,在体表缝扎或用固定盘固定引流管,接上引流袋。

当留置引流管时,侧孔段应尽量置于引流区的最低处,冲洗引流管需慎重,应避免加压冲洗。引流期间,嘱患者避免牵拉引流管,以防脱出。如缝线失去固定作用,应重新设法固定导管(如改用固定盘)。

2. 一步法

使用套管针在影像学导向下一次性完成穿刺和引流操作称为一步法。

先做皮肤穿刺点局麻后再做一小切口。在透视或超声引导下,套管针直接向引流区中央穿刺,预计到位后,退出内针芯,见腔内容物流出后,将外套引流管推送至管腔内,在影像导向下略做导管侧孔段的位置调整,经引流管注射稀释对比剂做引流区造影留片,略抽吸后固定引流管,连接引流袋。

因套管针的针芯、套针与引流管在首次穿刺时同时进入引流区,故针道较细针穿刺道粗,不宜反复穿刺。因此,在术前设计引流路径时必须十分准确。在穿刺进针过程中,也同样令患者浅吸气后屏气。

三、药物

除造影用对比剂外,术前用药与外科手术相同,如鲁米钠与阿托品;术中应用麻醉药,如利多卡因;皮肤消毒液与器械消毒液用碘伏与戊二醛;囊腔内用聚桂醇或无水乙醇固化囊壁;脓腔内用溶解纤维组织与杀菌、抗菌药物,如纤维蛋白酶与各种抗生素,此外,还应备有各种急救药物。

第二节 临床应用

一、适应证

(1)正常人体管道阻塞,引起阻塞段以上液体过量积聚,不能完成生理过程,而引起的病理改变,如各种原因引起的胆道梗阻、泌尿道梗阻。

(2)体腔内由于炎症、外伤或其他原因引起腔内脏器受压,功能受损,或毒性物质不能排出而大量吸收有害于机体时,如气胸、脓胸、心包积液、积脓、积血及腹腔或盆腔等脓肿。

(3)实质脏器内的积液或积脓,如肝、脾、胰、肾等处的脓肿或巨大囊肿引起症状者。

二、禁忌证

(1)严重的心、肺、肾功能不全。

(2)凝血机制异常。

三、胆道梗阻

病理生理:胆管梗阻—小胆管和毛细胆管压力升高—胆管扩张破裂—胆汁溢出至血

窦内—细胞膜连接复合部破裂—毛细胆管与淋巴间隙相通—胆汁入淋巴间隙后渗入血流—肝细胞内反流流入血窦或淋巴间隙中。

胆道梗阻按部位分为肝外机械性梗阻和肝内非机械性梗阻。①肝外机械性梗阻:胆管囊肿、胆石症、肝癌、胆管癌、胆管炎、胰头癌、淋巴压迫。②肝内非机械性梗阻:病毒性肝炎、胆汁型肝硬化。

实验室检查结果显示:血清胆红素增高,黄疸成分主要为直接胆红素,尿中尿胆原减少或消失,出现胆红素,大便呈陶土,胆道严重梗阻并肝功能损伤时非酯型胆红素升高,凡登白试验呈双阳性。

(一)适应证与禁忌证

1. 适应证

胆道梗阻介入治疗的适应证包括:①不适合外科手术治疗的各类恶性胆道梗阻,可行经皮胆道引流术和/或胆道支架植入术;②各种良恶性胆道梗阻外科手术前为改善患者全身状况,可行经皮胆道引流术。

2. 禁忌证

胆道梗阻介入治疗的禁忌证包括:①胆管广泛狭窄;②严重的凝血功能障碍;③大量腹水;④严重感染;⑤终末期的患者。

(二)介入技术与操作方法

1. 入路选择

根据术前影像资料选择穿刺点。行右肝管穿刺者,置于右侧腋中线肋膈角以下的肋上缘(常为第7~9肋间隙)作为穿刺点;行左肝管穿刺者,常选择剑突下偏左侧作为穿刺点,向偏右侧方向进针。随着超声设备的日益普及,可用超声设备直接定位穿刺。

2. 经皮穿刺肝胆管

局麻和全麻下用穿刺针在患者屏气下穿刺肝内扩张胆管。超声定位可在实时监视下直接穿刺扩张胆管。再经穿刺针置入细导丝,置换扩张管与鞘,最后经鞘管插入超滑导丝并置换入单弯导管。

3. 胆管引流术或支架置入术

(1)单纯胆道外引流术 对于良性梗阻或上述置入的导管在导丝的配合下无法通过恶性梗阻段胆管,可退出导管直接沿导丝置入多侧孔猪尾型引流管,收紧内置线固定头端,并将其用敷贴固定于体表。

(2)胆道内-外引流术 如置入导管能顺利越过梗阻胆管,可将导管送入十二指肠内,交换超硬超长导丝,沿导丝引入内-外引流管,要求引流管远端位于十二指肠内,近端侧孔必须在近侧扩张胆管内,收紧内置线固定头端,体外采用敷贴固定(图13-2-1)。

(3)胆道支架置入术 导管顺利越过梗阻胆管需置入支架者,可借助超滑导丝将导管推

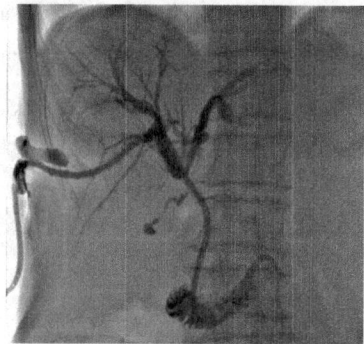

图13-2-1 内-外引流管置入十二指肠内

送到空肠,交换超硬超长导丝,选择合适的胆道支架及输送系统沿导丝引入到梗阻部位并释放支架。最后置入外引流管,收紧内置线并固定于体表(图 13 - 2 - 2、图 13 - 2 - 3)。

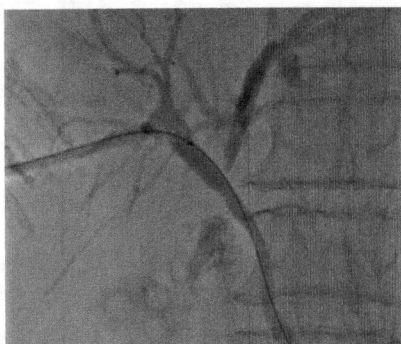

图 13 - 2 - 2　球囊导管引入胆道狭窄区,
后行球囊扩张成形术

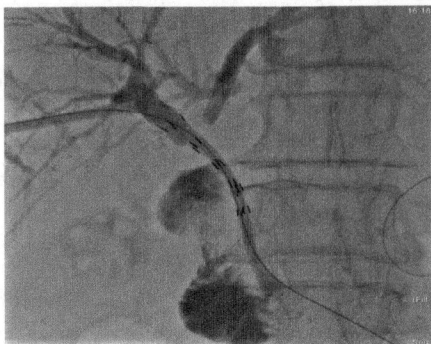

图 13 - 2 - 3　胆道粒子支架植入狭窄胆道区

4. 术后处理

术后需常规止血、引流管冲洗治疗,观察外引流管引出胆汁的性状,记录胆汁引流量、患者黄疸消退情况,全身状况差的患者应给予支持治疗,尤其是要预防电解质紊乱及低蛋白血症的发生。术前存在感染的患者须继续使用抗生素,必要时经引流管行抗生素冲洗。

(三)并发症及其防治

1. 出血

出血包括肋间动脉损伤出血、肝包膜撕裂出血、穿刺引起肝内血管 - 胆道瘘。外引流管侧孔于肝实质内等。出血量少采用止血治疗可有效控制,否则需介入血管栓塞甚至外科手术处理。严格的操作是预防上述出血发生的关键。采用超声定位穿刺可有效减少出血并发症的发生。

2. 术后感染

胆道梗阻患者术前胆汁感染阳性率在 43% ~ 68%。如果手术操作过程中造影时注入过量对比剂,势必造成胆管压力增高,感染的胆汁逆流入血液引起脓毒血症。行内 - 外胆道引流患者除冲洗引流管外,亦应关闭外引流阀以防止肠道内容物逆流引起胆道感染甚至胰腺炎。手术操作规范及术后及时使用抗生素在一定程度上可减少此类并发症的发生。

3. 胆汁漏

胆汁漏表现为急性腹膜炎征象,主要发生在胆道支架置入术后未放置外引流管,并且对穿刺通道未做有效的封堵处理。

4. 引流管移位、脱落

引流管移位、脱落表现为引流胆汁量突然减少,主要与术后患者无意识过度牵拉引流管有关,透视下造影并做调整即可。发生脱落的需再次穿刺置入引流管,前提是胆管仍然处于扩张状态。

5. 支架移位

胆管有一定的蠕动能力,如置入支架直径偏小可能会发生移位甚至脱落,如发生可重新置入支架。

(四)疗效评价

梗阻性黄疸的经皮胆道引流或支架置入术已广泛应用于临床。如果适应证选择得当,经皮胆道引流术的技术成功率接近100%,支架置入术的成功率在70%以上,两种技术均可达到明显的消退黄疸的作用,血胆红素水平多在一周内显著下降甚至恢复正常,总有效率达95%。

影响患者生存时间的主要因素包括原发疾病的控制程度,支架或引流管是否保持通畅等。支架术后再狭窄发生率在20%~30%,主要与肿瘤压迫相关,术后进行局部病灶肝动脉灌注化疗和内照射等治疗可延缓支架再狭窄的发生。恶性梗阻黄疸经皮胆道引流或支架置入术并配合其他治疗,平均生存时间可达6个月以上。

四、囊肿与脓肿

肝囊肿和肾囊肿是临床常见的良性疾病,可单发、多发。经皮囊肿穿刺术历史悠久,但近年来,能被临床普遍接受主要得益于超声设备和CT设备的发展。目前,囊肿穿刺硬化术不仅仅是作为诊断手段,更重要的是作为一种可取代外科手术的介入治疗技术。腹腔脓肿指化脓性急性腹膜炎局限后,未被吸收的脓液被周围脏器包裹形成。当化脓性病原体进入肝、肾等部位时,可能会导致相应脏器的脓肿形成。随着穿刺引流术的不断完善,经皮穿刺脓肿引流术与囊肿引流术一样,以其创伤小、疗效快、并发症少等优点,已逐渐取代外科切开引流手术。

(一)适应证与禁忌证

1. 适应证

囊肿与脓肿介入治疗的适应证包括:①囊肿增大造成周围组织压迫或囊肿伴发出血等已引起临床症状的肝肾囊肿;②较大的腹腔脓肿、盆腔脓肿或腹腔脏器脓肿;③需经肝、胃等较复杂通道进行引流的脓肿。

2. 禁忌证

囊肿与脓肿介入治疗的禁忌证包括:①超声检查和CT检查提示无穿刺入路;②严重的出、凝血功能障碍;③脓肿未液化;④可疑肝棘球蚴囊肿;⑤大量腹水。

(二)介入技术及操作方法

可采用单纯CT或超声下定位穿刺,亦可采用超声联合透视或CT定位穿刺。按照确定的穿刺点及路径,常规消毒,局部麻醉下穿刺囊肿或脓肿,穿刺到位后,先抽吸囊液或脓液 10 ml 留做常规细胞学和生化检查。

1. 囊肿穿刺引流术

抽空囊液后向囊内分次注入一定量的无水乙醇,共 3 次,每次注射量为抽出囊液量的 25% 左右,最多不宜超过 100 ml。注入无水乙醇后嘱患者在一定范围内转动身体以便乙醇与囊壁充分接触。一般 15 分钟后将乙醇抽出并注意颜色变化。最后注入 5 ml 无水乙醇,嘱患者屏气的同时,边推注 1% 利多卡因边退针;近几年硬化剂多使用聚桂醇(图

13 – 2 – 4、图 13 – 2 – 5)。

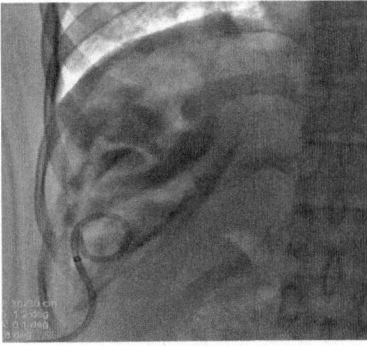

图 13 – 2 – 4　肝囊肿囊腔造影

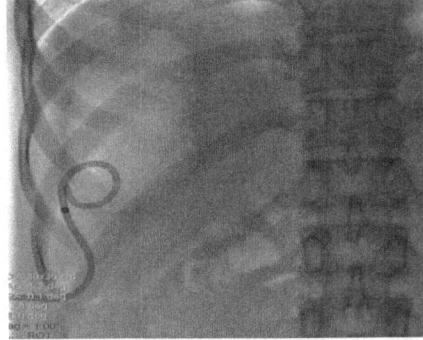

图 13 – 2 – 5　肝囊肿囊腔内注入聚桂醇部分原液及聚桂醇泡沫剂

2. 脓肿穿刺引流术

可用 PTCD 穿刺套装和相应大小穿刺针,在穿刺成功后,交换导丝并引入 PTCD 外引流管,抽出脓液,用等渗盐水及抗生素进行冲洗。固定引流管并定期做脓腔冲洗。术后,当患者体温、血白细胞恢复正常时,每天引流量少于 10 ml,经造影和 CT 检查证实脓腔明显缩小,停抗生素 3 天后未出现体温反复升高可考虑拔管。

(三)并发症及其防治

1. 疼痛和血尿

肝肾囊肿穿刺引流可能出现局部疼痛甚至镜下血尿,一般无须处理。

2. 气胸或脓胸

近膈肌穿刺易发生,术前超声定位则可避免其发生。

3. 局部腹膜炎或菌血症

常于穿刺脓肿后注入过多对比剂,引起脓腔压力过高脓液逆流入血。处理以抗生素治疗为主。

4. 引流管阻塞或脱落

应及时冲洗,加强内外固定可有效防止引流管移位,甚至脱落。

(四)疗效评价

肝囊肿、肾囊肿的介入穿刺引流硬化术与外科治疗相比,手术成功率及疗效基本相同,目前已逐渐成为囊肿治疗的首选方法。患者临床疗效主要根据治疗前后囊肿的超声检查或 CT 检查结果判定,复查间隔时间为术后 3 个月、6 个月、12 个月等。疗效的判断标准:囊肿消失或缩小 80% 以上为治愈;缩小 50% 以上为有效;缩小 30% 以上为好转;与术前相同则为无效。通常大的囊肿需多次硬化治疗,小的囊肿可一次硬化治疗,总有效率达 92% 以上。

总体而言,经皮脓肿引流术的疗效要优于外科手术,而并发症及死亡率却低于手术引流。不同部位脓肿的介入手术引流的成功率略不同,在 80% ～95% 。

第十四章　经导管药物灌注术和血管栓塞术

一、概述

经导管血管栓塞术(transcatheter embolization,TAE)简称栓塞术。TAE 是介入放射学的最重要的基本技术之一,可定义为在 DSA 监视下经导管向靶血管内注入或送入栓塞物质,使之闭塞从而达到预期治疗目的的技术。TAE 因具有微创性、全程影像引导和选择性靶血管插管技术而使得栓塞的准确性和可控性极大加强,成为革命性的临床治疗方法。经导管药物灌注术(TAI)可简单定义为:通过介入放射学的方法,建立可由体表到达靶动脉的通道(导管),再由该通道注入药物达到局部治疗的一种方法。两者共同的特点是利用动脉血流动力学完成治疗的目的,且经常配合使用。

二、器材与药物

(一)器材

1. 常规器材

常规器械与选择性血管造影所用相同,主要有穿刺针、导丝、扩张器和导管。必要时可采用导管鞘,以利于超选择性插管操作和在保留导管灌注期间经其侧壁注入肝素盐水防止穿刺部位血栓形成。

2. 特殊器材

由于现代 TAI 和 TAE 要求器械更精确超选择性插管和进行各种灌注方式,新的专用器械不断开发出来并用于临床。现仅将目前已成熟应用的器械介绍如下。

(1)同轴导管系统　同轴导管系统包括内径为 0.035 英寸的选择性插管用外套管、3 F 微导管和 0.018 英寸细导丝。当外套管选择至靶动脉口,进一步插入困难时,可沿其插入微导管,细导丝配合插入以便微导管在透视下显影。柔软的微导管可超选择性插入靶血管,拔出导丝后即可行 TAI 或 TAE,特别适用于脑动脉药物灌注和肝亚段栓塞。

(2)球囊阻塞导管　球囊阻塞导管外形同已塑形的常规选择性导管,内为双腔,其中一侧腔与导管端部的球囊相通。在导管插入靶动脉后,经侧腔注入稀释的对比剂将球囊膨胀,阻断血流。再经主腔注入药物。由于无血流冲刷和稀释,局部药物滞留时间更长,浓度更高。同时也可在无法做超选择时,利用侧支血流将药物或栓塞物质送入目的血管。

(3)灌注导丝　灌注导丝专为 TAI 设计,外观类似常用的活芯导丝,但端部为开放状态。当导管超选择困难时,可用其超选择性插入靶动脉,抽出活芯,连接注射器即可行 TAI,适用于肝动脉等药物灌注。

(4)灌注导管　灌注导管主要为血栓溶解术设计,为直头多侧孔导管。导管的端部侧孔段的两端各有一金属标记,可在透视下确定其位置。端孔可由头大身细的导丝阻塞,经"Y"形阀加压注入药物,可迫使药液从侧孔喷出。将其插入血栓后注入溶栓药物,可使药物在血栓内较均匀分布,提高溶栓效率。

(5)全植入式导管药盒系统(PCS) 全植入式导管药盒系统又称埋入式药物泵,由导管和药盒组成(图 14-0-1)。导管由软硅胶或聚氨酯制成,以外径 5~6 F,内径可容纳 0.035 英寸导丝,可在 X 线透视下显影,适用于介入方法植入。药盒外壳由钛合金或聚砜等塑料制成,可埋植在皮下组织而不引起排异反应。其上面为一高密度硅胶耐穿刺膜,便于反复穿刺注药。外壳和厚膜间有一小腔,并通过小金属连接管与外相连,将已选择性插入靶动脉的导管引出与药盒连接,即可行长期药物灌注治疗。全植入的方式使患者行动方便,免受反复血管穿刺和体外留置导管的痛苦。

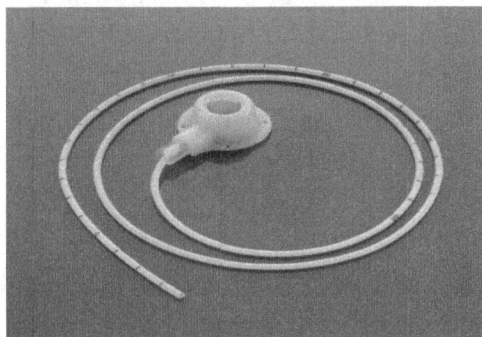

图 14-0-1 导管药盒系统

(二)栓塞物质

用于经导管注入并达到血管栓塞的材料称为栓塞物质。这些物质可为固体,液态物质和一些药物。

1. 栓塞物质的要求

对栓塞物质的要求包括:①能顺利通过导管注入或送入血管内,起到相应的栓塞作用;②无毒或低毒;③无抗原性;④人体组织相容性良好,不引起排异或严重异物反应;⑤无致畸和致癌性。

2. 常用栓塞物质

(1)海绵状栓塞剂 海绵状栓塞剂以明胶海绵为代表,有可压缩性,被压缩后能通过直径较小的导管,进入血管后再膨胀复原,完成栓塞。因为价格低廉,制备简单,具有较好的可压缩性和再膨胀性,易于注射,栓塞作用可靠,所以成为临床常用的栓塞剂。还有泡沫聚乙烯醇,其注入后停留在与其直径相当的血管内,形成机械性栓塞。

(2)液态栓塞剂 液态栓塞剂以碘油常用,包括 40% 的碘化油、碘苯酯和超液化碘油,能否称得上真正的栓塞剂尚有不同见解。碘油快速注入正常小动脉后,形成油珠或油柱,对血管有短暂的栓塞作用,几分钟后即可见被栓塞的血管很快再通。如注射速度很慢可不产生血管栓塞。但是,在一些特定的有病理性血流动力学存在的场所,如富血性肿瘤,特别是肝癌,海绵状血管瘤的血窦,其存留时间明显延长,可达数天至数月,但对局部血供的影响并不显著,这种长期滞留的机制尚不清楚。因此碘油类很少单独用作栓塞剂,但与其他药物或加温后注入可成为真正的栓塞剂。可将碘油加温至 100~120 ℃,

注入肿瘤供血动脉可造成局部广泛的血管栓塞。碘油与化疗药物混合称为碘油化疗乳剂,其中混入平阳霉素、博莱霉素等具有血管内皮损伤作用的化疗药物亦可造成迟发性靶血管闭塞。其中,碘油所起的携带化疗药物选择性滞留于肿瘤的作用称为导向或靶向作用,可使药物大部分进入肿瘤内并延长药物作用的时间(缓释作用)。由于其在肿瘤内滞留,亦可提高常规 CT 检查难以显示的微小肝癌和血管瘤的显示率,以助诊断。

(3)大型栓塞物 大型栓塞物包括金属弹簧圈类和可脱离球囊等。通常此类栓塞物质能通过细小的导管内径,出导管后膨胀或盘曲成形,栓塞较导管直径大得多的血管或血管瘤腔(3~15 mm)。

钢圈的主要作用为栓塞较大血管的主干,多不造成栓塞远端的缺血性梗死,常用于动静脉瘘、动脉瘤、血流再分布、大血管出血和大静脉曲张等的治疗。可脱离钢圈(detachable coil)指一种可控制其释放或在释放前可回收的金属圈,是目前用于脑动脉瘤栓塞的相对安全和有效的栓塞物。

(4)微小栓塞剂 微小栓塞剂用于毛细血管和小动脉末梢栓塞的直径在 50~700 μm大小的微粒、微球、微囊,可通过微导管注入。

三、方法

常规采用 Seldinger 技术插管,导管选择性插入靶动脉后应先行动脉造影,以了解病变的性质、大小、血供是否丰富、侧支血供等情况。然后进行必要的超选择性插管即可开始 TAI/TAE 的治疗。穿刺途径主要有经股动脉穿刺、经腋动脉穿刺和经锁骨下动脉穿刺等。经股动脉穿刺操作方便、成功率高,主要用于短期的 TAI。经腋动脉穿刺和经锁骨下动脉穿刺难度大、技术要求高,因不影响患者行走,可保留导管用于长期持续性间断性 TAI。

栓塞前造影诊断,明确病变血管等,均与 TAI 相同,不同处仅是栓塞物质的注入。主要方法如下。

1. 低压流控法

低压流控法,即导管插入靶血管但并不阻断其血流,以低压注入栓塞剂,由血流将栓塞剂带到血管远端而形成栓塞的方法。低压流控法常用于颗粒性和液态栓塞剂的释放。其技术关键是在 DSA 监视下低压注入栓塞剂,边注射边观察对比剂流速和流向。一旦流速减慢或明显减慢即意味着靶动脉前端部分或大部分栓塞,对比剂停滞或反流时证实前方血管已近全部堵塞。过程中切忌高压快速注入栓塞剂,否则极易造成栓塞剂由靶血管反流而造成非靶血管的误栓。

2. 阻控法

阻控法,即以导管端部嵌入靶血管或以球囊导管阻断其血流,然后再注入栓塞剂的方法。阻控法多用于液态栓塞剂的释放,有助于减少血流对液态栓塞剂的稀释,亦防止其反流。阻控法并不常用。

3. 定位法

定位法,即导管准确插入靶动脉的欲被栓塞的部位,然后送出栓塞物,完成局部栓塞。定位法常用于大型栓塞物的释放,也可用于肿瘤的超选择栓塞。其技术关键是定位准确,选用栓塞物较被栓血管直径稍大或与动脉瘤腔大小相适。当肿瘤栓塞时,则用尽量小的栓塞物质达到栓塞肿瘤及其周围正常组织的目的。透视下将栓塞物经导管送入被栓塞的部位,经注射对比剂证实位置正确,方可释放栓塞物。

4. TAE

TAE 常与 TAI 配合治疗恶性肿瘤,常称为化疗性栓塞术(chemoembolization)。化疗性栓塞术主要指用含化疗药物的微球栓塞肿瘤血管,达到局部化疗和肿瘤缺血坏死的二重作用。在化疗药物的作用下,肿瘤对缺血、缺氧更加敏感,二者的协同作用可明显增加疗效。化疗药物缓慢释放有助于保持肿瘤区的有效药物浓度,而外周血药浓度则降低,副作用减少。目前,化疗性栓塞的概念已泛化,包括所有栓塞物与化疗灌注同时应用或先后注入和碘油化疗乳剂注入等治疗方法。

四、临床应用

(一)TAI 的临床应用

1. 恶性肿瘤的治疗

TAI 在恶性实体瘤的治疗中应用广泛。头颈部、胸部、腹部、盆腔和四肢等各部位的恶性肿瘤均可行 TAI 治疗,包括姑息性治疗、术前局部化疗、术后预防性和复发灶的局部化疗。

2. 动脉血栓的溶栓药物灌注治疗

动脉内血栓形成多继发于动脉粥样硬化,血管炎症性疾病如血管闭塞性脉管炎、结节性大动脉炎和系统性红斑狼疮,以及血管的创伤如介入血管插管术后、血管外科术后。血栓脱落可来源于静脉或心房。血栓形成和栓子脱落是引起血管闭塞及其供养组织、器官缺血的重要原因,并可导致严重的后果。急性动脉血栓形成可引起心肌梗死、脑梗死、肢体坏死、肺梗死、肠坏死等,严重者可致残或致死。若转变为慢性血栓则表现为供血区的缺血性疼痛、肢体干性坏疽、间歇性跛行等。传统的治疗方法为内科全身抗凝和溶栓药物治疗,外科手术切除血栓或人工、自体血管搭桥术等。介入放射学提供了新的治疗方法,如经皮导管抽吸切除血栓、动脉内溶栓药物灌注术等。在治疗过程中,动脉内局部血栓溶解治疗与血栓清除术和球囊血管成形术结合可加速血栓清除和血管再通的过程。经动脉局部血栓溶解术也需结合全身抗凝治疗,亦可作为手术处理血栓的后续治疗。急性动脉血栓根据病史与临床表现一般能做出诊断。由于多为急诊病例,应及时行血管造影以明确诊断和处理。

3. 缺血性病变的灌注治疗

缺血性病变指由于动脉痉挛、狭窄、慢性闭塞而使受累器官处于低血流状态,结果造成器官的萎缩、功能障碍甚至坏死。由蛛网膜下腔出血所致的脑血管痉挛,可造成脑缺血梗死,临床主要表现为癫痫、短暂的肢体瘫痪、精神异常和意识障碍,严重者可因颅内压增高导致脑疝而死亡。急性肠系膜缺血主要表现为突然出现的剧烈腹绞痛,伴频繁呕吐,严重者呕吐物为血水样,可出现腹泻伴血便,如有肠壁坏死穿孔,患者很快出现休克。由周围血管痉挛性疾病引起的肢体缺血,可导致皮肤苍白或发绀、感觉异常、疼痛和间歇性跛行,晚期可引起皮肤溃疡或坏疽。缺血性病变的治疗为临床处理的难题,如脑血管痉挛虽用增大灌注压、扩容、降颅压和钙离子拮抗等方法治疗有一定疗效,但死亡率和致残率仍居高不下。TAI 的应用为缺血性病变的治疗开辟了新的途径。TAI 主要应用血管扩张剂经动脉内灌注,适用于治疗的病变主要有脑缺血、肠缺血和肢体缺血等。治疗的关键是早期诊断、早期治疗和配合血管成形术及手术疗法。

(二)TAE 的临床应用

1. 异常血流动力学的纠正或恢复

通过局部血管栓塞可对局部血流动力学造成影响,利用此机制可对下列病变进行治疗。

(1)动静脉畸形(AVM) 包括脑、脊髓、颌面部、肾、肺、肝、盆腔、四肢等部位的动静脉畸形,栓塞术可使异常血管床闭塞,起到根治性、术前辅助性治疗或姑息性治疗的目的。

(2)动静脉瘘 动静脉瘘多由外伤、肿瘤、手术引起或为先天性(动静脉畸形的一种表现),可发生在全身各部位,最常见的有颈内动脉海绵窦瘘、肝癌并肝动脉 – 门静脉瘘等,通常通过栓塞瘘的动脉端可达根治的目的。

(3)静脉曲张 静脉曲张主要有食管胃底静脉曲张和精索静脉曲张。

(4)填塞异常血管腔 利用栓栓塞物填入动脉瘤内并促使其血栓形成而使动脉瘤闭塞,主要是囊状动脉瘤,特别是发生在脑基底动脉环者。

2. 止血

TAE 可以用于止血,特别是动脉性出血,如外伤性盆腔和内脏出血、消化道出血(图 14 – 0 – 2)、大咯血、产后出血(图 14 – 0 – 3)、泌尿系统出血(图 14 – 0 – 4)、严重鼻衄和颌面部出血、手术后所发生的内出血等。

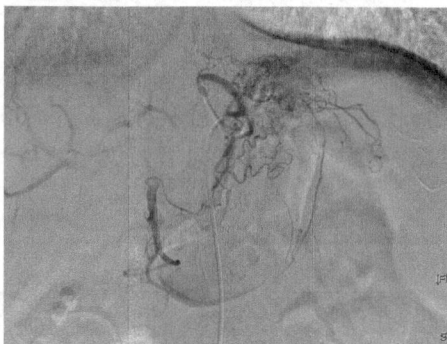

图 14 – 0 – 2 胃左动脉见造影剂外渗征象

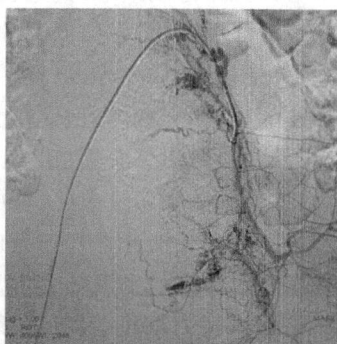

图 14 – 0 – 3 子宫动脉见造影剂外渗征象

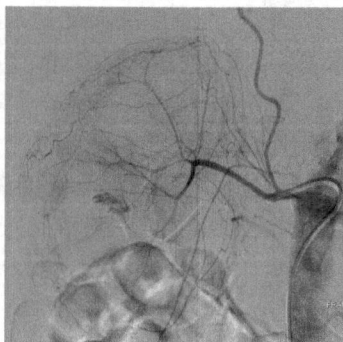

图 14 – 0 – 4 肾动脉分支见造影剂外渗征象(医源性损伤)

TAE 用于静脉性出血,主要为保守治疗无效的食管胃底静脉曲张出血,可通过经皮肝门脉插管进入曲张的胃冠状静脉栓塞止血。

3. 血流重分布

对正常的动脉血供进行栓塞,使之血供由其他动脉供给,而达到某种治疗目的。栓塞的前提是不造成被栓血管供养器官的缺血坏死。在进行栓塞或化疗药物动脉内灌注过程中,某些非靶血管难以避开,可能造成不必要的副作用和并发症,如当胃动脉、十二指肠动脉为非靶血管时,可先用钢圈将胃动脉、十二指肠动脉主干栓塞,然后再行下一步治疗。靶器官由二重动脉供血,如盆腔,需行长期动脉内化疗药物灌注治疗时,可栓塞一侧动脉主干,而对侧用作插管灌注,使药物较均匀分布于靶器官。

4. 肿瘤的治疗

原则上富血供性实体瘤有明确的供血动脉并可插管到位者,均可通过栓塞其供血动脉,使肿瘤缺血坏死,达到缩小肿瘤体积,减轻或消除由其引起的症状,改善患者生存质量和延长生存期的目的。理论上肿瘤栓塞后的坏死物质可刺激机体对肿瘤的免疫力的提高,增强抗肿瘤能力。除上述姑息性治疗目的外,作为术前辅助性栓塞治疗,其益处为缩小肿瘤体积,使部分不能一期手术切除的大肿瘤可二期切除;栓塞后肿瘤血供减少,使手术中出血减少,手术野清楚,可缩短手术时间,提高肿瘤切除率。某些肿瘤可通过栓塞得以根治。

适于栓塞治疗的恶性肿瘤主要有肝癌、富血性肝转移瘤、肾癌、肾上腺癌、盆腔各种富血性恶性肿瘤、颌面部恶性肿瘤、四肢、脊柱及盆腔恶性骨肿瘤等。对恶性肿瘤的栓塞常与化疗药物的局部灌注合并进行,特别是使用碘油化疗乳剂,称为化疗性栓塞(chemo-embolization)。

5. 内科性器官切除

对器官的栓塞治疗的主要目的为消除或抑制其亢进的功能、缩小瘤体使之彻底消除。适于栓塞治疗的主要有脾功能亢进和巨脾。肾病引起的顽固性高血压和大量蛋白尿,在肾透析和肾移植的支持下可行栓塞术,使相关的症状和体征改善或消失。异位妊娠可通过动脉栓塞术并氨甲蝶呤灌注而中止。

6. TAE 的反应及并发症

TAE 既是介入治疗的一个重要手段,又是一个创伤过程。任何组织、器官的栓塞都或多或少会引起患者的生理反应和病理变化。其主要反应及并发症如下。

1)栓塞反应

栓塞反应指靶器官栓塞后出现的、预料中的症状和体征,多为自然过程,对症处理后可康复。其表现及程度与使用栓塞剂的种类、栓塞水平和程度,不同靶器官有关。轻者可无明显症状和体征。重者可出现下列反应,称为栓塞后综合征。

(1)疼痛 栓塞后靶器官缺血,造成器官损伤,释放致痛物质或局部肿胀刺激包膜引起。疼痛与栓塞程度和栓塞水平有关,栓塞程度越大,越接近毛细血管水平,疼痛越重。无水乙醇等本身亦造成严重疼痛。疼痛可持续 1～10 天,并逐渐缓解,但疼痛剧烈者需用镇痛剂。疼痛较严重且持续时间较长者,应注意排除发生并发症的可能。

(2)发热 发热好发于实质脏器栓塞后和使用明胶海绵较多者,可能与坏死组织释放的致热物质和坏死组织、明胶等的吸收热有关。体温常在 38 ℃左右。此种反应性发热患者的精神状态常较好,除难以忍受的高热外,可不予以积极处理,以利于坏死组织的吸收。应注意排除合并感染引起的发热。

(3)消化道反应 消化道反应主要有恶心、呕吐、食欲下降和腹胀等。消化道反应多发生于腹部脏器的栓塞治疗后,常持续 1~3 天,并逐渐好转,仅严重者需对症处理。

2)并发症

栓塞术引起的并发症指术后出现的不期望发生的症状和体征。轻者可通过适当的治疗好转,严重者可致残或致死,应引起重视,尽量避免其发生。

(1)过度栓塞引起的并发症 过度栓塞指栓塞程度和范围过大,尤其是在使用液态栓塞剂和过量使用颗粒或微小栓塞剂时。其后果是造成大范围组织坏死,引起相应的肝功能衰竭,胃、肠、胆管穿孔,胆汁湖,皮肤坏死,脾液化等。因此,术中掌握栓塞程度是十分重要的。

(2)误栓 误栓指非靶血管或器官的意外栓塞。其后果与被误栓器官的重要性和误栓程度有关。提高操作技术水平和在有经验的医生指导下进行栓塞可减少或避免其发生。通常有以下两种误栓。①反流性误栓:指栓塞剂由靶动脉反流出来,由血流冲走,而栓塞其他动脉。常发生于靶动脉前端已被阻塞,而再注入栓塞剂,或注入栓塞剂时用力过大或过猛。颈外动脉的反流性误栓可使栓子进入颈内动脉分支,常造成脑梗死,腹部血管的反流性误栓可进入肠系膜上动脉分支,可造成肠坏死。②顺流性误栓:当靶动脉大部分已被栓塞,原潜在的侧支通道即开放,追加栓塞剂时,由于注射压力较大,或导管嵌入靶动脉可使栓塞剂顺行经开放的侧支进入前端的非靶动脉,如颅内外有潜在的侧支,过度的颈外动脉栓塞可造成脑梗死。另一种顺行性误栓的原因是较小的栓子,通过早已存在的动静脉瘘,进入体静脉造成肺梗死。个别情况下导管内有血栓形成或气泡,在一次注射时将其推出亦可造成顺行性误栓。

(3)感染 感染可发生在所用器材和栓塞剂污染及手术场所消毒不严的情况下,栓塞后大量组织坏死时亦可为感染埋下伏笔。感染常发生在实质性器官,如肝和脾。

第十五章 经皮经腔血管成形术

经皮经腔血管成形术(PTA)是采用导管技术扩张或再通动脉粥样硬化或其他原因所致的血管狭窄或闭塞性病变的方法。

1964年,美国学者Dotter和Judkins使用同轴导管扩张髂动脉粥样硬化狭窄,创立了血管狭窄或闭塞治疗的新方法,但仅用于四肢动脉,不适用于内脏动脉,对血管壁损伤大。1974年,欧洲学者Gruntzig发明了双腔球囊导管,利用充盈球囊的压力来扩张狭窄的血管壁,使血流得以恢复,使PTA技术出现突破性进展。1977年,利用这种双腔球囊导管系统成功地扩张了狭窄的冠状动脉,使PTA正式登上了临床治疗的历史舞台。至1984年接受治疗人数达50 000人,但术后再狭窄发生率较高。20世纪80年代中期,出现激光血管成形术、动脉粥样物质切除术及超声血管成形术。

第一节 器 材

一、Gruntzig球囊导管

Gruntzig球囊导管为双腔、端孔、聚氯乙烯球囊导管。一腔为导管的中心管腔,用以通过导丝、注射造影剂及监测远端压力;另一腔用于球囊的充盈加压及排空,加压充盈到达病变部位的球囊,可使其狭窄程度得以改善。导管外径4~10 F,头端有直形或单弯形。球囊长为1.5~10 cm,直径为2~10 mm、20~30 mm(大血管),内有金属标记,球囊内压为最高耐受压力。

二、新型球囊导管

新型球囊导管球囊剖面低(球囊瘪缩后的剖面直径),耐高压;球囊材料为聚乙烯,顺应性低,但壁厚,不能制作低剖面球囊。

三、球囊导管的辅助器材

1. 预扩张导管

当血管狭窄严重或狭窄坚固时,可用预扩张导管通过狭窄段,再换成球囊导管成形。这种导管的质地较硬,导管前段呈锥形。导管直径由细至粗,组成一套,便于逐渐扩张用。如不采用硬导管预扩张,可用小号球囊导管做预扩张。

2. 球囊充气枪

球囊充气枪由聚碳酸酯模压而成,内装一次性注射器,按压枪柄,注射器内对比剂充胀球囊,应用时配用压力表。

3. 球囊充胀压力表

球囊充胀压力表用于血管成形时监测球囊内压。表上标明"磅/平方寸"或"atm"（大气压）或为两者。此表只作一次性使用。

4. 导丝性能

用于血管成形术的导丝基本上类似于诊断性血管造影的导丝,但其性能要求高于后者。它的主要功能是通过操纵导丝尾端,使导丝头端通过狭窄的病变,并使扩张导管沿导丝顺利进入病变血管,而不进入分支或损伤血管内膜。

四、血管内支架

1. 形成与发展

支架源于牙科医师 Stent 发明的一种印膜材料,后用于制作管状组织术后支撑材料,血管支架以 Stent 命名。血管支架始于 1969 年,不锈钢丝制作的弹簧状管状物,应用于犬周围动脉内。20 世纪 70 年代,PTA 兴起,支架处于停滞状态。20 世纪 80 年代,由于 PTA 术后再狭窄,血管支架开始应用。1983 年,Dotter 和 Cragg 制成镍钛热记忆支架。1985 年,Palmaz 制成球囊扩张式支架。1986 年,有研究者将支架应用于腔静脉狭窄。1988 年,Strecker 制成钽丝编织的支架。

2. 支架的材料

1）材料

①金属钽:柔顺性和生物相容性好,生物惰性最好,表面薄层可防止血栓形成,具有磁相容性,可用于 MRI 检查;②医用不锈钢:支撑力强,性能稳定,具有良好组织相容性和抗凝性;③镍钛合金:在不同温度时表现为两种不同的金属相（低温时马氏相,高温时奥氏相）。

2）支架的类型

支架主要有以下几种类型。

（1）支架按照在血管内展开的方式可分为自膨式和球囊扩张式。

自膨式:Z 形或网眼状,具有一定弹性,应用时支架管径应大于血管正常管径。

球囊扩张式:常见 Palmaz 支架。不具有弹性,无残余弹力,易受压变形,应用于深部血管。

（2）支架按表面处理情况分可分裸支架、带膜支架和支架移植物。

裸支架:网格状,可通过物质,不影响分支功能,但肿瘤组织可以长入。

带膜支架:带膜,无网眼,肿瘤组织不能长入,可封闭瘘口。

支架移植物:金属支架加人制血管,应用于大血管动脉瘤。

（3）支架按功能分可分为单纯支撑型支架和治疗型支架。

单纯支撑型支架:仅支撑狭窄或闭塞血管。

治疗型支架:除有支撑血管外,涂带或覆膜携带可治疗性药物（抗血栓、阻平滑肌增生、放射性）。

（4）支架新进展。

暂时性或回收式支架:Stercker 支架,可以取出。

覆膜支架:携带可治疗性药物。

生物支架:短期支撑作用,可被生物降解吸收。

第二节 操作方法

一、球囊血管成形术

进行诊断性血管造影可用来了解病变的部位、范围和程度。

根据血管造影所见、临床症状、体征及实验室检查、影像学检查等资料可用来确定该病变能否进行血管成形术。

1. 球囊血管成形术的机制

球囊血管成形术主要是通过充胀的球囊造成病变段血管壁内中膜的局限性撕裂，中膜组织的过度伸展及动脉粥样硬化斑块的撕裂而导致血管腔扩张。它是一种损伤血管壁成分的机械治疗方法，只具有部分可控性，无法预测损伤的程度和性质，因此也无法估计血管损伤后愈合反应对血管开放程度的影响。

2. 适应证

（1）动脉粥样硬化及大动脉炎所致的有血流动力学意义的血管狭窄或闭塞。

（2）血管搭桥术后所致的吻合口狭窄或移植血管吻合口等手术后狭窄。

（3）血管肌纤维发育不良所致的局限性狭窄。

（4）肾动脉血管狭窄引起的肾性高血压或肾移植后肾动脉狭窄。

（5）布–加综合征（下腔静脉膜性或节段性不全梗阻闭塞及肝静脉狭窄、闭塞）。

（6）血管移植术前病变血管扩张的辅助措施；缺血造成截肢，术前挽救肢体或减低截肢水平。

3. 禁忌证

（1）严重心、肝、肾功能不全，凝血机制异常。

（2）病变部位有动脉瘤形成。

（3）大动脉炎活动期。

（4）长段血管完全性闭塞，伴流出道不通畅。

4. 术前准备

术前准备包括患者准备及器械准备。除全面了解、检查患者的临床资料外，还应向患者及其家属解释操作过程，可能出现的并发症、疗效及操作中的配合等问题。器械准备中最重要的是根据血管造影所确定的病变部位、病变性质选择适当大小（球囊直径、长度）的导管。一般来说，球囊直径应等于或稍大于狭窄血管邻近的正常段血管直径。直径过大或过小的球囊将有不利影响。球囊长度一般应长于病变段长度。但若病变段较长，可用较短球囊分段扩张病变。术前24小时开始适量口服抗凝药物，如肠溶阿司匹林和潘生丁等。

5. 术中

在造影的基础上，先测量狭窄段前后的血压，作为术前基线压差。经导丝引导将球囊导管置于狭窄段。此时可依患者凝血状态对其血液行肝素化（常规经导管或静脉给3000～5000 U 肝素）后，以稀释对比剂充胀球囊。尽可能采用带压力表的注射器。周围血管狭窄扩张一般控制在 6～8 atm 以内，每次扩张时间根据病变所在部位不同而异，首次充胀 15 秒钟至 5 分钟不等,抽瘪球囊,间隔三四分钟后,再次扩张。一般扩张 3～5 次即可。扩张次数过多,会损伤血管壁。不必要求达到正常血管口径。若残余狭窄小于30%,即可达到较好的临床效果。扩张结束,测量跨狭窄段压差,并行非选择性造影。选择性造影易造成扩张段血管壁剥离等损伤。在操作中如遇年龄较大的患者,需做心电监护,并注意神经系统有无异常。

6. 术后

拔管后彻底压迫止血,创口部位用无菌纱布加压包扎。回病房后,穿刺部位继续轻压 4～6 小时。对患者的局部和全身情况,进行临床监护。一周内,每天静脉滴入低分子右旋糖酐,其后同时口服阿司匹林和潘生丁 3～6 个月。术后于 1 个月、3 个月、6 个月、12个月分别对患者复查,包括临床症状、体征、超声(多普勒彩色超声)、DSA 等。

二、血管内支架

诊断性血管造影以了解病变的部位、范围和程度。

1. 血管内支架的机制

血管内支架指在管腔球囊扩张成形的基础上,在病变段置入内支架以达到支撑狭窄闭塞段血管,减少血管弹性回缩及再塑形,保持管腔血流通畅的目的。部分内支架还具有预防再狭窄的作用。

2. 适应证

(1)PTA 术后并发症或不成功者。

(2)狭窄段病变动脉累及主动脉壁或动脉粥样硬化明显者。

(3)颈部及颅内动脉具有血流动力学上的狭窄。

(4)腔静脉或较大分支静脉狭窄或闭塞(布–加综合征、上腔静脉压迫综合征)。

(5)重建血管通道纠正血流动力学异常。

(6)动脉瘤或动脉夹层(支架移植物)。

(7)粥样斑块溃疡(金属支架)。

(8)颅内宽颈动脉瘤栓塞弹簧圈前,搭桥血管再狭窄。

3. 禁忌证

(1)广泛性血管狭窄。

(2)大动脉炎活动期。

(3)血管狭窄伴外周小血管广泛闭塞。

(4)凝血机制障碍并且尚未得到纠正。

(5)重要脏器功能衰竭等。

4. 术中

先行诊断性血管造影,测量跨狭窄段压差。高龄患者行心电监护。置入球囊扩张式支架时,若带支架导管能通过狭窄段,可一次完成,即充胀球囊、支架扩展贴附于血管壁。若狭窄严重,必先行球囊扩张,再置入支架。置入支架操作中重要之处在于准确定位。其方法可用患者身体的骨骼作标志,或者在患者体表另行放置金属标记,同时考虑患者呼吸造成的血管位置的移动。根据标记,将支架准确置于狭窄段,而且支架应覆盖病变的上下端。释放支架应经导管或静脉行全身肝素化(一般用单位即可)。操作结束前,先做跨狭窄段压差测量,并做造影复查。

5. 术后

同球囊血管成形术。

第三节 经皮经腔血管成形术临床应用

一、肾动脉成形术

肾动脉成形术指在局麻下经股动脉或腋动脉穿刺插管,将肾动脉狭窄病变处进行球囊扩张或支架成形,以达到治疗肾血管高血压的一种介入放射学治疗方法。

肾动脉狭窄病因:①大动脉炎;②动脉粥样硬化;③纤维肌增生;④先天性肾动脉发育不良;⑤其他病因有神经纤维瘤病、腹膜后纤维化。

(一)适应证

1. 球囊血管成形术适应证

(1)单侧肾动脉狭窄(短段、单发、无钙化)。

(2)狭窄大于70%。

(3)患侧肾功能降低,但肾萎缩不明显。

(4)健侧肾内小动脉未出现弥漫性硬化。

(5)大动脉炎静止期。

2. 血管内支架适应证

(1)PTRA 失败。

(2)PTRA 中发生血管痉挛或内膜剥离等并发症。

(3)PTRA 后再狭窄。

(4)肾动脉闭塞再通后。

(二)禁忌证

1. 球囊血管成形术禁忌证

(1)肾动脉狭窄小于70%。

(2)未出现相应的症状与体征。

(3)肾功能丧失,肾严重萎缩。

(4)肾动脉闭塞。

(5)大动脉炎活动期。

2. 血管内支架禁忌证

(1)肾动脉狭窄小于70%。

(2)未出现相应的症状与体征。

(3)肾功能丧失,肾严重萎缩。

(4)年龄较小的患者。

(5)大动脉炎活动期。

(三)介入治疗技术

1. 球囊血管成形术

(1)穿刺 股动脉、腋动脉或肱动脉。

（2）插管　造影导管插入并造影，交换导丝并插入球囊导管。

（3）球囊扩张　球囊大小：4~6 mm，先小后大；压力：10 ml 注射器或 4~6 atm；持续时间：30~60 秒；间歇时间：3~4 分钟。

（4）跨狭窄段压差测定。

（5）复查血管造影。

（6）球囊扩张成功标记　①球囊凹陷变平或消失；②造影复查狭窄解除或残存狭窄小于 30%；③跨狭窄压差小于 20 mmHg；④肾动脉无明显剥离。

（7）术后处理　①抗凝：经导管可静脉给肝素 5000 U，静脉滴注低分子右旋糖酐 1 周，口服阿司匹林、潘生丁 3~6 个月；②测量血压；③复查肾素、肾图、DSA。

2. 血管内支架置入术

（1）抗凝　静脉给肝素 10 000 U，持续 24 小时；静脉滴注低分子右旋糖酐 1 周；口服阿司匹林、潘生丁 3~6 个月。

（2）疗效评价指标　血压、肾素测定、肾功能、血清肌酐下降、肌酐清除率增加、肾动脉狭窄段恢复情况。

（3）疗效评价标准　①治愈：血压恢复到 140/90 mmHg 以下，不再需要降压药。②显效：仅用少量降压药，血压即可维持在正常水平。③好转：血压有所下降，服药量减少，但血压未降至正常水平。④无效：未达上述标准。

二、布-加综合征

布-加综合征（Budd-Chiari syndrome，BCS），是有多种原因引起的主要肝静脉分支和/或肝段及肝上段下腔静脉膜性或节段性狭窄、闭塞和肝小静脉狭窄、闭塞所导致的肝静脉回流受阻，继而形成肝脏淤血、门静脉高压，肝功能受损，以及因此所产生的以肝大、腹胀（痛）、腹水及下肢水肿等为主要临床表现的一组综合征。腹部超声检查是布-加综合征的首选影像学检查方法，可初步明确诊断并对肝静脉及下腔静脉狭窄、闭塞部位、长度及侧支循环情况进行初步评价。CT 检查或 MRI 检查可排除肝其他病变，观察肝有无淤血表现。

（一）适应证和禁忌证

1. 适应证

诊断明确且内科保守治疗无效的以肝静脉和/或下腔静脉狭窄、闭塞为主的各种类型布-加综合征患者。

2. 禁忌证

禁忌证包括：①肝功能衰竭，Child-Pugh 评分 C 级；②恶性肿瘤无法切除或已全身转移，预计生存期较短；③全身状态差，无法耐受手术。

（二）介入技术与操作方法

1. 入路选择

根据病变类型可选择股静脉入路和/或右侧颈内静脉入路。

2. 经皮下腔静脉和/或肝静脉开通术

能否开通下腔静脉或肝静脉闭塞段管腔是此类治疗的关键环节。对于单纯膜性闭塞病变的开通成功概率较高,但对于静脉管腔节段型闭塞性病变,开通过程中有较大风险和难度。应根据不同静脉的不同病变类型和程度选择不同开通方法,如经股静脉途径开通、经颈静脉途径开通和经皮经肝穿刺途径开通等。

3. 经导管局部溶栓术

经导管局部溶栓术适用于已并发静脉血栓形成的布-加综合征。将溶栓导管置于静脉狭窄闭塞病变远心端血栓处进行经导管局部溶栓术治疗。

4. 经皮球囊导管成形术

对于肝静脉口部局限性狭窄、闭塞病变及下腔静脉膜性或短节段性狭窄、闭塞性病变可首先进行经皮球囊导管成形术治疗,往往可取得较好的临床疗效。

5. 经皮血管内支架置入术

对于反复行经皮球囊导管成形术治疗效果不理想的病变、长节段性下腔静脉闭塞病变及伴有远端管腔血栓形成的狭窄、闭塞性病变,通常选择经皮血管内支架置入术。

6. 术后处理

因静脉梗阻解除后回心血流量突然增加,可能加重右心负荷导致心功能衰竭、肺水肿,故术后应进行必要的心电监护并监测尿量,高危患者应监测中心静脉压。一旦出现异常,及时给予对症处理。

(三)并发症及其防治

1. 静脉闭塞开通术的并发症

对于完全闭塞的静脉病变,特别是下腔静脉节段性闭塞的开通术中,偶有静脉穿孔、腹腔出血及心包填塞等严重并发症的发生。开通过程中应严格遵循对端标识、双向定位和造影示踪的实施原则。

2. 静脉开通后血栓脱落所致肺栓塞

静脉开通后血栓脱落所致肺栓塞,应该在开通术前给予充分溶栓和抗凝治疗,开通后立即置入血管内支架使残余血栓贴壁。一旦发生,积极给予肺栓塞的相应治疗。

3. 经皮经肝穿刺肝静脉开通术所致腹腔出血和胆道出血

经皮经肝穿刺肝静脉开通术所致腹腔出血和胆道出血,必要时应在超声引导下进行穿刺,避免损伤肝动脉。一旦发生,可进行肝动脉造影及选择性肝动脉栓塞术。

4. 静脉内支架置入治疗的并发症

静脉内支架置入治疗的并发症较少见,主要包括支架释放位置不当或支架移位等。

(四)疗效评价

对布-加综合征进行介入治疗后,除对临床症状和体征进行随访外,还应在术后1个月、3个月、6个月及每年进行肝、肝静脉和下腔静脉超声检查,对肝实质、肝静脉、下腔静脉及侧支循环血流的速度、方向进行评估与随访。如高度疑似静脉再狭窄,应再次进行静脉造影检查及相应的介入治疗。布-加综合征介入治疗术后患者总体肝功能水平会有所提高,Child-Pugh评分降低;PTA的首次治疗通畅率约为70%,再次治疗通畅率约为97%;血管内支架置入术的首次通畅率约为80%,再次通畅率约为95%。

第十六章　非血管管腔扩张术

非血管管腔主要指体内的消化道、气道、胆管、尿路及输尿管等软组织的中空管腔。当这些管腔发生狭窄或阻塞时,可通过球囊成形术及内支架置入术来重建管腔。

第一节　器　材

一、双腔球囊

导管外径为 7～14 F,球囊直径为 20～30 mm,球囊长为 3～10 cm,球囊内压最高耐受值为 6～8 atm,导管长度为 70～100 cm。

二、支架

1. 食管支架

食管支架有 Z 形支架(带刺支架、喇叭状支架)、网状支架(Wallstent 支架、Strecker 支架)及其他支架(覆膜支架、瓣膜支架、回收支架)。

2. 胆道支架

胆道支架早期多用 Z 形支架,目前多用自膨式支架。

3. 前列腺支架

前列腺支架有双螺旋支架、双蕈状支架、永久性支架。

三、输送器

输送器大致分为套管式输送器和捆绑式输送器。

第二节　临床应用

一、食管狭窄

食管狭窄扩张成形术是在 DSA 下,经口腔或鼻腔,用导丝引导,将球囊导管或支架送至狭窄处,对狭窄部扩张治疗的一种介入技术。

(一)食管狭窄球囊扩张成形术

1. 适应证

(1)食管良性狭窄。

(2)手术后疤痕狭窄(应在术后 2～3 个月后进行)。

(3)食管外压性狭窄。

（4）食管癌支架置入前。

（5）功能性狭窄。

2. 禁忌证

（1）食管灼伤后急性炎症期（3 个月后瘢痕形成之后进行）。

（2）术后 3 周内狭窄。

（3）食管癌伴食管－气管瘘。

3. 介入治疗

（1）患者准备　术前了解病史、影像学检查；术前应对患者及其家属说明扩张治疗时的感觉和扩张后的效果；术前 4 小时要禁食、水，取下假牙；术前肌内注射盐酸山莨菪碱（654－2）10～20 mg，减少口腔、消化道分泌；第一次就诊患者应食管吞钡检查；对不能很好配合的小儿患者术前应用冬眠药物或静脉麻醉。

（2）器械准备　咽部喷雾器、开口器、导丝与导管、球囊导管，球囊直径 20～30 mm、球囊长 3～10 cm。

（3）药物准备　1% 利多卡因或 1% 达克罗宁为麻醉用药；盐酸山莨菪碱（654－2）为术前用药，可抑制口腔内分泌和解除痉挛；镇静药或止痛药（必要时）和抗炎药物（必要时）。

（4）操作技术　①患者仰卧于 DSA 台上，头部垫好敷布，准备好接受患者呕吐物的容器和卫生纸；②患者张口，口咽部局部喷雾麻醉，固定开口器；③在 DSA 监视下，将导管送入食管内，并经导管造影显示狭窄段；④将导丝经导管送入并使之通过狭窄，导丝通过成功后沿导丝导管通过狭窄段进入胃内，注入造影剂证实；⑤交换硬导丝并送入球囊导管，确认球囊跨越狭窄段；⑥用注射器向球囊内注入稀钡水，在 DSA 监视下，根据患者的疼痛反应，适当加压，间隔 3～5 分钟，重复扩张；⑦球囊缩窄环消失，扩张成功；⑧术后退出导管。

（5）注意事项　①确认导丝导管位于食管管腔内，才能进行以后操作；②狭窄段超过球囊长度，应由远端至近端分段扩张；③严重狭窄应由小口径球囊开始，然后用较大口径球囊；④严重狭窄扩张时出现疼痛，应给予镇痛药；⑤术中随时清除口部反流液体；⑥化学灼伤多为多处狭窄，术前应明确狭窄部位与程度。

（6）术后处理　①定期稀钡行食管造影复查（1 周）；②术后禁食 1 天，半流质 2～3 天；③两次扩张间隔时间应在 1 周左右。

（7）并发症　①食管黏膜损伤出血；②食管穿孔；③支架移位及堵塞；④食管破裂出现纵隔气肿、气胸、胸腔积液。

（二）食管狭窄支架置入术

1. 适应证

适应证包括：①良、恶性食管狭窄或食管支气管瘘，不能或拒绝手术；②化学或放射性损伤所致食管狭窄；③术后食管胃吻合口狭窄；④肿瘤压迫所致食管狭窄。

2. 禁忌证

禁忌证包括：①良性狭窄未做球囊扩张成形术；②食管癌晚期，恶病质；③凝血机制障碍未能纠正；④高位食管癌或颈部肿瘤压迫引起吞咽困难。

3. 介入治疗技术

（1）术前准备　同球囊扩张术。

（2）器材准备　（食管支架）支架类型选择：自扩式 Z 型、编织型、覆膜型、防滑型、防反流型。常见为覆膜防滑型。支架直径为 16～25 mm,长度超出病灶 2 cm 为宜。

(3)手术步骤　①球囊扩张,球囊直径比支架直径小 2～3 mm;②交换导丝,退出球囊导管;③送入支架推送器;④通过推送器送入支架,准确定位后释放支架;⑤球囊扩张支架;⑥术后造影(支架位置、展开程度、是否穿孔)。

(4)术后处理　定期稀钡行食管造影复查(1 周);术后禁食 1 天,半流质 2～3 天。

(5)注意事项　①导管与导丝必须确认在食管腔内才允许操作;②支架位置不宜过高,不超过环状软骨下 3 cm 处;③推送器较粗硬,小心插入;④支架通过贲门宜放防反流支架;⑤食管癌放疗或化疗后,肿瘤缩小,支架可能移位。

(6)并发症　①支架阻塞(食物或肿瘤长入);②支架移位;③食管穿破;④反流(食管胃连接部或食管空肠吻合口支架);⑤出血。

二、胆管狭窄

胆道狭窄所致的梗阻性黄疸过去以外科手术为主,20 世纪 70 年代开始应用介入治疗,主要介入治疗方式有经皮经肝胆管内外引流术、球囊扩张成形术、支架置入术。

胆管狭窄的主要病因有胆管结石、手术或放疗后狭窄、炎性狭窄、胆道蛔虫病、胆管癌、胰头癌、先天性胆管囊肿。

1. 适应证

(1)胆管恶性狭窄　胆管癌、胆囊癌、肝癌、肝门部肿瘤、胰头癌、胰十二指区肿瘤侵犯或压迫、肝门及胆管周围转移淋巴结压迫。

(2)胆管良性狭窄　术后胆管狭窄,胆肠吻合口狭窄,胆管炎、胰腺炎引起的狭窄。

2. 禁忌证

禁忌证包括:①明显出血倾向;②大量腹水;③肝功能衰竭;④胆管广泛性狭窄。

3. 介入治疗技术

(1)术前准备　①了解病史;②影像学检查;③实验室检查等。

(2)器材准备　需要准备穿刺针、导管、导丝、扩张管、球囊导管(8～10 cm),以及胆道支架[直径:肝外胆管(10～12 mm)、肝管(8～10 mm)及肝内胆管(6～8 mm)]。

(3)操作步骤　①经皮经肝胆管造影或经 PTCD 引流管胆管造影,明确梗阻部位、程度、范围;②经穿刺针或 PTCD 引流管引入导丝和导管于胆管内并越过狭窄部,将导丝头端送入胆总管下部或十二指肠内;③引入球囊导管扩张狭窄部;④球囊扩张成功后,送入支架推送器,经准确定位后释放支架;⑤支架释放成功后通过导管造影,了解胆管开放情况;⑥支架开放良好,将导管换成内外引流管,留置引流 14 天,定期造影观察(2～3 天1 次),注意支架是否通畅,以及黄疸情况;⑦支架展开不充分,可引入球囊导管再次扩张支架。

(4)注意事项　①尽可能先行 PTCD 内－外引流 1 周以上;②支架置入成功后尽可能保留引流管 3 天以上并保持闭管状态,留置引流管在 1 周以上,观察有无出血、闭塞、支架展开程度、胆管通畅情况;③肝门部左、右肝管均有狭窄时,应分别行左、右肝管引流,并分别放置支架至胆总管;④胆总管下端或壶腹部狭窄时,放置支架时应防止滑入十二指内,支架突入肠内 1 cm 左右。

(5)术后处理　①留置引流管的引流情况:量、色、是否通畅;②患者症状与体征,黄疸消退情况;③抗炎治疗;④病因治疗:恶性梗阻进行放疗、化疗、灌注、栓塞,结石可进行网篮取石。

（6）并发症 并发症可出现出血、胆管穿孔、术后感染、胆管－十二指肠瘘、支架阻塞、支架机械性断裂、支架脱落。

三、输卵管阻塞

输卵管阻塞是造成不孕症常见原因，临床以子宫输卵管造影、通液试验为主要诊断方法，20 世纪 80 年代开始开展选择性输卵管造影及再通术。

1. 适应证

适应证为输卵管间质部、峡部和壶腹部阻塞。

2. 禁忌证

禁忌证包括：①壶腹远端、伞部阻塞；②间质部严重闭塞；③结核性输卵管阻塞及盆部炎症；④严重心力衰竭，活动性肺结核；⑤发热、月经期。

3. 介入治疗

（1）术前准备 了解病史、造影和通液试验等资料；进行尿常规、粪常规、血常规检查，测定出血时间、凝血时间，进行碘过敏试验；月经期后 3～7 天之内进行。

（2）器材准备 需要准备阴道窥阴器、带负压真空帽的子宫输卵管造影装置、真空同轴导管：9 F（长 32 cm、尾端有活瓣）、5.5 F（长 50 cm，远端弯曲成 45°角）、3 F（长 65 cm）。

（3）操作步骤 ①患者仰卧，取截石位，常规消毒铺巾；②窥阴器扩开阴道，显示子宫外口；③将真空装置中心管锥形头插入宫颈外口，抽吸真空帽，真空帽吸附在子宫颈上；④经中心管注入造影剂行子宫造影（图 16－2－1）；⑤经中心管插入同轴导管；⑥将 9 F 引导导管放置在宫颈内口上 1～2 cm 处，再将 5.5 F 导管前端送至子宫角部引入导丝并送入 5.5 F 导管于输卵管口并行输卵管造影；⑦确认 5.5 F 导管头端置入输卵管口，插入 0.015 英寸软导丝及 3 F 导管至输卵管腔内（图 16－2－2）；⑧向前推送导丝再通阻塞部，沿导丝送放 3 F 导管通过阻塞部；⑨注入造影剂，显示再通成功；⑩术后抗炎治疗 3～7 天；11 术后行通液治疗每月 3 次。

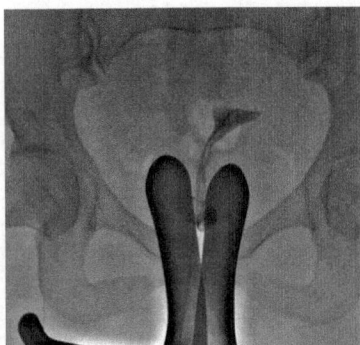

图 16－2－1 经 5.5 F 导管注入造影剂行子宫造影

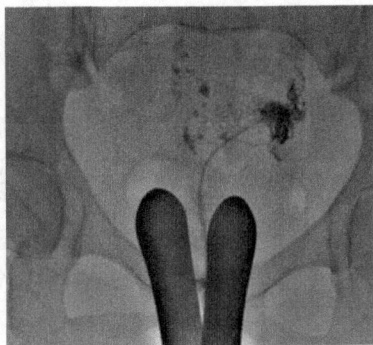

图 16－2－2 插入 0.015 英寸软导丝及 3 F 导管至输卵管内

（4）并发症 并发症可出现输卵管穿孔、出血、感染、静脉逆流、术后再狭窄和再次粘连等。

第十七章　其他介入治疗技术

第一节　下腔静脉滤器的置入

一、概述

下腔静脉滤器置入术是近几年来不断成熟和完善起来的一种预防肺动脉栓塞的介入放射学技术。它是利用介入放射学的经皮静脉穿刺,引入导丝、导管等一系列技术,将一种能够滤过血栓的特殊装置放置于下腔静脉内,使血栓不能随静脉回流至右心造成肺动脉的栓塞。肺动脉栓塞大多数是由下肢及盆腔的深部静脉血栓脱落造成的,是常见的致死原因之一。该技术始于 20 世纪 60 年代末。随着介入放射学技术的进步,尤其是下腔静脉滤器装置的不断改进和完善,该技术被越来越广泛地应用于临床。

二、器材

较好的下腔静脉滤器应该符合以下标准:①能够阻止较大的血栓块通过;②不影响正常的血流;③易于置放;④置放后稳定,不移位。

1. 六脚滤器

六脚滤器是由钛合金制成的由 6 个支脚构成的锥形不锈钢装置。每个支脚的末端都有一个弯曲向上的钩,置入时所需导管鞘口径为 12 ~ 14 F。置入途径可经右侧或左侧股静脉,或经右侧颈内静脉。

2. 鸟巢式滤器

鸟巢式滤器由四根长 25 cm、直径 0.18 mm 的不锈钢丝构成。每根钢丝预先弯曲成许多小弯曲,其末端都固定在一个"V"形金属结构上。有两个是小钩形的支脚,用以固定在下腔静脉壁上,可以使用在直径大于 2.8 cm 的下腔静脉内,甚至当下腔静脉直径为 4.2 cm 时,亦可成功放置。置入时所需导管鞘口径为 12 ~ 14 F。

3. 西蒙记忆合金滤器

西蒙记忆合金滤器是镍钛热记忆合金。该滤器优点是置入系统直径小,所需导管鞘口径为 9 F,故可经肝前静脉等入路置放。这样就避免了股静脉的穿刺,对于正在接受抗凝治疗而又必须安置下腔静脉滤器的患者来说是很适用的。

三、操作方法与注意事项

1. 下腔静脉造影

采用 Seldinger 法行右颈静脉或股静脉穿刺,置入导管鞘。经导管鞘送入带侧孔造影导管(5 ~ 7 F 猪尾型导管)。

2. 置入下腔静脉滤器

(1)入路 根据具体情况选择股静脉或右颈静脉。

(2)引入输送装置 将选定的入路皮肤切口开大,用扩张器扩张后,插入与输送装置相匹配的导管鞘。因各种下腔静脉滤器的输送装置形状、大小及结构均不相同,需根据不同的操作程序,经导管鞘将滤器送入预定位置(图17-1-1)。

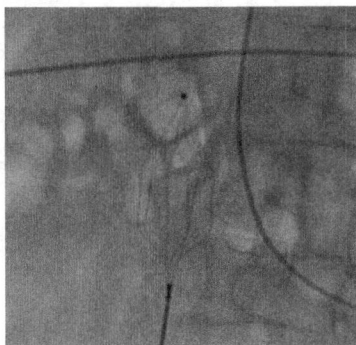

图 17-1-1 下腔静脉内植入滤器

(3)留置 下腔静脉滤器置放完成后,撤出输送装置及导管鞘,压迫静脉穿刺部位10~15分钟,术毕立即摄取腹部 X 线片,以观察滤器的位置等情况。

四、临床应用

1. 适应证

(1)易引起肺动脉栓塞的各种疾病患者,如下腔静脉、髂及下肢等静脉内有游离血栓,且抗凝治疗无效或不能接受抗凝治疗者。

(2)盆腔及下肢外科手术前,疑有深部静脉血栓形成者,可放置临时性下腔静脉滤器。

2. 禁忌证

(1)心、肝、肾等脏器功能严重障碍者。

(2)下腔静脉发育畸形或已阻塞者。

(3)下腔静脉以上水平静脉内血栓所引起的肺栓塞不是安放下腔静脉滤器的适应证。

3. 术前准备

(1)患者准备 ①胸部 X 线检查、CT 扫描及同位素肺灌注扫描。②血常规、血型及出、凝血时间测定等常规检查。

(2)药品及器械准备 ①5~7 F 导管(猪尾型多侧孔导管及眼镜蛇形导管);②0.035~0.038 英寸的各型导丝;③导管鞘(常用口径为7~8 F);④合适的下腔静脉滤器及输送装置;⑤心电监护装置;⑥肝素钠 12 500 U;⑦离子型或非离子型对比剂。

4. 术后处理及并发症

(1)术后一般处理 ①患者卧床 12 小时,注意静脉穿刺部位有无渗血;②颈内静脉穿刺入路者,应注意观察有无气胸并及时处理;③应用广谱抗生素 3 天;④可行溶栓治疗;⑤术后1周摄腹部X线片,了解滤器位置,6个月复查1次,以后每年复查1次。

(2)并发症 ①再发肺动脉栓塞:大多数由于滤器功能失常或侧支血管中有大的栓子所致;②滤器移位是最常见的并发症之一;③滤器未打开或非对称性打开。

第二节 椎间盘突出的介入治疗

椎间盘突出为常见疾病,由椎间盘退变、破裂、后突,压迫或刺激神经组织,引起相应临床症状。其表现为下腰痛,呈间歇性一侧腿痛,下肢麻木,肌萎缩。

传统治疗方式有保守治疗和手术治疗。介入治疗方式有 Hijikata 钳夹法式椎间盘摘除(1975)、Oniks 椎间盘切吸术(1985)、经皮穿刺椎间盘切除术及经皮穿刺椎间盘溶解术。

一、经皮穿刺椎间盘切除术

(一)概述

椎间盘由纤维环和髓核组成,髓核为半液体胶状物,病理上椎间盘突出为髓核突破纤维环,未突破后纵韧带。

经皮穿刺椎间盘切除术的基本原理为机械性切割减压(髓核组织取出和纤维环开窗)。

(二)器械

穿刺定位引导器械:穿刺定位针、扩张导管;切除器械:手动式、往复式、螺旋式;动力装置及负压抽吸装置。

(三)操作方法与注意事项

(1)体位选择侧卧位,患侧在上。

(2)选择穿刺点需要根据影像学资料在体表进行定位。第5腰椎/第1骶椎间隙可选择髂骨钻孔。

(3)穿刺包括消毒、铺巾、局麻,穿刺针经后侧方穿刺于间隙中央,扩张并插入套管至纤维环外缘,环据针切开纤维环即开窗。将套管插入间盘内。

(4)切割、抽吸500 ml生理盐水 +24万~48万单位庆大霉素。

(四)临床应用

1. 适应证

经皮穿刺椎间盘切除术的适应证包括:①临床症状重,保守治疗6~8周无效者;②影像确诊为包容性或单纯性椎间盘突出(无椎管狭窄、韧带肥厚、隐窝狭窄等);③突出椎间盘未游离者,病史不超过5年,年龄小于50岁。

2. 禁忌证

经皮穿刺椎间盘切除术的禁忌证包括:①椎间隙明显狭窄(膨出或钙化);②椎管狭窄(骨质增生、韧带肥厚、钙化);③纤维环破裂,髓核游离于椎管内;④既往有外科手术史或溶解术者;⑤椎体滑脱者;⑥心、肺、肾功能不全者。

3. 术前准备

(1)常规准备 明确诊断;血常规、出凝血时间、肝肾功能;术前谈话与同意书;冲洗液(500 ml 生理盐水 + 24 万 ~ 48 万单位庆大霉素)。

(2)器械准备 穿刺定位导引器械、椎间盘切除装置、髓核切除器械等。

(3)药品准备 麻醉剂、止痛剂、镇痛剂。

4. 术后处理

卧床休息 2 ~ 4 周;抗感染 3 ~ 5 天;地塞米松及脱水药 2 天,促进神经根水肿吸收。口服布洛芬(具有解热镇痛及抗炎作用)、维生素 C、维生素 B_6 或维生素 B_{12}(减缓夜间肌肉的痉挛、手的麻痹等各种手足神经炎的病症)。

5. 并发症

并发症可出现神经损伤;腰肌血肿;椎间盘感染[临床表现:一般于术后 4 ~ 20 天出现,剧烈腰痛,发热、血象升高,下肢运动或感觉异常;影像表现:骨质增生和骨质破坏(1 个月左右出现);感染因素:器械消毒不彻底或移动、使用过程中有污染;穿刺方法不正确,经损伤肠道后进入椎间盘;处理方法:卧床休息;足量广谱抗生素;原部位穿刺高浓度抗生素椎间盘内冲洗;手术方法病灶清除术]。

二、经皮穿刺椎间盘溶解术

(一)概述

原理:利用胶原酶选择性溶解髓核和纤维环,而不损伤神经、血管及其他组织,使其降解为氨基酸并被血浆中和吸收。

溶解剂:木瓜凝乳蛋白酶(以前)、胶原酶(现在)。

(二)操作方法及注意事项

胶原酶:400 ~ 600 U 胶原酶 + 2 ml 生理盐水(纤维环膨出或纤维环未破裂),1200 U 胶原酶 + 5 ml 生理盐水(纤维环破裂、后纵韧带破裂)。

1. 操作

(1)体位选择侧卧位,双腿屈曲。

(2)选择穿刺点需要根据影像学资料在体表进行定位。

(3)穿刺包括消毒、铺巾、局麻,穿刺针经后侧方穿刺于间隙,盘内型针尖位于椎间隙中心略偏后;盘外者针尖达椎间孔部位后注入少量造影剂确定针尖位于硬膜外腔。

(4)注入胶原酶。

(5)拔针、止血,包扎。

3. 适应证

同经皮穿刺椎间盘切除术的适应证。

4. 禁忌证

禁忌证包括胶原酶过敏者,孕妇、14 岁以下儿童及患有代谢性疾病患者,以及椎管狭窄(骨质增生、韧带肥厚、钙化),椎间盘感染,椎间盘脱出呈游离型或钙化骨化。

5. 术后处理与并发症

半数患者腰痛加剧(炎性刺激反应),可给予消炎镇痛,1 ~ 2 周缓解消失;过敏反应。

第十八章　综合性介入治疗技术

根据患者的病情需要和个体特点,临床上常常对同一患者应用两种或两种以上的介入放射学方法进行治疗的技术,称为综合介入治疗技术。主动脉夹层腔内覆膜支架植入术、经颈静脉肝内门体静脉分流术(transjugular intrahepatic portosystemic shunt,TIPS)及肝动脉化疗栓塞术(TACE)是代表性的综合介入治疗技术。

第一节　主动脉夹层的介入治疗

主动脉夹层(aorta dissection,AD)为临床急危重症,典型症状为突发的胸背部剧烈疼痛,疼痛呈撕裂样,难以忍受,多数患者伴有濒死感;主动脉分支受累可以导致器官缺血,从而产生相关症状(图18-1-1~图18-1-3)。

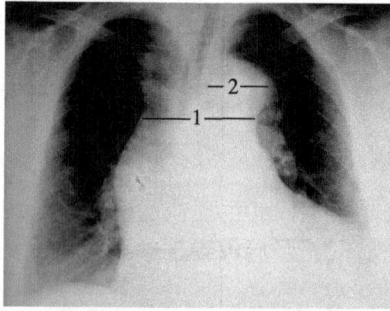

图18-1-1　胸部X线片显示纵隔及主动脉结影明显增宽

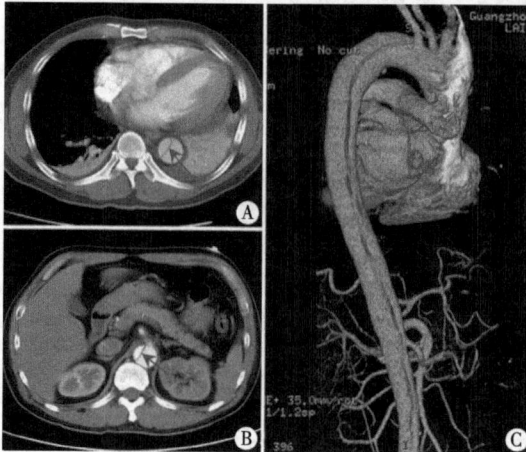

显示胸及腹主动脉均可见撕裂之内膜片和真假腔,双侧胸腔可见积液,重建图像可见真腔位于右前内侧,假腔位于左后外侧。

图18-1-2　主动脉CTA

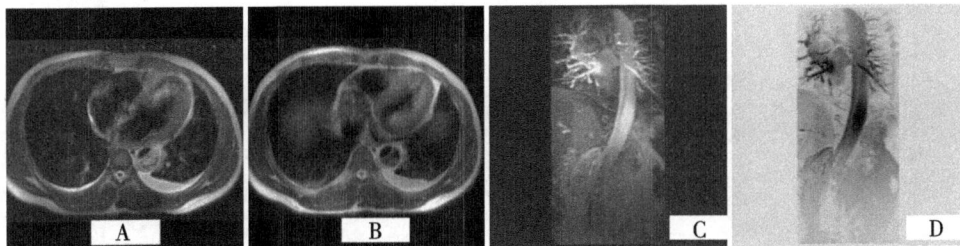

A,B. 显示真假腔和之间撕裂分隔的内膜片,假腔内为混杂信号;C,D. 显示夹层累及胸腹主动脉。

图 18 - 1 - 3 胸主动脉 MRA

一、原理

腔内覆膜支架修复术(thoracic endovascular aortic repair,TEVAR)的原理是应用覆膜型血管内支架封堵夹层第一破口,降低假腔压力,预防破裂出血和增加真腔供血改善分支血管缺血。其主要目的是稳定主动脉及其重要分支血流动力学,防止夹层再向上下(特别是向上)撕裂、蔓延进一步导致严重并发症而危及生命。

二、适应证

近端锚定区大于 1.5 cm 的 Stanford B 型或 DeBakeyⅢ型主动脉夹层。但目前随着器材、技术的进步和临床认识水平的提高,部分破口在降主动脉但逆撕波及升主动脉,经持续观察稳定的 Stanford A 型、内脏缺血、主动脉瘤形成及顽固性剧痛或高血压,手术风险较大者,也是 TEVAR 的适应证。近端锚定区小于 1.5 cm 也不再成为禁忌,利用"烟囱"和杂交技术,多个中心临床病例近端锚定区已超越左锁骨下动脉和左颈总动脉。

三、禁忌证

主动脉夹层破口在升主动脉的 Stanford A 型夹层。脏器功能严重损害而导致不能耐受手术的患者,其他同常规介入手术禁忌证。

四、技术要点

先经左桡动脉或肱动脉入路置入导管行主动脉造影,明确破裂口及真假腔,再次测量相关参数,并决定入路血管(图 18 - 1 - 4)。入路血管应选择髂动脉、股动脉无夹层,无严重狭窄或纤曲,直径允许覆膜内支架输送系统通过的一侧。

人工血管内支架的直径应是近端锚定血管直径的 120%,长度一般不超过三个椎体,特殊情况下需延长支架长度时,务必仔细评估脊髓的血供,尽量避免封闭脊髓供血动脉(图 18 - 1 - 5)。

五、并发症及处理和术后随访

术后造影一旦发现严重Ⅰ型内漏,应使用球囊扩张促进支架贴壁、植入主动脉 Cuff 或延长段、栓塞、胶体封闭等技术予以处理,轻微Ⅰ型内漏可动态观察。脑梗死和截瘫的发生率较小,但后果严重。

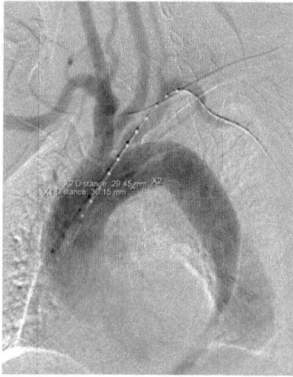

明确真假腔及破口位置,同时可再次测量夹
层大小,为正确选择支架合适直径准备。
图 18 - 1 - 4　胸主动脉夹层腔内修复
术前胸主动脉造影

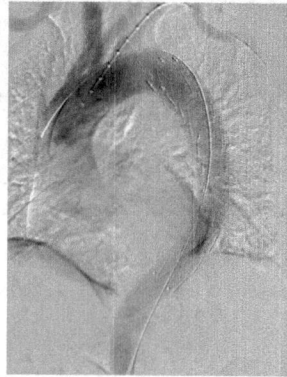

真腔明显扩大,假腔缩小。
图 18 - 1 - 5　覆膜支架释放后再次造影

随访内容主要包括患者血压控制情况、合并症如胸腔积液的吸收情况。支架置入术
后患者主动脉腔和壁重新塑形的情况。一般以 3 个月为单位,连续复查两个周期后可延
长至 6 个月及 1 年,如发现内漏加重或者主动脉瘤形成则需进一步处理。影像复查方式
首选主动脉 CTA。

第二节　经颈静脉肝内门静脉分流术

经颈静脉肝内门体分流术(TIPS)是近年来逐步成熟的用于治疗肝硬化门静脉高压
的一项介入性治疗技术。它集穿刺、血管成形、支架置入等多项介入技术为一体,是最具
有代表性的综合性介入放射学技术。

TIPS 的基本原理是采用特殊的介入治疗器材,在透视监视下经颈静脉进行操作,在
肝内建立一个肝静脉与门静脉之间的人工分流通道,使部分门静脉血流直接分流进入下
腔静脉,从而使门静脉压力降低,控制和预防食管胃底静脉曲张破裂出血,促进腹水
吸收。

一、适应证与禁忌证

1. 适应证

TIPS 的适应证包括:①门静脉高压性食管胃底静脉曲张及异位(十二指肠、空肠、脾、
肾及直肠)静脉曲张;②成功内镜硬化和结扎治疗后上消化道出血病情再发;③门静脉高
压性食管胃底静脉曲张破裂出血内镜治疗失败;④存在上消化道出血复发高风险因素
者;⑤大量难治性腹水及肝性胸腔积液。

2. 禁忌证

TIPS 治疗无绝对禁忌证,相对禁忌证包括以下几个方面。①心功能异常:心力衰竭、
右心压力增高和肺动脉高压。②快速进展的肝功能衰竭或肝功能 Child - Pugh 评分 C

级,预后较差者。③严重的不能纠正的凝血功能障碍。④未控制的败血症。⑤胆道梗阻。⑥弥漫性的原发或转移性肝恶性肿瘤。⑦肝性脑病。

二、介入技术与操作方法

1. 入路选择

TIPS 选择右侧颈内静脉入路,穿刺成功后插入导管鞘。

2. 经颈静脉肝内门体分流术

(1)将 TIPS 穿刺套装中的外套管插入下腔静脉。

(2)将多功能导管选择性插入右肝静脉,并利用加硬导丝置换成 TIPS 套装中的内套管。

(3)将 TIPS 穿刺针经内套管插入右肝静脉内,经肝实质向前下方穿刺门静脉左干,成功后经内套管注入对比剂确认 TIPS 套管位置位于门静脉内;再将外套管沿超硬导丝送入门静脉主干,并测量门静脉压力。

(4)置入并保留超硬导丝,回撤外套管,并测量右心房压力。

(5)应用 8 mm 球囊扩张导管对肝实质分流道进行预扩张,并测量下一步置入支架的长度。

(6)选择直径适宜的血管内支架或覆膜血管内支架置入分流道,并再次测量门静脉压力,再对出血的责任曲张静脉进行硬化栓塞治疗。

(7)拔除导丝、外套管及导管鞘,右颈内静脉穿刺点加压包扎。

三、并发症及其防治

1. 出血

肝动脉损伤、肝被膜破裂和穿刺肝外门静脉造成腹腔出血及胆道损伤出血等。一旦出现保守治疗无效时进行肝动脉造影并栓塞出血责任动脉,必要时外科手术。

2. 肝功能衰竭

门体静脉分流道建立后,门静脉向肝血流减少,可能导致肝功能衰竭。可通过减小分流道直径和栓塞分流道的方法得到缓解。

3. 肝性脑病

门静脉血流直接进入体循环可能导致血氨增高,发生肝性脑病。轻度者可通过内科药物疗法改善症状,严重者需再次介入手术对分流道进行处理,如减小分流道直径(限流)或部分栓塞分流道。

4. 心力衰竭

TIPS 术前需严格评估患者的心功能及耐受力。一旦发生,通常可通过内科抗心力衰竭治疗得到缓解。

四、疗效评价

TIPS 术后随访应特别关注腹水、上消化道出血及肝性脑病。随访方法除问诊及体检外,还应在出院前、术后 3 个月及以后每 6 个月时进行腹部超声检查。明确 TIPS 分流道是否有再狭窄。TIPS 的技术成功率约为 95%,术中死亡率仅为 1%。TIPS 术后急性上消化道出血的控制率约为 90% 。60% ~85% 的 TIPS 术后患者腹腔积液明显减少。

第三节 原发性肝细胞癌的综合性介入治疗

一、概述

原发性肝癌是世界上最常见的恶性肿瘤之一。经肝动脉介入化疗栓塞术(TACE)治疗肝癌被公认为目前治疗不可切除性中、晚期肝癌的重要手段,在抑制肿瘤生长,提高患者生存率等方面取得明显效果。近年来,肝癌的介入治疗在手段上已有了不少的发展。目前从单一的技术方法发展为各种方法并举、标本兼治的综合性治疗系统。

二、应用基础

1. 发病率

原发性肝癌发病率高,在我国居恶性肿瘤发病率的第三位。

2. 多中心发病

不同肝叶的散在性分布。

3. 肝与肝细胞癌的血供

肝组织:70% ~75% 源于门静脉;25% ~30% 源于肝动脉。肝细胞癌:95% ~99% 源于肝动脉供血。

三、适应证和禁忌证

1. 适应证

(1)无法手术切除的巨块型肝癌或多发结节型肝癌,即肝癌巴塞罗那分期的 B 期。

(2)肿瘤占据肝的 70% 以下,门静脉主干未完全堵塞。

(3)肝功能处于 Child A 级或 B 级。

(4)拒绝手术的患者或无法耐受的老年患者。

(5)外科手术术前应用,使肿瘤缩小,利于二期手术切除。

(6)外科手术失败或术后复发者。

(7)肝移植前的控制肿瘤的治疗。

(8)控制局部出血及栓堵动静脉瘘者。

(9)外科手术切除肿瘤后,造影排查新发病灶或转移病灶,并注药防止肿瘤复发。

(10)肝内占位但性质不明者。

2. 禁忌证

禁忌证包括:①肝功能严重障碍,Child – Pugh C 级者;②门静脉主干严重阻塞且侧支循环形成少者;③瘤灶大小超过整个肝的 70% 者;④严重心、肺、肾功能障碍者;⑤严重凝血障碍者;⑥大量腹水者;⑦终末期患者。

3. 术前检查与准备

(1)通过 B 超、CT 等影像学检查、AFP,甚至细针穿刺活检取病理等手段,明确肝癌的诊断。

（2）完善肝功能、X线等检查，按巴塞罗那分期进行临床分期。符合肝动脉化疗栓塞术者，则进行介入治疗。

（3）术前双侧腹股沟区备皮，留置静脉套管针；术前4小时禁食；对精神紧张患者，可术前肌内注射安定镇静；针对巨块型肝癌患者，或既往行TACE治疗术中、术后剧烈疼痛者，则可考虑术前半小时使用吗啡或奥斯康定止痛处理。

四、介入治疗方法的选择

（一）血管性介入

（1）经导管肝动脉灌注化疗（TAI）最常用，适应证最广泛，常与TACE并用。

（2）经肝动脉介入化疗栓塞术（TACE）上最常用的介入治疗方法（图18-3-1、图18-3-2）。

（3）经门静脉内介入治疗。

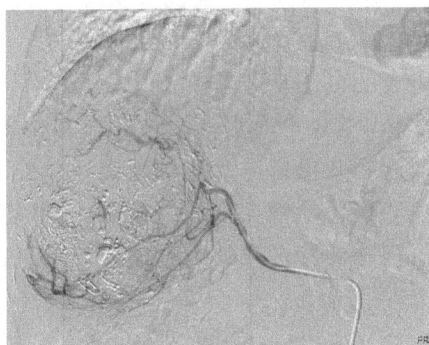

图18-3-1 超选择性肝癌供血分支动脉造影

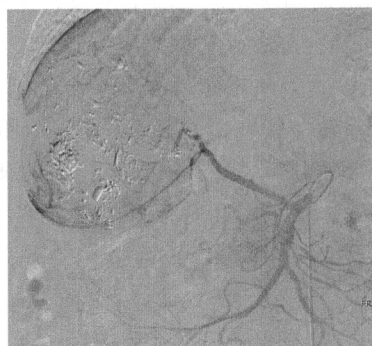

肝癌供血动脉来自肠系膜上动脉。

图18-3-2 肠系膜上动脉造影

（二）非血管性介入治疗

1. PEI和PAI

经皮穿刺向肿瘤内注入乙醇或乙酸，使肿瘤变性、坏死；尤适用于对小肝癌的治疗。

单行PEI/PAI的缺点：①弥散不均匀，导致肿瘤坏死不完全；②对于较大非均质肿瘤往往难以彻底灭活；③肿瘤周边常有癌细胞残存，这可能是原位复发的主要原因；④较大肿瘤需要多次注射，大量乙醇逸入肝实质可造成累积性肝损害。

2. TACE联合PEI的优点

（1）TACE后癌灶纤维间隔亦被破坏，利于PEI时乙醇在肿瘤内弥散。

（2）肿瘤供血动脉栓塞，减少了无水乙醇随血流的流失，延长了无水乙醇局部高浓度的时间。

（3）PEI可破坏了肿瘤的侧支循环和门静脉血供，弥补TACE的不足。

3. 热消融治疗

热消融治疗包括经皮穿刺微波凝固治疗（PMCT）、经皮穿刺射频消融治疗（RFA）、经皮微波固化治疗。

五、综合性应用

(一)综合性应用的优势

(1)肝细胞癌病灶双重供血;肝动脉栓塞后;部分肝癌病灶残存。

(2)肿瘤血管的复杂性。

(3)较大的肝癌病灶内有纤维间隔。

(二)综合性介入治疗的应用

根据每位患者肝肿瘤的类型和大小、有无门静脉癌栓、肝硬化程度、肝功能状况、年龄及全身情况,制订适用于各人的不同介入治疗方案。例如:对于高龄肝癌患者(≥65岁)或肝硬化较重者,应超选择插管于肿瘤供养动脉,给予单纯化疗性栓塞;而对于 TACE 后随访时发现肝癌病灶内大部碘油沉积密实,仅小部分边缘碘油缺损,可在 B 超引导下直接注射无水乙醇。介入治疗的间隔时间依随访而定。通常介入治疗每次间隔 50 天至 3 个月,原则上是从患者上次介入术后恢复算起,至少 3 周以上。若影像学检查肝肿瘤病灶内碘油沉积浓密,肿瘤组织坏死且无新病灶或无新进展,则暂不行介入治疗。

1. 胆管细胞性肝癌的连续动脉灌注化疗和/或放射治疗

原发性肝癌中大多系肝细胞性肝癌,仅少数为胆管细胞性肝癌。该类型肝癌属少血供,常用的肝动脉灌注化疗、栓塞效果不佳,选择肝动脉保留导管连续性灌注化疗,可提高疗效。常采用经皮穿刺左锁骨下动脉插管途径,保留导管在肝固有动脉内,导管尾端外接药盒(俗称"泵"),埋植在皮下,每天从"泵"灌注化疗药物。配合放射治疗,可以提高疗效。

2. 肝癌合并梗阻性黄疸时的治疗

肝癌压迫、侵蚀、阻塞胆管所致梗阻性黄疸,可先行经皮穿刺肝胆管减压引流术,或置放胆管内支架于梗阻部位,使胆汁引流通畅,2 周后再行选择性动脉灌注化疗或栓塞,称为"双介入"治疗。

3. 肝癌伴门静脉癌栓的治疗

(1)若门脉主干被瘤栓完全阻塞,肝动脉栓塞属相对禁忌证,需视肝门附近有无较丰富侧支循环、瘤体占肝体积百分比、肝功能状况及有无严重食管静脉曲张等酌定。若有较丰富侧支血管,肝功能 Child B 级以上者,可进行栓塞,但需用超液化乙碘油,用量一般不超过 10 ml,否则易引起肝功能衰竭。对于门静脉主干癌栓完全阻塞,无侧支血管形成,肝动脉栓塞属绝对禁忌证。对于合并门静脉右支癌栓,处理原则同门脉主干。对于仅合并左支癌栓,肝功能 Child B 级以上者,或合并门脉 2 级分支癌栓,可进行常规栓塞。对于门静脉主干癌栓,在介入治疗 3 周后待肝功能及白细胞恢复正常时,可加用放射治疗。

(2)经皮穿肝门静脉插管或经皮穿脾门静脉插管灌注化疗。

(3)经皮穿肝或经皮穿脾途径行门静脉内支架置放术。

4. 肝癌伴下腔静脉癌栓的治疗

处理此类肝癌,视下腔静脉阻塞情况而定。若血管腔狭窄小于 50%,则按常规化疗、栓塞。若狭窄大于 50%,则应于狭窄部位置放金属内支架,保持下腔静脉的畅通,同时行肝动脉化疗栓塞术。

5. 肝癌伴肺转移的治疗

对于肝癌伴肺转移者，仍应把治疗重点放在肝，同时处理肺部转移灶。若肺部病灶数目不大于 3 个，多采用一次性支气管动脉或/和肺动脉灌注化疗，亦可用微导管超选择至支气管动脉 2～3 级分支，谨慎地用碘油乳剂栓塞。若肺部病灶数目大于 3 个，则可经皮穿刺右锁骨下静脉，留置导管于肺总动脉，外接药盒（"泵"）连续灌注化疗。

6. 肝癌伴门静脉高压的介入治疗

肝癌由于肝硬化病变，或肿瘤所致肝动脉门静脉瘘、门静脉癌栓堵塞，均可发生门静脉高压，甚至出现消化道大出血。处理方法：①在介入治疗前 2 天及治疗后 3 天，每天皮下注射善得定 200 μg（每次 100 μg，每天 2 次），以降低门静脉压力。如肝癌病灶不在穿刺道上，亦可酌情行 TIPPS 或 PTPE 以减轻门静脉压力，防止静脉曲张破裂出血。行脾动脉栓塞术也可减轻门静脉高压。②脾功能亢进——当肝癌并门静脉高压时，常伴有脾功能亢进，在 TAE 治疗同时可行部分性脾动脉栓塞术，以缓解脾亢症状。

六、术后处理

术后不良反应主要表现为栓塞后综合征，包括恶心、呕吐、发热、肝区疼痛和一过性的肝功能异常等。可术前止痛、止吐及术后继续镇痛、止吐处理；TACE 术后发热为肿瘤坏死导致，低于 38.5 ℃，一般可以不用处理，高于 38.5 ℃，则口服退热药物。持续的发热不退或出现寒战、高热等反应，则需排除感染的可能。术后给予护肝治疗，术后 3 天左右复查肝功能。

七、定期复查及需注意情况

一般发现肝癌后，需要行 3 次的 TACE 治疗，每次间隔 1 个月。每次 TACE 后 4 周时复查增强 CT 及 AFP 检查，了解肿瘤灭活情况。至于后续复查则应根据患者的具体情况而定，可间隔 1～3 个月。介入治疗的频率应依随访结果而定，若 3 次介入术后影像学检查显示肝的瘤灶内的碘油沉积浓密、瘤组织坏死并且无增大和无新病灶，可暂时不进行介入治疗。最初 2～3 次介入治疗间隔可以较短，此后，在肿瘤无进展的情况下可适当延长治疗间隔，以保证肝功能的恢复。如经过数次介入治疗后，肿瘤仍继续进展，应考虑换用或联合其他治疗方法。

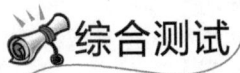

综合测试

一、简答题

1. 介入放射学的导向手段主要有哪些？
2. 介入治疗有哪些常用专用器材？
3. 支架有哪些种类？
4. 胆道梗阻 PTCD 治疗有哪些禁忌证和并发症？
5. 导管血管灌注术的主要方式有哪些？

6. 经导管血管栓塞术主要治疗哪些疾病？

7. 简述 TACE 的反应及并发症。

8. 经皮经腔血管成形术的治疗机制是什么？

9. 简述布－加综合征的介入手术治疗的适应证和禁忌证。

10. 简述食管狭窄支架置入术的适应证和禁忌证。

11. 简述胸主动脉夹层腔内覆膜支架修复术的原理。

12. 胸主动脉夹层的影像学分型有几种？

13. 腰椎间盘突出症有哪些介入微创治疗方法？各有何优势？

14. 肝癌介入治疗方法有几种方法及优缺点？

二、名词解释

1. 介入放射学

2. 经皮穿刺引流术

3. 栓塞术

4. 经皮经腔内血管成形术

5. 布－加综合征

参考文献

[1]白人驹,张雪林.医学影像诊断学[M].北京:人民卫生出版社,2010.

[2]高元桂,蔡幼铨,蔡祖龙.磁共振成像诊断学[M].北京:人民军医出版社,2011.

[3]金征宇,冯敢生,冯晓源.医学影像学[M].北京:人民卫生出版社,2010.

[4]林晓珠,沈云,陈克敏.CT能谱成像的基本原理与临床应用研究进展[J].中华放射学杂志,2011,45(8):798-800.

[5]张晓鹏.探索的精神与乐趣——CT能谱成像临床应用研究中的思考[J].中华放射学杂志,2011,45(8):709-12.

[6]耿道颖.脊柱与脊髓影像诊断学[M].北京:人民军医出版社,2008.

[7]许乙凯,全显跃.肝胆胰脾影像诊断学[M].北京:人民卫生出版社,2006.

[8]周康荣,严福华.中华影像医学·肝胆胰脾卷[M].2版.北京:人民卫生出版社,2011.

[9]金征宇.医学影像学[M].2版.北京:人民卫生出版社,2013.

[10]郭启勇.实用放射学[M].3版.北京:人民卫生出版社,2007.